JN320636

刑事精神鑑定の実際

西山 詮

新興医学出版社

はしがき

　これは初級ないし中級程度の鑑定人が，刑事鑑定をするときに読むための教科書である。
　急ぎの人は第2部の鑑定例のうち，類似した症例を選んで読んで頂きたい。通常の臨床的力量さえあれば，専門調査事実（Befundtatsache）を自力で挙げるのは容易なことであろう。問題は，鑑定資料（供述調書および証人尋問調書や被告人尋問調書，その他）を読んで，そこから法的精神能力を判断するための前提となる事実を取り出してこなければならないということである。本来なら，そういう前提事実（Anschlusstatsache）は裁判所が鑑定にあたって鑑定人に提示すべきものであるが，それが裁判官に難しい。鑑定にとってどれが重要な事実で，どれはさほど重要でないかを判断することがそもそもできないから，裁判官は前提事実の判断も鑑定人にひとまず預けているのである。鑑定人は，自分が認定したこれら事実の全体を足場にして，生物学的要素や心理学的要素を判断する。首尾一貫させたいのであれば，心神喪失または心神耗弱等に該当するかどうかの判断にまで進むことになるであろう。まずはこの事実認定を慎重にしなければならない。認定された事実から法的能力を推定するのは誰にも難しいことであるから，初心の人は（実は中級の人でも）ここで苦悶するに違いない。そういうときに他人の例をみると，いくらか参考にもなり，慰めにもなるのである。
　時間に余裕のある人は，第1部の総説から読んで頂きたい。日本の刑事裁判体系はドイツのそれに倣っているから，ドイツの事情を説明した。ライヒ裁判所の判決（1927年）により，刑事鑑定の価値が鑑定人の地位とともに決定的に上昇し，鑑定件数も膨大になった。戦後の連邦通常裁判所もライヒ裁判所の上記判決を継受したから，今日でも精神医学や心理学が裁判を支配する勢いであり，逆に言えば裁判官の鑑定依存が真剣に憂慮される情勢にある。60年代以降は立法運動と可知・不可知論争が，精神疾患概念，責任能力概念，裁判官と鑑定人との関係のあり方に関する理解を，法律家や精神科医の中で深化させたのである。この文化遺産に学ぶ必要があるであろう。
　他方では，近年数十年間の日本の法大系に対するアメリカ法の影響は大きいので，アメリカの事情も大いに取り入れた。心神喪失抗弁制度の発達については英米法の歴史で説明した。最近の動向を見れば，アメリカにも可知・不可知論争があることがわかる。また，Hinckley事件（1981年）を契機として司法精神医学に対する広汎な攻撃が起こり，これにはアメリカ精神医学会も妥協的な戦いを強いられた。1984年には包括的犯罪規制法が成立し，心神喪失に関する模範刑法典テストも修正されて制御能力は排除され，「精神疾患と欠陥」概念も狭く取ることになった。さらに重要なことは連邦刑法典が改正され，触法精神障害者の病院収容手続を定めたことである。この手続により，心神喪失のために無罪となった者を，退院が認められるまで施設に収容することが可能になった。すなわち連邦における保安処分制度の採用である。従来の連邦刑事法にはこのような規定はなく，ただ検察官が州当局に対して病院収容を勧告するに止まっていた。すなわちわが国と同様だったのである。そのわが国において，北陽病院事件や池田小学校事件によって「心神喪失等の状態で重大な他害行為を行った者の医療及び観察等に関する法律」の成立が加速された過程は，上記のアメリカにおける変化に極めてよく似ている。両国の社会情勢および思想面に同様の背景があったと考えられるが，これに関する詳細は本文を読んで頂きたい。
　鑑定例は全部で13例挙げてあるが，症例4を除いて，すべて著者の鑑定例である。症例11では著者の鑑定書のほか，先行鑑定書の全文を収録した。各症例において，できるだけ判決文も収録した。症例4は最高裁判所第三小法廷昭和58年9月13日決定の基になった事例である。これは重要であるから，第一審訴訟記録（ここでは鑑定がなされていない。），第二審訴訟記録（ここに鑑定人2名のそれぞれの鑑定書および鑑定人尋問調書が含まれる。），上告趣意書，決定書を再現してある。すなわち裁判記録の

うち，供述調書を除いて，鑑定に密接に関連する文書のほとんど全てを収録したのである。読者は裁判官の事実認定と鑑定人の事実認定を比較することができるであろう。

　法律家のいわゆる法律評論とは異なって，読者自らが事実認定に関ることができるようにした。法律評論も重要であるが，今後はこのような研究形態に力点を移すべきだと考えている。二審裁判官は心理学的要素については言うまでもなく，生物学的要素にも手を延ばし，両鑑定の主要部分を否定し，とりわけ犯行時における幻聴の存在を否定している。裁判官の判断と鑑定人の判断を比較して，どちらに妥当性があるかを考えるのは読者に委ねる。著者自身は，別の論文でいくらか曖昧な説明をしたが，今では裁判官に軍配を上げている。ドイツで裁判官に要求される「生活経験」や「一般的経験」は，当然に鑑定人にも要求されてよい。鑑定人も，責任能力等の法的精神能力の判断において裁判官と協働するという考え方を取るのであれば，被告人の供述の信用性を判断することができなければならない。そのために鑑定人もまた「一般的経験」を磨くべきである。

　鑑定書を収録するにあたって，鑑定の本質に関わる叙述は変更していないが，被疑者・被告人の同定に結びつくような，固有名詞，生年月日，事件年月日その他を微妙に変更してある。一部はX月Y日などとしたが，これはまこと味気ないものである。英米法系の裁判では事件名に個人の名前を堂々と掲げている。本文でも引用しているが，一例を挙げると，Glen Burton Ake は Oklahoma における某夫婦に対する謀殺および彼らの子2人に対する殺人未遂の廉により逮捕され，アレインメント中に妄想型統合失調症を発病した人であるが，連邦最高裁の事件名は Ake v Oklahoma である。日本は連邦国家でないから勝手が違うが，Oklahoma は州＝国家であるから，大雑把に言えば事件名を「西山対日本国」と言うようなものである。遠い将来になるであろうが，仮に東北アジア諸国連邦が成立すると，こういうことも現実になるかもしれない。

　いつも最後になるが，新興医学出版社の誠実な編集者服部治夫さんに深甚の謝意を表します。司法精神医学は精神医学の中では微力で特殊な領域であるから，このような書物を手に取ってみる人は少数の精神科医とさらに少数の法律家であろう。本書の出版を実行に移すには，熟慮の上にあえて蛮勇を振るう必要があったに違いない。しかし，わが国で精神鑑定の成果が裁判所で尊重されるようになるためには，精神鑑定学がこれから飛躍的な発展を遂げなければならない。積極的に精神鑑定に取り組み，鑑定の中で己の全力を尽くしてものを考える精神科医を増やす必要がある。本書がそれらの人々を鼓舞し，少しでも自己練磨の手助けをし，究極的には日本の裁判の水準を高めることを願っている。新興医学出版社の蛮勇に深謝する所以である。

　　平成16年1月31日

　　　　　　　　　　　　　　　　　　　　　　　　　　　　　　　　　西　山　　詮

目　次

第1部　司法精神医学概説

I　序説 …………………………………………………………………3
- I-1　「司法精神医学」から「法と精神医学」へ ……………………3
- I-2　司法精神医学の諸問題と裁判の科学化 …………………………4
- I-3　司法精神医学の教育 ………………………………………………6

II　刑事精神鑑定の種類と実務 …………………………………10
- II-1　逮捕，拘留，簡易鑑定 …………………………………………10
- II-2　留置を伴う起訴前鑑定 …………………………………………11
- II-3　裁判鑑定 …………………………………………………………12
- II-4　鑑定人尋問 ………………………………………………………13
- II-5　ミランダ警告と守秘義務 ………………………………………14
- II-6　よい鑑定とは ……………………………………………………15

III　刑事責任能力判定の基準 ……………………………………17
- III-1　責任能力基準の歴史 ……………………………………………17
  - III-1-a　野獣類比テスト …………………………………………17
  - III-1-b　マクノートンルールの成立 ……………………………19
  - III-1-c　ダラムルールの怪 ………………………………………20
  - III-1-d　模範刑法典テスト ………………………………………21
  - III-1-e　ヒンクリー事件と模範刑法典テストの修正 …………21
  - III-1-f　精神医学における引締めと刑罰の復活 ………………23
- III-2　日本の責任能力の基準 …………………………………………24
  - III-2-a　責任と責任能力 …………………………………………24
  - III-2-b　責任能力判断の構造 ……………………………………25
  - III-2-c　心理学的要素をめぐって ………………………………26
  - III-2-d　裁判所が鑑定人に求めるもの …………………………27

IV　鑑定人の位置と役割 …………………………………………29
- IV-1　鑑定に対する精神科医の態度 …………………………………29
- IV-2　鑑定人と裁判所との関係 ………………………………………30
  - IV-2-a　日本の場合 ………………………………………………30
    - ⅰ）鑑定の要否 ………………………………………………30
    - ⅱ）鑑定結果の採否 …………………………………………32
  - IV-2-b　ドイツの場合 ……………………………………………34
  - IV-2-c　アメリカの場合 …………………………………………40
- IV-3　当事者との関係 …………………………………………………45

Ⅳ-3-a　精神科医の3者関係 ……………………………………………………… 45
　　　Ⅳ-3-b　医師すなわち救助者という主張 …………………………………… 46
　　　Ⅳ-3-c　精神科医の2重代理性 ……………………………………………… 49

文献 ……………………………………………………………………………………… 52

第2部　鑑定例の提示と解説

症例1　（F0）　器質脳症候群　血管性脳梅毒（脳卒中，症候性てんかん） ……… 63
　　　鑑定書 …………………………………………………………………………… 63
　　　解説・文献 ……………………………………………………………………… 79

症例2　（F1）　アルコール急性中毒　複雑酩酊 ………………………………………… 81
　　　鑑定書 …………………………………………………………………………… 81
　　　解説・文献 ……………………………………………………………………… 108

症例3　（F1）　覚醒剤中毒性精神病 ………………………………………………………… 111
　　　鑑定書 …………………………………………………………………………… 111
　　　判決書 …………………………………………………………………………… 149
　　　解説・文献 ……………………………………………………………………… 151

症例4　（F1）　覚醒剤中毒性精神病？ ……………………………………………………… 153
　　　第一審訴訟記録 ………………………………………………………………… 153
　　　控訴趣意書 ……………………………………………………………………… 159
　　　第二審訴訟記録 ………………………………………………………………… 160
　　　　病状報告書 …………………………………………………………………… 160
　　　　第1鑑定書 …………………………………………………………………… 162
　　　　第2鑑定書 …………………………………………………………………… 165
　　　　第1鑑定人証人尋問調書 …………………………………………………… 170
　　　　第2鑑定人証人尋問調書 …………………………………………………… 180
　　　　判決書 ………………………………………………………………………… 188
　　　上告趣意書 ……………………………………………………………………… 191
　　　最高裁第三小法廷昭58・9・13決定 ……………………………………… 193
　　　解説・文献 ……………………………………………………………………… 193

症例5　（F2）　統合失調症（精神分裂病） ……………………………………………… 198
　　　鑑定書 …………………………………………………………………………… 198
　　　解説・文献 ……………………………………………………………………… 211

症例6　（F2）　妄想性障害 …………………………………………………………………… 216

	鑑定書	216
	判決書	235
	解説・文献	237

症例7 （F3）　気分（感情）障害 ……………………………………239
　　　鑑定書 ……………………………………………………………239
　　　解説・文献 ………………………………………………………260

症例8 （F43-F22）　心因反応（内的葛藤反応）－白日夢－妄想性障害 ……264
　　　鑑定書 ……………………………………………………………264
　　　判決書 ……………………………………………………………286
　　　解説・文献 ………………………………………………………292

症例9 （F43-F44）　心因反応（内的葛藤反応）－解離性もうろう状態（解離性遁走・健忘）………296
　　　鑑定書 ……………………………………………………………296
　　　解説・文献 ………………………………………………………329

症例10 （F44.9）　情動行為（他の特定の解離性障害）……………331
　　　鑑定書 ……………………………………………………………331
　　　解説・文献 ………………………………………………………338

症例11 （F63.0）　病的賭博　―多重人格障害（F44.81）か正常な自我の分極か―……343
　　　第1鑑定書 ………………………………………………………343
　　　著者鑑定書 ………………………………………………………371
　　　判決書 ……………………………………………………………402
　　　解説・文献 ………………………………………………………404

症例12 （G40）　てんかん　挿間性精神病 ………………………407
　　　鑑定書 ……………………………………………………………407
　　　解説・文献 ………………………………………………………420

症例13 （F7）　精神遅滞　―訴訟能力の鑑定―……………………423
　　　鑑定書 ……………………………………………………………423
　　　解説・文献 ………………………………………………………450

索引 ……………………………………………………………………453

第1部

司法精神医学概説

I 序　説

I－1 「司法精神医学」から「法と精神医学」へ

　むかし名のある精神科医は，ほとんど全て司法精神医学者であった．ちょっと思い出してみるだけでも，フランス革命期のP Pinelやその後のJED Esquirolがそうであり，ドイツ語圏ではJCA Heinrothが早くも1825年には司法精神医学の教科書を書き，下ってはR Krafft-EbingやE Kraepelin，E Bleuler，G Aschaffenburg，あるいはK BonhoefferやK Wilmanns，さらに下ってH GruhleやK Schneider，H Binder，イギリスではJC PrichardやH Maudsley，アメリカではI Ray，WA White，W Overholser，K Menninger，G Zilboorg，M Guttmacherの名前が挙げられる．精神医療の大綱が患者の施設収容と監視の上に組み立てられていた時代に，犯罪や司法に関する精神医学が繁栄するのは，ひとまず理解しやすいことではあった．

　第2次大戦後，精神科治療の機運が高まり，精神療法や社会療法に加えて薬物療法が発展するにおよんで，精神医学の歴史上何度目かの治療主義時代が到来した．従来の監置精神医学にあき足りない思いを抱いていた若い精神科医の多くが，新しい精神医学を志して，今日の治療精神医学隆盛の基礎を築いていったのである．そのような時代に，司法精神医学（forensic psychiatry）が衰退するのは当然の趨勢だと見る向きもあろう．たしかにわが国ではそのようになっている．しかし，先進諸国の中で，これほどまでに司法精神医学が衰退したのは，おそらく日本をおいてほかにないであろう．かつて日本の精神医学の母国であったドイツでも，今日「若い世代の精神科医が，司法精神医学の専門家たることに対する関心を失っていることは明白である」[216]といわれながら，司法精神医学の討論は一向に衰える気配もなく，活発に行われている．アメリカでも，アメリカ精神医学会の会長をしたことのある精神科医であって，Bostonのロースクールの教授であったAA Stoneのような人がいて，Hinckley事件に衝撃を受けてから，法廷で証言をする精神科医によって精神医学が滅ぼされる危険があると憂い，精神医学は司法精神医学を人質に取られていると叫び，精神科医は鑑定人（expert witness）になることをやめねばならない，すべからく法廷から撤退すべしと説いた．しかしその後，アメリカの司法精神医学は滅びるどころかますます活動領域を広げ，かつてない隆盛期を迎えたのである．そうした発展の結果，従来の名称が活動領域の幅にそぐわなくなり，この領域はいま法と精神医学（law and psychiatry）とか法的精神医学（legal psychiatry）と呼ばれることが多くなった．

　Forensicはラテン語のforum（市の広場，法廷等）に由来する．forumは今日裁判所や討論会の意味である．この言葉は古代社会において，また西欧の近代において，裁判が公開討論として広場で行われたことを伝えている．日本の白州が衆人の目を避けて行われたのと著しい対照をなしている．歴史的には，精神科医にforensicが冠せられるときは，裁判所に出入りして精神障害と責任能力の問題を論ずる鑑定人を指す．しかし，近年の精神医療の改革によって，精神医学と法との接面が著しく広がった結果，司法精神科医の役割を刑事責任能力の問題に限定していては，法体系のあちこちから生れてくる需要に対応できなくなったのである．S Pollack[151]は如上の接面を広くpsychiatry and lawと呼び，その第1部門を司法精神医学とした．この部門が精神医学を法のために役立てるのに対し，残る領域である第2部門（狭義のpsychiatry and law）は医学的ケアのために法的基準を設定するという[155]．これを，例えばMassachusetts精神保健センターにおける法的精神医学のコンサルテーションサービスでみてみよう[7]．この法的サービスは初年度1年間で548件を数えたが，このうち刑事訴訟能力と責任能力の鑑定は合計23％を占めるのみである．他は民事収容，黙秘権・診療録閲覧，法的・管理的問題，法定代理人，患者の権利などに関するサービスがそれぞれ10％前後で並んでいる．つまり，現代アメリカでは法と精神医学のうち，司法精神医学は約4分の1を占めるにすぎない．世界各国で大なり小なり

同様の傾向がみられる。いまや法的精神科医の前には，広大な活動領域が広がっているのである。

I-2　司法精神医学の諸問題と裁判の科学化

　日本精神神経学会は1997年に自らの倫理綱領を作成したが，わが国の精神科医はこの国で期待される医師としての倫理的，法的準則に従うほか，WPAの原則[231]，国連総会で決議された原則などに従って行動しなければならない。こうしていまや精神科医の活動領域は，倫理的，法的問題に満ちている。

　本書では法的精神医学の他の領域は扱わないが，これまで司法精神医学と呼ばれてきた領域に限っても，改めて検討すべき課題が山積している。日本にも戦後，刑事訴訟法の改正により，英米法に倣って刑事訴訟にも当事者主義が取り入れられた。被告人は単なる取調べの対象から，一躍訴訟の主体となった。しかし，わが国では，被疑者の主体化とそれに対応する保護と援助が著しく乏しい。英米では被疑者（Beschuldigter）と被告人（Angeschuldigter）を区別せず，ともに the accused または defendant と呼んで，同じ保護を提供している。わが国では被疑者の段階で弁護人の援助を受けることができる人は稀な例外であろう。被告人になって初めて国選弁護人の選任が義務付けられるのである。捜査の初期段階に弁護士の援助がないという野蛮な現状をみかねた日本弁護士会は，当番弁護士制度や弁護士派遣制度（正式には委員会派遣制度）を各地に発足させているが，いわば弁護士のボランティア精神に期待するものであり，財政的にも制度的にも保障がないので，弁護士諸氏の奮闘にもかかわらず，とうてい十分なものとはいえない。精神鑑定に際しても，このことは注意を要するであろう。弁護士の付いていない被疑者・被告人の精神鑑定を倫理に反すると考えるアメリカのような国もあるが，このような標準からみるとわが国の起訴前鑑定はほとんど全てが倫理に違背している。そのことは別としても，日本の起訴前鑑定はもっとも敏感な問題の一つを提供する。それはすでにくり返し指摘されてはいるが，触法精神障害者に対する早期医療提供の手続である[6]とともに，国民の裁判を受ける権利を奪う可能性を多分にもっているからである。起訴前鑑定における党派性も問題になりえよう。捜査のための鑑定は鑑識とみなすべきだとの主張もある[144]。

　被告人の鑑定こそほんらいの鑑定であるが，ここにも解決を待っている問題が多い。I Kant は，犯罪者の責任能力の判断は哲学者にふさわしい仕事であって，医師が口を出すべき問題でないと「人間学」で述べていた。17-18世紀には多くの裁判官がそのように考えていたのであろう。19世紀以降，この哲学者の仕事は医師に移っていた。それでもなお，鑑定を要するか否かはほとんどの場合裁判官の人間学が決めていた。つまり，事実審裁判官が鑑定に頼らずに判決を下しても，そのことが控訴の理由になるということがなかったのである。事態はドイツにおいて，1927年のライヒ裁判所（脚注）の判決によって決定的に変った。爾来，鑑定をしなかったことが上訴の理由として認められるようになり，場合によっては上級審で判決を破棄されるという危険が事実審裁判官の上に重くのしかかった。裁判官が鑑定を要請する頻度が著しく増加し，鑑定人の地位が目立って上昇した。戦後の連邦通常裁判所（脚注）も同じ態度を堅持している。ドイツでは今日，特別の規定がないにもかかわらず，殺人犯罪（未遂，既遂）の場合[114]，または死刑相当の罪に問われている被告人には，ほぼ全例に鑑定が実施されている[170]。わが国では昭和20年代の最高裁判所の判決が裁判官の裁量の幅を大きく認めており，鑑定の実施には消極的であるが，学説は一般にこのような裁判所の態度に批判的であるという[5a]。日本の裁判

（脚注）　Reichsgericht. RG と略される。かつてはドイツ大審院と訳された。ドイツ帝国時代に Leipzig に設立されたライヒ最高裁判所である。第2次大戦によるドイツ第3帝国崩壊まで存続した。現在の連邦通常裁判所（Bundesgerichtshof. BGH と略される。これを連邦最高裁判所と訳す人もあるが，ドイツには憲法裁判所が別個に存在する）の前身で，その判決は BGH の先例となっている。

所は，ドイツの裁判所に比べると，今日でも鑑定の実施に対して著しく消極的である。

　わが国の鑑定人は，ドイツのそれに似て，人的証拠の一つであるとともに，裁判所の補助者（Gehilfe）であると考えられている。そこで，裁判官と鑑定人との関係については，従来多くの論文があるが，鑑定人と被告人との関係についてはみるべき研究がない。前者の関係については，法律家も強い関心をもって，これに対する解明の努力をしている。後者の関係については，精神科医自身がまず考察しなければならないにもかかわらず，その努力がまるでなかった。そもそも鑑定人は被告人を訴訟の主体として認識しているであろうか。そしてその認識にふさわしい行動を取っているであろうか。鑑定人は自分が何をしようとしているかを被告人に説明しているか。通常の治療関係とは異なって医師に守秘義務がなく，そこで語られたことは原則として裁判所（従って裁判官や弁護人のみならず検察官）に提示されることを明らかにしているか。こうした問とその解明は，鑑定人が公正で，廉潔であるために必要である。さらに，鑑定人の出自は医師（稀に臨床心理士）であり，たいていは臨床家である。そして彼らは通常は治療者である。鑑定をしている間，精神科医たちは，この治療者性をどのように処理しているかも問題である。

　さて，単純化していえば，裁判は事実認定と量刑（法律適用）からなるが，事実認定が裁判の基本であると考えるべきである。そして，それはほんらい科学的な過程を多分に含んでいる。実際，裁判は仮説の検証という形で進められる。この際，仮説とはいうまでもなく検察官の公訴事実である。裁判所はこの仮説を検証ないし反証する証拠を検察官と弁護人に提出させて，相互を戦わせ（当事者対立主義），必要に応じて裁判官自ら証拠を取調べる（職権主義）。そして，これら証拠の検討をもとに，仮説（公訴事実）を取る（有罪）か捨てる（無罪）かを判断するのである。このように，裁判がもともと科学的な過程を含んでいるがゆえに，裁判官は事実認定に練達しなければならず，その際専門家の言に耳を貸さねばならない。科学の進歩につれ，科学的な知識と一般人の生活経験による知識との間の懸隔がはなはだしくなり，いまや裁判官は専門家の援助なしに事実認定をすることがしばしば困難になった。こうした窮状にある裁判官に，臨床家は積極的にその知識と経験を提供すべきである。法的思考に不慣れな臨床家にとって，そこは不愉快な思いをさせられかねない場であり，またそこに参加すること自体が倫理的にも危険をもたらすことがある。しかし，そこに精神医学が関連を持つような法的・倫理的な問題があるとすれば，精神科医はそれらの問題に当面すべきであって，そこから撤退するのがよいとは考えられない。

　鑑定は一般には事実認定にかかわるが，精神鑑定は事実認定（病状の有無程度）にとどまらず，それが責任能力の判断と連動して量刑（法律適用）にまで直接影響をおよぼす点で，他の鑑定（例えば法医学鑑定）と異なることに注意しなければならない。精神鑑定をする専門家は，じつは，裁判官の仕事場のすぐ近くで自分の作業を進めている。ここに権限争い（Kompetenzkompetenz）と呼ばれる緊張関係（日本では裁判官優位であるが，ドイツでは鑑定人優位といわれている）が発生しやすい事情がある。意思の自由は経験科学では測りがたいとする，いわゆる不可知論者（Agnostiker：ドイツでは例えばK Schneider，アメリカではA Stone）は，知識と価値，認識と評価を明確に分けようとするから，鑑定人には認識を，裁判官（または陪審）には価値評価を割り当てる。その間の架橋は両者の暗黙の協定（Konvention）に頼るしかない。すなわち彼らは仕事の混同を回避するために，鑑定人と裁判官の仕事場をはっきりと分離するよう努力するのである。

　このような新カント派的な二元論に対しては，可知論者（Gnostiker：例えばドイツのU Venzlaff，アメリカのJR Ciccone）からますます激しい攻撃がくり返されている。可知論者たちは，認識と価値評価を分けるのは現実の要求に合致しないとし，病状診断にすでに価値判断が含まれており，他方で法律判断の前提として事実判断が必須であることを指摘する。そうすると，鑑定人と裁判官との役割をひたすら分離しておけばよいというものではなくなるであろう。むしろ鑑定人が，単に生物学的要素（臨

床精神医学的要素）を確定するにとどまらず心理学的要素（半ば規範的要素）にも言及し，責任能力に関する判断を提示して初めて，鑑定が全うされるということになる。鑑定人と裁判官にとって必要なのは，仕事の分離ではなくて共同であると主張される。

しかし，ゼネラリストである裁判官がスペシアリストである鑑定人の判断を適切に評価することができるであろうか。端的にいって，それはしばしばきわめて難しい。結局，裁判官は鑑定人に信頼してその意見を採用するか，これを信用することができないで自己の一般的経験をもとに最終判断をするか，のいずれかを迫られるということがしばしば起こる。裁判官の鑑定人に対する依存はドイツにおいて著しく強いといわれている[63,92]。そこに現出しているのは裁判官に対する鑑定人の優位である。そして問題は「鑑定の危機」というよりも，むしろ「裁判官の判断形成の危機」，すなわち鑑定人の判断を適切に評価して，自己の最終判断を形成すべき裁判官の危機であるという[63]。アメリカでも Hinckley 評決に関連して，鑑定の危機，ひいては精神医学の危機さえ叫ばれたが[197]，これも元を正せば陪審の判断形成の危機だったのである。だからこそアメリカ法律家協会（American Bar Association. ABA と略す）もアメリカ精神医学会（American Psychiatric Association. APA と略す）も，鑑定人が素人（ゼネラリスト）の判断に干渉することを避けるために，鑑定人が法廷で究極的判断を表明するのを禁じたのである。しかしそのようにしてもやはり，当事者主義の裁判が当事者相互の争いから鑑定人同士の争いに置きかえられる可能性は高い。双方の法律家（検察官および弁護人）は鑑定人から限りなく究極的に近い判断を引出そうとするからである。

I-3 司法精神医学の教育

最初に述べたように，司法精神医学は法と精神医学（法的精神医学）の1部門であるところ，後者は臨床精神医学に包摂されるから，司法精神医学も臨床精神医学とともに発展しなくてはならない。しかしまた，それが特殊な部門であることもいうまでもない。その仕事のために必要で適切なスキルを発展させるために，ほんらいは特殊な教育と訓練を必要とするのである。

H Ehrhardt[54]によれば，専門家たる者は犯罪学の素養を必要とするが，今日では昔日にも増して刑法，刑事訴訟法，刑事学，刑事政策学の基礎知識を身につけるべきだという。ドイツの司法精神科医の代表者の1人であった H Witter[230]は，医師としての生涯の10％を一般医学に，40％を臨床精神神経学に，50％を司法精神医学に捧げてきたという。これは専門家中の専門家であろう。そのドイツでも U Venzlaff[220]によると，司法精神医学については，講座，論文，学会，スポンサーのいずれをとっても貧弱で，この学を志す者は独学で勉強し，鑑定は片手間の仕事として行わねばならない。十分な教育を受けた鑑定人は少ないにもかかわらず，鑑定命令は多いために，鑑定の質の低下をいかんともし難いというのである。

しかし，K Foerster[59]のアンケート調査によると，旧（西）ドイツ，オーストリア，スイスの大学関係の司法精神医学部門だけ（州立病院の司法精神医学領域は調査されていない）でも以下のとおりである。まず旧ドイツで，独立の司法精神医学研究所または司法精神医学講座をみてみよう。Berlin に司法精神医学研究所があり，講義（法律家，医師，心理学者，社会学者向け）と研究（保安処分執行の問題，犯罪学的予後の問題，行刑における事故の問題，保護監察官のためのスーパービジョン，個人および集団療法）を行っている。Essen には司法精神医学の講座があるが，これは調査時現在空席である。Hamburg では，司法および犯罪精神医学部門は大学の精神医学教室に属している。ここでは講義（Berlin と同様）と研究（犯罪者の社会復帰，性犯罪者の治療，社会治療施設の精神医学的・心理学的ケア等）を行っている。Homburg の裁判心理学・精神医学研究所は，大学精神医学教室のスペースの中にあるが，独立した施設である。講義（同上）と研究（精神病理学と性精神医学）を行っている。Kiel では司法精神医学は法医学第2部門が担当している。講義（ほぼ同上）と研究（放火犯の精神病

理学的研究，向精神薬の治療に関する方法論的研究）を行っている。Koeln では司法心理学・精神医学部門は法医学研究所に属している。Muenchen の司法精神医学部門は大学病院精神科に属する。やはり講義（ほぼ同上）と研究（精神障害犯罪者の通院および入院グループの社会治療，加害者・被害者関係，服装倒錯者，民事法問題に対する改革の提案，アルコールおよび薬物濫用の司法的側面）を行っている。筆者の仄聞するところによると，Muenchen の Max-Plank-Institut にも司法精神医学部門がある（この部門は病床を備えていたが，20年ほど前病床が廃止された）という。オーストリアとスイスもドイツと同様であるので，以下は簡単に紹介する。オーストリアでは Salzburg に司法精神医学研究所があり，講義と研究を行っている。Wien には大学病院精神科に司法精神医学部門があり，講義と研究を行っている。Graz 大学では医師のための講義の枠内で司法精神医学の講義が，Innsbruck 大学では医師と法律家のための司法精神医学の特殊講義が，それぞれの州立病院の院長によって行われている。スイスでは Basel の大学病院精神科に司法精神医学センターがあり，講義と研究を行っている。Bern の司法精神医学講座は調査時現在空席である。Genf（ジュネーブ）では司法精神医学は法医学研究所に所属し，講義と研究が行われている。Lausanne では司法精神医学は医師，法律家，犯罪学者のための特殊講義の中で行われる。実地の法律家のために，継続教育の機会もある。Zuerich では大学病院精神科に司法精神医学センターがあって，ここで講義と研究を行っている。以上の調査から Foerster は，精神科医と法律家にとって焦眉の急である継続教育がきわめて不十分にしか認知されていないことが明らかであるとし，従って法律家はこうした問題に特別な関心をもたないかぎり，彼らの学習の枠内では司法精神医学的問題について学ぶ機会が全くないといっている。なお，一般の大学病院精神科の枠内で行われる司法精神医学については省略した。

　ドイツでさえ人口は日本の半分である。これら比較的小規模の国々において，いくらか空席が目立つとはいえ，司法精神医学はそれぞれいくつかの教育研究機関をもっているのである。

　専門誌では Monatschrift fuer Kriminologie が生き残っているほか，1980年代に出発した Forensia や Recht ＆ Psychiatrie がある。1970年代に発刊された精神医学の一般誌である Spektrum der Psychiatrie und Nervenheilkunde や Psychiatrische Praxis には，法と精神医学の論文が少なくない。

　R Rosner[164]によれば，アメリカでも司法精神医学は微小で弱体な専門分科である。合衆国で最大の基盤と組織をもつ専門家集団はアメリカ法と精神医学協会（American Academy of Psychiatry and the Law：AAPL）であるが，これは1969年に発足した。しかし，注目すべきはアメリカ司法科学協会（American Academy of Forensic Sciences：AAFS）の精神医学・行動科学部門が早くから存在したということである。この精神医学・行動科学部門は AAFS が1948年に創設された当初から主要な構成要素であった。こうしてアメリカの司法精神医学はその組織体としての存在を半世紀の過去に遡ることができる。この領域の学術誌にはさまざまあるが，J Am Acad Psychiatry Law のような有力誌が含まれ，Critical Issues in American Psychiatry and the Law も AAPL からシリーズで刊行され，1990年までに7巻が発行されている。AAPL と AAFS の後援によって司法精神医学専門家資格認定審査会が作られ，その任務はアメリカ司法精神医学委員会が遂行することになった。しかし，このような組織的準備にもかかわらず，アメリカ精神医学委員会は司法精神医学を「特殊な能力」が発揮される相応の専門領域として認めることを躊躇している。APA も，司法精神医学という専門分科の認定を希望するアメリカ司法精神医学委員会の依頼に回答していない。APA によって認められた新しい専門分科は，唯一老年精神医学のみである。

　しかし，そうはいっても，アメリカ司法精神医学または法と精神医学は広汎な基盤をもっている。Hinckley 評決（この Regan 大統領暗殺未遂事件の被告人は，精神障害により無罪となった）に際して，精神科医に対する囂々たる非難が起こり，刑法を改正して責任無能力制度を廃止せよという声が全国に高まったとき，APA は ABA との緊密な連携のもとに，自己の立場を闡明する，簡にして要をえ

た声明文を，時を移さずに発表した[3]。この一事をみても，APA総体が平生からもっている司法精神医学的な見識と実力が知れるというものである。当然のことながら，臨床精神医学の教授などで法と精神医学の教科書を著し，あるいは編纂している人が少なくない。例えばGeorgetown医科大学教授のRI Simon の Clinical Psychiatry and the Law (2 ed 1992)[188]であり，同氏の Review of Clinical Psychiatry and the Law は年々刊行されて，著者の知るかぎり1992年には第3巻[189]が発刊されていた。New York 州立医科大学教授 R. Rosner 編著 Principles and practice of forensic psychiatry (1994)[165]もA4判600頁を超える大著である。Harvard医科大学教授のTG Gutheilと Massachusetts医科大学教授のPS Appelbaumの共著 Clinical Handbook of Psychiatry and the Law もすでに第3版 (2000年)[75]が出た。なお，同著者の初版 (1982年) は司法精神医学の文献として寄与するところ絶大であったとして，APAおよびAAPLによりGuttmacher賞を授与された。医科大学 (大学院相当) のみならず，法科大学 (大学院相当) で教鞭をとる精神医学教授 (例えば，すでに定年退職したが，Harvard University, Law SchoolのA Stone) もあれば，法と精神医学の教授 (例えばWayne State University, School of Law のR Slovenko) も数えきれないほどいて，おのおの各地で活躍している。そして精神医学者RI Simonと法学者DW Shumanの共同編著 Retrospective Assessment of Mental States in Litigation (2002)[190]が発刊されている。すなわち，精神医学の中で，法と精神医学 (法的精神医学) が強固な地位を占め，かつまた精神科医と法律家との活発な討論や共同研究が行われているということである。StoneもSlovenkoもProfessor of Law and Psychiatryであるが，前者はMDであり，後者はJDおよびPhDである。両人には多数の論文，著書があるが，Stoneの単行書としては Mental Health and Law: A System in Transition (1976)[194]とLaw, Psychiatry, and Morality (1984)[196]がある。SlovenkoのPsychiatry and Law (1973)[191]は明快なうえ，資料性と物語性に富んでおり，精神科医にとって興味津々たる教科書である。彼はComprehensive Textbook of Psychiatry (III ed Vol 3, ed by HI Kaplan, AM Freedman, BJ Sadock, 1980) の第54章第1節「法と精神医学」[192]を担当して，この領域をやはり興味深く紹介している。これに比べると同書第Ⅴ版のGutheilの担当部分「精神医学の法的問題」[72]は量的にも半分であるが，文章が事務的で，およそ興趣に乏しい。

　余談はさておき，専門誌では上に挙げたJ Am Acad Psychiatry Law のほか，Journal of Psychiatry and Law がある。また，International Journal of Law and Psychiatryの編集委員長はDN Weistub (Canada) であるが，編集委員の多くは合衆国から出ており，雑誌は合衆国から発行されている。そのほかHarvard Law ReviewやCalifornia Law Reviewなど，無数のLaw Reviewがある。なお，Law and Human BehaviorはAmerican Psychology-Law Society (Division 41 of the American Psychological Association) の機関誌で，編集委員は主として心理学者と法律家よりなるが，若干の精神科医も加わっている。

　ドイツでもオーストリアでもスイスでもアメリカでも，司法精神科医たちは司法精神医学がきわめて微力な専門分科で，十分な専門家を養成することはとうていできるものではないと嘆いているが，それでいてなおかつ以上のごとくである。日本では全国をみわたしても，東京医科歯科大学難治疾患研究所に犯罪精神医学分野が1ヵ所あるのみである。専門誌としては「犯罪学雑誌」があるが，これは法医学が主流を占め，司法精神医学の比重は小さい。「法と精神医療」は発刊されて16年で，まだ年1回発行の小冊子にとどまっている。わが国においては，ほとんどあらゆる鑑定人が，教科書もなく，十分な参考書や専門誌もなく，なにより講義や研修の場もなしに，独学で司法精神医学を勉強し，片手間に鑑定をしている。まさにforensic psychiatryが討論の広場 (forum) を欠いているのである[134]。これでは鑑定人の質的向上は望むべくもない。なお，わが国では臨床心理士が精神鑑定をする習慣がほとんどない。心理臨床学会は精神鑑定に完全に無関心である。西欧諸国の心理学者が精神科医と争って精神鑑定をするのに比べると，不思議というほかない。こうして日本の司法精神科医は学問上の好敵手をも欠い

ているわけである。

　私事にわたるが，著者は，当時それが通例であったように，精神科医になって2年目に，精神医学教室の教授が拝命した鑑定の補助者を勤めた。鑑定補助者が，裁判所の書記官と連絡をとり，ほぼ完全な鑑定書を作成するのである。鑑定人である教授の仕事は，鑑定書に朱を入れることと，必要なときは証人として法廷に立つことであった。大学の精神医学教室には，司法精神医学の講義もゼミナールもなかった。参考書としては「責任能力」（三宅鑛一），「精神鑑定例」（三宅鑛一）[116]，「精神鑑定」（内村祐之）[209]，「精神鑑定」（H Gruhle，中田訳）[71]，「今日の精神医学」（K Schneider，平井・鹿子木訳）[176]，この中に「責任能力の判断」が含まれている），「司法精神医学と精神鑑定」（中田修，日本精神医学全書）[128]などがあり，雑誌「精神医学」1巻に「精神鑑定の理論と実際」（林暲）[82]が3回にわたって連載されていた。海外の書物としては，上記翻訳のほか，H Ehrhardt & W Villinger[55]の Forensische und administrative Psychiatrie が Psychiatrie der Gegenwart（Bd. III）に現われていた。反 Schneider の旗幟を鮮明にしたものであったが，Ehrhardt の文章は Gruhle や Schneider のように単純明快でなく，その考え方になじむのに時間がかかった。そういうわけで，徒弟制度的な教育さえなく，「独学」するしかなかったのである。今日の事態もおそらく大差はないであろう。

　鑑定補助者を経験してから3年目に，自ら拝命して東京地方裁判所の被告人の鑑定を引き受けた。原稿用紙（400字）にして70枚程度の鑑定書（第2部　症例1）を提出し，初めて法廷に証人として出てみると，証人席は裁判官と検察官との中間に位置し，椅子の高さも両者の中間にあり，弁護人席と傍聴席に向かって座るようになっていた。鑑定結果がたまたま検察官に有利だったので，鑑定を申請した弁護人から反対尋問を受ける形になった。日本酒とビールを飲用した場合に，単に1種類のアルコール飲料を摂取した場合よりも酩酊度が高くなるのではないかという質問で，これには答えることができたが，最後に荻原太郎裁判長から「これはついでですが，鑑定人は部分責任能力というものについてどのような考えをお持ちですか。」と，一般的な質問を受けて答えに窮した。すでに W Vorkastner の見解が中田によって紹介されていたので，そういう問題があることは承知していたが，自分自身で十分に考えたこともなく，態度も決定していなかったので，これにはあっさり降参した。「結構でございます。」と判事が穏かに受け流して，鑑定人尋問が終った。最初の法廷体験としては，まず幸運なものであった。

　上記のような証人席については，裁判所の補助者としての鑑定人の地位を空間的に表示するとこんな風になるものかと思っていたが，1970年代初期を最後に，こうした証人席はどこの裁判所でも使われていないようである。理屈からいっても，専門家証人席が裁判官と検察官との間にあるのは適当でないように思われる。それはそれとして，その後はいつも裁判官を正面に，傍聴席を背後にし，左右に検察官と弁護人をみる，あの証人席である。ここにいると，確かに自分が人的証拠（証拠調べの対象）になっていることを実感することができる。英米法系諸国の陪審裁判では，証人は陪審席と傍聴席に向かって座るようになっている。鑑定人も証人として陪審員に対して語るのである。わが国では鑑定人は裁判所の鑑定人であるから，左右の当事者から質問されても，やはり裁判官に向かって答えるのが適切なのである。ドイツでは鑑定人の権威が高いから，鑑定人は裁判官と同じベンチに座るべきかなどということが議論の種になる。また，刑事裁判においてさえ，責任能力について論議するときは，法廷全体を円卓にしてはどうかという提案があった[113]。裁判官ほか一同が同じ床のうえに並ぶのである。権力よりも学術が優越するときは確かにこのほうが適切であろう。わが国でも民事鑑定では，テレビ会議を利用したラウンドテーブル法廷による審理が行われている。

　余談はおいて，司法精神医学教育の話に戻らなければならない。某大学精神医学教室には，鑑定，とりわけ刑事鑑定は講師以上でなければ実施させないという堅い方針があるそうである。確かにそれも一つの見識であると思うが，筆者の見解は異なる。2年間の臨床研修中またはそれを終えたらできるだけ

早い機会に，司法精神鑑定を補助者として経験することである。若い優秀な臨床家ほど鑑定人としても貴重である。新しい精神医学の知見を鑑定にも注入する必要がある。贅沢はいえないから，「独学」で「臨床の片手間」に勉強するしかない。むかしは2年間の研修中に先輩や同僚がしている鑑定を数例は見聞する機会があった。今日そういう便宜も少ないであろう。それゆえ鑑定補助者の経験を数回重ねるのがよい。その際もっとも重要なことは，「稚心を去る」（橋本左内）ことである。すなわち，依存心を捨て，鑑定書を必ず自力で，最後まで，責任をもって書き上げる気概がなければならない。その後数年もすれば臨床経験も相当に蓄積されるであろう。そうなればもはや自身で鑑定を引き受ける秋である。

II 刑事精神鑑定の種類と実務

II-1 逮捕，勾留，簡易鑑定

　現行刑事訴訟法はアメリカ法にもとづいて作られたといわれるが，鑑定および起訴までの手続は，ドイツ法をもとにした戦前の手続と同質のものである。一般の刑事事件は，被疑者の検挙から始まる。例外を別とすれば，裁判は被疑者の逮捕・勾留，そして起訴という手続を踏んで行われる。逮捕・勾留の目的は被疑者の身柄の確保と迅速な取調べである。被疑者は逮捕されてから48時間警察に留置されて取調べを受ける。事件が検察官に送致されると，さらに24時間留置が延長される。その結果，勾留の必要があると認定されれば，検察官が裁判官に勾留請求をする。この請求が却下されることは稀である。勾留は原則として10日間に限られるが，捜査の必要上延長が認められれば，さらに10日以内の勾留が可能となる。つまり，捜査官は起訴までに合計23日間被疑者を拘束することができる。この間被疑者に保釈請求権はない。法律上勾留の場所は拘置所とされているが，ほとんどの場合，警察の留置場（代用監獄）が用いられている。資力のある人や弁護士と特に親しくしている人は，被疑者として逮捕されたときから私選弁護人を依頼することができるが，そうでない人に国で弁護士をつけるのは起訴されてから（つまり被告人になってから）である（脚注）。

　警察官が取調べに困難を感ずるほどの精神障害が認められれば，そのような被疑者は警察官通報によって精神保健鑑定（精神保健指定医による診察）に委ねられることもある。また，わが国では起訴便宜主義（脚注）が採られているから，一般に起訴率は非常に低い。勾留中に，その精神障害のために有罪を獲得できない蓋然性が高いと認められると，検察官は精神科医に精神鑑定（いわゆる起訴前鑑定）を嘱託するであろう。その結果，刑事責任無能力とみなされるときは，検察官は検察官通報によって，被疑者を精神保健鑑定に委ねるのである。ここで精神保健鑑定は，被疑者を刑事裁判システムから精神保健システムに移す際の転轍機の役割を果している。

　起訴前鑑定（脚注）には，いわゆる簡易鑑定と留置を伴う鑑定とがある。簡易鑑定は，東京地方検察

（脚注）　憲法37条3項：刑事被告人は，いかなる場合にも，資格を有する弁護人を依頼することができる。被告人が自らこれを依頼することができないときは，国でこれを附する。

（脚注）　起訴便宜主義：刑事訴訟法248条に規定されている。「犯人の性格，年齢及び境遇，犯罪の軽重及び情状並びに犯罪後の情況により訴追を必要としないときは，公訴を提起しないことができる。」平成3年度版犯罪白書によると，平成3年度の殺人罪の検挙率は96％であるのに対し，起訴率は52％である。殺人罪の検挙率はいつも高いが，起訴率は昭和63年度のように22％にもなりうる。検察官の自由裁量の大きさを示す。そして，わが国では有罪率が非常に高く（近年99.9％以上），検察官は担当事件が無罪になることを強く恐れるといわれている。ドイツのように起訴法定主義を採る国では，行為が犯罪の構成要件を満たせば，検察官は被疑者を起訴しなければならない。

（脚注）　刑事訴訟法　第223条第1項：「検察官，検察事務官又は司法警察職員は，犯罪の捜査をするについて必要があるときは，被疑者以外の者の出頭を求め，これを取り調べ，又はこれに鑑定，通訳若しくは翻訳を嘱託することができる。」

庁のそれのように,「精神衛生診断書」と書かれたものもあるが, 鑑定書であることに変りはない。この鑑定は被疑者の同意のうえで実施されるという。1名の精神科医が, あらかじめ提供された捜査資料を読み, 1-2時間の問診をもとに, 鑑定書を作成するのがふつうである。書式が作られており, 所定の項目に従って記入しつつ, 最終的には犯行時と現在の精神状態につき判断を下すようになっている。この鑑定書はたいていB5版数頁から10数頁までである。簡易鑑定が行われるのは迅速を要する場合であるから, つねに鑑定人（脚注）を調達することができる体制が必要になる。東京地方検察庁の場合は桜ヶ丘記念病院の医師らがこれを引き受けており, 千葉地方検察庁に対しては千葉県精神科医師会がサービスしている。

II-2　留置を伴う起訴前鑑定

いつもそうとはかぎらないが, 留置を伴う鑑定は犯行が比較的重大で, 病像も複雑または微妙であるような場合に行われることが多い。簡易鑑定の結果, 上記のような事情が分かって留置を伴う鑑定になることも少なくない。鑑定期間としては2-3ヵ月を費やすことが多いようである。鑑定事項はやはり犯行時の精神状態（責任能力に関連する）に重心があるが, 裁判所の命ずる鑑定に比較すればやや多様で, 治療の必要性とその種類, 将来の危険性, 稀に訴訟能力に及ぶこともある。また, 例えば性犯罪の場合は性的発達の態様につき質問されることもある。中には鑑定受託者が答えるべきでない質問が含まれていることがある。例えば,「被疑者はこの行為（犯行）をする傾向性をもっているか。」というのは危険な質問であろう。

わが国の検察官は, アメリカのように被害者（地域）の代理人ではなく, 国家を代表して訴追をする者であるから, 被疑者・被告人の不利益な証拠ばかりでなく, 有利な証拠も探索し, 提出しなければならないのが建前である。当事者対立主義が鮮明なアメリカの鑑定人にも中立, 公正, 客観性が求められる[10,222]くらいであるから, わが国の起訴前鑑定人には, それが一方の当事者の鑑定であるにもかかわらず, 中立, 公正, 客観性がより強く求められているといってよい。

しかし, 起訴前鑑定には重大な問題があるから, これに対する批判は強い。先にも述べたように, それは被疑者の裁判を受ける権利を奪う可能性がある。そして, 鑑定受託者は宣誓をする必要がなく, その党派性が払拭できない。鑑定というより鑑識の1種とみるべきだといわれている[144]。この制度を綿密に検討し, 改革する必要はあるけれども, 起訴前鑑定をまったく廃止することはできないであろう。それは責任無能力の患者を早期に発見して, 刑事裁判システムから精神保健システムに移す必要があるからである。その際, 責任能力などの基準の見直しをすべきである。ドイツでは鑑定をするか否かは裁判官が決定しなければならなかったが, 鑑定に時間がかかるので, 1975年以降は, 捜査手続の中で専門家に鑑定を嘱託する権限が検察官に認められた[114]。実際, 検察官および警察官の嘱託による鑑定が著しく増加したといわれる。もともとドイツの刑事訴訟法は鑑定人の絶対的な中立性を要求していた。しかし, 実情は異なった様相を呈している。弁護人は鑑定人の選任にほとんど無力である。裁判官が鑑定人を選任するのもきわめて稀な場合である。たいていは検察官の指定する鑑定人が法廷に現われる。弁護人の嘱託による鑑定は私的な鑑定（Privatbegutachtung）とみなされ, 裁判官も検察官もこれを

（脚注）　厳密には, 裁判所の命令によって鑑定をする人と捜査官の嘱託によって鑑定をする人を, 区別しなければならない。ふつう前者を鑑定人と呼び, 後者を鑑定受託者と呼び分けている。鑑定人は宣誓をし, 偽証罪の主体になる。ただし, 誤解のおそれのない場合は, どちらも鑑定人と呼ぶのが習慣になっている。判例は次のように鑑定人を定義している。
　　最一小判（最高裁判所第一小法廷判決の略記）昭和28年2月19日（判決要旨）:「鑑定は, 裁判所が裁判上必要な実験則などに関する知識経験の不足を補給する目的で, その指示する事項につき, 第三者をしてあらたに調査をなさしめて, 法則そのもの又はこれを適用して得た具体的事実判断などを報告せしめるものである。」この鑑定をする第三者が鑑定人である。

認めようとしない。結局，裁判所によって「中立的な」鑑定人があらたに任命される。鑑定人の選任に関して，検察官と弁護人とを同権にすべきだとの主張もあった[106]。ドイツの精神科医は弁護人依頼の鑑定をいやがるそうである。

起訴前鑑定はもっぱら検察官によって嘱託されるから，起訴後の鑑定申請はまず弁護側からなされるのがふつうである。判例によれば，留置を伴う起訴前鑑定の結果も，簡易鑑定の結果も，それどころか通常の医師が発行する診断書でさえ，作成者が証人として尋問を受けると，証拠能力（admissibility：一定の形式的資格要件を満たしていること）を獲得する[88]（脚注）。ただしこれらの判例に対しては根強い批判がある。とりわけ責任能力に関する簡易鑑定書や診断書に証拠能力を持たせることには疑問が提出されている[15]。

II-3　裁判鑑定

裁判所が鑑定を命令して初めて，ほんらいの鑑定人が登場する。鑑定嘱託者と違って，鑑定人は鑑定に先だって宣誓をし（脚注），それによって虚偽鑑定罪（刑法171条）の主体となる。その鑑定には当事者の立会権があることを忘れてはならない。アメリカの教科書[49]などには，鑑定人は検察官や弁護人の立会に慣れなければならないと親切に書いてあるが，著者はわが国で鑑定のための調査の際にこれら法律家の同席を求められたという例を知らない。やはり鑑定人は裁判所の鑑定人であるという意識が強いせいであろうか。

ところで宣誓に関して，武村[205]は次のようにいっている。「治療では医師が良心的で誠実であることは患者に対して要求される。しかし，鑑定においてはそれは裁判所に対して要求されるのであって，被鑑定人に対して要求されるのではない。」著者の見解は異なる。なるほど鑑定人は裁判所に対し，良心に従って誠実に鑑定をすることを誓うが，だからといって鑑定人は被告人に対して良心的で誠実であることを要求されないわけではない。鑑定人といえどもその出自は医師であるから，医師としての誠実さをもって被告人に対しなければならない。そうであればこそ，後で述べるミランダ警告（または告知：Miranda-type-warning）が必要になるのである。医師すなわち治療者という風に，医師の意味を狭く限定するのがいつも混乱の元である。Langelueddeke[100]もいうとおり，被告人の侵すべからざる防御権に適切な敬意を払い，立ち入った探索を控えめにする必要も生ずることがあるであろう。裁判所も鑑定人が医師らしく振舞うことを妨げないに違いない。

鑑定人は一件書類を裁判所から預かり，これを精読し，拘置所に赴いて被告人と面接する。入院が必要であれば（例えば重い拘禁反応が疑われるとき），その旨を早めに裁判所に連絡する。一般に入院期

（脚注）　最一小判昭和28年10月15日（判決要旨）：「捜査機関の嘱託に基き作成された鑑定書には，裁判所が命じた鑑定人の作成した書面に関する刑事訴訟法第321条第4項を準用すべきものである。」
　　　最一小判昭和32年7月25日（判決要旨）：「医師の作成した診断書には，正規の鑑定人の作成した書面に関する刑事訴訟法第321条第4項が準用されるものと解するを相当とする。」ここで同条第4項は「鑑定の経過及び結果を記載した書面で鑑定人の作成したものについても前項と同様である。」と言い，さらにその「前項」とは，「（前略）その供述者が公判期日において証人として尋問を受け，その真正に作成されたものであることを供述したときは，（中略）これを証拠とすることができる。」といっている。

（脚注）　刑事訴訟法第166条：「鑑定人には，宣誓をさせねばならない。」
　　　刑事訴訟規則第128条：「①鑑定人の宣誓は，鑑定をする前に，これをさせなければならない。②宣誓は，宣誓書によりこれをしなければならない。③宣誓書には，良心に従って誠実に鑑定をすることを誓う旨を記載しなければならない。」
　　　刑事訴訟規則第129条：「①鑑定の経過及び結果は，鑑定人に鑑定書又は口頭でこれを報告させなければならない。②鑑定人が数人あるときは，共同して報告をさせることができる。③鑑定の経過及び結果を鑑定書により報告させる場合には，鑑定人に対し，鑑定書に記載した事項に関し公判期日において尋問を受けることがある旨を告げなければならない。」

間はできるだけ短いほうがよい。通常の検査であれば通院でできる。鑑定のために必要な資料（生徒指導要録，過去の診療録，家族その他の面接による事情聴取など）も裁判所に連絡する。例えば，生徒指導要録や診療録，拘置所における治療を含む処遇などは裁判所書記官が取り寄せてくれるであろうし，家族なども弁護人を通じて面接の便宜を図ってくれるであろう。

被疑者が起訴されると，留置および勾留中の取調べの結果は，警察官面前調書（警面調書または警察調書と略される）および検察官面前調書（検面調書または検察調書）として裁判所に提出され，一件調書に含まれてくる。いずれも問答をそのまま記録したような外見を備えているが，これは録取書であって速記録ではない。これら調書の内容は被疑者の陳述そのものでなくて，被疑者と捜査官との共著とみたほうがよいといわれる所以である。山上ら[232]も次のようにいっている。「自白調書は，被告人の有罪を立証しようとする捜査官と被告人の防御能力との相互の力関係によって，ときには真実から大きくかけ離れたものになる可能性があることに十分留意する必要がある」。

裁判官が記録の中から前提事実（Anschlusstatsache または Anknuepfungstatsache）を整理抽出してこれを鑑定人に提供しようとしても，精神鑑定の場合，たいていはこの作業が困難である。専門的見地からみてどの事実が重要な要素であるかを判定すること自体が，裁判官に難しいからである。従って裁判官は事実の選り分けを留保して，調書など記録の検討を鑑定人に依頼し，鑑定後に前提事実を認定することになる。順序がほんらい（証拠調べの直接主義）とは逆になる。こうして，鑑定人もこれら調書の評価[94,100,167]をする。もちろん鑑定の重心は，鑑定人が専門的知識を用いて発見した事実，すなわち専門調査事実（Befundtatsache）にあるが，鑑定人もまたすべての事実の整合性を検討しなければならない。その上で最終的な検討を裁判官がするのである。民法学者木川[94]によれば，次のとおりである。「もちろん，裁判官の検討能力は限られた範囲のものである。なぜなら専門知識が欠けているから鑑定を命ずるのだからである。しかしそれでもやはり裁判官は，独立の立場から鑑定内容を熟考し，かつ批判的に検討することが要請される。」刑事裁判でも同様であろう。

鑑定書にとくに書式はないが，はじめに鑑定を命じた裁判所と裁判官，命令の年月日，鑑定事項，検察官の公訴事実を記し，最後に鑑定書完成の年月日，鑑定人の所属，氏名，宛名である裁判所および裁判官の氏名を記す。追伸の形で鑑定に要した日数を書いておくのが通例である。その間の本文内容は鑑定事項に適した形式に従って展開すればよい。

「すべて刑事事件においては，被告人は，公平な裁判所の迅速な公開裁判を受ける権利を有する」（憲法第37条1項）から，鑑定をゆるがせにしないかぎり，鑑定期間はできるだけ短くすべきである。そうはいっても，裁判所も拘置所もお役所であるから，手続きに予想外の時間を取られることがある。筆者は鑑定期間に原則として3－4ヵ月を要求する。たいてい4ヵ月以内に仕上げるが，稀に6ないし7ヵ月かかったことがある。著者の知るかぎり，わが国で最長の鑑定期間は2年10ヵ月というものである。長時間をかけた鑑定書の仕上がりがいつも優れているとは限らない。

II-4　鑑定人尋問

鑑定結果は，訴訟関係者に異議がなければそのまま証拠として採用されるが，さもなければ，法廷で反対尋問を受けてはじめて証拠能力を獲得する。そういうわけであるから，鑑定書を提出して鑑定が終ったつもりになってはいけない。しばらくして証人として裁判所に召喚されることが少なくない。自分の鑑定書の限界，弱点，誤解されやすいところ，説明を付加すべきところをあらかじめチェックして法廷に臨むのがよい。

口頭主義の著しい陪審裁判では，鑑定書などというものはない。たとえ何か文書を作成したとしても，それは裁判所に提出するものではなくて，証言のための準備（当事者陣営内の作戦会議資料）に過ぎない。証言に際して鑑定人はせいぜいメモを用意するくらいのようである。これに比べると，ドイツ

やわが国では書面が重視されている。「裁判官，検察官，弁護人，被告人のいずれもが，あらためて鑑定人を呼び出して，なんら質問するを要しないという鑑定書を書き得る能力を鑑定人は供えていなければならない」といわれるくらいである。しかし，小沼[96)]のこのような要請はほんらいきわめて難しいことである。裁判には利害が対立する二つの陣営（視点）があるということが基本的理由であるが，公判で問題になるような病状は，一般に診断に微妙な差の出る可能性のある，診断困難な例が多いはずである。とりわけ鑑定結果が不利に出た当事者側は，この結果を綿密に検討しないではいない。熱心な当事者であれば，所見の不十分，論理の曖昧，飛躍，矛盾などを少しでも見つけ出して，鋭く突いてくるであろう。鑑定結果が崩されそうになると，相手側はその補強をするための尋問をするに違いない。裁判官もそうした攻防を見ながら，補充的に質問を加えるであろう。判決理由を書かねばならない立場にあるせいか，裁判官の質問はしばしば鋭い。

　鑑定人はこうした法律家との問答の中で，新しい発見をするかもしれない。自分の鑑定の不充分なところや，間違っていたところに気がつくかもしれない。そういうことは稀なことでありたいが，そのときはこれを認めて意見を補充ないし訂正すべきである。U Venzlaff[220)]も必要な場合の訂正を勧めている。ただし，鑑定人が証人席で意見を変えると，鑑定の信用性が失われたと考える裁判官もあるので注意を要する。自分の採取した所見やそれに基く意見が，とりわけ巧妙な反対尋問によって，不当に歪められるおそれがないとはいえない。そうした歪曲には当然抵抗すべきである。しかし，相互に討論をしているのは双方の当事者である。鑑定人はもっぱら問われて，これに答えるのみで，反問することができない。問われなければ説明もできない。科学では問題の立て方（設問）が重要であるが，「そういう問い方は適切でない。」などとはいえないので困ることがある。こうした対話構造のために，検察官と弁護人との力量の差によって，鑑定結果が意外な展開を遂げることがある。また，鑑定人にしても，机に向かって書くときと，精神医学の素人に対して直接話をするときとでは，思考の性質も異なるであろう。そういうところから鑑定書の内容と証言内容とが微妙にずれることもあるのである。いずれにしても，ほんらい鑑定人尋問を経てはじめて鑑定が完結する。

　なお，刑事訴訟法304条の条文（脚注）とは違って，鑑定人尋問では，裁判官ではなくて，当事者のどちらかが最初に尋問するのが慣例になっている。つまり，当事者主義の方式を優先させた格好になっているのである。また，鑑定を請求した者が先に尋問するとあるが，実際には必ずしもそうでない。つまり，同条3項が自由に活用されているようである。

II−5　ミランダ警告と守秘義務

　精神鑑定は，被告人にとって随意的でなければならず，適切な説明のもとに行われるべきであるから，ミランダ警告（次頁脚注）および説明が必要である。これは起訴前鑑定にも共通することであるが，鑑定人は被告人（被疑者）に対してまず自己紹介をすべきである。ここでいう自己とは単に所属と職名と氏名を意味するのではない。WJ Gurran[49)]によると，鑑定人は上記のほか鑑定事項や，鑑定事項が被告人の問題とどういう関係にあるか，鑑定は法的目的のためであって治療のためでないこと，鑑定人は守秘義務がないことを告げなければならない。このような警告については，当事者が鑑定人を調達するアメリカのみならず，裁判官が鑑定を命令するドイツにおいてもこれが強調され，くり返し注意

（脚注）　刑事訴訟法第304条：「①証人，鑑定人，通訳又は翻訳人は，裁判長又は陪席の裁判官が，まず，これを尋問する。②検察官，被告人又は弁護人は，前項の尋問が終わった後，裁判長に告げて，その証人，鑑定人，通訳又は翻訳人を尋問することができる。この場合において，その証人，鑑定人，通訳又は翻訳人の取調が，検察官，被告人又は弁護人の請求にかかるものであるときは，請求をした者が，先に尋問する。③裁判所は，適当と認めるときは，検察官及び被告人又は弁護人の意見を聴き，前2項の尋問の順序を変更することができる。」

を喚起されているが[20,68,100]，わが国ではこのような警告をみることは稀である．筆者は昭和60年ころからこの警告を実行している．

ミランダ判決より少し前，アメリカ連邦最高裁判所はやはり画期的な事件において，鑑定に対し厳しい批判を加えていた．精神科医が少年の被疑者に対し，自分が援助のために来たとみせかけ，巧妙な説得技術を用い，不正な方法で自白を引出したとしたのである[47]．とりわけこの精神科医は次のようにいっている．"I want you to recollect and tell me every thing…It's entirely to your benefit to recollect them becouse, you see, you're a nervous boy…Tell me, I'm here to help you." 鑑定人が自分を単なる援助者であるかのように思わせたのが適切でないと判断されたのである．

ミランダ警告は法と精神医療の中に広く導入されたが，とりわけ司法精神医学の中で威力を発揮している．WPAが採択したHawaii宣言（1977年）[231]でも，「例えば司法精神医学の場合のように，精神科医と患者の関係が治療以外の目的で設定されているときは，その関係の性質を関係者に十分に説明しなければならない．」といっている．1981年には，アメリカ連邦最高裁判所はEstelle v. Smithにおいて，ミランダ警告を裁判所指定の鑑定人にまで広げた．連邦最高裁判所は，警告をしなかったことを理由に，鑑定人証言を排除したのである[47]．

上のような警告をするにもかかわらず，H Goeppinger[68]は，被告人の鑑定人に対する信頼は，正しい診断をするためにかぎっても欠くことができないという．I Barbey[27]も同意見である．Venzlaff[220]によると，鑑定人の面接は緊張のない中立的な雰囲気，信頼に満ちた雰囲気の中で行われなければならない．R Nedopil[135]はさらに1歩進める．信頼のおける会話が可能になり，被告人が進んで自分の弱点や不安，あるいは内密のことや苦痛なことについて，話せるような雰囲気を精神科医は作り出す必要がある．鑑定人に守秘義務はないということを明確にして，なおかつこうした雰囲気が成立しなければならないというのである．Nedopilは鑑定そのものを精神療法にしようというわけではないが，ここに精神療法的チャンスを導入することを考えている．被告人が鑑定を受けることを通じて，自己認識を深めることを期待しているのである．精神科医の2重機能（Doppelfunktion．アメリカではTS Szaszいらいdouble agencyと呼ばれている）を，鑑定においてあえて引き受けようというものである．いうまでもなく微妙な問題が生ずる．さしあたり著者としては，鑑定人はミランダ警告を実行し，治療関係でないことを明らかにしながら，被告人の信頼を獲得するのがよいとしておきたい．また，鑑定人に守秘義務はないというものの，鑑定人の開示義務も無限ではない[27]．裁判所から患者の秘密の開示を求められたとき，精神科医はこれに応じてもよいし，法の枠内で異議を唱える権利を倫理的に堅持することも許される，とCurran[47]はいっている．つまり，裁判所によって法的開示の必要が明らかにされた事件において，精神科医は，当面の法的問題に本質的にかかわりのある情報にかぎって開示する権利を要求してもよいというのである．

II－6　よい鑑定とは

最後に，よい鑑定とはどういうものかを検討しておこう．Schorschら[179]は伝統的な司法精神医学に批判的で，あらゆる人間科学は精神の次元では解釈学（Hermeneutik）であると宣言しているが，彼

（脚注）　アメリカ連邦最高裁判所は1966年，憲法修正第5条（黙秘権）に関連して，画期的な判決（Miranda v. Arizona）を下した．この判決はMiranda法則またはMiranda警告（warning）として知られている．すなわち，捜査官は取調べの前に，憲法上の権利である黙秘権や弁護人を依頼する権利につき，被疑者に実質的な告知と警告をするよう要請されたのである．わが国の警察調書にも「本職は，あらかじめ被疑者に対し自己の意志に反して供述する必要がない旨を告げて取調べたところ，任意次のとおり供述した．」と印刷してある．アメリカの場合，この取調べのできる時間の制限は厳しい．また，被疑者が警察官に弁護人の依頼を要求し，取調べに弁護人の立会を求めた場合には，その要求に応じなければならないし，被疑者が貧困のため弁護人を雇えないときは，政府の費用で弁護人を付けねばならないとしている．

らはよい鑑定の条件として，以下のようなものを挙げている。すなわち，詳細かつ徹底的であること，鑑定人の依拠している方法と理論が明白に提示されていること，分かりやすいこと，専門用語を誰にも分かる言葉に言い換えること，解釈は解釈，仮説は仮説として知らせること，できるだけ包括的な了解関連を引き出すこと，科学的認識を刑法的規範の水準に移し替えて，なおかつ両者を混同しないこと，である。いちいちもっともであるが，その多くは，いうは易く実行が難しい。H Goeppinger[66,67]やH Witter[225]は記述的・現象学的叙述を勧める。それは解釈を含まず，事実の確定であって，証明と追試を可能にするからである。Witter はさらに次のようにいう。個々の具体的な事情は形式的なものに還元しなければならない。そうすると本質的なものが単純化されたり，失われたりする。しかし，探究を放棄して個々の人間の芸術的または哲学的な解釈に道を譲りたくないのであれば，これを甘受するほかはないというのである。

　鑑定に簡潔または平易な言葉を要求する者が少なくない[57,114]。Langelueddeke[100]も，鑑定人に明瞭な言葉を用いるよう強調している。言語の訓練は思考の訓練の現れだからである。とりわけ，病的でない精神現象の領域では，耳なれない言葉は必ずしも理解を促進しないとして，「分裂気質」，「循環気質」などの使用に注意を促し「反応性うつ病」や「爆発性精神病質」がはたして認識にプラスになるかと疑問を呈し，精神病質や神経症の概念に対して強い躊躇を感じるのが適当だとしている。言葉の問題については，少し長いが J Zutt[233]から引用しておきたい。「ある人の性格特徴が，精神病的状態に関係付けることができるというだけの理由で，精神病質に言及するのは間違っている。（中略）精神医学の素人には高い障壁となっているそうした用語法に，いい方さえ変えれば理解できたと思われる平凡な内容が隠されている場合に，由々しい濫用が生ずるのである。例えば，他人が自分になにか悪いことをするのではないかと考えがちな人間嫌いとでもいえばよいものを，著しい自閉傾向と偏執反応傾向をもった分裂病質人格などというのがそれである。司法鑑定で精神科医は，とりわけ精神疾患の存在を否定したとき，そうした誘惑に容易に負ける。そのような場合に，なおかつ分裂病質特徴，自閉的傾向，てんかん病質的気分変動を云々してみたところで，そうした表現方式はたいてい余計なもので，相互理解に役に立たない。」「定式化され，型にはまった概念を使用するに当って躊躇するかしないかの差にこそ，各人の科学者としての人格の差が現れる。具体的な事象や現象を，精神医学的述語集の呼称でもって手っ取り早く特徴づけをする人は，そうした概念のすべてに付きまとう大小の問題性に，もはや悩まされることがないということを現しているのである。」今日世界に普及した操作的診断も，このような「由々しい濫用」を防ぐことができないばかりか，しばしばこれを助長することさえある。

　アメリカの場合は，鑑定結果が書面でなく口頭で法廷に提出されるから，入門書の助言はもっぱら証言に関するものである。われわれ鑑定人の証言にも参考になるであろう。鑑定人は法廷でのパフォーマンスを研究すべきであるという Curran ら[48]は次のようにいっている。1）明朗に，声高に，判明に，かつゆっくり話すこと，2）主尋問にも反対尋問にも，答える前に一呼吸おくこと（検察官や弁護人が異議申立をする余地を残すためである），3）多くの専門家証人は科学的な質問にイエスかノーのみで答えることに反対する。従って必要なときは「裁判長，回答に説明を加えてよろしいでしょうか。」と問うこと，4）専門用語をできるだけ避ける。しかし，専門領域の科学性は避けるべきでない，5）強力な反対尋問のテクニックの一つにたたみ掛けるような尋問がある。証人が答え終るか終らないかのうちに次の質問をくり出すやり方であるが，この罠にはまらないこと，以上である。TG Gutheil[72]は，上記2）および3）のほか，自分の専門領域の限界を鋭く心にとどめ，「つねに」とか「けっして」などの言葉の使用はとくに慎重にすること，複雑な問題にイエスかノーで答えるよう迫られたら「その問題にはイエスかノーで答えることはできません。」と応ずることができることを忘れるな，それが本当の答えなら「分かりません。」と答えることを恐れるな，つねに質問に回答ができるとはかぎらない，などと注意をしている。専門家証人に対する助言の詳細については AJ Tuckman[208]の要領のよい論文

のほか，Gutheilらの最近の著書[73,74,75a]を参考にされたい。彼らは随所に実例を挙げて丁寧に助言している。また，陪審法廷だからであろうが専門証人の身なりが意外に重要なこと，男は背広とネクタイという保守的な服装がよく，タートルネックは信用を失うおそれがあること，3000ドルもするダイヤモンド入りのRolex腕時計は自宅におき，法廷にはTimexを身につけて行きなさい，といった注意まである。

よい鑑定をするためには，問診が重要である。有効な質問をしなければ，よい答えもえられないのが道理である。一般の臨床でもそうであるが，誘導的質問をしないように注意しなければならない。また，問診の際，記録は必ず自分で取ること，速記録はその日のうちにチェックしておくことが大切である。大家の鑑定書でときに鋭さに欠けるものがあるが，その理由の一つは，彼が問診の記録を鑑定補助者に委ねるからである。長い問答という文脈の中で，一つ一つの質問にどんな意味が含まれているかを知り，それに対する回答のポイントをつかむことができるのは問診者だけである。相当に息の合った鑑定補助者でもここが分からないので，気の抜けた記録や見当違いの記録をしばしば残すことになる。

なお，鑑定書の頭に事件番号を記して，鑑定書のコピー1部を手元に残しておいたほうがよい。事件番号は後日判決理由書を取り寄せるためである。もちろん判決書の取寄せは鑑定を引き受けるときまたは鑑定書を送付するとき，裁判所書記官に依頼しておけばよいのであるが，事件番号はその他の事務連絡のときにも必要だからである。民事鑑定の場合は，鑑定依頼書に「裁判結果をお知らせします。」と書いてあることが少なくない。コピーは将来法廷に召喚されるときに備えてまたは研究用に取っておくのである。

一見些細なことで重要なことは，拘置所の事情である。ある拘置所では検察官の調室を鑑定に使用することができる。そして，係官の陪席なしに，被疑者または被告人と一対一の面接が可能である。ただし録音は許されない。他の拘置所では，面接の間，係官が1名陪席する。また，著者は面接に際して録音をしない主義であるが，「録音されますか。」と尋ねられたことがあるところをみると，録音可能な拘置所もあるのであろう。被疑者または被告人を病院に通院させると，手錠腰縄でやってくるので，外来や検査室などでこの点に配慮しなければならない。ある病院では，被告人が到着するとみるや，外来看護師が被告人の手錠をバスタオルでカバーしていた。保安要員が4-5人は同行する。病院の診察室などで面接すると，彼らの1-2名が陪席する。たとえば脳波室の出入り口が広い廊下に繋がっていると，3-4人が検査室の入口等に待機することにもなるであろう。入院にせよ通院にせよ，被疑者または被告人を拘置所から出すことになるので，検察官に指揮書を発行してもらわねばならない。その旨検察庁事務官または裁判所書記官に連絡しなければならない。拘置所の職員の都合もあるので，早めに連絡をしたほうがよい。こういうことで結構鑑定期間を取られるのである。

III 刑事責任能力判定の基準

III-1 責任能力基準の歴史
III-1-a 野獣類比テスト

わが国の刑事法はドイツのそれにならって作られ，従来は判決も学説もドイツの判例と学説に強い関心を示してきた。しかし，戦後，刑事訴訟法がアメリカ法にならって改正され，当事者対立主義（adversarial system）が実体的真実主義にも勝る主要価値（原理）として導入されたといわれている。もちろん陪審裁判制度のような著しい相違点もあるが，これとて多くの大陸諸国が戦前は採用していた制度であるし，現在ではそのいわば修正版である参審制を取り入れあるいは両制度を併用している。フランスは，新刑法（1994年施行）の下に，重罪法院において陪審制を取り入れている[91]。北欧の参審

制は裁判官に比して参審員の数が圧倒的に多いから，それだけ陪審制に近いといえよう。実はわが国も，大正時代に陪審制を取り入れた。この制度は大正12年に法制化され，はなはだしく冷遇されたにもかかわらず，昭和3年から同18年まで実施された。その後廃止されたわけではないが，今日まで停止状態におかれている。いわゆる先進諸国の中で，裁判過程に市民が参加していないのは日本だけのようである。現在進行中の司法制度改革の中で裁判員というものが考えられているが，参審員に類似のものであろうか。

さて，大陸法系における責任無能力制度に相当するものは，英米法系では独立した防御（抗弁 defense）として存在するが，両者の間には相違ばかりでなく，類似する点が多く，むしろ相互に参考にすべき点が少なくない。ここではまず，心神喪失抗弁（insanity defense）の歴史を簡単に辿ってみよう[186,187,199]。

1066年のノルマンの征服まで，イギリスに統一的な法律はなかった。引き起こされた危害に対しては厳格に責任が追及されていた。当時，有罪判決が不適切と考えられる場合，これに対抗する手段としては，王の特赦を求めるしか方法がなかった。この特赦は，幼児，重い精神遅滞，重い精神障害，明らかに意図的でない偶発的な危害の場合に，むしろ慣例的に請求され，認可されていた。10-11世紀に，教会法に由来する概念が，行為のみならず行為者の意図により多くの注意を向け始めた。12世紀までには教会法の影響がさらに明瞭になり，主観的な非難可能性 blameworthiness（mens rea）という概念が法的有罪の基礎として重要性をもち始めた。中世最初の法律家かつ聖職者であった Bracton も，刑事責任能力については犯罪者の意図や意思を考慮に入れることが重要であると強調した。彼にとって小児と狂人は，意思や意図という犯罪にとって本質的で必須の特質を欠いた人間の実例であった。

心神喪失抗弁がイギリスの裁判所で認められてから，もう700年を越えている。裁判所が平均人に理解できない事柄につき助言するよう専門家を招聘する習慣は，イギリスの裁判所では400年以上遡る。最初は，専門家は証人というよりも技術的アシスタントとして用いられた。17世紀半ばに事実認定が陪審の専業となるころには，裁判所指定の専門家が裁判所に報告する習慣は廃止され，専門家は当事者によって証人として招かれるようになった。通常の証人は証言を事実の列挙に限定されるが，専門家は意見を述べることが許される。専門家には責任能力の問題に決定を下すことは期待されていない。なぜなら責任能力は法律問題であって，法のルールに従った陪審によって決定されるべきものであったからである。しかし，専門家の仕事と陪審の仕事の区別が難しいのも事実であった。

心神喪失抗弁の制度は，いつの時代にも批判や非難の的であった。しかし，自分の行為に対して責任をとることができる人のみを有罪とすべきであるという原理（責任主義）は非常に重要な価値であるので，たとえ悲惨な事件に直面しても，この原理を，従って心神喪失抗弁の制度を放棄することはできないのである。

14世紀の Edward III 世時代には，「完全な狂気」が刑事責任（訴追）に対する抗弁として認められた。16世紀までには，王の特赦に代わって心神喪失の被告人を無罪にするのが，イギリスでは通常のやり方になっていた。しかし，この目的のために確立されたルールもテストも一つとしてなかった。ルールまたはテストとは，心神喪失抗弁を提起する被告人の刑事責任について究極的決定をするに当たり，適用されるべき基準やその時代の法的政策について，陪審を教導するために作られた言語形式である。それは，事実認定者（fact-finder）が法の支配のもとに任務を果たすことを保証するために，きわめて重要である。適用することができる法的基準につき適切な理解を促し，事件の特別な状況や被告人の特徴が判断に不当な影響を与える可能性を抑え，陪審や裁判官が異なっても判決に一貫性を確保し，かつまた「法のもとにおける平等な正義」という理想に到達することを目指している。1724年に Edward Arnold の裁判で，裁判官 Tracy が，陪審への説示に，基調となる次のような文章を入れた。「理性を奪われ，その結果意図を奪われた者は有罪ではありえない。…他方でわれわれは細心の注意を

払わねばならない。…凶暴な気分がありさえすれば，あるいは行動に何か説明できないものがあるというだけで，人が理解力と記憶を完全に奪われているとか，自分のしていることが分かっていない幼児か野獣でしかない，ということの証明にはならない。幼児または野獣のような人間は決して刑罰の対象にはならない。」これがイギリス最古のテストといわれる野獣類比テスト（"like-a-wild-beast"-test）である。刑事責任能力のテストとして，この野獣との類比は三つの重要な特徴をもっている。

①野獣は人間と違って理性の能力がないと考えられた（認識的能力）
②野獣はその行動に対するいかなる制御も欠いていると考えられた（意思的能力）
③野獣は全体に情緒的に狂っている（frenzy－初期の精神医学的文献によく使われた用語）とみなされた（急性および全般性の情緒的狂乱）

3特徴が全部そろうことが要求されたから，この類比テストは非難可能性を否定するに十分な精神異常のもっとも狭い基準を示している。その後の法的テストは，抗弁の余地を拡大しようとしたときにも，上記3特徴のうち少なくとも一つを強調している。

1800年には，James Hadfield が George III 世をピストルで狙撃するという暗殺未遂事件において，Lord Erskine の感動的な弁論により，新基準が形成された。彼は「理解力と記憶を完全に奪われている」という要請を字義通りに取ることはできないと主張し，「そこには異常な興奮や荒れ狂う狂気はないけれども，妄想こそが心神喪失の真の本質である」と説いた。Hadfield は心神喪失により無罪になった。Hadfield 判決が画期的な所以は次の2点にある。すなわち，①被告人が無罪になるためにはあらゆる精神的能力が完全に失われていなければならないということを否定した。さらに，②狂乱と弁識無能力との結合を断ち切った。狂乱はなくとも妄想による弁識無能力はありうるのである。このような成功を収めた Lord Erskine の弁論は，1世紀半先んじて，Durham rule やアメリカ法律協会の模範刑法典テストを予想させるものであった。しかし，その後十数年の間に三つの殺人事件を経て，イギリスの裁判所は野獣類比テストに戻った。

III-1-b　マクノートンルールの成立

1843年には M'Naghten rule が成立した。Daniel M'Naghten はスコットランド人で，今日でいえば妄想型の分裂病に相当するといわれる[191]。彼は当時政権の座にあったトーリー党に迫害されていると感じていた。首相の Sir Robert Peel を殺害することによって対抗行動に出ようと決心した。彼は Peel の邸宅を偵察し，1人の男が出て来たのをみて Peel と思い，首相の私設秘書 Edward Drammond を射殺した。陪審は裁判官の説示に従い，被告人を心神喪失により無罪と認めた。この無罪評決が世に狂乱を生み，評決の2，3日後には貴族院で議論が起った。M'Naghten は政治的暗殺者（著者注：政治犯は代表的な完全責任能力者）であると考えられた。Victoria 女王自身が1840年に暗殺未遂事件の標的になったが，その狙撃者 Edward Oxford も心神喪失による無罪が認められていた。M'Naghten が免責となったことを聞き知るや，女王は貴族院を招集して臨時会議を開き，刑事責任の概念を明らかにするよう命じた。女王も，貴族院も，新聞も，この評決は認められないといって憤激していた。貴族院は長期にわたる討論のすえ，特権を発動し，心神喪失に関する法につき裁判官に質問して回答を求めることにした。裁判長 Nicholas Tindal が代表してなした回答が今日 M'Naghten rule（正邪テスト right or wrong test）と呼ばれている。要旨は以下のごとくである。心神喪失抗弁を成立させるためには，その行為を行ったときに，被告人が精神疾患（disease of the mind）のために，自分のしている行為の性質（nature and quality）を知らなかったほどに，またはそれを知っていたとしても，自分が邪悪なことをしているということを知らなかったほどに，理性の欠けた状態にあったことが明確に証明されなければならない。ついでながら，M'Naghten 自身に下された評決はこのルールに依拠していない。彼は精神病院に終生収容され，22年後に死亡した。

すでに1851年には，アメリカ合衆国の連邦裁判所およびたいていの州裁判所でM'Naghten ruleが採用されていた。これは英米法系の古典的なルールで，イギリスは今日でももっぱらこれによっており，アメリカでも多くの州がまだこれを採用している。

1868年および1870年にNew Hampshire ruleが形成された。Isaac Rayの影響が大きいといわれるこのルールは，後年現れたDurham ruleによく似ている。被告人は，その行為が精神の障害（mental disease）の結果（offspring or product）であったときは刑事上の責任を負わないとするものである。Durham ruleの出現により脚光を浴び，Durham rule消滅後も残っているが，他の法域（jurisdiction）に広がることがない。

1887年には抵抗不能の衝動テスト（irresistible impulse test）が作られた。これは名の示すとおり制御能力テストであるから，これのみで用いられることは稀で，M'Naghten ruleと組み合わせて用いられることが多かった。

III－1－c　ダラムルールの怪

1954年には有名なDurham ruleが誕生した。すなわちColumbia特別区（Washington, DC）の連邦控訴裁判所の裁判官DL Bazelonが，"disease-defect-product" testを定式化したのである。判決の中でBazelonは，このテストの目的が精神医学的証言の最大限の可能性に対し審理を開放することにある，とはっきり述べている。Stone[199]によれば，これは法的伝統からの根本的な逸脱であった。それは野獣類比テストとは何ら明らかな関係をもたず，M'Naghtenの認知カテゴリーや抵抗不能の衝動カテゴリーの束縛を取り払った。つまり，純粋に生物学的方法による責任能力基準である。しかも，このルールの下では，いかなるmental disease or defectでも非難可能性を否定するに十分である。判決はアメリカ精神医学会の高名な学者によって熱狂的に受け入れられ，進歩的発展とみなされた。K Menningerはこの判決を「全体的効果において，人種差別に関する最高裁の判決よりもさらに革命的である」と評価した。LZ Freedman, M Guttmacher, W Overholserは，この判決が広く採用されるよう推挙するステートメントを共同で発表した。G Zilboorgもこれを「啓発された裁判への一歩」と称揚した。アメリカ精神医学会もBazelonを絶賛して彼にIsaac Ray賞を贈った。ところが現実には，Durham ruleは混乱と控訴過多をもたらしただけであった。反社会的人格が"mental disease"であったし，たとえこれを除外したとしても，何か他の精神医学的診断が下される。コンロビア特別区で心神喪失抗弁の成功率は高まった。コロンビア特別区は首都であり，しかも犯罪率の高いところであるから，Durham ruleはたちまち批判の的になり，犯罪に脆弱な刑事司法システムの象徴となった。

Bazelonの裁判所で行われる精神鑑定はたいていWashingtonのSt Elizabeth病院に由来したから，診断とmental disease or defectとの関係を明らかにする仕事はこの病院のスタッフに掛かってきた。彼らの最初の解決は，精神病と神経症をmental disease or defectに入れ，人格障害をこれに入れないとするものであった。ところがBazelonは社会病質の再犯に不満をもっており，刑務所ではなくて精神病院が彼らのリハビリテーションに適切な場所だと考え，心神喪失抗弁の成功によって社会病質を精神病院に入れ易くしようとしていたのである。しかも，退院手続きを厳格にすることによって，こうした人々が大部分は精神科治療に向かないまま，予防拘禁されることに疑いがなかった。当時はこうしたことが精神医学会の指導者達からも圧倒的に支持されたのである。mental disease or defectの解釈の問題はBlocker caseで危機に陥った。Blockerは内縁の妻を殺害して審理に付され，心神喪失抗弁をしてsociopathと診断されたものの疾病でないと認定され，謀殺のかどにより有罪となった。ところが1ヵ月も経たないうちにSt Elizabethのスタッフは立場を逆転させ，別の被告人の公判でsociopathはmental disease or defectであると述べた。Blockerの弁護人はこれをもとに提訴し，再審が認められた。この精神医学的意見の突然の反転とそれが法的手続きにもたらした劇的な効力が，深刻な批判を

呼び起こした。1961年，裁判官Burger（後の司法長官）は怒って次のようにいった。「司法的な定義がしてないために，これらの用語（mental disease or defect）は，どのようなケースであれ鑑定人がこういう意味だといえばそのとおりになる。また精神科医たちは精神疾患とは何かについても，また定義と分類の可能な疾病状態が存在するかどうかについてさえも，意見が一致していない。」1964年にはBazelon自身が心神喪失抗弁の管理が危殆に瀕していることを認めた。1969年には「刑罰という名の犯罪 The crime of punishment」を著して，Menninger[115]は自説を撤回し，「精神科医は法廷に立ち入るべきではない」と書いている。早くも1972年にはコロンビア特別区の控訴裁判所はDurham ruleを廃止し，アメリカ法律協会（American Law Institute：ALI）の模範刑法典テストを採用すると決定した。Bazelonは精神医学に幻滅し，専門誌に論文を寄稿して精神科医を非難している[28]。

Ⅲ－1－d　模範刑法典テスト

これより先1962年には，アメリカ法律協会（ALI）が模範刑法典を作成していた。模範刑法典テストはその心神喪失条項である。それは生物学的要素と心理学的要素からなり，後者には弁識能力と制御能力とが含まれているから，ドイツやわが国の心神喪失条項によく似ている。模範刑法典は第1編総則の第4章責任能力において，その基準を次のように規定している。「第4.01条　責任阻却事由としての精神の疾病または欠陥」によれば，(1) 何人も，犯行時に，精神の疾病または欠陥により，自己の行為の犯罪性（criminality）〔反倫理性（wrongfulness）〕を弁識（appreciate）し，または自己の行為を法の要求に従わせる実質的能力（substantial capacity）を欠いているときは，その行為について責任を負わない。(2) 本条において用いる「精神の疾病または欠陥」という言葉は，反復された犯罪的およびその他の反社会的行為によってのみ徴表される異常性を含まない。1975年以来アメリカ法律家協会（ABA）もこれを支持し，模範刑法典テストは全国に広く受け入れられた。野獣類比テストが①から③までの全てを要求していたのに対し，このテストは①と②のいずれか一つの実質的能力の欠如を要求するに過ぎない。伝統を踏襲してはいるがM'Naghten ruleに比べて用語ははるかに広義であり，適用範囲も広がった。Hinckly事件後には，制御能力規定を含んでいるかぎりDurham ruleと大差ないとまでいわれたものである。

Ⅲ－1－e　ヒンクリー事件と模範刑法典テストの修正

1981年3月30日 JW Hinckley JrはRegan大統領の暗殺を図った。銃弾の1発は大統領の心臓の1センチ近くに達した。大統領の報道秘書官は脳に，警察官の一人は背部に，シークレットサービスの一員は脳に，銃撃を受けた。1982年6月21日，コロンビア特別区の連邦地方裁判所が，陪審の評決によってHinckleyに心神喪失による無罪をいい渡すと，大衆の強い抗議と精神科医に対する広範な批判が起こった。心神喪失抗弁制度の廃止の声もあがり，実際，1982年中にAlabama州とIdaho州で廃止された。メンズ・レア・アプローチの採用が強く主張されたが，結局ABAとAPA等の一致した提案に従って，連邦では模範刑法典テストが修正されることになった。

APAはHinckley事件に当面するや，心神喪失抗弁ワークグループ（議長はL Roth）を結成し，ABAと呼応して素早く声明文を発表した[3]（1983年）。一般にも評価の高かったこの声明文は，「精神医学の誕生よりもはるか昔から心神喪失抗弁はあった。」に始まり，この抗弁の歴史を辿る，充実した文章であるが，その部分を省略して，六つの設問に対して答える形の主要部を以下に要約しておこう。①心神喪失抗弁は廃止すべきか？→なんらかの形でこれを維持すべきである。心神喪失抗弁は刑法の根本前提の一つに依拠しているが，それは違法な行為に対する刑罰は道徳的責任に基くべきであるという前提である。心神喪失抗弁を維持することは刑法の道徳的清廉（moral integrity）にとって本質的である。②「有罪，ただし精神疾患がある guilty but mentally ill」の評決を採用して，従来の心神喪失

抗弁を補充するか，またはこれにとって替えるべきか？→この評決は陪審に安易な道を提供する可能性がある。それによって有罪か無罪かの評決を下すことに内在する困難な道徳的問題と取り組むのを回避させるからである。事件を決定するに当たって陪審員がする熟慮は，社会の標準を設定し，責任がある場合とない場合に関する社会的観念に意味を与えるために，きわめて重要である。「有罪，ただし精神疾患がある」という評決を新設する方法を取ると，刑法の重要な象徴的機能が失われる。③心神喪失抗弁に関して現在用いられている法的基準は修正すべきか？→被告人がその行為の性質を理解していたかどうか，それが違法であることを理解していたかどうかの決定に重要な精神医学的情報は，被告人がその行為を制御できたかどうかの決定に重要な精神医学的情報よりは信頼度が高く，より強力な科学的基礎をもっていると考える精神科医が多い。抵抗できなかった衝動と抵抗しなかった衝動との間の境界は，おそらく twilight（薄暮）と dusk（薄明）との間以上に明確ではない。精神医学は決定論的学科であって，あらゆる人間行動は大体において「原因によって引き起こされた」とみなすのであるが，意思作用という概念は精神科医の間でかなり不一致が生ずる主題である。従って，これに関する精神科医の証言は陪審員に混乱をもたらす可能性が大きい。もう一つの大きな問題は，精神障害の定義である。APA は，心神喪失抗弁の基準を改正するときは，免責につながる可能性のある精神障害は重症（精神科医が psychoses と診断する程度の重症度）でなければならないと指示するよう提案する。④心神喪失の事件において証明の負担はいつも検察官が担うべきか？→ Hinckley 事件においては，検察官が Hinckley の正気であることを合理的疑いを超えて証明する責任を負うが，これは無理な注文である。精神医学的証明は，多くの法的事実（その一つである心神喪失は不確実性を伴う問題である）を「合理的疑いを超えて」証明したり反証したりするには十分に明確でないのが普通である。証明の負担をどちらに移すか，証明の水準をどの程度にするかは心神喪失抗弁の成功率に影響すると考えられているが，この問題については今後さらに経験的研究を必要とすることが明らかである。⑤精神医学的証言は精神状態の陳述に限定すべきであるか？→心神喪失抗弁の裁判において精神医学的証言を精神状態の陳述に限定しようという提案がある。これによると被告人が正気であったか心神喪失であったか，責任能力があったかなかったか等のようないわゆる「究極問題 "ultimate issue"」について証言するのは許されないであろう。究極問題に関する精神医学的証言に対して更なる制限を加え，被告人が心神喪失の特定の法的基準を満たすかどうかについては精神科医に証言させないことにする。APA はこのような制限的立法に反対しない。われわれがこの立場を取るのは，精神科医が医学の専門家であって，法律の専門家でないことが明白だからである。⑥「心神喪失により無罪」の評決を受けた被告人をどうすべきか？→ APA は，暴力犯で心神喪失無罪になった者を民事収容者と全く同じ扱いにするのは間違っていると考える。大部分の精神障害者は暴力的でない。これに対し，暴力行為を行った心神喪失無罪者の危険性はすでに明らかになっているのであり，彼らの将来の危険性は推定される必要はなく，少なくとも合理的な期間を想定することが許される。公衆を守り，適切な治療計画を完遂するためには，初回入院後慎重なスーパービジョンと通院治療を伴う長期間の仮退院が必要になろう。退院の決定は，精神科医のみによって行われてはならず，あるいは患者の精神状態や将来的危険性に関する精神医学的証言のみに基づいて行われてはならない。

　弁護側の鑑定人の一人であった WT Carpenter Jr[40]は，早々と，上記声明の要約と自己の見解を「生物学的精神医学」誌に発表している。心神喪失抗弁の役割に関する冷静な考察が今後起こるべきものであるならば，啓発された公衆（informed public）を育成することが必要だというのである。

　1982 年，連邦議会は APA の提案に似た心神喪失抗弁の制限版を採用した。心神喪失抗弁には精神病（psychosis）であることが十分ではないが必要である，という経験側に立ち返ったのである。英米法の歴史を通じて，心神喪失抗弁で無罪になった者のもっとも可能性の高い運命は，犯罪性精神障害者施設で余生を費やすこと（終身拘束）であった。そこへ 70 年代の精神保健法の改正（脱施設化）が彼

等を早期に解放する可能性を生み出し，心神喪失抗弁を極めて魅力あるものにしていた。Hinckley事件の後，事情は再び元に戻ったのである。アメリカは連邦刑事法の包括的改正を断行し，1984年「包括的犯罪規制法」を制定した。同法第4章「精神病または精神的欠陥を持つ犯罪者」は，「1984年心神喪失抗弁改正法」とも呼ばれる。これを通して連邦は，従来判例に委ねられていた心神喪失基準を，合衆国法典第18編第1章第17条に新設した。すなわち次のとおりである。「被告人が犯行時に，重篤な精神的疾患または欠陥のために，行為の性質または反倫理性を弁識できなかったことは，連邦法の下で訴追に対する抗弁となる。」Common lawの考え方では，心神喪失による無罪も他の無罪と全く同等である。従って，被告人はただちに釈放されなければならない。爾後の入院は民事上のものに限られた。ところが，先述のようにその後の立法により，特別な審理もなしに，入院命令で収容できるようになっていた。これが1970年代の一連の判決により憲法上重大な瑕疵があると判定された。包括的犯罪規制法は，連邦法典第18章，第313章の全面改正を行い，その第4243条以下に精神障害犯罪者に対する病院収容手続を定め，心神喪失によって無罪となった者を，手続により，退院が認められるまで施設に収容することを可能にした。すなわち，連邦における保安処分制度の採用である。従来の連邦刑事法には，コロンビア特別区を除いてこのような規定はなく，ただ検察官が州当局に対して病院収容を勧告するに止まっていたのである。

　上記改正法は弁識能力という経験的認識のレベルの要素のみを問題にし，意志力，制御能力の要素を排除した。ただ，「精神上の疾患または欠陥（mental disease or defect）」についてはなんらの定義もしていない。そこに実質的内容を盛り込むのは連邦裁判所に委ねられている。その際手引きになるのは「ABA刑事裁判精神保健基準」[2]であろう。これによると「この基準において法律用語として用いられるときには，『精神上の疾患または欠陥』とは持続的または一時的な精神の障害（impairments of mind）または精神発達の遅滞であって，いずれも仮定された犯罪の時点において，被告人の精神または感情の作用に実質的に影響を及ぼしたものをいう」とある。われわれの目からすると，いっこうに精神障害の範囲を制限したようには見えないが，これらは医学的用語でないことを強調する意図があり，かつ概念を狭くしようとする趣旨であって，不適切人格，未熟人格，反社会的傾向，アルコールや薬物の結果等は心神喪失抗弁と認められないという。

　また，究極的判断は陪審の仕事であるとされ，専門家が究極的な証言をすることが禁止された。これについてはABAもAPAも意見を等しくしている。はたして，医学的所見と意見を提供されただけで，陪審にそのような判断ができるか，という根本的な問題が残る[197]。医学的判断と法律的判断とを厳密に区別することは実際問題として困難であるとわが国でもいわれている[203]。ドイツでもわが国でも，区別と葛藤よりも共同への努力が強調されている。それはさておき，現代アメリカの刑事裁判は鑑定人と事実認定者（陪審）との仕事を峻別し，あたかもconventionなき不可知論を採用したかのごとき方針を，心神喪失抗弁に対して打出したのである。事件の余熱が冷めればABAも模範刑法典テストに復帰するであろうともいわれていたが，はたして実情は今頃どうなっているのであろうか。

III－1－f　精神医学における引締めと刑罰の復活

　刑法学者RJ Bonnie[32,33]によると，今日（80年代）の論争をHinckley事件によって突如点火された大論争と見るのは間違いである。論争には二つのインパクトがあったが，その一つは精神医学における引締め（retrenchment）である。最近10年余りにわたって（つまり70年代に），精神科医は診断と治療に対する，より科学的で，印象に頼ることの少ないアプローチを探してきた。そうした強力な知的効果が，鑑定および精神科医にとって適切な社会的役割を引締める方向に導くのは必然である。精神科医の今日の懐疑的態度は，50年代や60年代の精神医学的宣言に特徴的な，大袈裟な楽観主義とは著しい対照をなしている。もう一つのインパクトは法律における思想上の変化である。それは単に政治的潮流

の変化ではなく，刑罰に関する支配的イデオロギーの大改革である。1世紀前は「社会復帰思想」が華盛りで，「刑罰」は正義の一貫した哲学というよりも，むしろ必要悪と見なされていた。「刑罰」という言葉さえはばかられ，「治療」や「処遇」が好まれた。刑事責任能力の概念も弛緩してきて，そのことが刑罰の望ましさに対する疑問を引出し，治療的と思われた処遇の見込みを肥大させた。しかし，社会復帰は今日色褪せた希望となり，応報思想が知的な人々の間で新たな尊敬を勝取った。犯罪者の権利は背後に退き，被害者の権利，犯罪から保護されるべき公衆の権利に道を譲った。思想的変化の特色の一つは，刑罰の道徳的基礎の再復活である。死刑の再評価にもこのことがよく現われている。30年前（つまり Durham 時代）は，まず考えるべきことは咎のない者の有罪宣告や行刑（「道徳的過誤」）を避けることであった。刑事責任能力に関しても，より広く，より柔軟な探究を促進する傾向にあった。今日ではもう1種の「道徳的過誤」に注目するようになった。すなわち，精神病理があるにもかかわらず罰を受けるべき者に罰を与えそこなうという誤りである。アメリカにおける社会復帰理念の衰退についてはFA Allen[1]，中村[124]を参照されたい。

　以上，英米法の下で心神喪失抗弁（責任無能力制度）の，今日に至る発展の歴史を概観した。

III－2　日本の責任能力の基準
III－2－a　責任と責任能力

　英米法で古くから確立された学説によると，犯罪が成立するためには禁じられた行為または不法な行為（actus reus）と邪悪な犯意ある心（mens rea）がなければならない。この場合の mens rea は広義のそれで，法的責任の一般的要件としての道徳的非難可能性を意味する。ある事実が構成要件に該当し，違法であっても，この事実につき行為者を非難することができなければ，犯罪は成立しない。この非難ないし非難可能性が責任である。責任の本質ないし基礎については各種学説の対立があるが，わが国では道義的責任論とその発展としての規範的責任論が責任の考え方を支えてきた。

　道義的責任論の立場においては，責任能力はあくまで道義的な責任の能力である。それは社会倫理的規範によって自己の意思を正しく形成し，決定する能力，その意味で自由な意思決定の能力であり，単なる「行為」能力ではない[145]。ドイツやわが国では，今日規範的責任論が通説的地位を占めている。これによると，適法な行為に出ることが可能である（他行為可能性 Anders-handeln-koennen，さらに意思にまで遡って他意思可能性 Anders-wollen-koennen がある）のに，その行為をしなかったことに責任の根拠が求められる。責任（Schuld），すなわち法的非難可能性（Vorwerfbarkeit）の前提となるべき行為者の人格的能力（または適性）が責任能力である[5a,50,81,108,109,200-202]。

　また，責任能力は責任の前提か責任の要素かについても争いがある。上述のごとく前提と解するのが通説とされてきた。これによれば，責任「能力」とはおよそ有責に行為しうるある程度恒常的，一般的な能力と考えられる。小野[146]によれば，責任能力はあくまで身体的・精神的な人間を基体とする，倫理的人格の問題であるから，例えばその弁識能力はおよそ行為の是非を弁識する一般的な能力でなければならない。それは人格の持続性と統一性とからくる当然の事理である。従って「一部責任無能力者」などというものはありえない。これに反して，違法性の意識はあくまで自己の具体的行為にかぎられた問題であり，個々の行為における責任の問題である。責任能力における弁識能力と違法性の意識または不法意識の可能性とが，「責任」概念の下に混同されようとしている，と小野は注意を喚起している。これに対して，責任能力を責任の要素と解する説は上述のような「およそ有意に行為しうるある程度恒常的，一般的な能力」ではなくて，当該行為を回避する能力を問うことになる。当然のことながら，部分責任無能力にも肯定的である。なお，最近の教科書[109]では，「裁判官は，国民一般の規範意識（＝社会通念）を基礎に刑事政策的視点をも含めて責任能力を判断せざるを得ない。（中略）昭和40年代までは，責任能力論における生物学的要素の重視傾向と法律家の「科学尊重」の姿勢などもあり，生物学的

（精神医学的）判断に依拠すれば足りていたが，覚せい剤事犯の異常な多発化などにより，法的非難可能性判断を独自に行う必要性が顕在化した面がある。」などといわれ，責任能力概念の規範化，換言すれば精神医学からの乖離現象が目立っていると指摘されている。日本の司法精神医学の未発達と精神医学と刑事法学との対話の未成熟を反映して，事実判断の不徹底を規範的判断に代替させて処理しようというあからさまな動向である。たしかにこのような動向には，責任能力を責任の要素と解する説の方が，より適合的であろう。今日の裁判実務は要素説を採用しているように見える。

III−2−b　責任能力判断の構造

わが国では，刑法（明治41年施行）第39条と大審院判決昭和6年12月3日が責任能力の基準を提供している。刑法第39条は，その第1項に「心神喪失者ノ行為ハコレヲ罰セス」，第2項に「心神耗弱者ノ行為ハ其刑ヲ減軽ス」と規定している。第1項は心神喪失（責任無能力）による無罪を規定したものである。第2項は限定責任能力の規定で，心神耗弱（限定責任能力）の場合は必ず刑を減軽しなければならないといっている。

大審院の判決理由によると次のとおりである。「案ずるに，心神喪失と心神耗弱とはいずれも精神障害の態様に属するものなりといえども，その程度を異にするものにして，すなわち前者は精神の障害により事物の理非善悪を弁識する能力なく，又はこの弁識に従って行動するの能力なき状態を指称し，後者は精神の障害いまだ上叙の能力を欠如する程度に達せざるも，その著しく減退せる状態を指称するものなりとす。」（古い漢字を仮名に，片仮名を平仮名に直し，句読点をつけた。）すなわちこれによれば，心神喪失とは，精神の障害によりものごとの是非善悪を弁識する能力（弁識能力と略す）がないか，またはこの弁識に従って行動する（行動を制御する）能力（制御能力と略す）のない状態であり，心神耗弱とは如上の能力の著しく減退した状態である。弁識能力は弁別能力と呼ぶ人もある。ドイツではEinsichtsfaehigkeit，英米ではcognitive capacity（or prong）等と呼ばれる。制御能力は抑制能力とも呼ばれ，ドイツではSteuerungsfaehigkeit，英米ではvolitional capacity（or prong）である。

爾来，この判決が刑法第39条のその後の解釈運用を決定することとなり，学説も一般にこれを支持している。刑法改正草案（1974年）の責任能力条項もほぼこれを踏襲しているくらいであるから，変更の必要を感じる人は少ないのであろう。わが国の判例も学説も，精神の障害という生物学的要素（要件，標識，メルクマールなどともいう）と，弁識能力または制御能力という心理学的要素（同上）とから責任能力の概念を構築しようとしている。このように責任能力の判断に当って，生物学的要素と心理学的要素をあわせ勘案する方法を混合的方法と呼んでいる。生物学的要素のみによって責任能力を決定する方法が生物学的方法で，Durham ruleや旧フランス刑法はこれによっていた[91,200]。New Hampshire ruleも生物学的方法というべきであろう。大谷[147]は，混合的方法は結局依然として価値的な心理学的構成方法によらざるをえないとして，生物学的方法を提唱したことがある。純心理学的方法による責任能力規定の立法化は世界にまだ例を見ないという。責任能力制度の趣旨からして当然といわねばならない。

心理学的要素のうち弁識能力とは，単に行為が法に違反することを知っているという表層的な知的意味の能力ではなく，それが道徳的に悪いこと，社会的に許されないことをわきまえる能力である。前提説（生物学的要素を尊重しているように見える）に立てば，単に個々の犯罪行為にとどまらず，一般にどういうことをするのが悪いか，社会規範からいかなる行為を期待されているかを認識する能力である。体系的妄想や一級症状のある統合失調症で，現実検討がないといわれるような状態は弁識能力を欠くことになろう。ただし日本の裁判所は必ずしもこのように考えないことに注意しなければならない。次に，制御能力とは英米におけるvolitional capacityまたは抵抗不能の衝動テストにほぼ相当する。ものごとの是非善悪をわきまえながら，これに従って欲動や衝動を抑制することができないとき制御能

力がないというのである。疾病による人格変化のほか，人格障害，欲動障害，短絡行為などの場合に問題になるのであろう。英米の代表的な責任能力基準である M'Naghten rule はこの規定を欠いており，アメリカの包括的犯罪規制法による模範刑法典修正アプローチもこの制御能力を削除した。ドイツでも，制御能力規定は自由意思の言い換えに過ぎないから，鑑定人がこれに言及することはできないといわれたことがある。原理的に判断不能とする人は別にしても，制御能力の判断が難しいことは誰もが認めるであろう。制御不可能であった行動と単に制御しなかった行動とを分かつ線を引くことは確かに難しい。前述したように，APA はこの二者の差を dusk（薄明）と twilight（薄暮）との差に喩えた。判断が困難であれば，鑑定人も陪審または裁判官もそれだけ判定を間違える危険が高まる。しかし，これを削除する挙に出ると，それもまた明らかな不公平を生むであろう。

III-2-c 心理学的要素をめぐって

法律家によると，心理学的要素はいうに及ばず生物学的要素も法的概念である。そして生物学的要素は記述的要素であるのに対し，心理学的要素は記述的・規範的要素である[215]。しかし，われわれの用語法でいうと，生物学的要素は脳器質性精神病，中毒性精神病のほか，精神分裂病（統合失調症）や躁うつ病，精神遅滞（知的障害），神経症，人格障害，欲動障害を含み，いわゆる生物学的基礎を持つ疾病状態のみにかぎられないのであるから，臨床精神医学的要素と呼ぶのが適当であろう。ところでこの点につき小野[146]は，生物学的要素の伝統的意味を保持している。すなわち彼は，精神障害者の責任能力について，精神障害という事実そのものがやはり重要であることを指摘し，ここでは生物学的基礎を持つ精神状態の異常が問題であるという。これに対し，行為環境からくる意識の狭窄によって違法性の意識が欠如し，または期待可能性のない場合（例えば激情行為）が考えられるが，それは個別的な行為における責任阻却の問題である。すなわち責任能力判断と責任判断とを混同してはならないと忠告しているのである。しかし，このような K Schneider のいわゆる精神医学的疾病概念（生物学的疾病概念）を今日保持する人は稀になった。ドイツで PH Bresser[38]や H-J Rauch[161]が辛うじてこれを持ちこたえている。Bresser[36,37,39]も激情行為等に関連して責任能力判断と責任判断との混同を戒めている。

ところで，いくらかくり返すことになるが，従来は次のように主張されることが多かった。すなわち，生物学的要素は責任能力の記述的・経験的側面で，心理学的要素は評価的・規範的側面であり，両者の間には事実と価値との隔たりがある。従って生物学的要素の究明は専門家の仕事であるが，心理学的要素の探究は裁判官の仕事であるというものである。かつて寺尾[206]は，裁判官の心理学的要素に対する評価と専門医学の生物学的要素に対する記述的意見とを対比させて，「前者は後者に優越すべきものである」と言明していた。こうした考え方は，「経験科学的な現実判断の手のとどかない領域，刑法的価値判断の自立性の保留されている範囲とは…ほかならぬ実定刑法（あるいは，その背後にある思想）の予定する《心理学的要素》のなかに隠蔽されている法規範の要請がそれである」という西村[137]の口ぶりにもよく現われている。このように，従来，心理学的要素の認定はそれ自体が法律学的立場からする法的＝規範的判断であり，裁判所の専権事項である[99]とする見解が有力（通説）であった。

平野[84]が早くから指摘しているとおり，新カント派のいうように事実と価値は全く別個で，事実から価値は出てこないとすれば，裁判所と鑑定人は結局すれ違う運命にあるといわねばならない。しかし，規範に対する人間の反応の仕方も経験的に明らかにされ始めており，「了解」もその一つであるから，裁判官と精神科医に方法上の違いはないのである[4,84]。むしろ両者は理解科学の中で，相似たことをしているからこそ権限争いも起こるのである。青木[5,5a]もいうとおり，かつての立場では，生物学的事実およびそれが行為に及ぼす影響（つまり心理学的要素）との関係が必ずしも明らかでなく，経験科学と法律学との共同作業を一層困難にしていた。浅田[16]も，従来，生物学的要素は記述的であって，その判断は鑑定人の管轄に属し，心理学的要素は規範的であって，その判断は裁判官に属するというような単

純な分割には賛成できないといい，いずれの要件についても証拠にもとづく事実的な認定および判断が裁判官と鑑定人の協力の下に行われるべきであると指摘している。作業の分離ではなくて共同が勧められているのである。

最高裁判所第三小法廷はその決定（1983年。脚注）において，生物学的要素のみならず心理学的要素もまた法律判断の前提であることを明らかにした。これにつき宮崎[117]は「心理学的要素も決して倫理的・形而上学的判断事項ではなく，生物学的要素と同様経験科学的に実証できる事柄であり，それゆえ共に鑑定になじむ問題であるけれども，その評価や取捨選択の最終権限は裁判所に留保されているものである旨説示したものであって，正当である」と評している。青木[58a]も同決定を論じて，生物学的要素のみならず心理学的要素もまた事実的要素として理解されるのが妥当であり，精神鑑定は両要素を射程内に入れる。そして裁判所に委ねられるのは，両事実を法律概念としての心神喪失・耗弱のカテゴリーに当てはめる判断であるとしている。さらに彼は次のようにいう。生物学的要素については，裁判所は鑑定の意見に（その資料や方法，推論の過程などの面で信頼できるかぎり）従うべきであろう。心理学的事実についても，経験的問題であるなら鑑定人がもっともよく知っている。しかし，それが臨床経験そのものに係わるとは必ずしもいえないこと，その認定が困難であること，「人間の相互理解」とでもいうべき要素を補助科学として使うことに鑑み，裁判官も鑑定人と共同して心理学的事実の認定に当ると解するのである。浅田[17,18]も次のようにいっている。本決定が記述的，規範的としないで，生物学的要素，心理学的要素の表現を用いたことは，心理学的要素が必ずしも規範的評価に尽きるものでないことを窺わせる。「究極的には」としたのは，両要素の鑑定に対して，その証拠能力・証明能力の最終責任が裁判所にあることを示したもので，事実問題として証明がないときに，裁判所が規範的に考えて証明があるとしてもよいという意味ではない。また，「右法律判断との関係で」とは法律判断以前の事実判断（精神状態の判断）についてはなお鑑定に拘束される余地を残したものと理解することができよう，というのである。いずれも経験科学の重視ならびに裁判官と鑑定人との共同作業を一致して勧めている。なお，私見を挿んでおくと，著者は宮崎のように生物学的要素や心理学的要素が「経験科学的に実証できる事柄」であるとは考えていない。また，「右法律判断との関係で」とは，法律判断とその前提をなす事実判断との関係をいったもので，特に「なお鑑定に拘束される余地を残したもの」と理解するのは難しいと考える。むしろ非拘束説を宣明したものと受取るべきであろう。それは本書の症例6を読んで戴ければ分かるとおり，裁判所は二つの鑑定結果のいずれも信用することができず，生物学的要素（例えば幻聴の有無）についても独自の判断をしているからである。裁判所は，証拠の信用性の判断について鑑定に強い疑問を抱き，命令幻聴の存在を認定した鑑定を痛罵してさえいる。

III-2-d　裁判所が鑑定人に求めるもの

裁判所は鑑定人に何を求めているか。ドイツの裁判官 W Sarstedt[168]は，鑑定人は犯行のとき被告人の頭の中がどうなっていたか，それが普通の行為者の頭と違うのはどんな風にかを記述すればよいといっている。これに対して不可知論者 Rauch[159]は，鑑定人はそうした問に答えることはできないと応じ，それができるのは深層心理学者か多次元診断学者のみであろうと付け加える。おそらく彼は「頭の中がどうなっていたか」を，いわゆる心理学的要素を含む一切の心理学的解釈と理解したのである。可

（脚注）　最三小決昭和58年9月13日は以下のようにいっている。「なお，被告人の精神状態が刑法39条にいう心神喪失または心神耗弱に該当するかどうかは法律判断であって専ら裁判所に委ねられるべき問題であることはもとより，その前提となる生物学的，心理学的要素についても，右法律判断との関係で究極的には裁判所の評価に委ねられるべき問題であるところ，記録によれば，本件犯行当時被告人がその述べているような幻聴に襲われたということは甚だ疑わしいとしてその刑事責任を肯定した原審の判断は，正当として是認することができる。」

知論者 U Venzlaff[216]はこの「頭の中がどうなっていたか」を狭義の生物学的要素と解したのであろう，単にそれだけの鑑定では裁判の役に立たないといっている。同じドイツ人でも，立場が違うと，上記のような母国語の単純な文章の意味の取り方がこうも違ってくるのである。

　かつて K Schneider[176]は，鑑定人は生物学的要素に答えることができるのみで，心理学的要素，とりわけ制御能力について判断することはできず，その後の判断は Konvention（協定）に委ねるしかないと講演で述べた。この見解は多くの刑法学者から好意をもって迎えられ，不可知論的立場をとる学者の代表的な見解と見なされている。ここで重要なのは生物学的要素に対応する疾病概念であるが，Schneider が前提にしているのは彼のいわゆる精神医学的疾病概念で，それは精神遅滞のほかは，生物学的基礎が証明されているかまたはそれが要請される精神障害を真の精神病とし，これらのみが心神喪失に相当しうるとしたから，当然のことながら責任能力の判断は生物学的方法に傾斜するのである。Venzlaff のような可知論者は，いうまでもなく心理学的要素も経験科学的に可知であるとする点に特徴があるが，同時に不可知論者とは疾病概念を異にするのが一般である。すなわち上記のような生物学的疾病概念に従わず，責任無能力になりうる精神障害の概念を拡大し，心因反応，神経症，思春期危機，精神的異常発展，人格障害，欲動障害などをも含めようとするのである。これに対して，生物学的疾病概念を採る Bresser から見れば，真の精神病はその存在を確定したり否定したりすることができるものであるが，心因反応，神経症，人格障害などはそういう種類のものでなく，単なる呼称（名称）にすぎないということになる。これらの疾病なき障害は，日本では小野が，ドイツでは Bresser が，責任能力判断ではなく責任判断が問題になる領域であって，あれとこれとを混同してはならないと戒めたところである。しかし，近時は心理学的心性（psychological mindedness）が人々の間に広く浸透し，上記のような生物学的基礎のない状態にも広く疾病性を認める傾向が顕著になっている。全ての精神障害が socio-bio-psychological な存在とみなされるようになった。こうして疾病概念，つまりは生物学的要素自体が心理学化すると，いずれの要素も心理学的になるのであるから，一見したところ混合的方法によって責任能力を判断したようにみえても，結局は純心理学的方法に近いものになるであろう。裁判は終局的には個別判断でなければならないが，上記のような事情によって，精神鑑定を通じて無限定で恣意的な判断が判決に混入する余地が大きくなる。裁判の心理学化（Psychologisierung）[92]と呼ばれる事態である。J Gerchow[63]は，問題は第一次的には「裁判官の判断形成の危機」であり，これに比すれば「精神鑑定の危機」は二次的であるとしていた。しかし，疾病概念の社会心理学化がいよいよ進み，鑑定人が水増しされた疾病概念によって裁判を支配することに疑問を感じる Bresser[39]は，改めて「精神鑑定の危機」を叫ばないではいられない。ドイツの刑法学者 A Kaufmann[92]は刑事裁判官の鑑定人依存性について深甚の憂慮を述べている。

　同様の議論はわが国でも起こっている。植松[211]は「鑑定人がこの法的概念に断案を与えることを正当な職務の範囲に属するかの如く振る舞い，裁判官がその断案に盲従している例も少なくない」と指摘して，鑑定人と裁判官の双方を叱っている。また，「司法の実際においては，はなはだしく鑑定人依存の傾向を示しているのが実情であって，鑑定人も裁判官もそれを異としないかに見える」とさえいっている[210]が，これは今日一般には該当しないであろう。ドイツと異なってわが国では，鑑定人に比して裁判官の権限がまだ圧倒的に強いからである。確かに，例えば大審院判決昭和6年12月3日に関して次のような西村[138]の批判がある。「鑑定人がまるで裁判官になりかわったかような断定をしていること，裁判官がそれを軽信したような節のあること，その結論にあわせるように判決理由が構成されていること。要するに事案の性質との関係では，本件判決には承服しがたいものがある。このような程度の精神障害者が，つねに心神耗弱とされなければならないとすれば，わが刑法は相当きびしい基準を設けていることになるであろう。」そして平野[85]も教科書の中でこの判決に言及して，心神喪失を認めるべきではなかったかとの批判を行っている。中田[128a]もこの判決には大いに不満を感じ，「このような判

定がつねに行われるとすれば，ほとんど全ての精神分裂病者は有罪とされることになるであろう」と述べている。しかし，これら批判者たちは心神喪失とすべき被告人を心神耗弱と判断した（つまり重症の精神分裂病者に対する非難の余地を残した）鑑定人とこれに「盲従」した裁判官を批判している。日本の裁判官が鑑定人に「盲従」するのは，心神喪失か心神耗弱かが問題になったケースにおいて，鑑定人の意見が心神耗弱と出た場合に圧倒的に多いのである。

佐伯[167]もいうとおり，裁判官も特殊な手段や方法をもっているわけではない。責任能力を判断するような仕事は「むしろ共同体を構成している人間同士の間には相互諒解が可能であるという現実的経験を土台として，実際には個々の裁判官の主観によって決定されている」のである。そうであれば精神鑑定は，この主観を言語化し，判決理由として客観化するための手助けとなるのでなければ意味があるまい。そのような鑑定を含めたあらゆる証拠を最終的に評価するのが裁判官の職責なのである。

IV 鑑定人の位置と役割

IV-1 鑑定に対する精神科医の態度

鑑定人の立場は矛盾をはらむので，その両立不可能性をなんとか処理しようとしてさまざまな試みがなされる[98]。精神科医が取る態度の第1は，司法に対する協力を拒否するというもので，これには完全な拒否と部分的な拒否とがある。完全な拒否とは，精神科医は鑑定をすべきでない，法廷から撤退せよという主張である。先にも述べたように，APA（アメリカ精神医学会）が裁判官 Bazelon と親密な関係にあったころは，Durham rule を大歓迎し，これが精神医学を高く評価するものとして，Bazeron に Isaac Ray 賞を授与したし，高名な精神科医の多くが鑑定に熱心であった。Durham rule の挫折とともに，上記の関係は急速に冷却し，「刑罰という名の犯罪」を著した K Menninger[115]のような人も，精神科医が法廷から撤退することを勧めるようになった。より近くは A Stone が Hinckley 裁判を詳細に検討し，自らの経験にも深く反省するところがあって，専門家証言（鑑定）に大いに幻滅を感じ，やはり法廷からの撤退を勧めている。

部分的拒否とは，精神医学的診断はするがそれ以上のことはしない，つまり精神医学的ディスクールから法的ディスクールへの翻訳はしないというもので，APA が Hinckley 裁判後に発表した声明の立場はこれに入るであろう。心理学的要素をすでに法的ディスクールに属すると見るかまだ属していないと見るかによって答えが異なるが，APA は心理学的要素を法的ディスクールに属しないと見ているように思われる。心神喪失かどうかに言及しないというのみであろう。これと似て非なる態度が K Schneider[176]，W de Boor[34]，H Gruhle[69-71]等に代表される不可知論者の立場で，彼らは精神医学的ディスクール（生物学的要素）から法的ディスクール（心理学的要素）への翻訳がすでに不可能であるとし，これを暗黙の協定（Konvention）に委ねるのである。しかも彼らはいずれも，身体的に基礎づけるもののみが精神疾病であるという，厳格な疾病概念をもっている[174-177]。しかし，U Venzlaff[217]によれば，この立場は，内因性精神病は免責するが危機反応や欲動異常は免責しないという協定によって，却って法的評価に深くコミットしているのである。

精神科医の取る態度のもう一つは，法律家と専門家の共立性のジレンマを承認した上で，両者の批判的共同に努めるというものである。共同しなければならない，つまり共同の必然性から出発するが，両者のディスクールに内在的な矛盾を隠蔽しないのが基本である。まず，鑑定人は自分自身の言語で語り，法律家には彼自身の課題を委ねる。次に，鑑定人は翻訳によって自分の成果と結論を裁判官に首肯させるよう努力するが，自己の専門領域の精細さを犠牲にしない。そして，鑑定人は規範的な法概念を自分の叙述の中に取り込まない。それは自己の専門の規範でないからである。規範的判断形成という課題が裁判官によってくり返し鑑定人に押し付けられるが，それはそもそも社会の代理人としての裁判官

によって遂行されるべきものである[121]。鑑定人が越権をするのはまだしも許されるが，裁判官に権限からの退却は許されない[98]。

IV－2　鑑定人と裁判所との関係
IV－2－a　日本の場合

わが国では，従来，鑑定人の役割は主として裁判所との関係において定義されてきた。松岡[110a]によると，「鑑定にあっては，具体的事実が重要なのではなくて，それに対して下される判断が重要なのであるから，鑑定人は裁判所の補助者としての性質を持つが，同時に，鑑定人といえども証明の対象としての法則又は事実を証明する手段であるという点においては人的証拠の一種である。」同様に，鑑定人は実質的には裁判所の補助者であり，同時に証人である[4]とか，形式的には証拠方法，実質的には裁判所の補助者[13,14,143,169]，あるいは裁判所の補助者兼証拠方法[110a]とするのが通説とされている。

武村[205]は「鑑定人は中立公平な立場を守ることが要請されているから，被鑑定者にとって敵ではないが味方でもない。むしろ鑑定人は被鑑定者にとって，彼を裁くお上の役人にも等しい立場に身を置くのである。」と述べているが，これはかなり突出した意見であろう。鑑定人を裁判官に等しい立場に身を置く者と考えるのが致命的な間違いである。

ⅰ）鑑定の要否

鑑定人と裁判所との関係は，まず鑑定の要否をめぐる問題として現れる。これは主要には弁護人の鑑定の申請という局面で現れる問題で，精神科医の目に触れにくいものである。中村[123]は次のようにいっている。「歴史社会の潮流として，精神状態の判断が精神医学者等の専門家の認識知見を求めることは一般的なものとなるであろう。認識的優越性，具体的事物の説明の習熟性を組織的に具備することが社会制度的に承認されて来た専門科学，学問分野が尊重されるのは当を得たことである。」わが国でも必要的鑑定を認めるべきであると主張する人もいる。つまり，一定の条件を満たす被告人については，裁判所は鑑定をしなければならないとするのである。ドイツでは特別の規定がないにもかかわらず，殺人事件の被告人には実際上つねに精神科医が係わっている[114,170]。庭山[143]は，英米法における「証拠提出責任」理論を応用して，鑑定の請求には「一応の証拠」の提出で足りるとし，それが提出されたときは裁判所は鑑定命令を下さねばならないとすべし，という提案をしている。青木[5a]も同意見である。いずれにしても，憲法（脚注）にいう「証人」に鑑定人も属するが，同条項後段は被告人の証人要求権を規定している。

刑事裁判は事実認定と刑事法律の適用からなる。事実認定こそ裁判の基本でなければならないにもかかわらず，法律家は研究者も実務家も必ずしもこの研鑽にエネルギーを費やさない[144]。専門家の力を借りる前に，法律家自身が事実認定の能力を高めなければならない。そうしてこそ初めて鑑定の要否が理解でき，かつ鑑定の結果を評価する力も高まるのである。昭和20年代の最高裁判所の判決は裁判所の裁量を大幅に認め，鑑定の実施に消極的であった。精神障害の有力な疑いがある場合でも，責任能力は専門家の援助を求めることなく，裁判官がみずから判断してよいという考えである。学説はこれに批判的であった[5a,86]。以下に昭和20年代の代表的な最高裁判所の判決を句点を補って摘録しておく。

最三小判昭和23年7月6日は，精神状態の認定と鑑定等の要否に関する判決理由として，次のようにいっている。「裁判所は，人の精神状態を認定するのに必ずしも専門家の鑑定等による必要なく，他の証拠によって認定しても差し支えない。而して，心神耗弱とか心神喪失とかいうことは刑事訴訟法第

（脚注）　憲法第37条第2項：刑事被告人は，すべての証人に対して審問する機会を十分に与えられ，又，公費で自己のために強制的手続きにより証人を求める権利を有する。

360条にいう処の罪となるべき事実ではないからこれを認定した証拠の説明をする必要はない。」

最大判（最高裁大法廷判決）昭和23年11月17日は，被告人の精神状態についての判断と経験則につき，以下のような判決理由を示した。「被告人の近親者に相当多数の精神異常者があるような場合には，裁判所は，被告人の精神状態については特に慎重な注意と考慮を払い，その良識により合理的な判断を下さなければならないことは言うまでもない処である。そして，苟くも被告人本人に精神の異常を疑わしめるものがあるならば，鑑定人をして鑑定せしめた上，これを参酌してその判断を下すべきである。しかし，裁判所が事件を審理した結果，被告人の供述，行動，態度その他いっさいの資料によって，被告人についてその疑いがないと判断し，その判断が経験則に反しない以上，その判断をもって違法であると言うことはできないのであって，被告人の近親者に相当多数の精神異常者があると言う一事によって，直ちにその判断が経験則に反すると論断することはできないのである。（中略）そして，原審は審理の結果により上告人を精神異常者にあらずと判断したもので，その判断が経験則に反するものとみなすべき資料はない。又鑑定の申請を却下してかかる判断をしたからといって，経験則に反するものと言うこともできない。又鑑定の申請を却下したことは原審の専権に属することであるから，それを違法と言うことはできない。」

最二小判昭和23年12月11日の判決要旨も同様である。「酩酊の上の犯行であっても，その酩酊の程度が心神喪失の程度に達していたかどうかについては，必ずしも精神鑑定による必要はなく，犯行当時における被告人の動静及び被害顛末に関する被害者などの供述によって，これを認定して差し支えない。」

最二小判昭和25年1月13日も被告人の精神状態の判断と経験則につき次のように述べている。「精神異常の有無の問題は，常識では容易に判定しうるものではないのである。それ故，事実承認官たるものは，被告人の犯行当時における精神状態に関し疑いある場合には，よろしく専門家の認定を俟つの態度に出ることは望むべきところである。したがって，右の方法を講ぜずして輙く精神状態に関する判定を下すときは，経験則違背として違法の裁判となることももちろんあり得るのである。しかしながら，裁判官が公判廷における被告人の供述態度等を仔細に注意し，且つ証人の証言など他の資料と相俟って，犯行当時の被告人の精神状態に異状のなかったものとの心証を構成しうる場合においては，たとえ被告人に精神分裂病の既往症並びに犯行後に同様の医師の診断があったとしても，叙上裁判所の心証判断をもって直ちに経験則違反の不法あるものとは言い得ないのである。」

以上のような裁判所のきわめて消極的な態度を反映して，わが国の刑事精神鑑定の件数がいかに少ないかを試みにドイツと比較して確かめてみよう。浅田[18a]によれば，1978年の旧（西）ドイツにおいて，公判で限定責任能力と判定された者は1万名を超え，公判で責任無能力と判定された者は474名である。これに比して1986年の日本では，それぞれ78名と3名であった。制度が異なる（ドイツは起訴法定主義，日本は起訴便宜主義）から，日本の場合は不起訴になった者を加算しなければならない。これによると限定責任能力と判定された者381名，責任無能力を判定された者420名である。ドイツでは刑事精神鑑定を受けた者が年間1万人を超えているのに，わが国ではこれが1千人に満たない。しかも旧ドイツの人口は日本のそれの半分にも足りない。すなわち，人口比を考慮に入れると日本における刑事精神鑑定の件数は旧ドイツのそれの20分の1以下なのである。

清水[186a]によると，チュービンゲン大学の児童青年精神科の主任教授クロジンスキは子供の司法鑑定（鑑定書は50-70頁）を年間180件行っており，鑑定件数ではドイツ最多だそうである。同大学同診療科の診療圏の人口は100万人である。上記鑑定の全てが刑事鑑定ではないであろうが，児童と青年だけの精神鑑定でもこれだけの件数があるというのであるから，ドイツの裁判所がいかに多くの鑑定を利用しているかが知れるというものである。著者が10年余り前，ドイツ精神医学150周年記念学会に参加した折，Achen大学精神科主任教授H Sassに尋ねたところ，自分は年間70件の鑑定をしているが，

引き受けているのはどれも難しいケースばかりだと誇らしげに答えていた。Sass の場合は刑事精神鑑定が主であろう。日本では簡易鑑定を別とすれば，鑑定件数の多い精神科医でも年間せいぜい 10 件前後ではなかろうか。このようなことからも，日本の裁判所がいかに鑑定に消極的であるかがわかるであろう。専門家による鑑定が必要と考えられる多数のケースに対し，検察官や裁判官が自己流「精神鑑定」をしている可能性が大きい。つまり必要な科学的事実認定を無視して，規範的に裁断している可能性がきわめて大きいことが考えられる。幸いというべきか不幸というべきか，わが国では「刑事裁判官の鑑定人依存性」が問題となるような条件はないに等しいのである。

ⅱ）鑑定結果の採否

　裁判官と鑑定人の関係が先鋭化するのは，鑑定結果の採否に係わる問題においてである。法医学鑑定の見地から上野[212]は，「鑑定人は己の鑑定が判決に採用されるかどうかは問うところではない」というが，精神鑑定人は自己の鑑定結果が判決に採用されるか否か，採用されるとすればどのようにか，採用されない理由は何かということに強い関心を持っている。精神鑑定は結果が直接に裁判官の規範的評価の対象になる関係にあって，鑑定人の判断と裁判官の判断との緊張関係が顕在化しやすい[86]といわれるが，精神鑑定人は血液や毒物の鑑定人よりも，遙かに裁判官に近い位置にいる。鑑定人と裁判官の役割の境界はしばしば不明瞭となる[133]。

　鑑定人と裁判官との対立は，しばしば引用される最三小決昭和 33 年 2 月 11 日によく現れている。それは，「死ぬ死ぬと何遍もしっこい」といってあしらった妻を殺害したうつ状態の患者に関する殺人被告事件において，最高裁が下した決定である。弁護人の上告趣意の第 2 点は「実験則違反」で，次のように主張している。「被告人が本件犯行当時，心神喪失の状態にあったことは，鑑定人佐竹隆三および村松常雄の各精神鑑定書とも全く一致している。しかるに専門知識に乏しい裁判官が，科学者の一致した結論を，被告人の供述内容が理路整然としているなどという現象面だけをとらえて，他に合理的理由もないのに軽るがるしく否定した裁判は，科学が尊重される現代において，国民の納得と支持を得る裁判に値するといえるだろうか。本件犯行当時，被告人が心神喪失の状態にあったものと認められないとの原判決の認定は，科学の法則を無視し，従って実験則にも違反するものと断ぜざるを得ない。」これに対して，最高裁第三小法廷が下した決定の要旨は以下のとおりである。「二つの精神鑑定書の各結論の部分に，いずれも，被告人が犯行当時心神喪失の情況にあった旨の記載があってもその部分を採用せず，右鑑定書全体の記載内容とその他の情況証拠とを総合して心神耗弱の事実を認定することは，必ずしも経験則に反するとはいえない。」

　この決定に関して，井上[89]は次のように述べている。すなわち，何か特段の事情のみるべきもののない限り，鑑定の結果を措信しなかったことは経験則に反する。また，その特段の事情は判決の中に理由として掲げるべきである。単に「精神状態に異状のなかったものとの心証を構成しうる」（上掲最二小判昭和 25 年 1 月 13 日）というだけでは足りない。そのように心証を構成することができた過程を，判決の中で説明しなければならない。鑑定の結果について，自由心証もこの限度の控制（抑制）をうけるとみるべきであるという。松岡[110a]も鑑定が科学的知識と方法に基づくものであるかぎり，かなりの拘束力をもつといい，「鑑定内容に拘束されないとの判断をくだすときは，その理由を判決理由中に明示しなければならない（刑事訴訟法 335 条 2 項，脚注）。これは相対立する複数の鑑定が存在するとき，その一方を排斥する場合も同様でなければならない。このようにしてはじめて，自由心証主義は，合理

（脚注）　刑事訴訟法第 335 条：「①有罪の言渡しをするには，罪となるべき事実，証拠の標目及び法令の適用を示さなければならない。②法律上犯罪の成立を妨げる理由又は刑の加重減免の理由となる事実が主張されたときは，これに対する判断を示さなければならない。」

的心証主義ないし科学的心証主義として機能しうる」と指摘している。仲宗根[125]は最初，責任能力の判断の主体は裁判官であり，鑑定人は裁判官の補助者であるという学説・判例を容認していたが，自由心証主義の行き過ぎとその病理に対する批判が高まり，その合理的抑制の必要が叫ばれるようになったことを重くみて，鑑定人も責任能力を判断しうるとするのが今日のドイツの通説であり，責任能力の判断に際しては裁判官と鑑定人とが共同して作業をするという説がもっとも有力となっていると紹介している[126]。彼は後にさらに1歩を進め，責任能力の判断には鑑定人が主導権を取るべきであると述べている[127]。

くり返しいうとおり，鑑定結果は一つの証拠であり，証拠の証明力は裁判官の自由な判断に委ねられている（刑事訴訟法第318条）から，その採否は裁判官の自由裁量にかかる。しかし，ここに「自由」というのは形式的な法律的拘束からの自由を意味するにとどまり，裁判官の恣意を許すものではないから，鑑定結果に対する評価は経験則上の法則と論理上の法則とに従って行われなければならない[215]。そもそも裁判官の専門的な知識の不足を補うということから発して鑑定の制度が存在するのであるから，それが尊重されねばならないことも当然である[87,169]。重度の精神障害の事実があると認めた場合，そこにはかなり高度の蓋然性をもって心神喪失という評価が予想される。裁判官がそれに反する心証を抱く場合には，証拠を挙げて，その理由を説明すべきである[5a,14,110a,143]。このようにして初めて自由心証主義は合理的心証主義又は科学的心証主義として機能しうる。もしその説明が不能ならば責任阻却事由ありと自認するほかはなく，たとえ説明しても成功しなければ上訴審において破棄の制裁を甘受しなければならない。判断の合理性を担保する証拠説明は可能でもあり，当為でもある[143]。

自由心証の弱点が認識されるにつれて次第に鑑定への依存度が強まったといわれるが，後で紹介するドイツと違って，わが国では証拠説明の不備が上訴審で判決破棄の理由となることはまずないのではなかろうか。

中村[122]によれば，次のようである。裁判官の自由裁量は目的ではなく，それはやむをえず今日裁判官に仮託されているにすぎない。今やそれは古色蒼然としており，本当は民主化原理になじまない。たとえば今日，責任能力に関し自由心証により判断して，その判断過程を明らかにしなくても「違法」でないのである。これはしかし法解釈，法律政策としてももはや十全な立場とは必ずしもいえない。証拠説明，理由説明，判断構造が認識できるような形での教示が必要である。これらは裁判官の内在的義務であると共に，偉大な権利ですらある。法的責任の決定に際して，論理的に発展する累積過程のほかに，直感のごときものもあるであろうが，これも今日，論理の道筋の中で可能な限り対象化され，意識化されることが要請されている。

このようにして，鑑定結果の採否の問題は，裁判官の自由心証の合理的抑制に，ひいてはまた裁判の科学化に，それがまた裁判官と鑑定人との関係に係わるのであるが，裁判官が己の判断を明示することは，専門家との討論と共同作業にとって必須の条件であろう。庭山[144]によれば，科学が支配する領域においては，法律学は潔くその座を科学に譲り渡さなければならず，規範科学の名において明確な自然科学の領域を侵すべきではない。裁判は科学的検証に絶えるものでなければならず，それは事実認定，法律の適用，刑の量定のいずれにおいても同様であるという。しかし，精神医学は鑑定に関するかぎり自然科学というよりは，一部が自然科学であるにすぎず，残る広大な領域において動機関連と意味関連が決定的である。同じく理解科学である法律学との間に相違点よりも類似点が多い。精神科医も法律家も互いによく似ているために，また互いに他の領域の半可通であるために，かえって相互に理解せず，互いに不信をつのらせるのである。

最三小決昭和58年9月13日（本書27頁脚注参照）は，責任能力につき心神喪失または心神耗弱であるかどうかの判断は法律判断であって，もっぱら裁判所の仕事であるとしたが，生物学的要素のみならず心理学的要素も，その法律判断の前提であるといっている。ということは，両要素とも経験科学的

に探究が可能であることを認め，ひとまずこれを鑑定人の判断に委ねることを宣明したと見てよいであろうといわれている[5a,18,148,149]。

アメリカでは陪審員が鑑定人に騙されているのではないかと心配され，ドイツでは鑑定人が裁判官に対し優位に立っているのではないかと危惧または憂慮されている。日本では裁判官の権力は健在である。しかし，わが国でも裁判官と鑑定人が仕事を分離するのではなく，密接に共同すべきであると説かれるようになった[86]。臼井[215]によると，E Mezger は生物学的要素を描写的，記述的なメルクマール，心理学的要素を評価的または規範的メルクマールと呼ぶのが正しいとした。しかし，Mezger の見解は前者を全部専門家に，後者を全部裁判官に割り当てようとするものでなく，その両面にわたって両者の共同が必要であるとしているというのである。責任能力の判断について，専門家の任務と裁判官のそれを截然と区別することの誤りを指摘し，両者の相互的共同作業の必要性を強調する Mezger の見解を，臼井も肯定することができるという。井上[89]も稲田[86]も，鑑定人の守備範囲と裁判官のそれとの間に形式的に画然たる区別をおくことはできないとしている。話がいきなり民法学の領域になるが，明治の民法学者梅[214]は，精神科医を前にして，早くから次のように講演で述べている。「鑑定をなす時には単に自己の専門上の知識のみを標準として判断をしないで，矢張り社会の必要，利害などのことを考えて，此位の精神状態ならばまだ精神病者として法律が特別な取り扱いをするには及ばぬだろう，是等はもはや特別の扱いをしなければならぬものであるというように判断して行くことにならなければなるまいと思う。」これは鑑定人にも法律判断に近いものを求めているといえるであろう。民事裁判と刑事裁判とを簡単に同一視することはできないにしても，裁判官と鑑定人との共同作業の必要性は，両裁判を貫いて存在すると考えられる。

IV-2-b　ドイツの場合

ドイツの鑑定人の役割は，刑事訴訟法によれば「証拠方法」であるが，最高裁判所の判例によれば「裁判所の補助者」である。学説ではとくに裁判所の補助者の方に力点が置かれ，さらには「真実発見のための独立の援助者」[185]，あるいは，いまや「裁判官との対話的関係に入ることが許される」[216]などといわれて，しきりに裁判官との作業の共同が説かれるが，これが行き過ぎると，ときには「白衣の裁判官」などと呼ばれて批判されることがある。

そのドイツでも，かつては鑑定人の役割を狭く限定し，これと裁判官の役割とを明確に分離する学説が有力であった。K Peters[150]の見解はその代表であろう。彼によれば，裁判官と鑑定人とは訴訟の異なった水準の上に立っている。鑑定人は証拠の水準で仕事をするが，裁判官は証拠の上に自己の心証を形成する。裁判官の責務は過程の全体の評価にあるが，鑑定人は単に具体的問題の中で一定のテーマに対して判断を提供する。この点で両者の仕事は根本的に異なるというのである。A Ponsold の裁判医学の教科書の中で，G Bohne[31]は，「自然科学的鑑定人」についてではあるが，鑑定人は単に裁判官の補助者たるべきであり，裁判官の決定を先取りすることは許されないと書いている。E Schmidt[173]も両者の権限のできるだけ明確な分離を要求した。

1917 年には，いまだライヒ裁判所（Reichsgericht. RG と略される。本書 4 頁脚注参照）は次のような立場に立っていた。裁判所は，真実究明のために特殊な専門知識の必要があるときでも，専門家を召喚して聴聞する義務はないというものである。1922 年のライヒ裁判所の判決も同様であった。（すでに見たように，今日の日本の裁判所はこの位相にある。）当時は，鑑定の却下は，裁判所の自由な証拠調べの 1 行為と見なされ，これに対して上訴で対抗することはできなかった。こうした慣行に対する攻撃は 3 方向からやって来た。1 は弁護人から，2 は精神医学者，心理学者から，3 は最高裁判所（RG）からである。

1927 年のライヒ裁判所刑事部の判決が決定的な転回点となった。判決の要旨を示せば次のとおりで

ある。①鑑定人聴聞を拒否すると，それは刑事訴訟法にいうところの許容すべからざる弁護の制限となりうる。②裁判所が鑑定人を召喚しないでもよいのは，裁判官が自ら必要な専門知識を持つと考え，しかもそれを生活経験（Erfahrung des Lebens）から持つことができるときにかぎられる。③鑑定人尋問という証拠提起を拒否すると，控訴審がこれを差戻しにするとき，許容すべからざる弁護の制限としてではなくて，解明義務の懈怠として非難されるのが通常である。

この判決が，鑑定の必要性に関して事実審裁判所が従来もっていた主権を終焉させ，事実審裁判所の判決を控訴審裁判所のコントロールの下におき，同時に上訴可能性を拡大した[30]。要するに裁判官が鑑定の委託を怠って判決を下すと，破棄差戻しの憂き目を見る大きな危険を冒すことになるのである。戦後の連邦通常裁判所（Bundesgerichtshof. BGH と略される。本書 4 頁脚注参照）も，1952 年に，上記主旨を引継いだ。「生活経験」を「一般的経験」（allgemeine Erfahrung）」と言い換えたのみである。裁判官にとって危険が生ずるのは，専門知識を欠く裁判官がそれと気付かぬ間に，専門家が事実の客観的な確定からではなく解釈によって作り上げた被告人の人格像を提供するときである。たとえ幾人の専門家を招請したとしても，そのどれが正しいかが裁判官には分からない[173]。このようにして，先に述べたように，専門家の「補助者」としての活動領域と裁判官の決定領域との区分がまず問題になったのである。

裁判所の革新はこれのみに止まらない。1954 年の連邦通常裁判所第 5 刑事部判決は，小児の供述に際して専門家の召喚に関する原則を定めたが，それは本質的な点につき事実審裁判所にもやは裁量の余地を残していない。それはこれまで通用してきた規則と例外の関係を逆転させ，まさに刑事訴訟の革命を意味するような機能を専門家に譲与し，判決に対する責任に由々しい移動（裁判官から鑑定人へ）をもたらす心配が生ずるほどのものである。確かに上記判決は，裁判官の自由な証拠調べは専門家の鑑定に対して制限されないと強調してはいる。しかし，この自由が現実に意味を持つのは，専門家が科学の経験則を一般的に報告する場合にかぎられる。ところが実際には，専門家は小児の供述の信用性を吟味するとき，知識を具体的な供述に適用する。つまり，専門家は途方もなく主観的，情緒的な特徴を持った価値判断をして，批判的検討を免れる可能性がある。上記第 5 刑事部は，別の判決（1955 年）の中ではあるが，裁判官は専門家が使用した前提事実（Anknuepfungstatsache）のみならず，医師の専門調査事実（Befundtatsache）や結論そのものの説得力を吟味するよう要求してはいる。しかし，これこそが裁判官にとって至難の技である。判決は「ときとして裁判官の吟味が，専門家はその専門領域の確かな代表者であるか，従ってその知識に信頼を寄せることができるかどうか，に限定されることも許されよう」と付け加えた。このことは，裁判官には医師の観察や結論自体の正しさを検証することができないことがしばしばであるということを意味する[173]。裁判官の検証は，もはや鑑定そのものの評価ではなくて，鑑定人の評価となる。そうなると結局，鑑定の説得力は最終的には鑑定人の個人的な権威（教授かどうか，病院長かどうか，鑑定経験が多いかどうか等）によって決ることにもなるであろう[30]。

それでも責任の有無について決定する資格を持つのは，ひとり裁判官のみである。裁判官と鑑定人の共同作業を，両者の機能と責務にふさわしいやり方で構築するのは極めて困難なことであるとしつつ，E Schmidt[173] は次のようにいう。「裁判官と鑑定人の機能および責任領域の境界が明白であればあるほど，また決定的な思考様式の相違に関する両者の認識が明瞭であればあるほど，責任問題において被告人の人格にも社会的共同生活の必要にも，実際に合致する判決を見出すことができるという保証はいよいよ大きい。」責任能力の判断に関して，鑑定人は生物学的要素につき回答するのみで，心理学的要素には言及しないという K Schneider[176] の提言（1948 年）は，こうした文化的土壌に受け入れられてきた。事実と価値，知識と評価を明確に分かち，経験科学は価値については知らないとする，いわゆる不可知論が戦後数十年の司法精神医学を主導した。不可知論的立場を取る代表的な学者としては，W de

Boor[34], H Leferenz[101-104], H Goeppinger[66-68], H Witter[223-230], そして最近まで活発な論陣を展開してきた H J Rauch[157-161], PH Bresser ら[35-39]が挙げられる。(ついでながら, この不可知論的立場は中田[128-131]によって日本に移植された。) 鑑定人は裁判所の補助者であるというとき, 補助者の意味を極めて限定的に解するのが不可知論者の特徴である。Goeppinger は「鑑定人は裁判官に彼自身の判断を形成する可能性を提供する」[66]のみで,「責任能力に直接言及するのは無害ではあるがやはり越権である」[68]という。Haddenbrock[76-78]は刑事責任能力につき独特な考えを持っているが, 彼によれば,「行為時の人格構造と動態の心理学的ないし精神病理学的診断はどんなに十分にしてもし過ぎることはないが, こうした事実の規範的な評価はどんなに控えめにしてもすぎることはない」[76]のである。Witter は, 鑑定人が可能な限り自分の領域の限界内に止まり, どのような時にも知識と評価とを厳格に区別すべきであり[225], 鑑定人と裁判官が異なった次元で仕事をしていること[228]をくり返し説いている。しかし, 多数の鑑定人が個々の例において責任能力の問題を個人的に決定しようとし, 法律家もこれを歓迎するような時代の趨勢[224]を見てか, 早くから次のようにいっている。「そういうこと(著者註:鑑定人が責任能力を決定すること)は可能であるし, 実際裁判官もそうしており, 結局あらゆる人が日常しばしばそのようにしている。問題があるのは, 法廷で自分が提供できるのは認識上の真実ではなくて, 信条の上の真実にすぎないということを鑑定人が言表しない点のみである。」[223] また, 近時の裁判官の態度に対しても苦言を呈している。「責任応報刑を軽減できるのは, あらかじめこれに信条告白した場合に限られる。この信条告白を最高裁判所が裁判官に課している。裁判官は行為者が刑に『値する』かどうか, 値するとすればどの程度かを決めなければならない。ところが今日多くの裁判官は, こうした信条告白の下で不安を感じている。裁判官は専門家の助けを借りて, 決定の責任から逃れたがっており, 評価を知識で置き換えることができることを願っている。そもそもそれが間違いなのだ。」[229]

K Ernst[56]によれば, 連邦通常裁判所は 1949 年以来少なくとも 3 回にわたり, 精神科医が責任能力について判断することを望んではいないという見解を極めて明瞭に表明してきた。すなわち, 精神科医はいわゆる生物学的・心理学的要件のみに仕事を限り, 責任能力の判断は裁判官に委ねるべきだという見解である。驚くべきことは, 連邦通常裁判所がこうした決定を 3 回も繰返さなければならなかったということであり, さらに驚くべきことは, それにもかかわらず実務はこの命令を守らず, われわれ鑑定人は何事もなかったかのように責任能力について問われ, またこれに答えることを続けているということである, と述べている。

1961 年には HE Ehrhardt[55]によって Schneider らに対する果敢な反撃が開始され, 可知論的可能性を探究する試みが広範に展開されるようになった。いわゆる可知論者の代表的な人々を挙げると, 上記 Ehrhardt[54]のほか, W v Baeyer[21-26], H Mueller-Suur[118-120], W Mende[111-114]であり, 近年まで活発な論争を続けてきた U Venzlaff[216-221], 刑法学者では H-L Schreiber[181-185]である。不可知論者に比べると, 当然のことながら, 可知論者は鑑定人の裁判所における補助者の役割を拡大・強化し, 仕事の上では法律家との分離ではなくて共同を勧めるのが特徴である。その基礎には, 事実と価値, 知識と評価の峻別を不可能とする哲学がある。

J Gerchow[63,64]もまた, 規範的責任概念は医学的判断の可能性の埒外にあるが, 経験的に解明された心理学的, 精神病理学的事態, つまり弁識能力と制御能力に関する科学的成果は, 法律の枠内で適用されなければならないといっている。しかし, ライヒ裁判所刑事部の判決(1927 年)いらい, 専門家の影響力は急速に増大し, 専門家が補助者の地位を踏み外し, 裁判官の決定を先取りする危険をしばしば冒すようになった。医学的判断の可能性の増大と科学的認識の急速な進歩に鑑み, こうした発展を抑止するのは難しい。Gerchow[63]によれば,「専門家の優位」,「専門家証拠の危機」などといって, あたかも専門家に問題があるかのように強調するのは正しくないのである。今日司法に危機があるとすれば,

それはまず裁判官の独立した判断，責任への勇気，「一般的経験」に関係している。第一次的には「裁判官の判断形成の危機」が存するのであり，「専門家の危機」はその副次現象に過ぎない。裁判官は被告人に責任能力があったかなかったかを知りたがる。こうした「誘発された越権」に沿って鑑定人が明快な解答をすることが，価値判断の提供に等しいことは明らかである。しかし，これを回避する鑑定人の回答は苦痛に満ちた議論をもたらす。この種の議論は，裁判官の「一般的経験」が全く不確かなものであることを暴き出すばかりで，訴訟の進行に役立つことが少ない。この際，鑑定人は裁判官と同権の審級（Instanz）にあることを認める。裁判官には評価的判断の特権があるが，鑑定人には専門的知識の権威があるからである[104]。こうして，鑑定人も裁判官の判断と一部一致したり，ときには完全に一致することさえある判断を提供しなければならない。結局，鑑定人はあえて逸脱することも辞さないが，自己の固有の領域を明確に認識しつつ，裁判官と共同すべきだということになる。

Ⅲ-2-dでも述べたように，W Sarstedt[168]は，精神科医の役割として，行為のとき行為者の頭の中はどうなっていたか，それが普通の行為者の頭から変異するところがあるとすればどのようにかを記述すればよいといった。可知論者のVenzlaff[216]はそれでは役割が限定的にすぎると解して，鑑定人の仕事はそれだけに止まらないというが，不可知論者のRauch[159]の理解は逆である。Sarstedtの要求こそ良心的で批判的な専門家の満たしえないところであり，それができるのは精神分析家か多次元診断学者だけだと揶揄し，さらに言葉を継いで，その問題に比すれば，専門家が鑑定において責任能力の問題に言及するかどうかは大した問題ではないという。すなわち，鑑定人は要求されれば責任能力にも言及するし，実務はたいてい鑑定人にそうするよう要求している。権限を越えて，素人的な法律判断を提供するものだと認めてもよい。所見を法的概念に翻訳するのは，精神障害者との付合いから生きた経験を積んだ鑑定人の方が，法律家よりも比較的有利な立場にある。司法と法の平衡のためにはむしろ，鑑定人が所見をどのように法的概念に移し入れるかについても言及した方がよいというのである。

裁判官が自分の権限を維持することが必要である，という前提については誰にも異論がない。しかし，Schmidt[173]やT Lenckner[105]が要請したような，裁判官と鑑定人の権限の厳格な分離は，もはや不可能であると考えられている。専門的問題と裁判官による証拠の判断と規範的決定との間に，明確な境界線が引けないからである[63,172]。G Schewe[171,172]にいたっては，鑑定人の「越権」が意味するのは，根本的には討論の基礎の透明化と拡大のみであって，それはむしろ望ましいことであるといっている。Scheweによれば，鑑定人は法廷でその権限を逸脱することはありえない。もともといかなる権限も鑑定人に与えられていないからである。従って鑑定人の越権によって鑑定が間違っていることにはならず，それ自体は法的に重要でない。しかし，裁判官が自分で決定できるし，決定しなければならないところで，自ら決定するかわりに鑑定人の権限外の言表を取り込むと，その判決はニセモノ（falsch）となる。鑑定人の越権は，裁判官が自己の権限から退却することによって初めて手続上のミスとなる。つまり瑕疵はつねに「裁判官の心証形成の欠如」にあるとScheweはいうのである。検察官M Kohlhaas[95]の忌憚のない見解によれば，ドイツの裁判官はあまりにも強大な権力をもっているのに，専門的知識はいかにも乏しいので，全ての事件を判断できるとはかぎらないという見解の圧力があってはじめて，専門家の存在が今日の隆盛期を迎えたのである。裁判官がどんなに努力しても，医学的な現象過程を，常識以上に認識することは不可能である。むしろある種の半可通は，自分の知識を過大評価する危険を隠し持っているが，これは，他人の教えを喜んで聞き入れ，しかる後自分の判断に到達する謙虚さよりも危険であるという。裁判官T Keller[93]の意見も明快である。連邦通常裁判所は鑑定人に対し，生物学的要素と心理学的要素を解明するに止め，責任能力に関する結論を引き出すことがないように制限してきた。しかし，これが正しいのは見かけだけである。医師の詳述は，それが責任能力そのものについて考えを述べるときに初めて，裁判官に対して完全な意義を獲得するからであるという。Mendeら[114]は鑑定人と裁判官の共同作業の必要と両者の間のディスコミュニケーションを指摘し，鑑

定人には今や過大な要請が寄せられるといっている。そして同論文で,「司法精神科医は誇張されて『白衣の裁判官』などと呼ばれるが,彼は権利上決してそういう者ではない」と断っている。しかし,このことは却って,司法精神科医が事実上しばしばそういう者になりうることを示唆するであろう。刑法学者Schreiber[181]も裁判官と鑑定人との共同を力説して,今や両者は現行法という同一の規範的ボートに乗り合せているとさえいう。裁判所は判決に当って,心理学的要素についても鑑定人の助言を必要としている。精神科医が(実務では普通のことであり,連邦通常裁判所も是認しているように)責任能力の問題をどのように判断するかについて言表しても,それが裁判官の権限を侵害することには決してならない。そればかりではない。鑑定人を招請することが増えるにつれ,訴訟における裁判官の究極的決定を形式的には強調するにもかかわらず,決定の本質的な部分が鑑定人に委譲されていることは争うべくもない。こうした現実に目を閉じてもなんの役にも立たない。裁判官は実際自分ではなくで,鑑定人に由来する決定を(それもまさに責任能力の判断の場合に)ただもう承認するだけであることが多い。むしろSchreiberは鑑定人を叱咤激励する。精神医学的および心理学的鑑定人はここで不可知論に退却してはならない。鑑定人は,責任や責任能力の規範問題となんら係わりをもたない純粋な経験科学者でもあるかのように振る舞うべきではない。さらに彼は法律家を叱咤する。近年精神医学や心理学の可能性に期待が高まる中で,このような認識に押されて法律家が規範の殻に引きこもり,法律の条文の解釈へと退却するようなことがあってはならない。鑑定人との学際的な共同作業は,刑法の理論と実際の中に多くのものを問題にするであろう。究極的には法において規範的決定は不可避である。しかし,専門家がその知識を提供することができる経験的所与に替えて,規範的決定を下すべきではない[184,185]。こうしてSchreiberは,判例の定義を超えて,鑑定人を「真実発見の際の独立の援助者」と呼ぶのが適切であろうといった。それでも裁判官は究極的な義務を免れない。裁判官は,法律問題のみならず,事実問題においても鑑定に拘束されない。自ら判断を形成し,理由付けも熟考しなければならない。鑑定人と判断を異にするときは,判決に詳細な理由を付さねばならない。事実を退けるときは原則として再鑑定をすべきであるというのである[185]。

これに呼応するかのように,Venzlaff[216,219]の論調も積極的である。現行法は,専門家が補助者(アシスタント)の役割から出て裁判官との対話関係に入るとともに,純粋に形式的な理由から医師の役割を捨てないことを喜んで認めている。何故かといえば,より人道的な刑法においては,行為者人格,その生成,その動機付けなどにつき,なによりもまず医学的・心理学的観点が真実発見にとってより深い洞察を提示することができるからである。つまり,ここには精神医学的・心理学的専門家による行為状況,犯行前の発達,および生活史的背景の入念な分析の方が,「生活経験」または「一般的経験」に依拠する裁判官の自由裁量による決定よりも,はるかに多くの確定的要素をもたらすという信念があることが分かるであろう。もちろん,心理学的要素(精神病理学的現象によって行為がどの程度影響されるか)の問題についても,言及しないわけがない。そのためには精神科患者との臨床的出会いからの絶えざるフィードバックと並んで深層心理学の基礎知識に止まらず,自分自身の治療の及ぼす影響に対する反省が要求される。妄想患者の自由のない現象が臨床場面で自明と体験されるように,神経症症候群の支配,異常反応による逃げ道のない被決定性,あるいは異常な精神的発展の程度は,治療の領域における出会いからえられる経験に即してのみ計測可能である。こうした言表は,概念の狭義の定義からは科学とは呼ばないにしても,やはりK Conrad[45]のいわゆるKennerschaft,つまり異常な精神状態の影響や可能性に関する経験によってえられた知識,に基づいているのである[216]。はっきりさせておかねばならないのは,責任能力や責任無能力は,境界が明示できて,科学的方法によって捉えることができるような医学的所見ではなくて,それが存在するかしないかを精神病理学的,精神力動的および社会生活史的な確定や解釈からただ間接的にのみ,多少とも広がりのある不確実な地帯を残して推定することができるということである。根本的には,これは医師のあるゆる司法医学的あるいは社会医学的言表に

係わる事柄である。というのは，精神障害による労働無能力，運転不適切，就労不能，事故や災害による収入低下の百分比も同様に推定するほかはないからである。Venzlaffも法律家との意思疎通のために協定（Konvention）の必要性を認めるが，それは一方的な疾病分類学に縛られない，弾力的なものでなければならない。最後に，おそらくWitter[223,229]に答えてであろうが，あらゆる鑑定の決定には，個人的自由裁量の余地，それどころかしばしば個人的信条告白が含まれているし，今後も含まれるべきであろうといっている[219]。

　このようにドイツでは，裁判官と鑑定人とのそれぞれの仕事の関係について，分離ではなく共同が強調されているが，共同は必ずしも調和的に行われているわけではない[113]。裁判官と鑑定人とはそれぞれ権力的地位を体現している。裁判官のそれは法による権威であり，鑑定人のそれは専門知による権威である。この二つの権力的地位は相互に補い合うべきであるが，両者はいよいよ互いに張り合うばかりである。問題は，第1に，誰にでも理解できる知識と科学の経験的所産との間に広がった甚だしい隔たりのために，裁判官はますます広い範囲にわたって鑑定人を招請することを余儀なくされている。第2に，刑事手続が心理学化された結果として，裁判官は法律によって委託された自らの任務を遂行することに徐々に自信を失いつつある。鑑定人は事実を調査するだけでなく，評価もし，判断もする。裁判官と鑑定人とはその思考方法と活動とがよく似ているからこそ衝突することになる。両者はそれぞれが相手の領域では半可通であり，無知な人ではないので，そこから相手に干渉しようとする。その際，ドイツではこの争いは最近ますます鑑定人に有利な方向に展開してきている。裁判官と鑑定人との間には，まず学際的な理解可能性の問題があるが，判断の前提の検証を判断そのものから明瞭に分離することができないという事情がある。鑑定人の進歩発展によって裁判官は無力化している。精神鑑定はますます増え，両者の緊張はいよいよ鋭くなるであろう。現在，実務が確認しているような鑑定人の役割と機能は，刑事訴訟法によって整えられた手続を破壊しかねないほどに増大しているといわれる[97]。K Ulsenheimer[213]によれば，鑑定人は今や裁判所の支配者になっている。こうした鑑定人の優越は変えようもない事実であり，自然科学の革命的な発達に対して判決が支払う代価なのである。

　以下に念のため，ドイツの刑法や刑事訴訟法と近い関係にある法体系をもつ国の事情を挙げておこう。オーストリアでも，裁判上の作業は裁判官と鑑定人との密着した「共同作業」を必要としている。裁判官は鑑定に拘束されないが，証拠の評価において鑑定から外れる場合は，正確に理由を提示しなければならない。さもなければ破棄される危険を賭けることになる。こうした事情によって鑑定人の影響力が強化された[163]。ギリシャでは生物学的要素も心理学的要素も鑑定人の権限に入る。鑑定人はデータとともに正しい評価のための科学的知識を提供する。鑑定人の結論を無視することは許されない。裁判官が鑑定を受け入れないときは，忌避する理由を挙げなければならない。さもないと判決が破棄され，差し戻しとなる[61]。スイス（ドイツ語圏）はドイツよりさらに先を行っている。鑑定人はしばしば（とくに暴力犯罪において）唯一の裁判官であるといわれ，鑑定人は自分たちがいかに判決に決定的影響を与えているかを，明確に意識すべきであると戒められている[29]。

　もちろん，もう少し穏当な意見もある。たしかに裁判官は適切な理由もないのに専門家の意見に背くべきではないが，裁判官もその職業経験から，場合によってはそうした適切な理由を展開することができないと思い込むのもおかしい。というのは，病気，異常，健康のあらゆる刑事行為者の全体を見渡しているのは裁判官であって，精神科医ではないからである。裁判官の判断が信頼性や妥当性に対する経験科学の要請を満たすというわけではない。そうではなくて，責任能力の領域では，この要請を満たすことは誰にもできないということなのである。精神科医は，ごく一般的にいって，実質的な所見よりも精神的な能力について，すなわち事実的なものよりも潜勢的なものについて問われる。精神科医は，他の鑑定人（例えば血液学者や毒物学者。裁判官は彼らに対するときは所見について問う）とは異なった意味で専門家である。精神鑑定は証明された所見というよりも，根拠ある判断の性格をより多く持って

いる。いずれにしても結局，国民は最終判断を裁判官に託しているということである。

IV-2-c　アメリカの場合

　最初にアメリカの刑事裁判の過程の概略を見ておこう。検挙された被疑者はまず大陪審（起訴陪審）の起訴手続を経る。23人の市民を前に，検察官が検察側の証人を尋問して犯罪を立証し，起訴か不起訴かの判断を求める。大陪審はほぼ検察の主張どおり起訴を決定するのが通例である。起訴が決定すると，arraignment（アレインメント：罪状認否）の手続を行う。公開の法廷で，検察官の被疑事実の主張に対し，弁護人の立ち会いのもとに被告人が，有罪か無罪かの答弁をするのである。無罪（心神喪失による無罪も含まれる）の答弁をすると，第1回公判期日が指定される。有罪の答弁をすると，裁判を受ける権利を放棄したことになるから，直ちに量刑の手続に移行する。日本の刑事裁判は，このプロセスを公判という形で進めているに過ぎない面があると批判されている[110]。量刑の内容については検察官と弁護人との間で合意ができており，これを検察官が裁判官に提案する。検察にとって立証が難しいとき，また被告人にとっては裁判によって重い量刑が危惧されるとき，双方が交渉を重ねて，妥当と思われる量刑に合意する。これがあたかも取引を行うのに似ているところから，この手続は plea bargaining（答弁取引）とも呼ばれる。全事件の約9割がこの有罪答弁によって処理される。

　第1回公判期日が決ると，訴訟当事者がそれぞれ陪審（jury）の選定を行う。公判は陪審の宣誓により開始され，裁判官が陪審の役割と任務について説示する。まず，検察側，次いで弁護側の冒頭陳述があり，それぞれの立場から事件の全容が陪審に明らかにされる。それから検察側の最初の証人が呼ばれる。こうして検察官と弁護人は冒頭陳述，主尋問，反対尋問を通じて，事件に関する自分の解釈を陪審に語り掛ける。陪審が事実認定をし，有罪無罪を決定（評決）する。陪審こそ法廷の主人公であり，裁判官はあくまで訴訟手続のルールを判断する進行役に徹するのである。陪審裁判について詳細は DS Crump ら[45a]を，わかり易いのは丸田[110]を参照されたい。R Traver[207]の「裁判」や BC Reed[162]の「評決」のような小説も役に立つ。

　さて，われわれが鑑定人と呼んでいるものは，アメリカでは通常，専門家証人（expert witness）と呼ばれる。当事者対立主義の裁判では，鑑定人はそれぞれの当事者が雇う。また，裁判官は尋問をせず，相互尋問を当事者に任せている。上述のとおり，事実認定者（fact-finder）は裁判官ではなくて陪審であり，有罪または無罪の評決を下すのも陪審である。アメリカでも，被告人の「公正・非党派的」（"impartial"）な評価を提供するために，鑑定人は裁判所が指定するのがよいと主張する人も少なくない。実際に，民事訴訟では，また刑事訴訟でも訴訟能力の評価（公判前鑑定）では，裁判所の指定した鑑定人あるいは裁判所クリニックの専門家によって評価が行われている。しかし，ひとたび公判となると，当事者が鑑定人を雇わねばならない。当事者対立主義（adversarial system）の原則が徹底しているのである。しかもこの原則は，連邦最高裁判所の判決（Ake v. Oklahoma：脚注）によっていよいよ固められたかの観がある[90,180]。多数意見を代表して裁判官 Marshall は，次のように述べた。すなわち，精神科医の援助は心神喪失抗弁（insanity defense）の提出にとって本質的であり，その援助がな

（脚注）　アメリカ連邦最高裁 1985.2.26. 判決（Ake v. Oklahoma）：Glen Burton Ake は Oklahoma で夫妻を謀殺し，その子供2人に対する殺人未遂の廉により逮捕された。犯行4ヵ月後アレインメントの経過中に奇異な行動が現れ，精神鑑定の結果，妄想型精神分裂病と診断され，訴訟無能力となった。州立病院に収容され，6週間後に訴訟能力を回復したが，弁護人は刑事責任能力についても鑑定を要求し，Ake が極貧だったので鑑定のための基金を Oklahoma 事実審裁判所に申請して却下され，Ake は死刑（なお殺人未遂については 500 年の監禁刑）を宣告された。検察官は死刑判決の手続の中で，Ake の将来的危険性の確定を州の精神科医に依頼した。これに対して弁護側は，Ake が精神医学的援助を与えられるべきであると主張したが，これは州裁判所控訴審で拒否された。これに対する連邦最高裁の判決である。

いと心神喪失抗弁を提出する公平な機会が奪われるというのである。

多数意見によると，精神科医の果すべき役割は以下のとおりである。

①双方の精神科医は，被告人に関する情報を組織し，専門知識の光の下に解釈し，その調査と分析の過程を陪審に展開して見せることによって，陪審が争点に関する真実を正確に決定できるように努める。

②精神科医は，抗弁によって本質的な争点につき専門的な調査をし，心神喪失抗弁で行けるかどうかの判断について援助し，証言をすることを要請される。

③精神科医は，州（つまり検察側）の精神医学的証人の反対尋問に備えるに当り，これを援助するために必要である。

④精神の正常（sanity）が争点になるときは，少なくとも適切な検査をし，抗弁の評価，準備および提起を援助する能力ある精神科医を調達できるように，州は被告人に保証しなければならない。すなわち，被告人は単に鑑定へのアクセスに止まらず，事実上抗弁チームに対するコンサルタントとして活動できる精神科医へのアクセスを与えられなければならない。

事態を正確に理解するためには，裁判官 Rehnquist の反対意見を見ておくのがよい。「たとえ州指定の精神科医に対抗する一定の権利を認めるべきであるという裁判所に賛成するとしても，適切な検査をするほかに，抗弁の評価，準備および提起についても援助する力を持った精神科医にアクセスする広い権利は認められないであろう。精神科医は弁護を仕事とするような法律家ではない。被告人に与えられるべき権利は，結論の如何にかかわらず，検察庁から独立に活動する精神科医から得られる一つの権限ある意見に限られる。」（下線は原文の強勢を示す。）Rehnquist は，多数意見が精神科医に鑑定のほかにあまりに多くの仕事を与え，精神科医を弁護人に変質させると考えているが，これは誤解である[11]。

多数意見は，こうした専門家の機能を狭義に規定すること（つまり純粋な鑑定のみに機能を限定すること）が被告人の権利防衛にとって適切でない，と感じたのである。上にも述べたように，多数意見は専門家をコンサルタントと見ているのであって，これを弁護人や擁護者（advocate）と考えているわけではない。Marshall の意見に含まれた信念は次のようになる。一つには，鑑定人がとくに抗弁のために選定され，従ってまた被告人の立場を支持する証拠を発掘し，獲得するように委託されるのでなければ，可能な限りの抗弁を探究することがおそらく不十分になるであろう。さらには，精神科医の意見はしばしば相違する（精神医学には不確実性がある）ので，異なった見地との対質に晒すことが必要になる，というものである。かくして，裁判所の指定する「公正な鑑定人」は，訴訟能力の鑑定や民事事件では生き残るかもしれないが，刑事事件では採用されないことが明らかにされた。いずれにしても，より広い役割が今や憲法により鑑定人に委託されたのである。

このようにアメリカでは，鑑定人の役割は当事者との関係が主軸になり，鑑定人は法廷において双方の当事者から尋問を受け，陪審に向かって問題に解答を与え，説明し，語り掛けるのであるから，鑑定人と裁判所との関係は鑑定人と当事者および陪審との関係に集約されるであろう。Ake 判決は鑑定人の役割を当事者対立主義に沿って決定的にしたのである。

R Slovenko[191]によれば，専門家の役割には二つある。一つは法廷の友（amicus curiae）としての関与であり，例えば APA がその意見を書簡（amicus curiae brief）として裁判所に送付するといったものである。他は党派的専門家としての関与であるが，いうまでもなく後者の方が専門家の主な仕事である。当事者対立システムにとって党派性は必要で，中立性の堅持は不親切な行為となる。反対尋問という高度に党派的なプロセスがこのシステムの中心にあり，このシステムの下に鑑定人も参与しているからである。アメリカ連邦最高裁がその見解を採用したといわれる MR Gardner[62]によると，精神科医は非党派的（impartial）でもなければ，刑事責任に独自の意見を持つわけでもない。少なくとも一人の精神科医が州の費用で指名されるべきであり，そうすることによって相手側の証言に対抗する方法につ

き弁護人に助言し，さらに強力な反対尋問の用意を認めるべきだというのである。BL Diamond[51,52]にいたっては鑑定人が援護者（advocate）の姿勢をとることを支持して，完全な客観性と非党派性の要求を「具の骨頂」と評して退けている。彼によれば，精神科医は明らかに当事者チームの一員として受け入れられており，戦略的関与者および戦略計画の関与者として認められているのである。

これらは Ake 判決が示唆する方向であるが，諸家の意見が直ちにこれに収斂するというものでもない。RT Rada[154]は擁護はよいが過剰な擁護は受容できないという。TG Gutheil & PS Appelbaum[75]は公判前のコンサルタントの役割を受け入れるが，臨床的に見出された真実を守ることが重要であるとして，法廷における中立性を強調する。Appelbaum[11]は，鑑定人はコンサルタントではあるが擁護者ではないとして，客観的で歪曲のない証言をなすべきであると重ねて主張している。WJ Curran & AL McGarry[48]も鑑定人の非党派性，客観性を支持する。専門家は審理に際し，戦略的助言者として，ドラマのコーチないし批評家として行動するが，審理前にコンサルタントとして働いた者は鑑定人として法廷に立たない方がよいという。Appelbaum[11]によれば，専門家が擁護者にならないとしても，抗弁チームと作戦会議を共にし，反対尋問に対する策を練ることが，無意識のうちではあれ抗弁の立場との同一化または好意的関係をもたらし，鑑定人の証言に実質的ではないにしてもいくらかの影響を与えるのは避けがたい。しかし，法律家との友好関係から来る圧力は昔からあったことで，そこに Ake 判決が加えるものはさほど大きくない。今後の問題はそのような圧力の存否ではなく，圧力の処理の仕方をいかに有効に学ぶかであるとしている。例えば，事前の告知または警告が必要になろう。Appelbaum は法律家（検察官または弁護人）およびそのチームに，早い時期に次のように伝えるという。「私が委託を受けたのは，私の専門知識を提供することによってお役に立ちたいからです。しかし，専門知識の境界線を越えることは，たとえそれがあなたの方の事件に有利であるとしても私にはできないことです。」これは部外のコンサルタントの態度であって，弁護チームの一員のそれではない。弁護人やそのチームの一員が依頼人に対しひたすら忠誠を尽くすのに対して，鑑定人は優先的な倫理的枠組（医的倫理）の拘束の下で援助を提供するのである。S Rachlin[153]によれば，党派性は当事者対立システムのエッセンスであるから，われわれは司法的役割の中ではそのシステムの一部になるのであるが，この事実は公然と認められなければならない。しかし，過度に深く係わりあうのは適切でない。裁判のなりゆきに対する関心によって，客観性を失うほどに影響されてはならない。独立していて，なおかつこれを当事者対立システムの必要に統合することは可能である。この場合「独立」とは，鑑定結果の意見が自分を招いた法律家の望んだ意見と異なることがありうるという意味である。

Slovenko[191]は，当事者対立システムの中で精神鑑定を保持することに賛成する学者として，A Goldstein や BL Diamond のほか AA Stone のような高名な人達の名を挙げていた。しかし，Stone[197]は Hinckley 裁判を検討して鑑定人の存在理由に強い疑問を感じてから，精神科医は法廷から撤退すべきであるという意見を強く主張するようになった。Stone によれば，Hinckley 事件の鑑定の準備と質は優れたものである。それは金で買われた証言（いわゆる hired gunn）の見本などではない。にもかかわらずこれらの精神鑑定に欠陥があるとすれば，精神科医たちが当事者対立主義の手続に捕捉され，これに屈服しているように見えるという意味での欠陥である。あたかも精神科医たちが，陪審を説得し，反対者の裏をかく責任を引き受けたかのような，一種の誇張が鑑定人証言にあるというのである。そこでは臨床的作業仮説は科学的真理となり，臨床的可能性は確実性となっている。とりわけ Stone にとって耐え難いのは，鑑定人たちが精神医学的所見を述べる際に示すあからさまな確実性と確信であり，それを保持しようとするときの頑強さである。

周知のとおり，証拠法の下で知識，技能，経験，訓練，教育によって鑑定人の資格があるとされた証人は，その専門領域では意見を述べることを許されている。精神鑑定は談話，非言語的コミュニケーション，振舞い，行動（神経学的，心理学的テストも含まれる）のような派生物からなされた推論に依

拠している。一般にそのような「ソフトな」情報に基づく意見は，少なくとも法廷では，論争に，またしばしば嘲笑に晒されやすい。おそらく，精神鑑定はその証拠価値よりもその娯楽価値によって珍重されていると，口の悪いSlovenko[191]はいうが，あながち誇張ばかりではなかろう。精神科医には鑑定に関わるのに強い抵抗がある。抵抗の一部は，法システムおよびその中での敵対者の役割に関する無知に基づいているが，その多くは鑑定人を狼狽させ，こき下ろし，憤怒させようとする法律家（検察官または弁護人）と鑑定人との不幸な出会いの経験に基づいているといわれる[193]。当事者対立主義の陪審裁判における対審構造，とりわけ反対尋問は，おそらく鑑定人証言を歪めるほどに，強烈な威力をもっているのであろう。

　Stoneに反対してAppelbaum[10]は，精神科医は法廷から撤退するよりも，そこで倫理的問題に直面し，解決を試みるべきであると主張する。本質的な問題は，精神科医としての職業の中で通常一般に行われている真実の基準（standard of truth）に従って証言するかどうかである。ケース・カンファランスにおける報告や検討の際の真実の基準が，すなわち法廷の基準である。客観的アプローチを採るなら，絶対的な確実性が到達不能であるときは，精神科医は結論に対する自分の限界を明らかにしなければならない。打ち明けていう責任は鑑定人にある。当事者対立主義は，既に述べたように，そうした告白を保証しない。反対尋問ははなはだしく不適切なものであることが多い。真実に接近すべきものであるならば，告白は鑑定人の努力によるほかはない。少数意見があるなら，それを異説として提示すべきである。鑑定人自身が少数派に属するときは，対抗する意見の存在を知らせる義務はさらに大きい。AS Watson[222]もAppelbaumに全く賛成する。法は人間行動のより深い理解を手続の中に全面的に取り入れるために，入手しうる限りのあらゆる援助を必要としている。もし法システムがわれわれの考えや洞察を使用したいと望むのであれば，どうしてこれに関与してはいけないか，とまずStoneに反論する。もし私の仕事が貧弱または無益であったとすると，私は証言台で撃破されるであろう。陪審員や裁判官は，相手方の法律家（検察官または弁護人）の手を借りて，強い懐疑心をもって私の意見を聴くことを望んでいるし，またそれが可能である。さらにまた，これまでとは違った重要な説明を提供されたような場合には，彼らはそれによって私の意見に対抗することさえできるのである。陪審や裁判官のみが事実を承認するのである。「あるケースで証言するとき，私は自分の証言の中で真実全体を展開する。被鑑定人の不利になる証言を少しでも隠すようなことをすると，それは鑑定結果に対する信用を根本的に失わせる。私はそういうことはしない。」断るまでもなく，そういうことをする鑑定人が少なくないからこそ問題が生ずるのであるが，AppelbaumやWatsonの主張の要点は，問題場面からの退却ではなくて問題に直面し，真実の基準により，解決の努力を続けようというものである。

　なお，ABA（アメリカ法律家協会）は，次のような意見は鑑定人の固有の領域を越えるものとして，鑑定人がこれを表明しないよう勧めている[48]。すなわち，①法の究極的問題または裁判官や陪審に権限のある道徳的または社会的価値に関する意見（例えば責任能力に関する言表），②特定の個人の将来的危険性の予測に関する意見，③鑑定人が自ら面接し，検査することがなかった人の精神状態に関する意見である。この勧告はいずれも実務では必ずしも尊重されていない。②と③の意見を制限することについては，連邦最高裁がBarefoot判決（次頁脚注）において却下[8,9,46,196]している。また，①については既述のように，APA（アメリカ精神医学会）もABAと同意見である。APAは精神科医が責任能力の究極的な法律問題につき言及するのを禁じている[3]。この禁止にはStone[196]もAppelbaum[10]も賛成している。しかし，Stoneも心配しているように，もしも精神科医が行為に対する精神病の影響力に関して専門意見を提供しないとすると，陪審は自分の素人知識や経験（ドイツでいう「一般的経験」）に基づいて，この精神病（psychosis）の故に当該人物が「反道徳性を評価（appreciate）する能力を欠いていた」かどうか，を決定しなければならないであろう[152]。陪審を裁判官と言い換えると，すでに日本やドイツで見てきたのと同じ事情に再会することになる。

究極的な法律問題に言及することの可否を考えるに際し，まずCD Clementsら[44]の「鑑定人に期待されていること」を見ておくと，概略次のとおりである。鑑定人は，①見識と経験を持ち，専門職として優れた地位にあるのがよい。②自分の思考の枠組を自覚し，異なった考え方もあることを意識すべきである。③解釈や結論の価値的要素を確認すべきである。こうした要素は記述・評価システムに統合されねばならない。科学が適切に遂行されているならば，それが価値抜きだと仮定するのは無意味である。④十分かつ完全な評価を完成することによって，合理的に蓋然的な結論に到達する必要がある。⑤審理前の段階で知りえたことや到達した結論については守秘義務がある。⑥法廷では，包括的かつ誠実なデータのほか，鑑定人としての意見に到達するに当って用いた推論を提示する。彼らの意見で際立っているのは③である。既述のように，Stone[196]は事実と価値の分離を強調し，鑑定人が法律問題に言及することに反対し，Appelbaum[10]もこの点ではStoneに同調している。

JR Ciccone & CD Clements[41,42]によれば，正義（個人に公正であること）には免責機能が必須であるが，正義を有意義な概念として用いるには，人間行動に関する経験的データが必要である。それを提供できるのが精神医学であり，そこに精神鑑定の必要性の基礎がある[43]。ABAとAPAはいずれも究極問題に回答することを禁じているが，その理由の第1は，科学的，精神医学的究明と道徳的，法的結論との間には論理的飛躍があるというものである。ところがCicconeらにとって，究極的問題に回答するのは鑑定の自然のなりゆきである。それは道徳的または法的事項への飛躍ではなくて，むしろ科学のプロセスを完結させるものである。精神医学的究明は人間の手の届かないような，純粋で客観的な営為ではない。精神医学は医学一般と同様に，記述的かつ評価的規範を含んでおり，いまや事実と価値の分離は維持できない。司法精神医学は倫理的活動であると同時に科学的知識に基づく活動である。推論および結論は最初の設問と検査から浮かび上がってくるのであり，医学的，精神医学的過程の一部分である。その結論を道徳的で法的だと決めつけるのは，総合的である科学的過程の誤解からきたものである。真の差異は意見の証言と評決の間に生ずるが，これは鑑定人と陪審との役割の差から生ずる[43]。

究極的問題に回答を与えることにABAやAPAが反対する理由の第2は，責任能力の問題は「道徳的非難に値する」という概念を含んでいる，というものである。たとえそうであっても，何故そのことが鑑定人の意見具申を排除するのかを明らかにしなければならないが，そういう議論はまだ展開されたことがない。このことは自明のことではない。鑑定人は陪審のために精神疾患がいかに当該人物の行動に影響を与え，彼に責任有りとすることがどのような意味を持つかを指摘する。断るまでもないが，経験的データは論理的に必然的な結論に至ることはない。データは蓋然的推論に到達するだけであって，そこには一致から不一致に至る一定の幅が存する。Cicconeら[43]の結論ははっきりしている。精神科医

（脚注）Barefoot判決（Barefoot v. Estelle, 1983）
　　　T. Barefootは，Texasの警察官謀殺により，1978年に有罪判決を受けた（Texas v. Barefoot）。判決後，死刑を争点とする特別聴聞が同じ陪審の前で行われた。Texas州法は，死刑判決を下す前に，「被告人は社会に対する持続的な脅威となる暴力的な犯罪行動をする蓋然性がある」という意見（鑑定）を必要としている。被告人には前科5犯があるが，全て非暴力犯罪である。ただし，2件には火器の所持がある。彼はまた児童にかかわる性犯罪数件で起訴されたことがある。被告側は専門家証人を呼ばなかった。検察側は死刑の聴聞に証言する少数の精神科医を常備しているが，二人を召喚した。このケースの場合，精神科医は証言をする前に自分で調査をしなかったこと，しかも，その結論がもっぱら地方検事が提供した仮説的質問にもとづいていたことが明らかになった。二人の証人は，被告人が「社会病質」であり，その治療は不可能であるという点で一致した。一人は自分の意見は「合理的医学的確実性（reasonable medical certainty）」の範囲内にあるといい，もう一人は「100％かつ絶対的」であると証言した。
　　　1983年，連邦最高裁は，APAの法廷の友書簡による反対を押しきって，この裁判で精神科医が果した役割を肯定した。APAは，第1に長期の危険性予測に関する精神科医の証言は信用できず，好条件のもとでさえ一つの正しい予測をするたびに二つの誤った予測をするといい，第2に，仮りにそのような一般的な議論を却下するとしても，将来的危険性に関する証言が被告人を自ら調査していない精神科医によって提供されたときは，それが信用できないことは確実であると主張した。

は医学的意見を述べてよいし、究極的な問いに解答を提供してよい。このプロセスに飛躍はない。裁判所は完全な究明や提示されたデータや意見を考慮せねばならないし、プロセス総体から学ぶのを制限されるべきではない。陪審は法的発見に到達するよう責任を果さねばならない。

読者は、陪審を裁判官に置き換えてみれば、この主張がドイツで可知論と呼ばれている学説に酷似することに気づくであろう。そして、Kantの信奉者であるStoneの純粋主義が、K SchneiderからH WitterやPH Bresserに至る不可知論者の主張に近いことも明らかになる。しかし、Schneiderは何人も（Kein Mensch：つまり鑑定人のみならず、裁判官も陪審も）心理学的要素につき解答することができないといったのである。日本の最高裁は、心理学的要素を法律判断（究極的判断）の前提（おそらくは規範性を帯びた事実判断）と見なしている。鑑定人の仕事の領域は増えたように見えるが、わが国の裁判所はその権限の及ぶ領域を1歩も譲っていない。

Ⅳ-3 当事者との関係
Ⅳ-3-a 精神科医の3者関係

司法精神医学のどの教科書にも、鑑定人の法律的規定や裁判所との関係に対して多くの頁が割かれているのに、鑑定人と被告人との係わりに関しては論述がなく、たとえあったにしても、それはほんの数行に過ぎない[135]。こうした事情はわれわれの関心の重点が従来どこにあったかをはっきりと証明する事実である。Langelueddekeら[100]も鑑定人の地位に関しては膨大な文献があると保証するが、その殆どは鑑定人と裁判所との関係に関するものである。彼らは被鑑定人との関係について次のようにいっている。鑑定人は代理人や治療者ではない。被鑑定人との出会いは客観的であるとともに人間的であるべきで、それ以上でもなければ以下でもない。もちろん捜査官の役割を取ってはならない。被告人の侵すべからざる防御権に対しては敬意を払い、立ち入った探索は控えめにすべきである。理解ある助言をするのは適切なこともあるが、それ以上の精神療法的関与は避けなければならない。さもないと必然的に鑑定人の偏頗が生じるからである。R Luthe[107]の考えも同様である。精神鑑定人は治療者でもなければ、捜査官でもない。彼は専門知識という距離から、一定の設問にできるだけ中立的かつ客観的に回答すべきであり、なすべきことはそれに尽きる。要するに、職業的専門家として、被験者と一定の距離を取り、客観的かつ誠実に仕事をすれば、悩みは少ないということであろう。

精神鑑定は通常の臨床的な仕事とかなり異なると感じている人は多い。Appelbaum[12]の立場は微妙であるが、JR Rappeport[155]は司法精神医学の倫理と臨床精神医学の倫理とを区別する。両者の区別は医師・患者関係の有無にあるとした。司法精神医学では精神科医は患者よりも第3者（裁判官や陪審に代表される）にサービスするのである。K Foerster[60]にとっても、治療者・患者関係は2者状況であるが、鑑定状況は命令者（第3者）によって構成される3者関係である。ところが、治療関係においてさえヒポクラテスの誓いの厳守、すなわち2者関係の特権は今日もはや主張できない。治療者・患者の2者関係が制度的に広汎に侵害されつつあるからである。司法精神科医のみならず、大学精神科医（学生の復学が可能かどうかを診察する）、産業精神科医（労働者が復職可能かどうかを診察する）、軍隊精神科医（兵士が戦線復帰可能かどうかを診察する）、矯正施設精神科医（受刑者の施設に対する危険性を管理する）たちは、自分が第3者に対して果している役割をクライエントに説明して自分の倫理性を明確にするか、さもなければ社会統制の密かなエージェントとなるであろう。そればかりではない。精神保健法の指定医の診察、社会保障制度の申請者の診察、各種健康保険による診察、患者の勤務先（企業や官庁）に発行する診断書も、同様に3者関係にある。

裁判官DL Bazelon[28]は、社会統制のエージェントとしての精神科医の問題を提起して、次のようにいう。問題の責任は州立施設の運営に責任をもつ精神科医の上に重くかかるが、私的な開業医に責任がないとは思われない。彼らもたいてい学校、地域の精神保健センター、病院、企業、政府でコンサル

テーションを行っている。これらのセッティングでは葛藤はより微妙であるかもしれないが，刑事システムや州立病院システムにおける葛藤（つまり2重代理人の葛藤）と大なり小なり似通っている。社会精神医学および司法精神医学の倫理問題については，SL Halleck[79]がいうように，T Szasz[204]が施設精神医学と契約精神医学とを対比することによって雄弁に語っている。すなわち，施設（州立病院）精神医学では精神科医は政府またはその代理人によって雇用されている。精神科医は州や施設の代理人であると同時に患者の代理人であろうと努める。これによって2重代理人（double agent）が成立するが，ここには守秘義務（confidentiality）の保証がない。守秘は絶対的価値を失って，そこにあるのはいまや二つの権利の抗争である。すなわち，一つは個人がもつプライバシーの権利であり，もう一つが裁判所，一般人，政府，保険会社，その他がもつ知る権利である。医師が前者の権利の尊重のみで職業行為をなしえた時代の医療の倫理を象徴するのがヒポクラテスの誓いである。タラソフ判決（脚注）などを見ていると，治療者・患者の2者関係というものが果して今どこにあるだろうかと疑問に思われる[53,166,198]。むしろ3者関係こそ今日の医療の普遍的な状況を構成していると考えなければならないであろう。

　以上，要するに，今日では純粋な2者関係はむしろ例外であり，3者関係が医療を支配しつつあることを指摘した。その意味では，いわゆる臨床精神医学と司法精神医学などとの間に，明快な境界線は存在しないのである。

IV-3-b　医師すなわち救助者という主張

　Stone[195]は印象的な1鑑定例について書いている。大量の物件を連続して盗み出し，軍法会議にかけられた黒人軍曹の話である。最初の鑑定人は軍曹を盗癖 kleptomania と診断した。再鑑定をしたStone は kleptomania を否定し，軍曹の行為は黒人を差別する社会に対する抗議であるとの結論を下した。軍法会議の刑は重い。長期の重労働を伴う懲役である。Stone は，法廷で，軍曹の目を避けながら証言した。軍曹は妻と幼い子とともにそこに座っていた。Stone はその日何か恐ろしいことが起こったという感じをもった。このことを思い出すたびに狼狽の感覚がよみがえって，消えることがないという。

　軍法会議でさえが kleptomania の診断を見て，有責の評価をためらった。そうした診断およびその

（脚注）Tarasoff 判決（カリフォルニア最高裁：I 1974 年，II 1976 年）
　　　1969 年 10 月 27 日 California 大学院生 Tatiana Tarasoff は，同大学インド人留学生 Prosenjit Poddar によって殺害された。これより前，Poddar は同大学大学院精神科に通院し，臨床心理士の治療を受けていた。Podder は Tatiana に対する病的執着（恋愛妄想が考えられる）を打ち明け，Tatiana 殺害の願望を語った。また，臨床心理士は Poddar が銃砲を購入しようとしているという話を Poddar の友人から聞いた。そこで臨床心理士は，同僚の精神科医に相談した上で学内警察に通報し，Poddar を留置して民事収容にしてほしいと依頼した。警察は Poddar を危険性なしと判断して釈放した。Poddar は 2 ヵ月後，海外旅行から帰郷した Tatiana を殺害した。Poddar は殺人罪で有罪となり，インドに強制送還された。Tatiana の両親がカリフォルニア大学理事会，治療者，警察を民事裁判に訴えた。一審はこの訴えを法的証拠がないとして棄却し，二審もこれを確認した。ところがカリフォルニア最高裁の判決（1974 年）は，治療者・患者の特殊な関係から，可能的被害者に警告する義務（duty to warn）が治療者に生ずるというもので，警察も同様の義務を怠ったとした。被告側の再聴聞が認められた。判決（1976 年）は警察の責任を免除し，治療者の責任を拡大した。すなわち，警告にとどまらず，合理的に必要と思われるあらゆる方法を実行して，可能的被害者を保護する義務（duty to protect）を治療者に負わせた。
　　　APA 等が後援する被告側の主張の要点は，第1に，精神科医は将来の危険性を専門家にふさわしい正確さでもって予測することはできないということ，第2に，警告する義務は治療関係を根底から損うというものであった。最高裁はこのような主張を認めなかったのである。1990 年ころにはアメリカの 3 分の 2 の州が同様の判例または成文法をもち，そのような法律のない州でも，それらがあるかのように行動するよう精神科医等に助言するのが通例となった。

説明は，窃盗の無意識的，象徴的な意味を引き出し，行為をその歴史的，文化的脈絡から引き離して提示する。軍曹の kleptomania は，現代の文化と歴史の埒外で，無時間的に続けられる人格発展の中で理解される。彼の戦いは，われわれに対してでなく，彼が自分の中に投射したものに対してなされるのであるから，免責され易いのである。他方，Stone の説明によると，窃盗は軍曹の己の苦境（差別）に対する反応と理解される。それは不正な社会に対する彼の復讐である。われわれの法律はそうした人間を免責しない。しかし，裁判所が社会の人種差別を非難する気になりさえすれば，被告人の宣告刑を軽くすることができる。鑑定人にもその援助ができたかもしれない。しかし，鑑定人つまり Stone には，そのような道徳的，歴史的観点はなかった。精神科医は患者とのかかわりにおいて，価値判断を避けるように教えられているからである。ある意味では自分は軍曹を裏切った，と Stone は考える。

　Stone によれば，軍曹の行動を精神力動的に説明するか社会的に説明するかによって，道徳的意味および帰結に根本的な差が生ずる。歴史と道徳を排除する心理学的理論は，現状を妨げることなしに免責する力をもっている。こうして精神医学の理論を選び取るかどうかが決定的となる。すなわち，黒人軍曹による連続大量窃盗という行為は，精神力動的に説明すれば，自己の投射対象との自己内部の闘争から生じた一種の病的症状に過ぎないから，これは減責ないし免責の方向に作用する。ところがこれを社会的，歴史的に説明すると，それはわれわれ差別社会に対する復讐であり，一種の確信犯，広義の政治犯であるから，軍曹は典型的な完全責任能力者となる。Stone はこれを精神医学的理論を選択するかどうかの問題だというが，果してそうであろうか。これは理論の選択の問題ではなく，どちらかが診断学的に間違っているか，理論そのものに問題があると考えるべきであろう。かりに行為が差別社会に対する確信的な抗議行為であるとすると，われわれはそれを kleptomania と呼ぶことはない。他方でまた，一見異常と見える連続大量窃盗を疾病ないし疾病もどき（kleptomania）とみなし，これに責任の減免を認める心理学的理論があるとすると，これを根本的に検討する必要があるであろう[35]。Stone はなぜ法廷で被告人の目を避け，後悔しなければならなかったのか。まさか彼が鑑定に際してミランダ警告を怠ることによって，被告人の自己負罪免責特権を侵害したわけでもないであろう。理論の選択の問題であるというくらいであるから，精神力動的解釈を取らなかったことを悔やんでいるのであろうか。しかし，論文からは鑑定人として人種差別に対する非難の後援をしなかったことを悔いているとしか見えないのである。果して，鑑定人がそういうところに倫理的責任を感じるべきであろうか。

　前にも述べたように，Stone[197]はこの後 Hinckley 裁判をつぶさに検討して，法廷からの撤退を心に決めたようである。Stone[196]は治療者たる医師でありたいと欲し，それでいてまた当事者対立主義に奉仕したいと願う。ところが，後者で実現される正義は特定されない人の社会にとって，つまり善良な一般人にとって善行（beneficence）であるが，医師の実地上の倫理義務は特定患者の苦痛を和らげることである。善をなし，害をもたらすなかれという原理（principle of beneficence and nonmaleficence）を守ることである。ところが，特定患者の特別な利益に対するに，不特定多数の一般的利益をいかに釣合わせるかの問題を，医学はまだ解いていない。法廷におけるそうしたより大きな利益に奉仕しようとすると，われわれは医師としての倫理的ガイドラインを失う。結局，治療者としての純粋性を固守しようとすると，司法精神科医は治療的脈絡の埒外で，異質の世界にかかわることになる。すると，精神科医が精神医学から法の下に赴くとき，同時に一線を越えるのである。こうした実践にとって倫理的境界とは何かを問うのは，詐欺師にとって倫理的境界とは何かを問うに等しいと Stone は考える。

　Stone の問題提起を受けた Appelbaum[12]にとって，問題は上記の善をなし害をもたらさない原則を司法精神医学に適用するかどうかである。たしかに上記原則は，それ自体善の性格をもっている。しかし，他の善と同様，それは拮抗する価値に対し，ときには相互に平衡を取らねばならぬことが多い価値の一つである。いくつかの善が抗争するとき，どちらを優先するかを決めるのに使用する決定のルールは，文脈（状況）に特徴的である。司法の文脈でも，善行と無害の原則はもちろん善であるが，それが

関係（状況）を支配するという約束が欠けているから，それらは司法精神医学にとって最優先物とはならないのである。Halleckら[80]との共著ではAppelbaumは，宣告過程における精神科医の役割として，被告人に善をなし，害を加えないように努めるといい，社会中心の仕事の中でも個人中心の定位を維持するよう努めることが鍵であるといっていた。すなわちそこではまだ精神科医の2重機能を認めていたのである。ところで，刑事法廷で精神科医がする仕事は，患者に害にならないという保証はない[12]。しかし，そこで精神科医が手を引くと，裁判所は精神科医の情報提供なしに被告人の精神状態に関して全てを決定しなければならない。診断的，精神力動的定式化に価値があると考えられるならば（刑事司法ではその価値は高まっている。例：既述のAke判決を見よ），精神科医の法廷からの撤退は正義の追求にとって重大かつ不必要な損失である。Appelbaumによれば，精神科医は司法領域に入るときは医学的枠組の外で仕事をしている。善を施しそこない，害に寄与する可能性は，他の妥当な目的のために奉仕している限り，司法的仕事に内在的で，正当化できる要素である。医師も医師以外の者として行為するときは，上記原理に縛られない。司法精神科医は実のところ医師（physician）として行為していない。もし医師の役割の本質が治療を促進し，苦痛を和らげることにあるのであれば，司法精神科医はその役割の埒外で仕事をすることは明らかである。社会は法的コンテクストの中で，精神鑑定を利用することを高く評価しているし，評価の程度は多方面で上昇している。しかし，そうした専門知識の利用は精神医学の実践ではない。

見られるとおり，StoneのみならずAppelbaumも医師の本質を治療者性にあると見ている。Stoneは医師すなわち治療者であると見て，その最優先原則が「善をなし，害をもたらすな」であるから，害をもたらす可能性の高い司法領域からの撤退を勧める。これに対してAppelbaumは，医師はすなわち治療者であるとみなし，鑑定や証言が修正不能の害をもたらす可能性をはっきりと認める点ではStoneと同じであるが，精神科医が司法領域で仕事をするのに問題はないという。なぜなら司法精神科医は医師（＝治療者）の役割の範囲外で仕事をするからである。従って司法領域で仕事をしながら，善行と無害の原則を破りはしないかと心配するのは場違いなのである。Appelbaumの引用するABAの刑事裁判精神保健スタンダード[2]も，次のようにいっている。「専門家が鑑定人またはコンサルタントとして機能するときは，彼らは被告人と治療またはリハビリテーション的関係を作らない。従って被告人に忠誠を尽くすこともない。」

ドイツでも，J Glatzel[65]が同じ考えを取っている。すなわち彼によれば，専門家としての精神科医は，被験者に対し，まず鑑定人として立ち向うのであって，医師として対するのではない。鑑定人がこの二つの役割を区別しないために使い物にならない鑑定が多い。医師の役割の中で，つまり第1次的に救助者（Hilfenwollender）として被験者に立ち向う鑑定人は，自分の仕事を誤解しているのみならず，不誠実な振舞いをしているというのである。ここでも，医師はすなわち治療者であると考えるために，鑑定人が医師でなくなるという事情が明らかになる。

しかし，精神科医が司法鑑定をするとき，それは医師としてではないとか，医師でなくなるとはどういうことであろうか。精神科医が例えば国会議員の選挙に行くときを考えてみよう。たしかに彼は医師として投票するわけではない。それと同じように，精神科医が司法的領域に赴くとき，彼が鑑定のために調査をし証言をするのは医師としてではないといえるであろうか。そうではあるまい。そもそも彼が精神科医であるからこそ，精神鑑定を命じられたり，嘱託されたりするのであろうし，またこれを遂行することができるのである。先に述べたように，3者関係はいまや医療の特殊な状況ではない。司法精神医学も，さまざまな問題を孕んではいるが，そういう意味ではことさらに異質な世界ではない。われわれは医師として治療をし，かつまた医師として鑑定をすることができる道を模索しなければならない。

IV−3−c　精神科医の2重代理性

　法は次のように認識している。事故の被害者が治療を受けるために医師を訪ねてきたとき，被害者は事故がいかに起こったかにつき正直に述べるであろう。しかし，しばらくしてから，同じ患者が訴訟のために専門家の証言を入手したいと相談にきたときは，同じように正直であるとは限らない。この場合，精神科医は態度を完全に変更しなければならないという[155]。前半は治療状況に関連し，そこには主として2者関係があり，後半は鑑定状況に関連し，こちらには3者関係があると通常考えられているが，現代ではこの原理的区別が不可能になっていることはすでに述べた。しかし，前者の状況が純粋な2者関係に近く，後者の状況ではすでに明確な3者関係が現前していることが明らかで，やはり両者の状況に差があることは無視できない。そして，医療の倫理はコンテクスト（状況）に依存している。態度変換もやむをえないであろう。しかし，鑑定を受託して態度を変換したからといって医師を辞めるわけにいかないことはいうまでもない。ここで医師は患者の側にあるとともに加害者や保険会社あるいは警察の主張や見解も無視できず，それらに道理を見出すこともあるであろう。念のために付け加えておくと，「被害者」には，無傷ないしかすり傷程度の者から重症者に至るまで，あらゆる段階の人々が含まれるから，これを直ちに患者，とりわけ重症患者と決め込むことはできない。いずれにしてもここに医師の2重代理性が始まる。実は，事情は刑事鑑定でも同じである。

　ここまで読んでこられた読者には自明のことかもしれないが，著名な学者の用語法にも混乱があるので，これを正しておこう。A Kaufmann[92]は鑑定人の根本矛盾を指摘して，次のようにいっている。「鑑定人は鑑定人としては本来引出した全ての『所見事実』を裁判所に提示しなければならない。しかし，医師としてはあらゆる災いを阻止することをヒポクラテスの誓いが命じている被告人の側にある。」これはいうまでもなく，鑑定人の2重代理からくる葛藤をいい表したものであるが，この文章では，鑑定人の中に鑑定人と医師とが住んでいるように聞こえて，論理的でない。最初の「鑑定人」を「精神科医」に，「医師」を「治療者」に置き換えると，文章の意味が明確になり，かつまた著者[139-142]の主張と一致する。おそらく Kaufmann 自身の主張を明確にする変更でもあろうと考える。もう一つはかなり根本的なことであるが，ヒポクラテスの誓いは医師が「被告人の側にあること」を命じているかという点である。古代の医師たちは旅（巡回）をする医師であり，彼らは顧客を確保するために，神への誓いによる信用の証立てを必要としていたのであろう。古代のいわば開業医モデル（practitioner-model。2者関係を特徴とする）である。古代の医師たちは，3者関係を本質とするようなコンサルテーション・リエゾン・モデルや鑑定状況を予想していなかったのではなかろうか。

　また，H Helmchen[83,132]は次のようにいう。すなわち，鑑定人たる精神科医は医師であるとともに他方で市民でもあるところ，この医師が治療をする義務を感じるために，鑑定人はしばしば「悪名高い免罪者」となる。他方，市民のほうは刑罰欲求，安全欲求のほか国家に忠実な志操を持っているため，ついには鑑定人が国家の下役人のような様相を呈するに至ることもあるというのである。鑑定人たる精神科医とは，端的に言えば鑑定人ということである。ここにも医師はすなわち治療者という先入主が潜んでいることが分かるであろう。あたかも医師は治療にしか義務を感じないかのごとくである。またこれに対応して，市民も刑罰と自己の安全しか欲求しないかのごとくである。鑑定人がこのような治療義務者と社会防衛主義的市民とからなっているというのも道理に外れている。鑑定人が免責を考えることができるのは，もともとは市民が，上記のような社会防衛の欲求のほかに，病人や知恵遅れの人は罰したくないという欲求をも持っているからである。また，治療者と市民だけではそもそも専門家としての鑑定ができないであろう。病気の人には休養と治療を勧告するが，病気でない人（Stone の黒人軍曹，旧ソヴィエト連邦の政治犯がその例）には治療をすべきでないということのできる診断者が必要である。拳闘家の治療をする前に，その拳闘家がまだ闘技を続けることができるか，もう戦闘能力なしとして闘技を断念させるべきかを判定する必要があるのである。

私見[140-142]によれば，現代の精神科医には対極構造がある，と考えるのが今日の医療の事態に即している。精神科医とは治療者の極と鑑定人の極との間にあって仕事をする専門家である。すなわち，医師の役割の本質を直ちに唯一治療者性に求めないで，治療者性と鑑定人性との2極構造に求めるのである。これによって全ての問題が片付くわけではないが，今日の医療に広汎に浸透している3者関係の状況に適応し易くなるであろう。治療のみならず，鑑定もまた医師の職業に属する[27]。以上の立場から，各論者の見解を吟味しつつ検討してみよう。

Halleck[79]は次のように問いを立てる。専ら人を助けるためにデザインされたスキル ―― これを用いなければ精神科医も素人以上の力はない（この点に，2重代理人の役割によって生ずる倫理的ジレンマのもっとも困難な局面がある）―― を，究極的には患者を害する可能性のある情報の収集に用いることが道徳的に正当化されるか？この問いに対する答えは，Szasz派はもちろん，最近のStoneも否である。Halleckは，その他の多くの人達と同じように，妥協的な立場を取る。彼は自分の立場を「中庸をえたアプローチを主張する立場」と称しているが，その共通の論拠は，2重代理人のそれぞれの役割はそれぞれの利点に関して評価されるべきであるというものである。利点の第1は，患者についてより多く知ることによって社会が助けられることである。第2は，そのことによって患者も助けられるということである。しかし，この方法の難点の第1は患者に対する害の存在であり，第2は職業に対する害の発生（信頼の喪失）である。従って，要請された鑑定につき明確な考えをもって対応しなければならないという。

応用臨床倫理学を提唱するJR Ciccone & CD Clements[41-43]によれば，司法における具体的な倫理的問題の多くは，治療優先社会と正義優先社会の両社会に生きる司法精神科医の努力を反映している。この努力を放棄すると，精神疾患を無視し，個人（被疑者・被告人）を厳罰主義システムに遺棄することになる。正義は免責機能と矛盾せず，むしろ正義こそ免責機能を要求する。彼らの所属するクリニック（社会学的サービスのためのMonroe郡精神保健クリニック）は，Rochester大学医学センター精神科とMonroe郡精神保健局により，地域精神保健センターの目的に沿って設立されているが，同時に法的システムに精神医学的コンサルテーションを提供することができる。クリニックは精神医学的介入の性質と限界を明確にするために必要な独立性をもっているという。このようなクリニックのセッティングにおいて，医師たちは，一方で伝統的なヒポクラテスの意味での個人の最善の利益と，他方で社会的な目標と義務との間にあって，選択をしながら仕事をする。こうした独立の機構は，鑑定が被疑者・被告人にとって最善の法的利益でないかも知れないという明確な可能性が広く理解されることとあいまって，被疑者・被告人が鑑定に協力しないとしても，精神科医がこれを実際的，倫理的な選択として認める方向を助長する。精神科医が司法鑑定において，拮抗する価値のいずれが勝るかを明確にし，これを関係のあるあらゆる当事者に明らかにすることができる構造によって，2重の忠誠（dual loyalty）の問題が部分的にではあるが解決される。二つの水準における倫理が問題になるとき，理想的な解決は存在しない。当然のことながら，CicconeらはStoneの司法領域からの撤退に反対する。Stoneは司法精神医学の実践において，治療的価値と正義の価値とを総合する可能性に疑問を付している。しかし，司法精神医学の境界問題を例示するためにStoneが持出す議論は，治療優先社会と正義優先社会とを対比させて，一方が他方なしに達成できるという間違った考え方をする哲学者の伝統の中にある，というのである。

さて，鑑定人の中に治療者の役割を最も多く取り入れている論者の1人はE Schorsch[178]である。彼は精神科医が鑑定を忌避することに反対し，それどころか司法精神医学と治療精神医学との分離を批判して，役割の分離は現実に合わないフィクションであるといっている。また，鑑定は精神科医・患者関係に基づいて行われると考えており，ドイツ人には珍しく，鑑定の中立性，非党派性には疑問があるとしている。積極的な鑑定には精神療法的性格があり，それには被鑑定人にとって好機もあれば危険もあ

る。鑑定は精神療法ではないが治療的次元を持つのである。鑑定人は法廷で証言する際，被告人が同席するのを嫌うものであるが，Schorschによれば患者（被告人）の同席が患者を傷つける危険はさほど大きくなく，むしろ必要性の方が大きい。Schorschの場合，鑑定をする精神科医は相当に治療者寄りではあるが，2重機能（Doppelfunktion=double agency）を維持している。

　法律家から与えられた鑑定人の役割の定義として，もっぱら「裁判所の補助者」というのが100年来受け入れられているが，このような理解はすでにG Aschaffenburg[19]によって疑問に付された。そうした理解に従うと，被告人は単なる対象となり，対象について語ることができるのみで，対象と語ることができない。R Nedopil[135,136]は鑑定人の役割葛藤を認める。鑑定人は出自からいえば医師であり，治療的救助の義務がある。鑑定人としては真実究明に奉仕すべきであり，患者の救助願望は放置せざるを得ない。しかし，Stoneのように，鑑定をする精神科医は「もう一つの側」のために行動する2重エージェントの役割に赴くからといって，鑑定の仕事を全て忌避する立場は貫徹できない。すでに述べたように，臨床精神医学においても患者の利益と一般の利益の間の緊張関係は成立しているのである。A Finzen[58]は，鑑定の話とは別に，精神科医はいつも「救助と強力（Gewalt），治療的要請と秩序機能との間のディレンマの中にいる」といっているが，同感できる話である。救助の観点を見失うと，行き着く先は監置精神医学であり，秩序の観点を無視すると，社会は精神科医に見捨てられたと感じて他の手段を見出すであろう。

　Nedopil[135]も鑑定は治療などではないとはっきり断っているが，鑑定人は与えられた課題の遂行のほかに，どれほど被告人の欲求にも考慮を及ぼすかによって自分の適格性を証明することになると考えて，W Rasch[156a]に賛成している。鑑定においては本質的なことは何も隠すことができない。鑑定人が被告人に対して厳守しなければならない限界と距離は，ただに裁判所に対して中立性と客観性を維持する必要から出ているばかりでなく，被告人が役割葛藤に陥らないようにする必要からも生ずる。Nedopilはまた，鑑定における信頼の重要性を強調する。精神科医は，信頼の置ける会話が可能になり，被告人が進んで弱点や不安について，内密のことや苦痛なことについて話せるような雰囲気を作り出さなければならない。こうした雰囲気は，被告人が話したことは裁判所に伝えられることをはっきり警告しておかねばならないにもかかわらず，成立する必要がある。Nedopilによると，鑑定人が，認識した疾病，必要な治療，健康上の障害について被告人と語っても，権威ある助言をしても，（刑事訴訟の枠内で可能であれば）火急の必要により治療を開始しても，同様に鑑定の中立性を損なうものではない。被告人を鑑定による認識過程に関わらせたり，場合によっては彼の自己認識過程を賦活することは，鑑定中であっても是認される。従って，鑑定は裁判官の問いにできるだけ中立的かつ客観的に回答することに尽きるものではない。もう一つの水準では，鑑定過程は被告人のチャンス（自己認識の機会）をも包含することができる。これがNedopilのいう「チャンスとしての鑑定」である。「病気でない」被鑑定人に対する意義もおろそかにできない。被告人は医師とともに自分の生涯を振り返ってみる。彼は自分自身の思考と行動を反省する可能性を手に入れる。これまで隠れていた弱点に気付き，これまで意識していなかった長所を確認する可能性を手に入れる。こうして精神医学的対話の際には，裁判所における審理の場合とは全く異なった相互作用の水準が重要であり，単なる量刑とは異なる，場合によってはもっと射程の長い効果がえられるに違いない。そういうことを鑑定をとおして被告人に経験してもらいたいというのである。

　I Barbey[27]もこの2重機能を明確に打出している。医師は自分の患者の代理人であるのみならず，連帯社会に対しても義務を負っていることを確認している。この観点からは，医師が倫理的地位を引き合いに出して鑑定を忌避するとすれば，むしろその方が非医師的といわねばならない。なぜなら，第1に，鑑定によって初めて精神障害を発見し，犯行の解明を可能にし，裁判官に適切な評価を可能にするからである。第2に，調査が被告人自身にインパクトを与えて，生れつつあった自己理解を触発するか

らである。そして，手続と判例は，鑑定人が2重機能の中にあっても，あらゆる医的活動に内在的な倫理行動規則を捨てよと強いてはいない。たしかに鑑定では，根本的な医的・倫理的原理（もっぱら患者の福利のために尽す，黙秘義務を遵守する）は通用しないか，通用しても制限がある。精神科医は鑑定人としても委任者（検察官や裁判官）を単に援助するために医師の基本的立場を放棄するわけではないが，委任者に対して別の義務を持っているのである。鑑定には法的に保護された信頼関係は存在しない。しかし，鑑定人の開示義務も無限ではない。開示義務と黙秘義務との双方を入念に考慮すべきである。とりわけ初犯者が殺人事件の後，抑うつ状態から打ち明け話をすることがよくある。こうした話を聞くことは危機介入には有意義であろうが，司法的見地からは問題となりうる。鑑定人としては，警告などにより，被告人が自分の権利に注意するよう仕向けなければならない。個人的内密情報は信頼も傷つけず，鑑定義務も損なわないように扱わねばならない。被鑑定人を毀損しないために医的・倫理的行為が保護されねばならない。他方でしかし，客観的，良心的，中立的鑑定報告義務もある。ここで信頼関係を断念する人々もあるが，この断念は診断学的必要からも実行しがたい。最小の信頼関係もなしに人格の検査をしても無駄だからである（この点には H Goeppinger[68]も同意見である）。根本的には法の姿勢も必要な信頼関係に対立しない。

J Kuechenhoff[98]も，鑑定は確かに治療的次元を持ってはいるが精神療法ではないという Schorsch に賛成する。そして，鑑定活動は純粋な事実の分析と純粋な援助との両極の間を動いているのであるが，われわれは法的立場に同一視するのではなく，役割葛藤を受け入れなければならない。確かに2重機能は困難をもたらすが，精神科医は臨床と司法との認識の観点の差に立ち向かい，困難に耐えねばならないというのである。

ドイツの精神科医は鑑定の治療的次元に強い関心を示し，実際にも情熱的にこれに取り組んでいるように見える。そうでなければ，例えば W Rasch の「愛人（配偶者も含まれる）殺し」[156]（激情犯罪の一種）というような論文は書けないであろう。他のどの国でも鑑定の治療的次元などということに対し，このように熱心に議論をしている例を見ないので，いくらか詳しく紹介しておいた。

文　献

1) Allen FA：20世紀末のアメリカにおける社会変化と刑法. アメリカ法, 1984-2号；199-206, 1985
2) American Bar Association：ABA Criminal Justice Mental Health Standards. ABA, Washington, DC, 1989
3) American Psychiatric Association. Insanity Defense Work Group：American Psychiatric Association Statement on the Insanity Defense. Am J Psychiatry, 140；681-688, 1983
4) 青木紀博：責任能力の鑑定（一）. 同志社法学, 35；54-77, 1983
5) 青木紀博：責任能力の鑑定（三・完）. 同志社法学, 36；109-130, 1984
5 a) 青木紀博：責任能力と精神鑑定－法律学の立場から－. 刑法雑誌 27；650-664, 1986
6) 青木紀博：起訴前精神鑑定をめぐる諸問題. －いわゆる簡易鑑定を中心に－. 法と精神医療, 6；56-76, 1993
7) Appelbaum PS：The legal psychiatry consultation service：A new service model for "forensic" psychiatry. Bull Am Acad Psychiatry Law, 8；233-239, 1980
8) Appelbaum PS：Death, the expert witness, and the dangers of going Barefoot. Hospital Community Psychiatry, 34；1003-1004, 1983
9) Appelbaum PS：Hypotheticals, psychiatric testimony, and the death sentence. Bull Am Acad Psychiatry Law, 12；169-177, 1984
10) Appelbaum PS：Psychiatric ethics in the courtroom. Bull Am Acad Psychiatry Law, 12；225-231, 1984
11) Appelbaum PS：In the wake of Ake：The ethics of expert testimony in an advocate's world. Bull Am Acad Psychiatry Law, 15；15-25, 1987
12) Appelbaum PS：The parable of the forensic psychiatrist：Ethics and the problem of doing harm. Int

J Law Psychiatry, 13；249-259, 1990
13) 浅田和茂：刑事訴訟に於ける鑑定人の地位について．関西大学法学論集, 22；1-54, 1971
14) 浅田和茂：わが国の刑事鑑定制度．刑事鑑定の理論と実務 86-100 頁．成文堂, 東京, 1977
15) 浅田和茂：鑑定受託者による鑑定書．別冊ジュリスト 74：刑事訴訟法判例百選（第四版）；178-180, 1981
16) 浅田和茂：触法精神障害者に関する手続と精神鑑定の役割．ジュリスト No.772；50-68, 1982
17) 浅田和茂：責任能力の判定基準〔裁判所と鑑定人との関係〕．法学セミナー, No.363；143, 1985
18) 浅田和茂：共同研究 責任能力と精神鑑定 討論の要旨．刑法雑誌, 27；671-680, 1986
18 a) 浅田和茂：討論「刑事責任能力について」発言．法と精神医療 3；54-59 および 66, 1989
19) Aschaffenburg G：Die rechtlichen Grundlagen der gerichtlichen Psychiatrie (Hrsg von A Hoche). 1 Aufl S 3-152. Hirschwald, Berlin, 1901
20) Baer, R：Die psychiatrische Krankheitslehre. Psychiatrie fuer Juristen. S 1-85. Enke, Stuttgart, 1988
21) Baeyer W v：Ueber Freiheit und Verantwortlichkeit von Geisteskranken (Ⅰ Studie). Nervenarzt, 25；265-273, 1954
22) Baeyer W v：Ueber Freiheit und Verantwortlichkeit von Geisteskranken (Ⅱ Studie). Nervenarzt, 25；417-426, 1954
23) Baeyer W v：Die Freiheitsfrage in der forensischen Psychiatrie mit besonderer Beruecksichtigung der Entschaedigungsneurosen. Nervenarzt, 28；337-343, 1957
24) Baeyer W v：Neurose, Psychotherapie und Gesetzgebung. Hndb der Neurosenlehre und Psychotherapie. Bd 1, Urban & Schwarzenberg, Muenchen, 1959
25) Baeyer W v：Diskussionsbeitrag zur Frage der Beurteilung der Schuldfaehigkeit psychopatisch-neurotischer Rechtsbrecher anlaesslich des Kongresses der Deutschen Gesellschaft fuer Psychiatrie und Nervenheilkunde vom 14-16. Oktober 1960 in Bad Nauheim. Nervenarzt, 32；225-227, 1961
26) Baeyer W v, Haefner H, Kisker KP："Wissenschaftliche Erkenntnis" oder "menschliche Wertung" der erlebnisreaktiven Schaeden Verfolgter? Nervenarzt, 34；120-123, 1963
27) Barbey I：Fragen zur ethischen Problematik forensisch-psychiatrischer Begutachtung. Psychiat Prax, 15；176-181, 1988
28) Bazelon JD：The perils of wizardry. Am J Psychiatry, 131；1317-1322, 1974
29) Bertschi M：Problem der strafrechtlichen Begutachtung aus juristischer und forensisch-psychiatrischer Sicht. Welche Fragen stellen sich den Untersuchungsbehoerden? Schw ZStR, 97；353-362, 1980
30) Bockelmann P：Strafrichter und psychologischer Sachverstaendiger. Goltd Arch, 1955；321-335
31) Bohne G：Verstaendigung zwischen naturwissenschaftlichen Sachverstaendigen und Juristen. Lehrbuch der gerichtlichen Medizin (Hrsg von Ponsold A). 2 Aufl Thieme, Stuttgart, 1957
32) Bonnie RJ：The moral basis of the insanity defense. ABA Journal, 69；194-197, 1983
33) Bonnie RJ：Morality, equity, and expertise：Renegotiating thr relationship between psychiatry and thr criminal law. Bull Am Acad Psychiatry Law, 12；5-20, 1984
34) Boor W de：Ueber motivisch unklare Delikte. Springer, Berlin, 1959
35) Bresser PH：Die Ermittlung des subjektiven Tatbestands. Festschrift fuer Richard Lange zum 70 Geburtstag (Hrsg von Warda G, Waider H, Hippel R v, Meurer D). S 665-685. Gruyter, Berlin, 1976
36) Bresser PH：Probleme bei der Schuldfaehigkeits- und Schuldbeurteilung. NJW, 31；1188-1192, 1978
37) Bresser PH：Schuldfaehigkeit und Schuld - Die Ambivalenzen ihrer Beurteilung. Kriminologie-Psychiatrie-Strafrecht. Festschrift fuer Heinz Leferenz (Hrsg von Kerner H-J, Goeppinger H, Streng F). Mueller, Heidelberg, 1983
38) Bresser PH：Der nosologische Ansatz in der forensischen Psychiatre. Der psychiatrische Sachverstaendige im Strafrecht (Hrsg von Witter H). Springer, Berlin, 1987
39) Bresser PH：Krise des Sachverstaendigenbeweises. Der Sachverstaendige im Strafrecht. Kriminalitaetsverhuetung (Hrsg von Frank C, Harrer G). Springer, Berlin, 1990
40) Carpenter W T Jr：Who is culpable? Biol Psychiatry, 18；947-950, 1983

41) Ciccone JR, Clements C : Forensic psychiatry and applied clinical ethics : Theory and practice. Am J Psychiatry, 141 ; 395-399, 1984
42) Ciccone JR, Clements C : The ethical practice of forensic psychiatry : A view from the trenches. Bull Am Acad Psychiatry Law, 12 ; 263-277, 1984
43) Ciccone JR, Clements C : The insanity defense : Asking and answering the ultimate question. Bull Am Acad Psychiatry Law, 15 ; 329-338, 1987
44) Clements C, Ciccone JR : Ethics and expert witness : The troubled role of psychiatrist in court. Bull Am Acad Psychiatry Law, 12 ; 127-136, 1984
45) Conrad K:Der Problem der "nosologischen Einheit" in der Psychiatrie. Nervenarzt, 30;488-494, 1959
45 a) Crump D, Mertens WJ : The story of a criminal case. The state v Albert Delman Greene. John Marshall, Houston, Texas, 1984. 井上正仁監訳「ある強盗事件の軌跡　アメリカの刑事司法」有斐閣, 東京, 1988
46) Curran WJ : Uncertainty in prognosis of violent conduct : The Supreme Court lays down the law. N Engl J Med, 310 ; 1651-1652, 1984
47) Curran WJ : Ethical perspectives : formal codes and standards. Forensic Psychiatry and Psychology (ed by Curran WJ, McGarry AL, Shah SA). p 43-60. FA Davis, Philadelphia, 1986
48) Curran WJ, McGarry AL : The psychiatrist as expert witness. Forensic Psychiatry and Psychology (ed by Curran WJ, McGarry AL, Shah SA). p 513-535. Davis, Philadelphia, 1986
49) Curran WJ, Pollack S : Mental health and justice : Ethical issues on interdisiplinary cooperation. Forensic Psychiatry and Psychology (ed by Curran WJ, McGarry AL, Shah SA). p 61-73. Davis, Philadelphia, 1986
50) 団藤重光：責任能力の本質. 刑法講座 3 （日本刑法学会編）. 有斐閣, 東京, 1963
51) Diamond BL : The psychiatrist as advocate. J Psychiatry Law, 1 ; 5-21, 1973
52) Diamond BL : Reasonable medical certainty, diagnostic thresholds, and definitions of mental illness in the legal context. Bull Am Acad Psychiatry Law, 13 ; 121-128, 1985
53) Dix GE : Tarasoff and the duty to warn potential victims. Law and Ethics in the Practice of Psychiatry (ed by Hofling CK). Brunner/Mazel, New York, 1981
54) Ehrhardt H : Zur Frage des forensischen Beweiswertes kriminologisch-psychiatrischer Aussagen. Mschr Krim, 50 ; 233-239, 1967
55) Ehrhardt H, Villinger W : Forensische und administrative Psychiatrie. Psychiatrie der Gegenwart. Bd. III (Hrsg von Gruhle H, Jung R, ua). S 181-350. Springer, Berlin, 1961
56) Ernst K : Was antwortet der Psychiater dem Strafrichter？) Schw Z St R, 96 ; 45-66, 1979
57) Fink P : Was erwartet der Strafrichter vom Psychiater？　Schw Z St R, 96 ; 37-44, 1979
58) Finzen A : Zwischen Hilfe und Gewalt. Fundamenta Psychiatrica, 2 ; 8-12, 1988
59) Foerster K : Ueberblick ueber die Situation der forensischen Psychiatrie an den Universitaeten der Bundesrepublik Deutschland, in Oesterreich und in der Schweiz. Spektrum, 14 ; 59-62, 1985
60) Foerster K : Aktuelle Forschungsfragen der forensischen Begutachtung. Ausgewaehlte Fragen und Probleme forensischer Begutachtung (Hrsg von Kury H). Heymanns, Koeln, 1987
61) Fotakis NS : Zur Kompetenz des psychiatrischen Sachverstaendigen. Forensische Psychopathologie heute (Hrsg von Pohlmeier H, Deutsch E, Schreiber H-L). S 301-321. Springer, Berlin, 1986
62) Gardner MR : The myth of the impartial psychiatric expert-Some comments concerning criminal responsibility and the decline of the age of therapy. Law and Psychology Review, 2 ; 99-118, 1976
63) Gerchow J : Bemerkungen zur sog Krise des Sachverstaendigenbeweises. Arch Krim, 134 ; 125-136, 1964
64) Gerchow : Der Sachverstaendigenbeweis aus rechtsmedizinischer Sicht. Festschrift fuer E Schmidt-Leichner zum 65 Geburtstag. Beck, Muenchen, 1977
65) Glatzel J : Zur Kompetenz des psychiatrischen Sachverstaendigen. Forensische Psychiatrie. Enke,

Stuttgart, 1985
66) Goeppinger H：Psychopathologische und tiefenpsychologische Untersuchungsmethoden und ihr Aussagewert fuer die Beurteilung der Taeterpersoenlichkeit und der Schuldfaehigkeit. NJW, 14；241-245, 1961
67) Goeppinger H：Methodologische Probleme und ihre Auswirkungen. Kriminalbiol Gegenwartsfragen. Ht 5. Enke, Stuttgart, 1962
68) Goeppinger H：Der Sachverstaendige：Gutachten und Verfahren. II Das Verfahren. Hndb der forensischen Psychiatrie. Bd II（Hrsg von Goeppinger H, Witter H）. S 1531-1573. Springer, Berlin, 1972
69) Gruhle H：Die Zurechnungsfaehigkeit der Psychopathen und der §42 b StGB. Zbl Neurol Psychiat, 119；153-154, 1952
70) Gruhle HW：Der §51 StGB vom Standpunkt des Psychiaters. Kriminalbiol Gegenwartsfragen. S 84-87, Enke, Stuttgart, 1953
71) Gruhle HW：Gutachtentechnik. Springer, Berlin, 1955. 中田修訳「精神鑑定」文光堂, 東京, 1961
72) Gutheil TG：Legal issues in psychiatry. Comprehensive Textbook of Psychiatry. 5 ed Vol 2（ed by Kaplan HI, Sadock BJ）. Williams & Wilkins, Baltimore, 1989
73) Gutheil TG：The psychiatrist as expert witness. APP, Washington, DC, 1998
74) Gutheil TG：The psychiatrist in court. APP, Washington, DC, 1998
75) Gutheil TG, Appelbaum PS：Clinical Handbook of Psychiatry and the Law. 3 ed Lippincott Williams & Wilkins, Philadelphia, 2000
75 a) Gutheil TG, Simon RI：Mastering forensic psychiatric practice. APP, Washington, DC, 2002
76) Haddenbrock S：Die psychopathologisce Diagnose und ihre normative Bewertung. Psychopathologie heute（Hrsg von Kranz H）. S 274-287. Thieme, Stuttgart, 1962
77) Haddenbrock S：Die juristisch-psychiatrische Kompetenzgrenze bei Beurteilung der Zurechnungsfaehigkeit im Lichte der neueren Rechtsprechung. Z St W, 75；460-477, 1963
78) Haddenbrock S：Psychiatrisches Krankheitsparadigma und strafrechtliche Zurechnungsfaehigkeit. Festschrift fuer Sarstedt zum 70 Geburtstag, Gruyter, Berlin, 1981
79) Halleck SL：The ethical dilemmas of forensic psychiatry：A utilitarian approach. Bull Am Acad Psychiatry Law, 12；279-288, 1984
80) Halleck SL, Appelbaum P, Rappeport J, Dix GF：Psychiatry in the sentencing process；A report of the task force on the role of psychiatry in the sentencing process. Issues in Forensic Psychiatry. APP, Washington, DC, 1984
81) 林美月子：責任能力判断の検討. 刑法雑誌, 36；60-69, 1996
82) 林 暲：精神鑑定の理論と実際（1）（2）（3）. 精神医学, 1；(1)289-301,(2)525-536,(3)757-770, 1959
83) Helmchen H：Ethische Fragen in der Psychiatrie. Psychiatrie der Gegenwart. 3 Aufl Bd 2（Hrsg von Kisker KP, Lauter H, MeyerJ-E ua）. Springer, Berlin, 1986
84) 平野竜一：責任能力. 法学セミナー, 138号；19-26, 1967
85) 平野龍一：責任能力. 刑法 総論II. 279-306頁. 有斐閣, 東京, 1975
86) 稲田輝明：刑事鑑定の諸問題. 現代刑罰法体系（石原一彦, 佐々木史朗, 西原春夫他編）第6巻. 109-143頁. 日本評論社, 東京, 1982
87) 稲木哲郎：裁判官の論理を問う. 朝日文庫, 東京, 1992
88) 井上正治：実況見分調書の証拠能力. 警察研究, 34；11-28, 1963
89) 井上正治：鑑定. 刑事訴訟法講座 第2巻. 有斐閣, 東京, 1964
90) 井上典之：貧しい刑事被告人の精神科医へのアクセスとデュー・プロセス条項－Ake v. Oklahoma, 105 S Ct 1087（1985）. 判例タイムズ, No 611；112-115, 1986
91) 影山任佐：フランス司法精神医学と新刑法典. フランスにおける精神鑑定の理論と実際. 精神医学, 39；601-608, 1997
92) Kaufmann A：Das Problem der Abhaengigkeit des Strafrichters vom medizinischen Sachverstaen-

digen. Juristen Zeitung, 23 ; 1065-1072, 1985. 上田健二訳「刑事裁判官の医学鑑定人依存性の問題」27 ; 681-708, 1986

93) Keller Th : Der Standpunkt des Richters. Schw Z St R, 97 ; 369-376, 1980
94) 木川統一郎：鑑定の前提事実について．判例タイムズ, No 723 ; 3-12, 1990
95) Kohlhaas M : Aenderung des Sachverstaendigenbeweises im Strafprozess ? NJW, 1962 ; 1329-1333
96) 小沼十寸穂：精神鑑定．精神医学最近の進歩 第II集．医歯薬出版, 東京, 1960
97) Krauss D : Richter und Sachverstaendiger im Strafverfahren. ZStW, 85 ; 320-359, 1973
98) Kuechenhoff J : Forensische Psychiatrie : Widersprueche zwischen Klinik und Justiz. Psychiat Prax, 15 ; 37-42, 1988
99) 櫛渕 理：鑑定結果の採否．証拠法大系 IV 日本評論社, 東京, 1979
100) Langelueddeke A, Bresser PH : Der Sachverstaendige und seine Taetigkeit. Gerichtliche Psychiatrie. 4 Aufl Gruyter, Berlin, 1976
101) Leferenz H : Die rechtsphilosophischen Grundlagen des § 51 StGB. Nervenarzt, 19 ; 364-372, 1948
102) Leferenz H : Die Tat und ihre Motive als Kriterium der Zurechnungsfaehigkeit. Zbl Neurol Psychiat, 119 ; 155-156, 1952
103) Leferenz H : Neuere Ergebnisse der gerichtlichen Psychiatrie. Fortschr Neurol Psychiat, 22 ; 369-408, 1954
104) Leferenz H : Richter und Sachverstaendiger. Kriminalbiol Gegenwartsfragen. Ht 5. S 1-11. Enke, Stuttgart, 1962
105) Lenckner T : Strafe, Schuld und Schuldfaehigkeit. Hndb der forensischen Psychiatrie. Bd I (Hrsg von Goeppinger H, Witter H). Springer, Berlin, 1972
106) Luerken G : Auswahl und Leitung des Sachverstaendigen im Strafprozess (§§ 73, 78 StPO). NJW, 21 ; 1161-1165, 1968
107) Luthe, R : Verantwortlichkeit, Persoenlichkeit und Erleben. Springer, Berlin, 1981
108) 町野 朔：精神障害者の責任能力の診断学—法学の立場から—．精神科診断学, 4 ; 31-41, 1993
109) 前田雅英：責任能力．刑法総論講義 [第3版] 267-279頁．東京大学出版会, 東京, 1998
110) 丸田 隆：陪審裁判を考える．中公新書, 東京, 1990
110 a) 松岡正章：当事者主義と鑑定．刑事鑑定の理論と実際（上野正吉，兼頭吉市，庭山英雄編著）．成文堂, 東京, 1977
111) Mende W : Aufgaben der forensischen Psychiatrie im Rahmen des Massregelsystems des neuen Strafgesetzes. Nervenarzt, 48 ; 248-252, 1977
112) Mende W : Entwicklungstendenzen in der forensischen Psychiatrie. Muench Med Wochenschr, 123 ; 772-774, 1981
113) Mende W, Buerke H : Fehlerquellen bei der nervenaerztlichen Begutachtung. Forensia, 7 ; 143-153, 1986
114) Mende W, Schueler-Springorum H : Aktuelle Fragen der forensischen Psychiatrie. Psychiatrie der Gegenwart. 3 Aufl Bd 9 (Hrsg von Kisker KP, Lauter H, Meyer J-E ua). Springer, Berlin, 1989
115) Meninger K : The crime of punishment. Viking, New York, 1969. 内水主計訳：刑罰という名の犯罪．思索社, 東京, 1979
116) 三宅鑛一：精神鑑定例．南江堂, 東京, 1937
117) 宮崎礼壹：精神分裂病者の責任能力．警察学論集 38 (2) ; 146-156, 1985
118) Mueller-Suur H : Zur Frage der strafrechtlichen Beurteilung von Neurosen. Arch Psychiat Zschr Neurol, 194 ; 368-382, 1956
119) Mueller-Suur H : Abgrenzung neurotischer Erkrankungen gegenueber der Norm. Hndb der Neurosenlehre und Psychotherapie. Bd 1 Urban & Schwarzenberg, Muenchen, 1959
120) Mueller-Suur H : Die Wertaspekte im Perversionsbegriff. Fortschr Neurol Psychiat, 42 ; 213-223, 1974
121) Mundt Ch : Der tiefenpsychologische Ansatz in der forensischen Beurteilung der Schuldfaehigkeit.

Psychopathologie und Praxis（Hrsg von Janzarik W）. S 124-133. Enke, Stuttgart, 1985
122) 中村秀次：刑事精神鑑定の評価に関する考察（一）－判例の検討－. 熊本法学, 40号；1-43, 1984
123) 中村秀次：刑事精神鑑定の評価に関する考察（二・完）－判例の検討－. 熊本法学, 41号；71-126, 1984
124) 中村秀次：社会復帰理念の衰退（フランシス・アレン）熊本法学, 42号；99-128, 1984
125) 仲宗根玄吉：責任能力に関する基礎的諸問題. 現代精神医学大系　第24巻（懸田克躬, 武村信義, 中田　修編）26－45頁. 中山書店, 東京, 1976
126) 仲宗根玄吉：責任能力の判定における鑑定人の権限. 精神医学, 20；1291-1297, 1978
127) 仲宗根玄吉：精神障害と責任能力. 臨床精神医学, 12；1081-1087, 1983
128) 中田　修：司法精神医学と精神鑑定. 日本精神医学全書　6　特殊項目　213－240頁. 金原出版, 東京, 1965
128 a) 中田　修：精神分裂病の責任能力への一寄与. 精神医学, 10；43-47, 1968
129) 中田　修；責任能力の判定に関する実際的諸問題. 現代精神医学大系　第24巻（懸田克躬, 武村信義, 中田　修編）46-90頁. 中山書店, 東京, 1976
130) 中田　修；責任能力をめぐる最近の問題（覚醒剤中毒と精神分裂病）. 現代精神医学大系　'87-B　309-332頁. 中山書店, 東京, 1987
131) 中田　修：刑事責任能力論. 法と精神医療, 3；1-18, 1989
132) 中谷陽二：犯罪と精神医学—最近の動向. 現代精神医学大系　'89-B　243-261頁. 中山書店, 東京, 1989
133) 中谷陽二：精神障害者の責任能力の診断学－精神医学の立場から－. 精神科診断学, 4；43-51, 1993
134) 中谷陽二, 本間久美子, 蓑下茂子：刑事精神鑑定のあり方に関するアンケート調査. 精神経誌, 104；158-167, 2002
135) Nedopil R：Begutachtung als Chance. Mschr Krim, 72；109-114, 1989
136) Nedopil R：Forensische Psychiatrie. Klinik, Begutachtung und Behandlung zwischen Psychiatrie und Recht. Thieme, Stuttgart, 1996
137) 西村克彦：罪責の構造. 鳳舎, 東京, 1970
138) 西村克彦：心神喪失と心神耗弱. 刑法判例百選Ⅰ（別冊ジュリスト No. 57）；104-105, 1978
139) 西山　詮：刑事責任能力と保安処分. 精神医療, 11；53-77, 1982
140) 西山　詮：精神分裂病と刑事責任能力. 分裂病の精神病理　14（内沼幸雄編）1-60頁. 東京大学出版会, 東京, 1985
141) 西山　詮：精神科医における「鑑定人」と「治療者」. 精神医学, 31；1103-1110, 1989
142) Nishiyama A：Ethical issues in criminal forensic evaluation. Jap J Psychiatry Neurology, 48；Suppl, 63-70, 1994
143) 庭山英雄：責任能力と鑑定. 犯罪と刑罰（下）367-379頁. 有斐閣, 東京, 1968
144) 庭山英雄：鑑定の意義と機能. 刑事鑑定の理論と実務（上野正吉, 兼頭吉市, 庭山英雄編著）. 1-6頁. 成文堂, 東京, 1977
145) 小野清一郎：責任能力の人間学的解明（一）. ジュリスト No. 367；87-95, 1967
146) 小野清一郎：責任能力の人間学的解明（三・完）. ジュリスト No. 369；97-106, 1967
147) 大谷　実：刑事責任の基礎. 成文堂, 東京, 1968
148) 大谷　実：一心神喪失又は心神耗弱の判断の性質　二責任能力判断の前提となる生物学的要素及び心理学的要素についての判断権. 判例評論306号；43-47（判例時報1117号；221-225), 1984
149) 大谷　実：一心神喪失および心神耗弱と精神鑑定の拘束力　二精神分裂病者の責任能力. 判例評論, 316号；57-61（判例時報, 1148号；219-223), 1985
150) Peters K：Die prozessrechtliche Stellung des psychologischen Sachverstaendigen. Hndb der Psychologie. Bd 11（Hrsg von Undeutsch U）. Verlag fuer Psychologie. Dr GJ Hogrefe, Goettingen, 1967
151) Pollack S：Forensic psychiatry-A specialty. Bull Am Acad Psychiatry Law, 2；1-6, 1974
152) Poythress NGJr：Concerning reform in expert testimony. Law and Human Behavior, 6；39-43, 1982
153) Rachlin S：From impartial expert to adversary in the wake of Ake. Bull Am Acad Psychiatry Law, 16；25-33, 1988
154) Rada RT：The psychiatrist as expert witness. Law and Ethics in the Practice of Psychiatry（ed by

Hofling ChK). p 151-166. Brunner/Mazel, New York, 1981
155) Rappeport JR：Differences between forensic and general psychiatry. Am J Psychiatry, 139；331-334, 1982
156) Rasch W：Toetung des Intimpartners. Beitraege zur Sexualforschung. Ht 31, Enke, Stuttgart, 1964
156 a) Rasch W：Forensische Psychiatrie. Kohlhammer, Stuttgart, 1986
157) Rauch H-J：Gerichtliche Psychiatrie. Lehrbuch der gerichtlichen Medizin. 2 Aufl Thieme, Stuttgart, 1957
158) Rauch H-J：Einfluss psychopathologischer Stroemungen auf die forensische Psychiatrie. Psychopathologie heute (Hrsg von Kranz H). S 304-315. Thieme, Stuttgart, 1962
159) Rauch H-J：Auswahl und Leitung der Sachverstaendigen im Strafprozess (Bemerkungen zu Sarstedt in NJW 68, 177). NJW, 21；1173-1175, 1968
160) Rauch H-J：Brauchen wir noch eine forensische Psychiatrie？ Eine unsystematische Betrachtung. Kriminologie-Psychiatrie-Strafrecht. Festschrift fuer Heinz Leferenz (Hrsg von Kerner H-J, Goeppinger H, Streng F). S 379-395. Mueller, Heidelberg, 1983
161) Rauch H-J：Situation und Tendenzen der forensischen Psychiatrie. Der Sachverstaendige im Strafrecht. Kriminalitaetsverhuetung (Hrsg von Frank C, Harrer G). S 74-92. Springer, Berlin, 1990
162) Reed BC：The verdict. 1980. 田中昌太郎訳「評決」早川文庫, 東京, 1983
163) Rieder MA：Der psychiatrische Sachverstaendige im Strafprozess. ÖJZ, 36；63-72, 1981
164) Rosner R：Forensic psychiatry. A subspecialty. Ethical Practice in Psychiatry and the Law. Vol 7 (ed by Rosner R, Weinstock R). Plenum, New York, 1990
165) Rosner R：Principles and practice of forensic psychiatry. Chapman & Hall, New York, 1994
166) Roth LH, Meisel A：Dangerousness, confidentiality, and the duty to warn. Am J Psychiatry, 134；508-511, 1977
167) 佐伯千仭：責任能力の判断について. 刑事裁判の諸問題（岩田誠先生傘寿祝賀）3-28頁. 判例タイムズ社, 東京, 1982
168) Sarstedt W：Auswahl und Leitung des Sachverstaendigen im Strafprozess (§§ 73, 78 StPO). NJW, 21；177-182, 1968
169) 佐々木史朗：精神鑑定と人権. ジュリスト No. 548；67-72, 1973
170) Sass H, Oefele K v：Forensic psychiatry in the federal republik of Germany-Legal prerequisites and psychiatric assessment. AAPL Newsletter, 15；41-44, 1990
171) Schewe G："Subjektiver Tatbestand" und Beurteilung der Zurechnungsfaehigkeit. Festschrift fuer Richard Lange zum 70 Geburtstag (Hrsg von Warda G, Waider H, Hippel R v, Meurer D). Gruyter, Berlin, 1976
172) Schewe G：》Subjektiver Tatbestand《 und Beurteilung der Zurechnungsfaehigkeit. Kriminologie im Strafprozess (Hrsg von Jaeger). Suhrkamp, Frankfurt a. M. 1980
173) Schmidt E：Richter und Sachverstaendige in ihrem Zusammenwirken bei kriminologischen Problemen. Psychopathologie heute (Hrsg von Kranz H). Thieme, Stuttgart, 1962
174) Schneider K：Der Krankheitsbegriff in der Psychiatrie. Mschr Psychiat Neurol, 49；154-158, 1921
175) Schneider K：Psychopathie und Psychose. Nervenarzt, 6；337-344, 1933
176) Schneider K：Die Beurteilung der Zurechnungsfaehigkeit. Thieme, Stuttgart, 1948 (3 Aufl 1956). 平井静也, 鹿子木敏範訳：責任能力の判定.「今日の精神医学」所収. 文光堂, 東京, 1957
177) Schneider K：Klinische Psychopathologie. 6 Aufl Thieme, Stuttgart, 1962. 平井静也, 鹿子木敏範訳：「臨床精神病理学」. 文光堂, 東京, 1965
178) Schorsch E：Psychotherapeutische Aspekte bei der forensischen Begutachtung. Psychiat Prax, 10；143-146, 1983
179) Schorsch E, Pfaeffin F：Wider den Schulenstreit in der forensischen Psychiatrie. Mschr Krim, 64；234-236, 1981

180) Schwalter CR, Fitch WL : Objectivity and advocacy in forensic psychiatry after Ake v Oklahoma. J Psychiatry Law, 15 ; 177-188, 1987
181) Schreiber H-L : Was heisst heute strafrechtliche Schuld und wie kann der Psychiater bei ihrer Feststellung mitwirken? Nervenarzt, 48 ; 242-247, 1977
182) Schreiber H-L : Bedeutung und Auswirkung der neugefassten Bestimmungen ueber die Schuldfaehigkeit. NStZ, 1 ; 46-51, 1981
183) Schreiber H-L : Das Schuldstrafrecht nach der Strafrechtsreform. Rechtsprobleme in der Psychiatrie (Hrsg von Lauter H, Schreiber H-L). 2 Aufl Rheinland-Verlag, Koeln, 1981
184) Schreiber H-L : Zur Rolle des psychiatrisch-psychologischen Sachverstaendigen im Strafverfahren. Festschrift fuer Rudolf Wassermann zum 70 Geburtstag. Luchterhand, Neuwied, 1985
185) Schreiber H-L : Juristische Grundfragen. Psychiatrische Begutachtung (Hrsg von Venzlaff U). Fischer, Stuttgart, 1986
186) Shah SA : Criminal responsibility. Forensic Psychiatry and Psychology (ed by Curran WJ, McGarry AL, Shah SA). Davis, Philadelphia, 1986
186 a) 清水将之：チュービンゲン大学児童青年精神科再訪. 心と社会, No 106 ; 114-116, 2001
187) Simon RJ : The defense of insanity. J Psychiatry Law, 11 ; 183-201, 1983
188) Simon RJ : Clinical psychiatry and the law. APP, Washington, DC, 1992
189) Simon RJ : Review of clinical psychiatry and the law. Vol 3. APP, Washington, DC, 1992
190) Simon RJ, Shuman DW : Retrospective assessment of mental states in litigation. APP, Washington, DC, 2002
191) Slovenko R : Psychiatry and law. Little, Brown, Boston, 1973
192) Slovenko R : Law and psychiatry. Comprehensive Textbook of Psychiatry. III ed Vol 3 (ed by Kaplan HI, Freedmann AM, Sadock BJ). Williams & Wilkins, Baltimore, 1980
193) Slovenko R : Psychological testing as a basis for expert testimony : Use or abuse? Critical Issues in American Psychiatry and the Law (ed by Rosner R). Thomas, Spring-field, 1982
194) Stone AA : The insanity defense. Mental Health and Law. A System in Transition. p 218-232. Aronson, New York, 1976
195) Stone AA : Presidential address : Conceptual ambiguity and morality in modern psychiatry. Am J Psychiatry, 137 ; 887-891, 1980
196) Stone AA : The ethics of forensic psychiatry : A view from the ivory tower. Law, Psychiatry, and Morality. p 57-75. APP, Washington, DC, 1984
197) Stone AA : The trial of John Hinckley. Law, Psychiatry, and Morality. p 77-98. APP, Washington, DC, 1984
198) Stone AA : The Tarasoff case and some of its progeny : Suing psychotherapists to safeguard society. Law, Psychiatry, and Morality. p 161-190. APP, Washington, DC, 1984
199) Stone AA : Psychiatry and the law. The New Harvard Guide to Psychiatry (ed by Nichili AMJr). p 797-827. The Belknap Press of Harvard University Press, Cambridge, 1988
200) 墨谷　葵：責任能力基準の研究. 慶応通信, 東京, 1980
201) 墨谷　葵：責任能力. 判例刑法研究　3　責任. 有斐閣, 東京, 1980
202) 墨谷　葵：責任能力（ワークショップ　問題提起）刑法雑誌 26 ; 123, 1984
203) 鈴木義男：刑事司法と精神障害－アメリカ法曹協会の提案－. 判例タイムズ No. 517 ; 34-40, 1984
204) Szasz TS : Law, Liberty, and Psychiatry. MacMillan, New York, 1963
205) 武村信義：刑事精神鑑定における鑑定人・被鑑定者関係－精神鑑定と治療－. 犯罪誌, 50 ; 87-92, 1984
206) 寺尾正二：心神耗弱と認めたことが, 経験則に違反しない事例. 最高裁判所判例解説刑事篇昭和33年度, 39-45
207) Traver R : Anatomy of a murder. 1958. 井上勇訳「裁判　上・下」創元推理文庫, 東京, 1978
208) Tuckman AJ : Into the lion's den. Preparation for courtroom testimony. Criminal Court Consultation

(ed by Rosner R, Harmon RB). Plenum, New York, 1989
209) 内村祐之：精神鑑定. 創元社, 東京, 1952
210) 植松　正：責任能力. 刑事法講座　第2巻　有斐閣, 東京, 1952
211) 植松　正：刑法概論 I　勁草書房, 東京, 1956
212) 上野正吉：法医学鑑定　刑事鑑定の理論と実務（上野正吉, 兼頭吉市, 庭山英雄編著）. 129-147頁. 成文堂, 東京, 1977
213) Ulsenheimer K：Stellung und Aufgaben des Sachverstaendigen im Strafverfahren. Der Sachverstaendige im Stafrecht. Kriminalitaetsverhuetung (Hrsg von Frank C, Harrer G). S 3-10 Springer, Berlin, 1990
214) 梅謙次郎：法律と精神病. 神経誌, 4；585-605, 1906
215) 臼井滋夫：鑑定に対する法的評価. 警察学論集, 14 (7)；25-48, 1961
216) Venzlaff U：Aktuelle Probleme der forensischen Psychiatrie. Psychiatrie der Gegenwart. 2 Aufl Bd III (Hrsg von Kisker KP, Meyer J-E, Mueller C, Stroemgren E). Springer, Berlin, 1975
217) Venzlaff U：Ist die Restaurierung eines "engen" Krankheitsbegriffs erforderlich, um kriminalpolitische Gefahren abzuwenden？　ZStW, 88；57-65, 1976
218) Venzlaff U：Methodische und praktische Probleme nach dem 2 Strafrechtsreformgesetz. Nervenarzt, 48；253-258, 1977
219) Venzlaff U：Methodische und praktische Probleme der forensisch-psychiatrischen Begutachtung. Psychiatrische Begutachtung (Hrsg von Venzlaff U). S 79-94. Fischer, Stuttgart, 1986
220) Venzlaff U：Stellung und Funktion des Sachverstaendigen aus der Perspektive der Psychiatrie. Ausgewaehlte Fragen und Probleme forensischer Begutachtung (Hrsg von Kury H). Heymanns, Koeln, 1987
221) Venzlaff U：Forensisch-psychiatrisch-psychologische Begutachtung-Methodik und praktische Probleme der Begutachtung in der Bundesrepublik Deutschland. Der Sachverstaendige im Strafrecht. Kriminalitaetsverhuetung (Hrsg von Frank C, Harrer G). S 11-21. Springer, Berlin, 1990
222) Watson AS：Response from a straw man. Bull Am Acad Psychiatry Law, 12；221-224, 1984
223) Witter H：Die Willensfaehigkeit als Problem der forensischen Psychiatrie. Fortschr Neurol Psychiat, 27；655-666, 1959
224) Witter H：Determinationsstruktur und Freiheitsgrad bei der rechtlichen Beurteilung von Neurosen. Nervenarzt, 30；221-224, 1959
225) Witter H：Psychopathologie, Krankheitsbegriff und forensische Freiheitsfrage. Psychopathologie huete (Hrsg von Kranz H), S 288-303. Thieme, Stuttgart, 1962
226) Witter H：Die Anwendung psychologisch-psychiatrischer Kenntnisse im Recht. Grundriss der gerichtlichen Psychologie und Psychiatrie. S 132-221. Springer, Berlin, 1970
227) Witter H：Die Beurteilung Erwachsener im Strafrecht. Hndb der forensischen Psychiatrie (Hrsg von Goeppinger H, Witter H). Bd II. S 966-1094. Springer, Berlin, 1972
228) Witter H：Richtige oder falsche psychiatrische Gutachten？　Mschr Krim, 66；253-266, 1983
229) Witter H：Wissen und Werten bei der Beurteilung der strafrechtlichen Schuldfaehigkeit. Kriminologie-Psychiatrie-Strafrecht. Festscrift fuer Heinz Leferenz (Hrsg von Kerner H-J, Goeppinger H, Streng F). Mueller, Heidelberg, 1983
230) Witter H：Unterschiedliche Perspektiven in der allgemeinen und in der forensischen Psychiatrie. Springer, Berlin, 1990
231) World Psychiatric Association：Declaration of Hawaii. Honolulu, 28. 8.-3. 9. 1977. Psychiatrische Therapie-Forschung (Hrsg von Helmchen H, Mueller-Oerlinghausen B). Springer, Berlin, 1977
232) 山上　皓, 菊池道子：精神鑑定の心理学的側面. 臨床精神医学, 10；801-808, 1981
233) Zutt J：Ueber den Geltungsbereich und die Bedeutung des psychiatrischen Urteils. Mschr Psychiat Neurol, 99；399-410, 1938

第 2 部

鑑定例の提示と解説

症例1 (F0) 器質脳症候群　血管性脳梅毒（脳卒中，症候性てんかん）

詐欺被告事件　東京地方裁判所

序

　これは著者が初めて手掛けた鑑定で，時代の古い症例である。当時すでに脳の梅毒性疾患は稀になっていた。府中刑務所で服役中に，被告人が脳卒中様の発作を起して倒れ，刑務所医務官により進行麻痺が疑われた。その後退所し，入院した病院からも早々に退院し，無銭飲食をして本件事件となり，近い過去に疑われた脳疾患と犯行時の酩酊状態が問題となって，精神鑑定に至ったものである。今後も脳の梅毒性疾患は稀であろう。ただし，東京都立墨東病院における精神科救急では，昭和50年代に，2，3年に1例の割合で進行麻痺を発見していた。鑑定では思いもかけず稀な疾病に当面することがある。そういう意味（謎解き）では参考になるであろう。発揚情性の異常性格（今日ではICD-10で他の特定の人格障害，DSM-IVでは特定不能の人格障害）の上にアルコール依存症が発展していて，鑑別診断の上でも解明すべき問題が多かった。当時著者は精神病質概念に何の疑問も感じていなかった。

被告人　山崎一郎　精神状態鑑定書

前　文

　わたくしは，昭和43年5月13日，東京地方裁判所刑事第21部の2，裁判官○○○○より，詐欺被告事件被告人山崎一郎に関し，次の事項について鑑定を命ぜられた。

　鑑定事項

　一、本件犯行時及び現在における被告人の精神状態

　よって鑑定人は同日より鑑定に従事し，本件裁判記録を詳細に閲読し，東京拘置所において，5月16日，5月21日，5月24日の合計3回，被告人に問診を行い，さらに被告人を6月1日より6月17日迄の17日間，東京都青梅市東青梅4丁目16番地の5，青梅市立総合病院精神々経科病棟に鑑定留置し，医師○○○○を助手として，被告人の精神状態ならびに身体状態を精査し，本鑑定書を作成した。

　　　犯罪事実（起訴状による）
　　　本　籍　略
　　　住　居　略
　　　職　業　略

　　　　　　　　　　　　　　　　　　　山　崎　一　郎
　　　　　　　　　　　　　　　　　　　大正5年4月1日生

　被告人は，昭和43年1月3日午後8時30分頃，東京都台東区○○3丁目8番30号，飲食店「飛鳥」こと秋野美子方店舗において，代金支払の意思も能力もないのにあるように装い，同女に対し酒肴を注文し，同女をして，飲食後直ちに代金の支払いを受け得るものと誤信させ，即時同所において，同女からビール6本外17点（代金合計4,700円相当）の提供を受けてこれを騙取したものである。

第1章　家族歴

　家族歴に関して主として被告人より聴取し，更に調書を参照して知り得たところは次の通りであ

被告人の父山崎久二郎は，長崎県南松浦郡〇〇で漁業の網元「海神丸」を称した祖父山崎太郎の次男として生れた。18歳の時家業を嫌って家を飛び出し，横浜市に至り，シンガーミシン会社技師でフランス人のベルナール氏の家に入り，馬丁からたゝき上げてミシンの技術を覚えた。25歳の時，近くの呉服屋で針子をしていた静岡県賀茂郡〇〇出身の矢板みきと恋愛し結婚した。被告人を頭に2男4女を設けた。大正4年頃，東京都墨田区〇〇に47坪の土地を求めてミシンの修理販売業を営み，数年の内に隅田川より東側のシンガーミシンの総代理店となり，30人近い店員を使用したという。
　その人柄は頑固一徹，短気であったが，ミシンの修理にかけては「名人」と言われ，職人肌であった。店員達の寝静まった夜中の2時，3時に長男である被告人を起し「これからベルナールさんから習った秘術を教える。お前も息子に代々伝えるように」といった風であった。被告人には体罰を以って徹底的にしつけ，店員達が「若でさえあんな目にあわされるんだから」と主人の乱暴を我慢したものだという。加えて相当の酒精嗜癖者であったらしい。店員達と一緒に飲んでは騒いだが，酒癖はそれほど悪くなかった。昭和20年3月10日の東京大空襲の際，至近弾を受けて同日夜死亡した。
　母みきは現在74歳で健在である。静岡県賀茂郡〇〇という80戸ほどの在所に独りで暮しているが，若い頃夫の久二郎と対等にやりあったほどに勝気であったという。
　妹春子は現在48歳で，元来虚弱な体質であるが健在である。東京都世田谷区〇〇の都営住宅に住んでいる。夫は中空病院のボイラーマンで，被告人との折り合いはよくない。弟清は昭和19年硫黄島の攻防戦で玉砕した。妹かよは現在43歳で，九州久留米の呉服屋に嫁して健在である。妹みよは現在41歳で，静岡県沼津の会社員に嫁して健在である。妹秋子は38歳で長崎県五島列島の漁業を営む家に嫁して健在である。同胞のいずれにも著明な精神病者，精神薄弱者，性格異常者はないようである。
　以上を要するに，主として被告人の陳述に依るものであるが，家系には精神疾患の患者，犯罪者などの遺伝負因はないようである。ただ，父久二郎については，その言動から活動的，発揚情性，一徹，短気，酒精嗜癖などの性格特徴が窺われ，かなりの偏倚があったと思われる。

第2章　本人歴

　被告人は大正5年4月1日，東京都墨田区〇〇で26歳の父久二郎，21歳の母みきとの間に，同胞6人の第1子として出生した。出産は正常で，乳幼時期にも著患はなかったが，幼時は腺病質で虚弱であったため，4歳から9歳まで転地療養のために，長崎県五島列島の父方祖父母のもとにあずけられて養育された。田舎で漁業などを手伝ううちに丈夫になり，小学校1学年の時から夏休みなどには佐世保から独り旅で帰京することができた。車中淋しいどころか相乗りの見知らぬ人達と直ちに親しくなり，食物を貰ったり田舎の自慢話をして，至って愉快であったという。尋常小学校の高学年からは東京で過し，14歳〇〇小学校を卒業した。卒業と同時に父から家業を徹底的に仕込まれたが，些細な失敗にも殴打などの厳しい体罰が加えられるほどであったという。18歳の頃，ミシンの修理は身体がよごれるので厭になり，叔父（母の末弟）が経営する神田の洋裁店に，実家から通い奉公した。ここでは普通の人なら習得するのに5，6年かゝるところを，被告人は3年で技術をマスターしたという。
　19歳の時，便所に隠れて喫煙しているところを父にみつかり，薪で殴る，足で蹴るの折檻を受け，かなりの出血をみたことがあった。その時母が「あととり息子を殺す気かえ！」と割って入ったので助かったという挿話がある。徴兵検査は背が低いために第2種乙となった。昭和14年春（22歳）には母の実家の近所の人に見込まれてその娘より子と結婚した。同年秋，父から土地の一部を譲られ，洋服店を開業した。
　酒と女を覚えたのは徴兵検査以来のことであるが，結婚当時も妻のほかに女をかこい，酒精について

も年を追って量を増し，ついには一晩1升位を飲用する飲酒常習者となった。

　昭和15年には1子（裕介）が生まれた。丁度同じ年に，左の睾丸が2，3度腫れて痛かったことがあるが，陰茎ならびに鼠経部に何らの変化もなかったという。その後も各地で妻以外の女に接したが，生殖器の疾患については何の自覚症状もなく，とくに治療を受けることもなかった。

　昭和18年，父の運動で東京都赤羽の陸軍被服廠に入り，特殊ミシンが扱えたところから将校服作製に当り，兵役を逃れることが出来た。戦局はわが国に不利となり，昭和19年には母と妻子が伊豆に疎開した。

　昭和20年3月10日の東京大空襲により前記の如く父は同日夜死亡し，被告人も腰椎下部および右足関節を負傷し，4日間人事不省のところを船で伊豆下田に運ばれ，同地の海軍病院で治療を受けた。その後も1年半ばかり近くの開業医に入院したが，腰椎は強い角状突背位に強直し，右足関節はほぼ直角位に強直したまゝとなった（身体障害第2級5種）。退院後しばらく臥床療養しながら，妻を指導して海水から塩を造っていくばくかの収入を得ていた。

　戦後の混乱期に世間では半ば公然と闇取引が横行したが，自分も一仕事やらねば損だという気持が生じた。昭和22年，32歳で詐欺，横領により懲役1年2ヶ月の刑に処せられたのが犯罪生活の初めで，赤羽の陸軍被服廠よりミシンを公文書偽造で持ち出して売払ったものである。これは，伊豆の旅館主が数台のミシンを欲しがっていたのにつけ込んで，前金で代金を受け取ったが，ミシンを半分しか手渡すことができずに告訴されたものである。私選弁護人を2人雇って刑期を3分の1に減ずることができたが，訴訟費用などに困り，本所の父譲りの土地を手離すのやむなきに至った。被告人は昭和20年の空襲による負傷と，同22年に如上の土地を手離したことが一生の痛恨事であると述懐している。

　その後は伊豆，東京，九州を転々として，「山さん」の通称でミシンの修理にたずさわった。当時ようやくコンベアシステムでミシンが大量生産されるようになった折から，修理業者は少なくなり，各地で重宝がられて相当の収入があったという。こうして被告人は居所定まらず，頻回の犯罪を重ね，懲役に服した期間も長い。裕介の養育もほとんどが母と妻にまかされた。

　昭和34年，妻より子が急性肺炎で死亡し，昭和39年12月には，大成建設に勤務していた裕介が現場事故で死亡した。このようにして現在，ほとんど習慣的な犯罪生活のために同胞からも自然疎遠となり，現在からくも接触のあるのは母と一番上の妹春子のみである。

　犯罪歴を見るに，前科調書によれば前科は昭和22年以来10犯におよぶ。すなわち前記の初犯のほかに，二、昭和27年12月，横領，懲役8ヶ月，三、昭和29年9月，詐欺，懲役8ヶ月，四、昭和31年7月，詐欺，懲役1年6ヶ月，五、昭和34年2月，詐欺，懲役10ヶ月，六、昭和35年5月，詐欺，横領，懲役10ヶ月，七、昭和36年3月，詐欺，懲役1年，八、昭和37年5月，詐欺，懲役1年2ヶ月，九、昭和39年1月，詐欺，懲役1年2ヶ月，十、昭和41年4月，詐欺，懲役1年6ヶ月である。以上全て詐欺，横領からなる財産犯で，その手口の多くが無銭飲食である。加えて不送致，起訴猶予をもって処理されたものは18件に及び，このうちには財産犯のみならず暴行2件，傷害，住居侵入，道路交通法違反各1件が含まれている。

　なお以下は現病歴となるが，昭和42年8月，府中刑務所内で長時間にわたる意識障害が発現し，痙攣発作を伴った。神経学的所見および血清梅毒反応が陽性であるところから進行麻痺の疑いと診断された。

　すなわち，昭和42年8月23日より被告人は意識混濁の状態に陥り，翌24日には全身性の痙攣発作が生じて意識混濁の度を増した。府中刑務所医務課医師○○○の当時の観察によれば，意識障害は10日余り続いたことになるが，その間意識混濁の深さの程度に著しい動揺があり，瞳孔異常，左顔面神経不全麻痺，構音障害，固有反射の異常，両便失禁などの神経症状が認められ，これらは同年9月上旬意識がほぼ回復したと思われる頃にも確認された。同年10月27日医師○○○○の診察によれば，被告人

の意識は清明で応答は正しく，上記の神経症状はすでに認められなかった。同年同月31日府中刑務所を退所して同日東京三鷹総合病院に入院したが，同年11月16日には再度深い意識混濁（昏睡）の状態に陥った。しかし10時間ほど後には意識を回復し，とくに著明な神経症状を残さなかった。同月24日には早くも自己退院となっている。同月26日に浅草福祉センターへ行き，生活保護を受けることになり，翌27日東京都台東区の井関病院に入院した。その後も飲酒を止めず，本犯に至ったものである。

以上から精神医学的に重要なものを要約すると，被告人は家族歴でも述べた如く，多分に発揚性の性格偏倚のある父と，これと対等にわたり合うほどの気丈な母との間に生れたのであるが，このことは現在被告人が根本気分の昂揚と自信に裏打ちされた活動性とを主徴とする発揚性性格者であることと無関係ではないであろう。すでに6歳の頃，佐世保から東京まで独り旅を行ったが，道中田舎の自慢話などをしながら淋しがりもせず退屈もしなかったという挿話にもみられるように，早期からすでに活発で社交的な性格において目立っていたと考えられる。

梅毒に関しては昭和15年の有痛性の睾丸腫脹をもって梅毒感染の時点とは断定できない。梅毒は無痛性を特徴とするからである。20歳頃から妻以外の女との間に性的交渉がたびたびあり，梅毒感染の時期は明らかにし難いが爾来約30年間のいずれの時期も梅毒感染の可能性を否定しえない。従って晩期梅毒（進行麻痺，脳梅毒など）罹患の可能性を否定することはできない。

酒歴については，20歳前後から主として清酒を飲用し，多いときには1升酒となった。禁酒も10日と続かなかったので酒歴は30年余を算える。

なお昭和20年の空襲による負傷によって数日間人事不省であったところから脳振盪症が考えられるが，その後著明な精神神経症状を残さなかった。

第3章　現在症

第1節　身体的現在症

一般理学的所見

被告人は現在53歳の男子である。強力な骨格と弛緩してはいるがよく発達した筋肉をもち，小柄ではあるが全体として体型は斗士型に属する。

体温，脈搏に異常はない。血圧は収縮期144 mmHg，拡張期98 mmHgで拡張期圧がやゝ高い。橈骨動脈は中等度硬化して触れ，蛇行が認められる。眼瞼結膜に貧血を認めず，胸部打聴診に異常を認めない。心音も正常である。腹部はやゝ弛緩して陥凹し，肝，脾，腎は触知しない。

下部腰椎が角状突背位に強直し，それより上部の腰椎は後方より見て右方に回旋し，骨盤はその代償として左方に回旋している。右足関節がほぼ直角位に強直し，足根部足背は汚賤赤色を呈して腫脹し，3個の瘻孔を認め，少量の排膿がある。消息子でさぐると，中に腐骨の存在することが知られる。右脚をひきずる中等度の跛行があり，長年右足をかばったために生じた右下腿の萎縮が認められる。

リンパ腺は右鼠経部において米粒大ないし小指頭大の腫脹を触れるのみである。性器には仮性包茎のほかに異常は認められない。

臨床神経学的検査では，他覚的所見として深部反射の亢進が認められるが左右差はない。そのほかには全く異常が認められない。自覚的には両手指全部および手掌中央までと，両足趾第3節までのしびれ感を訴える。

各種検査所見

末梢血には貧血，白血球増多は認められないが，血沈が30分値51 mm，1時間値90 mm，2時間値106 mmと高度の促進を示した。加えて血清蛋白のアルブミン・グロブリン比が0.76と著しく低く，血沈の促進と共に炎症性疾患の存在を示唆する。血清電解値，肝機能に異常なく，血清総コレステロー

ルも 210 mg/dl で正常範囲にある。

血清梅毒反応は強陽性で，凝集法定量で 16 倍，緒方法定量では 80 倍を示す。

脳脊髄液検査では，白血球数 3 分の 3，総蛋白量 30 mg/dl で，ノンネアペルト反応，パンディ反応，トリプトファン反応はいずれも正常範囲にある。髄液の梅毒反応は陰性であった。従って髄液には全く異常が認められない。なお，髄液採取の際，ひき続いて主として脳の器質性病変を確認する目的で気脳術を行ったが，髄液と空気の置換が充分に行われず，目的を果さなかった。

尿の定性検査に異常はない。胸部の単純レントゲン写真では病的所見が著明である。心臓それ自体の肥大はごく軽度と見られるが，上行大動脈および下行大動脈によって作られる陰影が左右に拡張しており，ことに上行大動脈を注意深く観察すると，動脈の内壁に沿って明らかな石灰沈着像が認められる。

腰椎部のレントゲン写真では，第 4，第 5 腰椎の間が著しく後方に開き，第 4 腰椎の棘突起が後方に突出した位置のまゝに上下の腰椎と強直している。頭蓋の単純レントゲン写真では，松果体に軽度の石灰沈着を認めるのみで異常はない。

安静時心電図では，軽度の左室肥大が示唆されるほどの所見にどどまるが，運動負荷を行うと左室後壁の虚血性変化の所見が出現する。

裸眼視力は右 0.2，左 0.4 で，矯正視力は両側とも 1.2 である。眼底検査によればキース・ワグナーの 2 群の a（中等の下）の動脈硬化症所見が認められる。

脳波は安静閉眼時に周波数 11 サイクル前後，びまん性，振幅中等度の α 波に，4 から 7 サイクル，振幅中等度の θ 波がやゝ多く混入し，全体に不規則な基礎律動を示す。安静時から 4 ないし 6 サイクル高振幅の θ 波が時に連続して出現するほか，びまん性の陽性鋭波が散見され，時に発作性異常波と考えられる棘波が出現した。4 分間の過呼吸を負荷すると，前記鋭波が増加しさらに陽性棘波が散発した。要するに脳波は，病変部位を決定することはできないが，てんかん性の異常所見を呈している。この異常所見はベンタゾール 380 mg の静注による賦活でより著明となったが，臨床的に痙攣発作が誘発されるまでには至らなかった。

以上，身体的現在症のうち異常なものを要約すると，右下腿骨下端部および右足根骨の慢性骨髄炎と第 4，第 5 腰椎の脱臼を伴う陳旧性骨折は明らかである。

さらに心臓，大動脈，末梢動脈にわたる広汎な心臓血管系に病変が証明され，しかもこれらが梅毒性病変であることが示された。これに比して慢性酒精中毒症としての身体症状は著しくない。

最後に，脳波の異常所見は被告人がてんかんであることを示唆している。

第 2 節　精神的現在症

東京拘置所における面接による問診および青梅市立総合病院入院中の問診，行動観察，諸テストにより，被告人の精神医学的診察を行い，さらに○○○文学士による心理検査所見を参考にして精神状態を検討した。

被告人はほぼ年齢相応に応待し，着衣も清潔で整っている。跛行のために歩行は遅いが，他の動作は機敏で，活力に溢れている。かなり早口ではあるがほぼ明瞭に話し，感情の動きは表情によく表われる。こうした表出力の豊かさは自己主張に富むこととあいまって，被告人を押しの強い弁舌家たらしめている。新しい環境には，ためらうことなく要求をかかげて，溶けこもうとする姿勢が顕著である。

問診して最初に目立つ点は，被告人の一方的で柔軟性に欠ける硬い構えである。質問に対する理解は悪くないが，内省する余裕もなく，あたかも備えあるものの如くただちに応答する。鑑定人の制止や批判を受けつける間も置かず，言い足りない時や言葉につまった時にはつなぎの言葉を入れて，常に相手の関心を繋ぎ止め，かつ他人に口出しの余地を与えまいとする努力が見られる。

回答の内容は質問の範囲を著しく越えてしまい，様々な主張や事実を挿入しつつ，結局は自己が価値

症例 1　(F0) 器質脳症候群　血管性脳梅毒（脳卒中，症候性てんかん）

ある人物であることを相手に納得させようとするために，迂遠にわたり，繰返しも辞さない。ついには全く質問要項から離れ，問わず語りの自己弁護，自己賞賛に発展して行くことも一再でなかった。あえて制止あるいは批判を加えると，談話はさらに抑揚に富み，感情をこめた力説となり，身振りも大きく力強くなり，ついには相手を責め，難詰するに至ることもあった。

職人としての技術，商売熱心，家柄，息子の人柄の良さ等が繰返し強調され，このように能力もあり，名誉もある人間が無銭飲食などという犯罪を犯すわけがないという論法である。犯罪に至るには必ず酩酊や病気があるに違いなく，さればこそ従来十数件の同様の犯罪が起訴猶予になったのであり，これが解せぬ検事は事情を知らないか，知ろうともしない，ある憎しみの感情によって起訴したものであろうと説く。まさに真剣であるので相当の説得力を有するが，とくに虚言を発展させる傾向は著しくない。しかし，饒舌にすぎるとはいえ，自己に有利な事実を巧みに駆使する弁舌家ではある。

問診から一例を挙げる。

問　息子さんはいくつで……。
答　24で。いや23ですか。生きとれば27になるんですよ。あしかけ4年ですからね。太平洋戦争の始まった年の12月に死んだんですから。
問　戦争の？
答　あ，あの，あのほら4年目に来る運動の何というんですか。
問　オリンピック
答　ああ，オリンピックの年の12月に死んだんですから。23でした。学校を出て間もない。今じゃあ労災保険も随分上ったらしいですけど，あの時は100万ほどしか貰えなかった。弁護士が2割くれと言ったですよ。私は巣鴨刑務所に入っていたけど，長男の血と涙で取った金だから1割くらいにしてくれぬかと言ったところそうしてくれた。それでも10何万もとられたですよ。その弁護士ですよ。弁護士の名前を忘れたので浅草警察で弁護士の名簿を見せてくれと言ったところ，警察では見せてくれないんですよ。ひどい奴ですよ検事というのは。今度の事件も弁護士呼べばたしかにたてかえてくれたんですよ……。
問　弁護士を呼んでくれと言ったのは何時ですか。
答　警察署に入ってから3日ばかり経ってからですよ。全く今度は警察と検事にひどいめに会いましたよ。どうでも良いという気になった。弁護士さんがこんなに良い人でなかったらどうでもなれですよ。刑務所で死んでも良いと思っていました。

〔以上昭和43年5月24日〕

理解力も良く，注意力，見当識に異常なく，意識は清明で，知能も正常域にある。記憶力に関しては，若い頃覚えたこと，身をもって体験したことは良く憶えている。しかし，問診にもみられるように最近の出来事や人の名前などがふと思い出せないことがあり，記銘力や想起力の軽度の低下が疑われる。

病棟生活を観察するに，全体としてまず目立つのは，朗らかでやや爽快に傾く基底気分である。とくに刺激されない限りかなり一定しており，ハーモニカなどを奏して屈託がない。些細なことで均衡が崩れて爆発し，好争性を露わにするが，その際の状況判断には過敏な被害感情と一方的な心構えがあるとはいえ，自分がないがしろにされたという原因が常に存し，それが取払われたならば直ちに元に復する。しかし，これによって自己洞察は得られず，別の些事によって再び興奮し好争的になる。感情興奮に至る原因およびその相手は常に変りやすいため，一つの事柄一つの主義をめぐって長年月争うという傾向には乏しい。

病棟生活から2，3の例を挙げてみよう。

昭和43年6月5日，午後2時40分から鑑定人は助手と共に腰椎穿刺術および気脳術を行うべく，変

形強直した腰部のレントゲン写真を参照しながら，穿刺の部位，針の方向などを話し合った。被告人は術前処置をほどこされて寝台に横たわってそれを聞いていた。数回の試みの後，腰椎穿刺に成功し気脳術を行ったところ，術中苦痛を訴えていたが突然ひらきなおり，「先生達は俺を殺す気だな！ 痛い！ もう俺はやめる。写真を見ながらあれこれ相談していたではないか。自信がなかったんだろう。自信のないことはするな！ 畜生！ このことは判事に言ってやるからな！」等の暴言をはいた。しかし術後病室に帰ったとき，「有難うございました。何か気が変になる注射でもされるのかと思ったもんですから。」と言った。

同年6月8日，被告人に問われるままに鑑定助手が「貴方の病気は進行麻痺ではなさそうです。」と答えると，一方では安堵しながらも一方では不満の様子で，いきさつを延々と述べたあと，「……だから裁判官が不思議がって，お前は精神鑑定の必要があると……それに刑務所の神経科の医者だって，東京三鷹病院の医者だって，井関病院の院長も口を揃えてあなたは進行麻痺であると言ってくれたんですよ。本当ですか。じゃあ，刑務所の医者は裁判で十中八，九進行麻痺だと言ったんですから（声をひそめ身を乗り出し）……聞くところによると東大出の医者だそうですがあれは偽証罪にはなりませんか。」等と言った。

同年6月11日，整形外科を受診中，被告人がわがままを言うので看護婦が注意したところ，激怒して「わしは先生の言うことはきいてます。あんたが間違っとる！」と大声をあげた。しかし病棟への道すがら「先程は失礼なことを言って済みませんでした。」と謝ったという。その後，被告人は自ら鑑定人にこの一件を報告したが，「あの看護婦は人間が出来てます。あんなことの後でも，ちゃんと前と同じように私に接してくれるんですから。」と述べた。

同年6月13日，○○○文学士に依るWAIS知能検査及びロールシャッハテスト実施の際，前者は辛うじて終了したが，続いて行われたロールシャッハテストの半ばで突然激昂し，「もう止めた。俺を気狂い扱いにしやがって。先生（鑑定人を指す。）に言っとけ！入院中に1回しか来なかったではないか。このことは裁判で言ってやるからな。」等と言った。この件についても，後に鑑定人に謝罪している。

気分が高揚した自己中心的な人柄の場合，その情性についても検討する必要があろう。例えば，先に挙げた問診の例に見られるように，息子の死を悼む心情よりもその労災賠償の金額の方により強い関心があるようであり，また母，同胞に対する心掛けも充分とは言えず，暗に母親の遺産をあてにしており，妹夫妻にこれを奪われはしないかと案じてもいる。しかし，少年の頃父にひどく折檻された時に，母のおかげで助かったという想い出話をして，「あの時は本当にうれしかったよお。」と目に涙して母に感謝するところもある。妻については「あんな女には2度とお目にかかれまい。もっとも半分はわしが仕込んだんだが……家のやりくりといい愛情といい……7年忌は立派にやってやった。今度は10年をやってやり度い。」とここでも自慢話めくが，あながち真情に欠ける風ではない。自分を注意する看護婦に対しいったん激昂したものの，変らず親切な看護婦の心情に心うたれるところもある。自己主張と自己の利益に執心するあまり他をかえりみないことがしばしばで，ためにあたかも情性に欠けるが如き言動がみられるが，情性それ自体に著しく目立った欠陥があるとは考えられない。

被告人は自信と活動性に充ちているにもかかわらず，誘惑に弱く，徐々に身を持ちくずし，生活能力を充分に持ちながら得られた金銭は酒色に浪費してしまうという，意志薄弱性が認められるが，発揚性とあいまって社会的には軽佻性の著しい生活態度となっている。

心理検査

記銘力検査。これは意味関係のある対語，例えば「金と銀」などと関係の無い対語，例えば「将軍と水道」などを各10対あらかじめ検者が読みあげてこれを復唱してもらい，あとで検者が読みあげる前語に対して後語を答えさせることにより記銘力を検査するものである。

被告人の検査結果は有関係の場合は1回目10問のうち正解8問，2回目正解8問，3回目10問全部

が正解である。無関係の場合は1回目10問のうち正解1問，2回目正解3問，3回目正解3問であり，有関係の場合は平均に属する成績であるが，無関係の場合はあきらかに平均以下である。

脳研式標準知能検査。これは文字を用いず図形，絵画などによるもので，生活様式とか教育程度によって規定される特殊な知識とは無関係に，本来の知能である判断，思考力を知れるように工夫されている。

これによれば被告人は100点満点中56点を示し，一般成人男子の平均値である57.5点に近い。

WAIS知能診断検査。これは言語性検査と動作性検査に分かれ，得られた粗点について年齢，職業などで補正が行われる。結果は知能指数で表わされ，平均値は100である。

これによれば言語性知能指数104，動作性知能指数90である。前者の方が高値であることは基本的な知能よりも後天的に形成された知能の方がより発達していることを示唆する。両者を総合して知能指数は100となる。内容別には一般的理解力を試す問題で得点が高く，世慣れによって得られた社会的場面に於ける判断力，理解力はかなり高い。

ロールシャッハテスト。これは10枚の意味のない左右対称のインクブロットの図版を見せて，その印象を答えさせる投影人格検査法で，投影法のうちでは歴史も古く信頼性も高いものである。

このテストは6月13日に施行されたが前述のように強い拒否にあい，反応数も少なく，従って解釈が難しいがそれを承知の上でこれを要約してみよう。人に対する猜疑心があり，素直な対人関係が持てない。自己統制が弱く，情緒的負荷のかかる状況に当面すると混乱しがちで，そうした時には人格的抑制の少ない常同的な反応を呈し易く，思考は直観的かつ自己中心的で内省に乏しい。

以上，精神的現在症を要約すれば，被告人の性格は朗らかな基底気分を根幹として，強い自信と活動性において正常からの偏りが著しいが，誇大と自慢に傾く自己顕示性，好争性，情緒の不安定，意志薄弱性ないし軽佻性といった特徴もみられる。記銘力，想起力にやゝ欠けるところがあるが知的には正常知に属する。

第3節　飲酒試験

主として酩酊状態を観察し病的酩酊の可能性を検査する目的で，昭和43年6月15日に飲酒試験を施行した。

同日午後2時半より4時半までの2時間に，市販の二級清酒720 ml（4合）を冷たいままで任意の速度で飲用させ，ピーナツ，裂きいか等のつまみを随時つませ，煙草も欲するままに自由に喫煙せしめた。一般状態を観察すると共に30分毎に採血し，無菌的に操作して直ちに凍結させ，翌々日，東京大学精神神経科研究室に氷倉に入れて運んだ。

試験の経過は次の通りである。

14時30分，試験開始，飲酒量0 ml，血中酒精濃度0 mg/dl，血圧収縮期144拡張期100 mmHg，脈搏1分間90（以下単位を略す。）

検査に対して協力的，好機嫌，饒舌。

15時0分，飲酒量280，血中酒精濃度0，血圧150-100，脈搏114。

ますます好機嫌，やや笑いが増す。ミシンを扱う技術の優秀さを手ぶりと身ぶりをまじえて具体的に説明する。徐々に抑制がとれて無遠慮になってくる。

15時30分，飲酒量480，血中酒精濃度60，血圧130-80，脈搏126。

顔面紅潮して表在静脈やゝ怒張。ひっきりなしに饒る。飲酒速度はこの頃よりやゝ落ちる。「なあ，土山先生，いや，なんて言ったっけな，まあいいじゃないか……ああ西山先生か。わたしゃね……」といった調子である。15時50分，ハーモニカを取り出して唱歌を吹奏する。片足で拍子をとって巧みな奏楽である。「今，気分はいい。10とすれば9の気分だ。あとの1はなにか調べられているような気が

していけない。」

16時0分，飲酒量600，血中濃度120，血圧130-80，脈搏130。

ときに呂律があやしくなるが，ほぼ正しく構音できる。話の内容は平生とほぼ変らないが，感情表出の度を増して，大袈裟でくどくなる。16時10分頃よりやゝ刺激的で尊大となる。「治療法と薬を教えろ。なぜ教えん。質問に答えろ！　私は裁判で言ってやる。今教えれば不利な証言はしないぞ。あんたは失敗したよ。人格は信用しているけど，医者としては失敗したよ。」などとからむ。16時17分不注意からコップを倒す。

16時30分，飲酒量720全量終了。血中濃度175，血圧130-76，脈搏150。

被告人の意に沿わないとますますいきりたつ。しかし思考はしっかりしている。「先生，あんたは鑑定人として不当だぞ。今のところ3点だけ不都合だ。絵（ロールシャッハテストの図版を指す。）のことじゃないよ。もっと本質的な問題だ。暫定的な薬だけでも教えてくれろと言ってるんだ。」等と語気あらくせまる。脳波室に連れて行くのに独りで歩いて行けるが，足もとが少しもたつくことがある。脳波技術員を見て「やあ先生，わたしゃあこれで3度目だ。なあ，この病院にきて……先生はいゝや，きれいで優しくて……そうだ，こうするんだったな。」等と言いながら協力的である。

17時0分，血中濃度185，血圧128-76，脈搏134。

紅い顔をして脳波検査を受けている。指示にはすなおに従う。時に勝手に眼をあけて「なんだほら……東京の先生居るか。俺はききたいことがあるんだ。」としばしばくり返す。脳波には非飲酒時に比して著しい差はみられない。

17時30分，血中濃度180，血圧130-78，脈搏120。

脳波検査終了。病室に帰るにあたって他の患者への迷惑を考えて，17時50分イソミタール250 mgを静注した。ただちに深い睡眠に入る。

18時0分，血中濃度175，血圧100-40，脈搏107。

採血の際の注射針の刺入に反応しないほどの熟睡状態。これは主としてイソミタール注射のためである。

18時30分，血中濃度130，血圧98-40，脈搏100。

注射針の刺入に反応するようになる。

19時0分，血中濃度110，血圧107-50，脈搏100。

ひき続き睡眠中。

以上の飲酒試験から次のようなことが明らかになる。飲酒量は最初の30分間に最も多く，徐々に次第に飲酒の速度は緩慢になったが，試験開始後2時間で所定の720 mlを飲み終った。血中酒精濃度は開始後30分すぎから上昇しはじめ飲酒につれて急速に上昇しているが，とくに屈折的な変化はみられない。2時間後に最高値に達し，その後徐々に下降し，4時間半後にもなお減少の途上にあり，さらに漸減することを示唆している。

この間精神的には，試験開始前から好機嫌であったが，開始後30分をすぎてからさらに抑制がとれはじめ，1時間を越えたころからしばらくは最も気分がよく，自らハーモニカをとり出して吹奏した。1時間半をすぎると怒りっぽく，刺激的となり，検者にからんでくどくなった。2時間をすぎたころもからみ続け，被告人の意に沿わないといきり立つこともあった。間もなく脳波検査に移ったが独り歩きが可能であった。

検査中および検査後もイソミタール注射によって深い睡眠に入るまで，終始理解力，見当識は保たれており，意識の障害は認められなかった。飲酒によって抑制が解除され，多幸的，爽快な気分が生じ，間もなく刺激性が加わり，やや怒りっぽくなったが，多幸的な気分は終始認められた。すなわち脱抑制現象を主とする中等度の普通酩酊であって，被告人の平生の人格から著しく異質な徴候は観察されな

かった．飲酒後の脳波も先に行った2回の脳波と著しく異なるところはない．

第4章　犯行当時の精神状態

　犯行前後の行動に関して被告人から充分な陳述を得ることは難しかったが，これが健忘のみのためとは考えられない．被告人には，鑑定人の質問を待ち，質問に沿って回答するという態度に乏しく，回答は質問の要求するところをはるかに越えて問わず語りとなることがしばしばであり，必要なときに質問をはさむことが難しいことが多かったからである．

　被告人は昭和42年11月27日，前記の井関病院に入院し，昭和43年1月3日，同病院から外出したまゝ帰院せず同日付で自己退院となった．

　昭和43年1月1日は同病院に終日とどまり飲酒はしなかった．同年同月2日は午前9時すぎ治療を受けてから妹春子宅に赴き，夕方これを辞し去った．妹のところでは多く飲酒しなかったが，行きに少しと帰りにかなり飲酒したという．なお同日妹のところからテープレコーダーを持ち帰ったが，それで以って金銭を都合する目的であった．やはり同じ日に同病院の某患者から2千円ほど借用した．

　翌3日の午前中，現金3千円ほどと前記レコーダーを持って病院を出た．すでに酒を飲んでいたかどうか記憶が定かでないが，見知らぬ若い衆がやってきて，そのレコーダーを売ってきてやるというのでまかせてしまった．どこかの喫茶店でその若い衆を待つことになっていたが，待ちきれないで店を出て酒を飲みに行った．山谷の立飲屋で2杯ほど飲み，それからどこに行ったかはわからない．ともかく何軒か飲み歩き，着ていた半オーバーもどこかの店で女達に脱がされたことを憶えている．浅草の新世界界隈に行ったのは夜だった．「およね」を訪れたが，店主に「あんたもう今夜はやめなさい．」と言われて送り出されたこと，従って「およね」では全く飲酒しなかったことを記憶している．

　店主椿順子の証言によると当時の被告人の状態は，足がふらつくほどではないが，態度や口のきき方から酔っているように思われる程度のものだった．

　「飛鳥」は「およね」の数軒先にあったように記憶している．自分で入ったのか誘われて入ったのかわからないが「飛鳥」に入って飲酒した．

　「飛鳥」店主秋野美子の証言によれば，被告人は当日午後8時半頃「飛鳥」に自ら入ってきて，ビール6本と清酒8本を飲んだ．被告人の状態は多少飲酒していることはわかるが普通と変ったところはなくしっかりしており，話もよくわかった．呂律がまわらぬということもなく，坐っていてふらつくこともなく，一人で歩くこともできたし，目がすわることもなかったという．

　同日午後11時ごろ詐欺現行犯として逮捕された．現行犯人逮捕手続書によれば，当時被告人は，職務質問に対して「俺は今日は金がないが飲みたいから計画的に飲んだんだ．1泊すればいいんだろう．」等と答え，素直に逮捕に応じた．

　以上，被告人の陳述は充分ではないが，公判における陳述と重大な齟齬はみられない．けれども被告人の陳述と1月4日および5日の供述書における供述との間にしばしば齟齬がある．例えば，鑑定人に対しては1月2日は午前中病院を出て妹宅を訪れたと述べるが，1月5日の供述書では午前中山谷に遊びに行き云々と述べている．また被告人の鑑定人に対する陳述自体もしばしば変化する．例えば，昭和43年5月21日，東京拘置所における問診では，最初「『飛鳥』には女にすすめられて金があるつもりで入った．」と述べたが，談話の進むにつれて，「被害者の店に行ったときは金はすっかりなかった．」と陳述した．さらに同年5月24日の同所における問診では，「『飛鳥』に入ったのは自分で入ったのか，誘われて入ったのかわからない．」と述べている．

　以上のような風であるから，被告人自身の犯行時の記憶と，その後の公判における証言などから得られた知識とを正確に分離して分析することは著しく困難である．従って犯行当時の被告人の精神状態を

被告人の陳述のみから判断するのは誤謬に陥る危険が大きい。一方，犯行に至るまでの飲酒量を正確に知ることも全く不可能であろう。

現在明瞭なことは，被告人の犯行当時およびその前後の記憶は完全に失われているのではなく，島状に記憶が残っているということである。

さて，被告人の飲酒状況につき前にも知るところのある椿順子の証言によれば，被告人はふだんから酔うと癖の悪いところがあり，口が乱暴になり大きな声を出したりして，今にも「わあっ」とくるような恐いような感じに人が変ってしまう。酒を徳利で7本くらい飲むと以上のような酔い方になるという。犯行当日被告人が「およね」にきたときは，すでに態度，口の利き方から酔っていることがわかる程度であったが，足がふらつく程度ではなく，外に待たせた運転手に車代を支払うよう椿順子に依頼することも可能であった。証人秋野美子の証言にも以上の状態に著しく抵触する事実はない。「飛鳥」で飲食して後現行犯で逮捕された頃も，酔ってはいたが泥酔というほどではなく，独力で歩行することができた。

以上，被告人の陳述，証人の公判における証言および逮捕手続書，供述書を参考にして，被告人の犯行当時の精神状態は中等度の普通酩酊の状態であったと考えられる。

第5章　考察と説明

第1節　家族歴と本人歴について

被告人の家族歴のうえでは，父が頑固，短気かつ活動的で，発揚情性の性格をもち，酒精嗜癖者であったことが認められる。母もこの父と対等にやり合うほど勝気な婦人であった。しかし，そのほかに特別な精神病の負因を見出すことはできない。被告人の性格は爽快な基底気分，強い自信と活動性において著しく目立ち，自己顕示性，意志薄弱性，情緒の不安定といった傾向も認められる。すなわち全体に発揚情性の性格特徴が顕著である。その生活史をみると，6人同胞の長子として生まれ，4歳から9歳まで長崎県五島列島の父方祖父母のもとで養育された。小学校1学年の時佐世保から東京まで独り旅をして淋しがらず，旅の仲間をつくったところにも見られるように，早くから活発で外向的，社交的な性格が目立っていたと思われる。その後は長男として父親から体罰を伴う厳しい教育を受けたが現在とくに父親に対する怨恨感情は見られない。

19歳のとき父親に隠れて煙草を吸い，徴兵検査が終わるや待ちかねたように酒と女を覚えるようになった。昭和14年（22歳）結婚当時にも他に女がある仕末で，翌15年には睾丸に腫脹と疼痛を生じた。その後も各地を転々としながら妻以外の女に接することが度々であった。酒精についても年を追ってその量を増し，多いときは一晩に清酒1升を飲む，常習飲酒家となった。飲酒との結びつきの原因には，気晴しや忘我の欲求もないではないが，社会的悦楽をより拡大しようとする，積極的，外拡的な欲求が原動力となっているようである。

被告人の犯罪歴は，昭和22年（32歳）の詐欺，横領の罪により懲役1年2ヶ月の刑に処せられたのに始まる。この初犯を含めて前科は10犯におよぶが，全て詐欺と横領から成る財産犯である。第1犯と第2犯との間には5年の間歇期があるが，その後は2年前後の間隔をおく弛張性の経過をとっている。初犯時32歳であるから，犯罪学的に遅発犯に属し，戦後の混乱期の犯罪であることを考慮しなければならないが，その動機は「一仕事」と表現されるような積極的な利欲にある。その後は習慣性に犯罪生活を続行してきた。

これによってみれば，本人歴にも記したように，昭和20年，厳格な監督者であった父親の死去と自身の負傷という運命に遭遇するまでは，被告人はむしろ社会的に成功の方向にあったにもかゝわらず昭和22年から一転して習慣的に犯罪を重ねるようになったのである。この遅まきの転機は，主として監

督者たる父の死去による抑制の解除と自己の負傷による挫折にあると考えられるが，同時に戦后の混乱期を機会に持ち前の性格偏倚が発露せられたものといえるであろう。

　被告人の性格は少年期よりほゞ一貫しており，現在に至るまでとくに病的な屈折は認められない。朗らかな基底気分，自信に充ちた活動性，自我感情の昂揚と自己顕示性，情緒不安定，意志薄弱性などの性格特徴は，健康人にも多少の差はあれ認められるもので決して特異的なものではない。被告人は，脳梅毒発病前から上記のような発揚情性を主徴とする顕著な性格特徴を持っていたことが明らかである。

第2節　進行麻痺と脳梅毒について

　梅毒に感染していることの明らかな者が精神神経症状を呈した場合，進行麻痺をはじめとする神経梅毒が疑われる。神経梅毒は諸家によりその分類が異なるが，主として神経実質（脳の神経細胞など）が侵される場合と，まずもって髄膜や血管が侵される場合とに二大別される。前者の代表が進行麻痺であり，後者がいわゆる脳梅毒である。

　神経梅毒のうち最も多い病気が進行麻痺である。進行麻痺はトレポネーマ（昔はスピロヘータと呼んだ。）と呼ぶ梅毒の病原体が脳実質に侵入することにより，主として脳の皮質が侵され，神経細胞が徐々に広汎に脱落するため痴呆や性格変化などの精神症状を呈する精神病である。その病的過程は進行性で，治療を行わない限り高度の痴呆と人格荒廃に至り，死亡する。

　その診断は単に梅毒に罹患していることを証明するのみでは足らず，脳実質に病的過程が及んでいることを確認せねばならない。従って診断は，臨床所見としては精神症状および神経症状，体液所見としては血液および髄液の病的変化を総合してなされる。

　脳梅毒は脳を覆っている髄膜ないし脳の内部および表面を縦横に走る血管が梅毒性病的過程によって侵される病気である。そしてその大部分は血管型脳梅毒である。脳梅毒それ自体としてはただちに脳実質の崩壊を意味するものではない。脳実質の崩壊を主とする進行麻痺が痴呆と人格変化を主徴とする精神病であって，神経症状は瞳孔異常や固有反射の異常などに限られるのに対し，脳梅毒，ことに血管型脳梅毒は，脳血管の破綻や通過障害によってはじめて脳症状を呈し，主として手足の麻痺などの神経症状を現わすことが多い。まず血管系が侵され，次いで血管系の障害のために脳実質に障害が及ぶという点で，血管型脳梅毒は脳動脈硬化症による脳卒中症に病的機転が著しく似ており，臨床症状もしばしば酷似することがある。

　これら神経梅毒は梅毒感染後平均十数年の潜伏期を経て発病する晩期梅毒である。被告人は昭和42年に至る約30年間，梅毒感染の可能性のある機会をもち，しかも検査と治療を自ら受けることがなかったのであるから晩期梅毒罹患の可能性を否定することはできない。被告人の場合，第2章現病歴に述べた通り発病は昭和42年8月に溯る。そして原因となる疾病は別として，現病歴以下に述べたような症状とその経過を通覧すれば，脳卒中症と考えるのが最も適切である。徐々に深い意識混濁に陥ったが，その意識混濁の程度には著しい動揺があり，しかも半身不随などの麻痺症状やその他の持続的な脳神経症状を残さずに回復したところから，脳卒中のうちでも脳出血，とくに大規模の脳出血は考えにくく，むしろ脳血管の一時的な通過障害が考えられる。

第3節　酒精嗜癖と酩酊について

　酒精は広義の麻酔剤に属し，麻痺作用を主とするものである。酒精飲用によって気分は高揚し，多弁，多幸的となり，血管は拡張し，皮膚は熱く感じられ，力が出たように感じ，運動も活発となる。無遠慮な行動が現われ，時に些細なことで怒る。こうした現象は一種の興奮ともいえるが，その基礎は抑制の解除にあると考えられる。著明な酩酊時には感情障害を伴う精神的活発さ，上機嫌，あるいは逆に悲嘆，憂うつなどを伴うが，それぞれ一般に笑い上戸，泣き上戸と呼ばれる態様である。やがて判断

力，責任感が低下し，注意の集中は困難となり，思考の筋道が立たなくなる。運動興奮があり，動き廻り，大声で歌い叫ぶ。攻撃的，刺戟的となって，軽率無遠慮な行動が多くなる。時に周囲に対する見当識が侵され，とくに自分との関連がつかなくなる。言語は不明瞭となり，歩行は危なっかしくなり，いわゆる千鳥足の状態や不器用な動作が目立ってくる。そのうち疲労が強くなり深いねむりに入る。

以上が普通酩酊といわれる急性酒精中毒の大体の経過であり，われわれが普通目にするのもこのような状態である。多くの例では酩酊時の追想が可能であるが，3分の1の例では大略の追想ができるにとどまる。

ところで，酩酊の状態は飲酒量，飲酒速度のみならず，飲酒時の諸条件により大きく影響される。例えば，同一人でも，そのときの気候，疲労その他の身体的条件，周囲の状況，気分，ことに感情的緊張などによって大きく影響され，異常な酩酊状態を呈することがある。

すなわち，比較的少量の飲酒によって急激に意識の変調が起り，場所，時，状況の見当識が失われる。普通の酩酊時の如き多幸的な気分がほとんどなく，とくに親愛感が逆転し，著しい運動興奮や攻撃行為が多くなる。ことに動機のない行為，例えばいきあたりばったりの暴行や器物の破壊などが生じ，行動に連続性や系統性がない。著しい精神症状に比して身体症状は軽く，両者の不均衡が目立つ。多くは酩酊時の完全な健忘（記憶欠損）がある。このような酩酊を病的酩酊というのであるが，こういう時には素質の条件が重要な基礎をなしていることが多い。

病的酩酊患者には酒に対する耐性が強く大酒の傾向があり，てんかん性素因が遺伝的に認められることもあり，頭部外傷や脳炎などの脳疾患を経験した例も多い。また長期にわたる慢性酒精中毒が病的酩酊の基礎となることもある。しかしこのような条件が認められなくても突発的に病的酩酊を発呈することがあるので，病的酩酊の診断には酩酊時の検討を怠ってはならない。

いずれにしても酩酊は一過性のもので，鑑定時において犯行時と同じ状態がみられるのではないところに診断の困難がある。従って目撃者の証言，本人の陳述に専門的経験や成書の教える判断を加え，直接には身体的所見や既往の疾病歴に病的酩酊の条件となる所見を求め，さらに飲酒試験によって総合的に判断するのであるから，厳密には病的酩酊と診断する可能性の程度を推定するにとどまることを断わっておかねばならない。

犯行時飲酒していてその酩酊状態に病的酩酊を疑う余地のある場合，しばしば飲酒試験が行われる。もちろん犯行時と鑑定時には時間的ずれがあり，いかに条件を似せたにしても被験者および環境の条件を同一にすることはできない。従って飲酒試験の結果をもって直ちに犯行時の酩酊状態を推定することはできないであろう。ただし飲酒試験によって，酩酊状態をつぶさに観察し，同時に血中酒精濃度を測定することにより，被告人の具体的な酩酊の状態を知ることができるのであり，犯行時の酩酊状態を推定する手懸りとはなりうる。

被告人の場合，飲酒試験によって中等度の深さの普通酩酊が観察されたが，証人の陳述から推定される被告人の犯行時の酩酊の状態もこれから著しく異なるものではない。

第4節　現在症について

腰椎の骨折変形および右下肢の骨髄炎については，当精神鑑定に直接関係するところがないので省略する。

ここで検討すべきものは，被告人の場合，その性格と梅毒性疾患および酒精による影響であるから，以上の三点に沿って考察と説明を進めよう。

被告人の性格は，すでに述べたように，爽快な基底気分および強い自信に裏付けされた活動性において，正常からの偏りが著しい。自己顕示性，意志薄弱性，情緒の不安定といった傾向も認められるが，全体としては発揚情性を中心とする性格異常者ということができる。生活歴や犯罪歴をみても被告人の

性格の上で或る時点から著しい屈折がみられたということはなく，性格は少年期より今日までほぼ一貫していると考えられる。32歳で一転して犯罪生活に陥り，あたかもこの頃より人が変ったように思われるかも知れない。しかしすでに述べたように，この転換は性格自体の変化によるのではなく，厳格な監督者たる父親の死と自己の負傷による挫折，さらに戦後の混乱が被告人の本来の性格を犯罪に向わせる機縁となったにすぎない。さらに性格は脳の疾病によって変化することもあるがこれについては後述する。

さて，身体所見については血液の梅毒反応によって被告人が梅毒に罹患していることは確実である。次に血圧はその拡張期圧がやゝ高く，末梢動脈血管は触診によって硬くかつ蛇行していることが確められる。さらに胸部レントゲン写真によれば大動脈，ことに上行大動脈が著しく拡張し，負荷試験による心電図は心左室後壁に虚血性変化のあることを示している。また眼底検査によればキースワグナー2群のａ，すなわち中等度のうちでも軽い方の血管変化所見が見られた。

以上によって心臓血管系に広汎にわたり何らかの病変の及んでいることが証明される。そして胸部レントゲン写真を詳細に観察すれば，上行大動脈の内壁に沿って石灰沈着線が認められるところから，如上の心臓血管系の病変が単なる動脈硬化症によるのではなくて，梅毒によって生じたものであることが証明されるのである。これは更に脳の血管が梅毒性の病的過程によって侵されている可能性のあることを強く示唆するものである。

第2節で述べたように，現病歴を検討することによって，被告人は脳の病気をもつことが明らかになったが，その脳の病気は血管病変に由来することがほぼ確実であった。

このようにして現病歴の医学的検討から生ずる帰結と現在症の同様の帰結は，脳の血管の梅毒性病変という一致点を見出す。すなわち被告人が罹患している疾病とは血管型脳梅毒にほかならない。

次にこの診断に矛盾がないかどうかを検討しよう。髄液検査によれば，白血球数も総蛋白量も正常範囲にあり，髄液の梅毒反応は陰性である。進行麻痺の場合，髄液中の白血球および総蛋白量は著しく増加し梅毒反応はほとんど全ての例が陽性であるから，髄液所見から進行麻痺を考えることはできない。これに比して脳梅毒の場合は以上の如き髄液の変化は軽度かまたは全くみられないことが多く，ことに血管型脳梅毒においてはこれらの変化が全くみられないのがふつうである。よって髄液所見も上記の診断に矛盾しない。

ところで長年月の酒精の常用は動脈硬化症を促進することが知られている。そこで考えられるのは，慢性酒精中毒としての動脈硬化症と梅毒との二つの疾病が合併したとする可能性である。被告人の場合，決定的な梅毒性の精神神経症状や髄液所見に欠けるところから，酒精中毒による脳動脈硬化症として脳病変を説明する一方，梅毒性病的過程によってその他の身体病変を説明することも全く不可能ではない。

しかし，複雑な症状を多数の疾病の合併によって説明することは診断学の崩壊であり，被告人の場合の如く単一の疾病を診断することに矛盾と無理がなく，複数の疾病の合併を考えるに充分な根拠がない場合は合併を考える必要はないであろう。肝臓を触知せず肝機能検査に異常が認められないところからも，慢性酒精中毒が存在する可能性は乏しいと言わねばならない。

ところでもう一つ解決しておかねばならない問題がある。それは昭和42年8月24日，府中刑務所において意識障害の状態で1度起った全身性の痙攣発作である。これはてんかん性の発作であるが，その後も脳波にびまん性の棘波の如き発作性の異常波が認められる。すなわち被告人は，臨床的には過去に1度定型的な全身痙攣発作を持ち，現在脳波に明らかな発作性異常波を呈するてんかん患者である。

ここでてんかんと言っても新たな疾病が加わったわけではない。一般にてんかんを二大別して一は遺伝的素質を主として原因とする真性てんかんと，他は脳の既知の疾病，例えば脳炎や頭部外傷などの一部分症状として現われるので症状性てんかんと名付けられる一群とするのがふつうである。被告人の場

合は後者であって，てんかんは脳梅毒の一部分症状というわけである。

　最後に，脳梅毒においては，進行麻痺ほど著しくはないしまた必発症状でもないが，やはり知能の低下や性格変化を生ずることがある。被告人は一般的には知能に著しい障害はなく平均知に属する。しかし被告人にみられる記銘力や想起力の軽い障害は，ごくわずかなものではあるが知的機能の減退の魁とも解しうるものである。

　また知能の障害と共に，怒りっぽい，頑固でくどい，涙もろい，無遠慮または無関心などの性格変化が現われてくることがあるが，このような性格変化も従来の性格の誇張，戯画化または平板化という形で，徐々に現われるものであるから，その初期には明瞭に把握しがたいことがある。しかし，将来は別として現在の被告人には脳の病気による著しい性格変化は認められない。

　以上，被告人は現在梅毒に罹患しており，その主病変は心臓血管系にある。精神医学的には血管型脳梅毒が主たる疾病であり，現在までのところその症状は脳卒中とてんかん発作に要約され，脳の病気による知能障害と性格変化は著しいものではない。慢性酒精中毒とすべき著明な症状は認められない。

第5節　犯行当時の精神状態について

　被告人は酒精嗜癖者であって，酒精を常習的に飲用し，過去にしばしば無銭飲食を行いながらついに禁酒しえず，今日に至った者である。被告人の父も酒精嗜癖者であったらしいが，酒癖はとくに悪くなかったようである。ともあれ被告人は，この父から大酒家の素質をうけ継いだといえるであろう。

　脳梅毒の発病は昭和42年8月であるが，その前と後とで酩酊の質に変化をきたしたかどうかについては今日これを実証する方法がない。病的酩酊患者には大酒の傾向やてんかんの素因の認められることがよくあり，頭部外傷，脳疾患や相当長年にわたる大酒による慢性中毒の後に起ることもある。したがって脳梅毒が病的酩酊の原因の一つとなりうる可能性を否定することはできない。しかし，このような疾病を証明したからと言ってそれが直ちに病的酩酊の根拠となるわけではない。また飲酒試験もすでに述べたように決定的な根拠を提供することは稀である。

　グルーレは病的酩酊の条件としてつぎの四つをあげている。1．酩酊者に通常多幸症のかわりに不機嫌症がある。2．運動性興奮への傾向，そして激昂や憤怒から容易に暴力行為に発散される。3．問題とされる行為に動機のないこと。たとえば見ず知らずの人に対する暴行，いきあたりばったりの器物の破壊。4．完全な健忘。さらに林暲らは以上の4条件に加うるに，意識の急激かつ断層的な変化と酩酊状態の著しい遷延の二つの条件をあげている。

　被告人の場合，多少の不機嫌症を伴うことと不完全ながら健忘を訴えている点で上記の病的酩酊の条件の僅かな一部を共有するところがあるが，これらの条件を十全に満たす事実は認められない。

　なお証人椿順子は，被告人が飲酒すると「大きい声を出したりして恐いような感じに人が変ってしまう。」，「普通とは違ってしまうので私たちでも恐いような感じがする。」と陳述しているが，これらの陳述もむしろ普通酩酊の中等度の深さの状態を示唆するものであって，病的酩酊を証明するものではない。

第6節　責任能力について

　刑事責任能力の決定は裁判官のなすべきことであるが，鑑定人が参考意見を述べることは許されよう。

　被告人は発揚情性を主徴とする精神病質者であり，酒精嗜癖者となったこともこうした性格に由来する一連の必然性を考えることができる。一般に精神病質者の場合には完全責任能力とされるのが通例であり，本被告人においても異常性格それ自体としては責任能力を問題とする根拠とはならない。

　被告人は本件犯行時はもちろん現在も脳梅毒による精神障害の状態にある。その症状は主として脳卒

中とてんかん発作に要約されるような発作症状であるが，過去の数回の発作後現在完全に治癒したとする根拠はない。昭和42年16日における第2回目の卒中発作以来今日に至るまで発作症状はないが，脳梅毒という疾病の性質上，現在なお脳の病的過程は完全には治癒していないと考えるのが妥当であろう。

このように脳卒中とてんかん症状を伴う脳梅毒は真正の精神病に属するもので，「真正精神病は無条件に責任能力なし」とするシュナイダーの立場に立てば理論的には責任無能力である。しかしこれにも例外的な場合なしというわけではない。

被告人のような場合，犯罪行為に対して責任能力が問題となるのは次の二つの場合であろう。その一は，脳梅毒によるてんかん症状として例えば朦朧発作が起り，犯行が朦朧状態においてなされたときであって，このように平生とは全く異質な病的意識状態が犯罪行為の条件となっていることが明白な場合には，何人も責任無能力とすることに異論はないであろう。被告人についてはこのような可能性はない。その二は，脳梅毒による病的過程が進行するか，あるいは進行麻痺を合併して，知能と性格に著しい病的障害のある場合である。もちろんこのような障害は徐々に進行するのがふつうであるから，犯罪に対する精神障害の役割の程度を判定することが困難になることがしばしばある。被告人の場合，現在症において述べたように，脳の病気による知能と性格の著しい障害は否定される。また脳梅毒発病以前にすでに無銭飲食などの類似した犯罪があり，今回の犯行が従来のそれとは異質のものであるとする根拠にも乏しい。

脳梅毒に罹患した者が犯行時，酒その他の薬物を併用している場合も，全精神状態の異常の程度と生物学的条件を考慮し，それらがどの程度犯行に関与するかを総合的に吟味する必要がある。被告人の場合は長年月にわたる大酒の習慣，てんかんを伴う脳梅毒など病的酩酊を起す可能性のある生物学的条件は否定しえないが，犯行時の精神状態については普通酩酊の中等度の深さの状態とみなしうる事実が多く，病的酩酊を考慮する根拠に乏しい。

なお，被告人の処置について言及すると，被告人は脳梅毒のほか心臓血管系の梅毒に罹患しており，発作症状は半年余り消失しているとはいえ専門的な治療を継続する必要がある。骨髄炎の治療と共に総合病院またはこれに準ずる施設において診療を受けるのがよかろう。

第6章　鑑定主文

1．被告人山崎一郎は平均の知能を有し，酒精嗜癖を伴う発揚情性の異常性格者である。被告人は現在さらに脳梅毒に罹患しており，その主症状は脳卒中とてんかん発作に要約される。現在発作の間歇期にあり，脳梅毒による著しい精神障害は認められない。

2．本件犯行時には，被告人は右の状態に加うるに飲酒による普通酩酊の中等度の深さの状態にあったと推定される。

3．犯行時および現在における精神状態の異常の程度は行為に対する有責性を著しく減弱せしめるものとは認められない。

右の通り鑑定する。

　　　　昭和43年7月1日

　　　　　　　　　　　　　　　　　　　　　　　　鑑定人　関東医療少年院医務課
　　　　　　　　　　　　　　　　　　　　　　　　医　師　西　山　詮

東京地方裁判所刑事部
　裁判官　○　○　○　○　殿

第 2 部　鑑定例の提示と解説

　なお，本鑑定に要した日数は昭和 43 年 5 月 13 日から同年 7 月 1 日迄の 50 日である。

【解　説】
精神病質と人格障害

　この鑑定をした当時，著者は，異常人格概念はもとより精神病質概念にまったく疑問を感じていなかった。たとえ精神病質概念が社会的評価や文化的評価に相対的なものであったとしても，異常人格概念にまで退けばそうした相対性もクリアできる。社会は大多数の正常（平凡）人格と少数の異常（非凡）人格とから成るのは誰が考えても当然のことで，それを人々に納得させるためにいかなる理論をもってくる必要もないという K Schneider[6]に賛成していた。却って E Kretschmer[3]のように，精神分裂病，躁うつ病，てんかんと正常との間に分裂病質，循環病質，てんかん病質のような中間者が存在するという「理論」を持ち込むのは，話としては面白いが，いつ証明できるか知れないような性格学を，精神鑑定に用いるのは慎重にした方がよいと考えていたのである。

　被告人は発揚情性の精神病質（異常人格）のほぼ典型例と認められ，その依存症の成立には，気晴らしや忘我の欲求もないではないが，積極的，外拡的な欲求が原動力となっており，そうした点もこのような性格者にふさわしいことだと思われた。

　今日精神病質概念は捨てられ，人格障害概念がこれにとって替ったとみられている。しかし，人格障害は治療のための概念に近くなったところもあるが，やはりかなり雑多な概念[1,4]で，Kretschmer 的な中間者もあれば，E Kraepelin[2]が端的に「社会の敵（反社会人）」Die Gesellschaftsfeinde (Antisozialen) と呼び，Schneider が情性欠如性精神病質へと精錬した人格像が，非社会性人格障害（ICD-10）または反社会性人格障害（DSM-IV）として残っている。各マニュアル等を読んでみれば，なんのことはない「社会の敵（反社会人）」が変わることなく生きている[5]のが分かるのである。Schneider 自身は次のようにいっている。「特に想起さるべきことは，精神病質人の協同社会における立場については，そのおよそのところも言いつくされていないということである。往々にして，今日でも人々は精神病質人を第一に非社会的の人として考えるきらいがあるのである。これに対して反対しているのはひとり本書のみである。」（訳序言 4 頁）

　今日われわれは ICD-10 または DSM-IV をある程度承認せざるを得ないので，鑑定においても自分の診断がそれらのどの範疇に該当するかを検討する。たまたま被鑑定人が非（反）社会性人格障害に当るとすると，その時に限ってこれらマニュアルを無視するわけにいかないので，わざわざ註釈をつけて使用せざるをえないのである。著者はこの人格障害を，倫理的，道徳的判断が立勝って精神病理性に乏しいため，精神医学的疾病概念として認め難いと考えている。そこで，やむを得ず非（反）社会性人格障害に当てはめた時は，それが今日世界に広がったマニュアルによって一応は疾病概念として認められてはいるが，それは精神医学的な病理性に乏しい刑事政策的な概念であるという説明を付加することにしている。

酩酊状態

　この鑑定では被告人の犯行時の酩酊状態を中等度の普通酩酊としている。その結論は今でも正しいと思っているが，鑑定書の考察の「第 3 節　酒精嗜癖と酩酊について」を見ると，普通酩酊と病的酩酊との鑑別に専心して，この場合それよりも重要な普通酩酊と複雑酩酊との鑑別を欠落させていることが明らかである。鑑定書のこうした欠陥をここで補充しようとは思わない。複雑酩酊に関しては症例 2 を参照されたい。

血管型脳梅毒

　鑑定書では，進行麻痺を否定した上で，「脳卒中とてんかん症状を伴う脳梅毒は真性の精神病に属する」と述べているが，この「精神病」はもちろん psychotic state の意味ではなく，内因性精神病，脳器質性精神病などのような原因別大分類における精神病の意味である。かつて「真性の精神病」には責任能力を阻却させる力があると主張されたから，真性の精神病であるにもかかわらず，責任無能力でも限定責任能力でもないというためには，それなりの説明が必要であった。被告人の場合は，脳卒中といい，症候性てんかんといい，発作性の疾病症状が中心になるから，犯行が発作期にあったか，間欠期にあったかがまず問われる。被告人の犯行は間欠期に行われたものであるから，今度は念のため痴呆や性格変化があったかどうかを検討しなければならなかったのである。

初めての鑑定

　第1部でも述べたことであるが，研修医の2年目が終わる頃，鑑定助手というものを一度経験して，鑑定の概略を把握した。その3年後，つまり医師になって5年目にたまたま鑑定の求めがあって，初めて独自に行ったのがこの鑑定である。原稿用紙（400字）にして70枚余の鑑定書を提出し，法廷に召喚されて鑑定人尋問も受けた。弁護人が，日本酒とビールを飲用した場合は単一酒類を飲用したときよりも酩酊効果が強いのではないかと質問しただけであった。いずれもアルコールであって，異なった薬物を用いたときの相乗効果は期待できない。相乗効果があるにせよないにせよ，結局は酩酊状態の態様が問題になるに過ぎないと答えてパスした。当時，証人席は，裁判官に正面に向き合う席のみでなく，検察官と裁判官との中間にも設けてあり，椅子（両肘付き）の高さも両者の中間であった。鑑定人はその席に座り，弁護側および傍聴席に向かって回答する格好になる。欧米の法廷の証人席に近似するが，こうした証人席は昭和50年前後から見られなくなった。今日では弁護人および被告人と検察官とに左右からはさまれ，裁判官に正対する証人席だけがどこの法廷でも用いられているようである。この時の裁判官は実は萩原太郎判事で，いわゆる千葉大腸チフス事件を担当される少し前であったように思う。すでに初老の紳士であったが，親子ほど年齢の違う未熟な鑑定人に対しても，あたかも同僚に対するように礼儀正しく応対された。初心の鑑定人にとっては幸運な出発であった。

文　献

1) Blackburn R：On moral judgements and personality disorders. The myth of psychopathic personality revisited. Br J Psychiatry, 153：505-512, 1988
2) Kraepelin E：Die psychopathischen Persoenlichkeiten. Psychiatrie. 8. Aufl. Bd. 4 S. 1973-2116. Barth, Leipzig, 1915
3) Kretschmer E：Medizinische Psychologie. 10. Aufl. Thieme, Stuttgart, 1950. 西丸四方, 高橋義夫訳：医学的心理学II 第10章　気質. みすず書房, 東京, 1955
4) Sass H：Zur Klassifikation der Persoenlichkeitstoerungen. Nervenarzt, 57；193-203, 1986
5) Sass H：Psychopathie Soziopathie Dissozialitaet. Zur Differentialtypologie der Persoenlichkeitsstoerungen. Springer, Berlin, 1987
6) Schneider K：Die Psychopathischen Persoenlichkeiten. 9. Aufl. Deuticke, Wien, 1950 懸田克躬, 鰭崎轍訳：精神病質人格. みすず書房, 東京, 1954

症例 2 （F1） アルコール急性中毒　複雑酩酊

現住建造物放火被告事件　　宇都宮地方裁判所

序

　被告人はかなりの遺伝負因を持つ上，崩壊家庭で育ち，中学は教護施設で卒業した。10歳代半ばより飲酒，有機溶剤の濫用，非行を始め，今日までの非行・犯罪歴は多数かつ多種類にわたる。成人して暴力団の組員となり，覚醒剤の濫用も始めた。飲酒も常用かつしばしば大量となった。33歳のとき酩酊の上で縊首自殺，焼身自殺を企図して未遂に終った。同じころ飲酒の上覚醒剤を注射して，指と陰茎を切断したこともある。その後覚醒剤をやめ，ほとんど後遺症を残さなかった。37歳のとき，世話をしていた病気の弟に死なれ，悲嘆に暮れた。ある日，酩酊して弟の墓を掘り，数日後にはまた酩酊して弟の位牌の前で子猫を断頭し，その肉をぶつ切りにして食べた。さらに数日後祭壇の部屋等に灯油を撒き，自分も灯油をかぶって点火し，自宅を焼燬した。訴訟手続上は放火被告事件であるが，自殺の企図もあったと考えられる。情性は至って粗野，衝動性著しい人物の犯行である。アルコールによる異常な酩酊が問題になる。

被告人　石田洋一　精神状態鑑定書

目　　次
1. 緒　　言
2. 家族歴
3. 本人歴
4. 身体的現在症
5. 精神的現在症
　（1）一般的態度
　（2）問診と観察
　（3）心理検査
　（4）自由飲酒試験
6. 犯行時の精神状態
7. 考察と説明
　（1）精神医学的診断について
　（2）訴訟能力と責任能力について
8. 鑑定主文

1. 緒　　言

　鑑定人は平成3年3月13日，宇都宮地方裁判所受命裁判官○○○○より，現住建造物等放火被告事件被告人石田洋一について，下記事項に関し鑑定するよう委託され，宣誓の上これを了承した。

　鑑定事項
　被告人の本件犯行当時及び現在における精神障害の有無およびその程度

　よって鑑定人は同日より本鑑定に従事し，一件記録を精読すると共に，東京都立墨東病院神経科医長

飛鳥井望を鑑定助手として，被告人に繰り返し面接を行い，被告人を平成3年7月1日より同年同月3日まで東京都墨田区江東橋4丁目23番15号所在の上記病院に入院させ，心身の状態を精査した。なお，鑑定人は同年5月2日，同9日，6月13日，同14日，7月5日の5回にわたり，鑑定助手は同年5月9日，同30日，6月1日の3回にわたり東京拘置所に赴き，調べ室に於いて被告人の問診を行った。また心理検査は同年6月14日と7月3日に臨床心理士高畠克子が行った。さらに鑑定助手は同年7月25日栃木県○○市の自宅に被告人の両親である石田正とかよを尋ね，両人の自宅に於いて事情を聴取した。

なお，被告人の問診に当っては，鑑定人が裁判官の依託により被告人の精神状態について鑑定を行っていること，また正しい鑑定をするために被告人の正直な陳述を期待するが，供述したくないことを供述する必要はないことを予め知らせた。

公訴事実
宇都宮地方検察庁検察官検事○○○の作成にかかる起訴状によると以下のとおりである。
　　　　　本　籍　栃木県○○市○○　以下略
　　　　　住　所　同上
　　　　　職　業　鳶職

　　　　　　　　　　　　　　　　石　田　洋　一
　　　　　　　　　　　　　　　　　昭和29年2月1日生
　被告人は，同人方住居に放火してこれを焼燬しようと決意し，平成2年8月某日午前3時30分ころ，栃木県○○市○○所在の同人方西側6畳間において，同所に集めてまるめた広告紙等に灯油をまき散らすなどした上，この広告紙等にライターで点火して放火し，この火を畳から板壁，天井へと燃え移らせ，よって，同人の実母石田かよが現に住居に使用している木造トタン葺き平屋建家屋一棟（建坪面積58平方メートル）を全焼させて，これを焼燬したものである。
　　罪名及び罰条　　現住建造物等放火　　刑　法　第108条

2．家族歴
以下は被告人の父母の陳述による。

（1）父方家系
　被告人の実家石田家は○○市○○で代々続いた農家である。祖父甚五は農作業のほかは諸事すべてを妻に任せ，自らは近所との付き合いもほとんどしなかった。奇矯な行動が目立ち，周囲から変り者と見られていた。妻シマに対しては異常に嫉妬深く，妻が浮気しているのではないかと疑って，夜も寝かせず責め立て，妻の首を絞めたり，刃物をつきつけたりした。また嫁いできた被告人の母かよに性的関係を求め，嫁の後をしつこく追い回したことがある。甚五は酒を嗜まなかった。昭和38年に自宅が全焼した際，2，3日後に不穏状態となり，人を追い回したり，おたまを持って大声で歌うなどの異常行動があり，半年間精神病院に入院した。退院後も妻に対する病的嫉妬と暴力が続いた。昭和44年高血圧がもとで病没した。
　祖母シマは勝気なところのあるしっかり者で，やや派手好きであった。変り者の夫に代って，一家の事務をすべて取りしきっていた。昭和43年に急死して，病死とされたが，服毒自殺の可能性もあるという。
　被告人の父正は甚五とシマの第3子（次男）として昭和3年3月25日に生れた。同胞には姉トシ（○○市在），兄タキオ（20歳で病没），妹サヨ（東京都在），弟優（同じく東京都在），妹ミツ子（○○

市在)の5人がある。兄タキオが早くに他界したため，正が家を継ぐことになった。しかし正は農業を両親に任せ，自らは同愛工業という煉瓦工場で長らく働いてきた。昭和25年かよと結婚したが，その後間もなく甚五がかよを追いかけ回すようになったころから飲酒癖が高じ，仕事も休みがちとなり，酒乱の傾向が現われた。平生から家庭内の煩わしい事には逃避的で，頼りにならなかったという。子供ができてからも酒癖の悪さは変らず，酔っては妻子に暴力を加えることを繰返していた。職場での昇進も果せなかった。酔って暴れた際に菊台病院に3回，山田病院に1回，田川病院に2回強制入院させられたことがある。最近は飲酒癖は治ってきたものの，珪肺に罹患し，平成2年6月より内科病院に入院している。

(2) 母方家系

被告人の母かよの実家は○○市○○○の農家である。祖父吹田与一は昭和25年脳血管障害により，祖母リンは昭和43年老衰により病没した。かよは大正13年11月某日に第5子(三女)として生れた。同胞には兄一造(すでに他界)，兄二雄(○○市在)，姉タキ(○○市在)，兄吉三(○○市在)の4人がある。

かよは宇都宮の看護学校を卒業後，宇都宮市内の病院に約3年間勤めた。終戦後は実家に戻り，昭和25年に正と結婚した。前述のような舅の振舞が原因で，実家に逃げ帰るなどのことが何回かあって家内が揉めていたので，入籍したのは昭和30年である。

(3) 同胞

被告人は同胞3名の第1子(長男)である。第2子は2歳年下の弟昇(昭和31年生)，第3子は8歳年下の妹京子(昭和37年生)である。昇は中学2年生(昭和46年)のとき不眠，独語，滅裂言動のため山田病院に入院し，精神分裂病と診断された。その後何回か入退院を繰返し，20歳の頃，山田病院入院中に自殺の目的で5階から飛降り，下半身不随となって以後は車椅子の生活を余儀なくされた。最後は障害福祉センターで暴れたため，宇都宮市内の新海病院(精神科病院)に半年ほど入院していたところ，平成2年5月某日被告人が半ば強引に退院させ，自宅療養となった。しかし同年6月中旬熱を出し，飲食物を受けつけなくなり，林病院に入院したが，「血管にバイ菌が回っており手おくれ」と言われ，6月某日同院内で死亡した。昇は下半身不随に伴う膀胱障害のため排尿のコントロールができず，尿道カテーテルを持続留置していた。新海病院退院後も週1回通院してカテーテルの交換をしていた。交換が遅れたことから尿路感染を引起こし，最後は敗血症の状態にあったと推測される。

京子は看護学校に進学したが，被告人が原因で友人関係が悪化し，同学校を中退した。18歳のときに結婚して2児をもうけた後，離婚した。その後上京して事務員となり，仕事先の経営者吉本紀夫と昭和56年に再婚し，現在は東京都で暮している。

(4) 精神医学的遺伝負因

父方祖父甚五は奇矯な生活態度，妻への異常な嫉妬心，火事の後の病的エピソードなどから精神病に罹患していたことが推定される。父正にはアルコール依存症が，また弟昇には精神分裂病が認められる。その他には特記すべき明白な精神医学的遺伝負因はない。

3. 本人歴

被告人は昭和29年2月1日，父正(当時25歳)，母かよ(当時29歳)の第1子として生れた。妊娠中ならびに分娩時にとくに異常はなく，正常産であった。当時両親は○○市○○で，父方祖父母，離婚して実家に戻っていた父方伯母トシと同居していた。被告人は幼少期は健康で著患を識らず，母親から

見て発達上の異常はとくになかった。昭和31年弟昇が生れた。

　昭和35年4月，○○市立○○小学校に入学した。昭和37年には妹京子が生れた。昭和38年5月某日，弟昇と隣家の子供健一の火遊びがもとで自宅が全焼し，この火事を契機に甚五が精神病状態となり，約半年間入院した。その当時父は同愛工業に勤めていたが，すでに飲酒癖は高じ，給料も満足に家に入れず，家計は苦しかった。また父の酒乱による暴力に母子共にさらされ，家庭内は荒んだ状態であった。母は実家から食物や金銭の援助を受けて，なんとかやり繰りしていたという。子供達が学校で使う文房具なども母の実家の援助でそろえていた。

　そのような家庭環境の中で，小学生の被告人にも徐々に問題行動が見られるようになった。小学校の学習記録ならびに行動生活記録には，教研式知能検査で2年生のときIQ＝73，4年生のときIQ＝59と記載されている。3年生の頃より虚言，無断欠席が目立つようになり，身なりも不潔となりがちで，持物も乱雑に扱うと指摘されている。4年生では学習意欲が乏しく，集中力に欠け，約束やルールが守れない点が指摘されている。5年生では放浪癖，盗癖，虚言癖などから性格異常児と記されている。成績は5段階評価でほとんどの教科が1と2で，順位は下から2，3番目であった。被告人の陳述によると，6年生のときクラス全員の給食費を盗み，宇都宮市内で遊興に使ってしまったことがある。かよは，給食費の事件は記憶にないが，警察に呼ばれて，被告人が盗んだ財布など多数の物が机の上いっぱいにあるのを見せられたことを覚えている。

　度重なる盗みが問題となり，被告人は宇都宮児童相談所を経て，昭和40年7月某日○○市の教護施設○○学園に入園した。同年7月の田中ビネー式知能検査ではIQ＝75であった。○○学園の指導記録によれば，被告人は知能も高くない，学習意欲も乏しい，衝動行為に走りやすい，善悪の意識に乏しい，気が小さく人に左右されやすい，成績は小学校と同程度などと記載されている。また両親の態度に関しては，教育に無関心で，父親は無責任で母親も知能が低い感じがあり，家庭環境はよくないと記載されている。入園当初は無断外出が多かったが，学園生活に慣れるに従い，当番の仕事を熱心にやり，また課外活動や野球部員としての活動に参加して楽しむようになった。昭和42年4月には，○○学園在籍のまま○○市立○○中学校入学の扱いとなった。

　昭和43年11月某日，被告人は祖母の葬儀からの帰途，親戚を頼って東京に逃走した。連れ戻される途中，帰園を嫌って列車から飛降り，負傷したが，軽い怪我ですんだ。12日間丸矢病院に入院し，退院後は自宅で療養した。その後は○○学園には戻らず，父親の従兄弟が営む都内杉並区の野田造園で職業実習の形で働くことになった。昭和44年4月1日，○○学園の措置を解除され，同時に中学校卒業の扱いとなった。

　引続き野田造園で約3ヵ月働いたが，仲間内では飲酒や賭博がさかんで，暴力団との繋がりを持つ者もおり，被告人はここで酒とシンナーの味を覚えた。その後同年夏頃帰郷し，父と同じ同愛工業に勤めたが，飲酒のほか，トルエンやその他の薬物濫用が続いた。また父の酒乱も相変らずだったという。

　被告人は①昭和44年10月20日の窃盗により，②同年同月24日の窃盗により，保護観察処分に付された。昭和46年には昇が精神分裂病を発病し，山田病院に入院した。被告人のトルエン濫用は止まず，不良グループと共にバイク窃盗などの非行を繰返していた。③昭和46年5月26日の窃盗および④同年8月17日の窃盗により中等少年院送致となり，○○中等少年院に送致されたが，院内で暴力事件を起こしたため，○○特別少年院に移送された。被告人によれば，「意地の悪い教官を殴り，後輩のくせに生意気な生徒がいたので剣道の時間に木刀で鎖骨を打って，骨折させた」という。昭和49年2月，20歳となった直後に退院した。

　いったん実家に戻ったが仕事もなく，少年院で知合った仲間を頼って静岡に行き，稲川会森田一家○○組の組員となった。これより覚醒剤濫用が始まった。21歳頃には，小指を詰めた。⑤昭和49年4月23日には自動車窃盗により，懲役8ヵ月を言渡され，昭和50年1月15日川越刑務所を出所した。⑥昭和

50年5月27日にも自動車窃盗のため，懲役10ヵ月を言渡され，昭和51年4月29日まで甲府刑務所に服役した。⑦昭和51年6月11日には窃盗と暴行事件により起訴猶予となった。その後間もなく上京し，新宿でバーテンダーやシンナーの売人をした。ときおり実家に帰っては酔って暴れることが少なくなかった。⑧昭和52年2月19日には暴行傷害（路上で女性に暴行）により，罰金刑に処せられた。⑨同年6月11日には児童福祉法違反（年少者を店で使う）により，起訴猶予となった。⑩同年7月5日，自動車窃盗，道路交通法違反（酒気帯び運転）により，懲役2年を言渡され，昭和54年7月21日まで水戸刑務所に服役した。それ以後はほとんど実家で暮らすようになった。

　⑪昭和54年11月6日，強制猥せつ，暴行，傷害（被害者は知合いの女性および幼女）により，懲役2年に処せられた。昭和56年12月25日に前橋刑務所を出所したが，早くも⑫昭和57年1月6日には強姦致傷，監禁（被害者は母方従妹）事件を起こし，懲役5年に処せられた。この事件では部落中が騒然となった。被告人は昭和62年2月3日前橋刑務所を出所したが，人々の厳しい目に対する恐怖や従妹への罪責感から不眠がちとなった。出所直後から再び覚醒剤を打ち始めた。妄想も生じたらしく，「追われているから迎えに来てくれ。」などと言って，両親に助けを求めたこともある。出所後数日を経たころ，飲酒の上自宅離れの小屋で縊首により自殺を図ったが未遂に終った。やはりこの頃，飲酒して灯油をかぶり焼身自殺をはかったが，ライターが濡れて着火せず，これも未遂に終った。さらに同年同月11日ころ，飲酒の上覚醒剤を注射し，左環指を切断した。その傷も治りきらない同月18日ころ，左中指と陰茎を切断した。ただちに外科処置を受け，菊台病院（精神科）に覚醒剤中毒の診断にて2週間の入院となった。このとき幻覚妄想状態が認められている。その後谷本病院，三宮病院にアルコール依存症にてそれぞれ1ヵ月程度入院したが，いずれも院内で暴力事件を起こし，強制退院となった。退院後は実家に帰り，土工や建築作業員などしていた。被告人によれば，その後は現在まで覚醒剤を使用していないという。

　昭和62年から63年にかけて，石田家所有の自宅近辺の土地3箇所を，近所の畜産農家である小澤二郎に売却した。両親の述べるところでは，これは父が入院し，母が被告人の酒乱を避けて自宅から逃げていたときに，被告人が両親に無断で売却の話を進め，実印を紛失したと偽って勝手にこれを再登録し，売買契約を結んだとのことである。しかも売却代金の支払方法についてきちんとした取決めがなく，被告人が入用のときに数万円から数十万円ずつ代金を受取っていたため，結局総額でどの程度支払われたかは不明である。被告人はその当時水商売のフィリピン女性との遊興に数百万円を費やしたと言っている。受取った代金のほとんどはそのために使われたと思われる。

　被告人が勝手に売却した土地については最終的に両親もあきらめ，あらためて自宅前の土地を売却する話を小澤二郎と進めた。その際両親は自宅に接する部分を残して，すこし離れた所にある土地を売渡すつもりで交渉していたが，登記が終わってみると，自宅に接する部分と他の土地との両方が小澤二郎名義に書換えられていたという。これより被告人と両親は，小澤二郎に対して，騙されたとの恨みを今日まで抱くようになった。⑬昭和63年3月15日，パチンコ店で暴行事件を起こし，罰金刑に処せられた。被告人はこのとき小田原の留置場で○○組の組員と知り合い，その組員となった。また，スナックで働いていた当時21歳の女性君子と知り合い，これを情婦とした。この頃は女性を口説くことはあっても，切断した陰茎の事情があって，性行為に至ることを恐れていた。そのような中で，君子は被告人の陰茎の不具を気にせず相手になってくれた。陰茎の残根をなんとか腟内に挿入して性行為をすることができ，射精も可能であった。⑭昭和63年7月1日，道路交通法違反（酒気帯び運転）により，懲役4ヵ月に処せられた。⑮同年7月14日，銃砲刀剣類所持等取締法違反（文化包丁を携帯）により，罰金を言渡された。平成元年6月9日横浜刑務所を出所した。

　出所後○○組に戻ったが，被告人が服役中に君子が他の組員と情を通じていたらしく，君子から別れ話を持ち掛けられた。これを不審に思った被告人が事実をつきとめたため，組うちで揉め事が起こりそ

うになったが，被告人の方で嫌気がさし，平成元年夏に組を脱会した。その後上京して浅草山谷界隈でぶらぶらしていたときに，手配師から千葉県浦安市にある土工の仕事を紹介された。しかしここでも同僚と喧嘩していられなくなり，元舎弟の紹介で東京都江戸川区の会社を紹介され，平成元年の暮頃までそこで鳶職を習った。平成2年初頭から3月までは千葉で鉄筋工を勤め，それから東京都江戸川区の赤里建設に移ったが，酔って包丁を振り回したことからそこにもいられなくなった。

同年5月頃，郷里で仕事を探そうと思い立ち，〇〇市の両親のもとに戻った。すぐに市の電話帳で戸板建設を見つけ，土木建築作業員として雇われることとなった。以後，ときどき休むことはあったが，仲間にも融け込んで，真面目に仕事をしていた。1日1万円の日当であったが，給料はきちんと母親に渡し，小遣いとして1日千円を毎朝もらっていた。酒はたいてい仕事の帰途，缶ビールを1本飲み，焼酎の4合瓶を1本買い，これを自宅で飲んでいた。危険な仕事に従事していたので酔いを残さないため，翌日仕事のある日は2合程度飲んで就寝するよう気を付けていたが，休みの前日はその2倍以上の酒を飲んでいた。月に2，3回はスナックや居酒屋などで飲むこともあったが，小遣いとの兼合を考えて大ジョッキで2杯程度に止めていた。概して焼酎2，3合飲めば気分よく酔うことができたが，5合も飲むと「頭の神経が働かなくなって，わからなくなっちゃう。」ような酩酊状態になった。

一方，被告人は入院中の弟昇に対して，両親の目から見ても親身な情愛を向けており，ときどき見舞のため病院を訪れていた。平成3年5月某日，入院中の昇が「ここにいては殺されてしまうから退院したい。」と自宅に電話してきた。これを聴いた被告人は，その日の夜中に新海病院に駆けつけ，すぐに退院させると言って譲らず，結局強引に弟を自宅に引取った。被告人は「自分が責任を持って面倒見る。」と称し，毎日のように昇の好きな物を食べさせ，外に連れ出して，熱心に世話をやいていた。しかし昇の精神症状は改善しておらず，終夜眠らずに不穏となり，大声で騒ぐことが度々あった。被告人は翌日に仕事が控えているのに睡眠がとれないことがあり，酩酊したときには我慢が出来ず，昇を黙らせようとして殴りつけたり，さるぐつわをかませて外に放り出したりしたこともあった。

同年6月父正が内科病院に入院した。また既述のような経過で昇も林病院に入院し，6月某日に死亡した。このときの被告人の悲嘆ぶりは激しく，同23日の葬儀のときに棺にとりすがって離れなかった。またその日は乱れてはいけないと言って，一滴も酒を飲まずに過し，周りの者が「人が変ったように真面目になった。」と噂したくらいである。また父方の叔母に「両親の面倒を見るのはお前しかいないから頑張れ。」と言われ，「俺がやんなきゃ。」と真剣な顔つきをしていたという。戸板建設の方はしばらく休んでいたが，同29日から仕事に戻った。従来と同じように仕事に出ていたが，8月中頃，仕事の休みの日に昼間から飲酒して酩酊し，昇の墓を1メートルほど掘り起こしたことがある。また同月中旬やはり酩酊した際，知人からもらった子猫を殺し，深夜その屍をもって隣家に見せに行き，帰宅してから猫の肉をぶつ切りにして，母に料理させ，これを酒の肴に食べた。そして同月某日午前3時30分頃，酩酊状態にて自宅に放火し，これを全焼させた。

以下，若干の問診を掲げて説明を付しておく。

(1) 有機溶剤の濫用について
シンナーは何年くらいやったのですか ―― 1年くらいですか。
幻覚が出てきたのは ―― やりだしてからすぐ出てきた。
すぐと言っても1日，2日じゃないね ―― まあ1カ月か2カ月かしたころでしょうね。
どんな幻覚なの ―― 覚えていないな。ここにいるというのじゃなくて，別の世界にいる感じだ。
それも気持がいいの ―― いいですね。ラリッているし，恐いものはないし，別世界にいる感じ。
夢みたいなの ―― そう，夢みたいだ。
覚えているのは ―― 皆が並んでベルトコンベアに乗っかっている。次次に耳を切られる。自分の番

になったところで，飛降りてにげる。夢がさめてきたので，またシンナーを継ぎ足して吸う。するとま
た別の夢を見る。観覧車にのっている気持になる。
　夢と言っても眠っている訳じゃない——ねてはいないけど，夢だけになってしまう。

　有機溶剤による，ほぼ定型的な急性中毒性の精神症状が述べられている。「別世界」とか，「ラリッて
いる」，「恐いものはない」，「観覧車に乗っている気持」などからうかがえるように，第一に，酩酊状態
にあることがわかる。第二に，発揚気分ないし多幸感が認められる。第三は幻覚であるが，その特徴は
夢想症（空想する情景が目の前に開けてきて，自分がその中にいるという体験が多い）にある。有機溶
剤濫用者はこうした幻覚に陶酔する。有機溶剤依存症とは，こうした急性中毒（酩酊）の反復である。
ここから現実的な精神病が発展することはまずない。被告人の場合も一過性の体験に終っている。

（2）覚醒剤の濫用について
　覚醒剤をはじめてやったのは——20歳ころ。
　20歳ころの感じは——（打つと）さっぱりした。うるんだような，涙が浮かんでいるような目にな
る。鋭くなる。周囲がものすごく気になる。なんとなく気になる。
　やる気満々になるの——ええ。
　恐いものなしとか——そうなりますね。
　周囲が気になるというのは——誰か見てんじゃないかという感じだ。
　気味が悪いというのとは違う——ちょっと違う。もの音でもすると，誰か尾けているんじゃないか
とか，気を回すことが多い。
　あなたの場合，テンパルというのは——猫を見ると目玉がテレビカメラに見え，自分がうつされて
いると思ってしまう。尻尾がアンテナで，自分が監視されているように感じる。組から外されているな
とか，警察に連絡されているとか，通行人が山口組や住吉組の人間に見えた。

　覚醒剤中毒による幻覚・妄想状態は，有機溶剤によるそれに比べるとはるかに強い現実性格をもってい
る。被害的関係妄想，注察妄想，追跡妄想，人物誤認，幻視等が生じ，妄想等に基づいて現実に行動
を起こすに至る。昭和62年2月前橋刑務所を出所したころには，覚醒剤を使用して，一過性ではある
が，このような精神病的状態に陥ったと考えられる。

（3）陰茎の切断について
　出所する前から心配があったのですか——眠れなかった。10日くらい。不安と期待と。
　期待と言うのは——シャバに出たらあれしたいこれしたい。
　例えばどういうの——5年のブランクがあるから，組に迷惑かけるとか。
　ほかには——また組でやっていくのか，とか。
　真子さん（被害者）に申し訳ないというのもあったのですか——それが大きかったんじゃないです
か。親戚付き合いしてもらえるかとか。何かけじめをつけないといけないなあと思っていた。
　そのうち出所した——ええ，62年2月の6日ころと思うな。
　出たらどうだったの——1週間はぶらぶらあそんでいた。2月11日に左の薬指を切った。2月の中
旬か下旬には中指の先を切った。どっちも酒飲んで覚醒剤を使っていた。金玉切ったのは中指の時だと
思う。
　2月11日はまだぶらぶらしていたころ——そうです，館林の兄貴の事務所で。
　何時ころのこと——午後の夕方かな，それから1週間ほど経って，こんどはうちで酒飲んで覚醒剤

使って，テンパッて金玉切っちゃった．

そのときはどんなふうにテンパッてたの —— そのときはどうだったかな．わかんなくなっちゃって，真子に対し申し訳ないと思った．

普段は感じなかった —— 出会ったらなんと言ったらいいかとは思っていた．

酔ったり，テンパッていないときも，金玉切らなくてはいけないと思っていたわけ —— そこまでは思っていなかったけど，謝りにいこうかなとは思っていました．

普段から申し訳ないという気持は続いていた —— あったです，それは．

中指を切り，ペニスを切ったのは，すると，自分のうちで，2月の20日前後かな —— そうですね．

炬燵で切ったの —— 飲んでいて，台所から文化包丁と俎持ってきて，中指に当てて右手できろうとしたが切れず，立上がって右足を包丁に当てて踏んづけて切り落とした．それからまた酒を飲んだ．そのころは清酒で1升くらい飲んだんじゃないか．

ペニスも俎で —— ペニスは左手で摑んで，右手に包丁を持ってごしごし切った．1回や2回では切れなかった．痛みは感じなかった．興奮していた．このまま死ぬのじゃないかと思った．

そのときお母さんはどうしてたの —— お袋はやめろと言っていた．近付かないでいた．恐かったんじゃないですか．薬指は館林の兄貴のうちで飲み込んでしまったが，中指は切って口の中に入れて齧り，かけつけた警察官にほきかけた．切取った金玉も投げつけ，包丁も投げた．救急車にすぐ乗せられた．

薬指を切ってこれを飲み下したときも，中指を切り，陰茎を切断した時も，大量のアルコールを飲んだばかりでなく覚醒剤を使用しているが，いずれも著しい興奮状態である．被告人は平生から真子に対する罪悪感を抱いており，なんらかのけじめをつけなければならないと感じてはいたが，それは被告人に謝りにいかなくてはならないと感じさせる程度の気懸かりであった．酒を飲み，覚醒剤を打ち，さらに酒を飲んでいるうちに，急激に興奮状態をきたし，思いきった行動に出たのである．行動は衝動的で，きわめて激しいものであるが，平生からあった罪悪感と理解できる関係にある．この興奮時について，被告人の記憶は隅々にいたるまでよく保たれており，行動にも一定の纏まりがあって，明らかな意識障害は認められない．唐突で激しい興奮とある程度理解可能ではあるが衝動的な行為とから，複雑酩酊または複雑酩酊相当の状態にあったと推定される．

4．身体的現在症

平成3年7月1日東京都立墨東病院神経科診察室にて理学的診察を行なった．また心電図検査，胸部レントゲン検査，脳波検査を同日に，血液生化学検査，尿検査，頭部CT検査を7月2日に施行した．

予め結論を記せば，被告人の身体的現在症には特別な異常はない．

【身体の外見】身長171 cm，体重62 kgで，体型は筋肉質である．

両肩，両上腕から心窩部にかけて文身がある．左肩背側には文身の消去痕がある．手指は計4本が切断されており，いずれも被告人自身の手によるいわゆる「指詰め」である．右手の小指が近位指関節で切断されており，左手の中指，環指，小指はいずれも遠位指関節で切断されている．また陰茎も約3 cmを残して切断されている．その他には身体外見上の異常は認めない．

【理学的所見】表在リンパ節は触知しない．口腔内視診上，舌，咽頭，扁桃腺に異常はない．甲状腺に肥大はない．聴診上，心音，呼吸音ともに正常である．腹部に触診上および聴診上異常はない．

血圧は120/80 mmHgで正常である．脈拍は108/分で，不整なく，緊張もよい．体温は36.8°Cであった．

【神経学的所見】視力，視野，聴力，嗅覚，味覚はいずれも正常である．嚥下障害はない．構音はや

や不明瞭であるが，これは服用中の向精神薬の影響によると思われる。瞳孔は正円で，左右等大，対光反射も正常である。眼球運動および表情筋運動は正常で，顔面知覚にも異常がない。四肢の筋緊張と筋力は正常である。深部腱反射は活発で，左右差もない。病的反射は証明されない。協調運動は日常の動作のほか，指鼻テスト，膝踵テスト，ロンベルグテストのいずれにおいても正常である。不随意運動やその他の異常運動はない。知覚は表在知覚，深部知覚とも異常がない。

【血液生化学検査所見】以下に検査値を列挙する。白血球数 6300/ml，赤血球数 476万/ml，ヘモグロビン濃度 14.1 g/dl，ヘマトクリット 41.2%，血小板数 18.1万/ml，空腹時血糖 92 mg/dl，総蛋白 7.3 g/dl，アルブミン 4.2 g/dl，チモール混濁 11.7 KU（↑），硫酸亜鉛混濁 11.0 KU，ナトリウム 140 mEq/l，カリウム 3.8 mEq/l，クロール 105 mEq/l，カルシウム 9.3 mg/dl，無機リン 3.7 mg/dl，尿素窒素 18 mg/dl，クレアチニン 1.2 mg/dl，尿酸 7.3 mg/dl（↑），アミラーゼ 146 IU/l，GOT 29 IU/l，GPT 32 IU/l，LDH 338 IU/l，CPK 123 IU/l，ALP 165 IU/l，総ビリルビン 0.5 mg/dl，直接ビリルビン 0.1 mg/dl，間接ビリルビン 0.4 mg/dl，コリンエステラーゼ 1.03 △PH，γ-GTP 11 IU/l，LAP 36 IU/l，総コレステロール 128 mg/dl（↓），CRP＜0.2 mg/dl，梅毒反応；RPR（−），TPHA（−）HBs抗原（−）

【尿生化学検査所見】正常

【心電図検査所見】正常

【胸部レントゲン検査所見】正常

【頭部CT検査所見】脳溝，脳室系に異常なく，占拠性病変，異常吸収域などを認めない。正常である。

【脳波検査所見】10−12サイクル，20−30μVのα波が後頭部優位に中等量出現する。連続性は不良である。速波成分は 20−25サイクル，10−20μVで，全般性に少量混入する。徐波成分は 7サイクルのθ波が散発的に混入する程度である。開眼によるα波抑制は良好である。左右差や焦点性異常はない。過呼吸賦活によりα波のビルドアップを認めるが，光刺激によるドライビングは認めない。正常脳波と判定される。

以上を要約すれば，身体的にはとくに異常は見当らない。血液生化学検査に軽度の異常値がいくつか認められはするが，いずれも特定の病態を示唆するものではない。また神経学的所見，頭部CT検査所見，脳波検査所見はいずれも正常であり，脳器質疾患の存在を示唆する所見はない。

5．精神的現在症

(1) 一般的態度

何回かの面接を通じて，被告人の態度は常に礼儀正しく，言葉使いも丁寧であった。応答のテンポや声の抑揚はほぼ正常に保たれており，表情や動作にも奇異な点，不自然な点は認められなかった。構音障害のため言語が不明瞭で，多少こわばった表情と姿勢が認められたが，これらは服用中の向精神薬による影響と考えられる。面接が長くなったり，問診が細かい点に及ぶと，いい加減な返答をすることもあったが，概して診察には協力的で，不機嫌となったり拒否的となることはなかった。3日にわたる入院中は保護個室ですごしたが，上記の態度に変化はなかった。室内での寝具や衣類，洗面道具などは常にきちんと整頓してあった。

時間，場所，周囲の人物，事物に関して見当識は正常で，意識は清明である。病的爽快感，自我高揚感，観念奔逸，誇大的傾向，転導性亢進などの躁状態の徴候はなく，悲哀抑うつ感，精神運動制止，食思不振，悲観傾向などのうつ状態の徴候もない。また心気念慮，強迫観念や強迫行為，不安症状など神経症的な障害も認められない。

（2）問診と観察

ところで被告人はこれまで何度か幻覚や妄想を体験しており，これが現在も向精神薬を継続投与される理由となっている。こうした異常体験について問診を通して確認しておこう。

これまで幻覚症状が出たことは —— 猫の目玉がテレビカメラに見えて，しっぽがアンテナに見えたんです。前橋刑務所を出てすぐの時で，猫がロボットに見えましたね。自分のことを監視しているような感じ。幻覚が出たのはそのときだけですね。あと，皆が警察に見えたりしたこともありますね。静岡の刑務所のときはジュースを酒と間違えて飲んだこともあったです。

猫がロボットに見えたときは覚醒剤を打っていた？ —— 打ってましたね。覚醒剤は指切る前が最後です。20歳ころから4年前まで。3人くらいで話していると悪口言われているように思ったり，金属音がすることがあったです。

酒を飲んだときには，見張られたり監視されたりする感じはある？ —— 気がつかなかったですね。

深酒して幻覚が出たことは —— 電話をかけまくることはあるけど，あとはないですね。

今は変な感じがすることはある？ —— ありますね。今でもグランドでこそこそ誰かが話していると，悪口を言われてるんじゃないかと思うことがありますね。監視しているみたいで。

被告人の場合覚醒剤の使用量の詳細は不明であるが，大量に使用したことはないという。十数年にわたる使用歴があるが，その半分以上が服役により中断されている。本人歴に述べたように，過去に覚醒剤中毒により精神病状態を呈したことがある。そして服役中に，つまり覚醒剤を中止した後にも，要素性幻聴や関係念慮（気を回すこと）が続いた。現在でもときどき要素性幻聴があり，上記問診からもわかるように関係念慮がときとして認められる。

東京拘置所における病状報告によれば，拘置所内では覚醒剤精神病の疑いにて向精神薬を投与している。平成3年4月26日に入所し，同30日には「金属音が聞こえる」との幻聴様訴えがあったり，「担当が話していると自分のことを話しているのではないかと思う」と被害念慮が見られた。5月10日には，「たまに金属音が聞こえる」と言い，不眠を訴えている。同17日「金属音は聞えなくなったが，夜中に目が醒める」ことが続いた。同24日夜間不眠，日中の眠気，いらいらの訴えが見られた。発語不明瞭で多少反応は鈍いが，疎通性はよく，思路はまとまっていると記載されている。処方は4月26日時点でセレネース6 mg，ヒルナミン30 mg，セルシン20 mg，ピレチア90 mg，ベンザリン10 mgである。5月10日よりセレネース6 mg，ヒルナミン40 mg，セルシン20 mg，ピレチア90 mg，ユーロジン4 mgに変更され，さらに同17日よりセレネース6 mg，ヒルナミン50 mg，セルシン15 mg，ピレチア60 mg，ユーロジン4 mgとなった。

現在の薬物療法は中等量の向精神薬を投与するもので，決して少量ではないが，今日認められる症状は，単なる耳鳴りと区別の難しい要素性幻聴と気を回しやすい傾向が残っているに過ぎない。診断としては，覚醒剤の濫用による中毒性精神病を経過した後の，ごく軽微な後遺症の状態と言うべきであろう。そのほかに，たとえば精神分裂病を疑わせるような思考障害，自我障害，発動性低下，情意鈍麻，自閉傾向などの症状は認められない。

次に被告人の性格等について問診を通して検討して見よう。

自分の性格をどう思いますか —— 普段はおとなしいと思っている。相手の態度によりますね。

どんな態度されると —— 頭からああだこうだ言われると，反感持ってしまう。

服役中や病院でもトラブルがあるけど，腹が立つのは —— 自分でセーブが利かない。

例えばどんなことで —— お茶飲んでいる時，それをくれと言う。くれってことないだろうと言うと，なにこのやろと言う，それでつい……強制退院になったことがある。

揉めることがあるとかっとしやすいですか —— かっとしやすいですね。1回火がつくと抑えられない。刑務所や病院でもかっとして喧嘩をしたことが何回かあります。同僚を殴ったり，ドライバーで刺したり，くどくどと注意されて腹が立って，看守の人をひきずりおろして植木鉢をぶつけたこともありますね。後の祭で懲罰房に入れられましたけどね。

仕事仲間とは？ —— 和気藹藹と。

隣近所とは？ —— 向うがおっかながっているんじゃないですか。裁判でそんな発言があった。

仕事はきちんと？ —— やってました。

朝起きて虫の居所が悪いから休むとか —— そういうことはなかった。用がある時は連絡して休んでいた。

死にたいと思ったのが何回か，……いつごろから —— わかんねえな。行動とっちゃってからだから，いつも。

首をくくろうとしたのは —— 前橋出て少し経ってから。生きてたってしょうがねえなと思って。

どうして失敗したのかな —— お袋が気がついて親父を呼んだ。

しらふのときに死のうとしたことは —— ないです。

しらふのとき死ぬ気になったのは —— しらふのときは思わない。

酔いがまわると —— 生きていてもしょうがねえやと思う。

ほろ酔いでは —— ならないです。

酒が過ぎると落込むの —— そう。後はだめですね。一人で考えごとをしてしまう。

飲んで賑やかになるのは —— 皆と飲む時。

そういうときは4,5合でも —— そういうときは大丈夫なんですね。

一人で飲む時は —— 落込む。ただ音楽聴いているだけ。

2,3合でほろ酔いのとき —— 最高。楽しい。一緒になって歌ったりする。

弟さんが亡くなったときはどんな気持だったんですか —— 死んだときは何も言えなかった。ショックは計りしれないですね。片腕をもがれた感じですよ。死んでから昼から朝まで酒飲み続けて，弟のことを抱いていたらしいですよ。

葬儀のとき親戚から意見を言われたね —— やらなくちゃという気持と，大変だなという気持。俺がやらなくちゃというのと，自分の稼ぎでやっていけるかなと。正直言って自信もあまりなかった。

これから先のことはどう考える —— 早くつとめをすませて両親の面倒をみなきゃなんない。もう酒は飲みませんよ。同級生なんかと比べてもどんどん取残されていると思うけど，ただ小澤ってのがいるからね。それを何とかしないと，出たら半殺しにしちゃいますよ。手紙を書いたんですよ。断固たる処置を取るって。すぐにやると両親に迷惑がかかるから，両親が死んだらやろうと思う。絶対許せないから。もう1回懲役は覚悟してますよ。

ところで石田さんはセックスはだめですか —— 何度かやったことありますけど，女の人が満足しない。

石田さん自身は満足できるの —— ええ。

相手が満足してくれない —— そうですね。

そう言われるの —— 言葉では言われたことないですけど，そういう感じがする。女があんまり喜んでいないなと。

わかる —— わかりますね。

石田さんがそう思い込んでいるだけじゃないの —— それはわかんないですけど。

あるいは，石田さん自身が恥かしいとか —— そうです。恐いですね。何こそするか。「何それ」なんて言われたら，逆上して，殺してしまうかもしれない，相手を。ソープランドに何回か行った。侮辱す

るようなことを言われたら逆上して，何するか知れない。

　被告人は拘置所や病院で面接する際，鑑定人らに対し礼儀正しく，穏やかに振舞ったのは前述のとおりであるが，面接と面接の間があくと，すぐに鑑定人の自宅宛に手紙を書いた。平成3年6月13日消印の書簡の一部を抜粋すると次のとおりである。「やる気があるのかないのかしらないが，いいかげんにしてほしいものです。ことのなりゆきを裁判長に手紙を書いて送ります。」しかし，被告人の面接時の態度はその後も変らず，鑑定人の面前で攻撃的態度を示したことはなく，不満を述べたこともない。

　問診に対しては隠蔽傾向はなく，調査には概して協力的であった。しかし，従妹に対する強姦致傷事件に関しても憚りなく説明し，子猫を殺して食べた話（第6章で述べる）についても，詳細を語って，羞恥やためらいが認められない。情緒面の発達の悪さ，粗野な情性が推定される。

　また，鑑定人に対する面接の際の態度と書簡上の態度の差にもみられるように，被告人は自己の欲求不満を相手に直截に伝えることが出来ず，いやがらせの形で恨みを表現する傾向がある。穏やかな表面のしたに抑圧された攻撃性が隠れていることが分る。小澤二郎に対する恨みもこれと同種類で，もっと強い感情であろう。

　従来の異常酩酊の時の行動も，平生は辛うじて抑圧されている被告人の欲求不満を示唆するものと考えられる。昭和62年2月の自殺企図や自傷行為，後述する平成2年の墓堀り，子猫殺し，放火等がそれである。いずれも激しい衝動の表現であるが，その攻撃性は自己自身または身近な対象に向けられている。本人歴と現在症をみるかぎり，こうした衝動が解決された証拠はない。衝動性の強い，情緒的に粗野な性格者と考えられる。

（3）心理検査

（a）ウエクスラー成人用知能検査

　テスト態度は協力的で，難題にも「これは精神的暴力ですよ。」と冗談を交えながら取り組んでいた。結果は言語性検査IQ＝83，動作性検査IQ＝82，全検査IQ＝82である。まず言語性検査では，一般的理解，類似問題，数唱問題にすぐれ，単語問題と算数問題で劣っていた。類似問題の第2問ですでに「道具」という範疇化ができていたように，比較的高度な抽象的概念の形成が可能であり，教育・訓練の場を得れば，知的能力は更に開発される可能性がある。しかし逆に義務教育段階での怠学がたたっており，すでに身につけているべき簡単な算数問題や単語説明問題の成績が劣っている。なお特異な解答として，一般的理解の第6問で映画館でボヤを見つけたときどうするかと問われて，「避難命令を出して皆を指示します。誘導します。」と答えている。咄嗟の判断に自己顕示的な傾向が表われている。第9問で，森に迷った時どうするかの問いに「来た道をもどる。」と答え，他の問題でも見られたように，一面的な見方あるいは単純な解決方法で事足れりとする傾向が見受けられた。

　次に，動作性検査では組合せ問題で高得点を取っており，過去に同じテストを受けたことがあるとはいえ，手際よく片付けていた。一方，絵画配列では以前の記憶に固執して，別の話を作る事ができず，同じような間違いを繰返しているように思われた。例えば，第3問では，刑務所収監を裁判の前にしたり，第7問ではバケツの中の魚の数に注目せずに物語を作ったりしていた。

　以上より，被告人の知能は正常域にはあるが，細部に注意深く目を配りながら全体の状況を把握し，予測を交えて計画を立てるというような，総合的な高度の知能は発達していないと考えられる。

（b）矢田部・ギルフォード性格検査

　これは質問紙法テストの一種で，被告人は様々な性格特性を現す120項目について「はい」「いいえ」「分からない」でチェックするものである。結果はD'型でほぼ典型に近い準D型である。

　被告人の自己判断によれば情緒的安定（抑うつ性小，劣等感小，神経質でない），社会的適応（協調

的），活動的，のんき，支配性大，社会的外向などDirector Type（適応者型）に属している。これはあくまで被告人の判断による自己像であって，他者からみた本人像と一致するかどうかは別問題である。

（c）内田・クレペリン検査

本検査は1桁の数字2個を連続加算することによって，その作業曲線から，精神活動性，性格類型及び病理診断の判定が可能になる。以下に述べる6点は，この被告人の作業特性である。

①作業量（休憩後平均作業量）は23.6であるから，5段階中4のCに当りかなり低い。作業量は知能と相関が高い。被告人において知能は普通の下という結果を得ているが，これに相当する作業量と考えられる。

②休憩前施行で，初頭努力が見られない。作業開始時には検査に対する心構え，意志緊張の見られるのが通常であるが，被告人ははやくも第一施行から「目がかすんできた」と言って作業を中断した。計算に対する苦手意識もあり，検査放棄の傾向が随所にみられた。しかし，検査者が励ますことによってテストを完遂することができた。

③作業曲線の振幅を現す動揺率は休憩前後を通じて共に高い。全体としてV字の落込みが3箇所に見られる波状型の曲線であり，いわゆるスムーズな精神活動性，安定した作業努力が見られない。興奮と疲労，意志緊張と弛緩などに障害があると考えられる。精神的な気分のむら，集中力の欠如などが考えられる。

④平均誤謬量は非常に少ない。

⑤休憩効果率は0.93で，かなり顕著な特異性である。作業の途中で休憩を入れることは，疲労の回復と練習効果の定着に大きな作用をもたらす。しかし被告人においては，これがあらわれず，逆に休憩後に作業量の平均が低下している。知能があまり高くない場合，練習効果が現われにくいことはしばしばみられるが，休憩効果率の低さをこれだけで説明するには無理がある。作業興奮の欠如や気分のむらによると考えられる。

⑥以上により，作業曲線は異常型と判定され，偏奇の著しい性格が考えられる。

（d）ロールシャッハ検査

このテストでは，インクブロットからなる10枚の図版に，被検者が自由に反応し，その後にそれらの反応の説明を求める形をとる。投影法としてもっとも広く普及しているテストで，反応を分析して数量化し，ある程度の客観的な資料をもとに，性格を診断するが，あわせて精神医学的診断の一助にもなる。被告人の場合，テスト態度は礼儀正しく協力的であった。総反応数は9で，いかにも少なく，人格像及び医学的診断を提供するには十分な資料が得られなかった。

①知的側面

総反応数が少なく，直観的，全体的にブロットを把え，自ら出した反応に詳細な言語化・明確化ができない点から，知能水準は高くないことがわかる。更に反応拒否が，カードⅥ，Ⅶ，Ⅹ，に出ているが，それら全てが反応の失敗に分類される。すなわち，漠然としたブロットを反応にまとめることができず，文節化した高次の知能水準に至っていないと考えられる。知的発達と高い相関をもつと考えられている人間運動反応が皆無であること，平凡反応はあるが良好な独創反応がないこと，反応内容の貧困（content range：3）などは知能水準が低いことを裏付ける。

②情緒的側面

この被告人の顕著な特長として，人間運動反応（M）は0であるのに，動物運動反応（FM）が5で，これが非常に多いことが挙げられる。衝動統制に問題があると考えられる。Piotrowskiは動物運動反応（FM）を被検者の原型的役割を示すものと規定し，これを統合の弱まった状態（たとえば意識が減退しているアルコール飲酒時など）に影響を及ぼす因子としている。そしてMやFMの運動の

質，特に拡張性の程度と意識の鮮明度と行動の相互関係に注目している。Piotrowskiの解釈を被告人のプロトコールに当てはめると，Mは0で，FMはコウモリ，またたび，チョウなどが羽根や手を広げて飛んでいるという拡張的な反応を出している所から，意識の低下した状態でより衝動的，攻撃的行動に出やすいことが予測される。FMはMと異なり，直接的な満足を得ようとする衝動性と関係があり，生理的な弾力性，活力を現わす。これは幼児・学童期にMより多く出現するが，成人になるにつれFM対Mの比率は逆転していく。従って，被告人の場合は衝動性が著しく優位にあり，成熟した成人への情緒発達を十分に遂げていないと考えられる。次に色彩反応については，カードⅧ，Ⅸで色彩優位の花反応が2個出ている。カードⅡで第1反応に遅延が見られ，カードⅢで「赤い所は意味が分かりませんね。」「何のためにあるのかと思う。」など気にしながら，多少批判的に言及している点から，色彩ショックを起こしていると考えられる。おそらく攻撃的，破壊的衝動性を触発されながら，これを抑圧したのであろう。約1年前のロールシャッハ・テストと比較すると，情動や衝動のコントロールは改善している。これが被告人の自我統制機能の改善によるか，あるいは拘置所生活という外的環境の影響によるかを明らかにするのは難しいが，後者の可能性が強い。何故なら，人間（運動）反応が出現しやすいカードⅢ，Ⅶで，一方は単なる人間形態反応，他方は反応の失敗で，限界吟味でも人間を認知できていないからである。何等かの対人関係上の困難があり，とりわけ基本的信頼関係の確立が不十分で，このために自我統制機能の発達が阻害されていると考えられる。

（e）P-Fスタディ（Picture-Frustration Study，絵画不満研究）

このテストは欲求不満場面を線画にした24枚の絵から成っている。被検者は2人の登場人物の間にやりとりされる会話を想定して，空白になっている受け手のセリフを完成しなければならない。被告人は，他のテスト同様非常に協力的で，細かな字できちんとセリフを書込んでいる。

① GCR（Group Conformity Rating）

「集団一致度」というこの指標は，被告人の場合50％で男性の平均58％に比べると低い。このことは日常ありがちな欲求不満場面に当面して，世間の常識に沿った行動がとりにくいことを意味する。5図，11図，21図のように強く相手の非を攻撃するかと思えば，逆に13図，15図，22図のように，相手を多少非難してしかるべき時に過剰にへりくだって内罰的になる。こうした対処の仕方のアンバランスがGCRを低くしている原因と考えられるが，それだけに被告人の場合，欲求不満場面での反応あるいは行動を予測することが難しいのである。

② プロフィール

各反応を外罰，内罰，無罰と障害優位，自己防御，欲求固執のそれぞれの型に分類し，数量化したものがこのプロフィールである。そして各数値（％）を平均出現頻度数と比較すると，被検者の反応特性が明らかになる。被告人の場合特記すべき有意差のある片寄りはないが，外罰的な反応が少なく，無罰的な反応が多い。外罰的な反応もこれをよくみると，相手を直接責めるよりは陰口を言う（3図で「本当だな，無神経な人だよまったく。」，21図で「ふだんの行ないが悪いから（災難に会ったんだよ）。」とか，電話で目に見えない相手を怒鳴る（11図）などの形をとっている。一方，「しかたがない。」（1図，4図，23図）「君のせいではない。」（15図）など無罰的な反応が多いが，その中でも特に無罰自己防御型に傾く。例えばガールフレンドが他の男性を誘って本人を誘わなかったことに対して「それは良かったね，僕も行く予定だったのだが。」（8図），相手が本人を嘘つきと非難したときに「嘘言ったおぼえはありません。何かの聞き違いでは？」（10図），パーティに招待されなかった時に「何か他の理由があったんだよ，仕方がないからあきらめよう。」（20図）など，寛容精神に富んだ社会成熟度の高い返答をしている。しかしこれらは，多少無理のある抑圧的な反応と考えられる。テスト状況でこのように反応できるということと，実際に欲求不満が適切に処理できるということとは別問題である。最後に，内罰要求固執型の反応も比較的多い。ストレス状況に当惑して，相手に解決を求めないで自ら解決

に走ったり（12図，17図），自分から打解策を提案したり（13図）している。欲求不満の原因を自己に求め，積極的な努力によって問題を解決しようとするが，ときに負う必要のない責任までも自ら引受ける傾向が見られる。

（f）TAT（Thematic Apperception Test，主題統覚検査）

このテストも投影法の一種である。漠然とした多義的な図版に対して，想像力を駆使して物語を作らせるものである。被検者の作る物語につき場面設定，登場人物の描写，物語の起承転結などに具体性を欠いている場合は，検者から質問をしたり，勇気づけをしたりすることもある。今回選んだ図版は，1，2，5，6 BM，7 BM，8 BM，10，12 M，13 MF，14，15，16，19 の13枚である。意外な課題に戸惑いを見せ，充分に物語が展開する方向には向かわなかったが，明白な拒否はなく，カード16，19の場合はロールシャッハで言う反応の失敗に当ると考えられる。特徴的なことをまとめると，次の6点になる。

①個々の図版を表面的に説明するという域をほとんど越えていない。従ってこのテストの施行意図である劇的な物語を圧力欲求理論にそって解釈することができず，被告人の内的葛藤に近づくことは困難であった。

②カード1－10の比較的日常的場面に近い図版からは一応反応が出るが，11－20の非現実的で多義性の高い図版，特に15，16，19の抽象的な図版では想像力を働かせて自由に物語を作る事ができず反応の失敗というべき一種の反応拒否が起こっている。

③葛藤のある場面設定を回避する傾向がある。事の原因を問うと，「そこまでは分かりません。」，「ささいなことが原因じゃないですか。」，「原因はといわれてもこれじゃ分かりませんよ。」と逃避する。また，例えばカード6 BMは母親との敵対的な関係が想定されているが，「となりのおばさんが別の用事で来ている。」と答え，検者との問答の過程で「悪いことをして謝りに来た」男の人の話に変り，ついには「葬式に来た。」と変った。カード13 MFは，不倫な性関係や罪責感を想定しているが，単なる恋人同志の情事の後と述べている。

④親和的な関係を設定できると，物語が具体的にスムーズに展開しやすくなる。例えば，カード7 BMでは，反応時間が5分50秒で，13枚中もっとも長い。ここでは父親息子，上司部下という上下関係で飲みにいくという親和的行動を設定している。

⑤上述の特徴と関連があるが，被告人の人間関係のあり方は同列関係（横）より上下関係（縦）で情緒的に安定しやすい。カード7 BMの反応がそのことを示しているが，12 Mでもおじさんが病気の女の人を見舞って熱を計ろうとしているという物語を作っている。ただし，母息子関係はどの図版にも現れない。

⑥形式的な儀式や挨拶で，内的葛藤を防衛あるいは解消しようとする傾向が見られる。葬式が2回（6 BM，15），病気見舞が2回，（8 BM，12 M）挨拶が2回（2，6 BM）出現している。

【各種心理検査の要約】

まず知能検査ではIQ＝82で，被告人は正常成人の知能の下限に位置する。他の検査内容からも同様の知的レベルにあることがうかがわれる。知的レベルに応じて物の見方は一面的となりがちで，状況を統合的に把握し行動するといった高度の知能段階にはない。また成長期の怠学がたたっており，単純な知識が身についていない。教育や訓練の場を得れば，知的能力は更に開発される可能性をもっている。

性格構造上の大きな特徴としては，衝動性が優勢で，成熟した成人への情緒発達を充分に遂げていないことが挙げられる。そして，意識の低下した状態（たとえば酩酊状態）で，衝動的，攻撃的な行動に出やすいことが予測される。また，気分にむらがあり，集中力を欠いている。さらに対人関係については，欲求不満場面で強く相手を攻撃するかと思うと，逆に過剰にへりくだるといったアンバランスな傾向があり，反応あるいは行動の予測が難しい。また一見寛容精神に富んだ社会成熟度の高い反応をする

が，これは抑圧的な反応と考えられる。また葛藤場面を回避する傾向がある。対人関係では基本的信頼関係の確立が不十分であり，上下関係，儀礼的形式的関係で安定しやすい。同時に，形式的な儀式や挨拶で内的葛藤を防衛あるいは解消しようとする傾向が認められる。ストレス状況では，原因を自己に求め，自己努力によって問題を解決しようという態度が見られるが，それがときに必要のない責任まで引受ける傾向（一人相撲）に繋がっている。

（4）自由飲酒試験

平成3年7月2日午前11時より，東京都立墨東病院精神科病棟の保護個室内にて，犯行時に飲用した焼酎「トライアングル」（25度）を氷水で割って自由に飲む形で飲酒試験を施行した。被告人は前夜は良く眠り，当日も体調に変りはなかった。朝食は午前8時に全量摂取した。

以下 [ ] 内はそれぞれの時点までの合計飲酒量，（ ） 内はアルコール血中濃度である。

11：00 ［飲酒開始］（開始前 6 mg/dl 以下）
11：05 ［50 ml］－11：15 ［100 ml］：宇都宮の拘置所，東京拘置所の雰囲気の違いなどを種に雑談しながら飲み始める。「見られているとなんとなく苦手ですね，うまいなー，一人で飲んで申し訳ないですね。」などと言い，やや緊張気味ながら嬉しそうな様子である。
11：25 ［150 ml］－11：30 （48 mg/dl）：「心が豊かになってきた感じですね，楽になった，緊張してましたから。普段は2合くらいでほぐれますね。」
11：35 ［200 ml］：「飲んでいくと段々濃くしていくんです。自分で加減してあとは寝ちゃいますね。」ふらつきはなく，ろれつに変化なし。小澤二郎との土地問題の話を持出して見ると，「頭にきちゃう。」とは言うが，口調は普段と変らず冷静である。
11：56 ［250 ml］－12：00 （62 mg/dl）：「少し酔った感じ？ —— ええ，そうですね。」「普段よりどう —— 少し早いですね，皆見ているし。」ヤクザだったころ自分が乗っていた外車の話をする。「少し前から体がほかほかしますね。これが最後の酒ですね。出たら飲まないという約束だから。陰気な酒のときは酔わないね。」
12：10：閉眼片足立ちおよび直線継ぎ足歩行の検査をするが，ふらつきはない。
12：12 ［300 ml］：ヤクザの上納金や抗争事件のときの話などをしばらくする。
12：22 ［350 ml］：普段よりもややろれつが回りにくくなり始める。
12：30 （88 mg/dl）：「調子はどう？ —— まあまあです。」「金属音が聞こえますか —— ないです。」鑑定人の住所を空で言える。「手紙が好きでいつも書けるようにしているんですよ。普段仕事あるときはもうこれくらいで寝ちゃいますね。今度は自分の見当で5，6年と思う。親父が昭和3年生れ，おふくろが大正15年生れ，もう66か7かな。元気でいてくれるといいけど。全部飲んじゃってもいんですか，迷惑かけないですから。」
12：50 ［400 ml］：「酔ってきましたか —— 少しね。」被告人の言葉数が目立って減り始める。
13：00 （138 mg/dl）：片足立ちおよび直線継ぎ足歩行に明らかにふらつきが認められる。
13：10 ［450 ml］：ロールシャッハ検査施行。協力的である。
13：30 （147 mg/dl）：検査中，「涙が出てきちゃった，酔うとときどきこうなるんですよ。」と言う。
13：40：検査終了。「ああ疲れた。酒飲むと事件起こしますからもう飲まないです。部落のつきあいもジュースにして，体悪いからって言って。これが最後の酒ですね。」
13：50 ［500 ml］：「暑いですね。」と言いつつ肌シャツ1枚になる。脱いだシャツをきちんとたたんでいる。「体がだるくなってきましたね。」眠気をもよおしてきている。「弟さんのことを思い出しますか —— 墓場掘っちゃったんですよ，お巡りさんが3人きて，なにやってんだと言われて，自分は覚えていなかったです。」

14：00　[515 ml]（158 mg/dl）：「酔ったです。自分で酔ったの分かるもんね。」動作は緩慢となり，眠気が強まっている。ふらつきが著しい。「先生少し横になります。」と断って，仰向けに臥床しようとするが，目測を誤って頭部が蒲団からはみ出す。
　　　　血圧 138/80 mmHg
14：30：「冷たいコーヒーが飲みたいですと希望し，缶コーヒー1本飲む。酔っ払ったな，飲み過ぎですね。最後の酒だと思ったから。」頭部がよろよろしてる。片足立ちと直線継ぎ足歩行でふらつきはさらに著しい。
14：45：脈拍 88/分，緊張良好，不整なし。「だるい，ねむい。」と言って再度横たわる。「気持悪い。」と言いつつ，よろけながら起上がり，便器に向ってうずくまるようにしているが吐出物はない。よろよろとまたしても横たわる。動作は緩慢で，脱力気味である。「酔っ払ってしまいました」とつぶやく。「わからなくなったわけじゃないの —— いえそんなことないです。」ものうい返事である。
15：00　（139 mg/dl）：脳波検査開始
15：30：検査終了。脈拍は 84/分，緊張良好で，不整もない。「気分悪い。」と言って，再び便器の前にうずくまるが，吐出物はない。横たわる。
16：00　（124 mg/dl）：菓子を希望し，缶コーヒーを飲み，ビスケットを食べる。「少し醒めてきましたね。」
17：00　（108 mg/dl）：ろれつははっきりとしてくるが，ややきつい話し方となる。「こんな菓子じゃ犬に食わせるやつですよ。もっと他にないんですか。衣類の整理をしたいんで荷物を下さいよ。」「まだ酔ってるから。」と看護婦が言うと，「酔ってなんかいないですよ，酔ってたらバーンとやっちゃうかもしれませんよ。」と言って，叩くように右手を振って見せる。
17：15：「気分は落着きましたね。ほろ酔いの感じはあるけど，さっきみたいではないですね。飲んでも失礼なこと言っちゃいけないと，できるだけ押さえて飲んだですね。」
　　ビスケットの袋に書いてある内容を読上げる。やや多弁である。「味がぽそぽそして砂嚙んでいる見たいですよ。だいぶ醒めましたね。さっきはわからなくなりそうだったけど普段よりは見られているという意識があったから。」ビスケットの不満を執拗に述べる。「ぜいたくいえないですけどね。食べられない人もいるんだから。」
　　「入院してから昨日と今日とでどんな検査をしたか憶えていますか —— 朝起きてから脳波やって，レントゲンの検査は2回とも今日だった。とにかく2回はやりましたよ。それは覚えていますよ。あと心理テスト。レントゲンは頭だけじゃないですか。あとはやらなかったです。昨日やったかもしれない。心電図は今日やりました。11時頃からお酒はスタートしましたね。」各種検査については時間的関係がかなり混乱しており，正確には想起できない。
17：30：片足立ちおよび直線継ぎ足歩行にふらつきはほとんど認められない。「缶コーヒーこれで2本目かな（実際は3本目），さっきは青い小さな缶だった。」弁護士が被告人に知らせないで，再鑑定に入った不満を述べる。「検事には2ヵ月間精神病院に入れられたせいで薬づけにされた。」と不満を述べる。
17：40：「もう眠くはないです。」表情や動作，口調や応答の様子はほぼ素面の状態に戻っている。
　その後はとくに問題となる言動はなく，私物をきちんと区分けして整頓し，夕食も全量摂取した。定時には就床し，入眠した。翌朝は気分に変りがなかった。あらためて入院後の各検査の内容と施行の順番を問うと，今度は間違いなく順を追ってすべて想起することができた。飲酒試験の時の周囲の出来事も正確に記憶していた。

ロールシャッハ検査（飲酒時）

飲酒開始後2時間10分，合計飲酒量450 ml，アルコール血中濃度は約140 mg/dl 程度の時点で施行した。4回目の同じ検査ということで，被告人はいかにも食傷気味という態度を隠さなかった。内容は前回とほぼ同じ反応を繰返すのみであった。変化したのはカードVIの反応失敗が今回はミンクのコートになっただけである。前回と異なる点は，初発反応：時間の短縮（特に色彩カード；11秒8→4秒3），全体反応の減少（78%→44%）と部分・異常反応の増加（22%＋0%→44%＋11%），FMの減少（5→1）とMの増加（0→1），形態反応の増加（22%→67%），形態水準の減少（100/86%→50/67%）などである。

アルコールの通常の影響は一般に，生産性を抑え，知覚の正確さを下げ，細部への注意を減少させ，判断力と自己統制力を減退させる。したがって上記の変化は飲酒の影響として説明できる。

脳波検査（飲酒時）

515 ml 飲酒後1時間して15：00－15：30の間に脳波検査を施行した。脳波検査開始時のアルコール血中濃度は139 mg/dl である。

8－10サイクル，40－100μVのα波が後頭部優位に中等量出現して，連続性は良好である。15－20サイクル，30－50μVの速波が全般性に中等量出現する。徐波は6－7サイクルθ波が少量混入する程度である。開眼によるα波抑制は良好である。左右差や焦点性異常はない。

前日の平常時の脳波所見と比べると，α波の周波数が遅くなり，出現量がやや増し，α波，速波とも振幅が増大している。しかし徐波成分の出現量はやや増加している程度である。この所見はアルコール摂取による生理的な脳波の変化の範囲内にある。

本件犯行時は午後7時から午前0時頃までの5時間に720 ml を飲んでいる。試験時は3時間かけて515 ml であるから，ややピッチは早い。経過としては上機嫌な軽い脱抑制期からそのまま麻痺期に移行しており，興奮期が出現することはなかった。またあきらかな意識障害は認められず，脳波上に相応の所見が出現することもなかった。翌日の記憶脱失も認められなかった。つまり本試験時の酩酊状態は普通酩酊（単純酩酊）に属する。

なお，アルコールの血中濃度の推移を図にして掲げる。

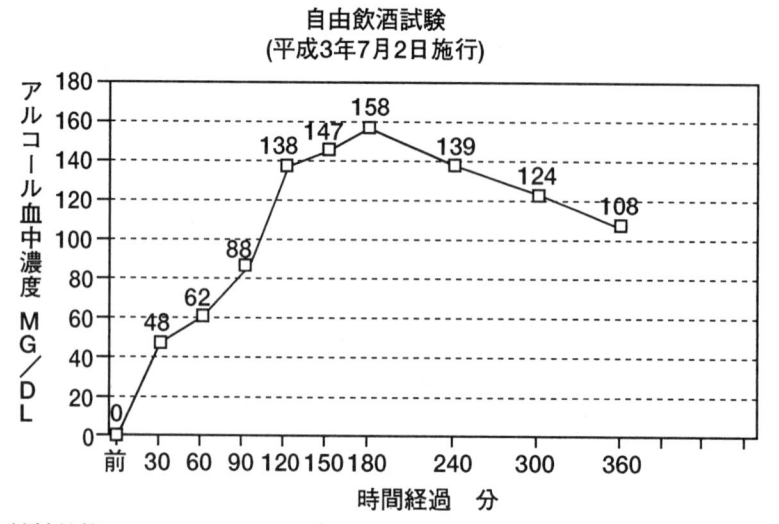

自由飲酒試験
(平成3年7月2日施行)

時間経過 分	前	30	60	90	120	150	180	240	300	360
アルコール血中濃度 MG/DL	0	48	62	88	138	147	158	139	124	108

6．犯行時の精神状態

本件犯行は平成2年8月某日未明に行われたが，これをよく理解するために，遡って筆を起こすのが適当であろう。本人歴で述べたように，被告人が精神病院から無理やり引取ってきた昇が同年6月某日に死亡した。葬儀前後の被告人の悲嘆ぶりをみても，これが被告人に強い衝撃を与えたことがうかがわ

れる。先々被告人が両親を養って行かねばならないという重圧感とそれができるかという不安が，強い精神的緊張をもたらした。さらに小澤二郎との間に土地問題が残っており，相手を恨む気持に加えて，被告人が中心となってこの問題に片を付けねばならないとの気負いもあった。

（1）昇の墓を掘り起こしたことについて
　掘り起こしたのはいつ —— うちを燃やす10日か1週間前だと思いますけど。
　どうして掘ったの —— 会いたかったから。
　掘ったのはその日がはじめて —— ええ。
　会ってどうするつもりだったの —— いや，ただ会いたい一心だった。
　会いたいというのは前々から —— 思ってたです。
　飲んでるうちに掘る気になったの —— そうです。
　淋しかったわけ —— 淋しかったです。
　可愛そうだったわけ —— それもあったです。
　お母さんは知ってたの —— わからないですね。言ったかもしれないですけど。（さもなければ）お巡りさんが来るはずないから。
　その時飲んでいた —— 飲んでたですね。
　どれくらい —— 分らないですね，自分では。
　飲み過ぎて分らなくなってた —— わかんなくなってた。錯覚してたです。
　何を錯覚したのかな —— わかんないですね。ただ，会いたい一心だった。
　覚醒剤はやってないの —— やってないです。
　呼ばれたとか，声がしたとか —— そういうことじゃないです。
　恐い気持は —— なかったです。
　懐かしい，会いたいの気持 —— ええ，そうです。
　弟に悪いな，済まないなという気持は —— それは捕まってからですね。悪いことをしたなと思った。
　悪いことというのは —— 掘返したこと。しらふになってから思った。埋めとけといわれたんだけど，埋めに行こうかなと思った日に火をつけちゃったから。

　被告人は昇に対して「最後に一緒に生活して，最期を見取ってやったので成仏してくれると思う。」と言い，罪悪感は持っていない。昇に死なれた後も会いたいという気持を持っていた。休日昼間から飲酒しているうちに突如昇の墓を掘る気になり，掘り始めたが中途で疲れて酔いも覚め，これを中止したものである。複雑酩酊中の出来事と考えられる。死者に会いたいという気持の中には自分も死にたいという気持が含まれることがあるが，被告人の場合，この点を明らかにすることはできなかった。

（2）猫を殺して食べたことについて
　平成2年8月中旬，被告人は子猫を殺し，ぶつ切りにした肉を母に料理させて食べた。
　猫を食ったというのあるね —— ええ，猫を食った。酔っ払って，猫捕まえて，油炒めで食った。野菜を入れた。俎おいて，なたで首を落とした。お袋も見ていたけど，何も言わなかった。
　前々から食べてみようと —— そんなこと思ってないですよ。急にです。貰ってきたその日に。自分がうちに帰ったら，友達が持ってきてくれてたんですね。
　猫は好きなの —— 動物は好き。なんで食ったか分らない。
　なぜ猫を飼いたいと —— 淋しいからです。
　なたはどこにあったの —— 玄関のところかな。

台所でやったわけ ―― いや，祭壇の前で。
血が出ただろうね ―― けっこう出た。
首を落として ―― 腹裂いて，毛皮をむしったら腸も出てきた。ぶつ切りにして，手足は切っちゃった。尻尾はついていた。
味は ―― 油っぽかった。
おいしかったわけ ―― 味は分らない。無我夢中だった。翌日見たら，口の周りに血がついていた。次の日気がついた。ああ，そうだったかって。
すぐ思い出した ―― 弟のところに線香をあげに行った。そしたら祭壇に猫のぶつ切りと手足があげてある。ああ，そうかと思い出した。そのあたりに血がついていたから，あ，殺して食ったんだなと思い出した。
毎朝線香あげていたの ―― あげていた。
お母さんに聞いたの，自分で全部思い出したの ―― 自分で全部思い出した。
猫の頭を持って近所の人の所へ ―― 首と胴体をもって，今晩はと行った。富田のところだ。三吉という生意気な野郎がいる。顔にぶつけてやろうと思った。それだけはかんべんしてくれというので帰った。
見せたのは富田さんだけ？ 小澤さんは ―― いや，富田だけ。
帰って ―― それから毛をむしって腹を裂いて。
猫を捕まえたのは食べようと思って ―― それは殺そうと思って。
食べようと思ったのは ―― 富田のところから帰ってから。
食べた後は ―― 冷凍しといた。
冷凍庫のは ―― お袋に捨てて貰った。誰かに食わせてやろうと思っておいていた。
いたずらで？ おいしいから ―― いたずらで。人をびっくりさせてやろうと。そのとき頭おかしかったんですよ。
祭壇は何が祭ってあるの ―― 弟の位牌と写真と果物。
なんで位牌の前で ―― わかんないですね。
祭壇の前で動物を殺す ―― 知らない。
弟に見せたわけ ―― 違う。
なたを使うとき何か敷いた？ 新聞紙とかビニールとか ―― 敷かない。蒲団や畳が血だらけだった。それで猫をやったことを思い出した。

　被告人はこの日いつものように仕事から帰り，午後7時ころから飲み始め，焼酎を5合くらい飲んだという。夜更けに突如，猫を殺し，その死骸をもって隣人宅を訪れ，帰宅して，猫の肉をぶつ切りにして食べたというものである。この間被告人の観察は細部までよく行届いており，纏まった記憶脱失もない。しかし，突然の蛮行は激しい興奮を示唆する。かよによると，当時被告人は「昇，いま見てろ，猫料理するから。うまいぞ。今年の猫でやっこいから。」と言って，祭壇の前で猫を潰したという。被告人自身は「なんとなく殺しちゃった。」とか「急にです。急に殺した方がいいと思ったから。」と述べている。
　いずれにしても，こうした動機を確実に捉えるのは難しいが，以下に推定を試みる。被告人が当時立っていた状況は危機的なものである。両親は老齢で，病弱である。昇は病みはてて死去し，京子とは兄弟の縁を切った状態にあった。地所は次々に失われ，隣家は肉迫してくる。自己の生活能力にさして自信のあるわけでもない被告人は窮地に立って，なおかつこれを打開せねばという気負いがあった。酩酊が暴露して見せたのは，このような被告人の窮状であろう。祭壇の前に犠牲を捧げ，獣の頭を敵に投

げ，肉を食らうのは，一種攻撃的な儀式と見られよう。酩酊による興奮が被告人の心の古層を掘り起こしたと考えられる。いずれにしても，この酩酊は複雑酩酊と考えるのが妥当であろう。

(3) 放火について

　犯行前日は午前7時10分頃，同僚の立本紀夫が2トンダンプカーを運転して被告人を自宅の近くまで迎えにきてくれた。事務所で30分くらい皆が来るのを待って現場に出かけた。被告人はその前の日まで湯西川の現場に出ていたが，当日は人手の都合で川治で行われる「霧の祭典」のステージの土台造りを手伝うよう指示された。午前9時頃同僚4，5人と川治に着いて足場の組み立て作業を始めた。正午から午後1時までが昼休みで，母親の作った弁当を食べた。午後5時に仕事を終え，仲間の車に乗せてもらって帰途についた。途中，午後6時を少し過ぎた頃，川俣の西尾酒店に寄り，いつも指定する焼酎の「純」がなかったので，「トライアングル」(25度)の4合瓶を1本購入した。帰宅したのは午後6時半頃で，母親が沸しておいてくれた風呂に入り，午後7時少し前頃から，買ってきた焼酎を飲み始めた。

　服装はどんな ── 半袖シャツと長ズボン，シャツは横縞模様でズボンは小豆色。普段はジャージが多いですけど。

　その時の飲み方は ── 焼酎を梅ソーダで割って飲んだです。梅ソーダは冷蔵庫にあったやつ。それからラジカセでテープの川中美幸や渡哲也の歌をかけましたね。二人のテープが一番多いです。

　つまみはどうしたの ── 漬物，胡瓜の香子，それから卵焼を作ってもらったんじゃないかと思う。

　食事はしないんだっけ ── うどんを味噌汁につけて食べた。味噌汁の中にキャベツとか玉葱とか入れるんだけど，その日何が入っていたかは忘れたな。夕食はだいたいうどんとか蕎麦が多かったです。おふくろも一緒に食べた。

　どの部屋で飲んだの ── 居間で飲み始めたです。テレビをちょっと見，「かとちゃんけんちゃん」見た気がするけど，そのあと少年院の中を映したようなものです。「少年院24時」。でも番組表にはそんなのなかったって警察で言われました。テレビつけているときはラジカセは切ります。

　おふくろさんとどんな話したの ── 食べたあとで，墓場を埋めてこなくちゃまずいなって，おふくろが。明日休みなんだからちゃんと埋めてこいよって。あとは仕事の話ですね。おふくろはずっとテレビ見てました。

　焼酎1本を空けたのはいつ頃 ── 12時頃ですね。5合くらい飲むとわからなくなるんだけど。そのときは頭が冴えてましたね。眠くならないで，かえって目が冴えていた感じだ。墓場埋めにいかなくちゃなんないと思ってたから。それで冷蔵庫の中のかりん酒かなんか飲んだです。プラスチックでできた水差しのようなものに入ってたな。割らなくてそのまま飲んだけど，どれくらい飲んだかは憶えてないですね。

　おふくろさんは何か言ってた ──「明日の分とっといたらよかんべ。」って。「明日休みだからよかんべ。」って答えたです。

　電話をかけたりしたね ── 初めは隣の大橋さんですね。9時かそこいら。12時回って警察にかけたです。頭がおかしくなったので病院に連れてってくれって頼んだです。早く寝ろって言われました。2，3回かけたけど同じ人がでた。それから消防署にかけたら，どうしましたかって。具合悪くて頭みてもらいたいと話した。自分だと分かって，頭変だと思われて相手にされなかったです。2，3回かけたけど，明日になれば治るから寝ろって言われた。

　病院はどこに連れていってもらいたかったんですか ── 菊台病院。車で15分くらい。前に通院していたこともあった。おととしくらいはしょっちゅうでしたね。睡眠薬とか安定剤とかもらってました。

　病院にも電話したんですか ──「これから行くから院長先生いるか。」って。「診察できません

よ。」って言われた。電話をかけた順番はわからないですね。

　その間ずっと飲んでいたわけ ── かりん酒飲みながら音楽聴いてました。たまに弟の祭壇の前で飲みながら話しかけたりしました。「死ぬのは早いんじゃないか，なぜ死んだ。」とか。位牌を食っちゃったらしいんだけど，それは憶えてないですね。

　火をつけようと思ったのは ── わからないです。

　自分の体にも灯油をかけたの。死にたいという気持もあったの ── わからないですね。服が濡れていたって言ってましたからそうかもしれない。死にたいと思ったのかどうか憶えていません。

　どうやって火をつけたの ── 石油はポリタンクに入ってました。鼠色と白の透明なもので，白の方は半分入っていて，鼠色は全部入ってた。重さで分かりました。注ぎ口が透明な方についてました。

　新聞紙とか広告の紙とか ── 新聞紙のことは憶えてないですね。おふくろはよせって言ったかもしれない。手は出さなかったです。

　石油はどこから撒いたの ── 祭壇のところから石油を撒いて，真ん中の部屋も撒いた。そのときは新聞紙が丸めてあった。蒲団は真ん中の部屋のはじっこにあった。どこにポリタンクを置いたかは憶えてないですね。祭壇の部屋の真ん中の新聞紙にチルチルミチルで火をつけた。

　つけたのがライターだかマッチだか分らないんだって ── ライターは緑だと思いますけど。あっと言う間に火がついて，背の丈ほどの炎が横に走って，壁に燃え上がった。隣の部屋からしばらく見てました。これじゃ燃えちゃうなって。おふくろがお勝手の所にいて，「水だ水だ。」と叫んだです。それで風呂場に行ってホースで水かけようと思ったんだけど，ホースが2メートルくらいしかなくて届かないんですよ。水かけようとしたときは，火が次の部屋の境あたりまできていて，逃げるしかないと思った。おふくろを1回おぶったけど，酔っていてつんのめってしまった。それで手を引っぱって逃げました。おふくろは「よっちゃん，よっちゃん」と隣の奥さんを呼びながら，恒彦さんの家に行ったんです。家を出たときは半分くらい燃えてましたね。自分は裸足で，おふくろはサンダルをはいてました。火がついた瞬間，酔いは醒めちゃったです。

　以上が被告人の陳述であるが，かよは当日の様子を次のように述べている。

　被告人の当日の夕食はうどんで，これを味噌汁につけて食べた。そのほか胡瓜の香子もあった。電話ははじめ被告人が菊台病院にかけ，それから警察に2，3回かけた。「菊台病院に連れていってくれ。」と頼み，警察の方で今行くからと言っていたのに来ないので，再度かけたらもう向っているとか言われた。それでも来ないので被告人は腹を立て，今度は消防署に電話したところ，受話器を上げたままにされたので切った。そろそろ酔いは醒めてきていたと思う。電話を切ってから，「火をつける。」と言い出し，祭壇の部屋のわきに重ねてあった広告の紙などを丸めてそのあたりに置き，灯油を持ってきて，祭壇の部屋から真ん中の部屋に撒いた。「舎弟のところに行くんだ。」などと言いながら，被告人自らも灯油をかぶり，祭壇の部屋で火をつけた。そのとき被告人はパンツ1枚だったと思う。かよは真ん中の部屋の縁側のところにいたが，燃え上がった火で髪が少し焦げた。被告人が水をかけようとして風呂場に行ったことは覚えていない。被告人はすぐにかよのところにきて，玄関のところまで手を引き，そこからはかよをおぶって隣の家まで逃げて行った。

　一方，○○警察署と○○消防署の同夜の記録によれば，被告人は8月某日午前1時30分から35分にかけて，まず警察署に電話を掛けた。次に午前1時45分から約20分間消防署に電話を掛け，「火事でもなけりゃ暇だろう。」との話をしている。これに続いて午前2時5分から8分にかけて，再び警察署に電話した。その後午前3時10分にかよが警察署に3度目の電話をした。最後の2つの電話はいずれも，薬が欲しいので菊台病院に連れて行ってほしいとの要求である。

　被告人は犯行前，焼酎4合を約5時間かけて飲み，その後かりん酒を2合ほど飲んだ。そのころ被告

人は頭が冴えて眠れず，自己の異常を自覚し，病院に行って薬をもらおうと考え，上記の様な一連の電話を掛けた。

電話の後，不満な気持を残して，かりん酒を飲み続けるうち，突如激しい行動に出た。すなわち，昇の位牌を毀り，広告紙等を丸め，灯油を運んできて部屋中に撒き，躊躇なく火を点けたのである。行動の纏まりのよさと良好な記憶の保持からして，明らかな意識障害は認められないが，突然の行動変化と激しい興奮を考慮すれば，複雑酩酊と考えるのが妥当である。放火の動機を説明するのは難しいが，ここにも一種の攻撃性，すなわち反転して自己自身に向けられた攻撃性（自己破壊衝動）を見出すことができよう。点火して，火が壁に向って走るのを見て，我に帰った。その後の行動は正常である。とりあえず消火の努力をし，いまやすべなしと悟って，母親を伴って隣家に逃げのびた。

なお，警察における取調べ時（犯行後1時間45分を経過した8月某日午前5時15分）の呼気アルコール濃度（温度補正後）は 0.58 mg/l であった。一般にアルコールの呼気濃度は血中濃度の 0.05％ に相当するので，このときの血中濃度は 116 mg/dl と換算されるが，これは軽度酩酊に相当する。また，被告人は自由飲酒試験で，飲酒終了後3時間で 50 mg/dl 強の直線的な血中濃度の低下を示しており，1時間45分では 29 mg/dl 強の低下が予想される。犯行時と鑑定時でアルコール代謝条件が大きく異なるような身体的要因はとくにないので，両時点でアルコールの代謝条件が同じであったと仮定して計算すれば，犯行時には少なくとも 145 mg/dl の血中濃度であったと推測される。これは軽度酩酊と中等度酩酊の境界にほぼ相当する濃度である。したがって軽度の運動失調や発語不明瞭などは存在していた可能性はあるが，意識が不明瞭となり完全な運動失調が出現するような強度酩酊あるいは泥酔状態にあったとは飲酒試験からも考えられない。

7．考察と説明
（1）精神医学的診断について
（a）知能と性格

被告人は自分の立場をよく心得ており，理解もよい。単純作業ではあるが職業を続け，仲間と同等に付き合うことが可能であった。特別な機能障害は認められない。ウエクスラー知能検査で知能指数 82 であるが，これは正常知能のほぼ下限に当たり，臨床的評価の正常低知によく合致する。昭和40年7月には田中ビネー式知能検査で知能指数 75 を示しているが，ほぼ同様の知的水準にあったと考えてよい。

性格面では，被告人は衝動性の強い人柄である。平生は他人に対する攻撃性を抑制しているが，強い衝動がすでに見え隠れしている。鑑定人に対しては終始穏やかで礼儀正しい態度を取りながら，不満を面接時に直截に述べて解決することができない。不満は怨恨感情となり，嫌がらせまたは脅迫めいた書簡となって現れる。富田三吉や小澤二郎らに対する怨恨感情も同種類で，かつ更に激しいものであろう。

こうした抑圧された攻撃性が端的な姿をとって，思い切った行動となって現れるのは，一つには相手に挑発されたときである。○○少年院における教官や生徒に対する暴力事件，精神病院や刑務所における暴力行為がそれである。これらにつき被告人自身，「かっとすると抑えられない。」と認めており，今日でも自分の陰茎につき「侮辱するようなことを言われたら，逆上して，なにするか知れない。」と言う。衝動性が思い切った行動として現れるもう一つの契機は酩酊である。昭和62年2月の縊首による自殺未遂，同じころ覚醒剤を注射したうえ飲酒して左環指を切断してこれを飲み下すとか，左中指と陰茎を切断した行為，平成2年8月，飲酒のうえ昇の墓を掘り起こし，子猫を殺して食べ，あるいは放火するといった一連の行為がそれである。酩酊時の行動には子猫を殺したときのように，隣人に対する嫌がらせもみられるが，一般に自己破壊的な行動が目立つ。要約すれば，被告人は衝動性が強く，とりわ

け他者に対するあるいは自分自身に向けられた攻撃衝動をしばしば爆発させるという意味で衝動的，爆発的な性格者ということができる。心理検査，とりわけロールシャッハ検査とP-Fスタディが以上のような臨床的見立てをよく支持している。

　（ｂ）有機溶剤の濫用について
　被告人は16歳ころからシンナーの吸入を始めて，1年ほどこれを続けたというが，その後もトルエンを使用している。
　まず，シンナーを一例とする有機溶剤依存症（従来の嗜癖）について説明する。そもそも薬物依存とは，ある種の薬物を追求し，これを持続的または間欠的に使用することによって生ずる状態である。その構成要素は薬物欲求，精神依存，薬物耐性，身体依存，禁断症状の5つであるが，薬物の種類によってこれら要素の重要性に差が生じる。いつも全てが備わっているわけではないが，薬物欲求と精神依存はあらゆる薬物依存に通有である。
　有機溶剤は穏やかな幻覚剤であるが，幻覚剤型の薬物依存で中心問題となるのもこの薬物欲求と精神依存の2つである。有機溶剤の酩酊効果や感覚感情効果あるいは幻覚形成効果や発揚気分，多幸感等が魅力となって，これを追求し続けたいという欲求を生む。この薬物欲求は固定しやすい。そして，薬物がないときに現れる緊張，不安，物足りなさ，空虚感，すなわち精神依存もやがて現れる。
　有機溶剤を吸入すると，第1に，大多数の人は酩酊状態になる。第2に，ほとんど全ての人に気分変化が起こる。その多くは発揚気分と多幸感であるが，刺激性気分もときにみられる。第3に，知覚変容がみられる。その1は錯覚のほか，ものが大きく見えたり，歪んで見えたりするような知覚の変化である。その2は浮上感，沈下感，しびれ感，温感などに感覚感情の変化で，快感に転化することが多い。その3は幻覚であるが，色彩模様幻視（サイケデリックな模様が見える。）と夢想症（空想する情景が目の前に開けてきて自分がその中にいるという体験が多い。）が特徴である。以上に加えて，幻覚を経験する者は有機溶剤吸入者の半数弱にすぎない。有機溶剤が穏やかな幻覚剤と呼ばれる所以である。しかし，幻覚が現れる場合は，吸入初期のころからすでにこれを経験するものである。有機溶剤濫用者は，精神依存に基づいて吸入を反復し，その酩酊に溺れ，知覚の変容や幻覚に陶酔する。有機溶剤依存症とは，こうした急性中毒（酩酊）の反復である。
　被告人の場合は，有機溶剤による酩酊と気分変化と夢想症が認められる。ほぼ定型的な有機溶剤依存症が認められるのみで，そこから現実的かつ持続的な精神病状態が発展した形跡はなく，現在もその後遺症とみなすべき徴候はない。

　（ｃ）覚醒剤の濫用について
　覚醒剤には多種類があるが，わが国で濫用されているのはほとんど専らメトアンフェタミン（フェニルメチルアミノプロパン塩酸塩）である。
　メトアンフェタミンの作用は主として精神面にあり，身体的作用はきわめて僅かである。それはまず睡眠を抑制ないし遅滞させ，疲労感を抑制する。次には表象生活が豊かになり，思いつきが増え，空想活動が著しく活性を帯びる。批判力や統合力は失われ，精神的抑制が解除されるので，廉恥心を忘れる。一般に誇大的となり，気分が高揚し，多幸的となり，多少とも万能感を抱くようになる。他者との連帯感も増す。興奮し，衝動性や攻撃性が昂進することも少なくない。時間感覚も変化するが，それは一般に時間短縮効果と呼ぶべきもので，数時間の仕事を数分にも感じさせ，退屈する人間のそれと丁度逆の時間感覚を現出させる。メトアンフェタミンは禁断現象もほとんど起こさず，身体依存（渇き）も微弱であるが，覚醒剤作用下に味わった快楽的表象世界に引かれて依存が始まる。しかし，覚醒剤を長く続けるうちに，思考の固着，自閉化，表象と空想活動の貧困化，快い自己表象の凋落，自己嫌悪等が

顔を覗かせるようになり，これらから逃れるために，さらに覚醒剤を用いることによって依存が深まるのである。覚醒剤の使用回数を重ねるにつれて快反応が出現しにくくなり，不快反応が出現しやすくなることはよく知られている。

　被告人は20歳ころから覚醒剤を使用し始め，長い服役によって中断されてはいるが33歳ころまで濫用を続けている。その使用は飲酒時が多く，純粋な作用を調査することが難しい。覚醒剤を打つとさっぱりして，酒を飲んでも酔わないと言い，一般に気が大きくなるようである。これが快反応であるが，被告人の場合，かなり早い時期から異常体験が現れたと考えられる。覚醒剤を打つと，周囲の気配に鋭敏になり，注察感（監視されている），被害念慮（組から外されている），関係念慮（人が話をしていると自分の悪口を言っていると思う）のほか，人物誤認（通行人が山口組の人間に見える），幻視に近い体験（猫の目がテレビカメラに見える），要素性幻聴（キーンという金属音）も生じた。服役中にも気を回す傾向や要素性幻聴があったというのであるから，上記症状は急性中毒症状として認められたのみならず，慢性化の傾向があったとみなければならない。昭和62年2月には，異常体験に対する自覚を失い，精神病的状態（幻覚・妄想状態）を呈したことが明らかである。しかし，その後覚醒剤の使用を中止して，精神病的状態はみられなくなった。今日，気を回す傾向と要素性幻聴と思われる金属音が，軽微な後遺症として残っているのみである。

（d）アルコールの濫用と酩酊について

　被告人は15歳ころよりアルコールを頻繁に飲むようになり，間もなく常習的に飲酒するようになった。20歳ころは「ベロンベロンになるまで」飲むことがしばしばであった。昭和52年7月5日と昭和63年7月1日には，酒気帯び運転により道路交通法違反に問われている。飲酒のうえで犯罪事件や事故を起こしているが，飲酒をやめることができなかった。最近3年は焼酎2－3合に止めれば安全であることを知りながら，しばしば5合を越えて飲酒することを繰り返し，本件犯行までこれを続けていた。

　全米アルコーリズム会議（NCA）の診断規準は優れた出来ではあるが，あまりに大部なもので実用にそぐわない。小宮山徳太郎がこれを改変して日本人向のアルコール依存症の診断規準を作成している（小宮山徳太郎：生物学視点から見たアルコール依存症。アルコピア，1；2-8，1987）。10項目を立て，どれか一つでも該当する項目があればアルコール依存症と診断するのである。被告人の場合は離脱症状やアルコール性臓器障害はみられないが，耐性獲得徴候（日に清酒にして5－6合以上を2日以上続けて飲む）と心理依存徴候（社会生活上禁忌であることを知っているのに飲酒する）の少なくとも2項目を満たすゆえアルコール依存症ということができる。

　次に，酩酊状態について検討する。H．ビンダーはアルコールによる酩酊を単純酩酊と異常酩酊とに2分し，後者を更に複雑酩酊と病的酩酊に2分した。そして単純酩酊と複雑酩酊との間は量的な差しかないが，病的酩酊はこれらから質的に異なるとしている。しかし，断るまでもないが，単純酩酊の深いものが複雑酩酊に相当するわけではなく，両者はやはり類型的に分けられる。ビンダーによれば，単純酩酊では昏蒙（意識混濁）は緩徐に始まり，徐々に進行する。脱抑制症状は極端な程度に達することはなく，長く持続することもない。生気的興奮は間もなく麻痺の中に姿を消すのである。

　これに対して複雑酩酊では，生気的興奮が非常に強く，一層長く持続する。昏蒙は突発的に生じ，急速に深くなる。脱抑制症状は著しく，行動の解放は極度に達する場合が稀でない。平素の人格の抑制系と意志による支配とが完全に解体する結果，人格はその基本的本性を失う。行為が平素の人格と完全に異質なものになる場合が複雑酩酊である。また，動機のある単一感情である単純酩酊の一過性の反応性憤怒と，複雑酩酊における体験全体の持続的背景気分を形成する動機のない生気的刺激性との間には，本質的な差異がある。単純酩酊では短絡行動がほとんどないが，複雑酩酊ではこれが重大な役割を演ず

ることが極めて多い。例えば，ある複雑酩酊者は，帰宅して鍵がないことに気付くや憤怒して自分の家のドアを破壊し，さらに徒歩2分ほど離れたところにある同僚（長い間恨みを抱いていた）の車庫へ行き，ありとあらゆるものを破壊した。

被告人の酩酊状態は，通常は飲むに従って緊張がほぐれ，しばらくすると体がほてってくる。さらに飲酒を続けると，呂律が回らなくなり，千鳥足になり，やがて眠り込んでしまう。すなわち，酩酊は徐々に発展し，生気的興奮も脱抑制も極度に達することがなく，やがて麻痺（千鳥足，構音障害，嗜眠）の中に姿を消すのである。飲酒試験で確かめられた経過も同じである。

しかし，被告人の酩酊はつねにこのような経過をたどるとは限らなかった。異常な反応は，ストレス状況の下でアルコールを大量に飲んだときに現れる。平成2年8月の被告人の精神的状況は次のようなものである。病院から強引に引き取って来た昇にその前月に死なれ，改めて気がついてみると両親は高齢の上病弱で，土地は失われて隣家の地所は間近に迫っており，失地を回復する才覚もなければ甲斐性もなく，切断された陰茎を思うと嫁を取るにも躊躇があった。

こうした中で，犯行の1週間ほど前，休日に昼間から酒を飲んでいるうちに，突然昇の墓を掘る気になった。やはり犯行の数日前，飲酒中にわかに子猫を殺す気になり，知人からもらったばかりの猫を昇の祭壇の前で断頭して殺し，その死骸を隣人に見せに行き，帰宅してこれをぶつ切りにして食べた。

犯行前日は午後7時ころから焼酎「トライアングル」をゆっくり飲み始めた。夜半までに4合を飲み終わったようである。「トライアングル」を飲み終わってからはかりん酒を飲んでいた。そのころは眠るに眠れない状態にあり，被告人自身自分の異常に気付き，精神科病院（菊台病院）に電話を掛けている。深夜の受診を断られた被告人は，それから警察署と消防署にそれぞれ繰り返し電話を掛けて，搬送を依頼したが，いずれも埒があかなかった。激しい行動が現れたのは犯行当日の午前3時をすぎてからのようである。昇の位牌をかじり，広告紙等を丸め，そこへ灯油を撒き，無造作に火を点けた。被告人の背丈程もある炎が壁に向かって走るのを見て，我に返った。この間見当識障害や健忘もなく，意識障害の徴候は認められない。病的酩酊を認めることはできないが，激しい興奮と短絡行動から複雑酩酊を推定するのが妥当である。

(e) 鑑別診断について

被告人においては特別な鑑別診断を要しないと思われるが，遺伝的負荷も存することであり，過去に精神病的状態を経過しているので，念のため精神分裂病との鑑別診断を行っておく。

精神分裂病は20歳代にもっとも多く発病するが，もうすこし期間を広げるならば，10歳代後半から30歳代までに大部分が発病する。妄想や幻覚（言語性幻聴が主である），思考障害（思路弛緩が代表である），自我障害のほか，感情生活の平板化，発動性の低下といった人格変化を伴うのが通例である。一般に病識を欠くことが多い。一部は比較的短期間で治癒するものもあるが，大部分は長年月にわたる慢性経過を取り，大なり小なり後遺症を残して不完全治癒の状態に達する。しかし，そこから再発を繰り返す者も多く，長期入院を要する者も少なくない。

被告人の場合は，言語性幻聴を認めず，思考障害と自我障害を欠き，わずかに幻視，要素性幻聴，被害・関係妄想を認めるのみである。しかもそれら異常体験は覚醒剤の使用によって初めて現れ，覚醒剤の中毒症状として定型的であり，かつ覚醒剤の使用と無関係に発展したことはない。感情の平板化，発動性の低下等の精神分裂病特有の人格変化も認められない。念のため世界保健機構（WHO）による国際疾病分類第10版草案（1988年）の精神分裂病の診断ガイドラインに沿って評価を行ったが，被告人の所見は精神分裂病の診断規準を満たさない。以上のような次第で，今日までに被告人が精神分裂病に罹患したとする証拠は存在しない。

（2）訴訟能力と責任能力について

　これらの能力の判断は裁判官の任務に属するので，鑑定人としてはただ参考意見を述べるに止める。

　最高裁判所の決定（昭和29年7月30日）によると，訴訟能力とは「一定の訴訟行為をなすに当り，その行為の意義を理解し，自己の権利を守る能力」である。この能力は自己の利害を把握し，自己の意思を形成し，かつこれを表現する能力であるとも言われている。

　被告人は正常知に属し，犯罪や訴訟の構造につき概略理解しており，鑑定と通常の診療が異なることを理解することができる。本件犯行およびその前後の記憶もよく保たれており，自己の弁護人と交通することにも支障はない。したがって訴訟能力に問題はないであろう。

　被告人の知能は正常知に属し，性格はその特徴である衝動性も平素はかなりの程度に抑制できるものであるゆえ，これが責任能力に本質的にかかわることはない。また，覚醒剤依存症の後遺症もごく軽微なもので，耳鳴りとの区別が難しい要素性幻聴とときに気を回す傾向が残っているに過ぎないから，これも同様である。

　問題は犯行時の酩酊状態のみであろう。スイスの精神科医 Hビンダーがアルコールによる酩酊を類型化して単純酩酊，複雑酩酊，病的酩酊の三つに分け，それぞれに完全責任能力，限定責任能力，責任無能力を割り当てたが，これがスイスのほか，西ドイツ，日本等で受け入れられて久しい。もちろん単純酩酊にも泥酔のように必ずしも完全責任能力とは言えないことがあり，複雑酩酊にも程度の差があるから，個々の検討を欠くことはできないが，概略のところ，大方の承認を得ていると言ってよかろう。

　被告人が犯行時複雑酩酊の状態にあったことはすでに述べた。それは見当識障害も，健忘というべきまとまった記憶脱失もないところから分かるように，意識障害を欠いている。そういう意味では，この状態で是非善悪を弁識する能力が全く失われていたとは言えない。また，放火は一見唐突で不可解な行為とも見えるが，酩酊による興奮の力を借りて，平生は抑制していた自己破壊衝動（欲求）に身を委ねたと見ることができる面をもっており，上記弁識能力に従って行動する能力を全く欠いていたとも言えない。すなわち，病的酩酊の場合のように責任無能力の前提条件を満たさないのである。

　しかし，そうはいってもそれは酩酊による異常な反応である。昇の位牌をかじったことや点火した瞬間を思い出せないような短時間の記憶脱失があり，行為に当たって躊躇の跡さえ認められない。行動は激しく，過剰なところがある。上記弁識能力とこれにしたがって行動する能力のいずれにも著しい制限があったと考えねばならないであろう。精神医学的にも定型的な複雑酩酊に属し，また具体的な犯行との関係からみても，限定責任能力の前提条件を満たすものと考えられる。

8．鑑定主文

1．被告人は現在正常知に属し，衝動性の著しい性格の持主である。アルコール依存症も存続しているであろう。覚醒剤中毒によるごく軽微な後遺症が認められる。
2．被告人の犯行時の精神状態は，上記状態のうえに複雑酩酊の状態にあった。

　以上のとおり鑑定する。
　　　　　　平成3年8月19日

　　　　　　　　　　　　　　　　　　　　　　　　　東京都精神医学総合研究所
　　　　　　　　　　　　　　　　　　　　　　　　　　社会精神医学研究部門
　　　　　　　　　　　　　　　　　　　　　　　　　　西　　山　　詮

　宇都宮地方裁判所
　　裁判長裁判官　○　○　○　○　殿

　なお，本鑑定に要した日数は平成3年3月13日より同年8月19日までの160日である。

【解　説】
アルコールによる異常酩酊

　被告人はアルコールの外に有機溶剤と覚醒剤を濫用している。有機溶剤では夢想症を楽しんだようであるが，やがてこれは中止され，後遺症を残していない。覚醒剤についてはかすかな後遺症があるが，平成2年8月の出来事はいずれもアルコールによる酩酊の上に起こったもので，覚醒剤中毒性精神病の飲酒によるフラッシュバックではない。その異常な酩酊状態は覚醒剤中毒性精神病の特徴を示していない。覚醒剤中毒性精神病については次の症例3および4で検討する。

　広く知られているように，アルコール酩酊（急性中毒）はH Binder[2]によって以下のように分けられた。

　1）単純酩酊
　2）異常酩酊
　　2a）複雑酩酊（量的な異常）
　　2b）病的酩酊（質的な異常）

　いわゆる酩酊の3分法であるが，これはおそらくドイツやスイスにおける刑法改正と関係があるであろう。従前は限定責任能力という概念がなかったから，酩酊の分類も単純酩酊と異常または病的酩酊の2分法でよかった。さまざまな議論[1,11]があったすえ，責任無能力の外に限定責任能力というものが刑法に導入されたのであるから，これに見合った酩酊の類型分類が臨床的にも無理なく達成できるとなると，精神医学にとっても刑法の実践にとっても重宝である。Binderの3分法が編み出された背景にはこのような必要性があったのではなかろうか。責任無能力は必要最小限に絞り込まねばならないし，限定責任能力もまた狭い範囲に止めなければならないと考えられている。

　多くの精神科医は，Binder の酩酊類型を用いているであろう。それはK Jaspers[4]の記述現象学的成果を基礎にしているが，なによりも実用的である上，彼の類型描写が見事で，説得的だからである。

　単純酩酊と複雑酩酊との間には量的な差しかないが，病的酩酊はこれらから質的に異なるとされている。しかし，単純酩酊の深いものは泥酔や昏睡であって，複雑酩酊ではない。

　単純酩酊と複雑酩酊はあくまで類型的に分けられる。両類型はだらだらと移行する関係にあるのではなくて，それぞれが簡潔類型（praegnante Typen）であることを忘れてはならない。

　酩酊の大多数は単純酩酊である。単純酩酊では多くの人が経験しているように，昏蒙（意識混濁）は緩徐に始まり，ゆっくり進行する。感覚的感受性の亢進が生じ，気分はたいてい多幸的で，発動性も多少とも増大する。脱抑制症状は極端な程度に達することはなく，長く持続することもない。以上のような特徴を持つ生気・精神的興奮期は，間もなく昏蒙や身体的麻痺（呂律が回らない等）を示す麻痺期へと移行し，興奮が再び現れることがない。

　これに対して複雑酩酊では，生気的興奮が著しく強く，異常に長く持続し，麻痺期に入ってからも興奮が再燃することが稀でない。昏蒙は急速に深くなる。脱抑制症状は甚だしいもので，自己中心的情動反応と欲動に駆られた行動の解放は極度に達する場合が稀でない。礼容の乱れることが多く，もはや自らを持することができない。平素の人格の抑制系と意志による支配とが完全に解体するために，人格はその基本的本性を失っている。その結果，酩酊者の行為がその平素の人格と完全に異質なものになる。基礎気分は刺激性で，非常に強い緊張と興奮に満ちた固有の不快気分である。複雑酩酊においては見当識に粗大な障害はなく，些細なことについては誤認したり，見落としたり，その意義を正しく評価することができなくなっているが，状況全体を誤認するようなことはない。行動は一般に粗暴であるが，周囲の状況と意味ある関連を保持しており，了解が可能である。なんらかの現実意識が残っており，盲目的な行動は出現せず，現実との関係も失われていない。昏蒙のため，思考によって適切な反応が選択さ

れる前に，過剰な生気的発散衝動が短絡的に突発する．複雑酩酊ではこのような短絡的行為が重大な役割を演じており，情動放散（八つ当り）が衝動行為の過程を規定していることが多い．激情犯罪の外，攻撃性が自己に反転して突発的な自殺が稀でない．本例のように，自宅放火がしばしば見られる．

　病的酩酊はもうろう型とせん妄型に分けられるが，せん妄型はもっぱら慢性アルコール中毒者に出現するもので，症候学的には振戦せん妄と基本的差がないというのであるから，ここには改めて説明しない．犯罪学的にも意義の乏しいものである．以下に病的酩酊というのはもうろう型を指していう．病的酩酊は，異常に強くまた長く持続する生気的興奮が存在するという点では，複雑酩酊と共通している．しかし，意識の状態を決定的に異にする．深い意識障害が生気的興奮を伴って，酩酊の開始と同時に突然に発現するのが病的酩酊の特徴である．基礎気分は不安を主な特徴とする．複雑酩酊と病的酩酊を区別するために，鑑別診断上重要なのは状況の見当識の様相である．複雑酩酊では状況見当識はあらまし保持されているのに対し，病的酩酊ではこれが始まるとともに状況の見当識は根底から障害される．病的酩酊では人と周囲を結び付けている関連全体を正しく把握することができない，状況全体については常に誤認される，というのが本質的特徴である．人と外界との現実に適った一致のためにもっとも重要なこの基礎が，情動や妄想観念，幻覚，体験の狭窄および崩壊によって破壊されている．このため病的酩酊者には現実意識が欠如している．病的酩酊者の行為は，盲目的，非現実的，空想的なもので，周囲の状況からはもはや客観的には了解できない．複雑酩酊においては，昏蒙と基礎気分の量的増強による人格面の障害が病像の主徴であるのに対して，病的酩酊では他の型とは異質な意識障害が病像を支配している．繰返し言えば，Binderの酩酊類型はいずれも意識障害を基軸に分けられているのであるが，症状学的には，普通酩酊と複雑酩酊は主として人格面での変化としてみることができるのに，病的酩酊はもはや完全な意識障害として見るほかはないということである．もう一度言えば，人格変化（意識障害は背景にある）の問題から意識障害の問題に変換することをもって質的な相違としたということである．当然のことながら，病的酩酊では記憶障害も著しく，明らかな島状健忘や全健忘を残すことが少なくない．

　なお，病的酩酊に，以上の2型の外に幻覚症型[5]を追加する人もいる．幻覚症型はせん妄型と同様慢性アルコール中毒者に出現するが，これらの場合は，鑑別診断上も，行動に与える影響からも，幻視，幻聴の存在が重要である．

　以上はBinderの3分類を中心に基本線だけを紹介した．さらに詳細を知りたい読者は福島[3]，影山ら[6-10]の著書を参照されたい．

　なお，単純酩酊，複雑酩酊，病的酩酊は，最初に述べたように確かに責任能力の3段階を予想している．しかし，例えば被鑑定人が複雑酩酊に該当することが確かになったからといって，鑑定人が必ず限定責任能力を示唆しなければならないというものではない．複雑酩酊に該当すれば，被鑑定人が限定責任能力である可能性は高い．被鑑定人が限定責任能力に相当して，完全責任能力でも責任無能力でもないと説明することは比較的容易であろう．複雑酩酊であるにもかかわらず，完全責任能力または責任無能力が相当であると考える鑑定人は病状の特殊性，犯行状況の特殊性等につき説得的な説明を展開しなければならないし，すればよいのである．こうした3分割に安易な不可知論的協定の効果があるとすれば，それは鑑定人および・または法曹に怠慢がある時である．新種の不可知論にも注意しなければならないが，無原則な個別判断（可知論）にも警戒しなければならない．

文　献

1) Ashaffenburg G：Verminderte Zurechnungsfaehigkeit. Dtsch Med Wschr, 30；1121-1124, 1904.
2) Binder H：Ueber alkoholische Rauschzustaende. Schw Arch Psychiat, 25；209-228, 36；17-51, 1935. 影山任佐訳；精神医学, 24；855-866, 999-1007, 1125-1140, 1982.

3) 福島　章：精神鑑定. 有斐閣, 東京, 1985.
4) Jaspers K：Allgemeine Psychopathologie. Springer, Berlin. 1913. 西丸四方：精神病理学原論. みすず書房, 東京, 1971
5) 影山任佐, 中田　修：病的酩酊の幻覚症型（幻覚症型病的酩酊）について. 精神医学, 26；915-928, 1984.
6) 影山任佐, 青木勇人, 那須　匡ほか：アルコール酩酊下における自殺－抑うつ型と攻撃反転型－. 精神医学, 31；701-707, 1989.
7) 影山任佐：アルコール犯罪研究, 金剛出版, 1992.
8) 影山任佐：アルコール関連精神障害。臨床精神医学講座　第19巻　司法精神医学・精神鑑定（風祭元, 山上皓編）, p.165-177 中山書店, 東京, 1998.
9) 中田　修：病的酩酊の症候論. 精神医学, 2；713-723, 1960. 増補犯罪精神医学（金剛出版, 東京, 1987）に収められている.
10) 柴田洋子, 高橋紳吾：物質依存の精神鑑定－責任能力論議によせて－. 最新精神医学, 3；551-558, 1998.
11) Wilmanns K：Die sogenannte verminderte Zurechnungsfaehigkeit. Springer, Berlin, 1927.

症例3 （F1）覚醒剤中毒性精神病

覚せい剤取締法違反，道路交通法違反被告事件
横浜地方裁判所

序

　鑑定事項は被告人の覚醒剤中毒性精神病状態における責任能力を主眼にしている。鑑定書はもちろんこれを検討しているが，生活史等では被告人の依存者または嗜癖人としての面に多くの紙幅を割いている。被告人は代表的な嗜癖人の1人であると考えたからである。鑑定当時（1982年）はDSMやICDに大して関心をもっていなかったので，これら診断基準に当てはめることをしていない。おそらく被告人は，DSM-IVやICD-10の依存性人格障害の基準を完全には満たさないであろう。それはDSM-IVやICD-10が人物依存に重点を置いているからである。被告人の場合は人物嗜癖と物質嗜癖が分かちがたく結びついている。実際にもオプタリドン，覚醒剤，アルコール，女性に対する嗜癖が認められる。家庭内暴力の傾向も明らかである。それにしてもこのように，中毒性精神病者のみならず嗜癖人の記述に重点を置いた長々しい鑑定書は，忙しい裁判官をイライラさせるかもしれない。そういう意味では，これはよくない鑑定書である。

　弁護人は検察官を退職して弁護士となった人であったが，きわめて仕事熱心な方で，鑑定書を提出してからも被告人を少しでも有利にする方向で，電話や書簡でたびたび質問や意見を寄せられ，鑑定人としてその都度回答しなければならなかった。

　覚醒剤中毒性精神病の責任能力については，鑑定書に明らかなとおり，アルコール酩酊からの類推で判断している。覚醒剤中毒による夢幻的興奮状態を病的酩酊朦朧型相当としたのであるが，果して多くの賛同が得られるであろうか。

　鑑定書の後に，判決書を抄録した。

被告人　矢田雪夫　精神鑑定書

　目　　次
I　緒　言
II　公訴事実
III　診察の結果
　1　家族歴
　2　本人歴
　　（a）生活史
　　（b）既往歴補遺
　3　本件犯行
　4　現在症
　　（a）身体的現在症
　　（b）心理検査所見
　　（c）面接所見
IV　考察と説明
　1　診断と鑑別
　2　責任能力等

V　鑑定主文

I　緒　言

鑑定人は昭和57年3月26日横浜地方裁判所法廷において，同裁判所刑事部裁判長裁判官※※※※より，覚せい剤取締法違反，道路交通法違反被告事件被告人矢田雪夫について，左記事項に関して鑑定するよう命じられ，宣誓の上これを了承した。

鑑定事項
本件犯行当時及び現在における被告人の物事に対する是非善悪の弁別能力及びこれに従って行動する能力について。

よって同日より本鑑定に従事し，一件記録を精読するとともに，昭和57年6月21日より同年7月6日まで，東京都立墨東病院精神科病棟に被告人を入院させて心身の状態を精査し，被告人の父矢田当太郎，母安子と面接して事情を聴取し，被告人の出身学校に照会して得た回答書を参照して，本鑑定書を作成した。

II　公訴事実

昭和55年11月28日付の横浜地方検察庁検察官※※※※事務取扱副検事の起訴状によると，犯罪事実は次の通りである。

　　　被告人　　　矢　田　雪　夫
　　　生年月日　　昭和24年6月2日生
　　　本　籍　　　東京都世田谷区　以下略
　　　住　居　　　東京都世田谷区　以下略
　　　職　業　　　自動車運転手

被告人は，法定の除外事由がないのに，昭和55年11月16日午後9時45分ころ，川崎市※※区※※町38番地先路上に停車中の普通貨物自動車内において，覚せい剤であるフェニルメチルアミノプロパン塩酸塩粉末0.125gを所持したものである。

　　　罪　名・罰　条
覚せい剤取締法違反　同法14条1項，41条の2・1項1号

昭和56年2月20日付の※※※※事務取扱副検事の起訴状によると，犯罪事実は次の通りである。
被告人は
第一　法定の除外事由がないのに，昭和55年11月16日午後7時ころ，東京都※※区※※3丁目2番1号所在の国立※※病院便所内において，覚せい剤であるフェニルメチルアミノプロパン約0.124gを溶解した水溶液約0.25mlを自己の左腕に注射し，もって覚せい剤を使用し
第二　前記第一記載のとおり，覚せい剤を使用し，薬物の影響により正常な運転ができないおそれがある状態で，同日午後9時ころから同9時27分ころまでの間，同区※※1丁目1番1号先から川崎市※※区※※町38番地先道路までの約13.1kmにわたる道路において，大型貨物自動車を運転して進行したものである。

　　　罪　名・罰　条
第一　覚せい剤取締法違反　同法19条，41条の2・1項3号
第二　道路交通法違反　同法66条，117条の2・1号の2

昭和56年8月13日付の横浜地方検察庁検察官※※※事務取扱副検事による訴因の予備的変更の請求

に対しては，同年同月21日の第4回公判において訴因変更許可決定がなされたが，これによると公訴事実は次の通りである．

被告人は，法定の除外事由がないのに，昭和55年11月16日午後7時ころ，東京都※※区※※3丁目2番1号所在の国立※※病院付近の路上に停車中の普通貨物自動車内において，覚せい剤であるフェニルメチルアミノプロパン塩酸塩を含有する粉末約0.249gを所持したものである．

III 診療の結果
1 家族歴

被告人の父矢田当太郎は鹿児島県※※の出身で，大正7年5月9日矢田要一とソメの間に生まれた．6人同胞の第1子である．昭和13年徴兵検査を終えて上京し，東京瓦斯株式会社に就職して事務員となったが，翌年には召集を受け，中支に3年半，ソロモン群島に3年半軍隊生活を送った．昭和21年に帰国して東京瓦斯会社に復職し，同23年立田安子と結婚した．昭和28年に日本大学法学部に入学し，同32年これを卒業し，同年中央大学法学部専攻科に入学し，翌33年これを卒業して高等学校社会科1級教員免許を取得した．そのほか明治大学経済学部の通信教育を受け，簿記高等学校商業科2級の資格をとった．昭和47年4月より川越実業学園商業高等学校の教諭となり，商業科で簿記を教えて今日に至る．現在63歳であるが，肥満型の体格で血色がよく，年齢よりも若くみえる．腰の低いもの柔らかな応対をする人で，おだやかな話し方の中に初対面の遠慮はあったが，正直を尊ぶ気風が認められた．

父の同胞の第2子アヤ子は本田に嫁ぎ，3人の子供を挙げ，大阪で暮らしていたが，6，7年前心臓弁膜症のため死亡した．第3子金三は21歳のとき沖縄で戦死した．第4子満成も20歳のとき沖縄で戦死した．いずれも独身であった．第5子敏子は植田に嫁ぎ，女1人，男1人の子供がある．現在50歳くらいで，浦和市に住んでいる．第6子陽子は九州の磯村に嫁ぎ，女1人，男1人の子供がある．現在48歳くらいである．

被告人の父方祖父要一は7人同胞の第3子であるが，そのすぐ下の弟矢田重隆に精神病が疑われる．重隆は中学校を経ずに専門学校入学資格検定試験に合格して，関東大学に入学した．大学ではノートをとらないで全て記憶するなどということをした．25歳のころ，教授の1人が代議士に立候補したとき，応援演説に出かけた．帰る船の上でも敵方と演説合戦をしたが，その最中に言うことがおかしくなったという．当時は結婚しており，子供が1人あった．それから元に回復することがなく，農業の手伝いのようなことをしていたが，妻とは離婚となり，現在は1人息子に養われている．

被告人の母安子は当太郎と同じく鹿児島県※※の出身で，大正15年8月30日立田正義とミツの間に生まれた．8人同胞の第6子で現在57歳である．昭和18年※※公立高等女学校を卒業し，昭和20年8月※※女子師範を終戦のため中途退学した．昭和20年11月朝鮮より引揚げて鹿児島市に住んでいたが，親類に世話する者があって昭和23年4月当太郎と結婚し，被告人を頭に3子をもうけた．昭和35年ころには昭和商事を設立して社長となり，主として不動産を扱い，昭和40年代の全盛期には従業員30名近く，営業用自動車十数台を算えた．現在は事業を縮小し，末子の明と2人で不動産業を続けている．体型は闘士型に近く，談話は活発で自己主張が強い．情操の繊細さよりも実利を尊ぶ人柄と見受けられた．

安子の同胞の第1子は生後間もなく死亡した．第2子立田安雄は薬剤師であったが，応召してビルマ参謀本部付中尉となり，昭和20年消息不明となった．31歳独身であった．第3子時夫は20歳ころ肺結核のため死亡した．第4子好子も肺結核のため18歳ころ死亡した．第5子則夫は中国の長沙において下痢性疾患（赤痢らしい）のため戦病死を遂げた．第7子善一は現在55歳で東京都※※区※※に住んでいる．もとは洋品店を営んでいたところ，不渡手形を受取って倒産した．不動産会社に2年ほど勤

めていたが，最近これを辞めたという。第8子幹夫は東京都※※区※※に住み，現在53歳で不動産業を営んでいる。

　安子の父立田正義は薬剤師であったが，昭和8年肺結核で死亡した。正義は同胞6人の第1子で，下に妹4人と弟1人がある。安子の母ミツは膵臓壊死のため昭和30年に死亡した。同胞2人の第1子で，下に弟が1人ある。

　被告人は同胞3人の第1子である。被告人の長男弘は2度目の妻順子との間に生まれ，現在6歳で小学校入学を来年にひかえている。同胞の第2子二郎は昭和27年5月3日生まれで，現在30歳である。ニューヨークの某音楽院を卒業し，ピアノの演奏をしていたがこれを嫌い，不動産業を2年ほど手伝ったのち，昭和56年6月より楽器古物商を経営し，ピアノ，サックス，アンプなどを扱う。昭和商事の2階をショー・ルームにしている。妻元子（当年29歳）との間に長女啓子がある。同胞の第3子明は昭和30年11月1日生まれで，現在27歳である。※※大学哲学科を卒業し，1年半程ミトメ建設に勤めたのち現在昭和商事の営業を生業にしている。あけみ（当年27歳）と同棲しているが子供はない。

　現住所には2階建ての家屋の1階に，10畳の食堂と6畳の納戸のほか，風呂場，便所，洗面所があり，2階の6畳間に被告人と弘，4畳半に両親が住み，離れ座敷に明とあけみが暮らしていた。しかし，後述するような家庭内のいざこざから，両親は昭和57年3月より中野区※※のアパートで暮らすようになり，弘をひきとって面倒をみている。被告人は中村君子と現住所で同棲するようになり，二郎とその妻子がマンションを引揚げて，2階のもう1つの6畳間に暮らすようなった。

　以上，被告人の父およびその同胞，父方祖父母およびその同胞，母およびその同胞，母方祖父母およびその同胞，被告人の同胞およびその子等について調査したが，父方祖父の弟重隆に精神病が疑われるほかは顕著な精神病的症状を呈した者はいない。なお，右の重隆につき乏しい情報から推定することが許されるとすれば，人生の比較的早い時期（25歳ころ）に，急性の精神病的変調をもって発病し，その後も長く人格変化を残して元に復することがなかった点からして，重隆の精神病はなによりもまず精神分裂病が疑われる。

2　本人歴

（a）生活史

　被告人は昭和24年6月2日，東京都板橋区※※で生まれ，父母のもとに育った。男ばかりの同胞3人の長男である。生後1年ころ世田谷区に転居し，さらに10年ほどして同区内現住所に転居した。昭和29年4月昌成幼稚園に入ったが，通園の途中に牛馬がいたり，いじめっ子がいることから通園をきらい，これを1年で中止した。元気のいい子供で，友達が多かったが，手癖が悪く，母のハンドバックから2，3千円盗んではものを買って友達を羨しがらせるので，友達の親から苦情が出たことがある。

　昭和31年4月には世田谷区立※※小学校に入学した。小学校児童指導要録によれば，学習面では1年生のとき国語，社会，理科，音楽，体育がいずれも「3」，算数が「2」で図画工作が「5」であった。備考欄には「話をすることが得意である。よい素質をもっているが，家庭学習が伴わないため成績は余りよくない。」と記されている。行動面でも責任感，根気強さ，健康・安全の習慣，礼儀，協調性，公共心の評価はいずれも「B」で，所見欄には「伸び伸びとした明るい子供である。」と記されている。被告人によれば，第1学年の担任の山田先生は優しくてきれいな先生だなといつも思っていた。2年生までは幸わせだったが，3年生のときの久永先生はこわい人という印象が強く，教室で手を挙げないとか消極的だと評価されていた。3，4年生のころは自分の成績等がもとで父母がしばしば喧嘩するのがつらかったという。そのころ学校に行ったふりをして近所で遊んでいるところを母に発見され，叱られた記憶がある。3年生になると音楽は「3」から「2」に，図画工作も「5」から「3」に落ち，備考欄にも「学習意欲がなく張りがない。注意散漫で宿題も殆んどやってこない。」と記されるようになっ

た。5年生までほぼ同様の評定で，6年生になると一段と成績は低下している。被告人が5，6年生のころ母が不動産業をはじめ，家事にはお手伝いを雇っていたが，教育面は放任同然となった。4年生と5年生のときの行動面をみると，自主性，正義感，責任感，健康・安全の習慣，礼儀，協調性，指導性，公共心はいずれも「B」で，根気強さが「C」であった。4年生のときの所見欄には「おちついた態度，根気よくやりとげる気力にかけている。」と記されている。

身体面では一般に元気活発で，1年生のとき「体格極めてよく元気旺盛」，2，3年生のときは皮膚疾患（紫斑病）に罹ったが「体格良く，元気旺盛」であり，5年生のときも「活力旺盛，体重が大」と記されている。スポーツが好きで，5年生のときには区対抗の野球の試合に選手として出場したことがある。

昭和37年4月には世田谷区立※※中学校に入学した。生徒指導要録によると，教科の評定は小学校時代に比して著しく低下している。小学校においては教科の評定は「3」が主であったのが，中学校では「2」を中心とするようになった。中学校2年の成績を例にとると，国語，社会，数学，理科，美術，技術・家庭，英語はすべて「2」で，音楽，保健体育が「1」であった。行動面では3年を通じて自主性，責任感，根気強さ，自省心，協調性，その他の項目の評定は「B」を主とし，ところどころに「A」を散見するにとどまる。第1および第2学年には特記事項がないが，第3学年には「交友悪し。」と記されている。一般に遅刻が多く，第3学年では出席しなければならない日数248のうち23が欠席日数であった。被告人によれば，中学時代までは野球を好んでこれによく興じ，3年生のときには剣道クラブに入った。中学校のときから独学でピアノを弾くことを憶え，3年生のときにはギターも弾けるようになった。このころ異性とのつき合いも多くて楽しかったという。なお，3年生のときには家庭教師がつけられたが，被告人には勉強する気がなかった。教師がやって来る時刻には在宅しないようなことが多く，やがて家庭教師も中止となった。

昭和40年4月には※※大学附属※※高校に入学した。指導要録の抄録によれば，出欠の記録では第1学年授業日数220のうち欠席日数17，第2学年は同様に218のうち118，第3学年は219のうち28であった。主な欠席理由は怠学であり，第2学年は出席日数不足のため原級留置となった。学習の記録では，各学年，全教科にわたって成績は振わず，評定は「下」である。特に2年次は出席常ならず，全教科単位未修得である。行動および性格の記録では，生徒会活動，クラブ活動，学級活動共に積極的に参加活動した記録がなく，性格の記録は，各学年とも特記する記録はないが，原級留置となった学年では，全般に「C」の評定がなされたということである。

被告人によると，高等学校1年次まではクラブ活動で剣道をしていた。2年次には臼野バレー団のバンドの一員となり，コンボ・オルガンが弾けるようになった。2年次には運動部の応援団と対立していたが，応援団の連中が他校の生徒をナイフで嚇す等の悪事を働いて幾人かが退校処分になった。この連中が学校に殴りこみに来るので逃げまわったり，右記のバンド員として演奏に夢中になっているうちに留年する破目になった。2回目の2年生のころ，すなわち被告人が17歳のころ，グループのつき合いから知り合った村松美江（当時18歳）がしばしば自宅に遊びにくるようになった。2人のつき合いが親密にすぎるので母親が注意し，美江にも来訪を禁じたところ，被告人の方が家を出てしまった。10日ほどしたら案の定小遣いが底をついて電話で連絡してきた。このとき母親が美江に優しい態度を見せたところ，被告人らは2人の仲が認められたと思ったらしく，間もなく同棲するようになった。やがて父母も美江を自分の娘のように可愛がり，こうして一緒に居るのに結婚させないでおいては親類にも説明の仕様がないというので，同棲すること1年余りで挙式させた。被告人としては全て成り行きまかせだった。被告人は挙式と同時に入籍したように思うというが，婚姻の届出がなされたのは昭和45年3月某日であるから，挙式より2年ほど遅れている。結婚はしたが父母に養われていた。当時は母の不動産業が全盛のときで，お小遣いは潤沢にあてがわれ，新しい乗用車を買ってもらい，それも最初の

車体検査前に一段上級の車に買い替えてもらった。そのころから被告人の浪費癖は目立っていた。自分の持物を質に入れて親がこれを引出してくることもしばしばであったが，母の時計，指環なども質種にしたことがある。これらは数万円から数十万円に値するものであった。なお，被告人は17歳ころ神奈川県の※※警察署管内でオートバイを運転し，信号無視した上乗用車と衝突し，相手に1週間ほどの負傷をさせながら逃走して，警察に逮捕されたことがある。

　昭和44年4月には法政大学※※学部※※学科に入学したが，学業に身が入らず昭和46年には修得単位が不足して大学3年次で留年しなければならなくなった。同年後半から翌47年にかけてしきりに浮気をしたという。とくに昭和47年初期にバンドマンからピアノソロにかわってから若い女性とのつき合いが容易になった。大学の2度目の3年生のころ，すなわち昭和47年の夏前に某友人宅に遊びに行ったところ，たまたま友人の姉の友達もきていて知り合いになったが，これが川田順子（当時24歳）であった。1ヵ月ほどつき合いを重ね，同年6月か7月ころに順子と2人で10日ほどグァム島に旅行した。旅行から帰ってきてからも，しばらく友人のアパートに居候を続けるなどして，家を捨てた格好になった。8月か9月には母に無理やり家に引き戻され，八丈島へ美江と2人で1週間ほどの旅に送り出された。母によればこのとき被告人は喜んで旅に出た。しかし，被告人は旅行から帰るとすぐに家を出てしまい，1ヵ月ほど友人宅に居候して資金を工面し，その年の10月後半世田谷区※※のアパートに順子と2人で入居した。母は順子との仲を裂いて，被告人をもとの鞘に収めようとあらゆる努力をしていた。どういう事情があってかわからないが，昭和48年の初期に順子が実家に引上げたことがある。被告人は無理に引裂かれた順子を取戻すため狂言自殺を考えた。薬局からオプタリドンを買ってきて，1箱分つまり10錠を短い時間に飲んだ。酒に酔ったときに似た酩酊状態になり，廉恥心と恐怖心を失い，気が大きくなった。※※区の順子の実家に電話して，自殺をほのめかすようなことを順子に伝えた。順子が駆けつけるころを見はからってガス栓を開いた。しかし，被告人は部屋の窓をあけそこから新鮮な空気を吸っていたのでガスの影響を受けることはほとんどなく，意識を失うこともなかった。順子がやってきて救急車を呼んだ。順子の妹からの電話連絡に驚いて美江と父母が駆付けてみると，被告人はアパートの部屋で大の字になって延びており，順子がこれに取縋って泣いていた。間もなく救急隊が到着し，被告人は滝沢病院に運ばれ，1週間ほど入院し，順子が看病した。美江は被告人を気長に待っていたが，この事件を汐に実家に帰った。被告人と順子の仲が決定的となり，被告人は明と2人で美江の実家に赴き，離婚届に署名捺印してもらった。被告人は大学を中途で退学し，中央区銀座※※のユニバーサル・アート・サービスにピアニストとして就職した。昭和48年4月ころ，ここより派遣されて青森県八戸市に赴き，クラブ鹿鳴館でピアノソロに従事し，順子も同じ店でホステスをした。被告人がはじめてオプタリドンを飲んだのは先の狂言自殺のときであるが，このころよりオプタリドンを常用するようになり，2日に1箱（10錠）くらいではあったが，ほとんど毎日のように用いていた。美江のことを想い出して切なく辛いときは，飲酒して泥酔したり，オプタリドンを飲んで苦痛をまぎらしていた。

　被告人と順子は約1年の間に2百万円ほど貯金して昭和49年に帰京し，世田谷区の東京世田谷線※※駅近くにアパートを借りて，家具などを買入れた。美江の肩をもち順子を快く思っていなかった母達も折れて，被告人らは結婚式を挙げた。半年ほどの間，被告人はユニバーサル・アート・サービスの紹介で東京のあちこちのクラブでピアノソロをしていたが，間もなく貯金も底をつき，再び八戸市に赴いた。この年の暮れには夫婦喧嘩をして，順子は東京に帰ってしまった。翌50年2月ころ被告人は順子に送金してアパートを用意させ，帰京して世田谷区※※のアパートに入居した。昭和48年春ころからずっと続けていたオプタリドンをこのとき中止した。昭和50年2月某日西東京サーキットに順子らとレーシング・ゴーカートを見に行った。レーシング・カーのホイルの黒メッキが太陽光線を反射して，これに眼を射られたと思った瞬間，恐ろしい力で地の底に引摺り込まれる感じがして，立っていられな

くなった。「助けてくれーっ。」と叫んで意識を失った。同時に全身の痙攣が生じたことは後で順子と明から聞いた。間もなく気がついたとき「大丈夫よ，救急車を呼んだわよ。」と順子が言っていた。小平市所在の石川病院に運ばれて入院となったが翌日退院し，同年3月某日国立※※病院神経科を受診した。オプタリドンを常用していたことを隠していたところ，診察をした医師はてんかんが疑われるという見立てであった。なおこのとき高血圧が発見された。また同年4月30日に行われた脳波検査では安静時脳波のほかに過呼吸賦活，閃光刺激賦活が行われたがとくに異常が認められなかった。

　同年5月ころには順子の妹和子がガス爆発の事故により火傷して，港区所在の中港病院に入院したことがあった。和子の婚約者や順子とともに被告人もその看病にあたった。眠気覚ましに「カフェン」という薬を当時用いたことがあるが，あまり効果がないのでいくらも服用しないでやめた。これは効能書に記された範囲内でしか用いなかった。むしろ，和子が付添の被告人に「順子と別れて私と一緒になる契りをかわせ，それとも私が醜くていやなのか，鏡を見せろ。」などと言って無理難題を吹き掛けるのが辛く，この辛さを緩和するためにオプタリドンを再び用いはじめた。このころは以前よりも量が多くなっており1日に10錠くらい使用し，多いときは15，6錠に及んだ。病院に持続して泊って看病し，週に1回ほど順子の実家に帰って休むというような生活をしていたこともある。そのころ被告人は順子の実家でオプタリドンを度を越して飲み，頭はもうろうとして身体はふらつくような状態になって，5月某日国立※※病院に受診した。ついで同年6月4日午後11時ころよりめまいが生じ，5日午前2時ころ嘔気，嘔吐のため同病院に救急受診となり，翌日まで入院したが，このときもオプタリドン使用については打明けて話すことがなかった。診療録には「病院で投与された以外の薬物は服用していない，酒も飲んでいないというが，言語緩慢で一見酩酊状態の様である。意識喪失はなかったようだ。痙攣はなかったとのこと。」と記されている。主治医は被告人の病状をメニエール病と診断して同月9日に同病院耳鼻咽喉科に諸検査を依頼したが，異常がなかった。耳鼻咽喉科診療録の同月10日には「耳鼻科的なものではなさそう。」と記載されている。

　和子の看病が終ってからも被告人はオプタリドンを断続的に用いていた。昭和50年9月ころ，被告人は順子の実家（ビルの3階）からとび降りた。動機はよく憶えていないが，気持がむしゃくしゃするままにオプタリドンを飲み，飲むと抑制心がとれてさらに重ねて服用してしまい，深く酩酊した状態で死ぬ気もなしにとび降りたという。意識を失うこともなく，足を挫いただけであったが，不様な格好を他人に発見されたので，気を失った風をした。救急車が呼ばれ，品川区所在の外山医院に運ばれた。脳波検査には異常がなかったが，腰椎穿刺で脳圧が高いというので，約1ヵ月入院した。母親の陳述によると，当時は被告人に不動産業を手伝わせていたが，仕事がルーズで信頼できないので，「お前なんか期待できない。」と言い渡して喧嘩になった。おそらくこの件に関して，被告人と順子との間にも争いが起こったのではなかろうか。被告人がとび降りたのは母親との喧嘩の翌日であったが，転落したあと順子は3階から覗いていたのを見咎められ，警察の調べを受けたこともあるようだと母親は言う。母親が急ぎ病院に見舞いに行ったときには，被告人はにこにこして満足している様子であった。順子が弁当などをもってきて，傍らで睦まじげに看病していた。

　被告人は，母親の不動産の仕事を手伝うと1ヵ月も経たないうちに母親と大喧嘩して仕事をやめピアノに戻る，というようなことをこれまでにも何度かくり返していた。順子は被告人の給料が少ないのが不満で，歩合はどうなっているのかと尋ねる。これに対して被告人は，母親の肩をもち，母親の経営方針だから仕方ないと答える。そして，母親に従っていれば将来性があるということを示すために，今度は母親に向って，給料をもっとよこせとねだり，争ったあげく大暴れするという具合だった。

　この年の暮れか翌51年の初めにはユニバーサル・アート・サービスを離れ，自分で電話帳を繰って店を捜し，ディナー・クラブ・ワロンでピアノ・ソロを受け持った。このころからオプタリドンを規則的に常用するようになった。毎日ほぼ5錠を用い，多少酩酊感はあるが演奏に差障りのない程度にとどめ

ていた。やはり大きな気持になり，恥を忘れることができた。被告人は昭和51年春ころから徹底的に浮気の遊びに没頭したという。順子はたえず和子の入院先に行っていたし，出産が迫り，性交の機会が乏しくなるとともに，妻から自由にもなっていた。浮気の相手はほとんど年下の女性であった。幾度か浮気は露顕したが，同年4月にはクラブ・ワロンのホステス霧子との浮気が発覚し，順子が猛然と怒り，霧子を喫茶店に呼び出して談判するような一幕もあった。同年6月ころオプタリドンの服用を中止したところ，7月18日に痙攣発作が生じ，国立※※病院を訪れオプタリドンを用いていたことをはじめて打明けたところ，主治医はオプタリドンのせいで痙攣発作が起こることもあると説明した。

　和子の看病が終ったころには生計が苦しくなっており，マンションを引払って父母のもとに帰らねばならぬ事態になっていた。賃貸マンションで金の無駄使いをせず早く帰ってこいと父母は勧める。しかし順子がこれに反対してどうにもならなかった。一方，5月ころからクラブ・ワロンの歌手倫子と浮気を重ねて，遊びから半ば以上本気になっていたところ，10月ころ順子の実家の店員に尾行されてこれが露顕した。被告人は順子に厳しく責められるが，気持は倫子の方に強く惹かれて悩み，中止していたオプタリドンをまたしても使用するようになった。順子は長男を連れて実家へ帰ってしまった。被告人は当時現住所の離れ座敷で暮らしていたが，順子らと別れて2，3日後オプタリドンをのみ，酩酊した状態で自殺を企てた。深夜から朝にかけて何度かくり返し両手首を切ったが死ぬことができないのでガス栓を開いたところを元子に発見され，八幡病院に昭和51年10月9日より同年同月18日まで入院した。

　退院して間もなく，おそらく10月ころ八戸市に行った。まず単身赴き，ユニバーサル・アート・サービスの紹介でバートン亭に勤めたところ，そこで町田貴男（当時22，3歳）に再会した。（昭和49年，第2回目に八戸市に行ったときに貴男と邂逅したが，そのころ貴男はまだ覚せい剤を使用していなかった。）八幡病院退院後も継続してオプタリドンを用いていたかどうか確かな記憶がないが，会いに来た貴男にオプタリドンを買ってきてくれと依頼した。ところがオプタリドンが販売されていなかったので，貴男は別の鎮痛剤（サリドン）を買ってきた。しかしこの鎮痛剤はのむと気持が悪くなるばかりで，オプタリドンのような酩酊効果がなかったので，いくらも用いないで中止した。そんなことがあって何日か後，仕事を終えてから貴男のアパートにたずねて行ったところ，オプタリドンよりいいものがあるといって覚せい剤（以下は覚醒剤とする。）を教えられた。貴男は薬罐の蓋についた水滴をスプーンにとり，自分の使用していた覚醒剤の粉末を耳掻に2杯くらいこれに溶かして注射器に吸った。被告人は妻子を東京に残してきて解放的な気分になっていたし，オプタリドンが手に入らなくなってこれに代るものが必要だった。当時は一般に薬物を用いることに平気になっており，覚醒剤を使用することにも抵抗がなかった。第1回の注射のときは頭が冴えるとか，スカッとするような快いことは何もなかった。注射後マンションの自分の部屋に帰ってテレビを見た。目は画面をみているのに何も分からない。意味がとれないのに何時間も見続けていた。それから眠ったが間もなく目が覚めた。寝汗をかいていた。翌日は知り合いのホステス（源氏名マリ）に会った。その日は雪が降っていてマリが雪達磨を造ってくれというので作業にかかったが，さほど長時間を費やしたつもりではなかったのに，正午ころから午後3時か4時ころまでかかっていた。

　それから1ヵ月以内に第2回の注射をした。知り合いの西尾というホステスが覚醒剤を使っていることを知った。話が売人に通じて，売人が被告人を尋ねてきた。2万円で1袋（約0.3g）の覚醒剤が手に入った。入手したとき売人か貴男かどちらかに注射してもらった。このときより頻繁に覚醒剤を用いるようになった。第2回目の注射は0.03gくらいだった。しばらく打ち続けているうち，ピアノを弾く指がとても軽やかに動くと感じるようになった。当時30分ずつの演奏で3軒の店を掛持ちしていたが，ピアノを弾くことがとても楽しくて，時の経つのを忘れ，いかにも仕事がすぐに終ってしまう感じになった。「こんなにピアノに役立つものであれば，これはいいものに出会った。」という気持だった。

オプタリドンでは指の機能が落ちる。だから，指の機能を維持しながら気持が楽になるような，酩酊状態を保つように調整しつつ飲まねばならない。覚醒剤の効果には格段の差があった。

　覚醒剤を打った日の夜は徹夜で花札をして，翌日の演奏（午後7時開始）の前まで，つまり18時間くらい休みなしに遊んでいた。最初の注射後2ヵ月経ったころには，夜に日を継いだ右のような遊びを月に2，3回くり返すようになっていた。被告人は西尾夫妻のところへ出かけて行っては，3人で夜を徹して遊んだ。西尾の夫が覚醒剤を持っており，その使い方をよく心得ていて，花札に没頭している被告人が自分で覚醒剤の効果が切れたとか欲しいと自覚しないうちに覚醒剤を用意して，もう1回注射してくれることもあった。当時は1日2回を越えて注射することはなかった。

　この年の12月ころからは，西尾宅に遊びに行かなくても覚醒剤を使用するようになった。ピアノの演奏の仕事は午後7時から12時まであったが，午後5時ころ注射しておくと丁度具合がよかった。夜は帰宅してから譜面を書いていた。このころから肩が凝る感じや疲れた感じ，あるいはわれ知らず歯を嚙みしめていて顎が痛くなるようなこと，を自覚するようになった。そこで注射すると肩の凝った感じなどはとれた。また，注射が切れるとうつの気分になってしまい，激しい自己嫌悪に襲われた。躁の状態になりたくてまた次の注射をするようになった。覚醒剤を注射すると途端に躁になる。何でもできる気持になり，英知が湧き上ってきて，作曲もできそうな感じになった。ピアノ演奏においても普段と違ったアドリブができたり，指も不思議な動きをして平生はできない半音ができたりする。当時は主として音楽の中で覚醒剤の効果を享受していた。性的な方面では注射によって性欲動そのものが強くなるとか弱くなることはなかったが，性的な処理をしているという意識が卑猥につながり，愛しているとかかわいいという人間的情感が失せて，遊んでいる感じが前景に立った。性的な状況に刺激される度合が強く，またとくに著しい点は性交の時間が平生のそれの2，3倍に延長することだった。

　妻を恐れていたので，電話や手紙で連絡はまめにとるようにしていた。当時クラブ3店を掛持ちでピアノソロをしており，月収は手取で約45万円であったが，その半分を覚醒剤に費やしていた。当時八戸で覚醒剤の粉末0.5gが3万円であった。1ヶ月間に3.5gから4gの覚醒剤の粉末を用いていた勘定になる。

　昭和52年の3月から5月にかけてのころと思われるが，覚醒剤をやめる決心をして妻子を呼び寄せた。うつ状態のときの自己嫌悪がひどかった。また，覚醒剤を使用している仲間をみていると，たとえば麻雀をしていて本人達は予知能力があると信じているが，そんなことはある筈がないと思われ，翻って考えてみるとピアノを演奏する際の自分の指の動きにしても，実際は大してよく動いてもいないのではないかと疑われはじめた。そして，あの恐い妻が来ればやめられるにちがいないと思った。1ヵ月はすっかりやめたが，何事も起らなかった。覚醒剤をやめて3日もぐっすり眠ると，特別これに対する渇きも生じなかった。

　しかし，交友関係がたち切れなかった。貴男とか西尾らとのつき合いがあって，目の前で注射してみせられると自分でもしてみたくなり，またしても彼らのもとに走り，覚醒剤への耽溺はますます深くなった。妻にも働かせて，夫婦の収入を併わせると，月収にして80万円近くになった。余裕ができるとさらに覚醒剤が買えるようになり，売人も簡単に粉末を提供してくれ，支払いは遅ればせの月払いとなった。1回量も使用回数もふえ，使用量は従前の2倍くらいになり，月当り40万円を覚醒剤に費やしていた。うつにならないようにたえず気を付けて，時に応じて注射するようになった。この年の後半ころから翌年にかけてが覚醒剤に一番深く溺れた時期である。

　昭和52年10月か11月ころ覚醒剤を用いていることが妻に知れ，1ヵ月もおかず順子は長男を連れて東京の実家に帰ってしまった。孤独になってますます深く覚醒剤に溺れた。

　覚醒剤使用に関連してうつが強くなったのは，順子と別れて独りになったころからだった。それは血の巡りが悪くなり，頸から上に血が昇って来ないで，頭の中に残っている血液だけがぐるぐるまわって

いるみたいで，同じことをくり返し考えるような状態である。この堂々めぐりが終日でも続き，テレビをみても意味がわからず，ラジオを聞いても筋がつかめなかった。そういうときに覚醒剤を射つと，注射後の1時間は躁になった。躁というのは，どこか一つ肝腎なものが抜けてしまった感じで抑制心が失われ，道徳的観念とか法律を犯すことが平気になるような，そういう気持の謂である。浮き浮きして爽快な気分というのはあまり知らない。意欲満々などということはなかった。

まだ覚醒剤を連続的に射っていなくて，西尾夫妻と共に月に2，3回射っていたころは，注射すると快よい感じがあった。そのころはピアノもうまく弾けたし，花札も長時間続けて遊んで楽しかった。冗談が湧くように出てきたし，洒落もうまくいった。相手との気持の交流がよく，連帯感のようなものがあった。そのころの感じと覚醒剤を連続的に使用するようになってからの感じとは全く違うような気がした。

覚醒剤を使っていることが順子に知れる1ヵ月ほど前，すなわち昭和52年9月か10月ころ，レスタミン・カルシウムの注射を仲間から教えられた。これを注射すると眠れた。それまでは2日覚醒剤を用いると1日は眠るという規則があったが，レスタミンによってそうした自然の調節も崩れてしまい，のべつ幕なしに覚醒剤を注射して使用量もふえた。レスタミンを注射すると大ていは眠れたが，眠れないときは幻覚（今思えば）があった。風呂に入ると脚の毛孔や足趾の間から，プラスチックを溶かしたような，糸みたいなものが出た。風呂から上って黒いジュータンの上に乗り，足に体重をかけると，どこからともなく（爪の間かもしれない）ゼリー状の脂肪のようなものがポロッと出た。レスタミンを静脈注射するとき，血液が注射筒に逆流して来ると，渦を巻いたり，化学現象が起こって，ガスが炭酸のように発生した。戸外の風の音が人のひそひそ話に聞えることもあった。車を運転して走っていると，電柱の陰に人が隠れているような感じがした。視野の隅でものが動いたり，あるいは眼の隅でものを見ると，いやな感じがした。人が横の方にいると変な顔をして自分を見ているように感じられたが，ふり向いてみるとその人はただ笑っているだけだった。3日も眠らずにいると自己嫌悪のみか猜疑心が強くなった。なにかしら嵌められるというか，陥れられるという感じのもとに複雑な物語ができてしまう。ある日妻が浮気をしたと思ったのも，猜疑心が強くなったときの思いつきのようだった。当時順子は被告人とは別の店で働いていたが，被告人よりも1時間半ほど早く仕事が終るので，いつもバートン亭に被告人を迎えにきていた。日ごとにその時間が遅くなり，ギリギリの時刻にやってくるようになったので，おかしいと思って近所の喫茶店などを捜したがどこにもいなかった。午前1時を過ぎて順子がやってきたので，どこに居たかを問いつめたところ，さきほど見てきた喫茶店の名を挙げたので殴り，さらに追及したらしどろもどろの返事をするので再度殴った。順子は翌日子供を連れて家を出た。

妻とは子供の奪い合いをしたが，被告人は子供を渡さなければ離婚届に捺印しないと主張して妻が折れ，被告人が長男をひきとった。家政婦を雇って子守りを頼んだが，11月ころ長男を東京に連れ帰り，父母に養育を依頼した。すぐに八戸にひき返し，その後も覚醒剤に溺れ続けた。売人や飲み屋に付けが溜り，給料が追いつかなくなって，いよいよ覚醒剤をやめなくてはならなくなった。

昭和53年4月ころ，借金を残したまま八戸を逃げるようにして帰京し，このときから覚醒剤を断った。1ヵ月余りは寝てばかりいた。はなはだしい倦怠感があり，母親の不動産の仕事を手伝ってはみたが，仕事にならず，食べては眠ることのくり返しであった。この寝て暮らしていたころの5月31日，腹痛のため国立※※病院外科に夜間救急で受診したことがある。ただちに入院となり，肝機能障害の改善をみて6月10日退院した。主治医の診断は急性肝炎であった。

その後母親の商事会社（不動産業）を手伝っていたが，ピアノを弾くと金が入るという観念が抜けず，地方を窺っていた。知り合いのホステスなどでときどき電話をくれる者がいた。国立※※病院外科に入院中，青森市にいた好子というホステスから連絡があり，仕事にありつけそうなので行ってみる気になった。青森市に赴きピアノソロをしていたところ，矢田がきているという噂が八戸に伝わり，八戸

の店の経営者たちが被告人をつれ戻しにやってきた。八戸に残してきた借金30万円を返却すれば許すという話になり，八戸市に戻った。当時は覚醒剤の売人ややくざが逮捕され，ほとんど姿を消していた。八戸ではしばらくして榎本京子（当時23歳）と知り合い，年の暮れに同棲した。

昭和54年に入り，弘前市でホテルやクラブの経営者である黒田にスカウトされ，条件もよいので京子を連れて，まだ雪の深いころ（2月から4月の間と思われる）弘前に移った。ホテルの食堂と結婚式場のエレクトーンの演奏やピアノソロで暮らしていた。ところが京子は南部（八戸）の人間で津軽（弘前）の気風になじめず，黒田は津軽の人間で南部を事々に悪く言い，南部の女と別れないとろくなことはない等と言うので，京子と黒田の間に摩擦が絶えなかった。そういうときオプタリドンも覚醒剤も使わないでいると，東京の家や子供が恋しくて仕方がなかった。同年5月に京子を連れて帰京し，世田谷区※※の家で京子と一緒に暮らした。しかし被告人の父母はこのような2人に好意をもつことはできなかった。

被告人は美江や順子にもときどき暴力を振ってきたが，京子にもひどい暴力を振った。そのとき飲酒してかなり酩酊した状態であった。怒って1，2度殴るというのではなくて，1時間から2時間にわたって執拗にからみ，食卓をひっくり返したり，ものを投げたり，ドアを蹴破ったりする。相手が逃げると追っかけて髪の毛をつかんで引摺ったり，ブロック塀に頭を打ちつけたりする。間に入った母親にも打ってかかる。パトカーが呼ばれたこともあったが，被告人が考え深そうな顔をして「俺も不幸だ。」などというので，かけつけた警察官もなすことなく引揚げた。京子は東京にきて10日ほどもすると八戸の実家に帰ってしまった。

あいかわらず被告人の浪費は続いていた。被告人は母親に金をせびることが多かった。昭和55年1月7日ころにも母親に10万円くれと言い，用途を尋ねても答えず，とにかく要るのだと執拗にねだった。翌日も10万円寄越せというので用途を訊いたら，「何だこのやろう。」と言って母親を殴った。その後被告人は母親の乗用車を持出して40万円で売却してしまった。同年5，6月ころには悪友と組んで，ローン会社を騙して50万円を手に入れたことがあるらしい。

昭和54年5月から丁度1年間世田谷区の松田運送に勤めた。その間に大型免許を取り，昭和55年5月ころから中野区の角三運輸に1ヵ月ほど勤め，この間に牽引免許を取った。新聞広告で東北海陸株式会社を見つけ，同年9月7日ここに就職した。仕事の時間は不規則だったが，ピアノの演奏よりも精神的に楽で，事件までの3ヵ月は日曜日も休まず働いた。仙台港や新潟港まで出向くこともあったが，大ていは有明埠頭に行けばよかった。生鮮食料品，冷凍食料品，青果，乳製品等を積載したトレーラー後部が北海道から海路有明埠頭に送られてくる。これをトレーラー・ヘッドに連結して近県に届けるのが主な仕事であった。なお，このころからどこでも平気で眠れるようになり，必要なときは車を止めてぐっすり眠った。牽引免許を取ってひとまず目標に到達し，ひと息ついて一寸遊びたくなった。覚醒剤を使ってみたいという気持が動く。ときどき覚醒剤の味を想い出すことがあった。粉末を分けたり，これを溶かしている夢も見た。以前から渋谷，赤坂，川崎あたりで覚醒剤が手に入るという噂も聞いていた。かくして11月8日，土曜日赤坂へ出かけて行くのであるが，これ以降は直接犯行に繋るので次節で述べることにする。

被告人は昭和56年6月22日保釈になり，迎えに来た明と帰宅した。長男に会い，親兄弟が用意してくれた御馳走を食べ，母および明夫妻と麻雀をした。しばらくは二郎の楽器古物商を手伝い，7月15日ころから某スナックでピアノソロの仕事をはじめた。スナックには中村君子（27歳）が三軒茶屋の姉の家からアルバイトで通っていた。送り迎えしているうちに親しくなり，9月か10月ころには自宅に連れてきて泊めた。これに対する親の反応を見たが，被告人には両親が君子を歓迎しているように見えた。それから君子はしばしば夕御飯をつくりにやってきた。いよいよ親密な関係になり，君子にクラブの仕事をやめさせ，暮れころから一緒に住まわせることにした。君子は長男の保育園の送迎もするよ

うになった。そうこうするうち年が明け，昭和57年1月末には父親，被告人，長男，君子の4人で旅行にも行ってきた。しかし君子は旅行から帰ってきてから炊事が辛いと言い出し，あけみが家事を怠っていると言って，あけみや明を責めるようになった。君子には自分がいかにも長男の嫁だという風が見えた。2月ころから家族内の葛藤が顕著になってきた。被告人からみれば母親が君子をいびったり利用しているように見え，親からすれば君子があけみや弘をいじめているように見えた。

昭和57年2月か3月ころのある日の夕方，被告人は自宅で飲酒して酩酊しており，君子は食卓や台所など全て片付け終っていた。そこへ母親が帰宅し，買ってきた食料品を広げて，あたりを散らかしはじめた。被告人が「今片付け終ったところだから自分で片付けろよな。」と言ったところ，母親も腹に溜めていたことがあったらしく，「片付けろとは何だ。」と恐ろしい剣幕で怒り出した。被告人の方も，以前から腹に据えかねていたことが一遍に爆発してしまった。激しい口論になって，被告人が「てめえらどんな気でいるんだ。」と怒鳴り，その場で恐怖を感じた母親は家を出てしまい，※※区のアパートに住むようになった。

そんなことがあって1週間ほど後，君子が三軒茶屋の姉のもとに帰ったことがあった。その日父親が「アレはどうしたんだ。」と尋ねるので，被告人が「アレって？」ときき返すと，「アレだよ。」と父親が応える。このとき父親は被告人に対して意見した。結婚するなら素性を明らかにして，こういう人だから結婚したいということを親にも一言話したらどうだ。犬や猫みたいに女を連れてきて，既成事実をつみ重ねて人に認めさせようとするのはよくない，と。被告人は怒りを感じたが，その時は争わず腹に溜め，すぐに酒を飲みに家を出た。午後11時ころまで飲酒して，かなりの深酒になった。帰宅して自分の部屋に入ってみると，君子がいた。君子が「そんなに飲んできて。」という風な叱言がましいことを言ったので怒りが爆発した。君子が悲鳴を挙げる。隣りの部屋から父親が「やめろ。」と怒鳴る。その声を聞いて被告人の興奮は一気に高まり，隣室に行って父親に掴み掛り，突きとばし，父親の頭を壁に打ちつけた。腹に溜っていたことを吐き散らすように喚き，ますます興奮するばかりだった。明夫妻や君子が間に割って入ったが，被告人は君子に「出て行け。」と言い，追い出してしまった。このあと父親も母親のあとを追うように※※区のアパートに出て行った。

被告人と君子は間もなく仲直りした。父母は※※区のアパートに住み，弘を養育している。マンションで暮らしていた二郎の一家が世田谷区※※の家に帰って来て，2階の1室で暮らすようになった。被告人と君子も2階の別の1室で暮らし，明とあけみが離れ座敷に住んでいる。（昭和57年9月12日鑑定人は被告人に電話したが，不在であった。電話口に出た明によると被告人はその後家を出てアパート住いをしているとのことである。）

以上，被告人の半生は依存者ないし嗜癖人の半生と要約できる。これまで酒精，オプタリドンについで覚醒剤に耽溺してきた。

酒精は大学2年生のころから今日に至るまで，毎日ではないにしても常用し，これを継続している。これまで特に異常な酩酊状態を呈したことはなかったが，近年酩酊状態において日頃のうっ憤を爆発させることが多くなった。酩酊状態における易怒性と興奮が激しく，一見したところ異常と見えるかも知れないが，これらはいずれも日常的，表層的葛藤の酩酊による露呈と行動化であって，被告人の平生の人格にとって異質な要素を認めず，複雑酩酊や病的酩酊には該当しない。未だ通常酩酊の範囲内に在るということができる。

オプタリドンは昭和48年の初期から昭和51年10月ころまで，中間にそれぞれ2，3ヵ月の中断を2回挟むが，約3年半継続服用していた。オプタリドンには酒精のそれに似た酩酊効果があり，適度に服用すると気持が大きくなり，苦悩を忘れ，廉恥心を失う。オプタリドンによる酩酊時には，精神病理学的に特に異常な症状を認めないが，2回の中断に際しては，いずれの場合にも意識喪失を伴う全身の痙攣発作が1回ずつ認められた。オプタリドン慢性中毒にもとづく離脱現象と考えられる。

被告人は覚醒剤を昭和51年10月ころから同53年4月ころまで注射していた。これを便宜上覚醒剤使用第1期と呼び，約2年半の休止期をおいて昭和55年11月8日から同年同月16日までに行った注射を第2期と呼ぶことにする。

第1期に認められるのは主として覚醒剤の通常効果であるが，初期には一般に睡眠抑制効果，疲労感抑制効果のほか，精神的抑制解除による快反応が多かった。連用を続けるうちに不快な反応（肩が凝る，うつ状態，自己嫌悪等）が多くなり，後期には精神病理学の意味での病的症状が散見されるようになった。すなわち一種の幻覚と妄想的観念が現われたのである。脚の毛孔や足趾の間からプラスチックを溶かしたような糸みたいなものが出るとか，爪の間からゼリー状の脂肪のようなものが出たというのは体感幻覚ないし幻視であろうが，幻想的性格が強く，体験の印象が強い割には身体部位や対象の性状があいまいである。戸外の風の音が人のひそひそ話に聞えるというのは機能性幻覚であろう。電柱の陰に人が隠れているような感じというのは実体的意識性ないし視野外幻視であろう。視野の隅でものが動いたり，目の隅でものを見るといやな感じがしたり，視野の周辺部に人が居ると変な顔をして自分を見ているように感じたというのは視野外幻覚に近縁の体験である。3日も眠らずに覚醒剤に耽っていると，自己嫌悪のみならず猜疑心が異常に強くなり，自分が嵌められているというような被害的妄想に近い物語がつくられた。

覚醒剤中止後は特別な離脱症状もなく，右の幻覚妄想症状も速やかに消失した。オプタリドンと覚醒剤が失われた今日，被告人の酒精に依存する危険度が高まっている。

被告人は顕勢的には過去にオプタリドンと覚醒剤に依存し，今日まで酒精に依存してきた。これからも新たな依存の対象が開拓されるかもしれず，酒精に対する依存が深まるかもしれない。端的に言えば被告人は依存者である。依存の潜勢態は被告人の人格構造に求めねばならないであろう。

生活史を通覧して明らかなとおり，被告人は依存心が強く，最近まで精神的かつ経済的に母親等に依存しがちであった。欲望の赴くままに浪費し，酩酊世界に浸り，女遊びに耽るという風で，自己の能力に応じた生活設計を守ることができない。いわば欲望が自己の能力と責任をつねに上廻り，自我はつねにこれに敗北しているのである。

被告人は幼時より今日に至るまで生気的（ヴァイタル）には強力である。快食，快便かつどこでも熟睡することができ，相当の重労働にも耐え，酒にも強い。病院でも他の患者が寒いといって毛布にくるまる部屋（クーラーが効いている。）で上半身裸で寝る。このように身体的基盤と人格の生気的層において強力であるのに対して，思考や意志のような精神的決断とこれを実行し抜く持久力の面で，被告人は未発達で訓練に著しく欠けている。このような人格構造が被告人を酒精等の依存へと押しやるが，依存はこのような人格構造の不均衡を更に助長する。酩酊の本来的特徴は生気的興奮と理性の弛緩による抑制解除とに要約されるが，被告人の人格構造はまさにこのような酩酊に類似性をもっていると言えよう。

（b）既往歴補遺

被告人の場合は生活史と現病歴ないし既往歴とが分かち難く結びついている。そこで大部分を生活史で述べることになった。ここでは前節で漏れた既往歴を拾っておく。

出産ならびに発育は正常で，1歳前後のころ健康優良児に選ばれたことがある。小児期の痙攣発作はない。

中学校2年生のとき，友達と土手の淵で自転車の曲乗りをしていたところ，脱輪して道路上に転落し，顔面を強打した。救急車で八幡病院に運ばれ10日ほど入院した。輸血をし，脳波検査を行ったが，脳波には異常がないと説明された。その後とくに後遺症もなかった。

高校2年生のとき発熱して某共済病院に入院して治療を受けたことがある。急性肝炎ということであった。

昭和56年6月30日電車の中で意識がもうろうとなり，人に支えられて降車し，救急車で運ばれて木野川病院に入院したことがある。横浜拘置所で昭和56年2月ころから体重減量につとめ，81kgあった体重が同年6月ころには68kgに減少していた。6月22日の保釈間際には起ちくらみが生ずるようになっていた。6月30日は暑いのに背広を着て検察庁に出頭し，その帰途地下鉄桜新町駅の手前あたりで目の前が黄色になり，頭がぼんやりした。2人の乗客に担がれるようにして電車を降り，駅のプラットホームの長椅子に寝かされた。同年7月4日付の上記病院主治医の診断書によれば「意識喪失失神発作」により入院したが，7月1日施行した脳波検査，心電図，胸部レントゲンに異常を認めず，尿蛋白陽性，軽度の肝機能障害を認めたのみであった。

同年10月15日には国立※※病院神経科を受診し，脳波検査を受けた。同病院有田広医師の12月3日付の病状報告によれば，普通脳波には異常な所見がみられなかったが，メジバール賦活脳波ではメジバール109.6mg，すなわち体重1kg当り1.2mgで発作波が出現した。

3　本件犯行

昭和55年11月8日土曜日，被告人は午後3時ころ仕事が終っていったん自宅に帰り，まず渋谷に出た。西武デパートの裏の料理屋でビールを大ジョッキに1杯ほど飲み，それから赤坂に向った。地下鉄赤坂見附駅を降りたころは，夕方とはいえあたりはもう相当暗かった。一つ木通りのスナックでウイスキー水割約5杯とビールをジョッキ1杯ほど飲んで，酩酊して気持が大きくなってから裏通りに出かけて行った。この裏通りに売春婦が人を待って立っていることは以前から知っていた。酩酊により女に声を掛けることができそうな気持になったが，いざとなると仲々これができず，2，3度往ったり来たりしていたところ，先方が「遊ばない？」と声を掛けた。ヨーコと称するこの女は近くの旅館に行こうと誘ったが，被告人は充分な金員（十数万円）を持っていたし，用心のためと考えて自分の知っているホテルにヨーコを誘った。タクシーで目黒駅近くのホテルに行き，女が覚醒剤を使っていることは顔貌から推定できたので，覚醒剤は手に入らないかと尋ねた。ヨーコは，実は自分も使っている，今1回分ならあげると言った。彼女は入浴のときに注射したらしい。被告人はすぐに道具を借りて自分で注射した。使用した覚醒剤の粉末は0.06gくらいであった。

覚醒剤を注射するとすぐに躁の気分になった。真面目にやって行こうという気持は失せ，自分を制禦する配線が1本抜けたような，どうにでもなれという感じで，悪事に対する抑制心が失われる。昔覚醒剤で経験した世界にのめり込みたくなる。気持は逸り，性的な興奮が亢まり，卑猥な感じが強くなった。ごく普通に遊んでいるつもりで性交の時間が著しく長くなり，たっぷり遊ぶことができた。覚醒剤を射ったあと昂揚した感じは1時間くらい続くが，その後はむしろ自閉的になり，自分の考えの中に閉じこもって気分が沈む。この日も性交の途中で昂揚感が薄れ，自己嫌悪がいくらか顔をのぞかせた。次のを射ちたいという気持になった。

その夜ヨーコと一緒にホテルを出た。タクシーで渋谷の道玄坂に行き，覚醒剤の粉末1gの代金として3万円をヨーコに渡し，百軒店街の路地の入口で待った。粉末を受取って帰宅したときはすでに零時をすぎていた。その夜はいつまでも眠れなかった。布団に入ってみたり起き出したりした。鏡に向って面皰をいじっているだけで，またたく間に3，4時間が過ぎた。

9日は午前10時ころ，長男と元子とともに玉川高島屋に行き，長男に七五三の洋服を買った。覚醒剤を用いた翌日はものに固執して思考が堂々めぐりするようになる。「覚醒剤に3万円も使ってしまった。女遊びのために3万円も費やした。これにホテル代やタクシー代やらを併わせると実に8万円が消えてしまった。……しかし，これは自分のために使ったんだからいいじゃないか。……けれども長男のために金が足りなくなって満足な買物が出来なかった。俺はなんという人間だろう。」こんな風にいつまでも考え続けて，頭が凝り固まってくる感じがした。昼食時にビールを大ジョッキ1杯飲んだが，凝

り固まった感じはほぐれなかった。それが夕方二郎宅でビールを飲んで食事をしたときはほぐれていた。笑ったり冗談言ったりできるようになった。覚醒剤を注射すると情緒が失われ，喜怒哀楽が無くなるので，泣いたり笑ったりしなくなる。それがほぐれてくると，一寸したことにおかしくなったり，普通よりも悲しくなったりする。その夜は午後11時すぎに帰宅して眠った。

　10日午前5時ころトレーラー・ヘッドを運転して有明埠頭に行き，冷凍食品を運んで品川の※※の冷凍庫に行った。横浜市金沢区の※※冷凍庫に行く途中，横浜球場近くの薬局で注射器と注射針を購入した。16号道路をしばらく走って，※※駅手前の不二屋レストランに11時55分ころ立寄った。食事する気はなくて，ひたすら注射がしたかった。飲みものを注文してトイレに立ち，12時5分ころ覚醒剤を注射した。このときは効果が強かった。注射したら身体がカーッと熱くなった。トイレから出てきたときボーイたちが一瞬怪訝そうな顔をしたようだった。店の客はとくに気にならなかった。注文しておいたジュースが飲めなかった。嘔気はないが，ものが喉を越さないと思いこんでいるとでもいう風だった。仕事をする気持も失せてしまい，レストランから会社事務所に電話して残った2軒分の仕事を明日に延ばしたいと告げた。しかし，もう1軒分だけは今日中に運んでくれと指示され，金沢区の冷凍庫に行った。そこで昼休みがあけるのを待っていたところ，12時55分ころやってきた社長木畑栄三と遭った。木畑は「具合悪いんだって？」と尋ねながら荷降ろしを手伝ってくれた。このころ自分の態度がおかしいのではないかと思われ，社長が自分の腕のあたりを見ているような気がしてならなかった。自分が落着きを失っていることを自覚していた。荷降ろしに焦ってもいた。「具合が悪いんだからゆっくりやれ。」と社長が言った。すると「あ気付いているんだな。」と疑い，余計に落着きを失った。午後6時ころ会社に帰った。田中マンションの300号が会社寮になっており，被告人は当時木畑宅（301号）で夕食をとり寮に泊ることが多かった。床に入ったのは10時ころだったが，テレビをみていて，そのあとしばらく眠れないで苦しんだ。午前2時か3時ころ眠ったのではなかろうか。

　11日は誰も起こしてくれなかったので被告人は午前中眠り続け，11時半ころ起き出して覚醒剤を注射した。社長らに不審に思われているのではないかと気を廻して，ちらっと鏡をみてから寮を出た。自分の顔貌に特別な変化を認めなかった。午後1時ころ茨城へ荷物を積みにトレーラーで出発した。森永乳業から乳製品を積んで，午後10時のフェリーに間に合って有明埠頭に帰ってきた。そこで社長に遭遇し，彼の仕事を手伝うつもりで市場（市川中央青果と思しい）に行ったが，都合で仕事ができなかった。帰路途中，12日午前1時ころスナックで社長とウイスキーを飲んだ。オンザロックで7杯くらいも飲んだろうか，翌朝宿酔気味だった。就床したのはおそらく午前3時半ころであったが，この日は眠れた。社長と飲んで2時間も話ができるということは，飲酒によって覚醒剤の凝りがとれた証拠だと思う。仕事には大てい午前6時ころ出かける。その日は同僚益子のトレーラー・ヘッドに乗せてもらい，有明埠頭に自分のトレーラー・ヘッドを取りに行った。この日はどこに仕事に行ったかよく憶えていないが，おそらく大和市の森永乳業だったのではなかろうか。午後8時ころ帰ってきて午後9時か10時ころ寮のトイレで注射した。同僚の井川と飲んだが，井川には「昨日いったい社長とどんな話をしたんだ。」などと詰問調で尋ねられたり，いろいろ言われたような気がする。この日もオンザロック7杯くらい飲んだ。13日午前1時ころ注射し，酒と覚醒剤の入りまじったような半睡の状態で一晩を過ごした。

　夜が白々と明けてくるころ，寮の玄関のドアがカチャッと鳴った。ドアには鍵がかけてあったのでそこからは侵入できないとみてか，何者かが今度はベランダ側に廻ってきた。被告人が眼をつむってねたふりをしていると，ベランダにおいてある木製サンダルが忍び足でカタカタと鳴った。社長がベランダから侵入してくる気配だった。足元の方を人がさっと通り過ぎて，被告人の荷物を調べようとする。夢と現実とが入りまじったような感じで半信半疑であった。それから雨が降ってきたが，まるで雹でも降ってきたみたいにパラパラと異常に大きな音がした。

朝5時半ころ起きて有明埠頭に行き，玉葱を積んだシャーシー（台車）を見つけてトレーラーヘッドに繋ぎ，長野に向った。途中ほとんど止まることなく運転して，午後3時ころ長野中央青果市場に到着し，着いて間もなく市場のトイレで注射した。荷を降ろしにかかるまでかなりの時が経った。トレーラーからヘッドを外して荷を降ろすばかりにしておいて，長野市街の方に何かを求めてヘッドを運転して行った。何かを思いついて行動に出るが，すぐにこれを忘れてしまう。そのうち荷物を降ろさなくてはならぬことを想い出して市場に帰ってきた。従来であれば，そういうときは，自分は具合が悪いのだというので酒を飲んで寝ることができた。運送業に従事するようになってからそれが自由にできなくなった。その日荷を降ろしはじめたときは夕方になっていた。午後6時ころ市場のトイレで注射した。フォークリフトを運転して荷降ろしをするが，能率が甚だしく悪かった。身体が重いとかだるいというわけではなく，気持が不安定で，あれを考えついたりこれを思ったりするという具合で，仕事がいっこうに捗らなかった。たまたま市場で遊んでいた男に1万円を渡して仕事を手伝ってもらった。ヘッドを暗いところに運んで寝ようと試みたが眠れなかった。あきらめて仕事の様子をみに帰ったが，例の男はまだ仕事を終えていなかった。全く仕事する気がなかったが，ようやくフォークリフトを動かして再び荷降ろしにとりかかった。その前後に2度ほど会社に電話をしておいた。当時被告人は自分が社長や井川からいろいろ疑われており，とりわけ社長には覚醒剤の使用を疑われていると考えていた。仕事は辛うじて終わりそうになっていたが，もたもたしていると覚醒剤の使用が見破られると心配して，車が故障して仕事が遅れたというような虚偽の報告をした。

夜の12時ころ荷降ろしを終え，14日の午前1時半ころ市場のトイレで注射した。その後寝場所を捜しながら東京方面に向って運転した。道すがら簡易ホテルやビジネスホテルを捜した。健康なときなら車の中で眠ることができたが，そのときは入浴してビールでも飲まなければ絶対眠れないと確信していた。碓氷峠を下るとき，自分が異常をきたしているという自覚があった。手指の先や眼裂の内側または外側の角から静電気が出ていた。手を叩くと爪の間から青白い光みたいなものが出る。こんなことを何度もくり返し，それに科学的理論を付けようと思いをめぐらしていた。そんなことをしながら他方では自分はもう極限にきている。この峠はもしかしたら下りられないぞと感じて峠を少し下ったところのドライブインの駐車場に車を止め，キャビン・ベッドに横たわった。まるで気絶したみたいに眠ってしまった。午前10時ころ目覚めて疲れを感じた。ドライブ・インに注射をするために入った。居合わせた人達が不審の目でこちらを見ていた。このときはしかし針が詰ってしまい，替え針もなく，覚醒剤は注入できなかった。そこからまた走りはじめ高崎あたりのドライブ・インで改めて注射を試みた。注射はできたが，少し足りないような釈然としない気持で，もう一度注射しようと努力しているうちに注射針が根本から折れて，注射ができなかった。途中何度も車を止めながら帰ったが，車を止めても眠れなかった。午後8時ころ関越自動車道に入る手前の食堂で食事した。この2日ほどはほとんど食事を摂らないでいたが，そのころようやく食欲が出てきた。午後9時ころ会社に電話して，歯痛を理由に翌日の休暇の許しを得た。そこからは2時間ほどで自宅に到着し，その夜は気持よく眠ることができた。

15日は午前10時ころ元子に起こされた。近所の薬局から注射針を買ってきて，午前11時ころ自分の部屋で注射して，正午すぎから父親と長男と3人で長男の七五三のお祝いに出かけた。元子に車で東急新玉川線※※駅まで送ってもらい，そこから渋谷に出て，渋谷駅から徒歩で明治神宮に向った。神宮では七五三ツアーに沿って歩き，お祓いを受けたり御神籤やお土産をもらったりした。ツアーは1時間ほどで終ったが，このとき自分に何かおかしなところがあるのではないかと気になっていた。神宮の売店でビールの小瓶2，3本を飲んだ。帰路途中NHK放送センターを見学したが，このころには身体の重心がとれないような，それでいて妙に覚めているような感じだった。そういう自分がますます気になりはじめた。渋谷の日本料理屋に着いたころは，自分が異臭を放っているみたいに周りの人たちが見ていた。試みにトイレに立って人の視線の動きを観察したところ，被告人が通ると店の客達が異臭に

顔を顰めながらこちらを見た。鏡で顔をみると眼が落ちくぼみ，頬がこけ，いかにも薬中（薬物中毒）という風に見えた。トイレから席に帰ると，父親と息子は臭は感じているのに，臭っていない素振りをして，悲しげな顔をしていた。自分でも情無くて食事もろくに摂れなかった。異臭のもとが覚醒剤であることを父親に見透かされるような気持で，気が気でなかった。あるいは父親はもうそのことを知っているという風にもみえた。この店ではビールを大ジョッキ2杯飲んだ。この日の被告人は父親から見てなんら異常が認められなかった。落ちつきがないとかキョロキョロすることもなく，動作が鈍いということもなかった。談話にも特に変ったことがなかった。夕方帰宅してから被告人は明の車を借りて，サウナに行こうと思って出かけたが，途中で引返した。理由はよくわからないが，注射痕を気にしたり，自分の眼つきがおかしいと感じたからだろうと思われるという。帰宅してからマイルド・ウォッカ樹水をボトル三分の一くらい飲んで，寝ようと努めてみたが，この夜はついに眠れないまま朝を迎えた。

　不眠にもかかわらず夜が長いという感じが全くなかった。午前4時すぎころ，隣りの部屋で父親と母親が声を落して話をしているのが聞えた。被告人が良くないことをしているから警察に告げた方がよいと母親が言い，そんなことはおまえが自分でしろと父親が母親に言っていた。隣室の声が聞えるわけがないので明らかにこれは幻聴と思われるが，その時はそう考える余裕がなかった。警察に知らせたら大暴れするからいやだという母親の声を最後に聞いて家を出た。世田谷区における道路の大型自動車の規制が5時で解ける。それを待って出かけたから5時すぎだったと思う。トレーラーから台車を外し，トレーラー・ヘッドに乗って出かけた。ともかく自宅に居たたまれなくて，あてもなく出たが，眠らないとこの状態から抜け出すことはできないと思い，シャトー川面に部屋をとった。熱い風呂に入り，ビール中瓶1本を飲んで横になったが眠れない。外に置いてきたトレーラー・ヘッドが気掛りだった。駐車違反が発覚して，覚醒剤に足がつくのではないか，今の自分なら一目でそれとわかるのではないかと怯えていた。ホテルの部屋の窓から何度もトレーラー・ヘッドを見おろした。すると斜め向いの部屋に止宿していた男女の2人連れが，被告人が覗きをしているといって怒っていた。相手にならないで窓に背を向けて部屋の中ほどに退くと，窓のあたりに2人連れの男の方の姿が見えた。「覗いて！とんでもない奴だ！　話をつける！」と息巻いていた。なおも放っておいたところ，今度はドアの方に廻ってきてくり返しノックする。文句を言いにきたのだなと思って，浴衣を直してからドアを開けたが，誰も居なかった。ベッドに戻って寝ようとするとまたドアを叩く。そんなことが3回ほど続いた。そこで「逃げ隠れしないで出てこい。」と廊下の方に向って叫んだら，「逃げも隠れもしねえよ。」と言い返してきた。ドアを開けてみると誰もいないのに聞えてきたので，さては幻覚かなとそのときチラッと思った。なんとしてもまず寝なくてはならないと考えて，再び熱い風呂に入った。風呂からあがってみると，脱いだ浴衣の中に隠したはずの注射の道具が見あたらない。部屋の中を徹底的に捜した。ルーム・サービス係が自分の入浴中に部屋に入って，それをもって行ったのではないかと思いついて廊下に出てみると，係の女性が2人ほど廊下と空室に掃除機をかけていた。入浴中掃除しにこなかったかと尋ねると，そちらはまだだと答えた。逃げ隠れしていると思われたくなくて，フロントに電話した。「覗きと勘違いして文句つけているのが隣りにいるんだけど，電話をつないでくれ。」と頼んだところ，受話器の向うでは不審そうにどこの部屋かと尋ね，斜め向いの部屋にお客さんはいませんと答えた。そのとき，あ，自分は昔八戸で見たことがある幻覚患者（その患者は天井の節孔にティシューペイパーを詰めていた）と同じなんだな，もう一刻の猶予もならない，と悟って焦りが出た。覚醒剤を注射してすぐにホテルを出た。チェックアウト前だったから10時か11時ころだった。

　注射しても躁的気分にならず，泥沼のような気持が続いていた。それからトレーラー・ヘッドに乗ってあちこち走りまわった。どこかに車を停めて眠ろうという考えだったが，運転しているうちに当初の目的を忘れ，あてもなく走り廻っていた。246号道路から三軒茶屋に向い，三軒茶屋で映画館をみかけ

て車を停め映画館の方に歩きはじめた。しかし駐車違反が摘発されて覚醒剤使用が露顕することが心配になり，すぐに車に返って走り出した。三軒茶屋から渋谷に向い，そこから青山通りを通って青山3丁目の交叉点を左に折れた。そのうちにまた，寝なくてはいけないということを想い出し，公園なら眠れるかもしれないと思いついて代々木の公園に向った。走っているうちにこれも忘れてしまったが，公園には行った。木陰で一寸休んでも警察官に捕るのじゃないかと不安になった。それから明治神宮の近くを通ってNHK放送センターの前を過ぎ，山手通りに出た。さらに※※道路から※※道路を経て，国立※※病院脇の道路についた。以上のコースはよく憶えているが，この間にも，道路の反対側の舗道を歩いている若い女がこっちを見て，「あんなに眼が落ちくぼんで色が黒くなっている。どうしたんだろう。」などと言うのが聞えたり，2トン車や4トン車を運転している男達が「カッコいい，あんなのに乗ってみたい。」などと通りすがりに言うのが聞えた。これらは良きにつけ悪しきにつけ，結局は被告人が覚醒剤を使用していることを示唆しているように聞えた。

　国立※※病院脇の道には午後2時ころ着いたように思う。樹木が枝を伸ばして道路の上に覆いかぶさっていたし，通行量も少なくて，これまで走ってきたどこよりも気持が落着いた。昔通った大学が近くにあり，学生時代に乗用車をこのあたりに停めて眠ったことがあることを想い出した。だから気持が落着くのだと自分で結論を出すと更に心が落着いた。しばらく運転台の後ろのキャビン・ベッドで転輾反側していたように思う。そんなころ前方から警察官が自転車に乗ってきたので，不審に思われないように捜しものをしているような振をして注射器を隠した。キャビン・ベッドの布団の下に入れておいたのを助手席脇にあるボンネット・レバーの穴に移した。警察官には「財布が無くなって一所懸命捜しているところです。」というような話をした。彼は特別何かを気にとめる様子もなく去った。そこで少し自信がついた。端からみた自分は，一目で覚醒剤を使っていることがわかるほど変化してはいないことがわかった。

　いつまで経っても眠れないのでいっそ射ってみようと思い立ち，凡そ午後4時ころ注射しに行った。国立※※病院の玄関に入って右に曲ると待合室兼廊下のようなところがあるが，その廊下の左手のトイレに入った。水洗便所の隅に棚があったのでここに道具を展げて準備し，立ったままで覚醒剤を注射した。トイレから出てきたとき，廊下の長椅子で待っていた人達がいっせいに被告人に注目した。夢の中にいるようなボーッとした感じがあった。今思えば午後4時ころの病院の外来にそんなに沢山の人がいるわけがないと思われる。車に帰り，先程よりもさらに朦朧とした状態で，運転席を後方に傾けてしばらく坐っていたが，結局キャビン・ベッドに横たわった。やはり眠れないまま転輾反側を続けていた。運動着姿の若い人達が向うの街角をぞろぞろ歩いて行くのを眺めていた。行列は途切れることなく続いたが，どれくらいの時間が経ったかはわからない。

　そのうちあたりが暗くなり，前に2台，後ろに3台ほど乗用車が停車した。すぐ後ろの車は個人タクシーだったが，他の車はすべて男女の2人連れのようだった。彼らは最初もの珍らしげにこちらを見ている感じだったが，そのうちベッドで眠れないでいる不審の男を窺うという風になった。どういうわけか後ろの3台は前方の2台に比べて被告人に対して好意的だった。タクシーの運転手はマットや灰皿を掃除していた。そういう無関心が好意と感じられた。これに反して前方の車では，2人連れの男女が向き直ってこちらを窺っている風だった。そこで運転席と助手席に毛布を掛け渡して，キャビン・ベッドが外から見えないようにした。すると2人連れの片割れが車から降りてやってきて，脇から覗こうとする。ガサガサという足音もしばしば聞えた。寝た振をしたり週刊誌を読む風を装っていた。そうこうするうち前方の車の1台が街を1周して後方にやってきたが，不思議なことにこの1周の間，その車のエンジンの音がずっと聞えていた。今度は毛布を後方に掛けた。するとその車は脇を通って前方に出る。そんなことを繰り返しているうちに，先方が疲れたためか，被告人の方が可笑しくなってきたせいか，警戒心を失った。乗用車は警笛を鳴らして去って行った。被告人も手を振って挨拶を返した。

こうした一部始終を国立※※病院の看護婦達が病院のビルの高いところから見ていた。各階の窓に鈴生りというと言過ぎだが，多数の看護婦の姿がちらちら見えて，彼女達はこちらを見ていた。このときから前後の車が気にならなくなった。そのことにつき看護婦達と話をすることができたが，一寸声を出せば話が通じた。看護婦達は被告人の味方のように思われ，もう一度注射しようと思い立って「トイレ貸して下さい。」と言ったところ「もう病院は終っているし，戸が締まっている。公には貸してあげるわけには行かないけれど，門を入って左に行くとビルが途切れる。そこに非常口のような小さな入口がある。そこを開けておくから，独りで入ったようにしてほしい。降りて行く時間があるから一寸間をおいてこないと……」と答えがあった。自分には時間感覚が失われていることを自覚していたので，一寸というのがどれくらいかわからなかった。教えられたところ（霊安棟）に行ってみたがドアは開いていなかった。しばらくドアの前に立って待ち，もう1度ノブを廻したら今度は開いた。中に入るとすぐ左手にトイレがあった。人の姿は見えないのに2階の方から声がして，スイッチは左手の壁にあるという。真暗な中で教えられたあたりを手探りしたら，スイッチがあった。点灯してドアを入ると，流しと鏡のある前室だった。そこで注射器をとり出し，水道の水を手速く吸った。そのときトイレの外の廊下に看護婦が多数屯していた。それは例の一部始終を見ていた看護婦達で，口々に「トレーラーの人よ。」などと，いかにもキャアキャア喋っている感じだった。水洗便所に入って鍵をしめ，覚醒剤を溶かして注射した。どれくらいの量だったかはよくわからない。警察の調べのとき，いつもの倍くらい射っておかしくなったのだろうと言われ，そんな風に思えたのでそう答えた。しかし明日からは仕事だという観念があり，早く使いきってしまおうという気持があったので，警察で述べた量よりあるいは多かったかもしれない。すぐに注射器を洗ったが，そのために俯いていると，目の前に白く霞がかかったような，それでいて光度が強くひどく明るい感覚があった。ひそひそざわざわという看護婦の声が絶えずしていた。百人から二百人の声が重なっていた。彼女らは，毛布を掛けたりするのは覚醒剤やっているから，するのが当然だ，などと被告人にとって好意的なことを言っていた。トイレのドアを開けて廊下に出ると，沢山いた看護婦が雲散霧消という言葉がぴったりするようにサーッと消えて行き雲のような後姿の白さだけが目に映った。それでもまだ交信するという感じで話をすることができた。脚の諸関節の力が脱けたような，関節の力が脱けていることを感じる意識が無いような，自分の意識がどこにあるかわからないような感じで，どこかで感じているのだろうが，ここで自分が感じているという確かな感覚がなかった。足が地についているかどうかも定かでなく，夢の中で布団が重く感じられたり，身が軽くなったりするのに似た感じもあった。自分は自分なのだけど現実の場にいるという感覚がうすれた。外界の諸対象は見えているのに，輪郭がぼやけてしかも光度が異常に強かった。いつもと違う，これは危険だと感じた。これまでは人前で平静を保つことができたが，今度ばかりはそれもできない，一目で露顕すると思った。看護婦に「おかしいから寝かしてくれ。」と頼んだ。話をしたというよりもテレパシーの類で交信したという方が当っている。交話したのか頭の中で思ったのか，どちらともいえない感じもあった。廊下の突当りに部屋があると聞いたような，ぼんやり先導されて行ったような，あいまいな感じでそちら（遺体冷凍室）に行った。その部屋に入ると看護婦が一人いて，多数あったストレッチャー等をカーテンの奥に押し込んで，被告人の休む所をしつらえていた。1台のストレッチャーをベッドとして準備してくれ，「ここで休んでいいですよ。」と言った。「普通のベッドじゃなくてこんな所しかないけど。」とも言った。被告人もそのときそれが普通のベッドではなくてストレッチャーであることを知っていた。横たわった途端に眠りに落ちた。どれくらい経ったかはわからないが，ひどい寒さを感じて目を覚ました。普通の寒さではないと感じた。すぐにそこを出て車にもどったらしい。再び車の中で寝たかどうかよくわからない。

　次に意識が戻ったと思った時は※※通りの下り坂を降りているところだった。スピードが出ていて，危険を感じてサードからセカンドにシフトダウンした。（こういうことは普通はしない。坂を下るとき

は前以てギヤーを一段か二段下げてから降りる。途中でスピードが出すぎてもまずブレーキをひくのが常識だ。）被告人はそんなことができて，妙だなと思った。夢でも見ているのか，覚醒剤でおかしくなっているのかなと考えた。

その次に記憶があるのは最初の一連の事故のときで，気がついたときはもう衝突していた。最初青海明博運転の荏原交通タクシーの右後方に衝突し，左側の停留所に停っていた山東信二運転の東急小型バスの右側前部に接触したと教示されたが，これは当時全く感知しなかった。その後自分の車が右の方に寄り，右側の舗道に接輪してハンドルに強い衝撃を感じた。右サイドミラーが電柱にぶつかってこわれた。弾じかれたように今度は左側へ行き，信号待ちしていたタクシー（見藤山雄運転）に追突し，これを乗用車（上野宏運転）に追突させ，さらにこれをタクシー（森永春雄運転）に追突させた。被告人はこれは夢だとくり返し自分に言いきかせていたし，ああいやな夢だなとも思った。どうしてそんなことが起きたのか全くわからないのに自分がその場にいる。夢でしか説明できなかった。

被害者達が「降りてこい。酔っぱらっているんだろう。」等と言っていた。被告人はああやはり現実なんだなと考えた途端，「パトカーに追われているからこうなんだ。」と筋道が立った。なぜパトカーに追われなくてはならないかと記憶を辿ると，さきほど※※通りに入る手前にレストランがあって，その前に停車しようと徐行していた時，後方からパトカーが来て「前の大型車止まりなさい。」とスピーカーで命令した。そのときから猛烈なスピードで走り出したのだ，と説明して自ら納得した。これは現実だと考えはじめたときにも，他方ではまだ夢だ夢だと考えようとしていた。こんなことはありえない，これまでひた隠しに隠してきた覚醒剤がこんなことで露顕するなんてありえない，夢なのだ，と考えていた。同僚の元木浩が傍らに居るつもりで「こんな事故起こしちゃった。」と話しかけていた。被告人は車から降りて，舗道に腰掛けたつもりでぼんやりしていた。すぐにパトカーが到着するだろう，もうだめだと観念していた。かなり長い間にそこに坐っていたような気がするが，いっこうにパトカーが現われない。逃げようと思い立った。運転席にかえり車を少し後退させ，右方にハンドルを切り，前のタクシーに追突させ，これを押しのけるようにして逃走した。見藤山雄らの供述調書によると，被告人は車を降りることなく，不貞腐れたような感じで運転席に坐っており，林檎を齧って，食べ残しの林檎を舗道に勢いよく投げつけたというが，被告人にはこのような記憶がない。逮捕された時，車中に林檎がもう一つ残って袋に入っていたと聞かされたが，これらをいつどこで買ったものか憶えていないという。

目黒通りと環状8号線との交叉点を信号を無視して右折した。環状8号線の本線に入ろうとするとき暴走族の乗用車が5，6台いて，被告人が本線に入るのを妨害した。彼らを蹴散らすように強引に割込み，のみならずそのうちの1台を潰してやろうという気持になった。相手も闘う気構えを見せた。乗用車を前方に止めて，こちらにバックする気配を見せる。しかし，被告人のトレーラー・ヘッドはこれまで何回か衝突をくり返し，壊れてすさまじい形相をしていたが，これに気圧されてか暴走族は逃げてしまった。実際にはヘッドはさほど毀れていなかったことが後でわかった。これ以後被告人の中では闘争心が優勢になり，著しく好戦的になってきた。しきりに空笑いしている自分がわかった。そういう自分を別のところで見ていて，「こいつとうとう狂ってしまった。」と第三者的に眺めているもう1人の自分がいた。

ふと見ると左側を乗用車が走っていた。それが被告人と張り合って前に出ようとしているような気がした。左に幅寄せしてぶつけようとくり返し試み，ついに衝突した。彼我の車輌が並んだまま半回転して止った。「何するんですか。」と先方の運転者（佐藤久一）が降りてきて怒鳴る。そう言われると，自分でもいったい何のためにどうしたのだろうと戸惑いを覚えた。しかしすぐにトレーラー・ヘッドの後ろのステップに立って，「パトカーに追われて逃げているのに邪魔するからだ。」と怒鳴り返した。そこから環状8号線をあと戻りし，前方から車がきたら危いと思ってすぐに右折した。目撃者である被害者

の言うところによれば，被告人は環状8号線を少しあと戻りして，分離帯の切れめから対向車線に入ったという。その後しばらくは定かな記憶がないが，被告人がその道から多摩堤通りに出ようとしたとき，左側に並行する道路からパトカーが出てきて左折し，同じく左折した被告人の車がこれを追う形になった。パトカーが出てきた道路はごく近いと見えたが，実際は左折しようとする車がすぐ目の前に見えるほど隣接した道路ではなかった。（約500m隔っている。）パトカーは被告人が背後にいるとも知らずサイレンを鳴らして走っている。さっき環状8号線を右折したときうまくまいてやったのだなと思った。好戦的な気持からパトカーを襲う気になった。追いはじめたら先方でも気付いて，土手の下の方へ逃げて行った。そうしたら，それについては忘れてしまった。前方を見るともう1台パトカーがいる。追いついてこれを土手から弾き落した。続いて何台か落してやったような気がする。前方に何もなくなり，目的を失った。すると，さっき土手の下に逃げたパトカーを想い出した。今度はそれが後から追ってくるので，急停車してバックした。気がついてみるとそれは乗用車だった。ライトを上向きにして，警笛を鳴らしていた。これは現実かもしれない。

　多摩堤通りと中原街道との交叉点に丸子橋の交番があることを想い出した。相手がパトカーではなくて乗用車だったことにがっかりして交番を想い起こしたという感じだった。するともう交番襲撃の情景の中に自分がいた。交番の前にいた2，3台のパトカーが襲われることを察知したらしく逃げ出した。車の頭から突込むと動けなくなると考えて，交叉点を右折の形で入り，交叉点の中ほどで止まり，交番に向い勢をつけてバックした。ガシャンと大きな音がしたので，交番を壊滅したと思い，見届けないで川崎方面に向って走った。丸子橋を渡るとき，先の元木を想い出した。被告人は壊滅した交番から拳銃を奪ってきたつもりだった。映画でみるような不敵な笑いを浮べて拳銃を元木に見せている自分を，もう一人の自分が見ていた。

　川崎市に入って中原区丸子通り一丁目先路上で交通事故を起こしたと聞いているが，これについては記憶がほとんど全くない。警察で教示されたところでは，被告人は前方を走っていた乗用車（生田仁子運転）の右側に出て，これを左側に弾きとばした。被告人はさらに前進してもう1台の乗用車（木村利雄運転）に追突し，これが停車中の乗用車（布田正直運転）に追突し，これがさらに駐車中の普通貨物自動車（三橋一夫運転）に追突した。木村利雄の供述調書によると，被告人はそのままジクザグ運転をしながら逃走した。

　中原街道をしばらく行くと右手に木月派出所があった。先程の交番は電柱か何かに妨げられて思う存分に潰せなかったという観念が閃いた。見ると交番の前は舗道で，交番を囲むようにガードレールが巡らしてあり，その手前外れに電柱が立っている。「さっきの交番のようにはやれない。舗道の上はギリギリのところで通過できる。」と直観した。われながら超人的な能力だった。ガードレールを舗道側から車道側に押し倒し，しかる後バックして交番を襲撃しようと考えた。ゆっくりと舗道の上を進行した。ガードレールに乗り上げたところで車が止ってしまい，二進も三進もならないので同僚の元木に下に降りて見てこいと命令した。元木は降りたのかどうか，それっきり存在しなくなった。四苦八苦してそこを抜け出そうと努力していた。発進させたりバックさせようとしたが，抜け出ることができず，徒らに車の後部を左右に振るばかりだった。交番の前の街道の対岸で警察官が1人じっとこちらを見ていた。翌日現場検証のときこれを確かめたら，警察官の姿をした人形だった。逃げ出せないでもがいていると，一気に押寄せられて捕えられるから動かないで，こちらの方が待ち構えているのだと思わせようと考えた。警察官山田宗夫の供述調書によれば，被告人は運転席から集った警察官を見下ろしてにやにや笑っていたという。被告人はパトカーなどが多数やって来たとき，一気に蹴散らして逃げられる，それに賭けてみよう，という気持になった。夢ならば成功すると思った。夢に期待していた。夢か現実か結論が出る前にしておくことがあるのではないかと焦った。そこに，さっきの拳銃があれば別のトレーラー・ヘッドを奪って逃げられる，という考えが閃いた。拳銃をもって助手席に移り，街道を通るト

レーラーに向って，「止まらないと射つぞ。」と叫び，1発か2発トレーラーのタイヤを狙って射ったと思った。対岸の警察官は危いから寄るな等と言って通りかかった車を制止していた。そうしているうち，パトカーがあちらこちらからやってきて遠巻きにした。バラバラと警察官が降りてきた。いよいよ夢か現実かの結論が出る時がきた。夢なら一気に蹴散らして脱出できるのだと思い，ロウに入れて発進しようとした。けれども車は後部を左右に振るだけで少しも前進しなかった。これは現実なんだという思いが実感として湧き上った。警察官の囲む輪がだんだん小さくなり，車のすぐそばまで迫った。ますます激しく脱出しようと試みる。街道側にいた警察官が「降りないと射つぞ。」と叫んで，拳銃を抜くような素振りを見せた。被告人に対して銃口を向けたようにも思われる。今ではどちらとも確言できない。

　急に意気消沈して「わかったよ。」と答えた。同時に車のドアが開かれ，警察官がいっせいに飛びかかってきたような気がする。運転席側のドアが開けられ，後方のステップからは窓ガラスを警棒で叩いていた。助手席の方からも迫ってくる。運転席の方から入ってきた警察官は警棒で被告人の下腿を打った。「降りるから……」と言ったが，被告人の声が相手に聞こえないくらいあたりは騒然としており，「引摺り降ろせ。」などと口々に叫んでいた。運転席に登ってきた警察官が被告人の頭髪を摑んで引摺り降ろそうとするので，その警察官の顔面を殴打した。脚をかかえられて引摺り落され，頭から背中にかけて強く打った。路上に倒れた被告人に多数の警察官が押しかぶさってきた。被告人は四肢をばたつかせて暴れ，脚に縋る警察官が撥飛ばされた。

　最後の発進の試み以降はすっかり現実に還ったと思っていたが，今から思えばまだ被害妄想じみたところもないではない。警察官に囲まれて殴られたり蹴られたりした。彼らは被告人のズボンの内側の縫代を裾の方から破り，ズボンをスカート状にした上パンツを裂いて捨てた。（これは今考えても間違いないと思う。当時逃亡を防ぐためにこんなことをすると自分で理屈をつけたが，今でもそう考えている。）それを中年の婦人が目撃して，それは非道過ぎるじゃないかと金切声を挙げて警察官に抗議していた。警察官は，こんな気違いは死んだって構わないんだと言っていた。指揮官がもうそれくらいでいいだろうといい，殴ったり蹴ったりが止んだ。ある警察官が「一寸待って。」と言って，事故処理車から長い警棒をもってきて被告人の下腹部を2，3回突いた。彼は睾丸を狙って突いたけれども，被告人が身を躱したので警棒は下腹部に当ったに違いない。

　両腕両脚に1本ずつ手錠をかけ，四肢を釣り上げて事故処理車の荷台に放り込まれた。警察署に着き，両脇から抱えられるようにして車を降り，足を引摺りながら署に連れ込まれた。そこでどうしてこんなことをしたのだと尋ねられ，最初は酒を飲んだと言い張った。ほかにもやっているのじゃないかと追及され，歯が痛むので鎮痛剤を飲みすぎたと答えた。それだけじゃあるまい腕を見ろということになったが，最初は警察官も注射痕に気付かなかった。腕には何もないから脚の方を見ろと言っていた。しかしワイシャツの捲った袖口の血痕が発見され，改めて探索した結果左腕の注射痕がつきとめられた。覚醒剤をいつから使用しているのかと訊かれたとき，被告人には中止してから相当の年月が経っているという意識があり，6，7年前にやめて以来使用していないと言張った。やっているだろう，やってないの押し問答が続いた。頭痛がしていた。

　夜の10時半ころだろうか，留置場のいわゆる虎箱に収容された。床や壁の材質はわからなかったが，クッションのある柔らかな感じだった。想い出は17歳ころに遡るが，オートバイを運転して信号を無視した上乗用車に衝突して逃走したため，神奈川県※※警察署管内で逮捕されたことがある。そのときも手錠を掛けられ留置場に入れられた。その日の夜の母親と二郎が留置場にたずねて来たが面会できず，母親達が留置場の裏にまわって「雪夫大丈夫か。」とか「怒っていないよ。」等と笑いながら話しかけてくれた。今度留置場に入ったら，すぐに同様のことが起こった。虎箱だけは異なるが，留置場は※※署のそれになり，母親，二郎夫妻，息子の声が聞えた。母親は昔と同じ口調で「雪夫大丈夫か。」と尋ね，

弘はただ「パパ」と呼んだ。元子は「せっかくお父さんと七五三に行って楽しかった後なのに。」と叱言を言った。その間弘と二郎がふざけ合っている声が聞えた。弘はウルトラマンの真似をして「ヤア」とか「トウ」と叫んでいた。最後に二郎が「雪夫兄貴へへへ。」と笑った。これは二郎のよくやる癖だ。

　留置場に入ってから間もなくこんな風に聞えてきて，自分も喋っていた。警察官に暴行されたことを怨みに思っていたので，二郎に訴えた。看守に「静かにして寝ろ。」と制止された。警察官の暴行を外部に漏らすのを止めているのではないかと勘繰った。覚醒剤を使ったことが順子に知れると弘を奪われる，と思いついてドキッとした。看守に済みませんとくり返し謝り，このことを先方に知らせないでほしい，覚醒剤は決して使用していない，とここでも言い張った。坐っていた部屋の隅に玩具とたわむれている弘の姿が浮び上った。姿がはっきりと見えたので「誰かがおまえを連れに来てもオジイチャンとオバアチャンのそばを離れるなよ。」と弘に言い含めた。

　虎箱の斜め前が女性房だった。年配の女と若い女の話し声が聞える。「あの人は子供がいるんだ。」などと話し合っていた。「うるさい。」と怒鳴りつけたが，なおもひそひそ話をしている。「まだ言っているのか。」と怒ると「すごく耳がいいのね。」と返って来る。今度は別の被留置人が「覚醒剤をやっていると身体の内臓や筋肉が収縮するんだ。鼓膜も張力を増すんだ。だから微かな音でも聞えるようになるんだ。」と説明する。そこで眠ろうとしたが，警察官に殴られたり蹴られたりしたときのことを思い出すと，まるで蹴られたように身体が跳んだ。それをどこかから女と看守が見ていた。徐々に眠い感じになったが，想い出すたびに身体がピクンとなったり，起き上って空中回転しながら落ちるというようなことをくり返していた。その次には女達が耳のテストをしてくれた。「聞える？」とくり返し問いながら声を徐徐に小さくして行く。こちらも「うん，うん。」とだんだん小さい声で答えて，ついには僅かに頷くだけになり，先方もほとんど無声音に近い囁きになったが，それでもまだ聞えた。そうこうするうちに眠ってしまった。

　翌17日朝起床すると再び聴力実験がはじまった。朝食を摂って10時前ころまで眠った。昼間はほとんど全て取調べに費やされた。交通課と保安課の刑事が迎えにきて※※警察署の交通課で取調べを受けた。多量の水を飲まされたが，いつまでも尿の排出がなかった。ついには保安課に連れて行かれ，ドンブリに2，3杯の水を飲まされた。膀胱が張って尿意はあるのに排尿のできない，苛立たしい状態がしばらく続いた。午後8時ころ留置場に戻された。その夜は昨夜とは異なる留置室に入った。先客の同室者が2人いた。尿閉でしばらく苦しんだ。何度もトイレに行ったが尿が出ない。長い警棒で下腹部を突かれたせいかもしれないと思った。坐って待つと出るかと思って試みたら成功した。採尿しないで流してしまおうかとも思ったが，どこかで誰かが観察しているような気がして採尿した。

　排尿して楽になると，昨夜と同様の聴力実験がはじまった。うるさいので相手にしないでいたが，あまりに執拗なので合槌を打ったところ，「いくら持ってきてる？」などと訊く。当時は5千円ほどもっていたが「持ってきていない。」と嘘を言った。ところが見透かしたように相手は「嘘だ。」と自信ありげに言う。合部屋の2人には気付かれない程度に僅かに唇を動かしているだけなのに，女性房には伝わった。被告人は自分では正常に戻っていると思っていたので，そんな馬鹿なことはないと一所懸命仕掛けを捜した。天井を見るとガムテープを巻いた管が通っている。配管は各部屋に渡っている。これで通じているのだと合点した。今度は「5千円ほどもっている。」と答えた。すかさず「貸してくれないか。」という。「方法はどうするんだ。」と尋ねたら，「近くに公園がある。そこに私の手下を行かせるから，それに渡せばよい。電話番号を教えておく。」という。「わかった。」ということで交信が終った。その日か翌日か記憶がはっきりしないが，男の声が入ってきた。最初から語気荒く被告人を怒鳴りつけたが，無声音だった。「どうしてお前は女の言うままになるんだ。なんで女に甘いんだ。」と詰る。「お前は多分今までの人生で女の言いなりになって失敗してきたことがあるだろう。」とも言った。よく聞いてみると自分の味方になってくれたような，ためになる話で感銘を受けた。

18日ころには交信がかなり途切れてきた。18日か19日ころ検察庁で待たされて，目をつむって横たわっているとき聞えてきた。まず「聞える？　聞える？」というのが交信の符牒のように入ってくる。自分では誰から見られても普通と見え，言っていることも正常だと確信していたので驚いた。起き直って目をあけたら聞えなくなった。以後は寝ないように気をつけていたところ，聞えることはなかった。18日の夜謎が解けた。留置場に換気扇か何かがあって，ファンが風を切るサーサワサワという微かな音がしていた。この音が人の声に聞えたのだと合点した。この日の夜から，これまでの1週間余の疲れがどっと出たとでもいうように，夜は気を失ったように眠り，昼間も取調べのない時はよく眠った。2週間程は暇さえあればひたすら眠っていた。その後は寝つきが悪くなった。食欲は終始旺盛だった。

　その後横浜拘置所に移され，そこに昭和56年1月16日までいて，再び※※警察移管となり，※※区での事故について改めて取調べがあった。昭和56年2月16日まで留置場にいて拘置所に還った。そして同年6月22日保釈になった。拘置所は最初8人の雑居房だったが，2度目の時は自ら希望して独居房に移った。独りの方が気楽でいいし，本も読めた。日課は僅かで，1日1回屋上で10分間日光浴をするほか，ラジオに合わせて室内体操を1日2回していた。そのほかは自分の自由な時間だった。母親は拘置所に1度来てくれ，あとは明が本や着替えを運んでくれた。父親も1度面会に来てくれた。

　以上のように，本件犯行は覚醒剤使用第2期の中に含まれるので，この第2期を要約しておこう。約1年半にわたる第1期の特徴が覚醒剤依存の上にその後期に中毒性精神病の徴候が散見されるようになった状態と要約できるのに対して，この第2期の特徴はわずか9日ほどの間に急性中毒性精神病の病像の完全な展開を見た点に求められるであろう。この過程は以下の4つの時期に分かつことができる。

　① 昭和55年11月8日の夜，第2期初回の覚醒剤を注射したときは，性的空想が豊富になり，昂揚感を享しむことができたが，早くも1時間後にはこれらが薄れ，自閉的となり，自己嫌悪が顔を覗かせた。10日の正午ころ第2回めの注射をした後には，自分の態度に奇妙なところがあるのではないかと気を廻し，社長がこれに気付いていると疑った。関係念慮の出現である。11日にも正午前に注射したが，同様に自己関係づけの傾向が認められた。この日の夜から著しい不眠がはじまった。12日の夜注射して，やはり不眠となり，13日の午前1時ころ注射したところ，早朝ドアやサンダルの鳴る音のように要素的な幻聴とともに，人の気配がありありとして，やがて社長が身近かに侵入して来るという実体的意識性を体験した。この日は午後に長野中央青果市場で2回注射した。長野では絶えず様々なことを思いつくが調整と統合が悪いために纏った仕事ができなかった。14日午前1時ころ注射して運転していたとき，手指の先や眼裂の角から静電気が出たり，青白い光みたいなものが出た。この日は午前中にもう1度注射した。15日は午前11時ころ注射して明治神宮に出かけたが，眼は落ちくぼみ頬は削げ落ちて特有の顔貌をしていると思われ，鏡を見てもまさにそのように見えた。昼食事時には自分が異臭を放ち，そのために人々から注目され，覚醒剤の使用を察知されていると考えた。これらはそれぞれ醜形妄想，自己臭妄想，注察妄想ということができる。

　8日から15日までは関係念慮にはじまり実体的意識性が現われ，醜形・自己臭・注察妄想に至るかなり異常な体験がみられるが，これらが圧倒的に人格を支配することはなく，日常生活の行動も正常な動機にもとづいて行われ，若干の支障はあったが職業活動や家庭サービスなどが遂行できていたのである。この間には記憶欠損も証明されない。

　② 16日は早朝から父母の言争いを内容とする言語性幻聴がはじまった。シャトウ川面での体験は実体的意識性と言語性幻聴であるが，今度は声が被告人に直接語りかけてきて，被告人の方でもこれに答えるという，一種の対話性の幻聴である。しかし，この時はまだ，自分が昔みたことのある幻覚患者と同じだとはっきり自覚することができた。それから注射して自動車で世田谷・渋谷間を走り，午後2時ころ国立※※病院脇の道路に着いたが，この間にも幻聴があった。午後4時ころ注射して夕方ころから注察妄想と実体的意識性に翻弄されている。そのころから国立※※病院の看護婦とテレパシー様の交

信が可能になり，午後7時ころ最後の注射をした。これはいつもの量の約2倍であった。自分のためにベッドをしつらえている看護婦の姿を見てこれと言葉を交えた。すぐに2時間ほどの眠りに落ちた。このとき覚醒剤はあたかも睡眠剤のごとく逆説的に働いたわけである。

　16日早朝の幻聴から遺体冷凍室で眠るまでの間はやはり1つの時期を画すると見るべきであろう。それは異常体験の中に言語性幻聴が現われたことに代表されるように，精神病の影響が人格の核心部に到達するようになり，疾病によって人格の支配される度合が1段と強化され，非合理な行動がしばしば見られるようになった時期である。早朝のドライブは幻聴からの逃避行であり，シャトウ川面や国立※※病院脇の路上に停車した車中では幻聴を伴う実体的意識性に翻弄されている。しかし，この時期は一方で明らかに病識が保たれており記憶もよく保持されていることが特徴である。自分が覚醒剤の注射のために異常をきたしていて，このままでは危険であると意識し，窮状脱却のためには十分な睡眠をとらなければならないという判断とこれに沿った行動がみられる。早朝からのドライブは幻聴にもとづく逃避行であるとともに，一面では安眠の場を求めての彷徨である。最後の注射直後もこのような病識が保たれていたのであり，遺体冷凍室での仮眠もまさにこの認識から出た現実的な行動であった。

　③　右の仮眠から異常な寒さを感じて目覚めて以降，記憶を辿ることができるのは，まず※※通りの下り坂を危険なスピードで降りていたときである。ついでタクシーに衝突しバスに接触した後，我に帰ったと思ったのは右側の舗道に接輪してハンドルに強い衝撃を感じ，続いてタクシーに追突して停車したときである。この間車を降りて舗道で休みパトカーが到着するのを待っていたという，事実に反する記憶がある反面，運転席で林檎を齧り，食べ残しの林檎を舗道に投げつけた事実の記憶がない。その後環状8号線を走行するうち闘争心が湧き，暴走族を蹴散らしたつもりになった。さらにその後左側を走っていた乗用車が自分と競り合っているとみてこれに衝突した。多摩堤通りでは数台のパトカーといわば交戦し，これらを潰したり弾きとばしたつもりでいた。ここでは被告人の病像の好戦的性格とともに遊戯的性格も顕著である。丸子橋袂の派出所の襲撃も好戦的な行動であるとともに夢幻的性格が著しい。中原区における交通事故に関してはほとんど全く記憶がない。木月派出所の襲撃も好戦的な行動であって，なおかつ夢幻的性格を強く帯びている。そこに存在しない同僚に命令したり，街道を走るトレーラーを止めるために拳銃を発射したつもりであった。警察官にズボンと下着を裂かれ，下腹部を長い警棒で突かれたというのもおそらく幻想であろう。

　遺体冷凍室を出てから木月派出所前で逮捕されるまでの間がやはり1つの時期を画している。被告人はパトカーに停止を命じられたという幻覚から逃走に移るが，それ自体が錯誤である上に，運転は甚だしく乱暴になり，このときより多数の交通事故を重ねるようになった。この段階に至ってはじめて粗大な記憶欠損が生じ，記憶は連続性を失って島状に残されているが，残された記憶も幻覚や著しく具象的な表象および空想によって汚染ないし歪曲されている。闘争的な気分と攻撃的行動を触発され，パトカーと交戦したつもりになったり，派出所襲撃を試みたりした。同時に遊戯的性格を帯びた現象もしばしば見られ，著しく夢幻的な世界を構成している。覚醒剤によって自分が異常をきたしているという，前段階まで保たれていた病識はあらかた失われ，必要な睡眠をとるための努力も見られない。

　④　逮捕の際の乱闘の後から数日間は回復の段階といえよう。被告人は逮捕という圧倒的現実に直面して夢幻状態から急速に覚めた。その後もしばらく幻視，幻聴，「交信」等が続いていたが，これらによって現実に被告人が大きく左右されることはなかった。充分な睡眠がとれるようになるとともに，これらの症状は急速に消失した。逮捕に関連して若干の残遺妄想が存続しているようである。

4　現在症

（a）身体的所見

　体格はいずれかといえば肥満型に属するが，ずんぐりとしていて末端の指趾も太く短い。栄養は良好

である。頭髪は豊かで，黒くかたい。皮膚は浅黒くかつ陽焼けしている。身長165.5 cm，体重81.5 kgである。

　右前腕の正中皮静脈に沿って幅約2 mm，長さ約10 cmの索状痕1条があり，手関節前面にそれぞれ長さ3 cmおよび5 cmの糸状の切創痕が認められる。左前腕の正中皮静脈は幅約5 mm長さ約2 cmの注射痕があり，手関節前面にそれぞれ長さ3 cmおよび2 cmの切創痕が認められる。

　腹部の触診では季肋部に乳腺上1.5横指の肝腫を触れる。辺縁は鋭角をなし，堅さは弾力的で，圧痛はない。腹部にはそのほか異常がない。胸部（心・肺）の理学的検査に異常なく，血圧は最高152 mmHg，最低90 mmHg，脈搏は1分間60，整調で緊張も良好である。瞳孔は正円，中等大で，左右差なく，対光反射も迅速かつ十分，輻輳反応も正常である。眼球運動に制限なく眼球振盪は認められない。眼瞼，手指，舌尖に振戦なく，筋の緊張は正常で，ジアドコキネーゼに異常なく，粗大力も保たれている。運動麻痺，運動失調，構音障害の症状なく，錐体外路症状も認められない。固有反射は活発で，左右差がない。病的反射は証明されない。感覚機能も正常である。

　血液検査によれば，白血球数6500，赤血球数504万，血色素15.7 g/dlである。血液像は正常である。尿検査では尿蛋白，尿糖，ケトン体，ビリルビン，潜血はいずれも証明されず，ウロビリノーゲンは正常であった。生化学的検査の代表的結果を提示すると，総蛋白7.3 g/dl，アルブミン4.3 g/dl，アルブミン対グロブリン比1.4，GOT 37 IU/l，GPT 68 IU/l，アルカリフォスファターゼ5.3 KA，ZTT 11.9 KU，TTT 14.1 MU，総コレステロール173 mg/dl，尿素窒素13 mg/dl，クレアチニン0.8 mg/dl，尿酸5.5 mg/dlで，朝食前血糖値は85 mg/dlで正常範囲にある。梅毒血清反応はRPR法，TPHA法のいずれによっても陰性であった。

　右の所見ではGPTおよびTTTが正常域を越える高い値を示しているほか特に異常がない。

　脳波検査は2回実施した。昭和57年6月24日に検査した第1回の脳波によると，安静閉眼時には電圧20ないし60μV，周波数9ないし11サイクルの連続性のよいα波が，後頭部優位ではあるが汎発性に出現する。開眼によるα波の抑制は良好である。過呼吸賦活法では顕著な変化を認めない。閃光刺激賦活法および音刺激賦活法でも異常波の駆動は見られなかった。全経過を通じて発作波は認められず正常範囲の脳波である。

　昭和57年7月1日に実施した第2回の脳波検査ではメジバール（ベメグライド）賦活法を行なった。ベメグライドを1分間20 mgの速度で静脈注射したところ開始後7分6秒後に不規則な棘徐波結合のバースト（すなわち発作波の一種）が出現したので注射を中止した。従ってベメグライドは142 mg（体重1 kg当り1.74 mg）注入されたことになる。臨床発作は誘発されなかった。

　最後にコンピューター断層撮影によって脳の形態学的性状を検査したが，脳室系の左右差，偏位，拡大，その他の変形はなく，脳表面についても脳溝の開大等の変化を認めなかった。脳の奇型，萎縮，血管性変化，腫瘍等の病的変化を示唆する徴候は認められない。

　以上，身体的所見として採り上げるべきものは両側前腕の注射痕，肝腫と肝機能障害，ならびに脳波におけるベメグライド賦活法による発作波の出現である。

　両側前腕の注射痕は，その部分の皮膚がやゝ白色に変じ，わずかに陥没している。このような変化は短期間十数回の注射によっては普通生じない。長年月にわたり多数回くり返された静脈注射を示唆する。

　証明された肝腫ならびに肝機能障害はいずれも軽度である。本人歴に述べたように被告人は急性肝炎のため2度入院治療を受けたことがある。把握された肝の異常がこれら肝炎の後遺症であるか，現在続けられている飲酒による中毒性肝炎の症状であるかは決定できない。

　脳波についてはベメグライドにより発作波賦活閾値が若干低いが，ただちに病的意義を賦与することはできない。他にはとくに異常が認められなかった。

（b）心理検査所見

WAIS 知能検査は上智大学心理学修士（現在博士課程）※※※※により施行され，ロールシャッハ・テストと TAT（主題統覚検査）の実施と解釈は墨東病院神経科臨床心理技術員高畠克子による。被告人はこれらの検査には協力的で，態度は概して真面目であったが，ロールシャッハ・テストおよび TAT に対して警戒的，防衛的な構えがみられた。

1）WAIS 知能検査

言語性検査	評価点	動作性検査	評価点
一般的知識	9	絵画完成	10
一般的理解	11	絵画配列	9
算数問題	11	積木問題	11
類似問題	14	組合せ問題	10
数唱問題	13	符号問題	11
単語問題	13		

言語性知能指数 106（評価点合計 71）
動作性知能指数 93 （評価点合計 51）
全検査知能指数 100（評価点合計 122）

検査は円滑に進められ，結果は上のごとくで，平均的な知的水準を示している。各下位検査の評価点の偏倚も少ない。類似問題の比較的高い得点にみられるように，言語的，抽象的表現能力は優れているが，全体的な見通しを立てて課題の解決をはかる動作性検査の成績が一般に多少低い。しかし，このような所見も正常範囲内での差異であり，全体としては順調な知的発達を遂げている。

2）ロールシャッハ・テスト

$R=13$, $Rej=0$, $T/R1$ (non col.) $=10.8''$, $T/R1$ (col.) $=19.8''$
$M:\Sigma C=0:0.25$, $FM+\Sigma m:\Sigma C'+\Sigma c=2:4$, $VIII+IX+X/R=3/13$
$W:M=11:0$, $M:FM=0:1$, $FC:(CF+C)=0.5:0$
$F:(FK+Fc)=7:0.5$, $F\%/\Sigma F\%=54/100$
$F+\%/\Sigma F+\%=86/78$, $A\%=46\%$, $CR=6$, $P\%=54\%$

テストに対して緊張が強く，多少警戒的であった。反応数（13）が少なく，個々の反応においても断定を避け，漠然として自信なげな傾向が認められた。初発反応時間（T/R1）も無色彩カードで 10.8 秒，色彩カードで 19.8 秒であるから反応時間が長い。

このテストから観取される被告人の人格特徴について述べる。

① 人間および人間運動反応

人間運動反応（M）は知的，創造的，共感的態度の有力な指標と考えられているが，被告人の場合この反応が見られない。一般に人間あるいは人間運動反応が平凡反応として現われやすい図版IIIと図版VIIにおいても，「人をマークにした，図案にした感じ」（III）とか「兎か栗鼠の人形」（VII）というように，物体反応で答えている。

人間および人間運動反応の欠如は，しばしば精神分裂病者において，自閉的傾向と情緒生活の平板化の現われとして生ずるが，被告人の場合人間的なものを感じる能力自体は保たれており，右の欠如所見は情緒生活の荒廃に繋るものではない。むしろ，対人関係の不安や引篭りが，テストの上で人間反応を提示できない要因となっていると考えられる。

② 全体反応（W）と良好形態水準（F+%）

反応数 13 のうち 11 が全体反応で，形態水準も良好である。一般に良好な全体反応は平均以上の知的

能力と知覚を統合しうる自我の強さを示唆するが，被告人の場合のように全体反応が過剰な割合を占めるときは，対人的な緊張感が強く，要求水準が高過ぎ，野心的に走る傾向の現われと考えなければならない。①では対人関係の不安や引篭りを指摘したが，ここでは要求水準の高い，自尊心の強い人柄が浮び上ってくる。ある意味では矛盾したこれら両傾向が相俟って，対人関係において非常に不安定で両価的な心理状態を造り出すと考えられる。

③ 平凡反応（P）と良好形態水準

平凡反応は図版Ⅲを除いて7個出揃っておりしかも形態水準も高い（F＋％/ΣF＋％＝86/78）。社会性および常識的判断において歪みはなく，自我における客観的，帰納的認知構造は確実に獲得されている。

④ 濃淡反応（C'）と色彩反応（C）

被告人はインクブロットの濃淡を敏感に知覚し，それを表出する能力に優れている。濃淡反応は4個で，そのうち3個においては濃淡から毛という材質反応を出している。一般に濃淡反応は内的不安を示すと考えられているが，毛のような柔らかい材質を知覚する場合は，感受性が強く，愛情欲求や依存欲求の強いことを示唆する。残る1個の濃淡反応は図版Ⅶに対する「ビスケット」という反応であるが，これも幼児性格にみられる口唇・依存欲求を示唆する。

濃淡反応（C'）が内的に情緒性を刺激された結果であるとすれば，色彩反応（C）は外的に刺激された結果を表わす。被告人は色彩カードに対して著しく防衛的で，色彩を上手に統合することができない。外的な強い刺激には適切な反応を返すことが出来ず，むしろ取入れを拒み，放棄してしまう傾向がある。これもまた人格の未熟性を示唆する所見である。

3）TAT（主題統覚検査）

検査には一応協力的であるが戸惑いが強く，また図版を絵とか映画の一場面として説明することが多いため，充分に内的世界を投影したとは言えない。単なる状況説明の域を越えさせるために，検査者がいくらか誘導的な質問を挿まざるを得なかった。TATはロールシャッハ・テスト以上に外的刺激に規定される側面が強いために，自由に空想を働かせることが難しいのであろう。

物語の構成については，検査に際して教示で要求された物語の過去・現在・未来の時間的過程が欠落しがちで登場人物の内的状況の説明も不充分であった。情緒的表現については，図版自体が被告人に暗さを感じさせたためか，悩み，不安，恐怖，狂気，不倫，反社会性等の表現が多かった。唯一図版19の幼児的空想世界において躍動的，積極的な表現が用いられた。物語の結果については，良い結果をもたらしたのは図版19のみで（因みにこの図版には人間が登場しない。），結果が良いとも悪いとも言えないかあるいは変移の無いものが図版2，5および6であり，他の7枚の図版は悪い結果に分類される。

つぎにこの検査から窺うことのできる被告人の対人関係のあり方について要約する。

① 対両親関係

図版1に対してつくられた，「無理にバイオリンを習わされている男の子」という物語に現われているように，両親からの支配的，強制的な圧力が感受されている。図版2では両親の取込みに失敗し，物語をつくることさえできなかった。父親像と思われるのは図版7に関する物語に現われた，「若い人の実験を後から観察している神経質そうな学者」であり，厳しく冷たい人物である。母親像は図版5における「中年婦人」，図版6の「メイド」に現われているが，端的に母親とするのをことさら避けている点が注目を惹く。被告人には対立的，拒否的な母親を設定するほどの勇気がなく，むしろ不倫の恋の橋渡しをするメイドを設定し，これに愛着を寄せている。図版10では母と息子との悲しい別れが物語られる。両親との情緒的な交流が断たれているのである。

第 2 部　鑑定例の提示と解説

② 対異性関係

図版 4 に対しては，「喧嘩に出かける男を女が形の上でなだめているが，心底なだめている感じはしない。結局，喧嘩に出かけ，殺傷事件になる。」と語る。男女の上辺だけの関係と悲劇的な結末を物語にしている。図版 6 は不倫の恋，図版 10 は感動的な別れの場面，図版 13 はレスビアン関係の物語である。男女の細やかな心的交流が語られないままに別離が予期されている。

③ 対同胞・友人関係

図版 13 の男女の葛藤場面において男をあえて男役の女に変えることにより，同性の友人関係を設定しているが，これは女性に対する一種の敵意の現われであると同時に，男性への愛着の表現と考えられる。反社会的関係として罰せられる恐怖が突然カメラを向けられた時の表情や仕種という物語となって現われている。友人に対する同性愛的欲求と罪悪感とが混在しているようである。

心理検査全体から窺えるのは，知的には平均知に属しながら，情意的には依存欲求の強い，自閉的で未熟な人格である。被告人の強い依存欲求は社会的に許容されない形で実現されようとするが，欲望（たとえば「不倫の恋」）実現の媒介者ならびに公認者としての母親像が失われ，不安と恐怖に悩まされている。生活史の縮図といえるであろう。

（c）面接所見

肥満体をゆっくりと運ぶ。一般に動作は緩慢で，姿勢は弛緩している。一見鈍いとも見える穏やかな表情をしており，あたかも沼の水面に広がる細波のような微笑を浮べていることが多い。急激な表情の変化や活発な感情表現はみられない。

病棟でも最初から緊張がなく，入院翌日には他の入院患者とともにギターをアドリブで演奏していた。ベッドに寝そべって本を読んでいる姿がよく見かけられた。誰にも干渉しないが，誰からも干渉されないという風で，病棟内の人間関係に関与せず，これに悩まされることもなかった。病棟生活の規則には従順に従い，職員に対する接触もむしろ過度というほどに良好であった。同室者の中には鼾の高い人や，老人で夜間譫妄のある患者がいて，ときどき睡眠を妨害されたが，被告人はこれらの人々に対しても寛大であった。

問診に対しては協力的で，できるだけ正確に自分の体験等を伝えようと努力しているように見えた。もちろん記憶の不確かなところは回答が曖昧だったり，日を置いて質問をくり返すと若干異なった回答の得られることもあったが，陳述の大局には影響がなく，ほぼ正直な応答と考えられる。語彙も比較的豊富である。礼容保たれ，終始穏やかな態度であった。鑑定人の方で，もう少し寛ぐように促したが，問診中はやゝ恐縮した態度を保持していた。

昭和 57 年 7 月 4 日の問診

〈外泊はどうでした〉昨日飲みすぎまして
〈一人で〉昨日は君子がきまして
〈あんまり飲まないでと言われるでしょう〉言われます
〈二郎さん達とは仲良くやれそうですか〉ええ
〈昨日は何を飲んだのですか〉昨日はウォッカとウイスキーと
〈どれくらいですかね〉ウォッカのシングル 5 杯くらいとウイスキーをシングルで 7, 8 杯くらいかな……外でも飲んできたので全部含めて以上です
〈これくらい飲むと酔いますか〉ええ，あと生ビール大ジョッキ 4 杯くらい
〈いい気持になるの〉昨日はいい気持でした。腰は立つがふらついて，呂律がかなりまわらないくらい
〈外ではバーかなんかで〉バーではなく大衆割烹というのか，4 軒くらい行きました
〈昨日はわりにいい酒だった〉はい

〈どんなときに悪い酒になるの〉減量しようとしているときに飲むと悪い酒になる。一寸したことでカーッとなり，普段のうっ憤が爆発してしまう
〈お母さんが家を出て行った日の酒，あのときも減量していた〉ええ，してました
〈あれも悪い酒でしょ〉ええ，でもあれはさほどでもない。父と喧嘩したときは悪い酒でした。啓子が出て行ったときも酒飲んでいました
〈面白くないことがあって飲んで案の定悪い酒になるのか，何事もなくて飲んでいてたまたま不快なことがあって喧嘩になるのか〉後者の方……でも，何か多少含むところがあって面白くない気分で飲んでいるときに事が起こっているようだ……でも，そういうことはほんとに算えるほどしかない。しかも，それも覚醒剤をやめてからですね。53年以降ということになりますが……啓子のときと，その前に酒を飲んで母と大喧嘩したことがある
〈それからお父さんのときと〉ええ，それで3回ですか
〈最近はずっと飲んでいるんじゃないの〉いえ，そんな風には飲んでいなくて，車がありますから，……週に1回か2回くらいで
〈ビールを含めるとほとんど毎日みたいじゃない〉そうでもありませんね。いったん車に乗るとどうしても3日は飲めないんですね
〈今の仕事はどういう仕事ですか〉スクラップを名古屋に運ぶのです
〈単車じゃなくて〉単車なんです
〈トレーラーは運転していない〉はい
〈お母さんに禁じられている〉ええ
〈喧嘩のとき言われて〉はい
〈仕事に3日かかるというのは〉……今日夕方発つとしますと明朝6時ころ名古屋に着いて精錬所にもって行く。午前中は荷降ろし，午後は向うの運送屋に連絡して，その日の夕方名古屋を発つ。3日めの朝東京に着いて荷降ろしに午前中かかる。こういうことを週に2回しなければならない。すると週に2日ほどですね飲めるのは
〈その方がいいかな〉ええ，……でも酒で失敗したという意識がない。たまたま悪条件が重なったと思っているもので。

　被告人は現在，幻覚や妄想等の異常体験はなく，精神運動性の興奮や病的不安の表出等もみられない。実体的意識性や関係念慮に悩まされることもない。思考も纏っており，感情の表出も自然である。過去の中毒性精神病状態における異常体験に関しては，おおむねその病的成立に対する洞察がある。ただ，被告人は逮捕のとき警察官によってズボンを内側の縫代に沿って破られ，下着を裂かれ，特に長い警棒で睾丸を狙って突かれ，これが下腹部に当った，傍らでこれを見ていた中年婦人が抗議の金切声を挙げた，という事実を今日でも現実に生じた出来事と信じている。鑑定人にはこの事実の真偽を確かめる術はないが，内容が不合理で強い空想性を帯びているところから，これは当時被告人が持った具象的表象が批判によって解体されないままに今日まで残ったものと考えられる。もしそうだとすれば一種の残遺妄想と言えるが，今日これに特別な病的意義を賦与する必要はない。

　被告人は普通貨物自動車の運転によって生計を立て，中村君子と同棲し，長男の養育は両親に委ねている。生活史の最後の方で述べたように飲酒は毎日ではないものの継続され，家族間，とりわけ被告人と両親との間の葛藤がふえ，近年は酩酊時の破綻も加わって葛藤はいよいよ深刻になっている。被告人の生活設計は成行きまかせのところが多く，酒精依存の深化に対する自覚も充分でない。依存から生ずる諸問題についても，批判は自己に甘く他に辛い。成員の多い家族の中で，長男というリーダーの位置に在りながらリーダーシップを欠き，問題を解決するよりもむしろ女性関係，飲酒，浪費等によって葛藤の源となることが多い。

昭和55年11月18日留置場において「どうしておまえは女の言うままになるんだ，なんで女に甘いんだ。」と幻聴に詰られ，感銘を受けたという。鑑定時にも，どうも自分は女に左右される傾向がある，と述懐している。また「自分は，世渡りは女性によって左右されることはあっても，精神の芯は女性に左右されない。」とも言う。異性の誘惑に弱いが，異性との人間的結合に乏しい被告人の告白と見ることができよう。

IV 考察と説明

1 診断と鑑別

被告人の精神状態を長い目で見ると，その基盤は酒精を含む薬物に対する依存であるが，覚醒剤依存の上に一時期中毒性精神病の病像を呈したのである。被告人の現在の精神状態は単純酩酊をくり返す酒精依存であって，そのほか特に病的所見を認めない。

世界保健機構（WHO）の定義によれば，薬物依存とは生体と薬物の相互作用のために起こる精神的もしくは身体的状態であり，精神的作用を体験し，また禁断時の不快感を避けるために，薬物を絶えずあるいは周期的に強迫的に欲求する行為や反応が特徴である。

酒精の飲用はまず酩酊をもたらすが，酩酊はH・ビンダーに従って単純酩酊，複雑酩酊および病的酩酊の3つに分けるのが通例となった。単純酩酊とはもっとも普通に見られる酔い方で，生気的興奮に次第に抑制解除が加わり，気分爽快，多弁，多動となり，しばしば無遠慮，時に刺激的となり，口論や喧嘩を起こしやすくなり，千鳥足となり，めまい，嘔気，嘔吐が生ずる。さらに酩酊が進めば意識は混濁し，領解不良となり，記憶欠損が生じ，ついには昏睡にも陥る状態である。この単純酩酊は誰にも生ずるもので，急性酒精中毒ではあっても特に病的なものとは認めないのである。複雑酩酊とは右の単純酩酊の基本症状に不機嫌，刺激性等の気分変調が加わるもので，通常は抑圧されていた感情複合が露呈され，往々にして粗暴な行為に至り，興奮の激しい時は平生の人格に異質な行動が現われることもあるが，あくまで部分的，一時的で，全体としてはその人にとって異質な反応とはいえず，単純酩酊との間には程度の差があるにすぎない。見当識や記憶に粗大な障害はない。これらに対して病的酩酊は，比較的少量の飲酒で発現し，突如異常な興奮と意識障害を起こし，不機嫌，刺激的なところが著しく，全く動機なしに多動，粗暴となり，その人の平生の人格から無縁で，その時の状況からも全く了解できない行動をきたすもので，その際普通の酩酊のような身体症状を欠き，事後に広汎な記憶欠損を残し，保たれた記憶も島状で，不明瞭である。通常このような状態は比較的短い時間で終り，深い睡眠に移行することが多い。

被告人は大学生のころより飲酒をはじめ，いつしか酒精に依存的となり単純酩酊をくり返してきたが，昭和53年4月以降オプタリドンや覚醒剤を入手することが困難になってからは，酒精に依存する度合が増している。近年，酩酊状態において日頃のうっ憤を爆発させ粗暴な行為に及ぶことが多くなったが，これらはいまだ日常的，表層的葛藤の露呈であり，被告人の平生の人格にとって異質な要素を認めず，被告人のおかれた家庭内葛藤状況から充分に了解できるものである。なお，被告人はこれまでに振戦譫妄などの酒精にもとづく特有の精神病状態を呈したことはない。

オプタリドンは1錠中にコルポサンド（アミノピリンとイソブチルアリルバルビツール酸との分子化合物）100.8 mg，アミノピリン74.2 mg，無水カフェイン25 mgを含む合剤で，治療用鎮痛剤としては1回1ないし2錠，1日6錠以内服用するのが通常である。

被告人は昭和48年春ころから同51年10月ころまでオプタリドンの濫用を続け，1日5錠くらいから10錠くらいにふえ，多い日には十数錠用いるようになった。オプタリドンにはバルビツール酸誘導体が含まれているから，その酩酊は酒精酩酊に近似している。一定量以上のオプタリドンを服用すると，抑制がとれ，多弁で，発揚状態を示し，言語障害や運動失調などの身体症状を伴う。ときに種々の

程度の意識障害を起こす。また禁断時には不安，緊張，興奮状態，譫妄状態および意識喪失を伴う痙攣発作などを生ずることが知られている。

　被告人はオプタリドンによって軽重さまざまな酩酊状態を呈したが，いずれも単純酩酊に属する。昭和50年6月4日国立※※病院神経科に入院して，メニエール病と診断されたが，この時の状態は，頭が朦朧として身体はふらつき，めまい，嘔気，嘔吐が生じ，言語緩慢であった。オプタリドンによる単純酩酊と考えるべきであろう。昭和48年初期のガス自殺の演出，同50年9月ころの飛降り，同51年10月9日両手首を切り，ガス栓を開いたときの状態も，すべてオプタリドンによる単純酩酊である。

　昭和50年2月23日および同51年7月18日に生じた意識喪失を伴う全身の痙攣発作はいずれもオプタリドンの使用を中止して1ヵ月以内に起こったものである。オプタリドン依存にもとづく離脱現象と考えるべきであろう。もちろんオプタリドン依存者の多くが離脱時にこのような発作を呈するわけではないが，オプタリドンないしバルビツール酸誘導体剤の常用者が離脱時に痙攣発作を起こすことが報告されている。そのほかにも睡眠剤（たとえばハイミナール）や弱力精神安定剤（たとえばメプロバメート）等の使用後に痙攣発作の生ずることが知られており，薬物使用と痙攣発作との関係は重視しなければならない。

　覚醒剤には多種類あり，ナルコレプシー（発作性の眠り病）の治療にも数種類用いられているが，わが国で濫用が問題になるのはもっぱらメトアンフェタミン（フェニルメチルアミノプロパン塩酸塩）である。

　メトアンフェタミンの作用は主として精神面にあり，身体的作用はきわめて僅かである。それはまず睡眠を抑制ないし遅滞させ，疲労感を抑制する。つぎには表象生活が豊かになり，思いつきがふえ空想活動が著しく活性を帯びる。批判力や統合力は失われ，精神的抑制が解除されるので廉恥心を忘れ，一般に誇大的となり，気分が高揚し，多幸的となり多少とも万能感を抱くようになる。他者との連帯感も増す。興奮し，衝動性や攻撃性が昂進することも少なくない。時間感覚も変化するが，それは一般に時間短縮効果と呼ぶべきもので，数時間の仕事を数分にも感じさせ，退屈する人間のそれと丁度逆の時間感覚を現出させる。性的方面では性欲動そのものに対する作用は目立たないが，性的空想を活発にし性的被刺激性を高める。

　メトアンフェタミンは離脱現象もほとんど起こさず，身体的依存（「渇き」）も微弱であるが，覚醒剤作用下に味わった快楽的表象世界に惹かれて依存が始まる。しかし，覚醒剤を長く続けるうちに，思考の固着，自閉化，表象と空想活動の貧困化，快い自己表象の凋落，自己嫌悪等が顔を覗かせるようになり，これらから逃れるために，さらに覚醒剤を用いることによって依存が深まるのである。被告人は覚醒剤使用第1期（昭和51年10月ころより昭和53年4月ころまで）の前半には主としてピアノ演奏と性における快楽的世界を求めて覚醒剤を注射し，後半にはこれに加えて自己嫌悪等から逃れるために注射を続けた。覚醒剤の使用回数を重ねるにつれて快反応が出現しにくくなり，不快反応が出現しやすくなることは，すでによく知られている。

　被告人において，単なる依存の域を越えて，精神病理学の意味で病的な中毒現象が現われてきたのは昭和52年9月または10月ころである。入浴すると脚の毛穴や足趾の間からプラスチックを溶かしたようなものが糸状に出たり，風呂から上って黒いジュータンに乗り，足に体重をかけると爪のあたりからゼリー状の脂肪様のものがポロッと出た。血液が注射筒に逆流してくると化学現象が起こってガスが炭酸のように発生した。自動車を運転していると，電柱の陰に人が隠れているような感じがした。戸外の風の音が人のひそひそ話に聞こえることもあった。他人が横手に居ると，変な顔をして自分を注視しているように思われた。漠然とはしていたが，自分が陥れられるような被害観念も生じた。

　これらは精神病理学的には体感幻覚ないし幻視，実体的意識性ないし幻覚，錯覚に近い機能性幻聴，視野外幻覚に近い注察感，被害妄想の先駆的形態ともいうべき被害念慮等と呼べるであろう。それぞれ

はたしかに異常な現象であるが，一見して明らかなとおり，体験は断片的かつ浮動的であり，主体側からみれば部分的，周辺的，異物的であって，人格全体にかかわって異常な行為へと動機づけるようなものではない。それは中毒性精神病の到来を予告する徴候とはいえようが人格全体が精神病に侵害された状態ではない。

　被告人は昭和53年4月ころより覚醒剤の注射を中止して右のような精神症状はいったん消褪した。その後約2年半の休止期を経て昭和55年11月8日メトアンフェタミンの注射を再開した。再開第1回の注射のときからすでに快反応は乏しく，不快反応が強かった。同年同月10日に第2回の注射をしたが，このころより関係念慮が現われ，注射を続けるうち13日早朝には要素的な幻聴を伴う実体的意識性（直接的に感知される人の気配），14日には自己の身体から静電気等が出るという体感幻覚とも幻視ともつかぬ体験，そして15日には醜形妄想（眼は落ちくぼみ頬は削げ落ちている。）自己臭妄想（自分が異臭を放っている。）注察妄想（人びとが注目し秘密を察知している。）が現われた。これら一連の症状はもちろんメトアンフェタミンによる病的現象であるが，いまだ部分的であり，人格全体を侵襲するには至らない。休止期前の状態，つまり昭和52年秋から同53年春にかけての精神的状態とほぼ同様の状態が速やかに再現されたものである。

　本来の精神病的状態は16日の早朝に始まる。このときより言語性の幻聴が始まり，自己の覚醒剤使用が露顕し，告発されるという妄想と一体となって，これが被告人の生活行動を強く支配しはじめるのである。両親の声からなる幻聴のために追出されるようにして日曜日の早朝自宅を出て，トレーラー・ヘッドを運転し，安心の場を求めて彷徨を始める。休養をとるために部屋を取ったホテルでは実体的意識性を伴う幻聴によって翻弄され，ドライブ中も覚醒剤使用を示唆する幻聴があり，国立※※病院脇道路にいくらか安心できる場を見出して駐車してからも，実体的意識性を伴う注察妄想や「交信」（幻聴と思考伝播よりなる。）があった。午後7時ころの最後の注射後も幻視，幻聴ないし「交信」が続いていた。

　右に述べたような，16日早朝からこの日最後の覚醒剤の注射をして遺体冷凍室で眠りに落ちるまでの間の精神状態を一言で言えば急性の幻覚妄想状態である。これは断わるまでもなく精神病の状態であるが，病的症状にのみ目を奪われないでこれを人格全体との関連において位置づけなければならない。確かにこの急性幻覚妄想状態における被告人の行動のかなりの部分は幻覚妄想によって動機づけられている。しかし，この間被告人は自分が覚醒剤によって異常をきたしていることを認識していたということが重要である。幻聴等に翻弄ないし左右されはするが，それらが異常な現象であることにしばしば気付き，しかもその異常現象が覚醒剤使用に由来するという認識があった。すなわち病識がほぼ完全な形で保持されていたのである。そして，ぐっすり眠ることによってこの病的窮地を脱出しなければならぬという，過去の経験にもとづく正しい認識をもち，早朝から安らぎと睡眠の場を求めて彷徨い，実際くり返し睡眠をとろうと努力したのである。この間著しい情動性の興奮もなく，急激な気分変調や唐突な攻撃衝動もみられず交通事故に繋るような運動性興奮もなかった。最後の注射後も「いつもと違う，これは危険だ。」と考えたのであり眠る必要を認めて仮眠の場を見出したのである。この間意識障害の徴候はなく記憶にも粗大な欠損がない。

　遺体冷凍室の眠りから覚めてより木月派出所前で逮捕されるまでの間は精神病の程度が1段と進み，異質な様相を呈していると考えねばならない。遺体冷凍室を出て発車して間もなく，※※通りの下り坂を危険な速度で降りるときの瞬間的な記憶があるだけで，最初の1連の交通事故までの記憶が欠けている。最初タクシーに衝突し，ついで小型バスに接触したことについてはいずれも記憶がなく，右側の舗道に接輪してハンドルに強い衝撃を感じてからしばらくの間記憶があるが，この間もそこに存在しない同僚の元木浩と会話し，運転席から降りなかったにもかかわらずしばらく舗道に坐っているつもりであった。環状8号線に入ろうとするとき邪魔になる乗用車数台を蹴散らした気持になり，これより著し

く好戦的になった。次には環8通りで左隣りを走っている乗用車と競合っているつもりで，これに幅寄せして衝突したり，多摩堤通りでは数台のパトカー（幻視または錯覚）を追い落したつもりになった。つまり，警察に追われており，覚醒剤の使用が発覚するという恐怖は幻覚妄想の主題として或程度の関連性を保持しているが，当初の恐怖の逃走という主題は攻撃の主題へと変化し，パトカー撃退についで丸子橋袂の派出所襲撃の行動へと発展した。当初の真剣な逃走のころに比べて，徐々に攻撃的，好戦的気分になるとともに，行動が著しく遊戯的性格さえ帯びてきたことに注目しなければならない。川崎市※※区の交通事故についてはほとんど全く記憶がなく，最後に木月派出所の襲撃を試みて失敗するのである。

　右に述べたような，国立※※病院遺体冷凍室を出てから逮捕に至る数十分の間の諸体験は，幻覚，妄想，錯覚，好戦的気分等に分解できるが，これを全体として見ると夢に酷似していることが明らかである。この間の知覚はしばしば錯覚に妨げられ活発な表象ないし空想は具象性と可塑性に富んでおり，思考は通常の思考ではなく形象系列思考（E・クレッチマー）をなし，考えることは見ることに等しくなり，判断から実行に移るという通常の思考と意志の機能は減弱して，すでに実行の場面にいる自分を見出すという傾向が著しくなった。ここには，自分が覚醒剤により異常をきたしているという認識や休養と睡眠をとろうとする現実的な努力は失われ，幻想のパトカーから逃れ，パトカーを撃退し，派出所を襲撃して一気に活路を開こうという夢幻的世界の住人の姿がある。この間，運転はしばしば粗暴であったが身体の運動能力はほぼ正常に保たれていた。

　遺体冷凍室の仮眠から覚めてより逮捕に至るまでの間の，右のような精神状態を一言で言えば夢幻的興奮状態であるが，これは，仮眠を境にしていわば一挙に，その前の幻覚妄想状態とは意識の全体的基盤を異にしたものである。ここに至ってはじめて粗大な記憶欠損が現われる。被告人の行動は，これを外から見る者にはもはや了解不能である。体験は著しく夢体験に近似しており環境の把握は著しく狭小かつ断片的で，しばしば状況誤認があり，当惑がみられる。因みに，酒精酩酊で精神的崩壊の程度においてこれに相当するのは病的酩酊の朦朧型であろう。H・ビンダーの標準的な叙述によればこの朦朧型の特徴は次のようになる。朦朧状態が生ずるや正常心理学的関連は裂断され，意識は全体として一変し，狭窄が生ずる。朦朧型の酩酊者は周囲を断片的にしか把えていないから，周囲との関連は重篤な障害を受け，酩酊者の行動は傍観者にとってしばしば了解不良で，空想的，非現実的な性格をもつが，不安に満ちた興奮は外部には比較的僅かしか現われないかまたは重い狂暴発作に至ることがある。しかし，朦朧型酩酊者の精神過程はそれ自身の中では夢幻的および機械的な関連を示している。精神的上部構造の遮断によってコンプレックス傾向，対象を欠いた盲目的な衝動行為ならびに表出行為，ついには全く要素的な運動の抑制解除が生ずる。全体状況の誤認をもたらす無意味な被害妄想と散発的で不安の強い幻覚がみられる。身体的には，舌が廻らないとか，よろめくというようなことは見られない。酩酊時に関する記憶は大てい島状に残っているにすぎない。

　逮捕によって圧倒的な現実に直面し，覚醒剤の使用が中止され，充分な睡眠がとれるようになると，実体的意識性ないし幻視，幻聴ないし「交信」等の病的症状は数日にして消失した。この間の病的体験は日中はさほど主体にとって影響力がなく，夜間活発になる傾向があった。

　以上のように被告人の場合は過去の約1年半の覚醒剤濫用後，約2年半の休止期をおいて再び覚醒剤を短期間少量用いることによって，病的現象の再現が見られ，さらに顕著な中毒性精神病の発展が見られたのである。このようなことは決して稀な現象ではない。薬物の中には連用によってその薬物に対する人体の耐性が高くなることのあることが知られているが，覚醒剤の場合，とくにその不快反応や幻覚妄想状態に関しては，連用によって逆に耐性が低くなる，つまり少量の覚醒剤使用によって不快反応や幻覚妄想状態が現われやすくなることが知られており，逆耐性現象と名付けられている。長年月覚醒剤濫用の後5年の休止期をおいて，わずか1回の注射で幻覚妄想状態の再現した例が報告されている。

結局，犯行時およびその前後の被告人の精神状態は，メトアンフェタミンによる中毒性精神病の状態であるが，これを詳細にみると，①昭和55年11月8日より同年同月15日までの前駆期，②同年同月16日早朝の幻聴より同日午後7時ころ国立○○病院遺体冷凍室で眠るまでの急性幻覚妄想状態，③同病院遺体冷凍室で目覚めてから同日逮捕されるまでの，病的酩酊に相当する夢幻的興奮状態，④逮捕以後数日間の回復期（病像は軽症幻覚症）という特徴ある4段階に分けることができる。これは第Ⅲ章第3節（本件犯行）に詳しく述べたとおりである。

つぎに鑑別診断について述べなければならない。

第1に考慮にのぼるのは精神分裂病であろう。仮りに覚醒剤の使用を知らず，覚醒剤の使用と病状発展との関連を検討できなかったとすれば，被告人の呈した幻覚妄想状態は，何よりもまず精神分裂病を疑わせると考えられるからである。また，しばしば指摘されるように，覚醒剤による中毒性精神病は，意識障害の徴候を伴うことが稀で，この点からも酒精による中毒性精神病像などに比してさらに精神分裂病に近似し，両者の鑑別が困難になることが多い。

被告人の場合，病的症状は昭和52年9月または10月ころに始まるが，こゝで目立つのは体感幻覚ないし幻視，実体的意識性ないし幻視，視野周辺部の不快感ないし視野外幻視等である。右の表現からも明らかなように，体験様式は未分化かつ浮動的である。そして，幻視ないし視覚的な異常体験が多く，精神分裂病に特徴的な患者に直接語りかけてくる幻聴または対話性幻聴がなく，わずかに風の音が人の声に聞えるという錯覚に近い機能性幻聴がみられる程度である。またいわゆる体感幻覚を採りあげてみても，プラスチックを溶かしたようなものが足趾の間や毛孔から糸状に出るというように著しく幻想的・遊戯的な体験であって，精神分裂病者が往々にして体験する苦渋に満ちた体感異常ではない。

昭和55年11月の覚醒剤使用第2期の病像は，たしかに精神分裂病のある種の病型（たとえば緊張病型）において時として見られる病像に酷似している。診断を決定的にするのは覚醒剤の使用経過と病像の消長との関係である。まず覚醒剤の約1年間に渡る連用によって精神病の前駆的な症状が散見されるようになったが，覚醒剤使用の中止によってこれらの症状も消失し，約2年半の休止期をおいて覚醒剤の使用を再開したところ急速に（すなわち短期間少量の覚醒剤連用によって）精神病状態が発展し，逮捕によって覚醒剤が中止されると，特別な治療を受けることもなく，充分な睡眠とともに数日にして病像は消褪した。以上は覚醒剤にもとづく中毒性精神病の発展の経験則によく一致している。そして精神分裂病に高い頻度でみられる特有の人格変化，すなわち情意面の鈍麻も今日証明されない。精神分裂病が覚醒剤使用期に限って，右のような法則性をもって発現し，その後ただちに跡形もなく治癒したとするのは精神医学の経験に反する極めて不自然な考え方である。なお，被告人の父方祖父の弟に精神分裂病を疑われる者が1人あるが，仮りにそれが精神分裂病であったとしても，これに大きな意義を与える必要はない。精神分裂病に遺伝的傾向が認められてはいるが，その遺伝規定性はさほど強力ではなく，結局精神分裂病が発病したか否かは臨床的に決定するしかないからである。

つぎにてんかんについて考察する。被告人はこれまで意識喪失を伴う痙攣発作を2回，いわゆる失神発作を1回経験しており，脳波に異常波の出現をみたことがある。

ところで注意すべきは，痙攣発作や意識喪失発作はてんかんの特徴的症状ではあるが，てんかんに固有の症状ではないという点である。ヒステリー性の発作はこの際度外視するとしても，これらの発作は小児等では発熱時に生じ，成人においては酒精ないし薬物依存の離脱症状としてあるいは脳炎等の髄膜刺激症状としても現われ，また誰であれ一定量以上の電流を頭部に通ずれば発生することが知られている。脳波の異常所見，とりわけ発作波についても同様のことが言えるのであって，これら臨床発作や脳波の発作性異常所見は疾病としてのてんかんを証明する十分条件ではなく，それらがいかなる疾病に起因するかは臨床的所見とつき合わせて総合的に検討しなければならない。

被告人の場合昭和50年2月23日および同51年7月18日に生じた意識喪失を伴う全身の痙攣発作は

いずれも連用したオプタリドンを中止して間もなく発生したものであって，すでに述べたように，オプタリドンの離脱現象と考えるべきものである。それ以外に自然発生的な同様発作もなく，その他のてんかん性徴候（すなわちその他の発作型および持続性徴候としては特有の性格特性や痴呆など）も認められない。昭和56年6月30日に電車内で生じたいわゆる失神発作は，目の前が黄色になり，頭がぼんやりして，正常な姿勢を保つのが困難になったというもので，定型的な意識喪失発作とは異なって意識の断絶がない。当時被告人は急激な体重の減量を試みて同年6月22日の保釈のころには起ちくらみ（起立性眩暈）が生ずるようになっていたこと，6月30日の発作は暑い日にもかかわらず，背広を着て検察庁に出頭した帰途起ったこと等を考え併せると，このいわゆる失神発作は自律神経失調にもとづく一過性の眩暈であったと考えるべきであろう。

　被告人における一連の精神病状態をてんかんの発現（たとえばてんかん性朦朧発作，てんかん性気分変調時の精神病状態）とみなすことは，これを精神分裂病の発現とみなす以上にはるかに困難である。てんかんの本質的特徴はそれが発作性疾患である点にあるが，被告人の場合は他にてんかんを証明する発作がなく，一連の精神病状態は，発作性を欠いており，覚醒剤使用との明瞭な関連を示している。

　最後に，被告人の脳波に言及する。被告人は中学校2年生のとき八幡病院において，昭和50年4月30日国立※※病院において，同年9月外山医院においてそれぞれ脳波検査を行っているがいずれにも異常所見は見出されなかった。昭和56年11月18日には国立※※病院において通常の脳波検査のほかにベメグライド（メジバール）賦活法を実施したところ，前者には異常が見られなかったが後者においてベメグライド109.6 mg（体重1 kg当り1.2 mg）で発作波が出現した。本鑑定においては昭和57年6月24日に通常の脳波検査，同年7月1日には通常の脳波検査のほかにベメグライド（メジバール）賦活法を実施した。通常の脳波検査にはいずれの場合も異常がなかったが，ベメグライド賦活法においてベメグライド142 mg（体重1 kg当り1.7 mg）で発作波が出現した。

　すなわち被告人の脳波には通常の検査法では異常が認められないが，ベメグライド賦活法によって発作波賦活閾値の若干低いことが証明されたわけである。けれどもこれにただちに病的意義を賦与することはできない。正常人にもベメグライドの賦活閾値にかなりの個人差があり，発作波賦活に120ないし130 mg，あるいは150ないし200 mgを要するという報告があるが，またときには60 mg（体重1 kg当り1.1 mg）で発作波の賦活をみたとの報告もある。これに対して，臨床的に痙攣発作を有する症例の賦活閾値は平均70ないし90 mgとする者もあれば，約50 mg（体重1 kg当り0.9 mg）という報告もあるが，賦活閾値の幅をみると体重1 kg当り0.4 mgから3.4 mgの間であるから，個人差は著しく大きいとみなければならない。結局，慎重に考えるとベメグライド50 mg以下の場合を一応低閾値とするのがよかろうといわれる（大熊輝雄著　臨床脳波学　医学書院　昭和38年）。以上のようなわけで，脳波における発作波の多くは疾病非特異的であり，発作波の賦活閾値も個人差の甚だ大きいものであることを考えれば，発作波賦活閾値の若干低いことをもって，てんかんと診断することはできない。万人が種々の程度の発作波賦活閾値を持っているのであるが，その中にあって被告人の閾値が若干低い方に位置することが証明されたにすぎない。

　以上臨床所見と脳波所見を総合的に検討しても，被告人をてんかんと診断することはできないし，被告人に見られた痙攣発作と精神病状態を説明するためにてんかん性素質を仮定する必然性もない。

2　責任能力等

　刑法39条は「心神喪失者ノ行為ハ之ヲ罰セス／心神耗弱者ノ行為ハ其刑ヲ減軽ス」と規定しており，この心神喪失と心神耗弱の意味については大審院判決（昭和6年12月13日）が次のように衍敷している。「心神喪失と心神耗弱とは，いずれも精神障礙の態様に属するものなりと雖，其の程度を異にする

ものにして，即ち前者は精神の障礙に因り事物の理非善悪の弁識するの能力なく，又は此の認識に従って行動する能力なき態様を指称し，後者は精神の障礙未だ上叙の能力を欠如する程度に達せざるも其の能力著しく減退せる態様を指称するものなりとす。」

　これによれば現行刑法の実際も，責任能力の判断にあたって，精神の障害によるという，いわゆる生物学的要件のもとに，理非善悪を弁識する能力がないか，またはこの認識に従って行動する能力がないという，いわゆる心理学的要件が満たされるときに，責任能力の排除ないし低減が認められるとする，いわゆる混合法を採用していると考えてよいであろう。鑑定人もこれに従って被告人の責任能力等について考察する。

　すでに述べたとおり，被告人は現在単純酩酊をくり返す酒精依存の状態にあるが，そのほかとくに著しい病的所見は見あたらない。知的には平均知に属する。

　酩酊については，例外的な複雑酩酊において限定責任能力が，さらにそれよりもはるかに稀な病的酩酊において責任無能力が問題になりうるが，単純酩酊においては，深い泥酔状態は別として，知性面でも情意面でも当該人物の平生のそれから著しく隔った活動や異質な活動が現われることがないので，広範囲に完全責任能力と認められるのが通例である。そして単純酩酊をくり返す酒精依存も，人類のかなりの部分がつねに陥る，ごく普通の日常的な状態であり，人間の正常なあり方の一つの変異であって，責任能力や訴訟能力等に何ら影響を与えないと考えるべきであろう。被告人においても右のような依存それ自体としては責任能力や訴訟能力を問題とする根拠とはならない。

　被告人の犯行時の状態は覚醒剤による中毒性精神病であるが，この病像は多様で変化に富んでいるのでこれをいくつかの纏った状態像に分ける必要がある。そして覚醒剤による中毒性精神病は，酒精による中毒性精神病と広く共通する面をもち，またしばしば指摘されるように精神分裂病に著しく近似する面ももっているのであるから，酒精精神病や精神分裂病における責任能力の判断が本被告人の場合にも役立つところがあるであろう。そして又そのような比較検討をたえず相互に行うことによってさまざまな疾病状態における責任能力等の判断の公平を期することができるのである。いずれにしても個々の病的症状に眩惑されることなく，それらと人格全体との関係を見ること，個別症状が疾病による如何なる人格的侵襲を代表しているかに着目することが，臨床精神病理学にとって正当な方法であると同時に，責任能力等を考量する上でも有用な方法でなければならない。

　さて被告人の犯行時およびその前後の精神状態は4段階に分けることができた。

　①　昭和55年11月8日より同年同月15日までは中毒性精神病の前駆期である。この時期の関係念慮は覚醒剤使用に関連して人が自分に注目しているかの如き体験であって関係妄想ではない。実体的意識性とは，人の姿を見たわけでもなく声を聞いたわけでもないのに直接に人の気配を感じるという作用体験であって，これは一般に正常体験と病的な幻覚妄想体験との中間に位する。睡眠と直接に関連して現われる実体的意識性は，夢や夢中遊行（寝呆け）と近縁関係にある睡眠の解離現象であって健康者にもしばしば見られるが，睡眠との直接的関連を失って現われるそれは病的意義が大きく，健康者には稀で，精神病者に多い症状である。被告人における13日早朝の実体的意識性は病的意義に乏しい。自分が異臭を放ち，人びとが自分に注目して何事かを察知し，自分がいかにも中毒者じみた顔貌を呈しているという15日の感覚は「かの如き」性格を失いつつあり，幻覚妄想体験と呼べるものである。しかしこれとてもごく限られた異常体験であり，人格全体を震撼させ，生活行動の動機関連を攪乱させるものではなかった。この時期については被告人の是非善悪の弁別能力及びこれに従って行動する能力は正常に保たれていたと言うべきである。

　②　昭和55年11月16日の早朝の幻聴にはじまって同日午後7時ころ，すなわち最後の注射を終えて国立※※病院の遺体冷凍室で就寝するまでの時期は急性の幻覚妄想状態と特徴づけることができる。語りかけ応答する形の幻聴が現われ，実体的意識性も睡眠と直接的関連なしに跳梁するようになり，被

告人の生活行動はこれらによって深く影響されるようになった。こうした病的な面のみを取上げるとこの時期の状態は精神分裂病の幻覚妄想状態にほぼ等しく，責任無能力が相当と考えられるかも知れない。しかし，等しく幻覚妄想状態とは言っても，覚醒剤中毒の場合と精神分裂病の場合とでは著しく異なるところがある。精神分裂病の場合は人格の核芯部に基本的な障害があって，これが一方では幻覚や妄想等となって現われ，他方では情意生活の鈍麻といった深刻な症状を呈すると考えられているが，中毒性精神病の場合は情意生活の鈍麻がなく，人格の核芯部は比較的よく保たれているために幻覚や妄想に対して態度をとるという人間の基本的な能力が比較的無傷のままに残されることが多い。そして被告人の場合がまさにそうである。被告人は自分が異常な状態に陥っていること，しかもその異常が覚醒剤に由来すること，これを脱却するには覚醒剤をやめて充分な睡眠をとればよいことを認識していた。すなわちほぼ完全な病識があったのである。このような病識は最後の注射後も保たれており，また病識が保たれ，これに従って行動することができたからこそ，横たわって睡眠をとろうとしたのである。

　精神分裂病における幻覚妄想がより多く人格中枢部の障害の表現であるのに比して，覚醒剤中毒における幻覚妄想は残された健康な人格に向って警告を発する危険信号という性格が強い。したがって前者における幻覚妄想は人格的諸能力の喪失を意味することが多いが，後者の場合は諸能力の発揮を促すものではあっても，必ずしもそれら能力の喪失を示唆しない。被告人におけるこの幻覚妄想状態の時期には意識溷濁の徴候はみられない。自分が就寝した部屋が遺体冷凍室であるという正確な認識は無かったが，それが病院の一部に属するが通常の病室ではないこと，自分がその上に横たわったのが通常の寝台ではなくてストレッチャーであることは理解していた。病院を自宅等と間違えるような粗大な見当識障害はどこにも証明されない。そしてこの期間は記憶が連続的に保たれていることもすでに述べたとおりである。被告人が当時の正しい病識に従って合理的な行動を取ることを妨げる決定的な病的障害はなかったとしなければならない。

　③　同日午後9時ころすなわち国立※※病院遺体冷凍室で目覚めてから逮捕されるまでの時期は，深い夢幻状態である。この期間，身体的な行動能力はほぼ正常に保たれていたが，精神状態は仮眠を境に画然と変化している。パトカーから停車を命じられたという幻覚に発して逃走に移り，逃走を妨げると思われた乗用車等を追い払ったり，これに衝突することをくり返しているうちに攻撃性が高まり，パトカー数台を撃退したと幻想し，警察の追跡を一挙に粉砕するために派出所襲撃の挙に出たのである。もちろん警察に追われるとか覚醒剤が発覚するという不安は中毒者にあって不思議のない感情であり，ここにもいくらか了解的関連が残ってはいる。しかし幻覚にもとづく逃走自体がそもそも錯誤であり，その上ここでは意識の解体は1段と深化し幻覚妄想は1層未分化となって病的障害は人格全体を覆うに至っている。危機的な逃走がいつの間にか攻撃的かつ遊戯的な競争や襲撃に変じ，行動はいよいよ現実から遊離する。思考は通常の推論と反省作用を失い，受動化して形象系列思考の性格を強くもっている。考えて行動するという通常の思考と意志の作用が薄弱になり，その都度それぞれの場面にいる自分を見出すという傾向が強くなった。

　臨床的経験からこの時期の夢幻状態にもっとも近い既知の病像を捜せば，酒精による病的酩酊（とりわけその朦朧型）であろう。そして病的酩酊であることが確実に証明されれば，これに責任無能力を認めることに異論は少ない。H・グルーレは病的酩酊の条件としてつぎの4つを挙げている。1．酩酊者に通常多幸症のかわりに不機嫌症がある。2．運動性興奮への傾向，そして激昂や憤怒から容易に暴力行為に発散される。3．問題とされる行為に動機のないこと，たとえば見ず知らずの人に対する暴行，いきあたりばったりの器物の破壊。4．完全な記憶欠損。

　被告人の場合は，右の1から3までの条件をほぼ満たしているが，4については完全な記憶欠損ではなく，部分的な記憶が島状に残っている。従ってその分だけ意識解体の度合が少ないことが推定されるが，被告人のこの時期の夢幻状態は病的酩酊にほぼ相当するとみなしてよいであろう。むしろグルーレ

の第4の要請が厳格に過ぎるのである。前節にビンダーに従って素描した病的酩酊朦朧型の諸特徴からも明らかなように，病的酩酊でも記憶が島状に残ることが多いのである。

　④　逮捕後数日間の被告人の精神状態を回復期と呼んだが，この期間は幻覚妄想が急速に消褪して行く時期である。幻覚の残存に注目すれば②の幻覚妄想状態に等しいかにみえるが，逮捕時の乱闘による情動興奮を経て圧倒的な現実に当面し，異常体験は急速にその影響力を失い，夜間に幾許かの力を残すのみとなっていた。したがってこの時期の被告人には是非善悪の弁別能力及びこれに従って行動する能力を侵害する著しい病的障害はなく，この間の供述能力等を問題にするには当たらないと考えられる。

V　鑑定主文

　1　被告人矢田雪夫は現在平均の知能を有し，単純酩酊をくり返す酒精依存者である。

　2　本件犯行時およびその前後には，被告人は覚醒剤（一般名メトアンフェタミン，化学名フェニルメチルアミノプロパン塩酸塩）による中毒性精神病の状態にあったが，これは以下のように区分される。

　（a）昭和55年11月8日より同年同月15日まで
　　　　中毒性精神病の前駆状態
　（b）同年同月16日早朝より同日午後7時ころ，すなわち最後の注射を終えて国立※※病院遺体冷凍室で就寝するまで
　　　　中毒性精神病の急性幻覚妄想状態
　（c）同日午後9時ころ，すなわち右遺体冷凍室で目覚めてより同日逮捕されるまで
　　　　中毒性精神病の夢幻状態
　（d）同日逮捕の後より同年同月19日ころまで
　　　　中毒性精神病の回復期（軽症幻覚症）

　3　昭和55年11月16日午後9時ころ，すなわち被告人が国立※※病院の遺体冷凍室で目覚めてから逮捕に至るまでの犯行時における精神状態の異常の程度は，被告人の物事に対する是非善悪の弁別能力及びこれに従って行動する能力を欠如させるに足るものである。

　その他の犯行時および現在における精神状態は右の能力を著しく減弱せしめるものとは認められない。

　右の通り鑑定する。
　　昭和57年9月29日

　　　　　　　　　　　　　　　　　　　　　　　　鑑定人　東京都立墨東病院神経科
　　　　　　　　　　　　　　　　　　　　　　　　　　　医長　西　山　詮

横浜地方裁判所
裁判長裁判官　○　○　○　○　殿

本鑑定に要した日数は昭和57年3月26日から同年9月29日までの188日である。

昭和58年10月某日宣告　　裁判所書記官　○　○　○　○
昭和55年（わ）第528号，昭和56年（わ）第71号，覚せい剤取締法違反，道路交通法違反被告事件

判　　　　　決

本　籍　東京都世田谷区　以下略
住　所　同上

書画販売店手伝
矢 田 雪 夫
昭和24年6月2日生

主　　　文

被告人を懲役1年8月に処する。
未決勾留日数中180日を右刑に算入する。
この裁判の確定した日から4年間右刑の執行を猶予する。
押収してある覚せい剤1袋（昭和56年押第81号の1）を没収する。
訴訟費用は全部被告人の負担とする。

理　　　由

（罪となるべき事実）　著者が概略だけ摘録すれば，第1は，覚せい剤を所持したこと，第2は，覚せい剤を使用したこと，第3は覚せい剤の影響により正常な運転ができない状態で普通貨物自動車を運転したことである。

（証拠の標目）　省　略

（弁護人の主張に対する判断）

弁護人は，被告人は本件各犯行当時，覚せい剤の使用などにより心神喪失の状態にあった旨主張するので検討するに，被告人は昭和55年11月8日午後9時ころから同月16日午後7時ころまでの間に，前後12，3回にわたって，合計約0.9グラムの覚せい剤を身体内に注入した事実が認められる。

そこで先ず，判示第1，第2の犯行時刻である同月16日午後7時ごろの被告人の精神状態について考察するに，当時，被告人は覚せい剤による中毒性精神病の状態にあって，急性の幻覚妄想状態を呈していたことが明らかである。ところで，覚せい剤中毒における幻覚妄想状態は，これを精神分裂病における幻覚妄想状態と対比してみると，等しく幻覚妄想状態とは言っても著しく異なるところがあり，精神分裂病の場合は人格の核心部に基本的な障害があって，これが一方では幻覚妄想となって現われ，他方では情意生活の鈍麻と言った深刻な症状を呈するのであるが，覚せい剤中毒の場合は情意生活の鈍麻がなく，人格の核心部は比較的よく保たれているために幻覚妄想に対して態度をとると言う人間の基本的な能力が比較的無傷のまま残されることが多いのである。精神分裂病における幻覚妄想がより多く人格中枢部の障害の表現であって，人格的諸能力の喪失を意味することが多いのに比して，覚せい剤中毒における幻覚妄想は残存する健康な人格に向って警告を発する危険信号と言うべき性格が強く，かえって人格的諸能力の発揮を促すものではあっても，それらの諸能力の喪失を示唆しないのである。これを本件についてみるに，当時，被告人は自分が異常な状態に陥っていること，その異常が覚せい剤に由来すること，これを脱却するには充分な睡眠をとればよいことを認識するなどほぼ完全な病識があり，意識混濁の徴候はみられず，かつ粗大な見当識障害もなかったのであって，被告人が当時の正しい病識に従って合理的な行動をとることを妨げる決定的な病的障害はなかったと認められる。以上，要するに，被告人は判示第1，第2の犯行当時，ものごとに対する是非善悪を弁識する能力及びこれに従って行動する能力を欠如ないしは著しく減弱した状態ではなかったと言うべきであるから，この点についての弁護人の右主張は理由がない。

次に，判示第3について考察するに，被告人は判示第2の覚せい剤使用の際，覚せい剤を身体内に注入した状態で自動車を運転する意思を有していたと認められるところ，前示のとおり右覚せい剤注射の際には，心神喪失ないし心神耗弱の状態ではなかったのであるから，その後自動車の運転行為のときに，右覚せい剤使用のため心神喪失ないし心神耗弱の状態に陥っていたとしても，このような場合には刑法39条を適用すべきではないと言うべきである。従って，同条の適用を前提とする弁護人の右主張は理由がない。

第 2 部　鑑定例の提示と解説　　　　　　　　　　　　　　　　　　　　　　　　　　　　　　　　　　　151

（法令の適用）　省　略
（検察官　※※※※　出席）
よって主文のとおり判決する。
　　　　昭和 58 年 10 月某日
　　　　　　横浜地方裁判所
　　　　　　　　裁　判　官　　※　※　※　※

【解　説】
覚醒剤中毒者の責任能力

著者の鑑定における被告人の覚醒剤中毒の経過を簡略に要約すると，以下のようになる。
第 1 期　昭和 51 年 10 月－53 年 4 月：覚醒剤依存症（52 年 9 月から病理現象散見）
　　約 2 年半の覚醒剤中断をおいて
第 2 期　①昭和 55 年 11 月 8 日－15 日：精神病前駆期
　　　　②16 日早朝－冷凍室就床（午後 7 時頃）：急性幻覚妄想状態，病識保持
　　　　③冷凍室起床（午後 9 時頃）－逮捕：夢幻的興奮状態，病識失，記憶脱失
　　　　④逮捕後数日間：軽症幻覚症

　第 1 期には被告人の覚醒剤依存症初期の経過がほぼ典型的に見られる。最初は睡眠抑制効果，疲労感抑制効果，精神的抑制解除による快反応が主であるから，被告人はしばらくは幸福な日々を過ごすことができた。使用し始めて 3 ヵ月もすると不快反応（肩凝り，抑うつ気分，自己嫌悪等）が加わり，これから逃れるためにさらに依存の度を深めている。52 年 9 月頃から幻覚と妄想様観念が生ずるようになり，猜疑心が異常に強くなった。覚醒剤中止後は離脱症状もなく，病的現象も速やかに消失した。第 1 期は本件犯行に関係がないが，責任能力に問題のない時期である。

　第 2 期の最初の注射（昭和 55 年 11 月 8 日）は 1 時間ほどの昂揚感をもたらしただけで，早くも自己嫌悪が顔を覗かせた。その後は覚醒剤を注射しても昂揚感はなく，注射をすると情緒が失われ，喜怒哀楽がなくなった。さまざまな知覚異常や妄想様観念が生じるようになり，覚醒剤使用の露見を恐れていた。これが①前駆期であるが，第 1 期と同様責任能力に問題はなかろう。

　11 月 16 日は早朝から明確な幻聴（言い合いをする幻聴）が生じ，早朝逃げるようにトレーラー・ヘッドに乗って自宅を出た。ホテルに部屋を取って睡眠をとろうとした。しかし，ここでも幻覚妄想に翻弄され，間もなく覚醒剤を注射してホテルを出た。注射をしても昂揚感は得られず，覚醒剤の使用が露見することを恐れて街を彷徨した。幻覚妄想状態はいよいよ盛んになり，ますますこれに気を取られるようになったが，一方では現下の窮状が覚醒剤に由来するとの意識があり，これを脱するために眠ることが重要であるとの認識が最後まであった。幻聴に導かれるようにして病院の霊安棟の便所に入り，通常の 2 倍量の覚醒剤を注射して遺体冷凍室のストレッチャーに就床するのである。これが②急性幻覚妄想状態である。幻覚妄想にかなり左右（支配，規定）されてはいるが，他方ではこれが覚醒剤に基くこと，これを乗り越えるにはさらに覚醒剤を注射するか，または十分な睡眠をとらねばならないことを切実に感じ，そのように行動していた点を捉えて，責任能力に著しい障害はないとしたのである。ここですでに限定責任能力を認めるべきだと考える人もあるかもしれない。

　③夢幻的興奮状態は，②よりもいっそう激しい幻覚妄想状態にあり，上述のような病識を失っており，島状の粗大な健忘を残している。アルコールによる病的酩酊に相当するようなゲシュタルト崩壊が認められるのであるから，これはもう精神病による人格の完全な支配とみなしてよいと考えて，責任無能力とした。

　逮捕によって圧倒的な現実に直面し，覚醒剤の使用が中止され，十分な睡眠が取れるようになると，

病的症状は急速に消退し，薄弱化した幻聴は夜間を主とするようになり，内容も遊戯的，空想的になった。これが④軽症幻覚症である。責任能力に著しい障害はないと考えられる。

鑑定人が覚醒剤中毒を主としてアルコール酩酊と類比させた（精神分裂病とも比較しているが）のに対し，裁判所は覚醒剤中毒をもっぱら精神分裂病に対比させ，第2期③の責任無能力を認めないのであるから，一見したところ鑑定結果は全く無視されたかのように見える。

よく読んでみると，判決理由書の考え方はこうである。罪となるべき事実は第II期の②と③にある。裁判所は②が完全責任能力の状態である（心神喪失ないし心神耗弱の状態ではなかった）という鑑定人の意見を採用した。こうして②の時期に入る第1，第2の犯行（覚醒剤取締法違反：覚せい剤の所持と使用）が有罪になる。第3の犯行（道路交通法違反）は③の時期に入るのであるが，第2の犯行（覚せい剤の使用）の際，「覚せい剤を身体内に注入した状態で自動車を運転する意思を有していた」と裁判所は認める。だから「その後自動車の運転行為のときに，右覚せい剤使用のため心神喪失ないし心神耗弱の状態に陥っていたとしても，このような場合には刑法39条を適用すべきではない」と言うのである。その当否は別としてこれは裁判所の明確な態度表明である。懲役1年8月に処するとしたが，刑の執行を猶予している。責任能力の判定で厳しく，量刑でいくらか柔らかくした判決のようにも思える。量刑における考慮によって弁護人の顔を立てたと見えなくもない。

文　献　引用ではなく参考文献として以下のものを挙げる。

1) 青木紀博：覚せい剤犯罪と刑事責任能力－判例の動向をめぐって－．京都産業大学論集第27巻（第1号）；107-144, 1996
2) 福島　章：覚せい剤犯罪の精神鑑定．金剛出版，東京, 1994
3) 福島　章：覚醒剤関連精神障害．臨床精神医学講座　第19巻　司法精神医学・精神鑑定（風祭元, 山上皓編），178-186頁, 中山書店, 東京, 1998
4) 中田　修：責任能力をめぐる最近の問題（覚醒剤中毒と精神分裂病）．現代精神医学大系　年刊版　'87-B, 309-332頁, 中山書店, 東京, 1987
5) 若松　昇：覚醒剤精神病の精神病理学的研究－犯罪例を通じて－．精神経誌 87；373-396, 1985

症例 4 （F1）覚醒剤中毒性精神病？

　　　　　　　　　　　　　　　窃盗被告事件
　　　　　　　　　　　　　　　旭川地方裁判所　昭和57年（わ）第100号
　　　　　　　　　　　　　　　札幌高等裁判所判決　昭和58年3月30日
　　　　　　　　　　　　　　　最高裁判所第三小法廷決定　昭和58年9月13日

序

　ここに提示するのは，著者の鑑定例ではなく，昭和58年9月13日に下された最高裁判所第三小法廷決定[6]の基になった事例の訴訟記録である。この決定は刑法学者によって重要視され，さまざまに論じられているが，とりわけ決定理由の次の部分が重要である。すなわち「被告人の精神状態が刑法39条にいう心神喪失又は心神耗弱に該当するかどうかは法律判断であって専ら裁判所に委ねられるべき問題であることはもとより，その前提となる生物学的，心理学的要素についても，右法律判断との関係で究極的には裁判所の評価に委ねられるべき問題である」というのである。刑法学者の研究は判例評論であるが，われわれはそのような判決や決定の解釈にとどまらず，法律実務家と同様に，事実認定自体を自ら検討してかからねばならない。

　しかし，訴訟記録の全体は膨大なものであるから，最小必要限の訴訟関係資料と被告人の精神状態を明らかにする資料を中心に，以下のように採録した。

　第一審訴訟記録（起訴状，公判調書，論告要旨，弁論要旨，判決，控訴趣意書）

　第二審訴訟記録（病状報告書，第1鑑定書，第2鑑定書，第1鑑定人尋問調書，第2鑑定人尋問調書，判決，上告趣意書）

　最高裁判所第三小法廷決定　昭和58年9月13日

　資料からも分かるように，第二審において初めて被告人の責任能力が問題となり，被告人がかつて入院していた病院から病状報告書が取り寄せられ，2名の鑑定人によってそれぞれ鑑定書が作成され，いずれも証人尋問を受けた。心神喪失および心神耗弱を示唆する鑑定がいずれも採用されず，裁判所独自の病状判断により，完全責任能力となり，第一審判決が生きたのである。読者は以下の資料を通覧し，各自が証拠を評価し，自前の判断を形成するよう試みられたい。

被告人　山川　実　精神状態中心の訴訟記録

第一審訴訟記録

　　　　　　　　　　　　　　　　　　　　旭川地方裁判所　昭57年（わ）第100号
　　被告人　山　川　実　（昭58．9．20確定　上告棄却決定）
　　判　決　懲役1年2月
　　事件名　窃　盗

起　訴　状　　左記被告事件につき公訴を提起する。
　　　　　　　昭和57年5月18日

　　　　　　　　　　　　　　　　　　　　　　　　　旭川地方検察庁
　　　　　　　　　　　　　　　　　　　　　　　　　検察官事務取扱副検事　　○○○○

旭川地方裁判所　殿

　　　　　被告人
　　　　　本　籍　略
　　　　　住　居　略
　　　　　職　業　無職

　　　　　　　　　　　　　　　　　　　山　川　　実
　　　　　　　　　　　　　　　　　　　昭和36年7月31日生

　公訴事実
　被告人は，昭和57年5月1日午後零時過ぎころ，○○郡○○町33番地所在の五木田安夫方において，同人所有の現金約7,000円を窃取したものである。
　　　罪　名・罰　条
　　　窃　盗　刑　法　第235条

追　起　訴　状
　左記被告事件につき公訴を提起する。
　　　　　　昭和57年5月23日

　　　　　　　　　　　　　　　　　旭川地方検察庁
　　　　　　　　　　　　　　　　　検察官事務取扱副検事　　○○○○

旭川地方裁判所　殿
　　　　　被告人
　　　　　本　籍　略
　　　　　住　居　略
　　　　　職　業　無職

　　　　　　　　　　　　　　　　　　　山　川　　実
　　　　　　　　　　　　　　　　　　　昭和36年7月31日生

　公訴事実
　被告人は
第一　昭和57年5月1日午前10時40分ころ，○○郡○○町18番地所在の三田松子方において，同人所有の現金1万1,000円を窃取し，
第二　前同日午前11時40分ころ，同町32番地所在の生田勝利方において，同人所有の現金約500円を窃取したものである。
　　　罪　名・罰　条
　　　窃　盗　刑　法　第235条

　第1回　公判調書　S57年5月26日（公判）
裁判官　○○○○
　人定質問
　　略
　被告事件に対する陳述
被告人
　昭和57年5月18日付け及び同月23日付け起訴状記載の公訴事実は，全部そのとおり間違いありません。
弁護人

被告人の陳述と同旨である。

冒頭陳述要旨

窃盗

第一　身上，経歴等

1．○○少年院で中学を卒業後，札幌市内で調理師見習，トラック運転助手をしているうちに窃盗事件や覚せい剤事件で少年院に入り，昭和56年9月札幌に戻って土工夫をし，冬期間は仕事がなくてぶらぶらしていたが本年3月ころから友人の喫茶店の手伝いをしていた。

2．被告人は，父山下恒夫，母山川一江の長男であるが，両親は別居しており，被告人は独身で父の所で暮らしている。

第二　犯行経過

1．調書では中学1年の時，○○に旅行したことがあり○○公園の立像が印象に残っていたことから，もう一度行って見たいと思い，2万円位の金を持って本年4月29日札幌発午後9時30分ころの○○行き急行列車に乗ったが，途中で車内の暖房がきき過ぎて暑くて眠れなかったことから翌30日午前1時過ぎころ△△駅で下車した。

2．その後△△町内をぶらついたり，駅に行ったりして時間をつぶし，4月30日午前7時25分ころ，同町の岸本旅館に入り，午後4時ころまで眠り，近くの食堂で食事をして，同旅館に戻り，同夜はここに1泊し，翌5月1日午前10時ころ，同旅館を出た。

3．被告人は旅館代を払ったりして残金が1万円位になり，○○へ行って札幌に帰るには金が足りないと考え，盗みをする決意をし，連続的に本件犯行をした。

第三　犯行状況

1．5月18日付起訴事実の犯行は，被害者方1階仏間の無施錠の窓口から侵入し，1階茶の間のサイドボードの引出しにあったバックの中から現金を窃取し，更に2階へ行って物色中，被害者五木田安夫が帰宅し，同人から「あんた誰だ」などと声をかけられ腕をつかまれたが振り切って仏間の窓から外に逃げたが被害者は先廻りして表で待ち受け，被告人の腕をつかんだりしたが被告人はこれを振り切って逃げ△△駅に行った。

2．5月23日付起訴第一事実は，被害者方台所の窓ガラスの施錠部分付近に小石をぶつけて割り，錠を外して侵入してタンスなどを物色し，1階神棚に置いてあった財布から1万円札1枚及び新5百円硬貨2枚を窃取したもので，現場鑑識の結果，被害者方洋ダンス開戸から採取した掌紋が被告人の掌紋と一致した。

3．同第二事実は，被害者方1階ベランダのガラス戸の施錠部分付近に小石をぶつけて割り，錠を外して侵入し，タンスなどを物色し，食器棚小引出しの茶色封筒に入っていた現金を窃取した後，冷蔵庫内の食物などを出して食べたもので現場鑑識の結果，被害者方タンスの引出しから採取した指紋が，被告人の指紋と一致した。

第四　発覚の経過

1．5月23日起訴第一事実につき警察官が被害現場に行って捜査中，5月18日付起訴事実について前記第三の1記載のとおり被告人を追跡した被害者からの被害届出があり，犯人が青色ジャンバーを着た年令20才(ママ)位，身長170～175センチメートルの髪をぼさぼさにした男である旨の通報を受け，△△駅に行って見たところ，同じ人相，着衣の被告人が息をはずませて駅のテーブルに顔をふせているのを発見して職務質問したが，被告人は任意同行を拒否し，その時同駅に入って来た○○行き列車に飛び乗ったので，警察官も同列車に乗り込み，任意同行を説得したところ，次の○○駅で任意同行に応じ○○警察署に同行した。

2．同日午後1時ころ，5月18日付起訴事実の被害者で，犯人を目撃している五木田安夫に面通し

したところ，右事件の犯人が被告人であることが確認された。
　第五　犯歴等
　少年時代に窃盗，暴行，覚せい剤取締法違反等で初等，中等，特別少年院送致の犯歴があるほか，昭和56年11月30日確定，住居侵入　罰金1万円，同57年4月1日確定，窃盗　懲役1年，2年間執行猶予，保護観察に処せられた前科がある。

　論告要旨
　　　　窃　盗
　第一　事実関係
　取調べずみの証拠で証明十分と思料する。
　第二　情状関係
　1．被告人は少年時代から多数の犯歴を有し，本年4月には本件と同種の窃盗事件で保護観察付きの刑執行猶予の判決を受けていながら，その約1ヵ月後には本件を連続して敢行しているもので，常習犯的犯行であって，被告人の態度からは，刑執行猶予に対する記銘などは全く認められない。
　2．本件犯行は，旅行費用ほしさといういわば遊興費を目的としたものでいわゆる空巣狙いの侵入盗で，悪質であるばかりではなく，施錠部分のガラスを割って施錠を外して侵入するなどの手段も悪質である。
　3．被告人は，当初犯行を全面的に否認して極めて反抗的態度を示しており，反省の情も認められず，再犯のおそれが極めて強く，長期間社会から隔離して矯正の必要がある。
　第三　求　刑
　被告人を懲役1年6月に処するのが相当である。

　弁論要旨
　　（略）
　第一審公判　被告人供述調書（この調書は第1回公判調書と一体をなすものである。）

弁護人
　被告人は，昭和57年3月17日に保護観察付きの判決を受けましたか——はい。
　被告人の所持金は，△△町での旅館代支払い後は，1万円を切っていたのですか——はっきりしませんが，1万円位は，持っていたと思います。
　被告人の所持金だけで，直接札幌市へ帰ることが出来ましたか——はい。
　判決の時，「執行猶予中に犯罪を起したら，実刑になる」と言われましたか——はい。
　なぜ，このようなことをしたのですか——幻聴に……
　どのようなことが聞えてくるのですか——道を歩いている人が，私に話かけてくる感じになるのです。
　本件犯行の前にも，幻聴は，あったのですか——1人でいた時，「家人の居ない家を，教える」と言う声が，聞えたのです。
　被告人は覚せい剤で病院に入院したことがありますか——はい。
　病院を退院した後，覚せい剤の注射をしたのは，1回だけですか——はい。
　退院後も，幻聴は続いていたのですか——続いていましたが，私としては，それが現実だと思っていました。
　検察官に対する供述調書の中に「幻聴や幻覚は，なくなった」とありますが，これは，本当のことな

のですか —— 夜になると誰かが来るように……霊が来るように……。幻覚にうそを言われて捕まった。幻覚に裏切られたと思い，犯行を否認していたのです。

　当時のことを，今は，どのように考えていますか —— ばかな事をしたと，反省しています。

　両親は，別居しているが，何か送ってくれましたか —— 父が，小包郵便で，服を送ってくれました。

　母親にも本件のことを，知らせたのですか —— 連絡しましたが，面会にも来てくれませんでした。

　父親は弟と一緒に生活しているのですか —— はい。

　父親はどのような仕事をしているのですか —— 血圧が高いので，仕事はしていません。

　父親の血圧は被告人が何才(ママ)の時からですか —— 17,8才(ママ)のころからです。

　父親と弟とは，どのようにして生活しているのですか —— 生活保護を，受けているのではないかと思います。

　両親が別居している理由は何ですか —— 母が父を裏切っているのです。私も母が悪いと思っています。

　母親の所へは，行ったことがありますか —— 判決を受けた日に，1日だけ行きました。

　被告人は働けない父親と未成年の弟に対し，どのように思っているのですか —— 私が働いて，2人を養っていかなければならないと思っています。

　父親は被告人を頼りにしているのですか —— はい。

　被告人は普段からそのことを自覚していましたか —— はい。

　本件で被告人が実刑判決を宣告された場合，被告人は何か気になることがありますか —— 父と弟とのことが心配です。

　父親と弟とのもとで立直ることができますか —— はい。

　前回の裁判の時もそのように言ったのではないですか —— はい。

　前回と今回とではその決意が違いますか —— 同じです。

　それでは再度本件のようなことをするのではないですか —— 一人でいるときに考えたので，もうしません。

　覚せい剤には手を出しませんか —— はい。

　切っ掛けがあると，再度覚せい剤に手を出すのではないですか —— 覚せい剤に対する考え方は，人によって違います。私は断じてやめます。

　今後はこのようなことをしませんか —— はい。

検察官

　被告人は，△△町の旅館を出た後も，○○市へ行ってから札幌市へ帰る予定でいたのですか —— はい。

　旅費が不足したことから，本件犯行を起したのですか —— そのように，なってしまいました。

　警察では，幻覚のことを聞かれませんでしたか —— はい。

　盗みをしようという気持はあったのですか —— 幻覚のことを，うまく話せないので，盗む気になっていった過程については，きちんとした説明ができません。

　幻聴は「盗め」と言うのですか —— 違います「家人がいない」と言っています。

　留守を知らせるのですか —— はい。

　それは被告人の勘ではないのですか —— 勘で盗みをしたことがあるので，勘ならばわかります。夢みたいなものです。

　被告人は，覚せい剤の注射をしているのですか —— していません。

　幻聴は「盗め」ではなく「家人がいない」というのですか —— はい。

幻聴は鍵のことについても教えてくれるのですか ── 細かいことについては，言いません。
　被告人の考えで，侵入口を捜すのですか ── 自分の意思ではないと思う。うまく説明できません。
　窓やドアーが開かないときはどのようにするのですか ── 入る場所を捜します。まともな人が聞けばおかしいと思うでしょうが，私としては，幻覚に裏切られたと思っています。幻覚が覚めたので，犯行を認めたのです。
　旅館では酒を飲みましたか ── 飲んでいません。
　盗みをすることについての善悪は，考えなかったのですか ── 考えましたが，何というのか……。
　盗みは悪いことであるから，やめようとは思いませんでしたか ── 発作的に，わからないまま，その世界に入って行った。その時の自分がおかしかった，と今は言えます。
　幻聴は「盗め」「留守」の指示をするのですか ── 言葉そのものでなく，かすかに，ゆっくりと語りかけてくるので，引っぱられてしまうのです。はっきりした言葉であれば，反発したと思います。幻覚を信用してしまいました。悪いことをしているという意識は少しですがありました。
　心の中に，盗みは悪いことだという思いは，あったのですか ── はい。
　窓やベランダのガラスを割ったのは，鍵のかかっていない所がなかったからですか ── 他人の家に入ることは，認められないが，幻覚に「石をぶつけてみろ」と言われたように思い，石をぶつけてみると，家人がいないので幻聴の言った通りだと思い，盗んだのです。
　はっきりとそう言っているのですか ── 盗んでいく。……。
　盗みは悪いことだという思いは，心の中にあったのですか ── はい。

裁判官
　判決を受けた後で，保護観察所へ行きましたか ── 次の日に行きました。
　保護司には会いましたか ── 保護司のところには，「10日後に行くように」と言われましたが，行っていません。
　忘れていたのですか ── はい。
　○○公園の立像の印象は，どう残っているのですか ── さみしかった。
　金は十分所持していたのですか ── はい。
　所持金が十分あるのに，どうして盗みをしたのですか ── 眠くなったので，旅館に泊りたく思い，途中で下車したのです。
　△△町は，知っている町ですか ── いいえ。
　幻覚は今回が初めてですか ── 前回の時もあったので，そのことを話したのですが，警察も検察庁も信用してくれませんでした。
　幻覚の声は，男ですか，女ですか ── 男，女，子供，老人，犬，鳥など，色々です。
　覚せい剤の注射をしていたのではないですか ── 覚せい剤の注射はしていません。絶対です。
　盗みに入った家で食事をしているが，これも幻覚によるものですか ── 違います。おなかがすいたので，食べたのです。
　被告人は初等，中等及び特別の各少年院へ行っていますか ── はい。
　被告人は，親と生活している期間が，短いのですか ── はい。
　立ち直ろうとは，思わないのですか ── これまでのときとは違う……。
　このままでは，刑務所暮らしになるのでは，ないですか ── 今後は，真面目に生活します。
　幻覚が，止まらないのではないですか ── ……（答えなし）
　他人の家に，平気で入る神経が，理解できませんが ── 悪いことだと思っています。本当です。
　3件とも覚えているのですか ── はい。

第一審判決
昭和 57 年 6 月 10 日宣告　昭和 57 年（わ）第 100 号，第 101 号
　　　　　判　　決
　　　　　主　　文
　被告人を懲役 1 年 2 月に処する。
　未決拘留日数中 30 日を右刑に算入する。
　　　　　理　　由
（罪となるべき事実）
第一　略
第二　略
第三　略
（証拠の標目）
　　　　略
（法令の適用）
　　　　略
　　　　　　昭和 57 年 6 月 10 日

　　　　　　　　　　　　　　　　　　　　　　　　旭川地方裁判所
　　　　　　　　　　　　　　　　　　　　　　　　裁判官　　○○○○

控訴申立書
　　○○拘置所在所
　　被告人　山　川　　実　昭和 36 年 7 月 31 日生
　右窃盗事件被告事件につき昭和 57 年 6 月 10 日旭川地方裁判所において宣告を受けた判決に対し控訴申立いたします。
　　　　　　昭和 57 年 6 月 23 日
札幌高等裁判所　御中

　　　　　　　　　　　　　　控訴趣意書
　　窃　盗　　山　川　　実
　右の者に対する頭書被告事件につき，控訴趣意書を提出致します。
　　　　　　昭和 57 年 8 月 19 日
　　　　　　　　　　　　　　　　　　　　　　　右弁護人　○　○　　○
札幌高等裁判所御中
　　　　　　　　　　　　　　　記
第一　事実誤認
　本件犯行は，心神喪失又は心神耗弱の状態で行なわれた犯行であり，原審判決はこの点において事実を誤認しており，この事実誤認は判決に影響を及ぼすことが明らかである。
　一、被告人は，少年時代から覚せい剤を使用し，覚せい剤中毒で札幌市○○区所在浮島病院に入院し，治療途中で逃げ出した経歴を持つ。この時被告人は，自らの判断で完治したと考えてはいたが，実際は完治していなかった可能性もある。

二、被告人は，本件犯行直前から幻聴に襲われており，その幻聴の指示によって犯罪行為に誘因されたのであるから，是非を弁別し，その弁別に従って行動する能力が無かったか或はその能力が著しく減退した状態で本件犯行に及んだものである。

三、被告人の聴いた幻聴は，ゆっくり語りかけてくるものであって，引っぱられてしまうものとのことであるが，前記の如き病歴を有する被告人であるならば，このような幻聴に襲われ，責任能力を喪失又は著しく減退した状態で本件犯行を犯したこともまた十分に首肯できるものである。

四、なお，原審弁護人は心神喪失又は心神耗弱の主張を行っていないが，被告人は，幻聴によって原審弁護人が自分の味方ではないと思い込み，ために原審弁護人と十分な打合せを行なわなかったとのことである。

第二　量刑不当

仮に前記事実誤認の主張が変えられないとしても原審の刑の量定は重きに失し，不当である。

一、被告人は，本件犯行を反省し，被害者に対しては，働いて弁償をしようと考えている。

二、被告人は，親兄弟を養って行かなければならないことを自覚しており，真面目に生活して行こうと考えている。

三、前刑は，16,620円相当の窃盗を犯して原審で懲役1年執行猶予3年の判決であり，本件では合計約18,500円相当の窃盗を犯して原審で懲役1年2月の実刑判決を言渡されている。刑期のみを考えればそれほど権衡を失していないかのようであるが，前刑は執行猶予付であり，本件はその猶予が取消されて結局前刑と合せて服役しなければならなくなることを考慮すると，刑の権衡を失すると考える。

四、被告人には病弱ではあるが父親もおり，これからの指導監督も期待できる。

以上の諸点を考慮すれば，原審判決は，不当に重きに失すると考える。

第二審訴訟記録

病状報告書

山川　実　治療経過概要

今回入院期間　昭和56年12月16日〜昭和57年1月9日までの25日間

Ⅰ　遺伝歴　把握されていない

Ⅱ　病前性格　気が弱く，おとなしく内気（父親の評価）

Ⅲ　現病歴

（1）中学1年頃よりシンナーを何度も吸引し，数回警察に補導されている。また鎮静剤のハイグレランを数ヶ月間使用したことがある。シンナーを吸引し乱暴し，それがために○○少年院に昭和52年秋より同53年春まで入っていた。

中学校卒業後運送店に勤務したが，すぐやめている。

（2）昭和53年11月より昭和53年12月までの期間，約20日間市内道北病院（精神科）に入院し治療を受けている。詳細は不明であるがおそらく薬物中毒によるものと思われる。

（3）当院昭和54年2月13日初診

このときは○○医師が治療をしている。

昭和54年に入ってより覚醒剤を使用。使用量および期間についての詳細は定かでないが，2回注射とも言っている。

注射後に幻聴があったが受診時にはなかった。軽い頭痛，食欲の減退，口がもつれ，体重減少などの症状があり，自ら薬物をやめたいと入院を希望し，昭和54年2月13日〜昭和54年4月3日まで入院治療を行っている。向精神薬による薬物療法を主体とした治療により，症状は回復退院した。

退院後は全く受診していなかった。
（4）今回入院の経緯

昭和56年12月16日当院受診。このとき父同伴しており，本人および父の陳述によれば次のごとくである。

昭和54年4月に当院を退院した後，窃盗事件をおこし，昭和54年5月5日より同年5月29日までの期間○○少年院にいた。その後就職し順調に仕事をしていた。昭和56年11月，父と金銭のことで対立することがあり，突然家をとび出し，覚醒剤を再開する。本人の弁によると1日1-3回1ヵ月間程注射をつづけたという。覚醒剤を再開するようになってから幻聴生ず。また「皆が自分を見つめている」など注察的内容の妄想が出現する。身体的にも全身けん怠があり，体重減少を認めるようになった。受診3日前に「死ぬつもりで」つくしののビル3階からとび降りたという。

そして12月16日に受診。父の同意による同意入院で入院した。本人はこの際，入院に関してはあらかじめ父親の説得もあったものとみられ，すぐ納得入院した。入院期間としては，3ヵ月間を予定した。なお，病棟は閉鎖病棟（2階）を選択した。

IV　入院時所見
（1）身体的所見

理学的検査では神経学的所見も含め特記すべきことなし。自殺企図時に受傷したという右大腿部には湿布薬を貼布してあったものの，所見は既になく，軽度の打撲だったのであろうと判断し，X線写真も撮ることなく何ら処置を行なわなかった。

（2）精神所見

意識は全く清明で，見当識も全く正常である。領解も悪くなく，疎通性障害もない。表情が多少乏しく，話は表面的，断片的ではあるがまとまりがないということはない。幻聴，妄想は概してうすれかけていた。（内容の具体的記載なし。）この他心気的，抑うつ的傾向がみとめられている。

V　入院後の経過
（1）内科的所見　異常なし
（2）精神的所見

睡眠は入院日よりきわめて良好であり，また食事摂取は入院日より全量摂っている。

意識障害を含め神経学的異常所見はみられない。異常体験（幻聴・妄想）は入院後早くも2日後の12月18日の面接日には全く消失していた。12月21日の診察時にもこれは確認されている。精神分裂病に特徴的症状は認めなかった。

抑うつ的，心気的傾向も急速にうすれはじめている。すなわち，頭重，けん怠感，などの身体症状も比較的早期（1週間程度）に消失していた。抑うつ気分もとれはじめている。

行動は観察では他患，職員に対する態度は良好で，対人的交流の乏しさを感じさせなかった。起床，就寝，身の廻りの整理も規律正しく，入浴もし，レクリエーションなども指示に従い参加している。すなわち基本的な生活面での異常みられず，病棟内適応比較的良好と考えられた。また，興奮，暴行行為，衝動的行動など異常行動は全くみられなかった。

自殺企図，自傷行為も1度もなかった。

（3）治療は向精神薬による薬物療法（1日メレリル75 mg，ジアゼパム6 mgの内服）と点滴（糖液総合アミノ酸剤，ビタミン剤を入院日より7日間），それに生活指導を行い，合わせて面接による支持療法を行っている。

（4）経過良好なため昭和57年1月7日の回診時に近々閉館から開館への転棟をする予定であると本

人に伝えていた。昭和57年1月9日夕無断離院。すぐに家族に連絡し，警察に捜査を依頼。昭和57年1月9日付退院となった。

VI 診 断
（1）覚醒剤による幻覚妄想の残遺状態および心気抑うつ状態であったと診断する。
（2）また性格は，父親が気が弱く，おとなしく，内気と評価しているが，同時に意欲欠如などの傾向があり，合わせて衝動的，短絡的な面もあり，未熟な性格形成しかなされていないように感じられた。
（3）精神分裂病との鑑別診断。精神分裂病は以下により否定される。
　①疎通性，対人反応，情動面が保たれている。
　②覚醒剤中止後急速に幻聴妄想が軽快している。
（4）うつ病とは診断し難い。
　　　　昭和57年10月18日

　　　　　　　　　　　　　　　　　　　　札幌市　以下略
　　　　　　　　　　　　　　　　　　　　医療法人淡水会浮島病院
　　　　　　　　　　　　　　　　　　　　医師　○　○　○

鑑 定 書（第1鑑定書：著者注）

被告人山川実の被告事件（窃盗）について精神鑑定を嘱託されましたが，これに対し左記の通り回答致します。
　　　　昭和57年12月9日

　　　　　　　　　　　　　　　　　　　　札幌市　以下略
　　　　　　　　　　　　　　　　　　　　○○病院々長
　　　　　　　　　　　　　　　　　　　　○　○　○　○　印

札幌高等裁判所
裁判長裁判官　○　○　○　○　殿
　　　　　　　○　○　○　○　殿
　　　　　　　○　○　○　○　殿

　　　　　　　　　　　　　　記

一　鑑定日時場所
　○○病院にて昭和57年11月9日より同年12月9日までの間鑑定留置し，この間に鑑定を実施した。
一　鑑定人　　　　　医師　○　○　○
一　鑑定事項
　被告人の被告事件犯行当時並に現在における精神状態について
一　被告事件の概要
　昭和57年5月1日午前10時より11時の間，三田松子方より約11,000円，同日午前11時より12時の間生田勝利方より約500円，同日午後0時過ぎに五木田安夫方より約7,000円窃盗する。被害者宅は何れも，△△町に在り。

一　鑑定主文

被告人は本件犯行時覚せい剤中毒にかかっており，本件犯行はその著明な症状（特に妄想幻覚）に基づいて行われた。現在も覚せい剤中毒者ではあるが，症状は消退し目立つものはない。

一　説　明

（１）覚せい剤中毒症状以外に疾病をみない。

被告人に対し問診，視診，打聴診，尿検査，血圧測定，心電図測定，胸部Ｘ線検査，脳波測定，血清理化学的検査等を実施したが，身体的疾患を見出さない。

心理検査（ウェイス知能診断検査，MMPI，ロールシャッハ検査）によるも覚せい剤中毒以外の精神障害の症状を推定せしめる所見はない。

（２）覚せい剤使用歴

被告人の右肘部内側に１ヶ所，左肘部内側に２ヶ所頻回注射による瘢痕があり，被告人は覚せい剤注射によることを肯定する。初回注射は16才(ママ)時で，先輩をまねたのと好奇心によった。併し噂に聞いていた程によい気持になれぬままに，１度で中止。半年後ふとしたことで再注射する。今度は１日平均２－３回，多い時は４回位。始めは無料で覚せい剤を提供されたこともあって続けている中にやみつきになったと。

覚せい剤中毒のための入院治療は３回ある。①17才(ママ)時道北病院に２ヵ月。②19才(ママ)時（54．2．-54．4．）浮島病院。③20才(ママ)時（56．12．-57．1．）同病院。何れも父に連れて行かれた。入院は概ね２ヶ月づつ(ママ)であるが，この期間に症状が完全に消失したわけではなく，軽快した程度であったが，病院生活が嫌になり頼んで退院させて貰ったという。退院すると間もなく売人を探し，覚せい剤を入手して注射を再開した。覚醒剤の使用は57年４月18日の犯行前日まで継続されていた。

（３）覚醒剤中毒による症状

一般の覚せい剤使用者の症状を要約すると，過敏性性格変化と妄想幻覚となる。

イ　被告人の性格変化と自殺未遂

被告人は覚せい剤注射を重ねる中に日常の性格に変化を来し，後述の妄想幻覚をみない状態でも，周囲への過敏不安焦躁があり，落着きを失うことが屡々である。自分の周囲の状況なり人間なりが，自分と直接のかかわりがないと分っていても，「自分をのけものにするのでないか，自分のよからぬ噂をたてるのでないか，自分に何か脅しをかけるのでないか」等と行き過ぎた推測と感覚をもち，不安といら立ちを覚える。この状態の持続する中に抑うつ的となって「死んだ方がよい，死んでもよい」との考えを抱く。この段階では未だ思い直しと打消しが効き，理性的に落着きを取戻すことも可能である。この程度が更に一層強まれば，妄想幻覚状態と区別し難くなる。被告人の自殺未遂，自殺企図は３回ある。

①自殺企図　56年10月　「死んでもよい」積りで汽車線路上を歩く。汽車は身体をかすって通過し，危くたすかる。

②自殺未遂　56年11月　○○の某ビル９階の窓からとび降りる。地面に積雪がありたすかる。

③自殺企図　57年４月29日　自殺の決意で○○行きの汽車に乗る。これは本件犯行の前座をなしている。

以上の３件は何れも周囲から無言の圧迫と束縛を受け奴隷様に自由を失い，生きる望みも断たれると感じ，悲観し，憂うつになったためと言う。中毒性性格変化に基づいて行われた出来事と判断される。

ロ　被告人の妄想幻覚

16才(ママ)時覚せい剤注射を再開し連続する様になって概ね半年後から妄想と幻覚を屡々経験していると。

① 初期の頃

周囲の者が皆敵で，自分は敵に包囲されている。自分は狙われている。殺される。これはたまらんと脅える状態に陥った。関係妄想，注察妄想，被害妄想である。幻覚は幻聴のかたちでヤクザッポイ声の「テメエブッ殺すぞ」，「オメエ山に埋めるぞ」，時には売人の声で「山川君々々シャブ安いぞ，売ってやるか」「あっちへ行けばあるぞ」等明瞭な声としてはっきりと聴へ(ママ)た。

② 57年3月15日　同年1月の窃盗事件で逮捕され拘置所に収容，これから釈放時，母の迎へ(ママ)を受ける。その日は母の家に宿泊する。母の同居の男が居合せ，ヤクザと分る。嫌な感じに耐へ(ママ)ず，家を抜け出して売人から覚せい剤1包を買い求め注射した。忽ち妄想を発し「ヤクザが母に近づき，自分を脅迫して金を盗ろうとしている」と思い，翌日速に母の下を去った。

ハ　本件犯行と妄想幻覚の関連

① 56年12月　27万円投入事件

性格変化竝に妄想のため度々「狙われる，殺される」と怯へ，不安焦燥状態に陥っていた所，56年12月初旬幻聴があり，「27万円出せばたすけてやる，あそこの家に入れろ」と聴へ(ママ)て来て，指示を受けたと思い込んだ。それに従って言われるままに指示された家の郵便受に27万円を投入した。この27万円はその月の土木作業員として働いた収入全額で，持ち合わせていたものであった。27万円を失って惜しい事をしたとの悔やしさはその後ずっと継続して残り，本件犯行にからんでくる。

② 57年4月　○○行きの汽車に乗る

自殺企図の項に述べた状況下に自殺を決意し，その場所として○○を選んだという。中学時代に○○公園の立像を見たのが極めて印象的に思い出され，その場所で死ねれば幸福と感じたため，行きの切符を買って金の残りは1万円余しかなかったが死ぬ積りであったので気にしなかった。昨年12月に指示されるままに27万円を投入したにかかわらず，従前通り「殺されるのでは」との不安がとれず悲観が一層つのっていた。乗車前に覚せい剤を2包所持しており，1包は駅の便所にかくれて注射した。他の1包は乗車して約2時間半後内服する。注射器は札幌駅の便所に棄てて所持しなかったためである。

覚せい剤使用の為車中にて俄に幻覚妄想が著明となる。ヤクザの声で自分を罵るのが聞へ(ママ)出したので，汽車の中に隠しマイクや隠しカメラが仕掛けられているに違いないと思い，何度も車中を往来して探し廻る。この運動に車中の暖房による暖気，殺されるとの恐怖に耐え切れなくなり，偶々停車した駅に降りる。これが△△駅であった。△△駅と知っておりわけではないと。下車してほっと楽な気持に返った時に「27万円なげたろう。それを返へ(ママ)したら生きる力が湧いてくるか。返へ(ママ)してやるから死ぬのはやめろ」との幻聴があった。それで一時忘れた様になっていた27万円を急に思い出すと共に，死ぬために○○に行くのを取りやめる気になって△△に泊ることに決心する。△△の旅館に入ってからも自分の部屋の屋根や窓から人が伺い(ママ)狙っているとの思いがあって落着かなかったが，夜になってからは疲れが出て何時の間にか眠り込んだ。

③ 犯行当日の妄想幻覚

57年5月1日朝起床後覚せい剤が切れた感じがしてビール3本をのみ午前10時頃，△△の旅館を出る。札幌へ帰る積りの所「27万円返へ(ママ)してやる」「指定する家に入って貰へ(ママ)」「家はあれとあれとあれだ」「留守の家をおしへ(ママ)る」との意味の幻聴が繰り返へ(ママ)しあった。他人の家に無断で入り金を持ち出すのは盗みで悪いことは知っていたが，盗むのではなく返へ(ママ)して貰うのだと思い直して指定された1軒に先づ入ってみる。この家が留守であったので幻聴の言うことは本当だと信用する気になる。又家を3軒指定されたがこの「3」という数は自分には縁起がよい。それは3回自殺しようとして3回共たすかったからで，今回も3軒に入れば27万円返へ(ママ)して貰へ(ママ)，自分も助かるとの信念がわいた。それで他の2軒にも入ったという。

一　本件犯行当時の精神状態

以上に詳細述べた通り，被告人は覚せい剤中毒の被害妄想の苦しさから逃れようと幻聴の指示するままに27万円を棄てたことを背景に，これを返却するとの幻聴を信じ窃盗行為に至ったものである。従って本件犯行時には正常人の是非善悪の判断能力を欠き，その程度は心神喪失と鑑定される。

一　現在の精神状態

鑑定留置期間中には妄想幻覚等の著明な症状はみない。自分の収容されている保護室（個室・施錠）に近づく足音がきこえると，何者かが影の様に侵入して来たのではないかとビクツクことがあり過敏不安の傾向は遺っていた。

一　其の他の参考事項

被告人の心理検査による人格像，覚せい剤中毒の予後について参考事項を附記する。

（1）心理検査に基く人格像

○　ウェイス知能診断検査　全IQ 77（言語性69，動作性97）で，普通人と精神薄弱者の境界である。言語能力の低さに伴い，常識的判断力も劣る。比較的動作性の方がよいのは行動指向性を示し，両者の差の開きが多いことから刹那性をうかがわせる。行動が性格的統一からはずれるおそれが強い。

○　ミネソタ多面的人格目録検査（MMPI）　軽躁的尺度の点数が割に高い。これは喋り好き，熱狂，衝動行為，冒険好み等の傾向のあることを示す。しづ（ママ）と落着いておれず問題行動に走るおそれが多い。自我統制力が全体として弱い。

○　ロールシャッハ検査　連想の活動性と内容の貧困，情緒の柔軟性の欠除（ママ），衝動性統御力の不全，共感性の不足，現実吟味力の不充分がみられ，人格的に欠陥が多い。

以上の3検査の綜合から，知能が低く，人格的に欠陥が多い一方で行動力があるので，今後共指導宜しきを得なければ，規道をはずれた生活をするおそれが極めて大きい。

（2）覚せい剤中毒の予後

通常過去に覚醒剤中毒による妄想幻覚を一定期間継続した場合には後遺症として敏感性性格傾向が形成されることが多い。又覚せい剤を禁断して数年時には10年余経てからでも，日常は既に妄想幻覚が全く出現しなくなっているにかかわらず，唯1回の注射，過度の飲酒酩酊，喧嘩等の情動興奮により，急激に妄想幻覚の襲来を来すことがある（燃え上り現象）。被告人の覚せい剤使用歴から考へ（ママ）て多分に以上述べた事柄に該当すると認められる。今後の対策上注意を要する点であろう。

以上

鑑　定　書（第2鑑定書：著者注）

被告人山川実の被告事件（窃盗）について，札幌高等裁判所，裁判長裁判官，○○○○殿より，精神鑑定を依嘱されたので，左記の通り回答します。

一　被告事件の概要

被告人は，昭和57年5月1日，△△町において，午前10時より11時の間，三田松子宅より約11,000円，同前11時より12時の間，生田勝利宅より約500円，同午後0時頃，五木田安夫宅より約7,000円を窃盗した。

二　鑑定事項
被告人の犯行当時，並びに現在における精神状態について

以上の点を詳細に明かにするため，本犯事件記録，少年調査記録及び，被告人が当所において，「今回の事件に至るまでのルート」と題して大学ノートに記載した記録を参照し，鑑定の一般的な型式に従って叙述する。

(一)　生活歴
(1)　社会歴
被告人は，父，山下恒夫こと金壯三（韓国人），母，山川恵子の長男として昭和36年7月31日，○○町で生れた。父は，主に土工夫を生業としていた。母には，受刑歴があり，しばしば家出をして，暴力団員と同棲し，最近も同棲している。

又被告人には，妹，山川紀代子，弟，山川栄二の同胞があるが，妹に対しては，面倒見のよい兄であった。被告人の非行歴は14才(ママ)から始まっている。

家出，空巣，万引，喫煙，ボンド及びシンナー吸入，窃盗，恐喝，暴力行為，強制わいせつ等々が連続しており，不良交友集団のうちでは，常にリーダー，ボス的存在であった。又，空巣，窃盗などでは，常に主犯格であり，これは常習化していた。

従って，学校側では，学習意欲がない，非行グループのつながりが強固であるとの観点から，児童相談所に通告し，○○の家庭学校へ転校させた。その後，父が韓国人であるところから，一時期，朝鮮学校に入り，後に，○○市立中学校に転入した。

しかし保護者である両親は，子供の教育に対しての関心は薄かった。非行について学校からの連絡に対しても，逆に，担任教師へ文句をつけることが再三で，例えば，校内暴力で，両親を呼び出し注意を与えようと電話したところ，「いちいち，子供の喧嘩のことで電話をかけてよこすな，文句があるなら担任が家に来い」といった態度であった。

一言でいえば，両親には，子供を躾け，監護する能力が欠けた，いわば崩壊家庭であったと言える。51年3月30日の札幌鑑別所の鑑別結果には，自己防衛機制が強く，家庭環境などが，本人の性格形成に大きな影響を与え，精神的安定の場が家庭にはない。母に受刑歴があり，度々家出をし，家族と一緒に過す期間が短かく，幼少時には祖父母に預けられたり，父だけの世話を受け，母がいついなくなるのではないかという不安が強かった。

空巣を働くことは，スリルがあって，その不安を解消することにつながる顕示，承認，欲求を満すこともあるとの報告がある。

その後，覚せい剤を注射常用するに至ったのは15才(ママ)頃からで，○○初等少年院（シンナー，傷害）○○中等少年院（覚せい剤）○○特別少年院（覚せい剤，窃盗）等の少年院歴がある。教護院，各種少年院歴を通して，少年の性格矯正などの，いわゆる矯正教育は，結果的に見れば，はなはだ疑問で，それは殆んど零に等しかったと言うことができる。

(2)　疾病歴
覚せい剤中毒のための入院治療は3回で
　　　17才(ママ)　道北病院（約2ヵ月）
　　　19才(ママ)　浮島病院（54年2月～54年4月）
　　　20才(ママ)　浮島病院（56年12月～57年1月）
入院期間中に覚せい剤中毒の症状が完全に消失した訳ではなく，その程度が軽減したものに過ぎず，本人は，入院による自由の束縛が耐え切れず，嫌になって，無断で退院したこともある。

退院後，間もなく又，覚せい剤を入手して注射することになった。この間，57年3月，やはり覚せい剤中毒の影響下で窃盗事件を起し，執行猶予となった。覚せい剤の使用は，その後も続き，57年5月1日本件犯行直前まで使用した。

(二) 被告人の訴え（供述）

被告人の自殺未遂，自殺企図は3回あり，いずれも覚せい剤中毒による抑うつ，悲観，絶望感からのもので，本件犯行時の精神状態と深い関係がある。

(1) 自殺企図（56年10月）　覚せい剤中毒による猜疑心から，自分の母が，暴力団員と同棲していると思い込み，絶望的となり，「死んだ方がよい」と考え，進行して来た列車に発作的に飛びこもうとした。

(2) 自殺未遂（56年11月）　同じく，覚せい剤中毒のため絶望的となり，衝動的に，○○のビル9階より飛び降りたが積雪のため，その目的を果さなかった。

(3) 自殺企図（57年4月29日）　同じく，覚せい剤中毒のため，中学時代に行ったことのある，○○の立像のところで自殺したいと考え，札幌駅の便所で覚せい剤を注射し，夜9時半頃，○○行の急行列車に乗った。その後，残った覚せい剤の1包を服用して間もなく幻聴，妄想状態となり，△△駅で途中下車した。これが本件犯行に至る直接の動機になったものである。

(4) 本件犯行の遠因となっていた25万円投入事件

56年12月頃，当時，覚せい剤中毒による幻聴妄想により，ヤクザ風の声で「お前を殺す。山に埋める」と聴えて来て怖しくなり，自分ではどうしようもなくなり「せめて命だけは助けてくれ」と叫び，土工夫をして稼いだ25万円を，幻聴の命令で指示された民家の郵便受けに，投げ入れた。この投げ入れた金についての執着心は，本件犯行の遠因として，意識の底流をなし，持続していた。

(5) 本件犯行前の精神状態とその推移

57年4月29日，覚せい剤中毒の影響下にあり乍ら，自殺企図の項で述べたように，札幌駅の便所で覚せい剤を注射器で静注し，夜9時30分頃，○○行きの急行列車に乗った。行き先は，○○で，中学時代に見た立像の所で死ぬつもりであった。乗車後，約3時間程して，残していた覚せい剤の1包を服用した。その後間もなくしてから，幻聴と妄想様観念が活発に湧いて来た。車内の乗客が皆暴力団員と関係がある敵に見えたり，隠されたマイクロフィルムがどこかにあるのではないかと車内を往き来して探し廻った。車内は暑く，疲れもでて来たが「25万円を返してやるから死ぬな」という幻聴があった。その声に対しては，以前のような疑いも抱かず，何かそれが信じられるような気持になり，徐々に「死のうとする気持」もなくなり，希望さえ湧いて来るようになった来た。偶々列車が長く停車していた駅が△△駅で，そこに降りた。降りたのは夜中の午前1時頃であった。真夜中であったので旅館も見当らず，街の中を当てもなく，ぶらぶらと朝まで歩き廻った。翌30日の朝，旅館を探し当て，午前7時頃，宿泊することにした。旅館の女主人に早速，布団を敷いて貰い睡(ママ)った。女主人が，2階の部屋に布団を敷いている間，被告人が部屋の中をふらふらと酔ったように歩き廻り，ぶつぶつと何か訳の分らない独り言をいっているのを聞いたと供述がある。午後4時頃，起きて，夕食を注文したが，女主人から「まだ用意ができていないので外食して欲しい」と言われたので，近所の食堂で外食した。一晩中，街の中を歩き廻って疲れも重なり，睡(ママ)かったが，幻聴とか，他人に覗かれているような気がして仲々寝つけなかった。入浴を3回して寝ようとしたが，睡(ママ)ることができず，4回目の入浴の際には女主人にもう遅いので止めて欲しいと断わられた。5月1日の朝，女主人に「今日は用事があって出かけるので10時頃まで部屋を空けて貰いたい」と言われた。その朝，9時頃，覚せい剤が切れた故か，疲れがどっと出て来たので，それを満たそうと思い，ビール3本を飲んだ。「この頃は，唯，その旅館を出るだけで，25万円を返してもらうとかいった事は，昨日のように，頭にありませんでした」。しか

し，10時頃，そこを出てから「どうして俺は，ここにいるんだといったことから，徐々に，徐々に考えて行くうちに，25万円を返してもらうことでここにいるのだ」という考えになって来た。そのうちに又，幻聴「この町に俺の実家があるからついて来い」というヤクザ風の声が聞えて来るようになった。「自分がどうしてこの町にいるのか」と考えていると，ヤクザがその実家で自分に金を返してくれるために，自分はここにいるのだという認識になって来た。そのうちに「実家があるからついて来い」という声に従うようになって来た。その声に従って行くと，3軒の家を指し示した。あの家，この家と指で示し「誰もいないから，その家に入れ」と言って来た。

「しかし私はその声に対しては絶対に従いませんでした。それというのも，それは絶対に泥棒だと思いましたし，又，どうしてそんな人の家に入ってまでしないとお金を返してくれないのか，そういった疑いも持ちました」。とに角「その指し示された家に入るのは，泥棒だと思い，声なんかに絶対に信じません」でした。

以前の25万円投入事件の時も，今回のような幻聴があり，その家を指し示され，金を投げ入れたのであるが，とに角，今回の幻聴の言う「3軒の家に入ればお金があるから」と言った言葉には，「さすが私も即，泥棒だと思いましたし，以前のようには，すんなり，その行動に従うのはしません」でした。むしろ，その声に対し「自分を泥棒に追い立てる気だな，自分がこんなことに対して，ひっかかるとでも思っているのかといった気持さえ持った。幻聴が言ってくる「あの家に入ればお金があるから」といった言葉に対し「すぐ悪い事だという風に思いましたし，ましてや，行動に及ぼそうなどとは決して思いません」でした。

そのうちに聴えて来る声が，だんだん違うようになって来た。「それなら，その3軒の家を見に行ってみろ誰もいないから」といった声に変って来た。「僕は，その声に対し，半ば疑いながら，一応試して確かめてみよう」という気になった。そのような気持で「家には絶対，誰かがいるはずだ」と思いながら，その3軒の家に，1軒，1軒近くまで行ってみた。すると「何故か不思議とか，偶然だったのかよく分からない」けれど，本当に幻聴が言うように，その家には3軒とも，誰もいなかった。「ここで初めて，私は今まで信じてなかった幻聴に対しそれを信じられる」ようになって来た。それなら「何故，その3軒という家を私に示したんだろう」という疑問を持つようになった。そのことを色々思い廻らせているうちに，思いがけない事が思い当たり，つまり自分は，今回で3回自殺を図ったけれど「お金を返してやるから死ぬな」という，列車の中で聴えた声が，きっかけとなって，生きる希望が湧いて，そこから私の行動は変って来たのである。

「3度目の自殺を図ろうとしたその『3』と，その家を指し示した3軒の『3』とは，幻聴が自分に対して何か意味を持たせたのであろう」と考え，幻聴に対して，信じる気持になって来た」のです。

1軒，1軒，示された通り，窓ガラスを持っていた石で割り，家の中に入った。「ガラスを割るには，それなり，勿体ないことだ，潔ぎよく割ることは，やはりそれなりの抵抗感があった」が，行動は，幻聴を信じる気持と，25万円に対する大きな欲心というか，執着心というか，とに角「行動を意欲的に駆り立てる」ものがあったことは間違いなかった。そういった，行動を駆り立てるものの故か，2軒目，3軒目で窓ガラスを割る時は，いとも簡単に入って行った。1軒目の家に，お金がないとなると益々，気持を焦らせ2軒目，3軒目の家に対しての行動は惰性的なものであった。目指す，お金がないとなると自然と「疑いのような考え」が出て来た。「3度目の正直という言葉を知らないのか」という声に対しては，「3軒目の家には絶対にあるぞ」との言葉とも受けとられた。そして3軒目の家に入る前に，それまで，1軒目，2軒目の家で，必死になって探しても金がなく，身体は汗でびっしょりになったので，着ていたジャンパーを安心してベランダに置き，靴も当然脱いで入って行った。

しかし幻聴の言うこととは違って，お金がなく，最後には，その家の2階にはあるだろうといった気持で，2階を探し廻った。

「そこで私は，大きな失望感というか，幻聴に裏切られたんではないかという気持が徐々に起きた」。そのうちに，その家の誰かが帰って来た様子だったので，その人が，お金を自分に届けに来てくれたのではないかと思い，安心して階段を降りて行った。ところが思いがけない言葉をその当人は吐いて来た。

「お前は何だ，誰だ」とか「何しているんだ」といった言葉を自分に言って来たので，「私は，半ば冗談ではないか」といったような気持で，それを聞いた。その主人の言葉は，嘘でもないらしく，私の左肩を摑んで迫って来るので，その言葉に対して何とも言い返すことができず又，受け答えもできなかったので，たまりかねて，その場からジャンパーを着，靴を履いて逃げ，駅まで辿りついた。そして△△駅で，ハアハアと息を切らしていたところ，刑事らしい男の人が近ずいて来て，窃盗事件のことを訊ねられたが，「自分は何も悪いことはやっていない」と，その事件を全面的に否定した。

(三) 所　見
(1) 身体的所見

脳波検査，脳神経学的検査，血液及び尿検査とも全く正常である。両肘関節内側部に覚せい剤の注射痕がある。被告人は，その他，両手背及び両足背静脈にも覚せい剤を注射したことがあると述べたが，該部には，注射痕は認められなかった。

(2) 精神的所見

面接，問診に対する被告人の態度は概ね正常であるが，犯行時の精神状態に対して，ノートに記された告白を犯罪事実についての喰い違いや矛盾を指摘されると，急に多弁になり，防衛的態度を示す。要するに，被告人は，覚せい剤の使用については，その非を認めるが，犯罪事実は，幻聴妄想の所産であり，その事実を認めて貰いたいと主張する。もし，その幻聴，妄想の事実が認められなければ，更に争うと云う言動を示した。

(3) 心理検査所見

これは，当所の心理技官〇〇〇によって施行された。
〇　ウェイス，IQ 98。言語性 IQ, 92。動作性 IQ 109。
〇　鈴木ビネー式 IQ, 88。MA, 14才(ママ)相当。

総体的に普通域程度の能力がある。ウェイスにおいて動作性IQが，言語性IQに勝っている。このことは，抽象的思考より，具体的，実際的な問題の処理を得意とする。物事の判断能力，常識力は平均的な水準にある。

〇　MMPI

外向的で物事を表面的に処理し勝気で判断力が乏しい。F，Pa，Pt，Sc，Maは精神病傾向を示すといわれるが，その中でも妄想型分裂病である。被告人に即していえば，それと類似した行動をするか，あるいは，そこに至り易いといえる。

表面的に外向的に見えても，その内実は，自分の殻に閉じこもり，社会的常識を欠き，非生産的で非行や犯罪の出現も「単独もしくは少人数でなされる窃盗」という傾向である。

〇　ロールシャッハテスト

反応全体を見ると，奇異な或は精神病的な傾向は認められない。しかし以下の特徴がある。

・自我が弱い。強い情緒的刺激に会うと知性の混乱が起る。そのため，誤った判断や，場違いの行動に至る。

・情緒的未成熟さがあり，それが社会化されていない。活動性が高く，衝動性の認知が強く高いが，情緒的刺激に過敏で，衝動や欲求を直接的に行動化し易い。

・対人的関心が乏しい。共感性も乏しく対人接触の意欲が低下し現実の人とのかかわりを回避し，空

想に逃げる。愛情欲求を示すが，実際上細やかな感受性に基く他人との深い結びつきができない。
　・自己自身に対する不全感がある。現実にうまく適応していけない。焦立ちを感じていると思われる。

　（四）診　断
慢性覚せい剤中毒
　疾病歴において述べた入院歴があること及び被告人の供述，注射痕などがその証拠である。

　（五）鑑定主文
　被告人は犯行時，理非弁別の能力はあったがそれに従って行動する能力が減弱していた。即ち，被告人は心神耗弱の状態にあった。
　　　　昭和58年3月7日

　　　　　　　　　　　　　　　　　　　　　　　　○○刑務所医務部長
　　　　　　　　　　　　　　　　　　　　　　　　鑑定人　医師　○○○○　印

第1鑑定人証人尋問調書　　昭和58年1月18日　第4回公判
　　　　　　○○○○（第1鑑定人：著者注）　68年　　住居　略

弁護人
　その鑑定書は，証人が書いたものですね ―― 私が書きました。
　被告人山川実を鑑定したものですね ―― そうです。
　その12頁から13頁にかけて，「従って本件犯行時には正常人の是非善悪の判断力を欠き，その程度は心神喪失と鑑定される。」とありますね。こういう鑑定をなさった根拠なんですが，それ以前に書いてあることが前提事実となっているというふうに考えてよろしいですか ―― はい。
　程度は心神喪失と鑑定されると書いてありますが，耗弱よりは強いというご趣旨でしょうか ―― そうです。
　本件の場合は，どのようなポイントから喪失という結論を出されたんでしょうか ―― 正常人には通常全くあり得ない幻覚妄想，これに支配されて犯行が行われたと，正常人の考え方による部分がなかったと，こういうことです。
　幻覚妄想に完全に支配されていたというご趣旨ですね ―― そうです。
　今回の鑑定の結論については，刑事記録をご覧になりましたね。これを参考になさったということですね ―― 参考にいたしました。
　その前提事情の中に，6頁ですが，3度の自殺企図ということがあるんですが，この事実につきましては，何を基礎としてこのような事実を引出したんでしょうか ―― 本人に対する質問，応答，これを日を替えて何度も繰返して，結局これ以外にないということになりました。
　そうすると，刑事記録ではないですね ―― 記録では，あまり明瞭に書かれておりません。
　そうすると，証人に対する応答を基礎にしたというふうにとらえてよろしいですね ―― そうです。
　この結論として心神喪失とありますが，全然自分の意志，判断というのは入る余地がなかったという趣旨でしょうか ―― そういうふうに考えました。
　被告人について，性格神経症とかそういうようなことは考えませんでしたか ―― 性格変化は認めました。覚せい剤中毒によるものであろうという判断です。

検察官

　今回の鑑定に少年調書記録はご覧になりましたか —— はい。

　被告人は，捜査官あるいは原審裁判官に対しては，本件犯行の3ヵ月前である57年1月中旬ころ1回覚せい剤を使用したのみであるというふうに供述しており，証人に対しては，いわゆる犯行日の前日，正確に言えば前々日の4月29日に札幌駅から乗ったとき，あるいは列車の中で覚せい剤を使用したというふうになっているわけですが，その点はどちらを信用なさったんでしょうか —— 私は，本人の言うほうを信用しました。

　証人に述べたことですね —— はい。

　鑑定書によりますと，被告人が最後に入院した浮島病院を逃げ出すときには，症状は完全に消失したわけではないというふうになっておりますが，浮島病院の主治医の○○○（病状報告提出者：著者注）は，当審で証人として，被告人が同病院を逃げ出す直前の57年1月7日には被告人の幻聴等は完全に消失していた，というふうに証言しておりますが，その点いかがお考えでしょうか —— あるいはその○○先生がご覧になったときには消失していたかもしれませんけれども，幻聴というものは持続して終始あるものではありませんので，なしと思ってても何日かのちにまた出るということあり得ます。

　先程の証言にも出ていたんですけれども，先生の鑑定書によりますと，被告人は本件犯行日の前々日である4月29日に自殺の目的で○○に向かったということになっておりますが，被告人は，捜査官あるいは原審法廷では，○○に立像を見るために行ったんだと，中学時代1回見たのが印象に残っておって行ったんだと，こういうふうに述べているんですが，その点もやはり被告人が先生に述べたことをそのまま信用なさったということですか —— はい。私には「どうせ死ぬなら，中学時代に見ていつも心に残っているあこがれである立像のところで死にたいという念願があって，引き付けられるように，行こうと思った。」と，このように述べております。

　更に，先生の鑑定書では，△△で下車したのは，ヤクザの声で自分をののしる声が聞こえ出したので殺されるというような恐怖感や，暖房による暑さに耐えられなかったためとなっておりますが，被告人は捜査官に対しては，暖房が効き過ぎて暑くて眠れない状態でいらいらしたので下車したんだというふうに述べていますが，この点もやはり被告人が先生に対して述べたことを信用なさったと，こういうことですか —— はい。私には初めは「暑くて暑くて降りた。」と，こういうふうに言いましたけれども，暑いなら着ているものを脱いで眠ってもいいじゃないかと，いろいろ聞いているうちに，ここに書いてあるようなことがはっきりして参りました。

　先生の鑑定書によりましても，被告人は精神分裂病等の，いわゆる精神病にはり患していないということですね —— はい。

　先生の鑑定結果によると，先程の証言のように，覚せい剤中毒による幻覚妄想に基づいて被告人の本件犯行は行われたもので，被告人は本件犯行時是非善悪を弁別し，かつそれによって行動する能力が欠けていたということになっておりますが，覚せい剤中毒による幻覚妄想等は，精神分裂病による幻覚妄想等と異なって，人格を変ぼうさせるような思考障害とか，あるいは記憶力の喪失というような状態にはならないんじゃないでしょうか —— はい。

　それはいいんですね —— はい。いいです。

　特に被告人の場合には，本件犯行に際して，わざわざ靴を脱いで，しかもジャンパーを脱いで入っていると，そして，帰りには靴を履きジャンパーも着て帰って行くと，それから，窓に石を投げて窓ガラスを割っている。更に犯行後の被害者や警察官に対する応対の態度等を総合いたしますと，被告人のいわゆる妄想等というものは，いわゆる純粋の妄想等ではなくて，妄想様観念あるいは準妄想と言われるものではないでしょうか —— そのへんの明確な区別というものは，普通，臨床的にもなしがたいんです。言葉では妄想様観念と妄想とどれだけ違うかと言いましても，程度のわずかな差でございますの

で，覚せい剤中毒であるという明瞭な原因があれば，それも含めて妄想という言葉を使っても支障ないと，このように思います。

しかし，この被告人の行動からみて，いわゆる反射的，衝動的な行動というふうには考えられないんじゃないでしょうか —— やはり妄想に支配されて，あそこに入れ，こことこことここだという指図に従ったということで，靴を脱げとか履けとかいうとこまで妄想が働いた，支配したとは思いませんけれども，家に入って27万円の一部でも返してもらうという考えに支配された行為ということが言えると思います。

そうすると，先生の鑑定書によりますと，被告人は本件犯行時，他人の家に無断で入り金を持ち出すことは悪いということは知っておりましたが，盗むのではなくその前の56年12月に〇〇の民家の郵便受けに投げ入れた27万円，正確に言うと25万円ですが，それを返してもらうのだからよいと思って本件犯行を行ったということになっていますね —— はい。

そうしますと，27万円を返してもらうということが，本件犯行の間接的な遠因にはなったと思いますけれども，その盗むという犯行そのものについては，やはり悪いことだということはわかっておってやったということになるんじゃないでしょうか —— ただ，金を取るのは悪いけれども，自分の場合は幻聴の命令に従って，返してやるというのだから窃盗ではないという，自己流の解釈，これがあったと思うんです。

錯誤みたいな格好ですね —— はい。

しかし，通常その27万円を返してもらうんなら，その投込んだ家に入って返してもらうんなら話はわかるんですけれども，全く違う家に入るというのはどうなんでしょうか —— 投込んだ家もなんか忘れちゃって，私も聞いたんですが，投込んだ家を探して談判するなら話わかるけれどもということも聞いたんですけれども，大体そこまで行けばわかるかもしらんけど，なんという家か何番地の家か忘れてしまったということでした。

しかし，被告人は，法廷で〇〇区〇〇の家で，自分を連れてってくれればわかるということで，弁護人も立会って検察庁で引き当たりをやりましたら，その投込まれた家がわかったわけです。ですから，よく覚えていたと思うんですがね —— 私のときにはそういうふうに言っておりました。

通常，覚せい剤中毒のみによる幻覚等の場合は，精神分裂病類似の意識障害とか，あるいは著明な人格の変化等がない限りは，是非善悪の判断能力は失うことはないというふうに言われているんじゃないんでしょうか —— いや，そういうことはありません。分裂病であろうと覚せい剤中毒であろうと，妄想幻覚そのものに支配されて動くと，自動機械のように動かされると，こういう状態は正常人の是非善悪の判断能力を欠いている状態と，こういうふうに判断します。

上智大学の福島章教授は，いわゆる幻聴幻覚があっても覚せい剤の場合の不安状況反応型というものに属する場合には，いわゆる心神喪失と言われるほど是非善悪を弁別する能力を欠くんではなくて，要するに減弱する程度であるというようなことを述べておりますが，これはいかがでしょうか —— そういう場合もあり得ると思います。しかし，この方の場合は不安状況でうろうろしながらやったというんではなく，明瞭に命令として幻聴を聞いて，それに動かされたと，そういうことです。

だけど，その幻覚というのは，盗めという幻覚ではなくて，留守であると，そういう幻覚じゃなかったでしょうか —— 盗めというんじゃなくて，留守も言わないんでしょうね，あそことあそことあそこと3軒を指差して，入って返してもらえという幻聴だったと，こう言うんですけど，どうしてこうだったとかそうだったとかいうことはわからない。結果としてそう言われたと称するわけです。

例の東京で通行人を5人くらい殺した〇〇〇〇の精神鑑定をなさった福島教授あるいは帝京大学の風祭教授，ああいう方の鑑定書などはご覧になったでしょうか —— 鑑定書は見ません。新聞記事です。

あれを殺せという幻聴に基づいて殺した事件ですが，あれでも心神耗弱の鑑定が二人共なされている

んですけれども，現に持っていますけれども，そういう場合もあるんじゃないでしょうか —— 正式の鑑定書を読めば，なぜ喪失でなくて耗弱と判断したかわかると思うんですけど，新聞記事なもんですからわかりません。

いわゆる不安状況型と判断されているようですがね。被告人の記憶力はどうだったでしょうか，犯行についての —— 私の聞いた範囲では，一応そう脱落ないように系統立ててしゃべっていたようですけれども，それ以上のことについては聞いておりませんので。

原審法廷でも，盗みは悪いことだと思っており，3軒の盗みとも覚えておりますと，こういうふうに述べているわけですが，そうすると，記憶力なんかに欠落はなかったわけですね —— はい。

もう1点，私，不思議なんですが，被告人が○○の民家に金を投げ入れたのは，56年12月13日なんですが，本件犯行は57年5月1日なんですが，その中間の57年2月1日に，やはり○○病院の看護婦休憩室に侵入して現金等合計して1万6620円というのを盗んで，同年3月に札幌簡裁で懲役刑を受けているんですけれども，執行猶予になりましたけれども，この○○病院の犯行はどういう風に理解したらよろしいんでしょうか —— この鑑定の直接のテーマでないもんですから，詳しくは聞きませんけれども，同じ年の1月にもそういうことで窃盗罪を犯しているが，そのときは覚せい剤中毒のようなことと自分では関係ないと思って，本当に金が欲しくて取ったのかと聞いてみたら，そのときもやはり○○病院の辺りを歩いていたら，中へ入れ中へ入れという声が聞こえたということは言っておりました。一応，入ったのはいきなり金が欲しくて入ったんではなくて，金を取ろうと思っていきなり入ったというよりも，入れ入れというので，機械的に入ってしまったと，入ったらハンドバックが置いてあったんでつい手を出したと，こういう言い方をしております。どこまで真実か裏付けは私はできませんが。

少年調査記録によりますと，被告人は小学校5年生のときから窃盗の非行を繰返しているということが見受けられるんですが，そういう状況を考えますと，本件犯行もそういう被告人の少年時からの悪性に根ざしているものじゃないでしょうか —— 物を取るという癖みたいなもの，昔からなっていたかもしれないですね。ただし，本件犯行に関しては，それじゃ覚せい剤の中毒がなくてもやったかどうかというと，非常に疑問で，本件犯行そのものは覚せい剤の影響と，こういうふうに考えたわけです。少年時代からの記録によっても，いろいろ非行を犯していますので，私も，心理検査を3種類ほどやりましたけれども，その傾向はうかがえるんです。この人の人格面で。

被告人は，幻聴妄想にある程度の影響を受けたかもしれませんけれども，本件犯行時においては意識は清明であると，そして行動も了解可能であったと，そして，その行動も論理的であるし記憶力もあるということから，自己の行動の是非善悪の判断力はある程度，全くないというんじゃなく，ある程度はあったというふうにはお考えにならないでしょうか —— 知能検査やりますと，77でボーダーラインですから，覚せい剤なんかしない正常な状態でも本当の普通人よりはその点で劣ると思うんです。ですから，それに更に中毒が重なれば一層劣るということで，妄想幻聴の命令等を受けても，これをはね返すという，そういう力はなかったと思います。

最後に被告人を診断した浮島病院の○○○医師は，被告人が入院時に妄想等を訴えていたが，それは被告人の行動を左右する程度の力はなかったと思います，というふうに当審で証言しておるんですが，その点どうお考えですか —— 覚せい剤中毒の妄想幻聴は，ときがたつと弱まります。しかしながら，重ねてまた1回でも注射をすると，急激に最悪の状態まで戻っちゃうと，燃えあがり現象と言いますけれども，そういうのがありますので，犯行の1日前でしたか，注射をしております。その外にも何かをしたときには注射をちょっと前にしているということがありますんで，今度も札幌駅で注射をしたのでなお強くなったと，それから注射の気が切れたようなときにはビール3本か飲んでいるというんですが，それもやはり加勢したものじゃないかと，こういうふうに思います。

覚せい剤中毒についての精神状態の判断というのは，いわゆるアルコール中毒の精神判断と同じよう

に，いろいろ学説もあって，なかなか判断基準が難しいんじゃないでしょうか —— 難しいです。

それで，厚生省でアルコール中毒については，慶応大学の保崎教授とか筑波大学の小田教授などが中心になって，アルコール中毒の診断基準というのをお作りになったというのはご存じですか —— 聞いております。

先程の○○医師は，当法廷で本件事件は被告人の性格的な形成異常と言いますか，未熟な性格と言いますか，そういうものが基盤にあって起きたと思っております，というふうに証言しておりますが，そのとおりじゃないでしょうか —— ええ。先天的な知能その他の低さと，教育環境が甚だしく悪いですね。そういうものが合わさったものと，それが土台にはあると思います。ですから，少年時代からいろいろ間違いをやっていたと。

弁護人

いろいろ知能診断検査等をなさいましたね，ウェイス知能検査というのは，どうやってやるんでしょうか —— これはウェイスという人(ママ)が考え出した知能診断検査でして，いろいろな問題が出ております。それに答えると，答えによって点数がはじき出されるということです。

何題くらいやるもんなんでしょうか —— 言語性と動作性と分けますが，全部で30題(ママ)くらいですか。

ミネソタ多面的人格目録検査はどのような —— これも表がありまして，それに答えていくんです。

それは何題くらいやるんですか —— これも40題(ママ)くらいでしたか。

先程，検事さんの質問に対して，心理検査でも物を盗む癖と言いますか，傾向というのは見られるんだけれども，本件犯行は覚せい剤がなくちゃやったかどうかというのは疑問であるというような趣旨の証言がございましたね。これだけを聞きますと，覚せい剤に基づく妄想がきっかけになって，完全に支配されたというふうにはちょっと見えないと言いますか，理解できないような点があるんですが，覚せい剤がなかったらしたかどうかわからないというのか，それとも覚せい剤が最も重要な原因でやったというのか，必要な条件の問題になると思いますが，覚せい剤がきっかけでやったのか，どちらなんでしょうか —— もし，この人が覚せい剤中毒でなければ，○○行なんかも考えなかったでしょうし……。

○○行はいいんですけれども，物を盗むほうです —— 盗むほうは，あるいはあったかもしれません。でも，これと関係なしに既成事実としてこの犯行はどうだと聞かれるからこういう答えしか出てきませんけれども，一般論として話せば，窃盗を犯すか犯さないかというと，犯す可能性はあると思います。

裁判官A

少年調査記録によりますと，中学のころから汽車に乗って函館だとか遠方へ行って盗みを働いている，こういう非行もあったようなんですけれども，ですから，○○行もしなかったんじゃないかという点は，彼の放浪癖というんですか，そこらへんの関係も見受けられるんじゃないでしょうか —— ○○へ行ったのは，自殺したくて行ったということですから，ただ旅行としての○○とか留萌，釧路ということはあるかもしれませんけれども，この場合のように死ぬ目的で○○へ行くということはなかったんでないかと，なぜ死にたくなるかというと，覚せい剤中毒の性格変化というんですか……。

原審の記録を見る限りにおいては，中学時代に旅行して見たのをもう一度見たかったというようなことで，再び飛乗ったということなんで，自殺する意図だったかどうかということは，記録上現われてなかったんですけれども，この点，そうしますと虚言で言う場合と真相だったのかというかという区別，これはどうされたんでしょうか —— 一つずつ，これがうそか本当かと言われても困るんですけれども，この人の知能が77，ボーダーライン，普通の人の最低，精神薄弱の上位ということですから，思い付きのうそはちょっと言えても系統立てて，この事件全部のような事実を組立てて言うだけの力はない

と，このように判断しました．一応，これは体験したことだから言えたと，こう思いました．
　覚せい剤を注射した場合に，元々ある性格があって，覚せい剤を注射するとそれが刺激されて更に増幅されるとかいうふうに言う人もいるんですけれども，本件の被告人の場合はどうなんでしょうか——持って生まれたと言いますか，生後形成されたと言いますか，この人の基本になる性格的なものはですね，覚せい剤中毒になったからといってなくなってしまったり，変更したりしないで，覚せい剤中毒による影響がその上に上乗せになるわけです．この人の心理検査によりますと，非常に衝動的行為とか冒険好きの傾向とか，じっとしていられないで動き回るとか，そういう生来の性格的なものがありますから，それに中毒が加わって動きが激しくなると，これは言えると思うんです．そのへんをきちんと分離してということは，でき難いです．
　本件の場合，覚せい剤による妄想に支配されたということで鑑定書を書いてあるんですけれども，この妄想というのも一定の妄想になるんでしょうか，それとも，例えば27万円投込んでそれを返してもらうと，こういうことを中心とした妄想ということなんでしょうか——27万円を失って，惜しいことをしたという考え方がありますと，それにまつわるところの妄想が出てきても一向構わないわけです．
　それ以外の妄想というのはどうなんでしょうか——あってもいいわけなんですけれども，この場合には……．
　妄想に一つの系統というのがあるんでしょうか，傾向というんですか——個人個人によって違いますから……．
　例えば，原審の法廷では，幻聴の点については，男の声だとか女の声だとか子供の声，老人の声とか犬の声，鳥などというふうにいろいろ現われてくるということも言ってるんですけれども，これは——それは，過去に自分が交際した老人や女，男，ヤクザ，ヤクザと交際あるのかと聞いたら，覚せい剤の売人が大抵ヤクザだと言うんですね．そこで，そういう人たちと接触あったということでそういう人たちの声が頭に入って，印象として残っているからそれが材料になったと思います．
　鑑定書を見ますと，ヤクザから脅迫されて27万円投込んだと，そのあとそれに関連するような形で妄想として出てきているということなんですけれども，原審では，犬だとか鳥の声だとかいうのも幻聴として話掛けてきたというようなことを言っている人で，果して，それが幻聴として現われてくるもんなのか——現われ得ると思います．
　原審の公判廷で，当初犯行を否認していたんですが，あとで大分事実関係を述べるようになったんですが，この動機について，なぜ述べるようになったかという点について，幻覚に裏切られたと思って否認していたと，このようなことも言ってるんですけれども，そうしますと，この当時，是非善悪の弁別はついていたんではないかという気もするんですけれども——最初，幻聴によって，この家に入って返してもらえと明瞭に聞こえた，それでそういう行動を取ったと，入ってみたら27万円に満つるだけの金がなかったと，帰ってきてから，幻聴に裏切られたということ，私にも再々言うんですけれども，それは考えようによっては，注射の覚せい剤の効力が切れて覚めてきたんでないかと，こういうふうにも考えられるんです．
　普通，覚せい剤の注射切れるのはどのくらい——1回注射して，翌日ですから大体切れて，自分でも切れたような感じがしてビールまで飲んだと，飲んだビールも覚めたと，こういうことではないかと思います．
　証人の鑑定した段階では，本人は使用して1日くらいで覚せい剤の影響というのはなくなるもんだというふうに見られた——そうなんです．
　本件の4月29日，汽車が走ってから2時間くらいに最後の1服を服用したということなんですけれども，翌朝，原審記録によりますと，翌日の午前1時ころ暑苦しくて下車し，そのまま旅館に入って，その入ってから夕方まで寝ておった，本件犯行はその翌日の5月1日ですね，その時点では覚せい剤の

影響というのは切れていたんではなかろうかとも——そこで，本人がビールを飲んだというのは，その時点でないでしょうか。薬が切れたような感じがして，元気がなくなって，ビールが飲みたくなって3本ばかり飲んだと，そしたらまた幻聴と言いますか，はっきりと聞こえてきたと。

ビール飲んだというのは，記録上はっきりしなかったんですが，本件犯行は5月1日の朝ご飯食べて宿屋出てからのことですね——宿屋で飲んだと。

ですから，本件犯行は5月1日ですね——犯行は出てからのことになりますね。

ビールを飲んだ場合，また現われてくるもんなんですか——はい。現われるんですね。

それは，いわゆるアルコールの影響，平たく言えば酔った状態とは違うんですか——ええ。覚せい剤中毒の妄想幻覚が燃えあがりと言いますか，余じんをかき立てたようになって起きます。なぜそうなるかまでの生化学的な理由ははっきりしておりませんが，まあ，けんかをしたというような興奮状態，これまでも妄想が出ると，こうなっております。

それ以外の何か——覚せい剤の症状でも，再注射，アルコール，情動興奮と，最近の研究では三つ挙げておりますが，それ以外にあるかどうかは書いておりません。

そういう燃えあがり現象というのが出ると，どのくらいの期間こういう状態が続くんですか——そのへんも，何時間続くというような研究もまだないようですけれども，大体1日くらいと思ってよろしいんじゃないでしょうか。

例えばその間に睡眠を取ったりしましたら——燃えあがって妄想幻覚が盛んにわき出てくると，眠ってなんかいられなくなるということでしょうか。強制的に注射でもして眠らせれば別ですけれど。

裁判長

覚せい剤を注射して，何か幻聴妄想が生じて，例えばあの男を殺せというような幻聴妄想が起きて殺すと，これもやはり心神喪失ということになりますか——はい。命令にそのまま従って人殺しをしたとなれば心神喪失だと思います。先程お話したようになんとなく不安で，いてもたってもいられないと，人を殺しちゃ悪いんだけども，やりきれないから殺しちゃったというような場合には，いきなり心神喪失とは言えないかも知れないですが。

妄想とか幻聴にそのまま支配されるということは，どういうような状態を言うんでしょうか——それ以外のことを考えられないと。

考えられない——頭に浮ばないというのが正しいかもしれません。お前がここをたたけと言われたら，たたくこと以外に頭に浮んでこないと，たたいてしまうと。

それは，果して，たたけと言われたこと以外のことが頭に浮かばなかったかどうか，そこらへんはなんで判断するんですか——それは，本人に何回も繰返して聞いてみるしかないと。

しかし，本人は実際に行動に出るときの体験をですね，そのまま再現するというのは困難でしょうな。記憶というのは，あの行為を行った当時にいろいろな認識可能な状況だったんでしょうけれども，そのうちの一つのこと，行動に出てしまったならば，行動に出たいという結果がどうしても記憶を支配してしまってですね，体験についての記憶というのが，なんと言いますか，行動に出るときは別に支配的でなくても，事後的にいろいろ供述を求められたり，あるいは自分で思い直そうとした場合に，なんら支配的でなかった観念が支配的であったかのように記憶に浮ぶということもあり得ることでしょうな。そこらへんの区別は，判定はどうするんでしょうか——病気でない普通の人の場合でしたら，そういうことあると思うんです。普通の頭では，いろんなことが浮んできて，考えられるのが当たり前なんです。しかし，幻覚妄想が出る中毒者とか分裂病なんかもそうですけど，衝動行為という言葉で言いますけれども，たたく，殺す，蹴る，窓を破るでもそうですが，突然にそういうことをやった場合には，そのこと以外に浮んでこないんであります。この人がどうだということではなくて，そういう例を

沢山集めて研究してみますと，浮んでこないと，だから病気だと，こういうふうにとらえられております。

　例えば激情にかられて人を殺したりけがをさせるということは，ざらにあるわけですが，そういう場合，激情だとか憤激にかられて殺したりなんかしても，これは普通は心神喪失になるということは考えられない，これは法律問題かもしれませんが，精神医学者の方々も恐らくそう考えておられると思うんですが，ですから，衝動行為だからと言って責任能力がなくなるとは，すぐには出てこないと思うんです——激情にかられた行為でも，これも普通の人と病人では違うと思うんです。例えばてんかんなんかで激情にかられて無惨な殺人をいたしますけれども，激情にかられて意識狭さくと申しまして，意識が狭くなる，それしか考えない，周囲のことが頭に浮んでこない，そうなるのが病人ですから，そういうときには心神喪失しかしようがないと。

　てんかんなんかの場合は，そう言われておりますね——普通の人と，病気と診断された場合と，多少区別して考えなければならないと。

　覚せい剤の使用が一つの契機となりましてですね，幻聴とか妄想が生じた場合ですね，それがその強さというか，あるいはそれが行動を支配する力の程度が，てんかんだとか精神分裂病における典型的な妄想とか幻覚でどうしようもない，それに匹敵するほど強烈なものかどうか，そこらへん，一般にどうなんでございましょうか——支配されてそのとおりして行動に移すときは，相当強烈なのであります。幻聴や妄想というのは，弱い場合は行動に移さないで，本人が，こんな声聞こえるわと，座ってしゃべってくると，そういう場合も程度の低い場合はいくらでもあるんです。

　ただ，その行為者が窃盗をしょっちゅうやっている男だとか，あるいはそういう窃盗をするのが併存しているような場合ですね，幻聴幻覚が一つの契機となって行動に出たからといって，ただちにそれじゃ幻聴幻覚の程度が強烈だと，程度が強烈で，その行為者として抵抗することができないほどであったということは，必ずしも言えないように思われますが——はい。そのへんの判断は難しいところでありまして，今までも窃盗を何回もやったから今度もその系列でいいだろうと言っても，今までの窃盗は幻覚妄想がなかったと，今度ははっきりそれがあった場合には，今までと区別して今度だけを考えても差支えないと。

　差支えない——はい。

　差支えないと言っていいかもしれませんが，必ずそうであるというふうに断言してよろしいでしょうか——はい。病人と決まれば断定して……。

　そういうふうに考える余地があるということは承認できると思いますが，それに決まっているというふうに判断してよろしいんでございましょうか——はい。妄想支配の影響がないと考えるほうが無理だと，性格傾向として窃盗というものを少年時代から何回もやっていると，同じ犯罪を犯すにしましても，殺人でなくても，また窃盗なんてことは傾向としてあると思うんです。従来やっていたから，またその系列で窃盗だということではなくて，今度はまた直接の動機その他は違うんだというふうに考えていいと思うんです。

　そこらへんですが，例えば精神分裂病なんかでは，いろんな寛解期だとか初期だとか，いろんな症状の程度あると思うんですが，精神分裂病なんかで妄想幻覚なんか生じた場合ですね，そして，それに基づいて，あるいはそれが契機となって一定の行動に出たら，これも全部心神喪失というふうにみていいんですか——はい。精神分裂病という診断が付けば，心神喪失がよろしいと，一応司法精神医学ではなっております。

　寛解期に行われた犯行なんかについては，心神喪失とは言えないという鑑定書なども……——寛解期というのは，非常によくなったという状態ですから，正常に近づいていますから，それはそれだけの責任を生ずると。

その寛解期に幻覚幻聴が生じた場合ですね，それが契機となって行動に出た場合はどうなんでしょうか——幻覚妄想のあるような場合，状態は，寛解と普通言わないんです。
　あり得ない——はい。寛解という言葉を使う場合には，そういう病的な症状が一貫してないと，そういう状態です。
　寛解期ではそういうことがあり得ないというのが普通だと——はい。
　ところで，幻覚幻聴が契機となって行動に出た場合ですね，行動に出てからその幻聴幻覚は，もうその人格に対して圧倒的な，いわば抵抗不能な力をもっていたと，必ずそう言ってもいいんでしょうか——はい。妄想幻覚というのは，抵抗し難いものです。
　あるいは抵抗し難いとまで言えない程度のいろんな幻聴幻覚，あるいは妄想ということもあるんでしょうか——ええ。ただいま申し上げましたように，程度の軽い場合にはですね，ここをたたけと言われたら，たたけという声聞こえるんだわ，先生どうしたらいいかなとしゃべっているのは，非常に軽いほうです。
　しかし，その男が，相手が気に食わないやつだということで，そういう別な感情も存在していたために行動に出たという場合は——そういうこともあり得ると思うんですけれども，例えば母親とか親愛の情の強い人に対しても，幻聴が聞こえれば殺したりたたいたりということあり得ますし。
　妄想幻覚の精神医学上の定義というのは，どういうふうに普通言われているんでしょうか——普通の人の考えないような誤れる考え方，これを妄想という呼び方をしています。それを本人が信じて，それが間違っているという批判がないと，それが妄想です。それから，幻聴は，例えば耳にはっきりと人の声なら人の声，物音として聞こえてくる，非常にリアルでありまして，怪しいとかそんなもんでないんです。私がしゃべっていると同じような調子で聞こえてくる，真実味を非常に帯びている声を発する。しかし，声を発する対象はこの世にないと，ただ自分の頭にだけ聞こえてくる，こういうのが幻聴と。
　被告人は，本件では57年5月1日に，同じ日に3ヵ所に窃盗で入っているわけですが，その都度家に入るには人間がいるかどうか確かめて，そして，どこから入ろうかということを考えたり，あるいは，入ってから人がいた場合どうしようかとかいろんなことを考えたり，即ち思考をいろいろ働かして，また同時にその付近に本当に人がいるかどうかだとか，警察なんか来ないかどうかだとか視覚力も働かして決行するのが窃盗ということになりましょうが，そういうような思考力，視覚力，注意力を働かしている，その間中すべて幻聴幻覚に支配されていたんでしょうか——そのへんは，本人が，幻聴のあそことあそことあそこと指定されたところに次々入ったと述べるだけで，自分がここが空家であるかどうか探って入ったということは，一言も言いません。入ってみたら偶然空いておったと，だから幻聴はいよいよ本物と信じたと，こういう言い方です。
　しかし，家の中には人間がいるのが普通でしょうし，入って空家だったとかいうのは非常に偶然の事態でして，そうじゃなくて，本当は被告人は，やはり注意力とか観察力だとかそういうものをいろいろ働かして，そしてその上で入ったんでなかったでしょうか。その行為に出たときの被告人の頭の中を取出して見れば——そういう疑いもわかんないわけではありませんけれども，そういうふうに聞いても，それに対して，そんなことはないと，幻聴の指図によるという答えしかこないもんですから，私としては……。
　それはまた，被告人のうそと見得る余地はないんでしょうか——繰返し留置期間中10回を超えるくらい，何度もいろんな方面から聞いたんですけれども，いつも同じような答えで，怪しいという，ゆさぶるようなすきがなかったと，あとで知能検査をやって，全体として確かな系統的なうそがつけるかどうかを判断しましたけれども，それだけの力はなさそうだということで，やはり体験に基づくことを述べていると。

少年調査記録なんか，昭和51年当時の鑑別結果なんかでは，IQ 85 という線も出ているんですね。それからまた，77程度だとしても，こういうことでうそ言おうと言って，それがいろいろ複雑な事柄を包括するようなうそなんかですと，また別でしょうけれども……──例えば鑑定留置という不自由なところで検査するのと，自由な快的なところでするのと，多少影響があるかもしれません。文部省の1953年に出した基準でも，境界値が77から85となっているんです。ですから，大体その範囲内ですから，そう差異はないと。

それは，心理テストは先生自らおやりになるんですか──私，とても時間的に余裕ないので，専門家が嘱託でいるもんですから。

心理学者の方──はい。教育学部の心理やった方が嘱託やっていますから。

先生の病院には，覚せい剤中毒者というのか，覚せい剤の患者も常時入院しておるんでしょうか──常時はおりませんけれど，年間何人か入ります。私のところの副院長の○○君というのが，そのほうが好きと言いますか，興味があって，北大の山下教授が本を書かれましたけれども，その中の一つを執筆しております。その資料になるだけの症例はあります。

覚せい剤による人格に対する影響力というのは，例えば精神分裂病とかなんかいうのと違って，それほど深く人格の深部を侵すもんじゃないと，そういうふうに一般的に言われているのは，一般的な考え方でございましょうか──そうでございます。

その場合，人格の深部をそれほど侵さないんだと，精神分裂病なんかと違って。これは具体的に言うとどういうことになりましょうか──精神分裂病なんかでは，幻覚妄想が極めて著明であっても，治療によってそれがなくなりますと，一見して正常に戻ったように見えますけれども，感情の鈍麻とか意志の減退とか，日常行動に支障あるような，そういう後遺症的なものがずっと残るんであります。覚せい剤では，治療してなくなればなくなったで，大体元の人に近く戻ると，こういう意味に考えてよろしいと思います。極めて長期間覚せい剤を使用していますと，人格の変化というものがやはり起こります。ちょっと触れておりましたけれども，不安状態，さい疑心が強くなるとか，そういうことは残ります。

検察官

被告人はビールを飲んだということですが，それは，どこでいつころ飲んだと供述したんですか──私には，57年5月1日10時ころ，○○の旅館を出る，その出る前にですね，朝起床後にビールを取って3本ほど飲んだと。

そういうことは，今初めて出たんですよ──そうですか。

当日は旅館の奥さんから10時に出てくれと言われておって，9時に起きてすぐ出たということになってるんですよ。朝ご飯を食べてすぐ出たということになっているんですよ。それから，被告人は盗みに入った家でおかずなんかを食べているんですけれども，これは幻覚によるものではないというふうに述べているんですが，そういうことは考えられるんですか──それは，まあ食べ物があったから食べたと。靴を脱いだ話がありましたけれども，そういう細部までいちいち幻覚が支配したとは考えません。それは，そのときの人間の行為としてですね。

要するに，留守の家があると，27万と言われていますけれども，それを取戻してやるという幻覚ですね，本件犯行のあくまでも遠因であって，直接的な動機というのは，被告人が○○に回って札幌に帰る旅費がないということで盗もうということになり，盗むということは悪いことだということはわかっていたけれども，まあ27万円のこともあるからということで，やはり遠因ではあったとは言え，自分の行動について悪いことだということを判断する能力というのは，若干なりともあったんじゃないでしょうか──その点も，常識的にですね，○○に死ぬために行くのはわかると，ただし途中でやめた

んだし，戻るにしても金もないし，ついでに入って取ったんじゃないかと，だれでもそう考えるぞと，違うのかということも私は聞いたんです。でも，いやそうじゃないんだということで，ここに書いたようなことを繰返し言うもんですから，そのほうを採用したということでございます。

捜査段階なり原審で述べているようなことが本当であれば，鑑定結果が変わってくるということもあり得るわけですね —— もう1回調べ直さなきゃならないということかもしれません。

以上

昭和58年1月21日

札幌高等裁判所　裁判所書記官　○○○○　印

第2鑑定人証人尋問調書　　昭和58年3月24日第5回公判

○○○○（第2鑑定人：著者注）　49年　住居　略

裁判官A

鑑定の資料として，被告人が作成した今回の事件に至るまでのルートという題名のノートをご覧になったということですけれども，これは，いつころから書き始められたものなんでしょうか —— それは，札幌拘置所から刑務所に移監してから書いたんですね。

そのときから書き始めたものなんですか —— ええ。

これは，実際に手に取ってご覧になったわけですか —— はい。今ここに持参しておりますけれども。

それには，本件犯行当時の妄想等について記載されているわけですか —— 記載されています。

鑑定書（二）（被告人の訴え）という項がありますけれども，これには被告人が自殺を思い立ったのは3回あるということで，これは「覚せい剤中毒による抑うつ，悲観，絶望感からのもの」だというふうに書いてありますけれども，覚せい剤の場合は，気分が発揚する場合もあるわけですね —— あります。

この抑うつとか悲観というのはどういうような —— 大体覚せい剤が切れると非常に全身がだるくなったり，気分がめいったり，あるいはそれよりひどくなりますと眠られなくなったり，そういう気分がすぐれない，沈んだ状態を抑うつ状態と言いますけれども，そういう状態が起こることがあるわけです。

そうすると，そのときの覚せい剤の使用状況についても検査されたわけですね —— そうです。

そのときの使用状況については，どういうことだったんでしょうか。頻繁に打っていたんでしょうか，そうでもないんでしょうか —— 頻繁に打っていました。

（二）の（3）というところに，「幻聴，妄想状態となり，△△駅で途中下車した。これが本件犯行に至る直接の動機になった」というのは，どういうことなんでしょうか —— 直接の動機になったというのは，そこにも書いてありますけれども，25万円を投げ入れた事件があるわけです。それが背景にあって，そういうものが本人の意識の，なんて言いますか，深いところにそういうものがずっと続いていたわけですね。札幌駅を発車する前に覚せい剤を1回打ってますし，それから車中で覚せい剤を服用しているわけです。そして，急に幻覚妄想状態になっているわけですね。それが，たまたま夜中の零時ころですか，止まった駅が△△駅であって，そのときに，本来は，○○へ行くつもりだったわけですから，幻覚妄想状態になったもんですから，たまたま△△駅に汽車が止まったときにそこで降りたということですね。

その車中の幻覚妄想状態というのは，どういう状態なんですか —— 要するに，乗っているお客さんが自分の敵のように見えると，関係あるんじゃないかというようなこと，それから，何か自分が監視されているんでないかということで，例えば隠しカメラとかマイクロフィルムが隠されているんでないか

ということで，その車中をはいかいして探して歩いたということですね。

それから25万円のほうにいくわけですか —— そうです。

そういう妄想状態から25万円の事件のほうにいくというのが，よくわからないんですけど —— その車中で幻覚妄想のときには，まだ25万円のことは意識にのぼってきていないんですね。

本件犯行直前ころの被告人の供述する妄想状態というものは，鑑定書（二）の（5）の項ですが，全体を見て見ますと，非常に疑いを持ったり，あるいはそうじゃないかと思ったり，頭の中で行ったり来たりしているような感じがするんですけど，そこらへんは，妄想状態がどのように精神状態に及んでいたんでしょうか —— 一般に覚せい剤の場合は，幻覚妄想を呈することがあるんですけれども，これはちょっと分裂病のとは質が違うんで，妄想と言っても分裂病の妄想というのは非常に確信しているもんですから，全然周囲の者が説得しても訂正できないわけです。ところが，覚せい剤の場合の妄想は，そこに妄想状態と書いてありますけれども，要するに，分裂病の妄想とは多少区別をしているわけです。そういう分裂病の妄想とはちょっと性質が違うと，要するに程度が軽いということですね。どちらかというと，妄想観念，妄想様観念というような意味でとらえていただければいいと思います。

そのことに関連して，妄想気分というのがありますね。それは，今おっしゃられた妄想観念とは違うんですか —— 違います。妄想気分というのは分裂病だけではないんですけれども，分裂病に特有に出てくるものであって，この妄想気分というのは，例えば世界が没落するとかいろんなことでですね，作為体験，自分が操られるとか，そういうようなときに出てくる妄想気分なんですけれども，覚せい剤の場合で妄想気分がそれほど深刻になるということは，まずないですね。

本件の場合に，分裂病と違って確信の段階に至っていない，そうなってくると，妄想の影響が人格に及ぼす影響というのがないんではないかというようにも見受けられるんですけど，どうなんでしょうか —— 妄想と人格の関係ですけれども，先程ちょっと例を示したんですけれども，分裂病の場合は，いわゆる人格の核心部分と言いますか，そういうものに深く根ざしているわけです。それに比べると，こういう覚せい剤の場合は，どちらかというと人格の核心よりは，むしろ周辺にある程度のものであって，人格を軽く支配するほどのものじゃないんですか。

そうすると，覚せい剤中毒者が妄想に支配されて行動するというのは，考えられるんでしょうか —— そういうこともたまにありますけれども，しかし，鑑定書のあとのほうにも書いておりますけれども，3軒目の窃盗に入った家の主人が帰ってきたときに，本人は裏切られたと，幻聴に裏切られたということを私そこに書いてありますけれども，裏切られたということは，要するに自分自身でその妄想の内容，そういうものが訂正がきくわけです。あるいは，そういう訂正がきくから裏切られたと感ずるわけですね。分裂病の場合は，裏切られたとかそういうような深刻，深刻と言いますか，そういう妄想の内容を訂正することできませんから。

鑑定書（三）の（3），心理検査所見のMMPIのところですが，「妄想型分裂病」という言葉が出てくるんですけれども，これはどういうことなんでしょうか —— 結局，覚せい剤で幻覚妄想状態になり易い人は，どちらかというと性格的に物事を曲解し易いとか物事を誤って判断し易いとか，そういうように分裂病の妄想とは違うんですけど，妄想型とは違いますけれども，容易にそういうような状態を呈し易い性格の状態ですね，そういう傾向が顕著であるということです。

そうすると妄想型分裂病でというのは，精神分裂病という趣旨ではないんですか —— そういう傾向をもってるということですね。

被告人の性格ですけれども，原審での公判廷の供述とか捜査段階の供述等を見ますと，覚せい剤中毒で一時入院していたことがあると，最終の病院を退院してから，覚せい剤は1月初めころ1回だけ注射したが本件犯行当時はしてなかったと述べているんですけれども，前の鑑定でも今回の鑑定でも始終覚せい剤を使っていると述べているんですけれども，そこらへんはなんか不審に思うようなところはな

かったんでしょうか――○○先生の鑑定書も見せていただきましたけれども，札幌駅をたつときに便所の中で注射をして，そして車中で内服していたわけです。△△の駅で降りたんですが，その△△の駅で降りたのは夜中の1時ころで旅館も開いていないので，街の中をぶらぶら歩いたわけです。そして翌日の朝7時ころ旅館を見付けて旅館に投宿したわけですけれども，そのときに，その宿屋のおかみさんが，本人が眠たいから寝せてくれということを言って，おかみさんが部屋の中に布団を敷いているときに，本人が部屋の中をうろうろしたりするから，独りぶつぶつ言ったりそういう不審な点を，その旅館の女主人が捜査段階で供述しています。何か不審だとおかしいということを，捜査段階で供述しております。ですから，そういうことも併せて，これは覚せい剤をやったということを推定したわけです。

そういうことから，覚せい剤をやったという供述も信用できるということですか――はい。

少年調査記録なんか見ますと，少年時代に汽車に乗って行ってあっちこっちで窃盗とかやってますね。本件も外形的に見ますと，札幌から汽車に乗って△△に停車したと，ここらへんの関連性はどうでしょうか。少年時代の行動傾向とこういうことと関連性はないんでしょうか――それはあると思います。私もその鑑定書に書いてあると思いますけれども，いわゆる初等，中等，特別少年院を出ているわけですけれども，窃盗に関しては常習化しているというふうにそこに書いてありますけれども，常習累犯という意味で書いているんですけれども，窃盗については本人が14才(ママ)から非行歴がありますけれども，窃盗に関しては非常にその人の人格に深いかかわりを持った，常習化している状態だというふうに，私は判断したわけです。

例えば，本件の場合に覚せい剤の妄想だとかそういうのじゃなくて，やはり常習化した盗癖の現われと見ることは可能なんですか――覚せい剤をやりますと，幻覚妄想状態がありますけれども，やはりその本人の性格のいわゆる核心に触れる部分には，窃盗という，盗むというそれが非常に常習化しておりましたし，それから，本人が拘置所で書いたと思われる大学ノートがもう1冊あるわけですけれども，そこでも，本人は札幌から○○に行く目的で行ったんですけれども，列車に乗ったわけですけれども，△△で窃盗しなくても○○でも窃盗したであろうというノートがあるわけですね。もし，それを資料として提出できるんなら提出しても差支えないんですけれども。

裁判官B

鑑定主文のところに，理非弁別能力には特段の問題はないけれども制御能力に疑問があるという趣旨の記載がございますけれども，それはどういうふうなことなのか説明願えませんか――鑑定書にも書いてございますが，△△の旅館で朝10時に出るときにビール3本飲んでいるわけです。お酒の量も多少関係ありますけれども，普通人，平均的な人がビールを飲めば，お酒を飲めば大体気分がリラックスして，その人の地金といいますか，性格の基本的なものが出易いわけですよ。本人の場合ビールを3本飲んだことによって，本人の地金であるところの盗癖，窃盗をするという半ば習慣化しているそういうものが露呈されてきたということですね。従って，ビールを飲んだことに，私自身は意味があると思うんです。犯罪心理学的に非常に意味があると思うんですね。

そうしますと，飲酒行為によって本来の地金が出てきたということになりますと，特に制御能力に疑いが出てくるというのがまた理解が難しく感ずるんですけれども――普通，酩酊するとどちらかというと，これは一般論ですけれども，普通対人関係において抑圧されているものが出易くなるわけです。本人の場合は，ビールを3本飲んだから，そのことによって常習化していた盗癖という性格の一つ，なんて言いますか，性格を構成する部分ですか，そういうものが出てきたということですね。

そうしますと，結局，弁識能力に支障がなかったというのは，専ら飲酒によって本来のものが出てきたんであって，問題は制御能力の部分についても，酒の影響とかそういうことも通常出てくるわけでしょう――ええ。ですから，お酒を飲んだことによって，それまでは抑えられていたものが外に出て

きまして，そして，最初は泥棒に入ることは悪いことなんだという意識があったんですけれども，しかし，第1軒目の家に入るときに多少心理的な，ガラスを破って入っていますから，ガラスを破って入るときに何かガラスを破ることが非常に心理的に抵抗感を感ずるとか，もったいないだとか，要するに後ろめたいだとかあるいは潔しとしないとか，そういうような心理状態が働いているわけですね。

　そうすると，減弱した原因というのは，酒の影響というのはやはり相当強いわけですか――普通は覚せい剤の中毒者が過去に幻覚妄想状態に陥った経験のあるとき，覚せい剤中毒者がお酒を飲むとか心理的なトラブルですね，要するに人間関係のトラブルが起こると，それが引き金になって幻覚とか妄想状態が起こり易くなるわけです。

　いわゆる燃え上がりとかフラッシュバックとかいうことなんですか――そういうことです。

　そうすると，被告人の場合もそういう症状が出てきたんだということですか――そういうことですね。

　本人の盗みの態様など見ますと，非常に合理的と言いますか，非常に物事に即したような行動を終始とっておりますね。この点はどうなんでしょうか――どちらかというと，鑑定書にも書きましたけれども，本人の窃盗とのかかわりは常習化しておるということ，要するに窃盗することについては，その窃盗をする犯罪の手口だとかそういうものは身に付いているわけですよ。要するに，ちょっとしたはずみで盗みをするとかそういうのと違って，常習化しておりますんで，窃盗に入る場合にも，△△の3軒の事件もそうですけれども，石でガラスを割ってるわけです，その割る場所が普通であれば真ん中に石をぶつけて割るということでありますけれども，本人は窓ガラスの中から鍵の掛かった部分だけを割っているわけです。もっとも鍵が掛かっているとこ全部を割っているわけじゃないんですが，鍵の掛かっている部分を小石で割って，そこから手を入れて錠を開けて中に侵入しているわけですね。ですから，言ってみればプロのやり口だと思います。

検察官

　証人作成の鑑定書というのは，先程証言されたようなノートあるいは鑑定書に書かれているような資料に基づいて作成したものなんですね――そうです。

　先程，覚せい剤の場合の妄想というのは，訂正がきくんだと，訂正し易いという証言されましたね――はい。

　それは妄想があっても，あるいは指示があっても，それに反抗して自分の判断で行動し得ると，こういう意味ですか――そうですね。自分で訂正することが可能な場合があるわけです。すべてのケースではありませんけれども，自分で妄想の内容を訂正する可能性があるということです。

　鑑定書（二）（被告人の訴え）の（5）のところに，「ビール3本を飲んだ。このころはただその旅館を出るだけで，25万円を返してもらうとかいったことは，昨日のように頭にありませんでした。」という記載があるんですが，これはどういうことを意味するんですか――ですから，旅館に泊まった時点では，旅館の中でうろうろしたり，独り言でぶつぶつ言ったりという，異常な行動があったり，それから，夜に風呂に4回入っているんですが，そのうちの3回目までは女主人に見とがめられなかったんですけど，4回目に入るときにそこの女主人に，もう風呂のお湯は落としちゃったからやめて下さいと言われているわけですね。それから，泊まった夜にふすまですか，そういう陰にだれか人がいるんでないかとか，自分を監視しているんではないかという症状はありましたけれども，翌日になった時点では薬の影響が切れておりまして，非常に一般的にいうと，こういう覚せい剤が切れたときは疲れが出るとか，食欲がなくなるとか，非常にけん怠感が出るとかいうようなことが起こりますので，普通，常習者は覚せい剤がない場合は酒だとかそういうもので，禁断症状を弱める，和らげるような方法を講ずることが多いんですね。

そのときまでは，まだ幻聴というのはあったんですか，消失しておったんですか——ほとんどないと思います。
　鑑定書の中に，窓ガラスを割る際に，「もったいないことだ」というような抵抗感があったというような記載がございますね。これはどういうことを意味しますか——他人の家に入るということ，要するに幻聴にはある程度影響されておりましたけれども，しかし，物事をすることの是非弁別ですね，そういう能力はまだ残っていたということです。
　やはり鑑定書の中に「2軒目，3軒目の家に対しての行動は惰性的なものであった。」という記載がありますね。これは，幻聴妄想には支配されていないという意味ですか——いや，完全に支配されていないとは言い切れませんけれども，惰性的にやってしまったということは，私が鑑定書に書いておりますけれども，要するに本人の窃盗と覚せい剤というものは常習化しておりますんで，要するに本人の性格の一部分を形成していますから，ですから，その惰性的にやったということは，ほとんど常習的な窃盗の心理と同じ状態でやったということの意味です。
　同じく鑑定書に「25万円返してやるから3軒の家に入れ」という趣旨の幻聴があった際，「泥棒であるから絶対に従わないということで抵抗した」というような記載がございますが，これは，やはりある程度是非善悪を弁別する能力があったということを意味するわけですか——そうです。
　幻聴幻覚に完全に支配されていたということじゃないということですね——はい。

弁護人
　先程，分裂型妄想と覚せい剤型の妄想との関係の質問に対して，分裂病型なら訂正することができないんだと，覚せい剤の場合は訂正することができると言いましたね——可能です。
　可能だということですね——そういうこともあるわけです。
　そうすると覚せい剤中毒の場合にも，訂正することができないのとできるのとあると——それはあります。ケースによっては。
　できない場合は，支配がかなり強いと——もちろんそうです。
　できる場合は比較的弱いと——弱いということです。
　一般に覚せい剤中毒で完全に支配するということも，また，あるわけですね，あり得るわけですね——あり得ます。
　検察官の質問に関連してですが，「ガラスを割るのは潔しとしない」とか「家に入って盗むのは泥棒だと思う」とか，こういうことは，どの資料に基づいて先生は判断されたんですか——本人の大学ノートがありますので。
　本人の書いた大学ノートの中に，鑑定書に引用されているのと同じ記入があるんですか——大体同じものが書いてあります。
　正確ではないけれども，ほぼ同じ——はい。
　この件について，被告人と話ししましたか——しました。
　そうすると，それは原審記録あるいは捜査段階の記録を参考にしたものではないですね——そうです。

裁判長
　訂正可能かどうかの問題でありますけれども，例えば激情型なんかありますな，非常に相手から侮辱されてかっとして殺しますね，あれは幻覚幻聴なんかと関係ないんだと思いますが，とにかく，相手から挑発受けて感情の支配と言いますか，支配の程度問題ですが，まっしぐらに向っていって殺すだとか傷害やっても，普通は裁判所ではもちろんですが，精神科のお医者さんなんかでも，こういうのは心神

喪失とか心神耗弱なんていうふうな概念では呼ばないもんでございましょうか――例えば，そういうふうな激情犯の場合ですね，お酒が入っていたとかあるいは覚せい剤を使っていたとかいうことになりますと，これは，やはりその影響も無視できませんので，精神鑑定をして，同じ激情犯でもそういう激情の内容とか激情の動機だとか，そういうものを詳しく鑑定した上で心神耗弱というような判定を下すということもありますね。

　それから，非常に性格の悪い乱暴な人が，すぐかっとなってやりますな。そういう極端な場合は精神病質なんかでしょうが，それも精神病質プラス又相当大きな精薄なんか結びついたりなんかすると，また心神耗弱とかいうようなことも言われるんでしょうが，普通は，乱暴で粗暴な男がちょっとしたことでけがさしたりなんかしても，心神耗弱とかそういうこと言わないんでしょうな――普通一般に異常性格と言われる精神病質の犯罪について，これは心神喪失とか耗弱というのが認められないというのが，いわゆる我々の精神鑑定の常識なんです。また，精神薄弱についても，それが重度のものであれば，例えば白痴だとか精神年齢が低い，そういう場合には問題になりますけれども……。

　これは，覚せい剤やアルコールの場合でも自分が好きで覚せい剤を打つ，それから好きで酒を飲む，そのために自分の地金というか悪い常習癖とかいろんなのが出てきて犯罪をやる，無理やり飲まされたとか無理やり覚せい剤を打たれたとかいうんだったら別ですけれども，そして，法律上禁止されている覚せい剤，酒なんかもいろんな社会規範によって酒癖の悪いのが飲むということについては，いろんな社会的な非難があるんでしょうが，そういうことを承知して酒を飲んだり覚せい剤やったりして地金が出たり，あるいはある程度の幻覚とかそういうのが出てきたというようなことで，そして犯罪を犯せば，みんな心神耗弱というふうに言っていいんでございましょうか――そういう場合，例えば覚せい剤で過去に窃盗やったとか傷害事件起こしたとか，あるいはアルコールでもそうですけれども，アルコールを飲んで傷害事件とか暴行をやったとか，そういう過去の経験がある場合はですね，アルコールを飲むということ，あるいは覚せい剤を注射するということ，それは原因において自由な行為というものを，やはり自らが放棄しているわけですから，これは，本来ならばしかるべき処置がとられていいんじゃないかと，私は考えますけれども。

　幻覚というのも差があるんでしょうな――もちろんあります。

　行動に対する動因となり得る強さですね――はい。

　さっき先生がおっしゃったように，分裂病の場合には非常に強いんでございましょうが，同じ覚せい剤でもやはりいろいろな程度があるんでございましょうね――程度があります。

　ある犯行の際，たまたま出てきた幻覚がどの程度強烈なものか，強度なものかということ，あるいは強度なものでないかというその区別は，なんか的確なメルクマールでもないんでしょうか――個々のケースにおいて，本人の供述とか捜査段階における外の証人の供述，それから，鑑定人が本人の幻覚妄想の程度あるいは質ですね，どの程度であったかということは，犯行が終ったあとに本人に例えばノートを与えて書かせてみるとか，いろんな資料を作ることができるわけです。そういう資料に基づいて，また問診し直してその程度を計るわけです。

　それは勘で計るわけでしょうか――勘といいますか，やはり精神科というのはご存じかもしれませんけれども，外の一般の医学と違いまして，経験によるところの勘と言いますか，精神医学における勘ですね，人間に対する感覚ですね，それが被告人であってもあるいは患者であっても，そういうものに対する感覚というか勘と言いますか，そういうものがある程度修練を積まなければできない仕事なんですね。

　幻覚とかそういう問題については，感覚性だとか実在性だとか，あるいは客観性だとか，そんなようなことが幻覚の強さを計る手掛りというんでしょうか，そんなようなことが言われているんではないでしょうか――ですから，同じ精神科の医者であってもですね，こういう鑑定を経験積んでいる人とい

ない人では，やはり犯罪精神医学的なそういう観念と言いますか知識ですね，そういうものが多少相違するわけですね．同じ鑑定をするんでも，要するに我々はこういう施設におりますんで，やはり犯罪精神医学だとか心理学だとか，そういうものを学ぶ機会がどうしても必要なわけです．ですから，一般の病院の精神科の医者よりはそういう経験は積んでいるはずなんですね．

　例えば，被告人が原審の公判で言っているんですが，幻覚から「3軒の家に入れ，あそこは留守なんだ」ということを言われたと，しかし，「盗め」というような幻覚はなかったんだと．また，当審公判でも，いくら幻覚がそう言ったからといって，「泥棒やることは悪いことだという認識はあった」というようなことを言ったり，更に，家に入るときにも非常に目的的に行動していますな．さっき先生がおっしゃったような，ガラスの特定の箇所を割るだとか，着ていた赤色のジャンパーを脱いで入るだとか，これは目立つからなんでしょうかね──それに，サンダルも脱いでいます．

　それから3軒目の五木田という人に見付かってからも，すぐ開き直るようなことを言ったり，そういうことをずっと考えますと，被告人に対する幻覚が本当にあったかどうか別としまして，それほど強烈で支配的で，もう有無を言わせず一定の方向に被告人を押しやってしまうだとかそういうような，被告人から見れば実在感を持ったような強力なもんだとか，そういうふうにはちょっと思えないような感じも受けるんですけれども──その通りだと思います．

　法律の上で心神耗弱という一定の概念を持って，学者は論じておるようですが，また判例もあるようですが，刑法の判例，学説なんかでは，普通，著しく減弱しているという言葉をよく使っていることご承知だと思います．単に減弱しているだけでは心神耗弱じゃないんだと，著しくと言ってもどの程度かなかなか面倒でございますけれども，先生の鑑定書で論じられているこれは減弱していると書いておられますが，著しくというまでご判断なさったのかどうか，そこらへんどうなんでございましょうか──著しくという今のお話ですけれども，まあ著しくというのにも段階があるとすれば，中程度のものでないかと私は考えます．

　被告人の場合，少年調査記録なんか見ますと，11才(ママ)くらいから家出をしたり空巣をやったりというのを何十回もやっているんですな．お金に困るとそういうようなことで解決しちゃう，ですから，もし本件の場合にですね，仮に覚せい剤に基づく幻覚が全くなかったとしても，本件のような状況で金に困ったという事実があれば，やっぱり空巣をやるという可能性が非常に大きいわけですね──非常に高いです．

　そうすると，その当時被告人に働きかけた幻覚というものと行動に出たということとの因果関係，これはどの程度支配的だというふうに見るわけでしょうか──先程も言いましたように，お酒が入っていますから，ビールが入っていますから，まあ一般的に地金が出易いんですね．ですから，本人の言うことについては，私がそこに書いておりますけれども，いわゆる少年院出てから，結局，私は少年院において本人の矯正能力と言いますか，矯正教育といいますか，ほとんどゼロにしか過ぎなかったと私は判断しているわけです．従って本人の窃盗に関しては，いわゆるプロですね，常習化しているという点を，私は鑑定書で強調しているはずなんです．

　被告人の言う幻覚だとか幻聴を公判廷で聞いていますと，声の主が老人であったり男であったり女であったり子供であったり，犬であったり鳥であったりとか，いろんなこと言っているんです．本件においても原審公判廷において「道を歩いている人が家人のいない家を教える」と言ったというんです．しかし，人間なんか，例えば非常に観念の奔放な人，それから孤独感で抑うつ的なときに，周囲に人がいないような場合に独り言をする人はいっぱいいるでしょう．それから，自分自身の心の中でいろいろ対話することもありましょう．そういうのも受取り方によっては，自分の頭の中に現われる観念がそのまま幻聴のように受取る場合もなしとはしないと思われますが，被告人の幻聴というのは，本当に被告人の言っていることがうそ偽りじゃなくありのままなんだと言えますかね．そして実在性を持ったという

か感覚性を持った，相当輪郭のはっきりしたものが主となってしゃべった言葉なんですけど，そして，それにもう抵抗しがたいような心の状況で従わざるを得ない，そんな程度の幻聴だったのか，あるいはそうじゃなくて，自分のいろんな好き勝手な妄想だとか観念だとか，そんなようなものだったのか，そこらへん区別つくもんでしょうか。被告人と話したり被告人のノートなんか見て——ええ，大体区別できます。例えば幻聴とか妄想に支配されて，自分の行動がそれによって，幻覚妄想によって支配されるというような場合は，普通，分裂病の場合に典型的に出るんですけど，作為体験というのがあるんですが，要するに自分の行動が，あるいは自分の意志だとか感情に操られて行動に出てしまったという作為体験があるんですけど，それは分裂病に特有なんですけど，それに近いような精神状態になることがあり得るわけです。

　しっと妄想だとか追跡妄想だとか，いろんなこと言われていますな。そこらへんの人がみんな自分を見ているような感じを持ったり。しかし，本件で，被告人が言ってるのは，そうじゃなくて，「あそこの家3軒ほど人のいない留守なんだ」ということを教えるとかいうことで，導かれたとか言ってますな。しかし，道を歩いている人といっても，そういう幻覚が生じたときに，そこらへんに道を歩いていた人が現実にいたのかどうか，あるいはいなくても幻覚という状態で現われたのかどうか，そこらへんはさっぱりはっきりしませんね——はい。

　それから，幻覚というのは，普通はそんな長い言葉でしゃべらないんでないでしょうか——分裂病の場合もそうですけれども，常時しゃべり続けているわけじゃないんで，その人によりますけれども，あるとき突然聞こえてきたり，それがまた消えたり，そういうふうに波があるんですね。常時24時間聞こえるというわけではないんです。普通はですね。分裂病の場合も覚せい剤の幻聴幻覚の場合もですね。常状としてそういうものが継続している，持続しているわけでないわけです。要するに間げきがあるわけですね。

　間げきがあっても，それが非常に強烈だったり，その人間自体が非常に幻聴との間にクッションがないような精神状態の場合には，強烈に引き付けられるでしょうし，それが強い暗文となって一定の行動に出るでしょう。しかし，本人の場合，分裂病ほどの強烈じゃないんですけど，被告人の言っていることが一体本当なんだろうかという気が，ちょっとしないわけでもないんですね——本当なのかというと，そんなことはなかったということも言い切ることできないんですね。

　それは，被告人が現実に出た行動の形ですね，例えば非常に強い幻聴からの働きを受けて，まっしぐらに進んでいるような態度で行動に出たからとか，あるいは周囲に人がいてもいなくてもそんなにかかわりないような，盲目性を持った行動をやっているかどうかだとか，あるいは幻覚が端緒になってやり始めた行為からなかなか覚せいしなかっただとか，そういうようないろんな行動の形から判断するしかないんでございましょうな——そうですね。要するに，外に現われた行動の形式とかその内容，そういうものを吟味しなきゃならんと思います。例えば幻聴に支配されて「あいつを殺せ」とか「家に入れ」とか，そういうことになりますとかなり衝動的な行動になるわけです。従って，例えば本件のケースにおいて，よく検討していただければわかると思うんですけれども，もし幻聴に支配されて衝動的にやるんであれば，例えば窓ガラスをまん中を破って入るでしょう。要するに，目的と言いますか，衝動的に幻聴に支配されて入ったんであれば，ガラスのまん中でもどこでも割るわけです。しかし，本人の場合は窓ガラスの錠の掛かっている部分をやっているわけですから，かなり合目的的なわけです。

　合目的的ないろんな考え方，思考作用を営むことができたということは，その反面において幻覚とかそういうものの被支配の程度が，非常に希薄だったということも言えるわけですか——そうですね。

　○○先生は，心神喪失という結論を出したわけですが，その鑑定書はご覧になられたでしょうか——見ました。

　それは，ひと口で言いますと，どういうようなところがその判断の分かれめでございましょうか

──○○鑑定は，犯行時において悪いこととは知りながらも，幻聴妄想に支配されてやったから，心神喪失だというふうに結論付けていますけれども，私自身は悪いことと知りながらという，理非弁別の能力が多少残っておって，それで犯行に至ったんであれば，もう少し，例えば本人にノートを作らせてみるとか，いろんな資料を作って，あるいはいろんな角度から検討すれば，もう少し違った面が出てくるんではないかというふうに，その鑑定書を読んだわけです。

大体，本当に幻覚とか幻聴なんかに襲われて行動した者は，幻聴だとか幻覚というような，抽象的な言葉で表現するもんなんでしょうか──私，精神鑑定の記録なんか見たことないんでわかりませんけれども，例えば日本航空のパイロットですね，墜落したときに，鑑定書の一部分が新聞などに出ておりましたけれども，ああいうものを想像しますと，要するにあの日航の○○機長は「いね，いね」と，要するに死ねと言われて，命令されて突っ込んだわけです。普通，分裂病の場合は，要するに完全にそういう幻聴に支配されて全く心の余裕がなくなるわけです。従って，私はその鑑定書を読んでおりませんけれども，はっきりしたこと言えませんけれども，○○機長の恐らく自殺行為だと思います。精神分裂病でも自殺することがありますから。

以上

昭和58年3月30日
　　札幌高等裁判所

札幌高等裁判所　　　　　　　判　　決

【主文】本件控訴を棄却する。
当審における未決勾留日数中210日を原判決の刑に算入する。

【理由】本件控訴の趣意は，弁護人○○○提出の控訴趣意書に記載されたとおりであるから，これを引用する。

控訴趣意第一について

所論は，要するに，被告人は本件各犯行当時心神喪失又は心神耗弱の状態にあったのに原判決が被告人に刑事責任能力を肯認したのは，判決に影響を及ぼすべき事実誤認であるというのである。

そこで，原審記録を精査し当審における事実取調の結果を加えて検討すると，次のとおり判断することができる。

一　本件は，被告人が昭和57年5月1日午前10時40分ころから午後零時過ぎころまでの間前後3回にわたり，原判示の○○郡△△町所在のいずれも家人がたまたま不在中の3軒の家において現金合計約1万8500円を窃取した事案であるところ，右各犯行の動機等について，被告人は，原審公判廷において，各犯行当時，男，女，子供，老人，犬，鳥など色々な形をしたものの幻聴が聞こえ，とくに家人の居ない家を教えるという幻聴を聞き，これに誘引されて本件各犯行を犯したとの趣旨を述べ，更に，当公判廷において，「自分は，昭和56年12月初めころ札幌市内で幻聴に襲われ，やくざ者の声で「お前を殺してやる」，「土の中に埋めてやる」という言葉を聞いて恐ろしくなり，金を出して命を助けてもらおうと考え，現金27万円を同市○○区○○所在の他人の家の中に投げこんだことがあるが，本事件当日の午前10時ころ，△△町の旅館を出て札幌に帰ろうとしたところ，やはり幻聴が聞こえ，「27万円を返してやる」，「指定する家に入って金をもらえ」，「留守の家を教えてやる」，「あの家とあの家とあの家だ」などという声を聞いたので，これらの家に入るならば27万円を返してもらえると思って，原判示の3軒の家に入って本件各窃盗を行ったものである」旨供述している。

被告人の右供述内容の異常であること，及関係証拠によると，被告人は，右において述べていると

おり，昭和56年12月初めころ札幌市○○区○○所在の被告人と知合関係のない者の居住する家（ただし，以前には暴力団組員が居住していた。）の郵便受に現金25万円を投げ入れた形跡があるほか，同月13日ころ同区○○所在のビルの3階あたりの廊下から地上に飛び降りて自殺を図るなどの異常行動に出たことがあること等にかんがみ，当審において，本件各犯行当時における被告人の精神状態について鑑定を施行したところ，鑑定人○○○○（第1鑑定人：著者注）は，「(一) 被告人は犯行当時覚せい剤中毒にり患していたが，右以外の精神障害の存在を推認させる所見はみられない。(二) 被告人はこれまで覚せい剤中毒により3度入院したことがあり，その後遺症として過敏性性格を呈しているほか，本件犯行時次のような幻聴に襲われ，これに支配された状態で各犯行を行ったと考えられる。すなわち，被告人は昭和57年4月29日夜○○市に出かけて自殺しようと考え，札幌駅から○○行列車に乗車したが，車内で隠しマイクやカメラが仕掛けられているとの妄想にとりつかれ，途中の△△駅で下車した。下車すると，幻聴が現われ，「27万円を返してやるから，自殺をするな」という声を聞いた。そこで，旅行を取りやめて，△△町内の旅館に泊ったりしたが，5月1日朝右旅館内でビール3本を飲み，午前10時ころ同旅館を出て札幌に帰ろうとしたところ，再び幻聴が現われ，「留守の家を教えてやる」，「あの家とあの家とあの家だ」，「27万円を返してやる」，「指定する家に入って（金を）もらえ」などという幻聴が繰り返し聞こえてきた。自分はこのような幻聴を聞いても，他人の家に無断で入り金を持ち出すのは盗みであり悪いことと知っていたが，盗むのではなく27万円を返してもらうのだと思い直して，幻聴に指定された1軒に先ず入ってみたところ，その家が留守であったところから，幻聴を信用する気になった。ことに，幻聴から3軒の家を指定されたが，自分はこれまで3回自殺しようとして3回とも助かったので，「3」という数は自分にとって縁起がよいと思い，3軒の家に入れば27万円を返してもらえ，自分も助かるとの信念がわいてきて，本件3軒の家に入って盗みをしたものである。幻聴の内容及び犯行の心理過程についての被告人の以上のような供述内容に基づいて考えると，「被告人は覚せい剤中毒の被害妄想の苦しみから逃れようと，幻聴の指示するままに27万円を棄てたことを背景に，これを返却するとの幻聴を信じて窃盗行為に至った」ものであり，「本件各犯行時には，正常人の是非善悪の判断能力を欠いて」いたものと判断される。(三) 被告人がこのような幻聴に襲われた原因としては，被告人が4月29日札幌駅で前記列車に乗車する直前に覚せい剤を1回注射し，更に乗車後車内で覚せい剤1包みを服用した旨，また被告人が5月1日朝旅館でビール3本を飲んだ旨供述しているが，このような覚せい剤の施用又はアルコールの摂取が契機となって覚せい剤中毒による幻聴，妄想が発生したものと考えられる。」との趣旨の鑑定をしている。更に，鑑定人○○○○（第2鑑定人：著者注）も，被告人が本件各犯行当時覚せい剤中毒にり患しており，犯行前，○○鑑定人が述べているのとほぼ同様の幻聴に襲われ，その強い影響の下に本件各犯行を行ったものと考えられるが，被告人が幻聴を聞いた際，盗みに入ることは悪いことであると考えていたことが明らかであるから，被告人には是非善悪を弁別する能力はあったが，これに従って行動する能力は減弱していたと考えられるとの趣旨の鑑定をしている。これらの各鑑定結果によれば，本件各犯行当時における被告人の責任能力には疑問があるということができよう。

　しかしながら，右両鑑定人の各鑑定書の記載のほか，両鑑定人の当公判廷における供述を含め関係各証拠をし細に検討すると，被告人が本件各犯行当時覚せい剤中毒にり患しており，過敏不安の精神状態におかれており，このことが本件各犯行の動機の形成になにほどかの影響を及ぼしていたことは否定できないところであるが，本件各犯行当時，真実被告人が原審及び当審公判廷で述べ又は前記両鑑定人に対して述べているような幻聴に襲われ，これに支配され又はこれに強い影響を受けて本件各犯行に出たとは認め難いものである。すなわち，(一) 被告人の両鑑定人に対する供述によると，被告人は，犯行直前，幻聴に襲われ，やくざの声で3軒の家を指示され，「これらの家に入るならば27万円を返してもらえる。」といわれて原判示の3軒の家に入って各窃盗を行ったというのであるが，巡査部長松本猛作

成の「△△町における連続あき巣ねらい事件について」と題する報告書によると，昭和57年4月29日午前8時ころから5月1日午後4時ころまでの間に△△町○町内の直径約三〇〇メートルの区域において，合計7件のあき巣狙い窃盗又は窃盗未遂事件が発生していることが明らかであり，そのうちの3件が本件起訴事実であるが，右7件の窃盗又は窃盗未遂事件がすべて同一又は類似の手口によるものであること，発生日時及び場所がきわめて接近していること，△△町では平素窃盗事件など発生していないこと等に照らすと，右7件の犯行はすべて被告人の行為によるとみるべき蓋然性がきわめて高いといわなければならず，このことに徴すると，被告人が，幻聴によって原判示の3軒の家を指定され，3軒の家に入れば27万円を返してもらえるとの声を聞いたとか，「3」という数は縁起のよい数であるなどと述べているのは，虚言にすぎないように思われる。(二) また，被告人の○○鑑定人 (第2鑑定人：著者注) に対する供述によれば，当初幻聴によって3軒の家を指示され，「誰もいないから，その家に入れ」といわれた，しかし，私はその声に対しては絶対に従いませんでした，それというのも，それは絶対に泥棒だと思いましたし，又どうしてそんな人の家に入ってまでしないと，お金 (27万円) を返してくれないのか，そういった疑いを持ちました，……(ところが) そのうちに，幻聴の声がだんだん違うようになり，「それなら，その3軒の家を見に行ってみろ，誰もいないから」といった声に変って来た，(それで) 僕はその声に対し，半ば疑いながら，一応試して確かめてみようという気になり，……その3軒の家に1軒，1軒近くまで行ってみた，すると，「何故か不思議とか，偶然だったのかよく分からない」けれども，本当に幻聴が言うように，その家には3軒とも誰もいなかった，ここで初めて，私は今まで信じてなかった幻聴に対しそれを信じられるようになって，結局，原判示の3軒の家に入って盗みをしたというのである。しかし，幻聴が被告人を誘導して実際に家人の不在の家を指示するというようなことはあり得るはずはなく，被告人自身が家人の不在な家屋を求めて歩き回り，その間被告人自身の観察力，注意力，判断力等を働かせて家人の不在な家屋を探し当てて，原判示の3軒の家屋に侵入したものに外ならないと考えられるのであり，このことに徴すると，「留守の家を教える」，「あの家とあの家とあの家が留守の家である」などという幻聴を聞いたという被告人の供述も虚言にすぎないように思われるのである。(三) 被告人の両鑑定人に対する供述によると，被告人は4月29日夜札幌駅で覚せい剤の注射を1回行い，また車内で覚せい剤1包みを服用し，更に犯行直前旅館でビール3本を飲んだ旨供述し，他方，両鑑定人の当公判廷における各供述によると，右2回にわたる覚せい剤の施用とアルコール分の摂取が犯行直前における幻聴の発生の契機になったと考えられるというのである。しかし，被告人の右2回にわたる覚せい剤の施用とビール3本の摂取の事実を裏付ける証拠はないだけでなく，覚せい剤の施用の点については被告人は捜査段階及び原審公判廷において明確にこれを否定していること，ビールの摂取の点も被告人の原審公判廷における供述及び前記旅館の経営者である○○○の司法警察員に対する供述に徴すると，そのような形跡はないものと認められるのである。そうすると，犯行直前における幻聴の発生契機となった事実も存在しなかったと思われるのである。(四) 被告人が本件各犯行前幻聴を聴いたということを供述したのは，原審公判以降であり，捜査段階では，「私は，一時覚せい剤中毒になっていて，札幌市○○区○○の浮島病院に昨年 (昭和56年) 12月から本年1月9日まで入院していましたが，自分では中毒は治ったと思っており，……病院を逃げ出しました。幻聴とか幻覚などという状態は，もうなくなっていたのです。」と述べていること，原審公判以降幻聴の内容について被告人の述べるところには，種々変動のあること，前記のとおり種々の虚言が含まれていること等を考えると，幻聴を聞いたという被告人の供述の信用性には疑問があるといわなければならない。(五) 被告人は，少年時代からしばしば家出，放浪し，ひんぱんにあき巣ねらいの窃盗を重ねてきたことが認められ，あき巣ねらい窃盗の常習癖を有していることが明らかである。このことに徴すると，被告人はその述べているような幻聴の体験の有無にかかわりなく，本件各犯行に出るべき十分な可能性があったと認められる。しかも《証拠略》によると，被告人は当時△△町の旅館で，宿泊代として8000

円を支払い，そのため所持金に不足し札幌に帰る旅費にも不足し本件各犯行を行った旨供述しているが，この供述じたいの信用性を疑うべき点はない。(六) 本件各犯行の態様をみると，侵入口はすべて各被害者方の裏手にある窓又はガラス戸であり，たまたま施錠をかけ忘れた窓を開け又は石をガラス窓又はガラス戸に投げつけて施錠箇所付近を破壊し手を差し入れて解錠して屋内に侵入し，侵入後も現金のありそうな箇所を的確に物色して原判示の各現金を窃取しており，病的な幻聴，幻覚などに支配され又はそれに強い影響を受けて敢行したとうかがわれるような行動態様の異常性は認められない。原判示の五木田安夫方において物色中，たまたま帰宅した被害者によって犯行を見とがめられて逃走し，更に△△駅待合室内で警察官から職務質問を受けた際の被告人の言動等をみても，精神障害の存在を推認させる異常な点は見あたらない。以上の諸点を総合すると，被告人が本件各犯行当時，被告人が述べているような幻聴に襲われたということは甚だ疑わしいといわなければならない。また，仮りに，被告人が覚せい剤中毒の影響を受けて被告人が供述するような幻聴を聞いたことがあるとしても，その内容が，被告人に対して窃盗の犯行を積極的に指示，命令，強制するような形式のものではなく，単に「留守の家を教える」，「あの家とあの家とあの家に入れば27万円を返してもらえる」というような，被告人に対し1種の情報を提供する内容にすぎないものであったということ，しかも，被告人の供述によっても被告人は幻聴の指示に半信半疑であり，他人の家に入って金を盗むことになり悪いことであるという意識をもっていたというのであること，更に前記鑑定人が指摘しているように，覚せい剤中毒による精神障害は，人格が破壊され病的体験が全人格を支配する精神分裂病とは異なり，人格を深く支配するものではないとされていること等を総合すると，本件犯行当時被告人が是非善悪を弁別し又はこれに従って行動する能力を欠いて心神喪失の状態にあったとか，又はこれらの能力が著しく減弱し心神耗弱の状態にあったとは認められないといわなければならない。

被告人の刑事責任能力を認めた原判決に所論のような事実誤認その他のかし（瑕疵：著者注）はない。論旨は理由がない。

控訴趣意第二について

所論は，原判決の量刑不当を主張するものであるが，本件各犯行の手口，態様，更に，被告人は昭和57年3月15日窃盗罪により懲役1年，3年間保護観察付執行猶予の判決を受けたのに約1か月で再び本件を犯したものであること等を考慮すると，犯情はよくなく，被害額が少額であること，これについて弁償していること，被告人なりに反省していること等を参酌しても，原判決の量刑が重すぎて不当であるとは認められない。論旨は理由がない。

よって，刑事訴訟法396条により本件控訴を棄却し，当審における未決勾留日数の算入について刑法21条を，当審における訴訟費用を被告人に負担させないことについて刑事訴訟法181条1項但書を各適用して，主文のとおり判決する。

（裁判長裁判官　○○○○　裁判官　○○○○）

裁判官○○○○○は，転補のため，署名押印することができない。

上　告　趣　意　書

被告人　山川　実

右の者に対する窃盗被告事件の上告の理由は次の通りであります。

昭和58年7月14日

弁護人　○○○○

最高裁判所第三小法廷　御中

上　告　の　理　由

第一点　原判決には判決に影響を及ぼすべき重大な事実の誤認があり，これを破棄しなければ著しく

正義に反する。
　（一）原審弁護人の控訴の趣意は「被告人は本件各犯行当時心神喪失又は心神耗弱の状態にあった」ということにあり，本件記録を精査すれば
　（1）原判決が判示する通り，被告人の本件各犯行の動機等についての第1審公判廷及び原審公判廷に於ける供述内容の異常であること
　（2）被告人が昭和56年12月（本件犯行の4ヶ月前）初めころ，知合関係のない者の住家の郵便受に現金25万円を投入した事実及び同月13日ころビルの3階から飛び降りて自殺を図った事実，等通常人には認め得ない異常行動があった事実が明確であること
　（3）鑑定人○○○○（第2鑑定人：著者注）作成提出鑑定書274丁の記載その他より，被告人が覚せい剤中毒症のため前後3回入院治療を受けた病歴者であり，昭和57年1月治癒しないまま病院から逃げ出している事実が認められること
　（4）被告人が本件犯行の前日覚せい剤の注射及び服用をした事実が確認され，原審証人○○○の供述記載（記録300丁）によって，所謂フラッシュバックという考え方から被告人に覚せい剤中毒による幻覚症状を生ずる可能性のあることが推認できること
　（5）原審弁護人申請の原審鑑定人○○○○（第1鑑定人：著者注）は「被告人は本件犯行時覚せい剤中毒にかかっており本件犯行はその著明な症状（特に妄想幻覚）に基いて行われた」ものと鑑定（記録264丁）し，検察官申請の原審鑑定人○○○○は「被告人は犯行時理非弁別の能力はあったがそれに従って行動する能力が減弱していた。即ち被告人は心神耗弱の状態にあった」と鑑定し，検察官もその弁論要旨（記録203丁208丁）中，被告人が犯行時心神耗弱であったと認めざるを得ない旨を述べていること
が明白である。
　従って以上を総合し，本件を心神耗弱者の犯行と認めるのが相当であり，それを以って必要にして充分というべきである。
　（二）然るに原審裁判所は独自の判断に基き敢えて鑑定の結果を否定し，被告人の刑事責任能力を認めた原判決には事実誤認なしと判示した。思うに本件は所謂空巣といわれる単なる窃盗であり，物的被害も少額であり，しかも賠償されていることを考慮すれば，右述（一）の（1）乃至（5）とこのことを総合して，強いて本件犯行を正常なる刑事責任能力者の犯罪と認める必要を肯定することができない。弁護人はあえて原判決を所謂「間男の首を斬る裁判」（三宅正太郎氏著　裁判の書　8頁13頁参照）に類するものであって，原判決は裁判官がその知に溺れ却ってその裁判の公正を失ったものと認むべきであると考える。また三宅正太郎氏は右記「裁判の書」30頁以下に，「池田光政が板倉伊賀守勝重に国を治むる道を聞いたに対し，勝重が『国を治むるには方なる器に味噌を入れ丸き杓子にて取るやうに行ひ給ふこと善し』と答えたことは，有名な話だが，そのとき勝重は，更に，その意味を説明して『君の聡敏にては国中の隅々まで盆に物を盛り立てたるやうに粲然と成されたき思召ならん，大国は左はならぬと伝へ承りし故斯くは申しし』といっている。要するに勝重のいうところは，法令は箱の隅々までぎっしり味噌をつめるように過不及なく行届くように几帳面に作るべきであるが，さて之を実際に適用するには，その味噌を杓子で取るように，隅々まで堀り散らさないことが肝要だというのである。私は，以前は，この後半を解して，隅々まで掘らないのが賢明だという風に考えていたが，現在では，絶対に堀り散らしてはならない，掘り散らすことは法の適用の如くして実は法の適用でない，という意味だと解している。法の隅々でも法であるからそれを適用しても違法とはいえないという議論は不当で，隅々を掘り散らさないことは，仮令それが法の公平を害しても，決して為すべきことではないと考えるのである。
　法と適用との間にこの齟齬のあることは，法を作るときから既に運命づけられていることなのであ

る。だから法の適用に当っては，法の面のみを見るだけでなく，与えられた事実に適用する法が，法の正しい適用か，又は法の隅々の適用で本来適用すべからざるものなのかを篤と検討する必要がある。」と書いているが，原判決はまことに正しい如くに見え，実は著しく正義に反する裁判といわなければならない。

最高裁第三小法廷昭58・9・13決定

昭和58年（あ）第753号
窃　盗　被　告　事　件

【主文】本件上告を棄却する。
　当審における未決勾留日数中10日を本件に算入する。

【理由】被告人本人及び弁護人○○○○の各上告趣意は，いずれも，原判決が被告人の犯行当時の精神状態に関する鑑定結果を否定し被告人の刑事責任能力を肯定したことは重大な事実誤認であるというのであって，刑訴法405条の上告理由にあたらない。

　なお，被告人の精神状態が刑法39条にいう心神喪失又は心神耗弱に該当するかどうかは法律判断であって専ら裁判所に委ねられるべき問題であることはもとより，その前提となる生物学的，心理学的要素についても，右法律判断との関係で究極的には裁判所の評価に委ねられるべき問題であるところ，記録によれば，本件犯行当時被告人がその述べているような幻聴に襲われたということは甚だ疑わしいとしてその刑事責任能力を肯定した原審の判断は，正当として是認することができる。

　よって，刑訴法414条，386条1項3号，181条1項但書，刑法21条により，裁判官全員一致の意見で，主文のとおり決定する。

裁判長裁判官　　○○○○　　　裁判官　　○○○○　　○○○○　　○○○○

【解　説】

窃盗被告事件と覚醒剤取締法違反

　被告人は第1審において，犯行に際し覚醒剤を使用したことを否定しており，覚醒剤の所持，使用等に関しては捜査がなされていない。従って，本件犯行に際し，覚醒剤を使用したという証拠が何もなく，単に窃盗被告事件なのである。第2審で初めて精神鑑定がなされた。第1鑑定人と第2鑑定人が一致して認めていて，どの法曹も十分に力点を置かない事実が三つある。第1は，昭和56年12月，命令幻聴に脅かされて27（検察官によれば25）万円を誰とも知れない人の家の郵便受けに投入したということである。第2審において被告人の記憶を便りにこの家が探し出され，25万円投入の事実が確かめられた。被告人は，公判廷でも強調されているように窃盗累犯であって，1ヵ月の重労働によってえた給与全額を，無償で他人に提供することは期待できない人である。そういう人が幻聴に脅かされ，命だけは助けてほしいという一心から25万円を投げ入れたのである。幻聴が全人格を支配するかどうかというようなことがしばしば問題になるが，このときの幻聴こそ被告人の全人格を支配したといえるであろう。覚醒剤による幻聴にもこのような力があるのである。第2は，第1の事実と関連するが，犯行の際に聞こえたという，27万円を返してやるという幻聴である。第3は，犯行の前に札幌駅で覚醒剤を注射し，車内で覚醒剤一包を内服し，間もなく幻覚妄想状態になったということである。第1の点は遅ればせながら証明されているが，犯行の半年前のことである。第2，第3の点は被告人の主張があるだけで，証明ができない。第1審で覚醒剤に関する捜査がなされていないのもその一因である。

　要するに，窃盗被告事件であって覚醒剤取締法違反被告事件でないから，覚醒剤の使用やその効果としての精神病的状態を事実として認めたくないという気持ちが法曹，特に裁判官の胸のうちにあるのではないかと疑われる。逆に言えば，鑑定人はそういうことに頓着しない（気が回らない）から，覚醒剤

の使用およびその効果に関する被告人の陳述を易々と信ずる傾向があるといえよう。確かに被告人の供述は変転して，その評価が難しいのであるが，上記のような評価する側の事情によって，供述の評価に一定の偏りが生じた可能性がある。

鑑定人に対する証人尋問
第1鑑定人に対する尋問

　第1鑑定人は弁護人申請の鑑定人である。たいていの場合そうであるように，弁護人が主尋問をし，次いで検察官が反対尋問をしている。弁護人はその尋問によって何を意図しているのかさっぱり分からない。これに対して検察官の意図は明瞭である。まず，捜査記録とか第1審尋問調書等というものがあり，被告人はこれら記録にないことや，記録と矛盾したことを多々言っているのに，鑑定人は「被告人が鑑定人に述べたことをそのまま信じた」ということを繰返し強調している。すなわち検察官は，証拠評価における鑑定人のナイーブさを，もっとはっきりいえば，証拠を評価する能力の欠陥を，示唆しているのである。次に，「覚せい剤中毒による幻覚妄想等は，精神分裂病による幻覚妄想等と異なって，人格を変ぼうさせるような思考障害とか，あるいは記憶力の喪失というような状態にはならない」のではないかと尋ねて，これを認めさせている。しかし，鑑定人が「分裂病であろうと覚せい剤中毒であろうと，妄想幻覚そのものに支配されて動くと（中略），こういう状態は正常人の是非善悪の判断能力を欠いている状態と，こういうふうに判断します。」と答えるので，いわゆる深川の通り魔事件における上智大学の福島教授や帝京大学の風祭教授の鑑定書を引合いに出し，「あれを殺せという幻聴に基づいて殺した事件ですが，あれでも心神耗弱の鑑定が二人共なされている」といい，「そういう場合もあるんじゃないでしょうか」と押している。検察官は心神耗弱の獲得を目指していたように見える。第3は，「被告人の少年時からの悪性」の指摘である。幻聴や妄想の影響をある程度は認めながら，他方で犯行はこの悪性から理解できる面があるから，「是非善悪の判断力は（中略）ある程度はあった」のではないかと詰め寄っている。ここでも検察官は心神耗弱の獲得を目指しているように見える。

　裁判長は博学かつ多弁な人で，その尋問は鋭い。まず「妄想とか幻聴にそのまま支配されるということは，どういうような状態をいうんでしょうか。」「そこらへんはなんで判断するんですか。」と尋ね，「行動に出るときは別に支配的でなくても，事後的にいろいろ供述を求められたり，あるいは自分で思い直そうとした場合に，なんら支配的でなかった観念が支配的であったかのように記憶に浮かぶということもあり得ることでしょうな。そこらへんの区別は，判定はどうするんでしょうか。」と迫り，ついには「それ（幻聴の指図：著者注）はまた，被告人のうそと見得る余地はないんでしょうか。」と聞いている。要するに，幻聴による行動の支配というような鑑定人の挙げた専門調査事実（Befundtatsache）および意見に対して，そのように判断する証拠と基準を示せと要求しているのである。本人（被告人）にとっては体験の記憶の問題であるが，他人（法曹および鑑定人）にとっては過去の他人（被告人）の精神状態をどのようにして確実に判断することができるかという認識論的問題である。この質問に答えるのは容易でない。第1鑑定人は「本人に何回も繰返して聞いてみるしかない」と答えるほかはなかった。専門家がする証拠評価がその程度のものであれば，素人（ここでは法曹）も一般的経験および論理則等の経験則に基づいて証拠評価ができるし，しなければならないと裁判長は考えたことであろう。

　そのほか裁判長も，窃盗累犯が覚醒剤を使用して窃盗をした場合，（累犯性という競合する原因があるのに）覚醒剤だけのせいにしてよいかと問うて鑑定人を困らせ，「覚せい剤による人格に対する影響力というのは，例えば精神分裂病とかなんとかいうのと違って，それほど深く人格の深部を侵すもんじゃない」というのは一般的な考え方かと問うて，肯定の返事を獲得している。

　最後に検察官が「捜査段階なり原審で述べているようなことが本当であれば，鑑定結果が変ってくる

ということもあり得るわけですね。」と駄目押しをして，証人尋問は終了した。

　第1鑑定人はほぼ完全に撃破されたと考えるべきであろう。幻聴による行動（または人格）の支配という，いわゆる心理学的要素に関する鑑定人の判断は信用ができない，という認識が法廷に行き渡ったと考えられるからである。

　第1鑑定人は「精神分裂病という診断が付けば，心神喪失がよろしいと，一応司法精神医学ではなっております。」というのであるから，不可知論者と見えるが，他方では，幻聴による行動または人格の支配の程度を問題にすることができる，という点では可知論者である。まさにそういうことこそ専門家はもとより誰も知り得ないとK Schneider[7]はいっていたのであるから。

第2鑑定人に対する尋問

　第2鑑定人は検察官の申請によるが，これに対する尋問は裁判官から始められた。裁判官Aが鑑定書の「幻聴，妄想状態となり，△△駅で途中下車した。これが本件犯行に至る直接の動機になった」というところに疑問を付し，「車中の幻覚妄想状態」と「25万円の事件」との繋がり（いずれも覚醒剤による精神病状態であるが，後者の場合に幻聴による行動の支配が明らか）を切り離すことに成功した。そして「本件の場合に，分裂病と違って確信の段階に至っていない」といい，「覚醒剤中毒者が妄想に支配されて行動するというのは，考えられるんでしょうか。」と問うて，そういうことはめったにないという空気を作り出している。彼はさらに1歩を進めて，「覚醒剤をやったという供述」の信用性に強い疑問を呈し，「本件の場合に覚せい剤の妄想だとかそういうのじゃなくて，やはり常習化した盗癖の現われと見ることは可能なんですか。」というような押しの強い質問をしている。裁判官Bは鑑定主文にある制御能力の減弱を攻撃して，飲酒によるフラッシュバックを引出してしまったが，「本人の盗みの態様などを見ますと，非常に合理的と言いますか，非常に物事に即したような行動を終始とっておりますね。」と指摘して，鑑定人から「プロのやり口だと思います。」の言質を取った。検察官の追及のほうが穏やかである。検察官は「幻聴幻覚に完全に支配されていたということじゃない」ことを確かめて満足している。心神耗弱の獲得を目指していたとしか見えない。

　これに対して裁判長は，心神耗弱も認めない気構えである。激情犯罪や爆発性精神病質の暴力行為などを例に出し，それらの場合は「心神耗弱とかそういうこと言わないんでしょうな。」と話を持ちかけて，これを証人に認めさせている。次いで覚醒剤やアルコールの場合に話を進め，「そういうことを承知して酒を飲んだり覚せい剤やったりして地金が出たり，あるいはある程度の幻覚とかそういうのが出てきたというようなことで，そして犯罪を犯せば，みんな心神耗弱というふうにいっていいんでございましょうか。」と問い，鑑定人から「本来ならばしかるべき処置がとられていい」との返事をえている。さらに幻覚の強烈度を測る「なんか的確なメルクマールでもないんでしょうか。」と問い，「それは勘で計るわけでしょうか。」と駄目押しをしている。つまり幻覚の存在やその強烈度を測る専門家に特殊な能力はないことを確かめたのである。こうなると裁判官（ゼネラリスト）と専門家（スペシャリストまたはエキスパート）を分けるものは何もない。従って，「被告人に対する幻覚が本当にあったかどうか別としまして，それほど強烈で支配的で，もう有無を言わせず一定の方向に被告人を押しやってしまうだとかそういうような，被告人から見れば実在感を持ったような強力なもんだとか，そういうふうにはちょっと思えないような感じも受けるんですけれども —— その通りだと思います。」とか，「仮に覚せい剤に基づく幻覚が全くなかったとしても，本件のような状況で金に困ったという事実があれば，やっぱり空巣をやるという可能性が非常に大きいわけですね —— 非常に高いです。」というような対話が可能になる。結局，裁判長は被告人の供述を信用することができないから，幻覚の強烈度は「被告人が現実に出た行動の形」から判断するしかないと言い，この点で裁判官と証人（鑑定人）とは意見が一致した。そうすると行動の合目的性が前景に押し出されるわけである。こうして幻覚の存在自体が極めて怪

しいことになり，仮にその存在を認めたとしても行動に対する影響力はほとんど無に等しいと見なされる。こうして心理学的要素のみならず，生物学的要素についても，鑑定人の判断は信用ができないと考えられた。

ここでも弁護人はなんら有効な質問をしていない。検察官とは対立する視点から検察官の仮説を反証するような努力を全くしていない。精神病状態が存在するかどうか，存在するとすればそれが人格や行動にどのように影響を与え得るか，という問題を多面的に検討する機会を全く利用していないのである。

第二審判決および最高裁決定の意義

法曹各氏は尋問を通じて，鑑定人の証言を次々に論破し，鑑定人に譲歩させ，鑑定人の同意を取り，実質的にはほとんど鑑定結果を壊滅させたのである。こうして被告人は完全責任能力と判断された。覚醒剤による精神病状態は存在しないも同然となった。

それにしても疑問は残る。犯行の約半年前，被告人は，1ヵ月の肉体労働で得た給料の全額25万円を，ヤクザの声（幻聴）に脅かされ，それが指示するままに，誰とも知れない人の家の郵便受けに投入した。被告人が幻聴に支配されることがあるといえば，これこそその典型的な場合であろう。25万円に対する執着を断念させ，その後もほとんどこのことを忘れさせるほどに，幻聴の力は強かったのである。被告人は，4月30日午前1時ころ，被害的な幻覚妄想に追われるようにして，たまたま停車中の△△駅で下車し，暗くて寒い△△町を意味もなく彷徨し，早朝旅館に辿りついている。旅館でも被害的な幻覚妄想や奇異な行動が認められたようである。これらをすべて嘘偽りといって切り捨てることができるであろうか。被告人が一審公判廷において明確に否定したとはいえ，被告人の主張する「2回にわたる覚せい剤の施用」（判決理由）の疑いは払拭できない。判決理由は覚せい剤施用「の事実を裏付ける証拠はない」というけれども，捜査官のために証拠を残す義務が被告人にあるわけではなく，その証拠を提示する義務は捜査官にこそあるのである。

犯行の時に被告人の頭の中はどうであったかは，今となっては十分に明かにする術がない。裁判官としては法廷に検出された証拠に基づいて判断するほかはない。被告人の供述の信用性は低い。鑑定人はその被告人の陳述をやすやすと信じており，なおかつ法廷において容易に論破される。そうすると犯行が幻聴に支配されたという証拠はもとより，そもそも幻聴が存在したという証拠さえ確実なものはほとんどないのである。

青木は，昭和58年最高裁第三小法廷決定が，生物学的・心理学的事実について「法律判断との関係で究極的には裁判所の評価に委ねられるべき問題である」としたところから，判例はいわゆる不拘束説に立つとの理解も可能かもしれないと譲りつつ，しかし従来裁判所は鑑定の生物学的意見に従っていることなどを考慮すると，にわかにこの見解には従いえないといっている[2]。また青木は，「心理学的事実についても，裁判所は鑑定人の意見に従うべきであるとすることには，なお躊躇を覚える。」とはいうものの，「生物学的要素が精神医学の知識そのものに係わることを考えると，むしろ，鑑定が資料や鑑定方法，推論の過程などの面で信頼できると判断される以上，裁判所は，精神障害の種類や程度という生物学的事実については，鑑定の意見に従ってこれを認定すべきではなかろうか。」と鑑定人に好意的な意見を表明している[2]。すなわち青木によれば，条件つきではあるが，裁判官は生物学的事実については，鑑定の意見に従ってこれを認定すべきではないかと言い，心理学的事実については，裁判官は鑑定人と共同してその認定に当るのがよかろうといっているのである[1,2]。しかし，青木も条件に挙げているように，鑑定が信頼できない時はこの限りでない。

浅田は，上記最高裁の決定の「右法律判断との関係で」とは，法律判断以前の事実判断（精神状態の判断）については，なお鑑定に拘束される余地を残したものと理解することができようといってい

る[4]。しかし，これも浅田が指摘するように，「鑑定自体に信用性がないとか，鑑定の資料に問題があるとかいう形での問題は証拠評価の問題であって，裁判官の専権事項になる」[5]とすれば，これこそ鑑定の信用性が疑われた事件だったのである。幻聴による行動の支配（心理学的要素）が裁判所によって否定されたのみならず，幻聴の存在自体（生物学的要素）にも強い疑問が付せられた。従って，裁判所は生物学的要素についても鑑定に拘束されず，この要素についても裁判所が自力で点検する必要があることを明示したものと思われる。

　昭和58年最高裁第三小法廷の決定[6]は，心理学的事実はもとより，生物学的事実についても鑑定意見に従わず，二審が独自の判断を示したのを全面的に是認したのであるから，不拘束説を高らかに宣言したものであることが明らかである。この判例は，裁判所に対する鑑定の拘束性を少しでも高めるためには，司法精神医学が格段の進歩・向上を遂げる必要があることを示している。

　なお，覚醒剤中毒者の責任能力をめぐる精神医学者および法学者の論争については，文献3）を参照されたい。

文　献

1) 青木紀博：心神喪失・耗弱の判断の性質と精神分裂病者の責任能力. 同志社法学, 37；359-376, 1985
2) 青木紀博：責任能力と精神鑑定－法律学の立場から－. 刑法雑誌 27；650-664, 1986
3) 青木紀博：覚醒剤と刑事責任能力－判例の動向をめぐって－. 京都産業大学論集, 第27巻（第1号）；107-144, 1996
4) 浅田和茂：責任能力の判定基準〔裁判所と鑑定人との関係〕. 法学セミナー, No.363；143, 1985
5) 浅田和茂：責任能力と精神鑑定　討論の要旨. 刑法雑誌, 27；671-680, 1986
6) 最高裁判所第三小法廷決定昭和58年9月13日：一　心神喪失又は心神耗弱の判断の性質. 二　責任能力判断の前提となる生物学的要素及び心理学的要素についての判断権. 判例時報 1100；156-159,1984
7) Schneider K：Die Beurteilung der Zurechnungsfaehigkeit. Thieme, Stuttgart, 1948. 平井静也, 鹿子木敏範訳：責任能力の判定.「今日の精神医学」所収. 文光堂, 東京, 1957

症例5 （F2）統合失調症（精神分裂症）

殺人被疑事件　東京地方検察庁

序

　被疑者は境界域の知能のほかボンド吸飲などにより学業もままならず，定時制高校を辛うじて卒業した年の夏，20歳で発病した。犯行時31歳であったが，長続きしないアルバイトのほかは職業経験もなく，独身で，閉じこもりがちの日々を父母とともに送っていた。この間6病院を転々として入院や通院による治療を受け，犯行時も通院中であった。父母の間および親子の間には何らの葛藤もない。母親が手術のため某病院婦人科に入院中，ある日突然父親に猛然と襲い掛かり，これを殺害した。犯行には精神運動興奮の特徴が認められる。取調べ中に昏迷状態に陥り，入院治療を要した。

被疑者　宮下賢治　精神状態鑑定書

目　次
I　緒　言
II　家族歴
III　本人歴
IV　現在症
　IV-1　身体的現在症
　IV-2　精神的現在症
V　犯行時の精神状態
VI　留置中被疑者が示した状態
VII　考　察
　VII-1　精神医学的診断
　VII-2　弁識能力等について
VIII　鑑定主文

I　緒　言

　私は平成10年12月1日，東京地方検察庁検察官○○○検事より，殺人被疑事件被疑者宮下賢治につき，以下の事項について鑑定し，結果を書面で報告するよう求められ，これを了承した。
　鑑定事項
　　一、被疑者の本件犯行時及び現在における精神障害の有無，程度
　　一、被疑者の本件犯行時における是非善悪を弁識し，同弁識に従い行為する能力の有無，程度
　　一、その他参考となる事項
　よって鑑定人は，同日より，茨城県立友部病院医師中島直を鑑定補助者として鑑定に従事し，関係書類を精読するとともに，同年同月8日，同11年1月20日，同年3月3日の3回，鑑定補助者は同10年12月17日，同11年1月7日，2月4日，同月18日の4回，東京拘置所に赴き，被疑者の問診を行った。また，同11年1月21日には，東京都立大久保病院にて，頭部コンピュータ－断層撮影を含む身体諸検査を実施し，同年2月3日には，東京都精神医学総合研究所にて，非常勤研究員高畠克子が心理検査を施行した。さらに，同年1月28日に，被疑者の母宮下ヤヨイから，鑑定補助者が，東京大学

医学部附属病院精神科外来にて事情を聴取した。

　被疑事実
　関係書類によれば，被疑事実は以下のとおりである。
　被疑者は，平成10年X月Y日午前3時3分ころから同日午前3時20分ころまでの間，東京都○○区○○2丁目3番4号被疑者方2階において，実父宮下善行（当時60年）に対し，殺意をもって，その顔面及び胸部を手拳で殴打し，よって，同日午前4時41分ころ，同都○○区○○1丁目2番1号A病院において，同人を肋骨骨折による胸郭動揺での呼吸不全及び肝挫傷，小腸断裂，腹腔内出血での循環不全の競合のため死亡させて殺害したものである。

II　家族歴

　家族歴については，被疑者の母であるヤヨイから聴取したほか，関係書類を参考にした。被疑者の父方祖父宮下軍一は新潟の出身である。長じて上京し，仕事をして蓄えを作り，金属部品を扱う小さな工場を興した。おとなしく無口な人であった。72歳ころ死亡した。
　父方祖母ヨシエは明治43年ころ新潟にて出生した。軍一と結婚して共に上京し，専業主婦として優しい人であった。昭和38年ころ，椅子から落ちてアキレス腱を切り，入院した病院で死亡した。
　軍一とヨシエの間に5男2女がある。
　長男忠良は，都電に勤め，結婚して3子をもうけた。現在は70歳代で健在である。
　次男タツヤ（漢字不明）は，郵便関係の仕事に従事し，結婚して2子をもうけた。飲酒を好んでいたが，50歳ころ死亡した。
　長女高子は事務職に従事し，結婚して石田姓となり，1子をもうけた。現在は60歳代で，千葉に健在である。
　三男康男は，軍一の工場で働き，後にこれを継いで作業に従事した。結婚して2子をもうけた。飲酒を好んで胃潰瘍になり，45歳で死亡した。
　四男善行は本件被疑者の父親であり，本件犯行の被害者である。昭和13年10月2日，東京都にて出生した。高校を卒業し，一時は軍一の工場を手伝っていたが，その後ボンドを作る会社であるマキタに就職し，課長にまで昇進した。昭和38年に，職場で知り合ったヤヨイと結婚した。50歳ころから糖尿病を患い，入院も2度し，食事療法を医師から勧められ，体重をかなり減らした。無口で，子供の躾などは妻任せであったが，被疑者とは仲がよく，一緒に釣りに行くこともあった。60歳で定年を迎え，隠居していたが，定年後1ヶ月で本件犯行の被害にあった。
　五男満広は会社員で，結婚して2子をもうけた。現在は57歳で，葛飾区に住み，健在である。
　次女小夜子は結婚して八代姓となり，主婦となって2子をもうけた。現在は51歳くらいである。
　被疑者の母方祖父平原寿郎は，茨城県の出身である。一時海軍に在籍していたが，その後は農業に従事した。無口で，厳しい人であった。62歳のとき，海で泳ごうとして心臓麻痺を起こして死亡した。
　母方祖母キヨは茨城県の出身である。主婦として農業と家事に従事していた。しっかりした人であった。72歳のとき，老衰で死亡した。
　寿郎とキヨの間に1男7女がある。いずれも茨城県の出身である。
　長女純は，昭和11年ころの出生である。結婚して川本姓となり，2子をもうけた。現在も茨城県で健在である。
　長男寿一は，昭和12年ころの出生である。寿郎の跡を継ぎ農業に従事した。3子をもうけ，現在も健在である。
　次女ヤヨイは，本件被疑者の母である。昭和15年6月29日に出生した。中学校を卒業した後，自宅

の近くで勤めをしていたが，寿一が嫁を迎えたのを機に東京へ出て，マキタに入社し，事務に従事した。同会社に勤めていた善行と知り合ったが，社内結婚が禁止されていたため，ヤヨイが他に転職して結婚した。昭和41年に被疑者を出産した後，退職して専業主婦となり，被疑者が学校に上がってからパートタイムの仕事に従事し，平成10年X-4月まで勤めた。被疑者および善行と同居していたが，子宮筋腫のため平成10年X月Y-11日よりA病院に入院しており，本件犯行の日は自宅に不在であった。

三女みき子は昭和17年の出生である。結婚して中川姓となり，時計の下請けの仕事に従事する傍ら，2子をもうけた。現在も墨田区に健在である。

四女絹代は，結婚して武田姓となり，3子をもうけた。現在は大森に健在である。

五女京子は，結婚して大川姓となり，2子をもうけた。現在は春日部市に健在である。

六女明江は，結婚して内田姓となり，2子をもうけた。現在は静岡県に健在である。

七女操子は，結婚して早田姓となり，3子をもうけた。現在は茨城県大洗市に健在である。

善行とヤヨイの間に，子は被疑者のみである。昭和46年にヤヨイは第2子を妊娠したが，子宮破裂のため手術を受け，児は出生後間もなく死亡した。

以上，判明している限り，血族の中に精神障害者はいない。

III 本人歴

本人歴は，被疑者およびヤヨイから聴取したが，適宜関係書類を参照して補った。

被疑者は，昭和42年1月9日，東京都○○区にて，宮下善行とヤヨイの長男として出生した。出産および発育上特記すべき異常はない。元気な子供で，幼少時から公園で同年齢の子らとよく遊び，ヤヨイのいうこともよく聞き分けて素直であった。

4歳のとき，自動車にはねられて頭を打った。意識を失うことはなかったが，1ヵ月ほど入院した。被疑者はその後も活発で，2年間元気に幼稚園に通った。昭和48年4月，○○小学校に入学した。学校から帰ってくると友人とよく遊んだ。3年生から4年生にかけては近くの道場で剣道を習い，5年生から6年生にかけてはリトルリーグに在籍した。学業成績は不良であった。

昭和54年4月，○○中学校に入学した。1年生の間は特に問題はなかった。2年生の半ばころから，小学校のときに同級生であった子を含む5人の生徒に，授業中に呼び出され，隣の空き教室で騒いだり，給食を持って学校を抜け出し，友人の家へ行ったりするようになった。被疑者は，自分は勉強したいのにむりやり誘われて仕方なくつき合っているのだといい訳していた。ヤヨイはそれを聞いてその子らの母親に電話したこともあるが，そうすると親にいいつけたことを理由に被疑者が叩かれるので，ヤヨイも対処に困ったことがある。被疑者の成績は悪かった。

昭和57年4月，定時制○○高等学校に入学した。定時制に入ったのは，成績が悪く，また上記のとおり就学態度も不良で，内申書もよくなかったためである。当初は問題なく，入学時にはラジオの部品などの型どりをする会社に就職した。しかし，1年生の夏休みころ，中学時代の悪友の一人に誘われ，ボンドを吸入するようになり，やがて仕事も辞めてしまった。

ボンドを吸入すると，もうろうとし，「地球の始まり」が見えたり，椅子やソファがあたかも集まって話をしているように見えたりした。そのほか善行の姿が見えて，「何やってるんだ。」と怒鳴られたこともあるという。夢幻様の幻視および幻聴を伴う酩酊状態を呈していたようである。

正確な日時は分からないが，被疑者が高校在学中，先輩に「トランキライザー」を勧められて飲んだところ，学校で寝込んでしまい，ヤヨイがタクシーで迎えに行ったことがある。

ボンドの吸入を始めてからは，仲間にボンドを買いに行くのをつき合わされるなどして生活が不規則になった。アルバイトも，飲食店や電気部品製作，建築業など種々の職種に就いたが，生活が不規則な

ために長続きしなかった。また，パチンコにも熱中していた。学校へは比較的きちんと通っていたが，一時は遊びに夢中になって学校へ行かない時期が長く続き，一度留年して昭和62年3月に高校を卒業した。

被疑者は同年8月某日（20歳），A病院精神科を受診した。落ち着きがなく，独語を漏らし，昼夜逆転した生活のため，即日入院となり，3日で退院した。診断は精神分裂病であった。B病院からの電話聴取報告書（○○警察署）によれば，被疑者は同年7月ころ，独語，幻聴をもって発病したようである。その後はA病院精神科に通院しつつ，時折アルバイトをしていた。このころからボンドの吸入を止め，従来の遊び仲間との関わりもなくなった。23歳のとき，3年ぶりに1度ボンドの吸入をしたが，それが最後であった。

平成元年ころから，もともと一家で入信していた創価学会の集会にときどき参加するようになった。詳細は不明であるが，平成2年ころ，足を怪我して，飯田橋の○○病院に約3カ月入院した。しかし，その後も独語が続くため，ヤヨイの知人に勧められ，平成3年7月，被疑者はC病院に受診した。同院の診療録をみると，診断は精神分裂病およびシンナー嗜癖後遺症である。初診時には「殺されちゃう。」，「人間は空気入れられると死ぬんだよ。」などと述べ，突如立ち上がってウロウロするかと思えば，「気持ち悪くなった。」といい，急に泣き出すような状態であった。同日任意入院となり，薬物療法などの治療を受けた。同年8月某日には「自分の喋りたいことが周りの人に伝わって，…喋らされるんですよ…」と訴え，同月某日には，独語につき「僕の体の中に知っている人が入り込んで，その人が優先的になる。…喋らされているというか魂を思いのままにあやつられて，云々」と述べている。同月中旬に自宅へ外泊したときには服薬が不規則となり，病院に戻るのを嫌がって興奮した。帰院してからも他の入院患者とトラブルを起こし，「あいつを徹底的にやってやる。」などと述べた。主治医は，被疑者が退院を希望していること，院内で事件が起こるのも困るから退院か転院を考えて欲しいことを家族に伝えた。結局，同年8月某日に「ほぼ完全寛解」と見なされて退院となった。その後同院に同年10月まで通院したが，9月には「泣いたり，笑ったり，独語が活発。まとまりなく饒舌。言語錯乱に近い。」とか，「（問診中も急におびえたりする）『自分の頭の中に骨が動いている。』」と記載されている。10月には「先生空気が入ったよ。」「殺されちゃうよ。」と訴えていた。

被疑者は，A病院から紹介されて，平成4年6月某日D病院に受診した。同院からの電話聴取報告書によると，被疑者は同日，興奮，不眠，意味のない笑い，被害妄想など，シンナー後遺症，精神分裂病の症状が認められ，同日入院となった。入院治療により症状が軽減したため，同年7月某日に退院した。その後は月2回の通院治療を行っていたが，被疑者が薬を飲まず，病状が悪化したため，平成5年1月某日から同年4月某日まで同院に再入院した。

平成7年2月某日，自宅で興奮し，隣家のガラスを割り，翌日受診したA病院の紹介で，同月某日B病院に受診した。同院の○○警察署宛回答書によれば，被疑者には独語，滅裂思考，精神運動興奮，不眠が認められ，精神分裂病の診断により，同日から同年7月某日まで入院した。

B病院を退院した後，被疑者はEクリニックに通院していたが，意味不明な言動を繰り返し，興奮して暴れる状態となり，平成8年9月某日に同クリニックの紹介で千葉県のF病院に受診した。同院からの電話聴取報告書によれば，被疑者は上記症状により即日入院となり，約1年を経て症状軽減により，平成9年9月某日に退院した。その後は同院に月1回通院し，最終受診は平成10年X月Y-10日であった。

被疑者は，F病院を退院したころから，屋外に出ると周囲から見られるように感じて外出したがらなくなった。こうした注察妄想のため，それまではときどき通っていたアルバイトも途絶えた。

いつの頃か明確にし難いが，何かにあやつられ，自分では飲みたくないのにオーデコロンを1本飲んだり，上着を着たまま風呂に入ったりしたことがある。奇異な行動とこれに伴う作為体験である。ま

た，酒を飲むとイライラし，4日間ほど眠れなくなり，大声で怒鳴ったり，独語したことはあるが，両親に暴力をふるうようなことはなかった。

被疑者に前科前歴はない。

以上，本人歴を纏めると以下のようになる。被疑者は，元来活発で，友達らともよく遊んだ。中学校2年生ころから，悪友に誘われて授業を抜け出すようになった。定時制高校1年生の夏休みから，ボンドを吸飲するようになった。生活が不規則になり，仕事もアルバイトも，いずれも長続きしなかった。昭和62年に高校を卒業した頃から独語が目立ち，落ち着きがなくなり，同年8月にA病院に受診し，精神分裂病と診断された。その後数ヶ所の病院に，精神分裂病，シンナー嗜癖後遺症などの診断で入院および通院治療をした。その間示した症状は，独語，幻聴，精神運動興奮，奇異な行動，作為体験などである。平成9年9月にF病院を退院してからは，注察妄想のために外出をしなくなった。翌10年X月Y-10日まで通院治療を続けていた。

IV　犯行時の精神状態

被疑者は平成10年X月Y-4日にウィスキーをグラスに1杯飲んだ。このころから夜眠らなくなった。同月Y日午前1時19分，善行が110番および119番に電話をして，「精神病の息子が暴れている。」と訴えた。同日1時22分ころ，警察官と救急隊員が相次いで被疑者宅に駆けつけたところ，被疑者が2階の部屋に敷いた布団の上に全裸で座り，「へへへへへ」という感じの奇声を上げていた。救急隊員および警察官が入院先を探したが見つからず，善行も被疑者が落ち着いてきたというので，同日2時30分ころ，警察官および救急隊員は現場から引き上げた。

同日午前3時3分ころ，再度善行が110番に電話した。「息子が暴れている，手がつけられない。警察官に来て欲しい。」というものであった。同じ頃，善行の弟満広は「殺されちゃうよ。」という善行の電話を受けたが，その電話は突然切れた。被疑者は，この時，善行の顔，胸，腹に殴る蹴るの暴行を加え，その場に倒れた善行の胸に馬乗りになり，何回も飛び跳ねた。善行がぐったりしたところを，被疑者は人差指と中指を善行の鼻の孔に入れ，善行の体を布団の上まで引きずって移動させ，ぐらぐらしていた善行の歯を抜き取った。

指令を無線受令機で受けた警察官らは，3時20分ころ，被疑者宅に到着した。同じ頃満広も被疑者宅に到着した。玄関および窓は施錠されており，当初警察官や満広は被疑者宅に入ることができなかった。窓を破ろうとしていたところ，3時27分頃，被疑者が玄関のドアを開け，全裸で出てきた。警察官らが被疑者宅に入ろうとするや，被疑者がつかみかかったので，警察官らがこれに対応し，満広が被疑者宅に入って，倒れている善行を発見した。血痕が広範に飛び散っていた。警察官が「やったのはおまえか。」と尋ねたところ，被疑者が「俺がやった，俺がやったんだよ。」と答えた。被疑者の両手拳に打撲痕を認めて，3時30分，警察官が被疑者を現行犯逮捕した。

逮捕の際，被疑者が，全裸のまま2階に昇ったり降りたりするような興奮状態にあったので，警察官らは被疑者の両腕および両足に保護バンドを施さなければならなかった。

若干の問診を提示する。

よく覚えていないといっていた——はい。お父さん殴ったというの覚えていないんですよ。お父さんが「死んじゃう。」といったのに…顔を見たら変形していた（声を上げて泣き出す）。こっちの手（左手）でやったみたいで，こっちの手が痛いんですよ。

今でも痛いの——もらった薬を塗っている。あと痛み止めだけ。打撲しているんだか，折れているんだか分からない。あれほどひどい顔になるとは…びっくりしてしまいますよ。お母さん見ているんだか。何かに取り憑かれたみたいにお父さんやっちゃったから覚えていないですよ。なぜあの時間起きていたか分からないし。

何かに取りつかれた —— そうですね。あの時間帯に，あんな格好して自分の部屋にいるなんておかしいですよ。

裸でいたんだって —— 裸で，フルチンだったみたいですね。

なぜ裸になったか分からない —— そうですね。

寝るときはいつもフルチンなの —— 大体フルチンのことが多かった。着苦しい，そのころはずーっと。

パジャマを着ると苦しくなるの —— そうですね。今はそんなことないんですけど。お父さん死んじゃったんですよね。

そうだね —— そうですよね。

お父さんとは仲良くしていたんでしょう —— （頷く）

自分の中に誰かが入っていた感じ… —— その時は自分じゃなくて，お父さんが目の前に立ったときに跳び付いた。お父さんが「死んじゃうから止めてくれ。」といったのが冗談かと思っていた。跳び付いて，ジャンプしてたら，死んでいた。お父さんの骨折れてました。内臓破裂だといってました。即死だって。

その時は誰かが入っていたんじゃないの —— 入っているのは昔からで，出てくれないんですよ。

いつから入っているの —— だいぶ昔から入っている。

大体いつ頃から —— 平成になるかならないかの頃。よく覚えていないんですよ。

どんな感じの人 —— 二人いるのかな。一杯いるのかな。一人は朝鮮人で，一人はやくざで，二人いるのだけど，事件のときはもっと他の人がいたみたい。

それはどういう感じの人 —— それは見えない。私の生き方を邪魔した人がここ（前胸部左上を指す）にいる。覚醒剤中毒者が入っている。これはまた違う人で，事件のときは分からない。おいしい話のときは出てくる。

その人は何かあなたにいうの —— いわない。黙って行動する。聞けば話してくれるかもしれないけど。

入っている人はあなたを勝手に動かすわけ —— 動かすというか，仲良くするのに失敗した。

事件は中にいる人のやったこと？ —— そうもいえるけどなあ。そういう病気ってあるんですか。そういうこと起こったことないんですよね。

誰か中に入っているのはずっと前からだ —— （頷く）僕でなくて他の人にもそういうことあるんですか。でも，こういう形で父親殺しなんてのはないですよね。父殺しなんて考えないから。家で寝ていたら，いきなり利用されたんですよ。人がよいからと思っておとなしくしてれば。

以上を要約する。X月Y日未明に善行から2度の110番通報があった。最初の通報によって警察官と救急隊員が駆けつけたときは，被疑者は2階の布団の上に全裸で座り，奇声を上げていた。2時30分頃，警察官らが引き上げた後に，被疑者の興奮は頂点に達した。善行は辛うじて110番し，満広宅に電話をかけたが，その間被疑者は善行を殴ったり蹴ったりし，倒れた善行の腹部に馬乗りになり，繰り返し飛び跳ねた。ぐったりした善行の鼻の孔に指を入れて引きずった。この間，記憶が断片的で，警察官と救急隊員の初回の来訪を知らず，実行行為を開始した状況や父を殴打したことを覚えていない。何のために深夜起きていたかを知らず，父親の悲鳴と哀願を冗談と誤認していた。激烈な興奮と衝動行為，それらに伴って一種の意識障害があったと考えられる。

被疑者は，平成10年X+1月25日付供述調書で「自分の身体の中には他の者が入り込んでおり，自分の考えではやめることが出来ず，自然に身体が動いてしまった。」と述べている。鑑定の問診でも，その者は黙って行動するとか，自分の身体が「いきなり利用された」と述べ，あるいはまた「何かにとりつかれたよう」だとか，「あやつられたよう」だと語った。

被疑者は父親に対して怨恨，憤怒，その他の激情のいずれも抱いていない。被疑者と善行との間には何らの葛藤も軋轢もなく，犯行直前に両者が口論した事実もない。

考察の項で後述するが，以上は犯行が発作的な緊張病性興奮の中で行われたことを示唆する。

V 留置中被疑者が示した状態

被留置者の取扱状況報告書（平成10年X月Y+4日付）によれば，平成10年X月Y日，午前8時45分に被疑者を留置したときは，意味不明の言葉を発しながらもおとなしく指示に従い，留置室に収容された。しかし，留置当初から「仏殺…水泥棒，女が入り込んでいる。」などの意味不明の言葉を呟き，15時10分頃には全裸となり，「風呂に入れろ。」などと騒ぎ，以後も全裸の状態が続いた。父方叔父の満広が差し入れた下着を，「自分のものではない。」といって拒否した。就寝時間になっても独り言を続け，翌X+1日午前0時過ぎに就寝したが，1時過ぎには目を覚まし，室内を歩き回って独語し，時折ワオー等の大声を発する。一晩中寝ない。X+3日午後3時20分ころ，相変わらず裸のままで室内トイレの前で寝ていた。尿を失禁し，「半眼の状態で口から泡を吹いていた」ので，職員らに連れられ警察病院救急センターを受診した。精神分裂病による昏迷状態との診断を受け，同日はハロペリドールの点滴処置を受けた。その後も昏迷状態は改善しない。

以上は，犯行後，被疑者がX月Y日から翌日にかけて，留置場において精神運動興奮を呈したこと，同月Y+3日には昏迷状態に陥ったことを示している。

被疑者取調べ立会い報告書（平成10年X月Y+5日付）によれば，X月Y+4日午前9時20分から取調べを開始したところ，脚を組み，一定の場所を見つめてニヤニヤし，何やらぶつぶつと小声で呟いた。麦茶を差し出すと，飲んだお茶を調べ室内に噴出する。両手で手招きしながら，小声で「時間の無駄，無駄。」と言い，「親父を殴って殺した。」「時間がもったいない。」といって水を要求する。どうしてお父さんを殺したのかと尋ねると，身体中が小刻みに震え，小声で「何て言えば分からない。」という。その後も天井を見たりしていて，取調べに応じる態度がなく，供述調書が作成できない始末であった。結局被疑者は，同年X月Y+6日よりX+1月某日までG病院に入院して，治療を受けた。

VI 現在症

VI-1 身体的現在症

身長180 cm，体重94 kgの，大柄で肥満した男性である。四肢，軀幹の体毛が濃い。脈は毎分96回で整調，緊張も良好である。血圧は117-78 mmHgで，正常である。聴診上，心音に異常なく，呼吸音は清で，ラ音を認めない。腹部は肥満しているが柔らかく，腸蠕動音は正常であり，腫瘤や圧痛を認めず，肝臓を触知しない。肘窩その他の箇所に注射痕を認めない。

神経学的には，以下のとおりである。瞳孔は正円，左右同大，直径5 mmであり，対光反射，輻輳反射ともに迅速かつ十分である。眼球運動に異常を認めず，眼振もない。舌運動にも異常はない。腱反射は左右対称で異常を認めず，病的反射は見られない。ジアドコキネーゼは左右ともに良好である。手指に粗大な姿勢振戦を認めるが，静止時や運動時には振戦を認めない。筋強剛もない。ロンベルグ徴候は陰性である。

血算，血液生化学検査および電解質検査に異常はない。尿一般検査にも異常はみられないが，沈査で白血球が31-50個／毎視野と増加しており，尿路感染症の所見を示した。梅毒血清反応は陰性である。心電図で，軽度のT波の平坦化がみられた。抗精神病薬の影響と考えられる。

脳波をみると，8-9 c/s，20-30 μVの不規則で少量のα波が後頭部優位に出現しており，開眼による抑制はやや不良である。16-20 c/s，20 μVの速波が全汎性に中等量混入している。13 c/sの光刺激で基本同調駆動反応が出現しているが，過呼吸賦活では目立った変化はみられない。正常範囲の脳波であ

頭部コンピューター断層撮影（CT）をみると，腫瘤や梗塞像はみられず，脳室系にも異常はない。正常CT像である。
　以上，身体的には，尿路感染症のほかに特記すべき異常所見を認めない。

VI-2　精神的現在症
VI-2-a　一般的態度，行動
　服装は整っている。取調室にのっそりと入り，鑑定人を認めると軽く会釈をする。視線を合わせることは少ない。顔貌は幼く，実直そうであるが，未開発，粗野で，荒涼としている。ときに苦笑を浮かべることはあるが，表情は硬く，動きに乏しい。本件犯行や被害者である父親に関する話題になると涙を浮かべ，声を震わせることが多い。しかし，後悔や慚愧に堪えないという風は長く続かず，話題を転ずるとすぐに消失する。深く悲しむということができないように見える。談話中，声を荒げてやくざな話し方になったり，無言になったりすることもあるが，「そうなっちゃうのですよ。」と弁解する。しかし，そうした状態は長続きせず，しばらく時をおいて同じ質問をするとまともな回答がえられる。自分の語る内容によって自らが不利になるのではないか，重い刑罰を受けることになるのではないかとの恐れをしばしば口にするが，一方で自らが「無期懲役になればいい。」などと語る。本人歴について尋ねると，「忘れちゃった。」をくり返し，出来事の詳細やその時期については聴取できないことが多かった。また，問診の最中に，小声でつぶやくように独語をすることが時々あった。睡眠はやや不良で，入眠障害，中途覚醒および熟眠障害がある。食欲は普通であるが，食餌を残すことがある。

VI-2-b　問診と観察
1）未分化な幻覚妄想体験，連合弛緩
　被疑者は「考えようとすると変なものが見える。」という。幻視またはそれに近い体験であろう。何者かが「頭の中に入ってきて」，あるいは「身体に入って来ちゃって」などと訴える。一種の憑依妄想である。また，体に入った何者かが「話してくる。」，「話し相手になってくれる。」という。幻聴または幻聴に近い体験のようである。さらに，その侵入した者のせいで「腹に毛が生えたり胸毛が生えた」といい，自分が毛深くなったことを嘆いている。自らの身体が改変されたという妄想，すなわち一種の心気妄想である。このように，幻視またはそれに近い体験，幻聴またはそれに近い体験，憑依妄想，心気妄想といった病的体験があり，しかもそれらが互いに通底し，いくらかは互いに移り変わる関係にある。また，自己の身体は侵入者によっていつの間にか毛深い身体に改変されており，自己の身体であって自己の身体でないという。身体の単一性が失われており，いわゆる自我障害の表現を見ることができる。以下に若干の問診例を挙げる。
　A病院にはなんで行ったの ── 警察に電話した。自分に何かが入って来たので電話した。護送車みたいなワンボックスの車で護送された。
　それで行ったのがA病院だったの ── そうみたいですね。
　自分の中に何が入って来たの ── 朝鮮人が入って来た。今から思うとはっきりしないけど，他人が入って来た。
　どんな感じ ── 今覚えていない。
　恐ろしいとか，嫌だとか ── 嫌だったから警察に電話した。
　出て行ってもらうために？ ── 出て行ってもらうために電話したのですけど，逆効果でした。
　入った人はまだいるんですか ── たまーに。
　感じるんですか ── うん。

―中　略―

　現在困っていることはどういうこと ―― 早くどうなるか知りたい。
　G病院に入院したときは ―― 知らないうちに病院にいた。
　あなたの中の人が何かしたとか ―― 頭が攪乱して，おかしくなっちゃってて，要するに……（左手で胸の辺りを撫で下ろしている。）
　中の人は体のあちこちに… ―― 全部には行かないけど，この辺り（胸を指す。）にいるような気がする。でも体全体がその人になっちゃっているから。
　あなたの体を動かすのはあなたなの？ ―― 体を動かすのは僕なんですけど，いざというときに好判断ができないから。……ここ（頭部を指す。）に何か入っているんですよ。

―中　略―

　宮下君自身は，具合が悪くて入院や通院したいなと思ったことは ―― ないですね。
　自分の中の人があなたを利用して困ったことがあった ―― うん。病院では治せないと思った。
　そのことで困っていたけど，病院では治せるわけがないと思っていたの ―― うん。
　A病院に受診する（昭和62年8月某日）前に，何者か（朝鮮人など。一人ではないという。）が自分の身体に侵入し，爾来時に応じて自分の身体を自由にし，今でも居座っていると訴えている。今日まで精神科治療の必要を感じたことはないというように，病識を欠いている。なお，いちいち例示しなかったが，回答が質問の趣旨からずれることがしばしばであった。連合弛緩が認められる。

2）感情表出の不適切

　被疑者は短い問診の間でも，時に涙を浮かべ，また時に声を荒げ，さらに場面にそぐわない笑顔をみせるなど，さまざまな情動表出の不適切を示した。
　お酒を飲むこともありましたか ―― ありましたね。たまに。
　毎日じゃないですか ―― 酒好きじゃないですから。飲みたいときもありますけど，止められてた。
　止められていたというのは，病院からですか ―― 親からかな。忘れちゃったか。人の親のこととかそんなに聞かないでくださいよ（涙を浮かべる）。
　お酒を飲むのは，1ヵ月に1回ぐらいですか ―― …気が向いたときに飲んだけど，叱られてやめた。
　お酒を飲むとどうなりますか ―― あなたはどうなりますか。
　人によってどうなるか違いますからね ―― そうね。
　あなたはどうなりますか ―― 酔わない。
　飲んでも変わらないですか ―― 昔むりやり飲まされた。
　飲んでも変わらないですか ―― ていうか，むりやり飲まされたことあるんですよ。それからおかしくなっちゃった。だからいっぱい飲まないんですよ。ちょこっと飲んでやめる。初めからあんなもの作らないで欲しいですね（怒りを込めた口調）。

―中　略―

　今でも自分の中にいるの ―― 出てくることもあるし出てこないこともある。（声調が変わる）体に入っていいかと聞いたら，入っていいといったからよー。俺もよー…中の人がこんな風にいう。胸毛，鼻毛，頬の毛，やたら毛が生えるようになってしまった。恥ずかしいから板挟みになる。
　何が恥ずかしいの ―― いろいろのことが。今の薬先生が出しているんですか。飲むことは飲んでいるけど，全然効いてないような気がする。何もいわなくても勝手に処方箋を出したりするから，薬嫌なのですよ。でも今は薬なしにはだめな体になってしまった。
　中にいる人はわりにおとなしくしているわけ，今 ―― 二人とも昆虫じゃないですか。昆虫みたいですよ。刑務所に入るんですよね。告訴されているんですよね。連絡は来ないんですよ。そういうこと聞くと自分が損するんだな（しょげている）。

被疑者は問答の途中でしばしば涙を浮かべた。父親や母親について語るときに目立ったが，場面にそぐわない落涙もしばしば見られた。また，唐突に声調を変えて怒りが表現されることがあり，やくざな口を利くこともあった。また，時折，声を荒げて問診に拒絶的となるが，すぐにまた協力的になるようなこともあった。

VI-2-c 心理検査
1) ロールシャッハテスト
これは投影法と言われる一般的な心理テストで，黒白および多色彩のインク・ブロットでできた各5枚，全部で10枚の図版を使用し，それぞれの図版に対する反応から，被検者の精神内界を判定し，精神医学的診断の一助にするものである。

図版を手渡されると，最初は「うーん」と唸って，遠目やすがめ目にして眺め，反応を出すのに苦戦していたが，慣れるに従いリラックスしてきて，片肘をついたり，あくびをしたり，2〜3回放屁をしたり，状況をわきまえない態度が見られる。

反応時間は平均すると，1カード当たり2'24"と短くはなく，割合ゆっくりとカードを眺めて反応を出している。初発反応時間は，平均では21.7"と比較的長いが，カードIVの3"からカードIXの50"まで，ばらつきが非常に大きい。しかも，最長初発反応時間はカードIXで，「タツノオトシゴで大好きだ」と言い，MLC (most like card) に選んでいながら，反応を出すまでに時間が掛かり，最短カードは「気持ち悪くて説明できない」といいながら，すぐに反応を出しており，初発反応時間と反応内容に奇妙なずれがある。総反応数は26と多く，質問段階で3反応が追加になり，テストに慣れて反応を出すことに積極的になれたといえる。反応拒否や失敗はない。

i) 知的側面
ロールシャッハテストで見る限り，知的水準はあまり高いとはいえない。

まず，知能に関連があると考えられているロールシャッハ因子は，形態水準（F＋％）である。ブロットを正確に認知し，各ブロットを適切に統合・調和させ，それを分節化・明細化して説明できることが，良い形態水準の条件である。普通は70％といわれているが，本被検者では21％（R＋％＝36％）とかなり低い。カードIから，「ただのシミにしか見えない」と，反応ともつかない未分化な反応を出しており，カードIIでも途中で同じ反応を出している。次に，部分反応を全体反応に統合しようとするが，不良な反応をかえって増やすという結果をもたらしている。例えば，カードIIでは，「片手ずつ手を合わせている鳥。体は人間のよう。鳥と人間とが交ざっている顔に見える」など，「手のある鳥」という反応も奇妙であるが，第一印象で赤い上部を見て鳥を連想したのだろう。それに拘って，不適切な反応を出している。同様なことは，カードIIIでも現れ，「ハイヒールを履いた女の人が二人いる・・人間であって動物のよう。男性のような，女性のような・・男性のシンボルがあります」といい，男性像と女性像が未分化で混交している。また，カードVIでは，「ここが，動物のなめし革。山があって，動物のなめし革に見えます」と奇妙な結合を起こし，形態水準を大幅に低下させている。

第二は，全体反応の量と質である。W％は必ずしも多くはないが，質の点では，前述したように統合に無理があり，病的な作話的結合が出現しているため，W反応の質は著しく低下している。ちなみに全体反応だけを見ると，良好反応は2/9である。

第三は，人間運動反応の量と質である。M反応（人間運動反応）は，全部で4つ出ており，形態水準もそれほど悪くないが，問題がない訳ではない。カードIIIでは，「二人の人が何かを持っている」といい，本来の人間運動反応であるが，他の3つの反応は「人の顔」の反応で，カードVIIでは「向き合っている女の人の顔」と「離れあっている鬼の顔」といい，良好な人間運動反応というには少し無理がある。

ii）情緒的側面

まず情緒的側面では，色彩カードにおいて色彩という外的な（情緒）刺激に対して，どのような統御をするかによって，外的統御・内的統御・圧縮的・抑圧的統御に分かれる。FC：CF＋Cの数値が判定の基準になるが，本被検者の場合1：3の比率で，加えてSP.Cが1つあるので，何れにしても外的統御タイプである。これは，外的刺激に敏感に反応するが，自己中心的で社会的に洗練されていない表現様式を取る人と考えられる。カードⅡの第一反応では，「血にしか見えませんね」と言い，カードⅩでは「ここは赤に黒が交ざっている。殴られた跡です」と，反応の質は未分化でプリミティブで攻撃的といえる。なお，カードⅨで「地上のものでない，何かもっと上の方のもの」と述べている反応は，SP.Cとスコアされ，非常に漠然とした抽象的な反応である。

次に，人間運動反応を見てゆくと，数値上はM＝4で少なくはないが，本来の人間運動反応は，カードⅢの「お互いに向かい合っていて，何かを持っている」のみである。他の三つは「人間の顔」の運動反応で，カードⅢ「変な顔で，笑っているよう」，カードⅦ「向かい合っている女性の顔」と「離れあっている男性の顔，鬼のような，天狗のような」というもので，一般的にM反応に見られる，二人の人間の協調的・共感的・躍動的な運動ではない。M反応が三つ以上出ると，高い知能，想像力，内的安定，共感性を示す良いサインといわれているが，この被検者では当てはまらず，むしろ逆の傾向を表していると思われる。一方，動物運動反応（FM）では，三つとも動物の全体運動反応で「手を合わせている（Ⅱ）」「化け物が動物にまたがっている（Ⅳ）」「虎か熊が向かい合って何かしている（Ⅷ）」と全て，人間同士よりは動物同士の方が生き生きとした動きが感じられる。もともとFMは，直接満足をえようとする衝動性や生理的な生命力を表すといわれており，この被検者では内的エネルギーの高さと，それが統御を欠いて衝動性として現れる可能性を示唆している。

最後に，多く出ている「顔」反応について述べる。はっきり「人間の顔」として認知されているのは，「笑っている男性の変な顔（Ⅲ）」，「女性の顔（Ⅶ）」，「男性の無表情な顔（Ⅷ）」の三つである。「人間と動物の合いの子の顔」と認知されているのは，「鳥と人とが交ざっている顔（Ⅱ）」，「男性の顔，鬼のような，天狗のような顔（Ⅶ）」の二つである。「動物あるいは架空の生物の顔」は，「コヨーテの顔（Ⅰ）」，「化け物のような動物の顔（Ⅳ）」の二つである。以上，26反応中7反応で，人間や動物などの顔を出しており，この多さはそれだけ自分を見る人の顔や目に過敏になっていることを示し，この過敏さが時には関係妄想に発展する可能性も否定できない。

iii）精神医学的側面

精神医学的側面の診断については，精神分裂病のサインがかなり散見される。

まず，反応領域については，全体反応（W）が35％と低い上に，質的には不良水準反応が多い。これは例えば，カードⅡで「七面鳥みたいのが手を合わせている。人間のような体」，カードⅢで「ハイヒールを履いた女の人で，・・男性のシンボルもあって，・・ふたりの間の目印のリボンがあって・・」など，無理して全体反応にして，結果的に形態水準を低下させている。さらにこの傾向が強くなると，「作話的全体反応」になり，例えばカードⅣの「化け物が，動物またがっている」という反応に現れてくる。また，異常部分領域反応が15％と多少高く，この中には希有反応（dr）が三つ含まれており，特にカードⅥでは，「なめし革と山」という別々のアイテムを無理に結合させて，不合理な「作話的結合反応」を出している。これらの作話的傾向は，精神分裂病のサインに外ならない。

次に，人間や動物の認知において，混交反応が多発しているが，これは自我同一性の障害という病的なサインの現れとも考えられる。まず，人間の場合，カードⅢに顕著に表れ，カードⅠでも多少葛藤を引き起こしているように，男性か女性かを決定できにくい点が上げられる。これは被検者自身の性同一性の混乱と見てよいかどうか，にわかには決めがたい。また，動物の場合，カードⅡのように鳥と人間が交ざりあったり，カードⅣのように化け物と動物が跨がり跨がられたり，奇妙に混交しあっている。

これは、自我境界がきちんと引かれていない分裂病の患者に、しばしば見られることである。

2）WAIS-R（ウェクスラー成人知能検査改訂版）

この検査は、16歳から74歳までの成人を対象に、ごく普通に行われる知能テストで、言語性検査の6下位検査（一般的知識、数唱問題、単語問題、算数問題、一般的理解、類似問題）、動作性検査の5下位検査（絵画完成問題、絵画配列問題、積木模様問題、組合せ問題、符号問題）で構成されている。

検査結果は、言語性検査の評価点35点 IQ 73、動作性検査の評価点31点 IQ 70、全検査の評価点66点 IQ 70で、知能水準は境界線である。

ⅰ）言語性検査と動作性検査では、言語性検査の成績が多少よく、各下位検査間のばらつきも言語性検査の方が小さい。

言語性検査では、類似問題9点と数唱問題8点が比較的平均的な評価点であるが、単語・算数・理解問題ではそれぞれ4点と低い。類似問題では、11課題中最高評価点を上げているが、「ドレスとスポーツウェアの似ている所」という質問に、「似てない。真心が篭もっているじゃおかしい」と、突然訳の分かりにくい答えが飛び出し、病的ともいえる自閉的な思考回路を窺わせる。一方、数唱問題のような、機械的な数字の記銘力は普通に保たれているが、暗算問題では苦手意識があるせいか、二桁の簡単な乗除もおぼつかず、概算も出来ない状態である。単語問題でひどく成績が悪いのは、不正確な知識や思い込みのためと考えられ、たとえば「修繕」→「修行しながら、正しいことをする所」、「アレルギー」→「知らないうちに、人を見ると鳥肌が立ったり、できものが出来る」、「GNP」→「日本ナショナルポジション」などの答えに顕著である。理解問題で成績が悪いのも、独特の思い込みが影響している。「お金を友人から借りるより、銀行から借りるのが良いのは？」→「国でやっているから。友人の方が大切。でも安心出来る」のように、被検者なりの論理があるが、そこで葛藤を起こしたときに、かなりの混乱が起こるようである。「森で道に迷ったとき」→「助けてもらいたい。自分で行動していいか悪いかを判断して、・・動かないでじっとしている」など、相当の混乱ぶりである。

ⅱ）動作性検査では、組み合わせ問題で最高評価点11点を出しているが、そのほかは芳しくなく、符号問題で最低点の2点、積み木模様も評価点4点と相当低い。組み合わせ問題で成績がよいのは、何ができるかを初めに見定めて、ある程度予測してかかっている点であるが、これが積み木問題では実行されず、最初の試行錯誤で終わってしまったところにある。符号問題で悪いのは、じっくり慎重にやり過ぎたところにあるようである。

最後に、被検者は自嘲気味に、「分かんないことが多くて、ばかだと思います。学校に行かなくちゃ。」と嘆いた。

言語性検査	粗点	評価点	動作性検査	粗点	評価点
1．一般的知識	10	6	2．絵画完成問題	11	7
3．数唱問題	14	8	4．絵画配列問題	13	7
5．単語問題	13	4	6．積木模様問題	25	4
7．算数問題	6	4	8．組合せ問題	36	11
9．一般的理解	9	4	10．符号問題	35	2
11．類似問題	15	9			
言語性評価点合計	35	VIQ 73			
動作性評価点合計	31	PIQ 70			
全検査評価点合計	66	IQ 70			

VII 考 察
VII-1 精神医学的診断

　被疑者の精神所見を纏めると，以下のとおりである。被疑者の疾患は，遅くとも昭和62年7月（20歳時）に，独語，不穏，昼夜逆転，幻聴などの症状をもって発病した精神分裂病である。同年8月にA病院に入院したのを皮切りに，あちこちの精神病院に入退院を繰り返している。今日まで，幻視または幻視に近い体験，幻聴または幻聴に近い体験，他人が自己の身体に侵入して居座っているという妄想，その者が自分を毛深い身体に変えたという心気妄想，またその者が自分の身体を自由に動かす，利用するという妄想，注察妄想，連合弛緩，不適切な情動表現などの多彩な症状がみられるが，被疑者の中心的症状は精神運動性興奮または昏迷であり，意志から行為に至る過程の障害である。自分の意志でなく何かにあやつられてオーデコロンを飲んだり，上着を着たまま風呂に入ったりするなどの奇行と作為体験が後者の例であり，本件犯行とその後の状態は精神運動興奮と昏迷の典型的な表現である。

　精神分裂病は症候学的特徴から解体型（破瓜型），妄想型，緊張型などに分類されるが，上記のような精神運動性の障害または意志から行為に至る過程の障害を中心症状とするものを緊張型分裂病と呼んでいる。被疑者の場合，未分化な幻覚妄想などの多様な症状も存在するが，精神運動興奮と昏迷が顕著であり，意志から行為に至る過程の障害が明瞭に認められるので，緊張型分裂病に所属させるのが適切である。

　被疑者の場合は，特に鑑別診断を要しないと思われるが，念のためこれを行うとすれば，有機溶剤吸入による中毒性精神病の可能性であろう。確かに，被疑者は過去に有機溶剤を連用しており，これまでの医療機関でシンナー嗜癖後遺症との診断を付されたこともある。しかし，被疑者はシンナー吸入によって幻視を伴う酩酊状態を一過性に経験したのみである。被疑者にみられるような激しい精神運動興奮や昏迷，および明瞭な意志行為の障害が，有機溶剤濫用による後遺症として生じることはない。今日までの精神症状と経過を説明する診断としてはシンナー嗜癖後遺症は適切でない。

VII-2 弁識能力等について

　上述したとおり，被疑者は緊張型精神分裂病に罹患しており，未分化な幻覚妄想体験，独語，情動易変などの症状を持続的に有しており，また時に作為体験が生じ，精神運動興奮を示すこともあり，昏迷を呈したこともある。

　被疑者は父善行に対し，暴力行為のもととなるような何らの感情も有しておらず，本件犯行には動機がない。また本件犯行は，唐突に，無計画に，いわば衝動的に始まった。そして，本件犯行に関する被疑者の記憶は断片的である。さらに，それは「他の者が入り込んで」，「あやつられたよう」に，すなわち自我意識の障害のもとで行われた凶行である。「あやつられた」というのは比喩ではない。行為の主体たる自我が障害され，まさに他者の支配の下で行為が行われたことを指し示している。

　緊張型分裂病に罹患した者はしばしば無目的な精神運動興奮，すなわち緊張病性興奮を呈するが，被疑者の場合も，本件の時点においてまさに激しい緊張病性興奮が出現している。善行からの最初の110番通報によって駆けつけた警察官らが見た被疑者は，布団の上に全裸で座って，奇声を上げていた。そして，警察官らが去った後，興奮状態が頂点に達し，犯行に至ったのである。

　緊張病性のシューブ（病勢推進期）は，平成10年X月Y-4日頃の不眠から始まったと考えられる。同年同月Y日未明の精神運動興奮は発作的に出現して，著しい衝動性と攻撃性を帯びており，一部記憶欠損を残している。ある種の意識障害を伴ったと考えるべきであろう。このような激しい精神運動興奮においては，是非善悪を弁識する能力は完全に失われていたと考えるのが妥当であろう。

　被疑者はこれまで，10年以上にわたり，いくつかの病院で入院を含む治療を施されてきた。それにもかかわらず，未分化な幻覚妄想体験，独語，情動易変などの症状は持続し，本件犯行にみるような激

しい緊張病性興奮を呈し，留置中には昏迷に陥った。今日，激しい精神運動興奮と昏迷はひとまず収まったとはいえ，現在症に挙げたような病的症状を呈しており，いまだ緊張病性シューブを脱していない。

これまで緊張病性シューブが相次いで繰り返されたこと，各シューブは容易に終焉せず，つねに火種（病的症状）を残して次なるシューブを用意してきたことにかんがみ，被疑者の予後は決して楽観できないというべきである。被疑者には入院による十分な治療を処方すべきであり，丁寧な社会復帰のサービスが必要になるであろう。

Ⅷ 鑑定主文

一、被疑者は現在，緊張型精神分裂病に罹患し，未分化な幻覚妄想，作為体験，独語，不適切な情動表現などの症状を呈している。犯行時は上記疾病の病勢推進期にあり，犯行は発作的な精神運動興奮に基づいて遂行されたものである。

一、被疑者は犯行時，是非善悪を弁識する能力を欠如していたと考えられる。

一、被疑者の病状は深刻であり，予後も楽観できない。すみやかに入院による治療に委ねるのが適切である。

以上のとおり鑑定する。

平成11年3月10日

東京都精神医学総合研究所

非常勤研究員　西　山　詮

東京地方検察庁

検察官検事　　○　○　　○　殿

なお，本鑑定に要した日数は，平成10年12月1日から平成11年3月10日までの100日である。

【解　説】

緊張型統合失調症（精神分裂病）

緊張型は稀であるとか少なくなったといわれるが，精神科救急や刑事鑑定に携わっていると稀ならず遭遇するものである。本例もまず典型的な一例といってよかろう。本文に書いたように，幻視または幻視に近い体験，幻聴または幻聴に近い体験，他人が自己の身体に侵入して居座っているという妄想，その者が自分を毛深い身体に改造したという心気妄想，またその者が自分の身体を自由に動かす，利用するという妄想，注察妄想，連合弛緩，不適切な情動表現などの多彩な症状が見られるが，これらの中心的基盤をなすのは精神運動性障害であり，意思から行為に至る過程の障害である。特に犯行時は精神運動興奮が激しく，意識障害を考慮しなければならないほどである。取調べ時には昏迷状態に陥り，しばらく入院治療をしなければならなかった。端的にいって，捜査を受ける能力がなかったのである。

緊張型の特徴は急速に深い病的体験段階，たいていは人格的崩壊の状態に陥ることにある。平成3年C病院に受診したころ，「殺されちゃう。」，「人間は空気入れられると死ぬんだよ。」などと述べ，突如立ち上がってウロウロするかと思えば，「気持ち悪くなった。」といって急に泣き出した。そもそもこのような患者を任意入院させることに問題があるが，主治医は本人が退院を希望していること，院内で事件が起こるのも困るから退院か転院を考えてほしいことを家族に伝えて，2ヵ月にも満たないうちに「ほぼ完全寛解」とみなして退院させた。退院後の通院中も「泣いたり笑ったり独語が活発。まとまりなく饒舌。言語錯乱に近い。」とか「（問診中も急におびえたりする）自分の頭の中に骨が動いている。」と記載されるような状態であった。K Conrad[2]のいう身体性のアポカリプス的変容がすでに認められ

る。
　Conradは，緊張病者に意識混濁があるかどうかについては，「意識とは何か」，「混濁とは何か」という問題で意見の一致がないかぎり，この問いに対する答えはないといっている。確かにそのとおりであるが，情動行為の際に意識障害を認め，覚醒剤による中毒性精神病状態にも意識障害を認める近時の言語習慣に従うなら，被疑者の犯行時に意識障害を認めないのは不公平になるであろう。父親に対する殲滅的行為に見られる精神運動興奮，誤認，昂揚した感情，部分健忘などから「一種の意識障害」を認定することにした。緊張病の体験は夢体験に酷似しているといわれるが，留置中の「仏殺…水泥棒，女が入り込んでいる。」などの意味不明の断片的言動もE　Kretschmer[8]のいわゆる形象系列思考（Bildstreifendenken）の現れであろう。今日でもロールシャッハテストによれば，不合理な作話的結合反応，自己同一性の障害，自我境界の未確立が認められる。
　この事例においては緊張型統合失調症であることが明瞭であったので，ICD-10もDSM-IVも持ち出さないでおいたが，やはり一応の検討はしておくべきであったかもしれない。ICD-10では，分裂病の診断に特別な重要性を持つ症状として，以下の（a）から（i）までの9項目を挙げ，分裂病と診断するためには，（a）から（d）までののうち少なくとも1つのきわめて明かな症状を呈しているか，あるいは（e）から（h）までの症状のうち少なくとも2つが1ヵ月以上存在することを要求している。
（a）考想化声，考想吹入あるいは考想奪取，考想伝播。
（b）支配される，影響される，あるいは抵抗できないという妄想で，身体や四肢の運動や特定の思考，行動あるいは感覚に明らかに関連付けられているもの，および妄想知覚。
（c）患者の行動にたえず註釈を加えたり，仲間たちの間で患者のことを話題にしたりする幻声，あるいは身体のある部分から発せられるという他のタイプの幻声。
（d）宗教的あるいは政治的な身分，超人的な力や能力といった，文化的に不適切でまったく不可能な，他のタイプの持続的な妄想（たとえば，天候をコントロールできるとか別世界の宇宙人と交信しているといったもの）。
（e）どのような種類であれ，持続的な幻覚が，明らかな感情的内容を欠いた浮動性の妄想か部分的な妄想，あるいは持続的な支配観念を伴ったり，あるいは数週間か数ヵ月間毎日継続的に生じているとき。
（f）思考の流れに途絶や挿入があり，その結果，まとまりのない，あるいは関連性を欠いた話し方をしたり，言語新作がみられたりするもの。
（g）興奮，常同姿勢あるいはろう屈症，拒絶症，緘黙，および昏迷などの緊張病性行動。
（h）著しい無気力，会話の貧困，および情動的反応の鈍麻あるいは不適切さのような，ふつうには社会的ひきこもりや社会的能力の低下をもたらす，「陰性症状」。これらは抑うつや向精神薬の投与によるものでないことが明らかでなければならない。
（i）関心喪失，目的欠如，無為，自分のことだけに没頭した態度，および社会的ひきこもりとして明らかになる，個人的行動のいくつかの局面の全般的な質に見られる，著明で一貫した変化。

　宮下賢治は（b）を呈していることが明らかである上，（f）（g）（h）が存在することが認められ，さらに（e）をも満たすのではないかと思われる。そして，緊張型統合失調症と診断するためには，別の基準である（a）昏迷あるいは緘黙，（b）興奮から，（g）命令自動症その他に至る7項目のうち，少なくとも一つ以上のものが臨床像を支配していなければならないという。宮下の場合，（b）が臨床像を支配していると考えられる。（a）も一時期認められている。DSM-IVについても同様にできるので繰返さない。

分裂病者に対する急性期治療の必要性

　平成3年のC病院における治療の段階で，十分な治療をなすべきであった。確かに体重が90kgを超える若い成年男子が精神運動興奮の状態にあれば，病院にとっても容易ならぬ相手であろう。それでも被疑者を，平成4年から5年にかけてD病院が2回入院させ，平成7年にはB病院が半年間，平成8年にはF病院が1年間入院させている。犯行は通院中の出来事であるが，緊張病の場合において，いかに積極果断な処置が必要かをこの例が示している。被害者である父親から最初110番および119番に電話があったとき，警察官と救急隊の一行は実に3分で現場に到着した。因みに東京都区内においては，パトカーは連絡を受けてから数分以内に現場に到着できるといわれている。しかし，到着した一行は被疑者が過去に治療を受けたことがある遠隔地の精神科病院を探しては電話をしていたのである。深夜入院を引き受けてくれる精神科病院などありはしない。父親があきらめ，一行は1時間余り（この間あちこちの病院に電話をしていたのである。）の後現場を去った。そのときも被疑者は全裸で奇声を上げていた。2度めに父親が110番に電話したときには，警官隊が現場に到着するまでに17分もかかっている。この間に犯行が完遂されたのである。

　第2回の警官隊の到着に遅延があったことにも疑問があるが，主たる問題は第1回の警官隊や救急隊の対応にある。東京都に精神科救急体制が整備されて20年を超えるというのに，警官隊も救急隊も「ひまわり」（東京都の救急の窓口）を知らず，過去に入院したことがある病院ばかり探すという伝統的な方法のみ繰り返して，救急治療と犯行予防の好機を逸したのである。留置室に収容されたときも深刻な病状を呈しており，取調べにも満足に応じられる状態ではなかった。本来ならば警察官または検察官が早急に何らかの診断（鑑定）を求めてもよかったのではないかと思われるが，これをしなかったのは本人の有効な同意が得られなかったためであろうか。それとも事件の重大性にかんがみて，安易に精神保健鑑定や精神衛生診断はできないと判断したのであろうか。この事例の救急医療の必要性と問題性については，著者の論文[15]を参照されたい。

統合失調症（分裂病）者の責任能力

　K Schneider[18]によれば，精神医学は存在（Sein）の学であって当為（Sollen）の学ではないから，精神医学から価値判断に言及することはできない。いわゆる不可知論である。そうすると，両者の架橋は取決めによって行なうしかないであろう。Schneiderもそう考えた。この取決めがKonvention（慣例と訳されるが，自然生成的なものでなく，明らかに人為的なものであるから，規約，せいぜい協定と訳すのがよかろう。）と呼ばれるものである。これはこれで廉潔かつ明快な立場を表明したものである。これによれば，分裂病や躁うつ病に罹患していたことが確かであれば，鑑定人は直接には弁識能力についても制御能力についても言明しないのであるが，弁識能力または制御能力がなかったことを暗黙のうちに認めたものとするのである[5]。

　これは本来は鑑定人（精神科医）と裁判所（法律家）との協定であるから，どちらか一方でもノーといえば成立しない。ドイツでも法律家が必ずしもこれに賛成したわけではなかったし，精神科医の中でも1960年代からHE Ehrhardt[3]を嚆矢として，このような学説に対する果敢な攻撃が繰返し加えられるようになった。今日でも論争は続いているが，文字どおりの意味でSchneiderに従っている精神科医は稀であろう。不可知論的立場で今日まで論法鋭いのはP Bresser[1]くらいなものであろうか。W Janzarik[7]やG Huber[6]のようなSchneiderに親しんだ学者も，統合失調症の経過研究を基礎にして，上記のような言説にかなりの修正を加えた。H Witter[21]も不可知論者の代表であったが，晩年の論文は相当に可知論に接近している。H Sass[16,17]もJanzarikを継いでかなり妥協的な道を歩んでいる。

　日本では中田修[13]および仲宗根玄吉[12]が不可知論を堅持して，多くの精神科医に影響を与えた。症例4の第1鑑定人もそのような影響を受けた一人であろう。そして福島章[4]がこれに激しい攻撃を加えて

いる。古い学者を挙げれば，呉秀三[10]は不可知論者だったようであるが，三宅鑛一[11]はすでにかなりの程度に修正不可知論者または可知論者的だったのであり，内村祐之[19]もこれに近い。小沼十寸穂[9]は限定責任能力を細分してその軽重を鑑定人が見分けて，量刑に反映させることを考えたほどに可知論者であった。今日，大多数の精神科医は，自覚のあるなしに関らず，修正不可知論または可知論をとっているように見える。可知論の危険は責任能力の判断基準が，従って責任能力の判定が無限定になることにある。この点でなんらかの工夫が必要になる。

　宮下賢治は犯行時統合失調症であったとはいえるが，それ以上に弁識能力等については知ることができないといえば，その人は不可知論者である。しかし，不可知論で行くためには，分裂病は責任無能力を認めるに十分な程につねに重篤な疾患であることを精神科医が保証し，法律家がそれを信じて責任無能力を認めるという協定が成立していなければならない。この協定は無理であろう。U Venzlaff[20]が言うように，Schneiderの不可知論は内因性疾患に対して可知論になるからである。判定方法も結局，純粋生物学的方法を採用したことになるであろう。

　JanzarikやHuberなら，統合失調症であれば責任無能力とするというような目の粗い協定には賛成できないが，統合失調症の急性病勢推進期，慢性期ではあってもまだ1級症状が認められるような病状，緊張型統合失調症の重症状態には責任無能力を認めるという目の細かい協定は保持してよいという。すなわち修正不可知論である。代表的な可知論者であるVenzlaffも，これには賛成している。

　真正の可知論者は犯行状況と病状から弁識能力や制御能力に，そして責任能力に言及する。しばしば例に挙げられることであるが，彼らは幻覚や妄想が行為（または人格）を支配または規定したかどうかを問い，行為者がこれらに支配または規定された場合は責任無能力としてよい等という。しかし，幻覚や妄想があったとき，これに支配されはしないが行為に出た場合と支配されて行為に出た場合とがどのような基準で分けられるのかがまず不明である。幻覚や妄想の内容に行為が沿っているかどうかだけで，果してそういうことが決定できるであろうか。幻覚や妄想があっても行為に出ない患者が無数にいるということを考慮に入れると，幻覚や妄想に支配されるとはそもそもどういうことかを説明せねばならない。

　これは統合失調症ではなく，覚せい剤による精神病状態の疑われる状態の被告人であるが，本書の症例4で述べたように，裁判官が留守の家を教える幻聴などあるはずがないといい，仮に幻聴を認めるとしてもそれは情報を提供する幻聴であって，命令幻聴ではなかったとして，幻聴の犯罪行為に対する意義を否定した事例がある。しかし，この被告人は，犯行の少し前，激しい肉体労働で稼いだ1ヵ月分の給料（25万円）を，幻聴の指示するままに未知の人の家の郵便受けに投入していたのである。恐ろしさの余り，捜査によって発見されるまで，被告人はこのことを完全に想起することができないでいた。幻聴に支配される行為があるとすれば，これこそそれに該当するのではないかと思われるが，このような病歴は無視されている。この第二審判決は最高裁判所（昭和58年）によって支持されたことは既に述べた。

　宮下賢治の場合は，未分化の幻覚と妄想があるばかりで，成熟した精神病が発達する余地さえないように見える。幻覚や妄想の支配とか密接な関与は問題にならない。まともな幻覚や妄想が形成できないほどに重篤だといってもよい。触法行為は発作的，衝動的とも見えようが，精神運動興奮がたまたま触法行為となったといえるかもしれない。これは緊張型統合失調症の重症興奮状態に人格崩壊（ゲシュタルト崩壊）が窺われる状態[14]で，意識障害さえ疑われる。緊張型統合失調症は意思と行為の間を破壊する病気であるが，意思の無力化とはすなわち人格の無力化である。何らかの憎しみから行為に出る場合はもちろん，被害妄想から攻撃行為に出る場合でさえ，賢治の場合に比べれば，はるかに高度の水準にあると思われる。

　確かに幻覚や妄想は重視するに足りる重要な精神症状である。これらを等閑に付すべきではない。け

れども成熟した妄想は，例えば支配観念とどの程度司法精神医学的な差があるかは明らかでない。妄想のある患者がすべて触法行為に出るものでないことは，臨床家ならよく知っているであろう。究極的には，精神症状のみならず人格状態を検討すべきである。賢治においては行為の主要素たる意思が崩壊している。それはまた人格崩壊の一表現である。このような状態にある人は，責任追及に応えるべき人格的基礎を欠いていると考えるべきであろう。

文 献

1) Bresser P：Krise des Sachverstaendigenbeweises. In：Der Sachverstaendige im Strafrecht Kriminalitaetverhuetung. Springer, Berlin, 1990.
2) Conrad k：Die beginnende Schizophrenie. 2. unveraenderte Auflage, Thieme, Stuttgart, 1966. 山口直彦，安 克昌，中井久夫訳：分裂病のはじまり. 岩崎学術出版社, 東京, 1994.
3) Ehrhardt HE und Villinger W：Forensische und administrative Psychiatrie. In：Psychiatrie der Gegenwart. Bd. III, S. 181-350, Spriger, Berlin, 1961
4) 福島 章：精神鑑定. 有斐閣, 東京, 1985
5) Gruhle H：Gutachtentechnik. Springer, Berlin, 1955. 中田修訳：精神鑑定. 文光堂, 東京, 1957
6) Huber G：Das Problem der Schuldfaehigkeit in der Sicht des psychiatrischen Sachverstaendigen. Fortschr Neurol Psychiat, 36；454-473, 1968
7) Janzarik W：Die strafrechtliche Begutachtung Schizophrener auf dem Boden des psychopathologischen Schizophreniebegriffes. Nervenarzt, 32；186-189, 1961
8) Kretschmer E：Medizinische Psychologie. 10.Auflage, Thieme, Stuttgart, 1950. 西丸四方, 高橋義夫訳：医学的心理学ⅠⅡ. みすず書房, 東京, 1955
9) 小沼十寸穂：精神鑑定－問題例と問題点－. 南江堂, 東京, 1971
10) 呉 秀三：以下の三宅鑛一の著書による
11) 三宅鑛一：精神鑑定例. 南光堂, 東京, 1937
12) 仲宗根玄吉：責任能力に関する基礎的諸問題. 現代精神医学大系 第24巻 司法精神医学. p.26-45, 1976
13) 中田 修：責任能力をめぐる最近の問題（覚醒剤中毒と精神分裂病）. 現代精神医学大系. 年刊版'87-B, p.309-332, 中山書店, 1987
14) 西山 詮：精神分裂病の責任能力－精神科医と法曹との対話－. 新興医学出版, 東京, 1996
15) 西山 詮：大都市の措置入院－救急措置入院の展開と基準－. 精神経誌, 101；727-736, 1999
16) Sass H：Ein psychopathologisches Referenzsystem fuer die Beurteilung der Schuldfaehigkeit. Forensia, 6；33-43, 1985
17) Sass H：Der Beitrag der Psychopathologie zur forensischen Psychiatrie-Vom somathopathologischen Krankheitskonzept zur psychopathologischen Beurteilungen. In：Psychopathologie und Praxis (Hrsg. von W Janzarik). Enke, Stuttgart, 1985.
18) Schneider K：Die Beurteilung der Zurechnungsfaehigkeit. Thieme, Stuttgart, 1948.
19) 内村祐之：精神鑑定. 創元社, 東京, 1952
20) Venzlaff U：Aktuelle Probleme der forensischen Psychiatrie. In：Psychiatrie der Gegenwart. Bd.III,2. Aufl. S.883-932, Springer, Berlin, 1975
21) Witter H：Unterschiedliche Perspektiven in der allgemeinen und in der forensischen Psychiatrie. Springer, Berlin, 1990

症例6 (F2) 妄想性障害

現住建造物等放火未遂被告事件及び建造物等以外放火被告事件
横浜地方裁判所　平成9年（わ）第801号等

序

　これは重い遺伝負因（母親と父方叔父の一人が統合失調症）を持つ妄想性障害の例である。ある職場で，小心ではあるが野心的な社員が，会社の経営改善のために意見書を書いて提出してから，人事部長を主な対象とする迫害妄想を発展させた。部長らに抗議し，無言電話をくり返し，ついには部長宅や会社ビルに放火したものである。取調べの過程で妄想の一部を訂正したが，他方で誇大妄想を発展させていることが明らかになった。

　妄想性障害において，犯行が妄想に沿う場合をすべて責任無能力としてよいか，が問題になるであろう。そのような場合，一方では，妄想によって人格が支配されているがゆえに一部保たれた能力にもかかわらず無能力とせねばならないと主張される。他方では，妄想にもかかわらず人格がよく保たれているから無能力ではないと考えられる。鑑定人はあれを取るかこれを取るかの選択を迫られる。

被告人　近松　昇　精神状態鑑定書

目　次
I　緒　言
II　家族歴
III　本人歴
IV　犯行時の精神状態
V　現在症
　V-1　身体的現在症
　V-2　精神的現在症
　　V-1-a　一般的観察
　　V-2-b　問　診
　　V-3-c　心理検査
VI　説明と考察
　VI-1　精神医学的診断
　VI-2　刑事責任能力等に関する参考意見
VII　鑑定主文

I　緒　言

　私は平成10年6月某日，横浜地方裁判所裁判長裁判官○○○○判事より，現住建造物等放火未遂被告事件および建造物等以外放火被告事件被告人近松昇につき，以下の事項に関して鑑定し，結果を書面で報告するよう委託され，宣誓の上これを了承した。

　　鑑定事項　一、犯行当時及び現在の精神状態
　　　　　　　二、犯行当時及び現在の刑事責任能力の有無

　よって鑑定人は，茨城県立友部病院医師中島直を鑑定補助者として，同日より鑑定に従事し，一件書類を精読するとともに，同年7月7日，8月19日，9月14日，10月28日，11月17日の5回，鑑定

補助者は同年6月25日，7月2日，同月30日，8月20日，10月1日の5回，東京拘置所に赴き，被告人の問診を行った。また，同年7月27日には，茨城県立友部病院にて，頭部コンピューター断層撮影（頭部CT）を含む身体諸検査を実施した。また，同年7月29日には，東京都精神医学総合研究所にて，同研究所非常勤研究員高畠克子が心理検査を施行した。また，同年9月16日には，同研究所において，鑑定人および鑑定補助者が被告人の父親である近松祐太郎から事情を聴取した。

公　訴　事　実
本　籍　－略－
住　所　－略－
職　業　無職

近　松　　昇
昭和39年12月30日生

　平成9年8月18日付の起訴状によると，被告人は，以前勤務していた会社の上司であった川又慎一郎（当55年）に就職活動を妨害されたものと邪推し，同人方を焼損してその恨みを晴らそうと企て，平成9年X月Y日午前2時10分ころ，神奈川県○○市○○町3丁目3番66号所在の右川又慎一郎方玄関前駐車場において，同所に駐車中の普通乗用自動車2台のそれぞれの後部バンパー付近に所携のガソリンを撒き散らすなどした上，ガスライターで固形燃料に点火してこれを右撒き散らしたガソリンなどに投げつけて火を放ち，右両車両の後部トランク，スポイラー，バンパーを焼損させた上，更に右川又慎一郎らが現に居住する木造2階建て家屋の玄関軒下の庇の一部を燻焼させたが，家人らにより発見消火されたため，その目的を遂げなかったものである。

　平成9年10月13日の追起訴状によると，被告人は，以前勤務していた会社の上司であった川又慎一郎（当55年）に就職活動を妨害されたものと邪推し，同人方を焼損してその恨みを晴らそうと企て，平成9年X-1月Y+12日午前1時30分ころ，神奈川県○○市○○町3丁目3番66号所在の右川又慎一郎方において，所携の工業ガソリンを注入した容器3個を同家屋北東側外壁に隣接して置き，その周囲に所携のガソリンを撒き散らした上，あらかじめ用意した固形燃料に簡易ライターで点火してこれを右工業ガソリン入りの容器などに投げつけて火を放ち，右容器から順次燃え移らせて，右川又慎一郎らが現に居住する木造2階建て家屋を焼損しようとしたが，自然鎮火したため，同家屋の北東側外壁の一部を燻焼させたにとどまり，その目的を遂げなかったものである。

　平成9年11月21日付起訴状によると，被告人は，以前勤務していた会社の関係者に自己の再就職を妨害されているものと邪推し，その恨みを晴らそうと企て，平成9年X月Y-4日午前3時15分ころ，東京都○○区○○1丁目2番3号セキレイ化学小谷ビル1階ピロティ部分に設置された駐車場において，同所に駐車中のセキレイ運輸株式会社所有に係る普通貨物自動車1台の後部付近コンクリート床面にガソリンをまくとともに，ホワイトガソリンをかけた雑誌にライターで点火した上，これを前記床面にまいたガソリンに投げ入れて放火し，同車両及び同所に駐車中の同社所有に係る軽四輪貨物自動車1台に燃え移らせて右車両2台を焼損し，よって，そのまま放置すれば同ビル内に延焼するおそれのある危険な状態を発生させ，もって，公共の危険を生じさせたものである。

II　家族歴

　家族歴については，被告人および祐太郎から聴取したほか，適宜一件書類を参照した。
　被告人の父方祖父半次は，明治31年の生まれである。その父親が生糸で稼いだ財産で生活していた。自身は商才がなく，株で大損をし，結局仕事は何もしなかった。財産は戦後の農地改革で大きく削減された。外出もせず，家事に手を出すわけでもなく，91歳で老衰のため死亡した。被告人の父方祖母き

くは，明治39年の生まれである。50歳ころ緑内障で視力を失ったが，その後も手探りで食事を作るなどして家事を勤めていた。90歳のとき胆嚢癌で死亡した。

半次ときくの間に3男1女がある。

長女菊江は成田に嫁し，23歳で初産のとき双生児を産んで死亡した。菊江の長男夏夫には妻との間に1男があり，次男秋夫には妻との間に2男がある。

長男祐太郎が被告人の父親である。昭和9年，広島県○○市に生まれた。会社員をしており，昭和33年に西川二三枝と結婚し3男をもうけたが，二三枝が精神分裂病のため入院し，同女に回復の見込みがないので，昭和48年に離婚した。その後は仕事から帰宅して家事に忙しい生活を続けた。被告人をつねに気にかけ，優しく接し，叱ったり殴ったりしたことはない。昭和51年篠崎光子と再婚し，現在は定年退職して無職である。

次男恒男は現在57歳である。OA機器の会社に勤めて営業に携わっていたが，現在は常務の職にある。結婚して2男がある。その長男道雄には特に問題がない。次男次雄は1年前麻薬の使用で逮捕され，執行猶予の判決を受けた。しかし，その後3日と自宅におらず，現在は行方不明である。

三男良夫は昭和21年の生まれである。結婚して1男をもうけたが，入籍はしていない。病状照会に対するA病院の回答によれば，良夫は16歳ころ精神分裂病に罹患し，某精神病院に数ヵ月入院した。昭和54年に○○市内のA病院に措置入院となった。当時の鑑定書によると，数日前からいらいらし始め，「殺される又殺してやる」等と云って乱暴な言動をする，自分を天皇と思いこみ行動する，等と記載されていた。経過は比較的よく，入院後幻覚妄想は次第に消褪し，最近では人格変化を残している。現在も同上病院に入院を継続している。

被告人の母方祖父西川寿蔵は，農業を営みながら農協で精米の仕事もしていた。きわめておとなしい人で，交際というものがなく，情に流される一面があった。被告人の母方祖母カズサは，気丈なしっかり者で情に流されず，善悪のはっきりした人であった。

寿蔵とカズサの間に2男1女がある。

長男久彦は，おとなしくて交際を全くしない人である。23歳のとき，死別した前夫との間に1男を有する水商売の女性と恋愛をした。周囲が結婚に反対したため，睡眠薬（アドルム）を大量に飲んで自殺を図った。これによりようやく結婚が認められ，郵便局の局員として定年まで勤めた。現在65歳で，子はない。

長女二三枝が被告人の母親である。昭和12年，広島県○○郡に生まれた。祐太郎と結婚して3男をもうけた。祐太郎によれば，二三枝は昭和38年ころからしきりに淋しがり，近所の人が自分の悪口をいうと訴え始めた。祐太郎が隣家にどなりこんだところ，「おかしいのじゃないの。医者にみせた方がいいのじゃないか。」といい返され，B診療所に受診させた。破瓜型分裂病であり，治らない病気であると説明を受けたが，祐太郎にはこれが信じられなかった。同年のうちに○○のC病院に受診させ，ここに10年近く通院した。昭和41年ころ，二三枝は1歳2ヵ月の被告人を連れて家出したことがある。1ヵ月ほど行方不明であったが，知人が発見して祐太郎に知らせてくれ，○○市内で皿洗いなどしていた二三枝を祐太郎が連れ帰った。（A病院の回答によると，二三枝は昭和41年頃発病したと考えられている。）祐太郎は，自分の両親と同居しているのが二三枝の病気の原因かと考え，同じ敷地内に別棟を建てて半次，きくとは別に暮らすようにしたが，二三枝の具合は変わらなかった。昭和47年11月には二三枝の様子が一見しておかしいことが明らかとなり，同年同月22日A病院に入院となった。祐太郎は見舞いに通っていたが，社会復帰は無理であると判断し，昭和48年に離婚した。二三枝は20年弱A病院に入院を継続した後，平成2年に退院となり，現在まで同病院に通院治療中である。幻聴，妄想，情意鈍麻が残っている由である。

次男逸正は結婚して2男をもうけた。現在57歳で，衣類販売を業とするしっかり者である。

祐太郎と二三枝の間に3男がある。

長男順一郎は，昭和34年，広島県○○郡にて出生した。中学のとき陸上部に，高校ではラグビー部に所属して活発な子であった。大学を卒業した後職を転々とし，今日土木建築の営業をしている。平成7年平川紀子と結婚して2女をもうけ，○○市内で暮らしている。

次男昇は本件被告人であるので，これについては次章本人歴で述べる。

三男護は昭和47年，広島県○○市で出生した。幼少期は乳児院で育ち，その後祐太郎の同胞の家にあずけられ，小学校2年生ころから祐太郎や被告人らと一緒に暮らすようになった。小柄でおとなしい性格である。商業高校を卒業した後，就職した。現在も独身で○○市の実家に住んでいる。

以上，父方の叔父良夫および母親二三枝が精神分裂病で，ともに重症の経過を取り，精神病院に長期入院の経歴があるという点が重要である。父方の従弟次雄が麻薬使用で逮捕歴があり，現在も行方不明であるが，疾病に関しては不明である。母方伯父久彦に自殺企図の既往があるが，特別な疾病はないようである。その他には，判明している範囲で，精神病等を持つ者はいない。

III　本人歴

本人歴は主として被告人と祐太郎の陳述に拠ったが，一件書類を適宜参考にした。

被告人は昭和39年12月30日，祐太郎および二三枝の次男として，広島県○○郡の二三枝の実家で出生した。出産時は逆子であり，難産であった。早くから漏斗胸が認められたが，その他に幼少時に特記すべきことはない。出生後まもなく○○市の自宅に戻り，そこですでに発病していた二三枝に養育された。

被告人は幼稚園に1年通った後，○○小学校に入学した。漏斗胸のため身体が弱く，不活発で，学校から帰宅して遊びに出ることもなかった。漏斗胸を見られることを嫌い，学校のプールでも「身体が悪い。」と主張して見学していた。夜は多量の寝汗をかき，二三枝が昭和47年以来入院していたため，祐太郎が小学校6年まで一緒に寝て，こまめに汗を拭いてやった。成績は中の上ぐらいであった。祐太郎によれば，被告人は大人しそうでいて負けん気が強く，気性が激しかった。被告人は母が気違いだ等といわれ，いじめられていたであろうという。平成9年7月30日付警察調書によると，被告人は自分の性格を几帳面，内向的，心配性で，気が弱く，他人に対して反発できないところがあると述べている。

昭和48年には両親が離婚し，近松家は祐太郎と順一郎，被告人の3人暮らしとなり，同一敷地内の別棟に半次ときくが住んでいた。護は幼少のため，乳児院に預けられた。家事は主として祐太郎がこなしていたが，被告人も目の見えないきくの指示に従って手伝うことがあった。

被告人は5年生のころから身体が徐々に強くなり，剣道を習い始め，市の道場に週2回通った。

昭和51年，祐太郎が光子と結婚した。被告人は父親の結婚に反対はしなかったが，この再婚によって祐太郎と一緒に寝ることができなくなった。そのためもあってか，事ある毎に光子に反発した。何かを買って欲しいときも「○○を買ってこい。」などと，乱暴な言葉遣いのメモを残した。順一郎は元々父親の再婚に反対であったが，こうした事態を見かねて被告人に注意したところ，被告人が順一郎につかみかかったことがある。被告人は，順一郎に対して歯向かうことが多かったが，護については心配し，可愛がっていた。

昭和52年3月に小学校を卒業し，同年4月○○中学校に入学した。中学でも剣道部に入り，週日は夕方まで練習をして，夕食と入浴を終えると寝る日々が続いた。市の大会に出たこともある。周囲からはよい子と言われ，小学校のころと異なり，明るい性格となった。土曜日や休日は友人宅へ行ってプラモデルを作った。

昭和55年3月中学校を卒業し，同年4月第一志望の○○高等学校に入学した。入学後，学校の身体検査から漏斗胸のため心臓が圧迫されていることがわかり，被告人は手術を受ける決心をした。祐太郎

は手術を受けることには同意したが，ちょうど家を新築する時であり，半次が寝たきりになっていたので，被告人の手術はもう少し先にしたかった。被告人は一度言い出すと誰が何と言っても聞き入れない子供で，結局この時も被告人が自分の意志を通し，昭和56年3月に東京女子医科大学附属病院で手術を受けた。20日間入院し，5月から学校に登校した。徐々に身体強健になり，その年の夏には海水浴をするほどになった。

　高校2年生のとき，被告人が祐太郎に，光子が自分を監視していると訴えたことがあり，祐太郎が心配して被告人をA病院へ連れていった。診察の時，被告人は自分の勘違いであったと述べ，医師は精神病ではないと2人に告げた。この後は特に心配すべきこともなく，精神科の受診もこのとき限りであった。

　高校を卒業した後，1年浪人したのち，昭和59年4月神奈川大学○○学部に入学した。大学の選定にあたっても，言い出したらきかない被告人の性格が露になった。祐太郎らは費用を考えて関西の大学を勧めたが，被告人は東京の大学を強く希望した。現役では関西の大学にしか合格しなかったために浪人し，1浪の後も都内の大学に合格しなかったため，合格した大学の中でもっとも東京に近い神奈川大学を選んだ。入学してからはゼミナールに励み，剣道の愛好会にも所属して，活発であった。トラックの運転手の助手，ガードマン，結婚式場の準備係，家庭教師など種々のアルバイトをして250 ccのオートバイを購入し，休暇の度にオートバイで帰省した。

　被告人には浪費傾向がみられる。奨学金も受けていた上，祐太郎からの仕送りも月15万円に達した。在学中に3回転居し，最後には新婚夫婦用の一戸建てを借りて出費が増えたほか，衣服等の品物を大量に買い込んでいた。祐太郎は被告人のこうした傾向を戒めたが，厳しくすると被告人が光子に当るので，結局祐太郎は被告人のいうなりに送金していた。

　この時期の被告人は，サークルで合宿に行ったり，同級の仲間と酒を飲みに行ったりして，交友は盛んであった。在学中に2人ほどの女性とつきあい，肉体関係も経験した。1人の女性は石川県の出身で，被告人と彼女は互いの家庭に行き来し，彼女の親から祐太郎に電話が掛かってきたこともある。祐太郎は被告人に，結婚するか否かをはっきりするよう勧めたが，明快な返事はなかった。結局この付き合いは平成4年ころに終わった。

　大学4年の7月には，被告人はアメリカ合衆国に20日間滞在するほか，イギリス，イタリアを周遊する海外旅行へ一人で行った。この旅行も祐太郎の反対を押し切って実行した。

　昭和63年3月に大学を卒業し，○○銀行に就職した。被告人は主として融資の仕事に携わった。東京での勤務を希望したが，最初の1年は広島市に配属され，2年目は尾道市に転勤になり，3年目は世羅郡に遣られた。

　被告人は，自分のノルマ達成のため，家人に定期預金を依頼した。それを受けて，祐太郎が360万円，きくは230万円の定期預金口座を○○銀行に設けていた。平成2年の初めころ，被告人はこれらを無断で解約し，勝手に使ってしまった。3年目に田舎に転勤させられたことを不満に思っていた被告人は，無断欠勤をした末，平成2年退職した。

　退職後はしばらく実家にいて再就職を目指し，リクルートに登録した。平成3年に入ってから求人情報誌でセキレイ化学が社員を募集していることを知り，応募して同年4月ころ内定を受け，同年8月入社した。最初は島根県松江の子会社に派遣され，総務部経理課で，経理事務および雑用をした。平成4年4月に，東京都○○区○○にあるセキレイ関東販売株式会社に移り，経理を担当した。

　平成5年に，セキレイ販売の組織の統合再編成に伴い，本件被害者である川又慎一郎がセキレイ東京販売株式会社に総務部長として着任した。平成6年4月には，セキレイ販売の再編成により関東販売株式会社が整理され，それが東京販売株式会社に編入されるとともに，被告人は川又の部下となった。

　このころセキレイの労働組合では，経営改善のため，各支社や各部署で意見をとりまとめて会社側に

提出しようという動きがあった。被告人は，経理の立場から会社の財務内容について意見をまとめた。当初は部署の名義で提出する予定であったが，全員の賛成が得られず，結局意見書は被告人名義で組合に提出された。被告人は平成7年，○○区○○の東京販売第三支店に転勤した。

被告人は，平成4年ころから食欲不振や食後の腹部不快感があり，平成7年秋ころには神経性胃炎となった。同年11月ころ胃の具合が悪く，1カ月ほど会社を休んだことがある。その後も病院に受診したり，薬局で薬を買って飲んだりしていたが，平成8年3月の決算期に，腹痛などにより1週間ほど会社を欠勤した。

セキレイに就職してからも，祐太郎は被告人への仕送りを続けていた。自動車税，車検などの臨時の出費があるときは被告人から送金の要求があり，祐太郎はそれに応じて送金した。被告人がセキレイを退職したときも，祐太郎は150万円を送金し，退職後も仕送りを続けた。

被告人によれば，被告人が川又を意識し始めたのは平成6年ころからである。同年6月に上記意見書を提出してから，川又らに目をつけられるようになった。同年9月ころの業務会議で，被告人が意見書に書いた会社の債務超過が議題になった。爾来被告人は会社の危険分子と見なされるようになったという。上記会議のしばらく後，川又が鈴蘭の小鉢を被告人のところにもってきて，「この鈴蘭の芽には毒がある。この毒を飲まされるのは君だ。」と被告人を指さして言った。（これは"お前はここからいなくなるのだぞ"という意味だと被告人はいう。）高校時代の友人中原一郎も「近松はもうすぐ首になる。」と50歳くらいの男から電話があったといっていた。3階（本社）の女子社員が，「近松さんにいたずら電話しているのは近松さんの知っている人ですよ。」と教えてくれたし，被告人がカップラーメンを買ってきて3階に箸を借りに行ったとき，別の女子社員が「近松さんにいたずら電話しているのは川又部長ですよ。」と告げた。

平成7年5月には株式会社方順に転職試験を受けた。採用が内定し，配属も決まっていたが，調べてみたところ経営内容が芳しくなかったので中止した。同年8月ころから結婚相談所の紹介で病院の看護婦三橋典子と交際を始めた。被告人によれば，交際を始めて間もなく，小学校や高等学校時代の友人および三橋から「セキレイの人から変な電話が掛かってくる。」という話を聞くようになった。50歳台のおじさん風の人が「近松は会社で寝ていることもあるんだよ。」とか，「あいつは女たらしだ。」というような，被告人を中傷する内容であった。支社の市村課長に中傷電話について訴えたところ，市村課長は「会社には変な人がいるんだ。実は私もやっているんだ。」と認めた。市村や川又が電話したり，被告人のアパートに侵入して身辺を探っていたようであった。「女たらしで有名なの？」と三橋に尋ねられたが，弁明して了解してもらった。三橋との交際は順調で，同年10月三橋がハワイ旅行に出掛けたとき，国際電話が掛かってきたし，お土産にTシャツやキーホルダーをもらった。同年11月には三橋が病院の女子寮を出て自宅に帰り，爾来乗用車で通勤していたが，上記中傷電話を気味悪がっていたのでそのせいかもしれないと被告人は考えた。被告人は同年末に東京販売第三支店に転勤した。被告人によれば，このころ作田ゆきえという女性と付き合ったことがあるが，これは川又らの目を三橋からそらせるための工作である。自分の電話先を探知されないように，三橋に電話するときは公衆電話を用いていた。

平成8年3月の決算期に出勤しようとすると腹痛が起こるので，被告人は1週間ほど欠勤した。セキレイから一切縁を切りたくて，同年4月退職した。再就職活動で忙しいのと上記のような電話の不自由のため，三橋とは疎遠になっていた。被告人によれば，同年5月に三橋宅に電話したところ，自分が退職したことは伏せてあったのに，三橋はそれを知っていた。退職してからも川又の妨害電話が続いた。川又らは被告人の電話の発信明細書をNTTから取り寄せて，被告人の多数の友人，再就職先，アルバイト先に電話をしていた。

被告人によれば，履歴書を出したのは50社以上で，そのうち面接まで行ったのが20社以上ある。そ

の間，ガードマン，建設現場の解体や溶接の手伝い，事務機器のメンテナンス，中学生の家庭教師など様々のアルバイトに従事した。平成8年11月ころ，メビウス株式会社の筆記試験等を受け，12月には役員面接まで進んだ。そのとき役員から「君の意見書が採用されなかった云々」といった話が出た。知られるはずのない意見書をメビウスの役員が知っているということは，川又が電話を掛けまくって被告人の就職を妨害しているに違いないと強く確信した。セキレイ本社に電話し，川又部長と山中部長に対し「いいかげんにして下さいよ。」と抗議した。川又は「どこにそんな証拠があるんだ。」と強く言い返し，山中は「よく掛けてきてくれた。」などと感じは柔らかだったが，逃げ腰であった。

　平成9年1月に帰省したとき，被告人が祐太郎に「川又という人から電話がなかったか。」と尋ねた。被告人によれば，洗濯機の中にライターが落ちていたのを祐太郎が拾ってきて，「これはお前のじゃないか。火を付けるなよ。」と言ったが，意味がよく分からなかった。上記の質問に不審を感じた祐太郎は，被告人が東京へ戻ってからも頻回に被告人に電話を掛けた。その際被告人は，セキレイが就職の邪魔をする，照会に対して好意的な返事をしてくれない，と再三祐太郎に訴えた。

　同年1月には大学の友人に結婚式に招待され，被告人は鳥取県某市に赴いた。式後新郎から，「セキレイから変な電話が掛かってくる。"近松はセキレイを辞めている，トラックの運転手でもやればよい"などといっていた。」と聞かされた。やはり同年1月被告人は川又宅に電話を掛け，就職妨害などに抗議した。長い電話になったが，川又は妨害等を認めず，「この会話は録音されているぞ。」と逆襲されて被告人は電話を切った。被告人は同年1月または2月から，川又宅に無言電話をくり返し掛けるようになった。その後も就職は成就しなかった。

　以上を現病歴に重点をおいて，解説を加えながら纏めると，次のようになる。被告人は内向的，几帳面，心配性，気弱で，他人に対して反抗できない性格の反面，負けん気が強く，気性が激しく，我を張るという矛盾した性格構造の持ち主であった。

　生活史上破綻が現れたのは，セキレイ在職中の平成6年ころと考えられる。すなわち，会社の経営に関する意見書を提出したころから，主として総務部長川又に注目され，危険分子と目されていると考えるようになった。迫害妄想の始まりである。川又が鈴蘭の子鉢を持って来て謎めいたことを言い，川又が嫌がらせ電話を被告人の友人，交際中の三橋に掛け，被告人の身辺を探っていると感じられた。平成8年4月に被告人がセキレイを退職してから，迫害妄想はさらに活発になった。すなわち，嫌がらせ電話はますます激しくなり，これが被告人と三橋の間を裂き，被告人の再就職を次々に妨害した。同年12月被告人がメビウスの受験に失敗してから，川又による迫害は強い確信となり，被告人は川又に抗議と非難の電話をし，埒があかないので無言電話をくり返し掛けるようになった。

　病的所見としては，このような迫害妄想があるのみで，幻聴，自我障害などは認められない。

IV　犯行時の精神状態

　被告人は，川又の外にも，経理部長山中浩史，同課長市村秀夫，東京販売第三支店支配人木下一道らにも無言電話を掛けていた。再就職の試みを悉く妨害されたと考えた被告人は，無言電話では手ぬるいと思い，警告および報復として川又宅に放火をする計画を立てた。自分が就職できないことによる苦痛と損害に相当するものを，川又が受けるのが当然だと考えたのである。

　被告人は，平成9年X-1月Y+7日未明，電話帳で知った○○市の川又宅の玄関前の駐車場で，乗用車の後部地上にラッカーの薄め液を撒き，固形燃料を置いて点火した。しかし，炎は弱く，勢いよく燃え上がることがなかった。被告人は発覚を恐れ，自分で火を踏み消して逃走した。これは起訴されるに至らなかった。

　被告人はその後も就職に失敗したので，2度目の放火に踏み切った。同月Y+12日未明，ペットボトルを切断した容器3個に工業用ガソリンを入れ，これを川又宅裏側外壁に沿って並べ，周囲にガソリ

ンを撒いた。炎が身に及ばないように5メートルほど退却し，固形燃料に点火して上記容器の方へ投げた。燃え移った火は自然鎮火したため，上記外壁の一部を燻焼したに止まった。

　その後も就職は思うように行かなかった。被告人は，上記2度の行為によって警告したわけであるが，川又が警告に気づいていないのではないかと疑った。さらに，被告人に対する就職妨害には，川又だけでなく会社幹部が関係していると考え，今度は○○区○○のセキレイ化学小谷ビル1階の駐車場に放火して，妨害者に対し，衝撃的警告と恐怖を与えようと決意した。ラッカーの薄め液等では炎が十分に燃え上がらないことがわかったので，キャンプ用のホワイトガソリンを一缶購入した上，ガソリンスタンドでポリタンクにガソリン5リットルを購入した。同年X月Y-5日未明，この2つを持ってセキレイ化学小谷ビルの駐車場に赴いたが，その日は駐車場近くに邪魔者がいて放火を実行することができなかった。翌日未明同上駐車場に侵入し，駐車中の普通貨物自動車の後部付近コンクリート床面にガソリンを撒いた上，雑誌にホワイトガソリンをかけてライターで点火し，それを撒いたガソリンの上に投げ入れた。炎が勢いよく燃え上がり，駐車場の車両2台を焼損したほか，上記ビルにあるレストランに損害を与え，ホテルにも脅威を与えた。

　被告人はその後テレビのニュースなどに注意を払ったが，報道はなかった。この後も相変わらず就職は成らず，被告人は川又宅に火をつけなければ妨害を止めさせることができないと考えた。被告人は，同月Y-1日未明，川又宅に赴き，玄関前の駐車場に駐車中の普通乗用車2台のそれぞれの後部下から放火しようと企てたが，周囲に金網が敷設してあり，また2階の部屋に灯りがついていて人の動く気配があり，警戒されていると感じてその日は決行を諦めた。なおこの日，川又宅に赤外線センサーが設置されているのを発見した。翌Y日未明，再度川又宅に赴いた被告人は，用意してきた2つのプラスチック製トレーにガソリンを入れ，これらをそれぞれ2台の乗用車の後部下に置き，周囲にもガソリンを撒いた。10メートルほど離れたところから，上記ガソリンを撒いた地点に向かって点火した固形燃料を投げ，炎が上がったのを見て逃げた。これにより上記両乗用車のトランクやバンパーが焼損したほか，川又宅の玄関軒下の庇の一部が燻焼した。

　以上，犯行はいずれも，平成6年ころに始まる迫害妄想より出たもので，自分の受けた被害に対する警告と報復の意味をもっている。被告人の行為は徐々にエスカレートし，抗議の電話から執拗な無言電話を経て犯行に至った。犯行も回を重ねるにつれ可燃性の高い材料を選択し，方法もより確実になっている。上には一々述べなかったが，被告人は実行行為に当たって，火傷から身を守るために軍手をはめ，逃げやすいように運動靴に履き替え，靴跡から足がつかないように，使用した運動靴を早めに捨てる等の隠蔽にも意を用いた。7月Y-5日には駐車場近くに邪魔者がいたため犯行を実行することを諦め，7月Y-1日には明かりのついた川又宅に人の動く気配を感知して犯行を思いとどまったのである。

V　現在症

V-1　身体的現在症

　身長167 cm，体重53 kgの痩せ形の男性である。脈拍は毎分84で整，緊張も良好である。血圧は，最高血圧が88 mmHg，最低血圧が58 mmHgで軽度の低血圧を示した。胸部では，聴診上，心音はII音の軽度の亢進がみられたが正常範囲であり，呼吸音は清でラ音を認めない。前胸部に漏斗胸の手術痕が認められる。腹部は柔らかく，腫瘤や圧痛を認めない。腸の蠕動音は若干亢進しているが正常範囲であり，肝臓は触知しない。肘窩その他の箇所に注射痕を認めない。

　神経学的には，瞳孔は正円，左右同径で3 mm，対光反射・輻輳反射ともに正常である。眼球運動に異常を認めず，眼振を認めない。舌運動にも異常はない。深部腱反射は左右対称で異常を認めず，病的反射も認められない。ジアドコキネーゼは左右ともに巧みである。手指に振戦を認めず，四肢に筋強剛はない。ロンベルグ徴候は陰性である。歩行に異常を認めず，つぎ足歩行も確実である。

血算および血液生化学検査に異常はない。尿検査にも特記すべき異常はない。梅毒血清反応も陰性である。心電図に完全右脚ブロックが見られる。

脳波をみると，安静閉眼時には 10 c/s, 50 μV のやや不規則な α 波が後頭部優位に出現する。左右差はなく，徐波も棘波もみられない。光刺激や過呼吸賦活で目立った変化は生じなかった。正常範囲の脳波である。

頭部コンピューター断層撮影（頭部 CT）を見ると，脳室系や脳溝に異常はなく，腫瘍や梗塞像は認められない。頭部 CT 像は正常である。

以上，身体的には心電図に無害な異常があるのみで，特記すべき病的所見はない。

V-2　精神的現在症
V-2-a　一般的観察

服装は整っており，視線もよく合う。表情の動きは自然である。緊張や遠慮がなく，いつも快活で，気分はやや昂揚気味である。理解はよく，後述する妄想を除いて思考も整っており，積極的によく話す。悪びれたところがなく，余裕の微笑を絶えず浮かべている。あたかも正義は自分にあることを信じて疑わない人のようである。鑑定人が自己紹介を終えるとすぐに，「お名前は何と読むのですか。」「仕事にふさわしい名前ですね。」などと話しかける。初回の面接時，すでに鑑定人および鑑定補助者の勤務先を探知しており，「どうして東京と茨城で一緒に仕事をするんですか。」とか，「人格の崩壊というのはどういうのをいうのですか。」などと質問をする。問診等には終始協力的であった。生活歴，とりわけセキレイに関連した出来事に関する問いに対しては，質問の範囲を超えて自分の思うままを話すことが多く，鑑定人らは事実を知るためにしばしば問い直さねばならなかった。実母に関してはよく覚えていないといい，実母の名前についても記憶が不確かである。

食欲は普通で，午睡 1 時間を含めて 1 日に 10 時間以上眠っているという。若干便秘気味である。週 3 回の運動日毎に縄跳びを 1000 回以上する。

V-2-b　問　診

すでに第Ⅲ章で述べたように，被告人は主として川又慎一郎に対して迫害妄想をもっており，この妄想が疾病の主体を成している。本来この章では事実の記述のみをするのが望ましいであろうが，病的所見については解説を加えることにする。

1）迫害妄想の生成

勤めていた間からプライバシーを侵されていたのですか —— はい。そして，退職してからもアルバイト先，受験先にも嫌がらせ電話してくるので頭にきた。

すべて川又部長が自分で実行していたのですか —— そのようですね。一人くらい雇ったかもしれないけど，それは一寸考えにくい。

川又部長が，あなたを追っかけて電話していた？ —— この 6 年間ずっと追っかけられていた。

なんで川又部長がそこまでやるのですか —— 全国的にやっているから…。会社が経営的に傾いている。余剰人員を辞めさせようとしていた。中原（被告人の高校時代の友人：鑑定人注）もお前の会社はおかしいといっていた。

あなたの場合は在職中から友人にも電話が… —— 在職中から，退職後も，6 年間ずっとです。

50 歳くらいのおじさん風の声だと —— はい。

それは川又部長だということですか —— 直属の女の子の話だとか，本人が鈴蘭の鉢をもってきたことだとか，友人の話だとかがあって，これは間違いないと思った。他にこんなにメリットのある人間は

いない。誰か社員が辞めることによってメリットを受ける年長者は川又しかいない。他に仕事のない人だから一石二鳥だ。

―中　略―

　川又部長はあなたに関して特別にやったんですか――平成6年6月に組合を通じて意見書を出しましたから。あれは川又に一番響く。報告書の内容がリストラをせよというもので，川又に響くのです。
　響くとはどういうこと――文章になると広まってしまう。社員全体に知られると突き上げられる可能性がある。まして，その年は12月にボーナスのない年だった。
　あなたのいうリストラの意味は――読み方次第だけど，薬品を上場させて，入って来た金でリストラする。
　その他の部門は切ってしまえという――そうです。それしかない。
　川又部長はあなたの報告書を誤解しているわけ？――誤解というか，僕が騒ぎだすと，広がるのが怖かった。
　あなたの意味のリストラが広まると困る？――川又は繊維関係の工場の総務出身だ。ファッションの方に思い入れがあったんじゃないか。それで，ファッション部門を残して人を切る方に回った。

　以上のように，嫌がらせ（迫害妄想）は被告人がセキレイに在職していたころから始まったと考えられる。第Ⅲ章に述べたように，妄想活動は平成6年ころに始まり，平成8年ころから増強し，今日まで連綿として繋がっている。在職当時には妄想に沿った言動が第3者に把握されていないので，果たしてそのころから妄想体験が実在したのか，後から生じた妄想追想（妄想による過去の歪曲）ではなかったかと疑うことはできるが，セキレイ在職中の妄想のすべてが妄想追想から成っているとは考えにくい。プライバシー侵害や嫌がらせ電話等に関する被告人の陳述を信ずるのが自然であろう。
　注目すべきは妄想の開始の時期と意見書の提出の時期がほぼ一致していることである。また，妄想の主たる対象が川又部長であることと意見書の影響先と考えられる人物が川又部長であることは偶然の一致ではないであろう。解釈の力を借りるので，確実に証明できることではないが，この妄想は意見書の提出に関連して起こったと考えられる。被告人はこの意見書に相当の自負をもっていることが明らかであるが，意見書の内容が事業会議で議題になったと考えた後で馘首や左遷の危険を感じないではいない。自負の裏に不安が顔を覗かせている。この自負と不安が迫害妄想の動因であったと考えることができるのである。そして，妄想内容の多くが，感情強調の強い思いつき，空想，深読みの性格をもっている。事実，後述するように，妄想の一部は深読みであったとして，被告人自身が訂正している。そして妄想内容のほとんどすべてが，究極的には意見書に繋がるのである。

2）妄想の訂正と再生産
　三橋さんとのお付き合いはいつ頃から――平成7年秋くらいからだ。結婚紹介所を介して。
　お付き合いに妨害が始まったのは――今から考えると，三橋さんには妨害していなかった。彼女が病院の寮から出て自宅から病院に通うようになったので，川又が変な電話を掛けているのだなと思った。それはなかったのです。ただし，平成8年4月に辞めて，5月ころに三橋さんに電話したら，僕が辞めたことを知っていたので，これは川又部長が電話していたのだなと思った。

―中　略―

　そのころは三橋さんとの付き合いは妨害されていると思っていた――だから電話も控えめにしていた。彼女に電話するときは，公衆電話を用いていた。
　彼女のハワイ行きは同じ年ですか――平成7年10月ころです。ハワイから国際電話が掛かってくるし，お土産はもらうし，これはいいなと思っていた。川又がやっているから控えめにしていた。

三橋さんは他の人と結婚していた。知っていましたか ―― 分かりません。逮捕されてから分かった。
　三橋さんと疎遠になっていた ―― そうです。向こうからも電話が掛からなくなった。
　会えなかったんですか ―― 電話するとお母さんが出られた。お母さんにまで川又が電話していると思った。2～3カ月おいて，会社も変わって，出直した方がよいと思った。
　5月に電話したら，先方があなたの退職を知っていた ―― それで，あ，あいつがやっているなと思った。間違いないと思った。
　しかし，三橋さんとあなたの間を裂こうとしていたというのは間違いだった ―― はい。今から思えば，川又が結婚紹介所の方に相当前から電話していたのだなと思われる。
　それは何のための電話ですか ―― ……今から考えてみると，川又は僕を千葉あたりに転勤させようと思っていた。その布石としての，結婚紹介所に問い合わせだった。セキレイの人事部の者だといい，自宅の電話番号まで紹介所に教えていた。
　三橋さんは千葉の人？ ―― 千葉市内の人です。
　8年5月の電話が最後ですか ―― はい。その後は結婚していたのですから。
　三橋さんとの間は深読みしている間に疎遠になってしまった ―― そうです。
　作田ゆきえさんは？ ―― 三橋さんと付き合っていると横槍が入る。だから彼女は実家に帰ったのだと思った。カモフラージュのために作田と付き合い，川又の目をそちらに引き付けておこうとした。
　市村課長が「俺だって電話している。」といったのは… ―― あれも間違いですね。「俺にだっていえないことがあるんだ。」といったんです。
　それが間違いだと分かったのは何時ですか ―― こっち（東京拘置所）に来てからですね。
　三橋さんとの間を妨害しているのではないと分かったのもこっち来てから ―― はい。
　東京拘置所に来たのはいいこともあった ―― いやあ（笑う），手帳見れば分かることですから。

　以上のように，今日被告人は，川又部長が自分と三橋の付き合いを裂こうとする妨害電話をしていたという従来の主張は間違いであったと訂正し，市村課長が，川又部長だけでなく「俺だって電話している。」といったというのも間違いであったと訂正している。他日の問診では，これらは例外的な間違いまたは勘違いであるといっており，妄想建築が一角から崩れ始めたという気配はない。実際，上の問診において「今から思えば」等に続いて述べられていることは妄想追想である。すなわち妄想のごく一部が訂正されたのみで，妄想全体には揺るぎがない。むしろ，妄想追想の新たな追加にも見られるように，妄想活動は今日でも盛んである。

　3）迫害妄想に加えて好訴妄想と誇大妄想
　あなたが逮捕されてからも川又部長は何かやっているのですか ―― 例えば9年11月ころ，山一装美という会社がうちの弟に資格証明を送って下さいと郵送している。それは，禁治産でないとか，何とかいうような証明は必要がない。退職した人間の証明は必要ない。おかしい。うちの家や僕と山一装美とを引き離して，証言しないように工作しているということだ。郵便為替の金は川又が出している。
　川又部長が逮捕されているとかいっていた ―― それは勘ですけど。父は8月20日ころ面会に来たときに，今までの手紙では「時期を焦ることはない。臥薪嘗胆。」と書いていた。それが，8月20日ころの面会のとき急変した。川又と示談した方がよいといったり，お前は頭がおかしくなっているといった。僕が「川又が逮捕された。」とあてずっぽうにいったところ，父はしゅんとして何もしゃべらずに帰った。川又はやはり逮捕されたと思った。検察の方に僕の告訴を上げていたのだけど，それは取り上げられないで，誰かがやってくれたと思う。会社が川又を庇っていると会社として弁明できなくなるので，そろそろ限界だと考えるようになったのだと思う。

それがまた深読みでないという保証はありますか —— 東京拘置所の人々が僕に対してえらく優しいので，やっぱりそうだと思う。9月の半ばころから手のひら返したように，いや，手のひら返したようにというのは適当でない，そのころから優しく感じるようになった。それはやはり僕のいうような動きがあったのだなと。

それだけでは証拠としては乏しいでしょう —— それはまあそうでしょうけど，拘置所の人もいえないことがあるでしょうし。まず間違いない。あの人間が大きな賭けに出るときは，僕に縋るしかないと思っています。僕が取り下げれば，刑事上の責任は追及されないですから。あの人間の性格からすれば間違いない。逮捕直前に父に頼み込んだりするような人なんです。9月終わりころには捕まったのでしょう。

以上のように，被告人の話を聞いていると，被告人と川又は互いに告訴合戦をしていて，被告人に有力な支援者が現れ，片や被告人の就職妨害をしていた川又をセキレイが見捨てるに至り，川又がついに逮捕されたということになる。川又が逮捕されたことは，父親の態度や拘置所の職員の態度から確実に分かる，今や川又は被告人に縋るしかないというのである。

もちろん基礎に迫害妄想があってのことであるが，被告人における最近の妄想活動は好訴的，かつ誇大的である。妄想の成立の態様を見ると，空想的，作話的でさえあり，思いつきが直ちに確信になるような単純さがある。拘置所の職員の態度が急に優しくなったというのも，職員の具体的な行動からある異常な意味を読み取るというような妄想知覚の構造を持ち合わせていない。妄想上の敵に打ち勝ち，これを屈服させたいという今日的状況から出た願望が，被告人の妄想活動の原動力になっているように見える。このことはまた，セキレイ在職中，意見書に関する自負と不安が迫害妄想の原動力になったという推定を補強するであろう。いずれの場合にも妄想は状況的に形成されていると考えられるからである。

被告人の妄想の生成発展の過程をもう一度要約すると，次のとおりである。

平成6年ころに始まった迫害妄想は，その発生の時期，妄想対象などから，意見書提出に関連して形成されたものと考えることができる。意見書提出に関する自負と不安という状況的動因が作用しているであろう。妄想はその始まりから，思いつき，空想，深読み等の性格を持っている。妄想は平成8年ころからいよいよ顕著になり，再就職が妨害されているという迫害妄想に発展し，犯行に結び付いた。

現在も上記迫害妄想は継続して存在するが，一部は「深読み」または「間違い」であったとして訂正されている。しかし，そのかたわらで妄想追想が新たに形成されている。被告人の妄想活動は活発で，最近では誇大的，好訴的傾向を帯びている。これら誇大妄想と好訴妄想も願望妄想の性格を備えており，思い込み，空想，深読みの要素を持っている。

いちいち問診例は挙げないが，被告人には幻聴等の幻覚，自我障害，緊張病症候群，残遺症候群は認められない。自我感情の高揚に伴う気分の高揚が見られるのは既述の如くであるが，爽快感情は認められない。

V-2-c　心理検査

被告人は，テスト初期には緊張のせいか硬い，無表情の印象を与えたが，徐々に慣れて体をくつろがせ，自然な態度に変わった。

1）WAIS-R（ウェクスラー成人知能検査改訂版）

この検査は，16歳から74歳までの成人を対象に，ごく普通に行われる知能テストで，言語性検査の6下位検査（一般的知識，数唱問題，単語問題，算数問題，一般的理解，類似問題），動作性検査の5

下位検査（絵画完成問題，絵画配列問題，積木模様問題，組合せ問題，符号問題）で構成されている。

検査結果は，言語性検査の評価点73点，IQ＝114，動作性検査の評価点57点，IQ＝109，全検査の評価点130点，IQ＝112で，知能水準は中の上である。被告人は普通に大学を卒業し，社会人としての経歴を持っているので，この知能テストの結果は妥当であろう。

ⅰ）言語性検査と動作性検査では，言語性検査の成績の方がややよいが，各下位検査間でのばらつきは言語性検査において大きい。

言語性検査では，単語問題で最高評価点の16点を出し，一般的知識問題でも13点と好成績を上げており，被告人が一般的に幅広く興味や関心を持ち，様々な知識をえており，その言語表現は適切で，表現能力も優れているといえる。一方，成績が低いのが，数唱問題の9点と一般的理解問題の11点である。特に理解問題に関しては，現実場面で持っている知識を有効に利用し，推理や判断に役立てる能力を問われるのであるが，被告人の場合，知識の一部しか活用せずに，判断したり行動したりする傾向があり，多少慎重さに欠ける。また，現実場面での不安や動揺のために，適切に対処しにくいという心理的な要因も考えられる。例えば「映画館で煙や火を見つけたとき」は，「知らせるか，逃げるかします。」と，曖昧な答えを出している。また「森で道に迷ったとき」は「星とか，水の流れでも見つけて道を探します。」と，あまり適切でない対処方法で答えている。

ⅱ）動作性検査でも，ほぼ中の上の成績を取っており，各下位検査間の成績のばらつきは大きくない。特に絵画配列問題では，14点と動作性検査では最高の評価点を取っている。これは一枚一枚のカードに描かれた場面を，まず全体的に把握して，物事の進行する状況を予測したり計画したりするもので，動作性検査であるが高い知的能力を必要とし，被告人の優れた知的水準を裏付ける結果である。一方，評価点の低いのは符号問題で，一つ一つ例を見ながら書き込んでおり，数字と符号の連合学習がここでは成立しなかった。これは，機械的な記銘力を検査する数唱問題で，よい得点がえられていない点と関係があり，記憶力に頼る解決方法を取らない人のようである。

ⅲ）テスト上の振る舞いから，被告人の性格を類推すると，物事に夢中になったり，遮二無二よい点を取ろうとすることはなく，どちらかというと冷静で受動的な性格のようである。このような，一見淡々とした性格ではあるが，時に一つの課題系列の中で，極端な成績の落ち込みが見られる。例えば，積木問題では，早い時期に解決方法がほとんど把握できているにも拘わらず，7問では制限時間をオーバーして，解決の糸口がつかめないままに放棄している。次の算数問題でも，被告人にとってはそれほど難問でない13，14問で，続けて誤答を出しており，14問については正答に程遠い答えである。類似問題でも，第1問から概念形成ができているが，7問で「空気と水の似ている点」は「形がない。」と答えて失敗している。僅かではあるが，気分の波や思考の波が見られるようである。

念のため，結果を以下に表示しておく。

言語性検査	粗点	評価点	動作性検査	粗点	評価点
1．一般的知識	23	13	2．絵画完成問題	15	11
3．数唱問題	15	9	4．絵画配列問題	21	14
5．単語問題	55	16	6．積木模様問題	47	11
7．算数問題	19	12	8．組合せ問題	39	12
9．一般的理解	19	11	10．符号問題	65	9
11．類似問題	21	12			
言語性評価点合計	73	VIQ 114			
動作性評価点合計	57	PIQ 109			
全検査評価点合計	130	IQ 112			

2）ロールシャッハテスト

これは投影法として最も一般的な心理テストで，黒白および多色彩のインクブロットから成る10枚の図版に対する反応をもって，被検者の精神内界を判断し，精神医学的診断の一助にするものである。

被告人はこのテストに対しても，知能テストに対すると同様まじめに対応したが，少しテスト状況に慣れたためか，「見る方向とかあるのですか。」と質問したり，カードを回転させながら，少し楽しみながら反応を出しているように見える。反応時間は平均すると，1カード52″で短いが，初発反応時間は1カード24″で比較的ゆっくりカードを眺めて，1ないし2つの反応を出している。黒白カードと色彩カードで，反応時間の差異は見られない。総反応数は18で，多くはないが，反応拒否はない。

　ⅰ）知的側面

WAIS-RではIQ＝112で中の上の知的水準であったが，ロールシャッハテストでも，ほぼこの水準が裏付けられた。すなわち，①総反応数が18と少なくないこと，②全体領域への反応が78％と非常に高く，ブロットを全体的に統合しようとする傾向が強く，全体反応の質もそれほど悪くないこと，③反応の決定因が形態因（22％）はむしろ少なく，黒白因（33％），運動因（22％），色彩因（22％）など，決定因範囲（range）が9と広く，反応に多様性が見られること，④反応内容が様々で，反応内容範囲が10と非常に広いこと，⑤平凡反応は4.5と多くはないが，独創反応もカードⅥ，Ⅸ，Ⅹに出ており，必ずしもこれらの形態水準が低くないこと，これらがある程度の高さの知的水準を裏付けている。

しかし反面，形態水準が0％/56％と極端に低く，特に形態反応については全て不良反応であり，被告人においては客観的なブロットを主観的あるいは自己中心的に認知する傾向が強いと思われる。この点に関しては，情緒的コントロールに問題があると考えられるので，ⅱ）で触れることにする。なお，反応の説明に関しては，分節化や明細化がそれなりに出来ているが，ブロットとの一致や正確さに問題があるため，不良反応と判定された。

　ⅱ）情緒的側面

情緒的側面は統制の観点から捉えることができる。統制には，外的，内的，抑圧的の3種類があり，外的統制はFC：CF＋Cで，内的統制はM反応で，抑圧的統制はF％で検討することができる。被告人においては，M反応（人間運動反応）がカードⅢとⅦで二つしかなく（3以上が目安），F％は22％で非常に低く（60％が目安），内的および抑圧的統制とはいえない。ただし，FC：CF＋C＝2：2.5から明らかなように，被告人にとって，色彩や黒白のブロットは特に目に入りやすい外的な刺激であり，これらの外的刺激に対して，どちらかというと自己中心的な情緒的表現で反応しやすいことを表している。例えば，黒白カードのⅠとⅢとⅦで，「谷や森や断崖を描いた水墨画」という似た反応を出しており，非常にセンシティブでデリケートな反応であるが，自己本位な飛躍を感じさせる。色彩カードについては，ⅡとⅩで「夕日に浮かぶ塔」と，これもほとんど似た反応を出しているが，Ⅱでは赤さが散って夕日になり，Ⅹでは夕日と塔が混交反応を起こしていて，色彩部分をうまく統合しているとはいい難い。Ⅷでは，「ハイビスカス」と「オレンジを縦に割って，横から見た感じ」と述べているが，形態認知がほとんど出来ていなくて，色彩のみを手掛かりにした反応である。Ⅸでもほぼ同様で，「色使いから，ペルシャの遺跡から出てきたガラス製の壺」と反応して，独創性はあるが明細化に乏しく，独りよがりな反応といえなくもない。

次に，色彩ショックについては，初発反応時間の遅れ，反応数の減少，反応の拒否・失敗，反応の質の低下，色彩因子の回避，反応内容の混乱，継起型の混乱，P反応の欠落などが認められるとき，色彩ショックと判定され，これが感情を抑圧する神経症者の重要な指標とされる。被告人の場合，最初の色彩カードⅡでは三つの反応が出ており，色彩因子の回避（第1反応の質問段階の最後で，「赤さの散った夕日」という），継起型の混乱（S領域でまず反応），P反応の欠落などが上げられるが，色彩ショックは顕著ではない。カードⅧ，Ⅸ，Ⅹでも，反応数の減少，反応の質の低下（色彩優位で，形態はほと

んど無視），P反応の欠落などが見られるが，決定的な色彩ショックとはいえない。従って，外的刺激によって引き起こされる情緒的反応を抑圧するタイプではなく，むしろその刺激で情緒的コントロールを失うといった方が適切である。

陰影反応は，副分類ではあるが，FK＝5とFc＝1でかなり多く見られ，黒白反応FC'＝6の多さと合わせて，被告人の特徴となっている。FKは通景反応で，3次元の立体認知ができていることを示すが，被告人ではほとんど自然の風景を通景化しており（Ⅰ，Ⅱ，Ⅹ），対象物と距離を作って見るFK（Ⅷハイビスカス，Ⅸ花瓶），材質反応であるFc（Ⅸガラス）などが出ている。陰影反応は，一般にデリケートな感受性を持った人，不安の強い人，臆病で敏感な人などに生じやすく，距離を持ってみる一種の防衛反応と見ることも出来る。黒白のブロットから，水墨画の世界を創造できる点を見ると，被告人は感受性とロマンを備えた人と想像されるが，多少自分本位に逸脱する傾向も否めない。

さらに，被告人の対人関係の側面について述べる。人間運動反応（M）は，カードⅢとⅦにP反応として出ているが，いささか少ない。カードⅢ「二人で荷物を持ち上げようとしている」，カードⅦ「座って，向かい合って，話をしている」など，共働的で協調的な二人の関係を示唆している。しかし，人間反応や人間運動反応の少なさと反応内容を見ると，人に対して距離のある淡々とした関係のように考えられる。それよりは，自然や物に対するときに，被検者らしい繊細さや優しさが発揮されるようである。

最後に，反応内容から情緒的側面を検討する。前述したように，反応内容範囲は10と非常に広く，特に自然反応（3＋副2）と塔などの建物反応（2）を一つの水墨画にする（芸術反応：副4）パターンが特徴的である。この点で，被告人がデリケートな感受性の持ち主であることを否定しないが，反面不安や防衛の強い孤高の人であるともいえよう。まず，自然反応であるが，夕日（Ⅱ，Ⅹ）や静かな池（Ⅱ）だけでない，山から落ち込んだ谷（Ⅰ）や険しい山の断崖（Ⅶ）など，自然の厳しさは被告人の人生の厳しさも象徴しているようである。また，黒いアゲハチョウ（Ⅱ），黒い熊の敷物（Ⅳ），黒いコウモリ（Ⅴ）などの黒い動物たちは不気味さを持っており，被告人の心に潜む不気味さを投影しているようである。

iii）精神医学的側面

最後に，精神医学的な側面については，精神分裂病と診断する根拠は薄いと思われる。確かに形態水準は極端に低下しており，色彩コントロールは不十分で，思考や認知のパターンは独断的で内閉的で，問題がない訳ではない。強いて人格診断するとしたら，嫌人的で自分の世界に引きこもりやすい分裂病質人格障害といえるであろう。

3）TAT（主題統覚検査）

これも，性格診断のための投影法と呼ばれる心理テストであり，被検者は漠然とした多義的な図版を見て，自由に物語りを作るように教示される。ただし，物語りについては，主人公の設定，起こっている事柄の起・承・転・結など，想像しうる範囲で出来るだけドラマチックな物語りにするように教示する。施行した図版は1，2，3BM，4，5，6BM，7BM，8BM，10，11，14，16の12枚である。

被告人は，手渡されたテスト図版にいくらか戸惑いを見せて，頭を掻いたり，口を尖らせたり，顔に手をやったり，にやにやしたり，反応を出すまでしばらく落ち着きがなかった。従って，初発反応時間の平均は，ほぼ40″前後でかなり長めで，最長反応時間は，図版10で2′15″，最短反応時間は図版7BMで13″，次が図版14の15″などである。

i）主人公の設定

ほぼ典型的な設定をしているが，図版3BMと図版10で性と年齢に混乱が見られる。図版3BMは，床に転がっているピストル？，机に伏せている女性？など，葛藤場面が設定されているが，これらを全

て回避して,「遊び疲れた10歳くらいの男の子が,待合室で寝ている。」という設定をしている。図版10は,男女の抱擁の場面であるが,図版に対して「気持ち悪い。」とあからさまに不快感を表し,初発反応時間2′15″で「男同志の同性愛,二人で慰め合っているようで好きでない。」と言い,それ以上に物語りを展開することができない。

　また,登場人物が一人しかいない図版で顕著であるが,主人公は孤独な姿に設定されている。例えば図版1では,普通は背景にある親子関係や友人関係などが語られるが,全く背景には触れられず,「こんなに小さいときから練習すれば,上手くなるんじゃないですか。」と淡々と語る。図版2では3人の登場人物がいるが,全く相互関係はなく,「この女の子は自分の意志を通して,自分の道を行く。」といい切る。図版14も,「やっと出口を見つけた男の人が,歩いて外に出て行く。」のであり,そこでは悲愴感も孤独感もほとんど表わされず,淡々と独りで生きてきた被告人の内面を投影しているかのようである。

ⅱ) 対人関係の設定

　図版に複数の人物が描かれていて,対人関係の場面を設定しているのは,図版4,6BM,7BM,10のみで,全体の1/3で非常に少ない。図版4「モデルと画家のケンカ」,図版6「営業マンと顧客のトラブル」,近所あるいは職場の二人のウソ話の打ち合わせ」,図版10「同性愛者の慰め合い」と,いずれも将来を期待できない否定的な対人関係の設定である。

　次に,複数の人物が描かれていながら対人関係を設定していないのは,図版2,8BMである。図版2では,検査者が尋ねて「お兄さんとお母さん」と述べただけで,それ以上のやり取りはなく,図版8でも,「医者を志す少年。昔見た映画や写真で思い浮かべている。」という物語りを作って,場面の人物とのやり取りや関係を回避している。

ⅲ) 主人公の行動と結末

　主人公が何らかの行動をとって,一応好ましい結末を迎えるのは,図版1,2,5,8,11,14であるが,その中で積極的に行動してよい結末に至ると思われる物語は,2と14のみである。その他の図版では,1「上手くなるんじゃないですか。」,5「友達に会おうかな。」,8「勉強するんじゃないですか。」,11「何とか突き進んで行くんじゃないですか。」と,消極的で漠然とした表現を取っており,「成り行き任せ」というのがこの人の行動パターンと考えられる。

　被告人が人との関わりの中で積極性や攻撃性を表しているのは,図版4と6BMである。図版4では「この画家は,モデルが対象として描きたかったのと違っていた。それで途中でやめて,モデルを変える。」という物語りを作っている。ここでは,男性の画家は,モチーフとして納得ゆかないという意志を持っていて,モデルの女性と言い合って女性を切る設定にしており,初めて被告人の主張と攻撃性を女性に向けている。また,図版8では「顧客である年寄りの女性が,自分の都合で物を買うと見せかけて,3時間ぐらい話を聞いてもらって,結局営業マンは断られて,落胆して困っている。」という,相互作用のある物語りを作っている。ここで「断るなら,始めから家に上げるな。思わせ振りな。」と,激しい怒りを生の形でぶちまけている。多分これらの怒りや攻撃性は,テスト上でも抑圧されてきた,女性や母親への否定的な感情と繋がるものと考えられる。

　それでは,男性についてはどうであろうか。図版7と10で,男同志の物語りになっているが,どちらも好ましいものではない。図版7は「二人が悪いことの相談をしている。一緒にウソをつくけど,ずれがないように確認しあっている。年とった方が入れ知恵している。」という物語りで,結末は今までと同じようにボロが出るだろうという。被告人には,先輩や上司あるいは父親にあまり良いイメージがなく,庇ったり援助してくれる人たちではないと考えられている。図版10で「男同志の同性愛。若くないし,雰囲気も暗いし,二人で慰め合っているようで好きでない。」と,嫌悪感のような印象を語っただけに終わり,物語りにならなかった。

以上のことから，次のことが分かる。被告人にとって，他人は親といえども，信頼したり依存したりできる対象ではない。時には有害で悪い人かもしれないので，当てにせずわが道をゆくしかない。これが彼なりの人生哲学のようである。

VI 説明と考察
VI-1 精神医学的診断

前章までに述べてきたところから明らかなように，被告人の病的所見は妄想に限られる。被告人がセキレイ東京販売株式会社に在職していた平成6年ころ，意見書を提出したのを契機に，人事を担当する総務部長川又慎一郎が鈴蘭の小鉢を持ってきて被告人に鹹首を仄めかすような謎めいたことをいい，被告人の身辺が探られ，あちこちに嫌がらせ電話が掛けられる，というものであった。こうして川又を主な対象とする迫害妄想が始まった。平成8年4月に被告人が同社を退職してから，再就職妨害という主題のもとに上記迫害妄想はいよいよ増強し，被告人はこれら妨害に対して警告し，報復するために一連の犯行を行なった。迫害妄想は一部訂正されたものの今日も続いており，最近では誇大妄想と好訴妄想の傾向を併せ持つに至った。このようなほぼ一貫した妄想が発展し，維持される疾病を今日の精神医学（国際疾病分類改定第10版およびアメリカ精神医学会の精神疾患診断統計マニュアル第4版）では妄想性障害と呼んでいる。往時のパラノイアはこれに属する。

被告人の場合は妄想性障害である。妄想性障害とは，強固な妄想を持ち，妄想病という点では妄想型精神分裂病と共通するところがありながら，思考，情意面および行動の明晰さと秩序が比較的よく保たれた点で，精神分裂病と区別することができる疾病である。従って，鑑別診断としてはまず精神分裂病を検討しなければならない。すでに述べたように，被告人には幻覚，妄想以外の思考障害，自我障害のいずれの徴候もなく，緊張病性症候群も残遺症状（陰性症状）も認められないので，重い遺伝負因にもかかわらず，上記両診断基準によっても精神分裂病と診断することはできない。

被告人には気分の高揚が認められるが，これは自我感情の高揚に伴う気分の高揚で，爽快感情は認められず，観念奔逸等の躁性思考障害もなく，生気的高揚もない。睡眠時間は午睡を含めて10時間に及ぶ。躁病も除外してよい。被告人には覚醒剤等の使用やアルコール依存症がなく，脳その他の身体に特別の疾病がないので，中毒性精神病，脳器質性精神病，症候性精神病も除外される。

妄想性障害（パラノイア）の疾病分類学的位置づけについては，これまでに長きにわたって行なわれた議論があるが，妄想性障害を精神分裂病の一種またはそれに近縁の疾病と考える立場と，これを人格（性格）発展または心因反応性の疾病と考える立場があって，決着はついていない。上記のような操作的診断法に従う限り，被告人の場合は妄想性障害であって，精神分裂病ではない。それが精神分裂病に近縁であるかどうかは理論的な問題であって，ここで論ずべきことではない。

上記後者の立場を検討して見る。被告人の人格には二面があった。一つは負けん気が強い，気性が激しい，言い出したらきかない等と指摘される強力性性格で，これには漏斗胸の手術，大学受験，就職活動に見られる東京志向（上昇志向）も加えられよう。他は被告人自身が認めるように，几帳面，内向的，気弱，心配性，他人に対して反発できないという弱力性性格である。セキレイ東京販売は被告人にとってストレスが多かったようで，在職中胃の具合が悪く（神経性胃炎），そのためしばしば会社を休んだ。被告人は強力性性格のために自負を持って事に当たるが，そこにはしばしば弱力性格に由来する不安が影を射す。このような性格構造は心理検査でも支持され，一方に自己中心的認知傾向と他方で繊細な感受性，不安，臆病，過敏の傾向とが指摘されている。こうした矛盾をはらんだ人格が，意見書の提出という出来事を機縁にして，初めて大きな破綻を示したのである。同僚から悪口をいわれるというような被害的な関係妄想ではなくて，上司，それも部長に脅かされ，嫌がらせをされるという迫害妄想を持ったのも，被告人の人間関係の基本軸が自分と同等の者との間（水平線上の関係）になく，専ら上

司との間（垂直線上の関係）にあったことを示唆する。意見書は，それによって会社における自己の上昇が遂げられるかもしれないが同時に墜落するかもしれない，一つの危機的企てであったように見える。こうして見ると，迫害妄想も完全に無意味に生じたものでなく，特徴的な性格を持った者が人生途上の危機に遭遇して発展させた一つの解釈といえるであろう。意見書も自ら作成し提出したものであるから，被告人の場合は心因反応というよりは，人格発展（Persoenlichkeitsentwicklung）と呼ぶのが当たっているであろう。

　この節の最後に，精神分裂病の遺伝に関して簡単に述べておく。一卵性双生児の一方が精神分裂病である場合，他方に同病が発生する生涯危険率は48％である。また，両親とも精神分裂病である場合，その子に同病が発生する生涯危険率は46％である（Ｉ．ゴッテスマン著　内沼・南光訳：分裂病の起源。日本評論社，1992年）。被告人の場合は，母親と父方叔父が精神分裂病であるから（この組み合わせに関する危険率は知られていない。），上記ほどではないであろうが，やはり相当の危険率を見込まねばならない。

VI-2　刑事責任能力等に関する参考意見

　精神分裂病であるからといって刑事責任無能力と見なすのは，責任能力の判断法が余りに生物学的に傾き過ぎる点に問題があるほか，多様な病状をひとしなみに扱うので不公平をもたらすと指摘され，病状のほか社会生活適応性等を検討して，できるだけ個別的に能力を判断するのが原則となっている。そのためであろう，病的動機（幻覚や妄想）がどの程度犯行に寄与したか，犯行の計画性，犯行後の隠匿，実行における躊躇等が検討されることが多くなった。しかし，鑑定人が心理学的要素の検討をどこまで確実に遂行し得るかには疑問もある。当鑑定人としては大まかな見当をつけるだけにとどめる。

　妄想性障害（パラノイア）であるからといって，直ちに責任無能力とすると，上述の問題が生ずる。しかし，妄想性障害の場合は犯行が妄想に関連して行なわれることが多いから，個別判断が難しいことが多い。

　考え方は二つである。一つは，妄想性障害においては，妄想にも関わらず，その人格がよく保たれ，多くの場合社会適応能力にも恵まれている。確かに犯行は妄想に基づいているように見えるが，被告人の人格にも起因するところがあるので，責任無能力とするのは適切でないというものである。因に，ドイツの司法精神医学者Ｗヤンツァリクは，残された人格のみならず，妄想そのものを症候学的に取り上げて，パラノイアにおける妄想が支配観念（感情的強調を持つ誤った信念，思い込み，優越観念）とどれほど隔たりがあるか，と疑問を投じている。いずれにしてもパラノイアにおける妄想の犯行起因性または病理性を容易に認めないのである。被告人の精神衛生診断を行った医師○○○○はこの立場にあると思われる。

　もう一つは，パラノイアにおいては，判断力等が一見したところ健全と見えても，それらは妄想によって駆使されているに過ぎないのであるから，犯行が一義的に妄想に動機づけられている場合には責任無能力を認めるのが妥当であるとするのである。日本では山上皓がこうした見解（犯罪学雑誌，43巻；119頁，1977年。精神医学，20巻；1333頁，1978年）を発表している。当鑑定人も概略このような考えをこれまで取ってきた。しかし，妄想が犯行の一義的な動機であるということを証明するのは，実際には極めて難しい。

　もちろん，鑑定人はどちらの考え方が正しいかを精神医学が容易に決定しうるとは考えないが，個別判断をできるだけ進めるとすると，次のようになる。この妄想がなければこの犯行もなかったであろうと考えることができるという意味では，犯行は妄想に基づいて行なわれたのである。しかし，問題は妄想の精神病理学的特徴である。被告人の妄想はその矛盾を孕んだ人格と出来事（意見書提出）からよく理解できるが，その出来事もいわば人格から生まれてきたものである。疾病の初期には自負と不安に由

来する疑心暗鬼が，最近では願望が妄想を特徴づけている。被告人の迫害妄想，誇大妄想，好訴妄想はいずれもこうした人格的感情に基づいており，被告人がおかれた状況に従って変化し，一部ではあるが訂正さえされうるのであるから，いまだ訂正可能性を保持しているといわねばならない。被告人が抱いているのは確かに妄想ではあるが，その病理性は浅いというべきである。なればこそ，計画した犯行に邪魔があればこれを諦めて延期し，犯行に便利な運動靴を用意し，犯行後はこれを早めに投棄することもできたのである。

そうすると，被告人の場合は，理非善悪を弁識する能力およびその弁識に従って行動する能力に著しい障害があるが，これら能力を欠如する程度ではないということができるであろう。

次に，訴訟の遂行に関しては，主として犯行の動機に関して問題があり，被告人は妄想を自覚することができないから，この点についてはかみ合った意見交換が難しいであろう。しかし，被告人は中の上の知能を有し，犯罪事実については記憶や理解に不足することはなく，むしろ無罪を主張して争うこともできる。弁護人が犯行の動機について特別の配慮をすれば，被告人が特に自己を不利にする事情が外にあるとは思われない。訴訟能力はこれを認めてよいと考えらえる。

最後に，治療について付言する。妄想性障害の治療は一般に困難であるといわれている。また，妄想の病理性が浅いことが，治療の容易であることを保証しない。その妄想が人格（性格）と密接な関係にあるのであるから，何らかの方法によって本人が人格上好ましい変化を遂げるか，人格と環境との間に適切な関係を獲得しうるかが重要であるが，そもそも本人がそのような治療の必要性を受け入れる準備があるかに疑問があることが多く，また，かりにこれを受け入れたとしても，上記のような過程を援助する精神療法的，精神教育的手段に格段のものがないからである。薬物療法も一般には精神分裂病に対するほどの効果を期待できないであろう。

しかし，以上はあくまで一般的傾向を述べたに過ぎない。被告人は発病して約4年になるが，まだいかなる治療も受けた経験がない。妄想は一部ではあるが訂正可能性を示しており，精神療法に対しても，薬物療法に対しても，新鮮な反応を示す可能性がある。知的にも優れ，言語能力も発達しており，心理検査が示すように繊細な感受性を持ち合わせているところから，精神・教育療法に期待できる面がある。治療の場が刑務所になるか精神病院になるか分からないが，いずれにしても長期にわたる治療的働きかけが必要になるであろう。重い遺伝負因に鑑み，将来精神分裂病が発病する可能性にも配慮すべきである。

VII 鑑定主文

一、被告人は本件犯行当時迫害妄想を中心とする妄想性障害（パラノイア）に罹患していた。現在は誇大妄想，好訴妄想の様相を深めているが，基本的には同様の状態が続いており，活発な妄想活動が認められる。

二、被告人は上記迫害妄想に基づいて一連の犯行を行っているが，妄想は被告人の性格等から理解することが容易で，その病理性は浅い。本件犯行当時は限定責任能力の状態にあったとするのが適当と考えられる。現在，訴訟能力にも欠けていない。

以上のとおり鑑定する。
　　　　　平成10年11月18日

　　　　　　　　　　　　　　　　　　　　　　　　　　　東京都精神医学総合研究所
　　　　　　　　　　　　　　　　　　　　　　　　　　　非常勤研究員　西　山　詮

横浜地方裁判所
　裁判長裁判官　○　○　○　○　殿
　なお，本鑑定に要した日数は，平成10年6月3日から平成10年11月18日までの169日である。

平成11年7月某日宣告　裁判所書記官　○○○○
平成9年（わ）第401号，第450号，第500号　現住建造物等放火未遂，建造物等以外放火被告事件

判　　　　決

　　被　告　人
　　　　氏　名　　近　松　　　昇
　　　　年　齢　　昭和40年12月30日生
　　　　本　籍　　略
　　　　住　居　　略
　　　　職　業　　無　職
　　検　察　官　　○　○　○　○
　　弁護人（国選）　○　○　○　○

主　　　　文

　　被告人を懲役3年6月に処す
　　未決勾留日数中601日を右刑に算入する。

理　　　　由

（犯行に至る経緯）　略
（犯罪事実）　略
（証拠）　略
（責任能力について）

　なお，本件においては，審理の過程において，被告人の責任能力と訴訟能力に疑念が生じたものの，被告人において正常な精神状態にあると強力に主張していたため，弁護人においてこの点についての精神鑑定などを申請することができず，検査官においてこれらの申請をした経緯があるので，補足的に被告人の責任能力について検討する。

　前掲証拠により認められる本件犯行経緯及び態様，被告人自身が供述する本件犯行動機，その動機にかかる被告人供述の事実については認め得るものはなく被告人の妄想に過ぎないこと，並びに精神衛生診断書（甲93），鑑定人西山詮作成の精神状態鑑定書（甲95）及び証人西山詮の証言によれば，被告人が，既に平成6年ころには，パラノイアに起因する妄想性障害に罹患し，強い思いつき，空想，深読みが多くなり，それが平成8年4月に被告人がセキレイを退職したころから次第に増強され，その強い妄想に基づいて本件各犯行に及んだものと認められる。被告人には，最近はさらに，迫害妄想に加えて誇大妄想，好訴妄想が認められるようになり，今後長期にわたる治療的働きかけが必要であり，遺伝負因に鑑みれば，将来精神分裂病を発病するおそれも否定できない状況にある。

　しかし，被告人は，本件一連の犯行に際し，被告人の妄想に基づくものではあるとしても，本件各犯行を計画して準備をし，犯行に使用した自動車のナンバーを見られないようにしたり，点火方法も着火し易いように固形燃料やガソリンを，さらに揮発性の高いホワイトガソリンを購入して使用したり，犯行後には犯行に用いたライターなどを処分するなど，被告人の行為は被告人自身の目的に向けて合目的的になされている。また，被告人は，捜査段階においては，自己の罪の刑を軽くしようと一度虚偽の供述をした一方で，犯行前後の言動や犯行状況に関して自らの言動をその理由を含めて十分な供述をしている。そして，被告人には妄想性障害が認められるものの，それは精神分裂病に起因するものではなく，前記のとおりパラノイアに起因するものであって，しかも，その病理性は浅く，この障害はあっても，その思考，情意面及び行動の明晰さと秩序が比較的よく保たれていると診断されている。

　これらを総合的に見れば，被告人は，本件犯行当時，パラノイアに起因する妄想性障害による妄想に

動機づけられて本件各犯行を犯していることは明らかであるが，それは事物に対する是非善悪を弁識し又はこれに従って行動する能力を全く喪失していたものとは言い難く，事物に対する弁識能力はなお相当程度に存する心神耗弱の状態にあったものと認めるのが相当である。

（法令の適用）
　　罰　条
　　　　判示第1及び第3の事実について　　　刑法112条，108条
　　　　判示第2の事実について　　同法110条1項
　刑種の選択　　判示第1及び第3の罪について有期懲役刑を選択
　心神耗弱　　　刑法39条2項，68条3号
　併合罪の処理　同法45条前段，47条本文，10条
　　　　　　　　　（刑及び犯情の最も重い判示第3の罪の刑に法定加重）
　未決勾留日数の算入　同法21条
　訴訟費用の不負担　　刑事訴訟法181条1項ただし書
（量刑の理由）
　本件は，被告人が妄想を抱き，川又方住居及びその勤務先で被告人の元勤務先でもあるセキレイの社屋に対して，執拗に放火を繰り返した事案である。
　被告人の本件各犯行のうち，川又宅への放火は，人の現住する建物に対する放火であって，極めて危険かつ悪質であり，被害建物に居住する者の人命を危機に曝し，付近住民の恐怖と不安も招き，建物や自動車等に多大な損害を与えたものである。また，セキレイ社屋駐車場に駐車中の自動車に対する放火にあっては，同一敷地内にホテルも存在する地下1階地上10階建て複合用途建物の地下1階駐車場で自動車に火を放ち，建物の天井を20平方メートル，ガラスや壁，そして駐車していた車両5台を焼損したものである。この火災においては，火勢が強く初期消火によっても消火できなかった程であり，その建物にあるホテルの宿泊88名が避難する騒ぎになるなど，極めて重大な結果を招きかねないものであった。川又氏やセキレイさらには放火現場付近住民に何らの落ち度もなく，これらの者に生命身体の危険，放火による恐怖と不安そして多額の財産的損害を与えた被告人の刑事責任が重大であることは明白である。
　また，被告人が供述する本件各犯行動機がパラノイアに起因する妄想性障害にもとづくものであるとしても，本来，恨みを放火という重大犯罪をもって晴らそうとすること自体許されることではない。被告人は，捜査段階では「今度は川又の家の壁に直接ガソリンを撒いて火をつける。」とか「川又を殺す。」などと供述し，当公判定においても堂々と再犯を宣言するなど，現在のところ再犯のおそれも極めて強い。
　もっとも，被告人は前記のとおり妄想性障害の影響の下に本件各犯行を行ったものであり，その責任能力は限定的に考えざるを得ないことや，本件犯行についての重大性を認識している部分もあること，被告人はこれまで約2年あまり勾留され，また被告人にはこれまで前科前歴は見られないことなどの被告人にとって斟酌すべき有利な事情も認められる。
　これら被告人にとって有利な事情を十分に斟酌しても，前記の事情に鑑みれば，被告人に対しては主文のとおりの実刑を科すことが相当と思料し，量定した次第であるが，被告人に対しては刑罰のみならず今後適切な医療措置を講じられることが不可欠である。
　よって，主文のとおり判決する。
　（求刑　懲役五年）
　　　平成11年7月某日
　　　　　横浜地方裁判所刑事部

裁判長裁判官	○ ○ ○ ○	
裁判官	○ ○ ○ ○ ○	
裁判官	○ ○ ○ ○	

【解　説】

妄想性障害の疾病分類学的位置付け

　鑑定に半年近くを要している。この間，鑑定人も鑑定助手も被告人が統合失調症に罹患している可能性が少しでもないかに注意を払ってきた。同時にその妄想の特徴を捉えようと努力していたのである。

　周知のように，妄想性障害が統合失調症の一種（とりわけその先駆形態）であるのかまたはそれに近縁の疾患であるのか，それとも人格発展または心因反応的な障害であるのかの議論は決着を見ていない[9,10]。このような議論が責任能力に関して意味を持つのは，統合失調症が人格無縁な病的過程を部分的にでも含み，場合によっては人格解体に至るのに対し，人格発展や心因反応は大勢においてまだ元来人格の延長と考えられているからであろう。われわれは人格的なものに責任を帰属させるのに対し，人格無縁な病的過程と評価されるものが多ければ多いほどそこに責任を帰属させない傾向を持っているからである。

　迫害妄想の基盤は被告人の矛盾した性格にあり，妄想発展の決定的機縁となった出来事は意見書提出である。状況の心理は自負と不安に要約できる。そして妄想内容の多くが感情強調の強い思いつき，空想，深読みの性格を持っている。意見書提出は外からきた心因（いわゆる心的外傷）ではなくて，まさに自ら作った人生の転機であった。そうするとそこで起こった事態は外からくる心的事象（action）に対する反動（reaction），すなわち心因反応というようなものではない。人格発展とした所以である。

妄想や幻覚による支配

　犯行が妄想に基づいて行われたとはしばしばいわれ，筆者自身もこれを口にすることがあるが，実はこの決定が容易でないことが多い。人が妄想に一義的に「支配され」[9,10]た場合は責任無能力とすべきであるとか，幻覚や妄想に「規定され」[11]て行為を行った場合は責任無能力としてよいといわれ，筆者自身もまずもってそういってよいであろうと考えていた。しかし改めて考えてみると，われわれは一義的に支配または規定された場合と一義的には支配または規定されていない場合を，どのようにして分けるかを知らないのである。

　妄想と行為の同時存在，あるいは行為と妄想内容との適合性ならば容易に答えられることが多いであろう。この妄想がなかったら，この犯罪もなかったであろうというのはた易いことである。しかし，妄想がありながら犯行に至らない患者が他方に多数いることを考慮に入れねばならない。行為が妄想等によって一義的に支配されたか，規定されたかの問いに答えるのは容易でないのである。結局妄想の病理性，残された人格の健全性等を検討するほかない。被告人の場合，意見書提出は自負の産物（成功による社内上昇の期待）であり不安の起源（危険分子視，左遷，馘首の心配）であるが，これは一種の人生の賭けであって，それ自体は病的な現象でなく，被告人がするかしないか選択できる行為である。自負や不安は元来の人格からも理解可能であり，意見書提出もまたこの人格から出たものである。このようにして自負と不安から生じた妄想は外から人格を規定するというよりも，人格の延長という性格を保持しているのである。願望から出た妄想に多くの病理性を認めないのは何故か。一般に苦痛は外部から人を襲い，人はこれに悩まされる（外傷体験）。患者とはまさにそういう存在である。これに対して欲望や願望は自らのうちから出て，人は一般にこれに身を委ねるか否かを選ぶことができると考えられている。こうして願望や欲望からでた行為には病理性が認められにくく，責任を問い易いのである。

　被告人の場合は，一般に人格もよく保たれていることのほか，妄想が本人の自負と不安あるいは願望

から出ているため，人格や生活史から理解し易く，病理性も浅いと考えられるのである。

命令幻聴は今のところ危険性予測の観点からのみ研究されているが[2~5]，責任能力との関連においても研究すべきである。幻聴に支配または規定されるほどにその幻聴は危険だというわけであるが，視点を逆転させて遡行的にみれば，幻聴に支配されてまたは規定されて行為した場合ほど責任能力は乏しいと推定できるであろう。ただし，危険性予測の研究は操作的基準によりサンプルさえ揃えれば，実験的研究を繰返すことができるが，責任能力のような過去の精神能力の研究ではそれができないことを知っておかねばならない[7,8]。危険性予測研究と責任能力研究はまったく別の次元の営為である。

現存の危険性予測研究からも次のことが明らかである。つまり患者は必ずしも幻聴のいいなりになるわけではないということであり，また「あれを盗んでこい。」という幻聴に従う人は少なくないが，「あいつを殺（ヤ）れ。」という幻聴に従う人は少ない，ということである。ここには幻聴に抵抗する人格を措定せざるをえない。どんな場合にどのようにして幻聴に支配されるかを研究しなければならない。

妄想性障害には疾病の深度にさまざまな差があり，その責任能力の判断は難しく，著者も迷う場合が多い。疾病診断，病状診断のみならず，それによる弁識能力，制御能力の障害の程度を個別的に判断しなければならない。確かに W de Boor[1]もいうように，個別事例そのものには規準がないから，個別判断を原則にすると，その判断は恣意に流れがちにもなるであろう。にもかかわらず裁判所は個別判断を下さねばならず，鑑定人もそれに役立つ意見を提出するのでなければならない。本件の場合は，性格の矛盾，上昇と墜落を賭けた出来事，自負と不安の状況から理解し易いものとして妄想を捉えた。著者としては心ならずも Kretschmer[6]的な解釈となった次第である。

文　献

1) de Boor W：Ueber motivisch unklare Delikte. Springer, Berlin, 1959.
2) Hellerstein D, Frosch W, Koenigsberg HW：The clinical significance of command hallucinations. Am J Psychiatry 144：219-221, 1987.
3) Junginger J：Predicting compliance with command hallucinations. Am J Psychiatry. 147：245-247, 1990.
4) Junginger J：Command hallutinations and the prediction of dangerousness. Psychiatric Services. 46：911-914, 1995.
5) Junginger, J., Parks-Levy, J., McGuire, L.：Delusions and symptom-consistent violence. Psychiatric Services, 49；218-220, 1998.
6) Kretschmer E：Der sensitive Beziehungswahn. 3. Aufl., Springer, Berlin, 1950. 切替辰哉訳. 文光堂, 東京, 1961.
7) 西山　詮：精神分裂病者の責任能力－精神科医と法曹との対話. 新興医学出版, 東京, 1996.
8) 西山　詮：責任能力の精神医学的基礎. 臨床精神医学講座　第19巻（責任編集 風祭元, 山上　皓）. 27-51頁. 中山書店, 東京, 1998.
9) 山上　皓：偏執型と殺人. 犯罪学雑誌, 43；119-142, 1977.
10) 山上　皓：パラノイアの法的能力. 精神医学, 20；1333-1338, 1978.
11) 吉田哲雄：精神鑑定の最近の動向. 精神医療, 11：303-332, 1982.

症例7 (F3) 気分 (感情) 障害

殺人被告事件
東京地方裁判所　平成3年合（わ）第31号

序

　被告人は中年男性で、依存性人格障害の上に感情障害を発したものである。感情障害は短期間の軽躁状態を伴いはするが、反復性，遷延性のうつ状態を主体とする双極性感情障害で、犯行はそのうつ状態における母親殺し（Matricide）である。

　精神衛生診断書（簡易鑑定書）では、現在は正常範囲内であり、犯行時はうつ期の病相ではなく、行為は短絡行為とされた。しかし、よく調べて見ると17歳ころからうつ病相を繰返していたところ、37歳ころから躁病相をも呈するようになり、43歳ころから遷延性のうつ病相期に入っていたことがわかる。この間父親が脳溢血で倒れ、間もなく死亡した。ほぼ典型的な依存性性格者である被告人は、脳梗塞を患う母親と2人暮しになり、母親との一体化が深化したようである。母親の苦痛と苦悶を見るに忍びず、3日ほど迷ったすえ、母親の入院予定日の早朝、その頸部を絞扼して死亡させた。犯罪学的には憐憫殺人（Pity murder, Pietasmord）と呼ばれるものに相当する。

　鑑定書のあとに判決書の抄録を載せた。

被告人　片山　正　精神状態鑑定書

目　次
序　文
第1章　生活歴
　第1節　家族歴
　第2節　本人歴
第2章　現在症
　第1節　身体的現在症
　第2節　精神的現在症
　第3節　心理検査所見
第3章　犯行当時の精神状態
第4章　考察と説明
　第1節　精神医学的診断
　第2節　責任能力等
鑑定主文

序　文

　私は平成4年5月22日、東京地方裁判所刑事第13部法廷において、同部裁判長裁判官○○○○より、平3年合（わ）第31号殺人被告事件被告人片山正について下記事項を鑑定し、その結果を書面で報告するよう命ぜられ、宣誓のうえこれを了承した。

　鑑　定　事　項
（1）本件犯行時の被告人の精神状態

（2）現在の被告人の精神状態

よって鑑定人は同日より鑑定に従事し，一件記録を精読し，同年6月3日より，東京拘置所に留置中の被告人と面接を重ねるかたわら，東京都立豊島病院において主として身体的検査を行い，また東京都精神医学総合研究所非常勤流動研究員髙畠克子を補助者として，同所において心理検査を行った。さらに，裁判所を通じて○○大学教養学部より被告人の○○高等学校（同校は上記大学に併合された）生徒指導要録を取り寄せ，また被告人が治療を受けたことのあるJ医科大学精神神経科，T大学医学部附属病院精神神経科および丸山病院より診療録の写しを取り寄せ，これらを参考にした。なお，弁護人○○○○より被告人が東京拘置所から発信した封書ならびに葉書の写しを提供されたので，これも参考にした。また，被告人の兄片山清およびその妻和子に上記研究所に来訪するよう促し，同所において両人に面接して事情を聴取することができた。

なお，被告人の問診に当たっては，鑑定人が裁判所の命令によって被告人の精神状態につき鑑定を行っていること，いいたくないことはいわなくてよいが，鑑定人としては真実を知りたいと思っているので，できるだけ協力してほしいと伝えた。

公 訴 事 実

東京地方検察庁検察官○○○○検事の作成にかかる起訴状によれば，以下のとおりである。

本籍　東京都豊島区　以下略
住所　東京都豊島区　以下略
職業　無職

片 山 　 正
昭和20年7月30日生

被告人は，平成3年12月1日午前5時5分ころ，東京都豊島区○○8丁目2番1号片山ビル3号室内において，殺意をもって，片山礼子（当年76年）の頸部を両手で強く絞め，よって，そのころ，同所において，同女を窒息により死亡させ，もって同女を殺害したものである。

罰　条
刑　法　第199条

第1章　生活歴

第1節　家族歴

被告人の父方祖父片山金二は新潟県○○市で金物販売店や古着屋を営んでいた。酒好きな人で，脳出血で死亡した。その妻の死因も脳出血であったらしい。金二には子供が4人ある。長男太郎は豆腐屋を営んでいたが，これも酒好きで肝臓病を患い，50歳代で死亡した。太郎には2児があるが，長男一太は○○市で豆腐屋を営み，3女に恵まれている。次男二雄は○○市で日産自動車の販売に携わり，2女がある。金二の次男二太は浪曲師に弟子入りし，芸名をもつ浪曲師であったが，酒好きで，54歳ころ肝臓病で死亡した。三男三太は被告人の父であるから後述する。金二の長女しのぶは愛川真太郎に嫁し，現在73歳である。桐子，広枝の2女がある。桐子には1女1男があり，広枝には2男がある。なお，愛川真太郎は本人歴にも登場するが，被告人のいわゆる親方（板長）である。

母方祖父石田五郎は東京都○○区○○において，プラスチック製の樽の製造・販売をする樽問屋「樽五」を創業した。五郎とその妻は脳溢血で死亡したが，両人には5人の子供がある。長女きよは盛川に嫁し，夫とともに大衆食堂「盛川食堂」を興した。脳出血のため84歳で死亡した。きよの長女ゆきえ

は嫁して2男をもうけた。次女良子はすでに亡い。長男明夫が盛川食堂を継いだ。明夫には3男がある。三女悦子は嫁して1男1女をもうけた。五郎の長男英雄は癌による腸閉塞で死亡した。英雄には実子がなく，則夫を養子とした。これに3男1女がある。五郎の次男克良は脳梗塞で死亡したが，克良には長男雄一と長女芙美子があり，それぞれに1男1女がある。五郎の三女礼子は被告人の母であるので後述する。

　被告人の父三太は新潟市○○町に生育し，同胞中一番頭がよいといわれ，○○大学に進んだ。下顎の歯をすべて失うほどの歯槽膿漏のため一時は生命が危ぶまれたが，順天堂医院で一命を取り留めた。この疾患のため大学は中退したが兵役を免れた。幸食堂，ついで後楽の前身である有楽食堂に勤め，のちに同食堂に入社して来た礼子と結婚した。東京の上野と新宿および福島と持ち場は変わりながら支配人を勤めた。中途でここを退社し，友人と喫茶店を開業して失敗した。二太が浪曲師であったところから，自らも浪曲師を目指したが結局これは趣味程度に終わり，間もなく母の実家の樽五商店の経理に入り，経理部長として定年退職まで勤めた。丈夫な人で，風邪を引いても仕事を休まず，酒好きではあったが，どんなに飲んでも二日酔いで仕事を休むなどということはなかった。頑固で短気，口下手で，手が出るのが早かったという。情にもろく，大方は不器用であったが能筆で，料理も上手だった。おいしいものを食べさせる店に，たびたび兄と被告人を連れていってくれたという。平成元年1月脳梗塞で右半身不随となり，同年7月77歳で死亡した。

　被告人の母礼子は東京の本郷に生育した。女学校を経て後楽の経理事務に入り，三太と恋愛結婚した。几帳面，きれい好き，勤勉な努力家で，料理上手であり，ものごとに習熟するのが早く，地道で，何事も中途半端にしない人であった。晩年には長女の雅子や被告人らと，居酒屋「春鷹」および「はる鷹」を経営した。不眠症のため長年抗不安薬（クロールジアゼポキサイド）を服用していたが，一時期うつ病のためJ医科大学精神神経科に通院したことがある。昭和63年ころから高血圧のほか脊椎，肩，膝などの疼痛を訴えて，丸山病院で治療を受けるようになった。平成2年秋から翌年春まで脳梗塞のため同病院で入院治療を受け，その後も内科，整形外科，歯科などに通院していた。平成3年11月半ばころより激しい腹痛を伴う下痢が生じ，同年12月1日同病院に入院する手筈になっていたが，同日未明，被告人によって殺害された。

　被告人の姉雅子は昭和15年12月に生まれた。朗らかだが神経質で，性格にきついところがあるといわれる。母とともに春鷹およびはる鷹で働いた。前夫に長男を残して離婚し，下坂隆と結婚したが，下坂との間に子供はない。今なお箱入り娘同然で，都内でも一人では遠出ができない。

　被告人の兄清は昭和17年9月に生まれた。幼いころからやんちゃで，少年時代はガキ大将であった。現実志向が強く，勤勉で，スポーツもよくし，独立心に富んでいた。東京都立○○高等学校を卒業して，関越鉄鋼系列の上越コンバーター本社に入り，オートマチック・トランスミッションの設計に従事した。昭和45年に同社社員和子と結婚して新潟に転勤となり，充子と順子の2女をもうけた。同62年には両親の面倒を見るために同社を退いて帰郷し，父の借地に片山ビルを建てた。翌年5月ころ同ビル1階にはる鷹を開店し，昼は夫妻で喫茶店を営み，夜は母と雅子らが居酒屋を営んだ。経営不振のため昭和63年10月同店をたたみ，平成元年1月から清は自動変速機株式会社に勤め，また妻和子は現在保険会社の外交員をしている。

　以上，調査した限りでは，母礼子がうつ病のため通院治療をしたことがあるほか，家系に精神疾患の患者はいない。

第2節　本人歴

　被告人は昭和20年7月30日，母の疎開先である長野県○○で生まれた。終戦後間もなく一家とともに墨田区に戻った。当時，父は幸町食堂に勤めていたが，その後有楽食堂に移り，さらにそこを辞職し

て始めた喫茶店の経営に失敗し，家を売ることになり，被告人が5歳のころ現住地である豊島区○○の旧居に引っ越しした。

　被告人は幼いころから気が弱いほうで，ガキ大将の兄について回り，おとなしい友達と遊んだ。兄によれば，被告人は人を引っ張ることができず，人にくっついて行くほうだった。子供のころから身の回りの整頓がよく，おしゃれに気を遣ったという。昭和33年に豊島区立○○小学校を卒業して同区立○○中学校に進学した。野球が好きで野球部に入りたかったが，その入部テストに落ちて卓球部に入った。学業成績は小学校と中学校を通じて中等度であった。内向的で，赤面癖があった。要領の悪いところがあり，叱られると表立って反抗しないで黙り込んでしまう癖があった。さっさと謝ればよいのにと，見ていて歯痒い思いをしたと兄はいう。中学3年生のころ不良グループに入り，煙草を吸ったり，下級生を脅して小遣いを巻き上げる連中の後にくっついていた。

　昭和36年に中学校を卒業し，兄の勧めに従って都立○○高校を受験して不合格となり，私立高等学校に進学した。これも兄の勧めで進学コースを選び，成績も当初は中の上までいった。しかし，高校2年の夏休みころからチンピラたちと付き合い，義理人情に憧れ，学校を休んで喫茶店にたむろし，煙草をおぼえ，ハイミナールやブロバリンなどの睡眠剤を濫用し，万引きしたり，軟派して遊んでいた。○○大学教養学部長○○○○の回答にある生徒指導要録によると，学業成績は1年生のときは4を主として3が散見される程度で，56人中9番の成績であった。それが2年生になると2と3を主とするようになり，順位も57人中32番と低下した。3年生では学習の評価は記されていない。行動の記録をみると，責任感と根気強さがC評価で，情緒の安定に×印が付されている。所見欄には「他人に左右されやすく怠けがち。」「怠慢」と記されている。昭和38年退学した。なお，高校3年（17歳）ころから春先になると訳なく心境の変化が生じ，人に会ったり，しゃべったりするのが嫌になり，元気が出ず，鬱々として部屋に閉じこもったきりになり，春が過ぎると回復するというようなことが3年ほど続いた。卒業式に出られなかったときの心境も同様で，他人に悪く思われているのではないかと気を回すようなこと（関係念慮）もあった。うつ病による退学であったと考えられる。

　被告人は調理が好きで，中学生のころから兄や姉の弁当を作ったこともある。高校の夏休みには母方伯母盛川きよの割烹店「盛川食堂」でアルバイトをして，包丁さばきがよいと褒められた。父方叔母しのぶの夫愛川真太郎が群馬県利根郡○○町のホテル大利根の和食部で板長をしていた。昭和39年春，父の口利きで被告人は真太郎のもとに板前見習いとして弟子入りした。早々に人手の足りない製飯場にやられ，同期の二人に遅れをとったが，その後親方も熱心に教え，自らも努力して同僚を追い抜き，2年もすると和食では一人前になった。よい兄弟子や仲居さんに恵まれて，2年半ばかりは幸せであった。被告人が20歳のころ，親方の真太郎が東京の店に異動するという話がもちあがった。被告人はぜひとも自分を一緒に連れていってほしいと思い，周囲の人達からも大丈夫，間違いないと励まされ，親方に同行できるものと思い込んでわくわくしていた。ところが，親方が連れていったのは同期生の一人であった。被告人はひどく落胆し，自分が評価されていないのかと疑い，寮の自室に閉じこもり，布団をかぶって寝てしまった。先輩たちが声をかけてもいつまでも仕事に出なかったので，被告人は迎えにきた父に引き取られて，自宅に帰った。その後も1カ月ばかりは閉じこもっていた。

　しばらくすると伯母きよが経営している盛川食堂より母を通じて人手を求めてきた。父母に勧められ，なだめられるようにして被告人はこれに応じ，食堂の裏に当るアパートに一室をあてがわれて仕事に出た。なじみのあるところであり，従兄の一茂とうまが合って，5年間が無事にすぎた。昭和46年1月ころ，兄貴分の板前山田が店を辞めるといい出し，店主の懇望にもかかわらず辞職するといっていた。被告人は一茂とともに二人で頑張ろうと誓い合い，実際力を尽くして働くつもりでいた。ところが給料面の駆け引きだったのか，山田は一転して仕事を続けるというようになり，店主もこれを受け入れた。被告人は出端をくじかれ，がっかりして落ち込んだという。その間の経緯について納得できる説明

も貰えず，被告人には自分が信用されていないように思われた。他人が話をしていると，自分の顔をみたり，自分の悪口をいっているように感じられ，外を歩くと皆が自分を馬鹿にしているような気がした。首筋や肩が凝り，体がだるく，疲れやすかった。夜床についてからもいろんな考えが浮かんできて頭痛がし，ささいな物音が耳について寝付きが悪く，朝起きがつらかった。一茂に誘われても仕事に出る気にならず，アパートの一室にこもっていた。昭和46年3月某日正午近く，ブランデーをがぶ飲みし，自己嫌悪に駆られてガス自殺を図った。夕方，一茂の妻が帰宅し，ガスの臭いに気づき，もうろうとした状態の被告人を発見した。近くの医師上条靖子の往診を受け，その紹介で同年4月J医科大学精神科に受診した。

同科の診療録によると，初診医は○○教授で，診断はうつ病である。当時の主症状は自己不確実，敏感性自己関係づけ，日内変動，朝の意気消沈，自殺未遂であった。神経学的所見や脳波に異常はないが，血圧が高かった（140-100 mmHg）。爾来，通院治療を続けることになった。当初の処方はレボメプロマジン20 mgで，これが漸増された。同年5月から8月まで通院治療を中断し，8月にはガス管を布団のなかに引き込んでいたところを発見された。病院ではイミプラミン30 mgが追加され，漸増された。11月には盛川食堂を手伝い，12月には浅草の一富士食堂に採用された。この12月から昭和49年春ころまでの約2年半は服薬を続けて，抑うつ状態は調整されていた。処方はレボメプロマジン40-60 mg，イミプラミン75-150 mg，ニトラゼパム5 mg，トリヘキシフェニディール8 mgであった。この間昭和48年11月には千葉県柏市の料理屋に移り，昭和49年2月ころには三田浜の料理屋に住み込みで勤めた。しかし，三田浜では対人関係に悩んで痩せ，黙り込んでしまうようなことがあり，「仕事がつまらない，人と会いたくない」と訴えていたが，同年3月の末から4月初めにかけて3日ほど行くへ知れずになること（遁走）が2度あった。5月には前記一富士食堂に戻ったが，病状は一進一退であった。

昭和49年夏には病状も改善し，被告人は兄夫妻および兄嫁の知人である広瀬貴恵と4人で紀伊半島に旅行し，これをきっかけに貴恵と交際を始めた。被告人らは同年末に婚約し，翌年5月に結婚する運びとなった。昭和50年2月から3月にかけてしばしば仕事を休むような日が続いた。被告人は5月に結婚式を挙げたが，その前後から抑うつ状態に陥って，気力を失い，寝たり起きたりの状態であった。新婦の家具などが実家の2階に運び込まれ，新婦の友人が様子を見にきたときも，被告人は挨拶に出ることもできなかった。電車に乗ると人が自分を見るといって外出を嫌がり，仕事も休みがちで，十分な給料も入らず，母が援助していた。6月には競馬に夢中になり，同月16日には3日分の薬を飲んで昏々と眠り，同じく23日には6万円をもって出掛け一晩帰宅しなかった。因に，当時の処方はレボメプロマジン100 mg，イミプラミン150 mg，クロミプラミン150 mg，ニトラゼパム5 mgなどであった。10月ころから具合がよくなったが，翌51年2月には店の頭になり，これが負担となって調子を崩し，4月には一富士食堂を辞め，5月から大衆酒場「呑太郎」に勤めた。競馬への逃避はおさまらず，妻の貯金を引き出し，結婚指輪を質に入れ，ついには同僚のカセットレコーダーを持ち出して質草とし，窃盗により7月に逮捕されたこともある。自宅で寝たきりになったが，希死念慮に駆られてレンタカーで出かけたこともある。同年秋からは病状も持ち直し，東京駅近くの郷土料理屋に勤めた。結局，結婚以来のうつ状態は約1年半続いたことになる。昭和52年春には被告人は通院治療を中断したが，その後もしばらく良好な状態が続いた。しかし，妻との諍いが絶えず，妻に対して手を挙げるようになり，両人の親同士の話し合いにより，同年4月に離婚となった。階下に両親が住み，2階に被告人夫妻が暮らしていたが，母はなにかと2階に上がって来てはノックもしないで部屋に入ってくるので，嫁としてはゆっくりする所もなく，貴恵の不満も少なくなかった。被告人は兄からも早く親から離れるようにと忠告されており，貴恵からも促されたが，親との別居を決心できないでいた。同年6月には両親が出資し，南大塚に居酒屋春鷹を開いた。被告人は従来もっぱら裏手の板前をしてきて，カウンターを介

しての接客は苦手であったが，徐々にある程度客と話をすることもできるようになった。ついに自分も一国一城の主になることができたと思った。被告人は離婚後も貴恵としばしば会っており，9月には貴恵が妊娠した。親から店を取るか貴恵を取るかと迫られ，口では店を取ると答えたものの，貴恵への未練を捨て切れないでいた。被告人は同年末からまたうつ状態となり，昭和53年1月からJ医科大学精神科に通院を再開した。貴恵に復縁の希望を断たれ，4月には6日分の睡眠薬を飲んだ。春鷹に手伝いに来ていた姉の雅子がそのころ離婚したが，これに過大な責任を感じて気がふさいだ。店に通う女客と深い仲になったが，女には夫も子供もあり，母と姉に強く反対され，相談した知人にも反対されて，結婚を断念せざるをえなかった。初夏にはガス自殺を図って母に直ちに発見され，自らも希望して上記精神科に入院した。入院してしばらくはイミプラミンの注射を受けた。間もなく外出を許されたが，パチンコをして映画を見ているうちに遅くなって自宅に帰り，翌日母に伴われて帰院した。7月末には元気になり，8月には父母が経済的に困っているゆえ早めに通院に切り替えてもらうよう兄から促され，秋も早々に退院の予定となった。8月下旬には気が沈み，離婚などの自分の過去がみんなに知られ，噂されているように感じ，人に会いたがらなくなった。母に泣きついて退院を延ばしてもらい，元気も回復して9月半ばに退院することになったが，その前日から風邪で発熱し，迎えに来た父母に退院はいやだと捏ねたものの，風邪なら自宅で静養しろと父に一喝され，しぶしぶ退院した。その後通院を続け，間もなく仕事を始めた。非常に活発で，社交的にもなり，11月からは夜遅くまで働くようになった。通院を続けて元気であったが，翌昭和54年半ばに治療を中断した。春鷹では雅子と意見が対立し，姉にきついことをいわれていい返すことができず，他所の店に1年程勤めたこともある。昭和55年夏ころから軽うつ状態となり，同年秋にはJ医大精神科に通った。

その後の1年余りは仕事らしい仕事はできなかった。比較的軽いうつ状態が続いていたようである。包丁さばきがぎこちなくなり，客と話をするのが億劫で，たまたま客にからかわれると自分が覚醒剤を打っていると人に思われているのではないかと気を回し，外出すると仕事もしないで何をしているのだろうと人々が噂しているように思われた。新潟の兄の所に1カ月ほど静養に行ったことも2度ほどある。春鷹に出ないで，本やテレビを見て過ごし，病院に行くように促されても，返事をしないことがあった。

昭和56年の暮れころから，被告人は3年余り前に結婚を断念した秋津みどり（夫と協議離婚し，中学1年と小学5年の2人の娘を連れていた。）と付き合うようになった。被告人にはみどりが男に尽くす純日本風の女にみえた。昭和57年早々被告人はみどりらと同棲した。病状は相変わらず不良で，同年2月には全く仕事に出られない状態であった。ようやく同年初夏，みどりに伴われてT大学医学部附属病院精神神経科に受診した。診断は非定型躁うつ病であった。主要な所見として過去に躁うつの状態があり，うつ状態では関係念慮および注察念慮が，躁状態では易怒・誇大的傾向が見られることを挙げ，分裂病的体験症状を伴うところから，単なる躁うつ病ではないとしている。神経学的所見と脳波には異常がないが，軽い高血圧（140-96 mmHg）が確かめられている。□□□□が担当医となり，当初の処方は炭酸リチウム 800 mg，フルフェナジン 0.5 mg であった。ちなみに以後の処方も炭酸リチウム 800 mg-1000 mg，ハロペリドール 0.75 mg-1.5 mg が中心になっている。8月には早くも完全寛解の状態になった。9月には診療録に「調子が高い」と記されている。気障な服装が目立ち，診察時間の遅れに文句を付け（易怒傾向），母に対して尊大な態度を取り，いつもの柔和な表情はみられなかった。しかし，薬量の調整により10月には落ち着き，仕事や家庭サービスに励んで，その後安定した状態が続いた。みどりの娘たちにも慕われた気がし，家族の団欒というものがもてたと思った。みどりと結婚しようと考え，一緒に店をもつために貯金もしていた。結婚の話は娘たちが改姓を嫌がるので，入籍を延ばすことにした。昭和58年春には都営住宅が当たって板橋区に転居した。病状も完全寛解状態にあり，みどりが服薬を嫌うので9月には服薬を中止した。すると10月には睡眠時間が短くなり，金遣いが荒

くなった。11月には多弁，情動不安定で易怒的となり，実現可能性のない計画を立てて実家と揉め，被害妄想の傾向も見られた。この状態は服薬再開により間もなく消褪した。翌59年2月に再び服薬を中止した。その後は同年4月と12月に2回来院している。4月は良好な状態で，主治医は12月の被告人の状態も正常範囲内と判断した。しかし，みどりは被告人の様子が少しおかしいのではないかと心配し，気を回す傾向（「夜遅く来る客は板前が多い。味を盗まれるのではないか。」）を指摘していた。昭和60年に入るとみどりと口論することが多くなった。みどりも週2回ほど春鷹で働いていたが，被告人が女性客の接待をするのにやきもちを焼いて食ってかかり，被告人もまたみどりに男がいるだろうと責め，互いに夜遅くまで罵り合うため，みどりの娘たちまで起きてきた。娘たちはみどりの肩をもち，被告人は面白くない思いをすることがたび重なった。同年春には家庭裁判所の調停を経て，すったもんだの末みどりと別れた。

そのころ地主から春鷹の立ち退きを迫られ，昭和60年5月ころ母が近くに同じ屋号で5坪の店を開いた。被告人はみどりと別れてから気も晴れず，この狭い店に気乗りがせず，他所の居酒屋や弁当屋に勤めに出ていた。翌61年末母と姉に口説かれて春鷹に戻った。昭和62年7月ころ被告人は元気を回復し，店に通う人妻美田洋子と深い仲になった。洋子が夫と別れて埼玉に引っ越したときは，敷金，権利金を被告人が苦労して都合してやった。被告人はますます洋子に夢中になり，引き留めようとする母や姉の手を振り切るようにして，同年末には店を辞めて設備工となり，昭和63年に入るや実家を出て洋子と同棲した。しかし，洋子は酒飲みの怠け者で，埼玉から東京に通う被告人のために朝食の用意をしてくれたのは一緒になった最初の2，3日だけで，朝は寝ており，被告人が帰宅しても夕食の用意もなく，酩酊して帰宅しては外へ食事に行こうよとねだる始末であった。

これよりさき昭和62年7月ころ，ながらく新潟にいた兄が父母の面倒をみることになり，親の借地に5階建の片山ビルを建てた。3階と4階に兄一家が，2階の1号に父母が住んだ。翌63年5月ころ同ビルの1階に店はる鷹を開き，昼は兄夫妻が喫茶店を，夜は母と姉が居酒屋を営むことになった。同年7月ころには母が被告人を引っ張るようにして埼玉から連れ戻し，1号は狭いので，兄が父を引き取り，母と被告人が1号で暮らすことにした。開店して2，3カ月は経営も順調にみえた。しかし，被告人は我身の顛末を思うと近隣に対しても恥ずかしく，気が沈み，2日仕事に出ては1週間休むような日々が続いた。兄は早々に見切りを付けて同年10月には店を閉じた。12月には母が高血圧で丸山病院に受診した。平成元年1月には父が脳溢血で倒れ，兄夫妻が救急車で入院させたが，被告人は寝込んでいて何もできなかった。被告人は同年4月より胃炎と不眠のため丸山病院に通院している。7月には父が死亡した。被告人は父の死後2晩ほとんど眠れず，11日の告別式の日には急に気分が悪くなり，左前胸部の苦悶感を訴えて救急車で丸山病院に搬送され，4日間内科に入院した。診断は自律神経失調症である。退院後も万事不調で，8月は外出もできなかった。12月まで同病院で不眠症の治療を続けた。平成2年も4月にアルバイト程度の仕事をしてみたに止まる。5月には母が腸閉塞で丸山病院で入院治療を受け，その後も下痢症が続いた。母は10月に脳梗塞のため1号で倒れたが，被告人は寝込んでいてなんの役にも立たなかった。姪が和子を呼び，駆け付けた和子らが母を入院させた。母には軽い言語障害と歩行障害が残った。爾来母は愚痴っぽくなったが，思うことが自由に言えず，じれていらだつことがあった。被告人は具合のよいときは母の愚痴の聞き役だった。同年12月ころには，義兄下坂隆のつてで上水道の設備などの仕事に携わったが，実際に仕事に出ることができたのは2，3カ月のうち10日ほどで，出勤すると約束しておきながら欠勤することが多かった。平成3年に入ってからは仕事ができず，ほとんど寝てばかりいた。気力もわかず，仕事もしていないので近所の人々に引け目を感じて，外出も億劫であった。母は平成3年早春に退院したが，同年5月に4日間，9月に3週間ほど丸山病院に入院し，その後も通院していた。上記の障害があったほか，膝，腰，歯などの疼痛を訴えていた。被告人はときには母の遺族年金から生活費を出してもらい，買い物に行くこともあった。掃除や洗

濯は几帳面にしていたが，散髪屋に行くことができず，頭髪は伸び放題であった。11月の半ばには母の激しい下痢が始まるが，これ以降は第3章で述べることにする。

第2章　現在症

第1節　身体的現在症

体格は肥満型で，皮下脂肪がよく発達している。身長は171 cm，体重は77 kgである。利き手，利き足はいずれも右である。左肩，左肘，左第4指の指関節，両膝関節に屈伸に際して疼痛がある。両側下腿に軽度の浮腫を認める。歩行は緩慢で，たどたどしい。軽い吃音を認める。握力は右36 kg，左10 kgである。多汗症で，皮膚紋画症を認める。脈拍84/分，体温36.2℃，血圧138-102 mmHgで，高血圧が認められる。心音は清で，肺野に聴診上異常なく，肝を触れない。外性器に異常なく，包茎もない。眼底では乳頭は境界鮮明で，動脈硬化像を認めない。胸部X線像では，左第4弓が膨隆し，心肥大を示唆する。心電図では，洞調律，1度房室ブロック，II，III，aVF，V 5-6でSTの平坦化を認める。

検尿によれば，色調は淡黄色で，混濁もない。比重は1.010，PH 6.5，潜血－，蛋白－，糖－，ウロビリノゲン±，ビリルビン－，アセトン体－，亜硝酸塩－，白血球－である。沈渣では，赤血球，白血球，扁平上皮，円形上皮が各々0-1/視野で，細菌－，円柱－である。

血算によれば，白血球数9,300/μl，赤血球数4,130,000/μl，ヘモグロビン量14.3 g/dl，ヘマトクリット値41.0%，MCV 99 fl，MCH 34.6 pg，MCHC 34.9%，血小板数338,000/μlである。血液像を見ると，好中球62.0%，好塩基球8.0%，リンパ球25.0%，単球5.0%である。血沈は，30分4.0 mm，60分10.0 mm，120分24.0 mmであった。

血清検査では，B型肝炎抗原陰性，梅毒血清反応陰性である。

血液生化学では，総蛋白7.6 g/dl，アルブミン4.6 g/dl，アルブミン/グロブリン比1.5，亜鉛混濁試験9.1単位，チモール混濁試験5.3単位，総ビリルビン0.2 mg/dl，GOT 17 IU/l，GPT 28 IU/l，LDH 363 IU/l，アルカリフォスファターゼ170 IU/l，γ-GTP 39 IU/l，コリンエステラーゼ1.5△PH，総コレステロール179 mg/dl，F-コレステロール55 mg/dl，エステル比69%，TG 159 mg/dl，β-Lip 677 mg/dl，HDL-コレステロール24 mg/dl，NEFA 0.36 mEq/l，燐脂質180 mg/dl，Na 139 mEq/l，K 4.7 mEq/dl，Cl 106 mEq/l，BUN 15 mg/dl，クレアチニン1.1 mg/dl，尿酸7.2 mg/dl，Ca 4.3 mEq/l，IP 3.5 mg/dl，アミラーゼ130 IU/l，血糖150 mg/dl，ASO 148.9 IU/ml，リウマチ因子19.8 IU/mlである。

念のため甲状腺機能についてみると，T 31.1 ng/ml，T 3摂取率29.0%，遊離ヨードサイロニン4.5 pg/ml，T 4 6.6 μg/dl，遊離サイロキシン1.15 ng/dlであった。

神経学的理学検査によれば，瞳孔は正円で，左右同大，対光反射も迅速かつ十分である。輻輳反応も良好である。眼振もない。眼瞼，舌尖に振戦を認めないが，手指にこれを認める（左＞右）。固有反射は両側同等に減弱している。足および膝に間代はない。病的反射は証明されない。筋緊張は正常で，錐体外路症状も認められない。運動失調なく，麻痺もない。アディアドコキネーゼおよびロンベルク徴候を認めない。触覚，痛覚，振動覚，深部知覚にも異常がない。

脳波は，覚醒時記録ではほとんどの領域に10-11サイクル/秒のα波を主として15-25サイクル/秒前後の速波が少量ないし中等量混在するパターンが出現する。α波の振幅に多少の不安定さが認められ，希に中心領とその周辺（左≦右）にやや鋭い波形が出現し，頻度は更に少ないが左前頭極および前頭にも同様な波形が出現する。過呼吸賦活および光刺激に特異的な変化はない。所見はほぼ正常範囲に入る。

頭部コンピューター断層撮影では，左右差，萎縮像なく，局在所見も見られない。頭部MRIではT2強調像で両側前頭葉にいくつかの小さい高信号強度域が認められるが，いわゆる微小脳梗塞の所見とはいえない。

以上，身体的には，諸関節の疼痛ならびに高血圧症とこれに伴う心肥大および相応の心電図所見が認められるほか，特別な病的所見はない。

第2節　精神的現在症

意識は清明で，見当識も理解もよい。記憶はあいまいなところが多いが，粗大な障害はない。接触はよく，穏やかで，人懐こい。丁寧な言葉遣いに気を付けている。表情の動きも自然で，柔和な笑顔がしばしば見られる。甘えたような，やや幼い話し方をする。鑑定には協力的で，自らよく語り，短い質問に長い返事が返ってくる。話は具体的で瑣事にわたり，質問に即して回答するというよりも自己中心的で，身体的愁訴，弁解や取り繕い，独りよがりの話が多い。結婚または同棲した女性たちとのいきさつをとくとくと話すところは，むしろぬけぬけとした印象さえ与える。話が犯行や母の苦悩などに及ぶと，落涙して泣きじゃくることもあったが，すぐに気を取り直した。

面接時，躁ないし鬱または不機嫌などの気分変調は認められなかった。思考は形式的にも内容的にも異常を認めず，精神運動および行動面にも異常がない。以下に，具体的な問答を二三提示する。

　T大病院に行きましたね。主治医は ── ○○先生です。

　それは思い違いじゃないですか ── 思い違いじゃない。

　□□先生というのと違いますか ── □□先生かな。自分じゃ○○先生だと思っていた。

　どっちが確かですか ── 自分じゃ○○先生だと思っていた。そんなイメージが強い。

　J医大を止めてT大に行くまでの間… ── J医大が昭和55年までで，T大に行ったのが昭和59年だから…

　T大に行ったのは昭和57年ですよ ── そうそう，昭和57年に行って，昭和59年12月までです。

　J医大からT大に行くまでの2年間はどうだったの ── 薬は飲まないで仕事していた。壁にもぶつからなかったし，何事もなかった。自分のうちの店に出ていた。

　その間はよかったの ── そうですね。客と接するのが格別いやということもなかった。一時私の具合が悪くて，姉が旦那と店をやっていたことがある。

　昭和57年にT大に来たのはどうして ── やっぱし自分が女性関係と，同棲して，自分がどうにも自信がなくなったというか，そういうことで。

　女の人は ── みどりさん。

　子供のある人だった ── 女の子が2人いる。女の子が自分に懐いて，「頑張んな。病院に行くんならあれしなよ」といってくれてね。姉娘のほうが少し頭が弱かった。

　みどりさんもお店に出ていたの ── 初めは浮間にいて内職していた。半年くらいしてから店に出るようになった。ずっと一緒に働いた。

　みどりさんとの付き合いは ── 昭和56年の暮れころからで，別れたのが昭和60年だから。

　J医大は昭和55年11月が最後だけど，その後はよかったの ── よかったですね。まあ，でも，よくなったり悪くなったりしていた。

　薬は飲んでいなかったけど，すっかりよかったわけではないの ── そうですね。

　その間の2年間はあまりいいとはいえない ── はい。

　店にもちゃんと出られなかった ── そうですね。（この後，みどり母子との付き合いに関する話が果てしなく続くので略す。）

　記憶と陳述に曖昧なところがあるが，上記2年間にも具合のよい時期と抑うつ状態の時期があったよ

うである。被告人は一般に思い込みが強い。自分では家族の団欒が成立していたと考えているが，T大病院の初診のとき，同棲中のみどりは「こんな状態ならとても結婚は遠慮します。」と言ったと記されている。上記の記憶違いにも思い込みの強さがよく現れている。

　お母さんが元気で，あなたを励ましていたのはいつごろ――平成3年の9月から10月ころですね。そのころ兄夫婦は何もいわなかった。お袋が独りみたいな生活でした。俺はベットに横になったまま。上の夫婦は仕事。孫たちは学校。母は独りぼっちだった。母は我慢強くしていた。自分が思うには，なぜ兄夫婦が土，日のうち1日でも母と一緒に話をしたり，テレビでも一緒に見たりしなかったかと思う。そうすれば母もあんなに具合が悪くならなかったと思う。

　むしろみんな逃げちゃう――そうなんです。お袋がちょっと行けば，「あ，買い物に行かなくちゃいけない。」といって兄はいなくなる。孫は部屋に閉じこもりっきり。それが4分くらいの責任ですね。あと6分は俺の責任だ。

　あなたが6分の責任というのはどうして――自分の方が責任が多いです。自分がベットに横になっている。どうしても陰気臭い。お袋としてはもっと明るくしてもらえばよかっただろうと思う。ほんとなら自分が働いて，お袋と一緒にやればよかった。兄は「母の面倒を見る」と，そりゃ長男だからいいますけど，面倒見ていない。言語のリハビリもしていない。土，日の1日だけでもいいから，母と話をしてやればよかった。

　ここでは被告人がうつ状態にあって，病気の母の面倒を見るのが負担であったこと，母を殺害するに至ったことについては自分に6分の責任があるが，4分の責任は兄達にあることを指摘している。別の日には5分と5分の責任としている。このような主張は，自分では十分に納得できているかのように，平然となされる。

　東京拘置所に来たころの気分は――全然分かんないです。少し落ち込んでいた。腰や膝が痛かった。所内の心得などいわれたけど，余りよく分からなかった。精神科の薬を飲み始めて…

　気分がよくなったのはいつ頃から――平成4年の4月，…4月じゃないな，3月か4月ですね。

　今は普通ですか――普通以上に元気があります。やる気が出て，運動したり，勉強したり，一生懸命している。

　普通以上とは――店の設計をしているのですよ。A，B，Cの3段階で，Aは1人いくらで，月2回休んで28日計算でいくら，Bは…，Cは…など，将来の計画を考えている。早く料理を実地にやってみたいと。

　意欲が出て来た――そうです。兄に監房内で手に入らない本を購入してもらったりしている。

　普通以上というのは，すこしやりすぎているということ――やりすぎというのはないが，あれもやりたい，これもやりたいという意欲が沸いてくること。

　抑うつ状態をほぼ脱しているとみえる。意欲が沸き，将来の計画をさまざま考えるということである。躁的傾向がいくらか顔を覗かせていると考えられるが，現在特別な気分変調はなく，精神運動興奮もない。目下治療中でもあり，さらに経過を慎重に追うべきである。いずれにしても，現在はなお十分に安定した状態にあるとはいえない。

第3節　心理検査所見
1）ウェクスラー成人知能検査（WAIS）
　この検査は，16歳から64歳までの成人を対象に，ひろく行われる知能検査である。言語性検査（一般的知識，一般的理解，算数問題，類似問題，数唱問題，単語問題）と動作性検査（符号問題，絵画完成，積み木問題，絵画配列，組合せ問題）で構成されている。被告人は検査に協力的で，長時間になっても一定の集中力でまじめに取り組んでいた。検査結果をみると，言語性検査の評価点の合計は46で，

第2部 鑑定例の提示と解説

これを知能指数に換算すると88（調理士という特殊技能の職業で換算すると95）である。動作性検査の評価点合計は38で，知能指数に換算すると88（職業修正で91）となる。全検査評価点総計は84で，これを知能指数に換算すると87である。普通の下の知能に相当する。課題間の成績のばらつきは少ない。あえていえば類似問題と単語問題がともに評価点が6で，低い。すなわち，現実的，個別的な対応の範囲ではうまく行くが，抽象的思考が苦手で，これを適切な言語で伝達する能力に限界があるということである。

2）ロールシャッハ検査

これは投影法としてもっとも一般的な心理検査である。白黒および多色彩のインクブロットからなる10枚の図版に対する反応を分析することにより，被験者の精神内界を判断し，ときに精神医学的診断の一助ともする。被告人は検査に対して構えた姿勢はなく，終始協力的で，カードを回転させ，多方向から反応の可能性を探ろうとする積極性が窺われた。しかし，反応数は少なく，14である。カードIXでは反応拒否（実際には反応の失敗）が出ている。初発反応時間は平均28秒で比較的長く，色彩カードに対する反応はさらに時間が掛かり，47秒である。これらは知的統合力の限界と情緒刺激に対する混乱と回復力に問題があることを示すが，詳細は後述する。

①知的側面

ロールシャッハ検査によって知的側面を評価する場合は，形態水準，人間運動反応の量と質，全体反応の量と質，反応内容の多様性や独創性などが判断の指標になる。まず，F＋％＝42％であるから，正常成人の形態水準が70％であるのに比べると著しく低い。これはブロットを正確に把握し，統合し，それを明確に言葉で伝える過程に問題があることを意味する。認知能力についてみると，色彩カードで情緒的に混乱するとブロットの認知が異常になり，形態水準を大幅に低下させる原因になることからも明らかなように，混乱を知的に立て直したりカバーすることが難しいのである。つぎに，人間運動反応であるが，平均あるいはそれ以上の知能水準の人ではこれが3個以上あるのが通常である。被告人の場合はカードVIIでこれが1個現れたにすぎない。人間運動反応が優れた知的素養に基づく想像力や共感性の現れとすれば，被告人に対して肯定的な知的評価はできない。さらに反応内容についてみると，コンテントレンジが7で，比較的多様性に富んだ反応を出しているが，血液反応，内臓反応，火反応などのように，必ずしも知的に良好な反応とはいえない未分化なものがある。被告人の知的側面は中の下ないし下のレベルにある。

②情緒的側面

ロールシャッハ検査が，その独創性を発揮するのは情緒的側面である。まず，運動因子（M）と色彩因子（C）の相互関係から判断する体験型をみると，色彩優位の外拡的体験型である。このタイプの人は，知的に高いとはいえず，通常の現実に対しては比較的よい順応を示すが，情緒的には不安定で，行動化などが現れやすいと考えられている。なお，色彩カードの反応は非常に特異で，カードIIでは色彩部分に強く反応し，「化粧した歌舞伎の役者の顔」という独創反応を出しているが，領域把握の混乱と形態水準の低下は明らかにカラーショックが起こったことを示している。また，カードIIIにみられるように，「血が流れている」と反応するのみで，人間の体のほかの部分の明細化が困難になることや，カードXにみられるように，色彩によって分散しているブロットを一つに統合できなくて，「上からインクを落としてパッとなった感じ」と回答するのは，容易に情緒的統制を失いやすいことを示唆する。そして，その結果はあからさまな敵意と攻撃性の出現である。カードIIIの血液反応，カードIVの蜂，カードVIの内臓を開いたところ，カードVIIIのカメレオンが何かをねらっているところ，カードIXの炎の中からガラス細工ができるところなどに，攻撃性や爆発性を抱えた人間像が浮かび上がる。カードIIやIIIのように，本来平凡反応の出現率が高く，しかも2人の人間の協同運動反応が出やすい図版におい

て，個人の顔や上半身のみの形態反応しか現れない。さらにカードⅦに対する反応も，人間全体反応ではあるが，「シャムの双生児」という奇形反応である。これらは被告人が人間に対する共感的でポジティブな関係を現実には持ちにくい人であることを示唆する。また，カードⅡの化粧やカードⅢのマントの後ろ姿，そしてカードⅥの胃の解剖反応や胃のレントゲン反応は対人不安が存在することを示しており，化粧やマントはこれを隠すために現れたと考えられる。

③精神医学的診断について

被告人の検査結果から，被告人が現在うつ状態にあると積極的にいうことは難しい。片口は内外のデータから典型的なうつ病の特徴を9項目にまとめている。被告人の結果はいくつかの項目でこれらに当てはまるが，両貧体験型でないこと，動物反応率が36％と高くないこと，自信のない卑下した反応が見られないことなどの所見が，うつ状態との判断をためらわせる。

被告人の本検査による人間像をまとめると，知的にはあまり高くなく，よい対象関係に基づく情緒的成熟が達成されておらず，外的刺激に敏感で，情緒的混乱を起こし易く，ときに脆弱な防衛を突破して攻撃的な行動化が現れやすい人ということになる。

3）TAT（主題統覚検査）

これも性格診断のための投影法と呼ばれる心理検査である。被験者は漠然とした多義的な図版を見て，自由に物語を作るように教示される。選ばれた図版は，1，2，4，6，6 BM，10，11，12 M，14，15，16，の11枚である。被告人は検査に対して他の場合と同様協力的であった。初発反応時間は30秒前後（15″〜50″）で，それほど短くはないが，いったん物語ができ始めるとこれに感情移入し，主人公になりきり，強調を繰り返し，ときに長時間にわたるため，停止させなければならないこともあった（カード4，6はそれぞれ13分，12分15秒）。検査結果の特徴をまとめると次のようになる。

①物語の主人公についていえば，罪を犯し，その償いをしようとする（被告人と同定できる）人物がカード15と16で続けて出ている。カード15では，好きだった女性の墓参りに来たという物語りに途中で変更するが，ミステリーみたいで暗すぎるといって，自分の過ちを親の墓に報告に来たという物語りに戻している。一見したところ，罪を背負って行く人生の厳しさ，暗さが描出されているともとれるが，被告人は罪の償いをしてまっとうな人間になり，店を出して親の夢を実現することができると簡単に想定している（カード16）。これは被告人の防衛などの表現ではなく，物事を深刻に考えない，成り行き任せの性格の現れと考えられる。

②夫婦とおばあちゃんという3角関係に何らかの拗れを起こしている物語が，カード2と6と6 BMに現れている。カード2では，主人公とおばあちゃんが畑仕事をしている。そこへ嫁さんがきれいな格好で，本をもって通りかかるが，二人に声もかけずに通り過ぎるという物語である。ここでは妻の気持ちの不可解さが語られているが，これは被告人の結婚生活の破綻と結び付くであろう。これに反して，おばあちゃんの気持ちは，カード6と6 BMに比較的生き生きと表現されているように，被告人にとっては理解しやすいようである。夫婦にお茶をもってきてほしいといわれたおばあちゃんは，嫁に入れてもらえばと思いながらも息子に従ったり（6），単身赴任する息子に嫁を頼むといわれて，知らぬふりをしているが，内心は息子にいて欲しくて顔を合わせるのが辛いおばあちゃんだったりする（6 BM）。

③困難な事態に陥ったときに，被告人がどのような行動をとるかがカード1と4と11と12 Mに現れている。バイオリンでミスをしてどうしたらいいかと考えている少年（1），狩人に追われ逃げ場をなくし，土壇場になって迷っている動物（11）というように，困った事態で具体的な解決ができず，お手上げの状態になるのが被告人の特徴である。また，葛藤状況で他人に解決を委ねるという特徴もある。例えば，不倫関係にある女性が2階に妻が居る自宅まで押しかけて来るが，その女性が条件付の不倫関

係を我慢する（4）とか，付き合っている男との悩みを催眠術で取ってもらう（12 M）などである。

4）SCT（文章完成テスト）

これは，パートⅠとⅡに別れていて，それぞれが文頭のみ与えられた未完成の文章30問から成っており，これを完成させるのである。ロールシャッハ検査のように，検査結果がスコア化され，一定の理論仮説のもとで解釈される訳ではないので，テストというよりは臨床場面での面接の一部として，あるいは治療者の好みで利用されることが多い。被告人はこのテストにも一生懸命取り組んでいたが，文章を書き慣れていないため，普通は1時間以内に終わる作業が2倍以上かかり，施行も3回に分けて行う結果になった。

身体的，家庭的，社会的3側面に沿って，記載内容を検討する。まず第1に，躁うつ病をもっている不安が述べられているが，身体的側面では被告人は概してスポーツを得意として，自分の身体には自信をもっている。第2に，家庭的側面では，被告人はとりわけ家庭的な暖かさや団欒を求めている。原家族については，父にたいしては肯定的な評価がないが，逝かれて初めて父が家族の大事な要になっていたことに気づいている。母は被告人と精神的に密着しており，被告人の甘え（依存）の対象であった。被告人は親離れができず，母の夢（店をもつこと）すなわち自分の夢をかなえることが自立の道であった。にもかかわらずこれに挫折し，それが母親の病気を悪化させる一因になったとして，一定の自責感をもっている。また，兄弟の葛藤が強く，とくに父の死後，遺産を巡る諍いも手伝って，兄との関係が悪い。第3の社会的側面は，結婚に失敗したこと，店をつぶして仕事に失敗したこと，自殺やこの度の事件を起こしたことなど，被告人にとって肯定的な材料はなに一つない。このようなオール・マイナスをプラスに総取り替えできるものとして，罪の償いとしての服役がある。この魔術的思考に現れているように，全体として精神的な幼稚さが目立つ。

5）PFスタディ（絵画－欲求不満テスト）

この検査は，欲求不満場面を線画にした24個の絵を基にした課題から成っている。被験者は二人の登場人物の間にやり取りされる会話を想定し，空白になっている受け手の台詞を完成しなければならない。被告人はこの検査にも協力的で，比較的短時間で要領よく台詞を書き込んでいた。

全体としては，それぞれの台詞は感情に走らず中立的で，短いものが多い。自分の非についてはいい訳や理屈を言わず，あっさり認めて謝り，相手の非も深追いせずに容認し，今後の注意を促すというパターンが典型的である。この検査の結果と，ロールシャッハ検査の結果にみられる情緒刺激に対する動揺と行動化とは矛盾する。これには原因が二つ考えられる。第1は，投影法とは異なるこの種の検査の限界性にもつながるが，提示された欲求不満状況への対処の仕方を記述することは，事態と距離を置いて，これを客観的に見ることを余儀なくさせるということである。第2は，記述されたように行動できるとは限らないということである。現実場面で攻撃が直接向けられた時と検査場面とでは相違が大きいので，後者における反応が前者における反応を代表するとは限らない。この検査の結果は，結局被告人が机上の模範解答を作成したことを示すに過ぎない。

第3章　犯行当時の精神状態

本人歴で述べたように，被告人は昭和63年秋ころよりうつ状態に陥ったが，この状態は遷延し，平成3年まで続いた。この間不眠症ないし自律神経失調症として治療を受けているが，うつ病の治療は受けていない。このうつ状態の間にも，比較的具合のよいときと悪いときがあり，平成元年1月父が脳溢血で倒れたときや，平成2年10月母が脳梗塞で倒れたときのように，抑うつのため寝込んでいて，大

切に思っていた親の緊急時になんの役にも立てなかった時期もあれば，平成2年4月ころや同年末のようにアルバイト程度ではあるがいくらか仕事をしたこともある。平成3年に入ってからはいっさい仕事ができず，買い物などの外出も稀になり，人目をはばかって，散髪屋に行くこともできなくなった。同年9月母は3週間ほど丸山病院に入院し，その後も同院に通院していた。言語障害のほか，膝，腰，歯の疼痛を訴えていた。10月は母も比較的元気で，励まされて被告人も家事に精を出し，買い物にも出かけた。しかし，それも長続きせず，10月末からは被告人の気力も失せ，ほとんど寝てばかりいるようになった。こうした被告人の姿は兄たちからみると，まるで逃避，怠慢と見えた。11月の半ばから母は激しい下痢をきたし，夜も十分眠れなくなった。下痢のため布団を汚し，母自身がそれに気づいて自分が惚けたのかと考えて衝撃を受けたようであった。それまで夫の霊を慰めるため夜は3階の仏間に寝ていた母が，同月26日には1号室に床を移した。その日または翌日ころから「私は死にたい」，「殺してくれないか」というような話が，二人で食事をしているときなどに母の口から出るようになった。被告人がみていると母は一晩に3回くらいトイレにたった。28日には清と雅子が母を丸山病院に連れていった。雅子が母におむつを買い，この日からおむつをあてるようになった。母は入院していたときも下着を嫁に洗わせなかったほどで，雅子におむつの面倒を見てもらうのも嫌がっていた。この日の夜，被告人は母の望むとおり母を殺そうと思って，寝ている母の元まで行ったが，実行できなかった。29日と30日もどうしょうかと迷っていた。29日は清と和子が母を病院に連れていき，和子が夕食を届けた。30日は3食和子が作って届けた。同日午後，清が病院に電話して，翌日母を入院させる手筈を整えた。30日夕方，清が1号室に立ち寄ったとき，被告人と母が食事をしていた。清は「明日入院だから迎えにくる。」と伝えた。母はそのあと雅子に電話して，「こんなにまでして入院するのは嫌だ。正におむつを替えてもらっている。」と述べたという。午後8時からテレビで母の好きな時代劇を2人で見た。母は9時半か10時ころに寝た。被告人は入浴後，自分の寝床に行かず，台所に座って母の様子を見ていた。そのうち母の体がわずかに動いた。12月1日の午前3時半ころだった。すぐに行ってみるとトイレに行きたいという。母は苦痛を訴え，相当に痛そうであった。用を済ましたあとも「さしこんで痛い。」と訴えていた。寝床に連れて戻り，ウーロン茶を飲ませ冷凍バナナを食べさせた。母がウーロン茶をこぼしたのでタオルを取ってきて拭いた。しばらくして母は楽になったようで安らかに眠った。被告人はその寝顔を見ながら，母がこのまま天国に行った方がよい，自分はどうなってもよいと考え，母の顔にタオルを被せ，両手で母の首を絞めた。母は身動きひとつしなかったようだった。時計が4時45分を指していた。母の顔をガーゼ・タオルで覆い，しばらく添い寝してやった。

　その後被告人がどうしてよいか分からないままに台所でぼんやり座っているうちに夜が明け，7時半ころ清が母を迎えにきた。兄に問いかけられたが，声が出ないので母の方を指さした。兄に問われるままに自分が母を殺したことを話し，雅子らを呼んでもらい，皆に事情を話し，兄に伴われて警察署に自首した。

　○○○○作成になる精神衛生診断書（平成3年12月9日診察）によれば，診断の項に「（現在時）正常範囲内。」「（犯行時）1．うつ期の病相ではなかった。2．短絡行為。」と記されている。また，同診断書の問答記載の後には「態度・動作普通，思考の流れ整然，可親的」と現在症がまとめられている。

　被告人は平成3年12月13日に東京拘置所に移監された。被告人自身は当時「すこし落ち込んでいた。」と感じている。同所において精神科の薬を飲むようになり，平成4年3月または4月ころから気分がよくなってきたという。

　東京拘置所より片山順子宛に送られた平成4年2月消印の葉書（弁護人より提供された写しによる。）をみると，末尾2行には「1日も早く復帰したらヘイヘイヘイ，みんなでドライブ　ウルウル」と記されている。このころ躁的な状態にあったことを疑わせる資料である。また，平成4年9月某日付の東京拘置所長○○○○の回答書によると，被告人の病名として「抑うつ状態」，病状及び経過として「入所

当時は不眠，不穏，焦燥感が顕著であったが，薬物及び精神療法にて現在はやや静穏化し，軽度の抑うつ状態及び退行状態にある。」と記されている。

　被告人との一問一答の 1 部を以下に提示する。
　そんな問題（遺産分割の問題：鑑定人注）があったところにお母さんの具合が悪くなった ── 10 月はすごく元気がよかった。自分も買い出し，洗濯，炊事などした。少し力をつけて，親方に頼んでどこかに働きに出ようか，などと思っていた。朝，昼，晩食事を作って，母に与えていた。そういうとき兄夫婦はいっさい来なかった。ただ，日曜日に買い物に行くときに，嫁さんが「何かありますか。」と聞きに来るくらいだった。わたしは 10 月は一生懸命やったが，10 月の終わりからだめになった。気持ちが落ち込んで，買い物に行くと知っている人に話しかけられるのがいやで，11 月になると横になったきりでしたね。気力が出ない。11 月 26 日に母が降りてきて，悪くなってから和子さんが食事などをやってくれるようになった。自分は横になったきりだった。28 日に姉が見舞いがてら来た。母におむつを買ってきた。
　28 日，あなたは雅子さんと話をしなかったの ── 自分は話しなかったです。
　雅子さんもあなたに声を掛けなかった ── はい。自分は目覚めてはいたから母と姉との話は聞こえた。おむつの使い方などを話していた。母が 26 日に降りてきて，2 階で寝ることになった。どうしてだか分からなかった。爾来夜眠れなくなった。見ていると母は一晩に 3 回くらいトイレに目覚める。26，27 日ころから「私は死にたい。」という話が出ていた。「4 階から飛び降りたら死ねるかい。」「おじいちゃんが迎えに来たのかね。」「殺してくれないか。でも，そんなことしたら正の将来がだめになっちゃうかね。」などの話が，食事のときなどにたびたび出るようになった。それで 28 日の夜母が寝ているときに，もうやってあげようかと思ったけど，できなかった。
　30 日には入院の手筈が整って，そういう気持ちが遠のいたと言っていた ── そうです。兄貴が夕方顔を出して「気分どうだい。」と聞いて，母は「お前と同じだよ。」などと答えていた。
　お母さんをきれいにしてあげたね ── ええ。
　そのときは入院に備えて ── ええ，そのときは入院に備えてだったんです。それでテレビを見て，8 時から時代劇を見た。母は 9 時半か 10 時ころに寝た。自分も風呂に入って，ずっと寝ないで，台所に座って，テレビを小さくかけて，母を見ていた。そのうち母の体がちょっと動いた。すぐ行ってみると，トイレに行きたいという。「痛いよ。痛くて仕方ないよ。」と訴え，相当痛そうだった。用を済ました後も，「さしこんで痛い。」といっていた。あと，炬燵のところに連れ戻り，ウーロン茶とバナナの凍らせたのを食べさせたらよくなった。安らかに眠っていた。安らかな顔をしていた。もしかこのまま天国に行ったら，母の姉たちと会えるだろうし，父とも会えるだろうしと思って首を絞めて殺した。それが 4 時 45 分でした。3 時半に母が目覚めたですから 1 時間ちょっとですね。安らかな寝顔が「正，殺してくれ。」といっているように見えた。俺はどうなってもよいと思った。
　その方が母にとって幸せだと ── そうです。病院に行っても痛いし，母は嫌っていたし，病院の先生は母の病気のことがよく分からなかったし，歯とか整形外科の病気，言語障害，腹痛などがあって，レントゲンなど撮っても分からなかった。

　以上から，被告人は犯行時，昭和 63 年秋ころから遷延していたうつ状態にあったと考えられる。犯行後間もない平成 4 年 2 月ころには一過性ながら躁的状態を呈したようである。

第4章　考察と説明

第1節　精神医学的診断
　被告人を精神医学的にみる場合，性格と疾病の二つに主な視点を置くべきであろう。この両者は分かちがたいところもあるが，以下にはこれらをできるだけ分けて書いてみよう。

　　性　格
　被告人は幼いころから内気で，ガキ大将の兄について回るか，自分と同様におとなしい子供と遊ぶかしていた。中学や高校で不良仲間に入るが，「下級生を脅して小遣いを巻き上げるようなことは，自分じゃやらないけど，そういう人にくっついていただけです。」と自らも言い，兄からみても「グループからいいようにこき使われていた。」という。高校進学もコースの選択も兄の薦めるままであった。自立心に乏しく，追従型であったと推定される。高等学校3年生のときの生徒指導要録の所見欄には，「他人に左右されやすく，怠けがち。」と記されている。
　昭和41年（20歳）のとき○○町のホテル大利根で起こった出来事は，被告人の思い込みの強さと自負心のあり方を示している。被告人は，自分は板前として稀な進歩を遂げたという自負をもっており，自分が抜擢されるだろうと願い，周りの人々の励ましを真に受け，自分が抜擢されるに違いないと信じ込み，予想が外れて深く傷ついたのである。親方の被告人に対する評価と被告人の自己評価との間にかなりの懸隔があったのであろう。出来事の自力による解決の努力も全くないまま父に引き取られて帰宅した。
　昭和46年（25歳）のとき盛川食堂で起こった出来事も，被告人の同様の性向を示している。山田が店をやめると言い出したとき，被告人は自分が店を背負って立つという気持ちになった。この気負いもあえなく挫かれ，被告人は自分が信用されていないと考えて閉じこもってしまったのである。この，自分が信用されていないという思いには，二つの要素があるであろう。一つは，やはり自分はだめなのかという自責的反省であり，これは当時発生した関係念慮（皆が自分を馬鹿にしているように感じた）に繋がるであろう。もう一つは，このように能力と誠意のある自分を人はなぜ信用しないかという他罰的な怨恨感情である。このときの自殺企図にも両要素（逃避と他罰）が含まれているであろう。いずれにしても被告人には，自分がおかれた問題の現実を認識する能力にも，またこれを解決する能力にも，いずれにも欠陥がある。
　昭和49年春，三田浜の料理屋では人間関係の悩みから遁走を2度試みた。翌年5月に結婚したが，6月には窃盗もあえてするほどに競馬に熱中した。いずれも解決困難な状況からの逃避であろう。その後，嫁姑の問題が生じた。親離れせよと兄から忠告され，妻からも親との別居を提案されたが，これが実行できず成り行きに任せた。貴恵との離婚も親が決めたが，被告人はその後も貴恵と会い続け，貴恵を妊娠させた。春鷹を取るか貴恵を取るかと親から迫られ，店を取ると答えながら貴恵への未練が断ち切れず，結局貴恵に見限られて，服薬自殺を試みた。問題の解決を1日延ばしにし，追い詰められて無力になり，逃避して問題を他人に解決させるのである。
　昭和53年7月には，入院中外出を許された際，パチンコと映画で帰院時間に遅れて自宅に帰り，翌日母に伴われて病院に帰った。日常的な些細な出来事であるが，誘惑に弱く，けじめある行動が取れず，責任を他に取ってもらうという被告人の性格がよく現れている。同年9月の退院の顛末も被告人の同様の未熟な性向をよく示しているように思われる。
　なにごとも兄には勝てないという強い意識をもちながら，被告人の兄に対する競争心もまた強い。昼は喫茶店，夜は居酒屋という，はる鷹の経営がうまく行かなかったのは，昼の客を午後5時で処理でき

なかったせいであると被告人は主張する。事実そのような事情も考慮しなければなるまいが、これのみを経営不振の主要な原因とすることもできないであろう。難しい事情があって云々というような遠慮がちな言い回しではあるが、この言い訳には兄に対する非難が含まれている。本件犯行に関しても、兄たちがもっと母の面倒をみておれば、母があそこまで苦悩しないですんだであろうし、被告人もまたこのような行為に出なくてすんだわけで、したがって責任はほぼ半々であるという。一理ある主張ではあるが、そこに他罰傾向が現れていることを指摘することができる。

以上から、性格学的には、被告人はまず著しい依存性人格ということができよう。ちなみに、今日世界に普及しつつあるアメリカ精神医学会編纂の診断統計マニュアル第Ⅲ版改訂版（DSM-Ⅲ-R, 1987年）は、依存性人格障害の診断規準として次のような9項目を挙げ、うち少なくとも5項目を満たす必要があるとしている。①他人からのあり余る助言や激励や保証がないと日常の決断もできない。②自分の重要な決断、たとえば住居をどこにするか、どんな仕事をするかといった決断をたいてい他人に委ねる。③他人が間違っていると思うときでも、拒絶されることを恐れて他人に同意する。④計画を発案したり、自分自身の計画に基づいてものごとをするということが難しい。⑤他人に好かれたいがために不快または卑しいことを進んでする。⑥独りになると不安または頼りなさを感じるか、または独りにならないように全力を尽くす。⑦親密な関係が破れると絶望や寄る辺なさを感じる。⑧見捨てられはしないかという恐れに占領されることが多い。⑨批判や不承認によって容易に傷つく。一々説明を要しないと思われるが、被告人の場合は②から⑧までの7項目がよく当てはまるであろう。被告人の第2の特徴は、その自負の高さともろさにある。昭和41年のホテル大利根での出来事や昭和46年の盛川食堂での出来事、あるいは最近の兄との対抗意識に見られるように、被告人は強い自負心をもっている。しかし、現実認識が甘く、困難な状況に耐えてこれを解決する能力の裏付けを欠いている。そのため数多くの挫折を経験してきた。この強くて傷つきやすい自負心のいわば陰性表現が関係念慮であり、その陽性表現が他罰傾向であると考えられる。以上のような被告人の性格は、投影法による心理検査（ロールシャッハ検査、TAT）にもよく現れている。

疾　病

被告人は高校3年生（17歳）のころから、特別な誘因もなく、毎年のように春になるとうつ状態になり、春が過ぎるとこれから回復するということを3回ほど繰り返した。高校3年で中途退学したときもうつ状態にあった。昭和41年（20歳）のときには、自分が親方に抜擢されるという自負ある期待が破られ、これを契機にうつ状態に陥った。誘因の有無にかかわらず、以上のうつ病相の期間は約3カ月で、精神科の治療を受けることなく完全に回復した。

昭和46年（25歳）には、盛川食堂において、板前として自分が店を背負って立つという自負が裏切られ、うつ状態に落ち、自殺を企てた。同年J医科大学精神科を訪れ、うつ病と診断されている。薬物療法などの治療を受けたが、病相期は長く、病状回復までに約1年を要した。軽快した後も薬物治療を続けて、約2年半は良好な状態が続いた。昭和49年春にも再発をみたが、この際の対人関係上の困難は、病気の誘因であるか結果であるかよく分からない。このときは2カ月ほどで回復した。昭和50年5月ころの再発は、約1年半にわたってうつ状態が続いた。昭和52年暮れに始まる病相期も約1年である。

昭和55年夏すぎから始まったうつ状態は、比較的軽症だったようであるが約2年続き、昭和57年6月T大病院精神科に受診して間もなく収まった。同科では初診時すでに躁の兆しを感受し、非定型ながら躁うつ病（双極性）であろうと診断した。従来被告人に知られていたのはうつ状態のみ（単極性）であったが、同年9月には短期間の躁状態が観察された。完全寛解が約1年続いたので服薬を中止していたところ、昭和58年10月にも持続の短い躁状態が生じた。その後約1年は、中途で被告人の希望を入

れて投薬を中止したが，良好な状態が続いた。昭和59年12月T大病院に最後に現れたときは再発の兆しがあったようである。翌60年5月ころから抑うつ的になり，比較的軽いうつ状態が2年ほど続き，昭和62年7月ころから寛解したが，この比較的良好な状態は1年しか続かず，翌昭和63年夏ころからまたしてもうつ状態に陥った。このうつ状態は比較的軽いときと重いときとの波を含みつつ犯行後まで3年半以上にわたって続いたと考えられる。被告人を平成3年12月9日に診察した医師○○○○は，当時の被告人の状態を正常範囲にあるとし，犯行時をうつ期の病相ではなかったとしているが，比較的軽いとはいえ，いずれもうつ状態にあったと考えるのが妥当であろう。同年末には東京拘置所に移監され，精神科の薬物療法などが再開された。そして遅くとも平成4年2月には躁状態を呈していた疑いが濃いが，これも間もなく静穏化したのであろう。同所所長○○○○の回答書は，被告人の状態を全体としてうつ状態としてとらえ，現在は軽度の抑うつ状態および退行状態にあるとしている。被告人には現在，顕著な気分変調はなく，精神運動の興奮や制止の徴候もない。ただ，自己中心的なおしゃべりと観念の湧出傾向（躁病の観念奔逸に繋がる）ならびに他罰傾向が認められる。これを退行状態とみるのも一つの見識であるが，鑑定人は，現在の被告人はうつを脱してほぼ寛解状態に達したものの，躁の兆しを微光のように放っている，不安定な時期にあると考える。

　なお，被告人の場合，非定型躁うつ病が疑われているので，これについて簡単に説明する。被告人はうつ病期には被害的な関係念慮を呈することが多く，躁病期には純粋な爽快気分への変調が乏しく，むしろ易怒的な不機嫌性気分変調を呈する。このような特徴から，被告人の病像が定型的な躁うつ病からはずれ，精神分裂病に近しい疾病ではないかと考えられることがある。しかし，被告人において明瞭な妄想や幻覚などは認められない上，上記の関係念慮は前述したように被告人の性格に根差し，これがうつ病期に露呈されやすくなると理解されるのであるから，特別な疾病を考慮する必要はないであろう。躁病期には易怒傾向，尊大，攻撃的・他罰的傾向，非現実的観念の湧出などがみられるが，これらは躁病にしばしばみられる症状で，その生命的高揚の特徴を備えている。そして，被告人の性格にある自負と他罰傾向も躁病期に露呈されやすいのである。結局，被告人の疾病は躁うつ病であるが，それぞれの病期に応じて被告人の性格障害が露呈され，疾病と性格特徴との混淆によりいくらか病像が複雑になると考えられる。なお，従来躁うつ病と呼ばれてきた疾病は，上記マニュアルによれば双極性気分障害と呼び変えられるが，そのことによって当該疾病の司法精神医学的な意義がとくに変わることもないので，これ以上の解説は省略する。

第2節　責任能力等

　断るまでもなく責任能力などの法律判断は裁判官の仕事であるが，医学的な診断と法律判断とを架橋すべく，できるだけの努力をしてみよう。

　被告人は躁うつ病に罹患し，うつ病期および躁病期を繰り返してきた。そして，病期は次第に遷延する傾向を示していた。犯行時はうつ病期にあり，現在はうつ病期を脱したものの躁的傾向をほのかに認めうるような，不安定な寛解期にあることは上に述べたとおりである。

　問題は犯行時の病状の程度である。被告人は平成3年はうつ状態で過ごした。同年10月には母に励まされるままに買い物に外出したり，炊事，洗濯をすることができたが，同月末には気力を失い，関係念慮も生じ，人に話しかけられるのをいやがって外出もできなくなり，寝込むことが多くなった。11月26日に母が床を1号室に移してからは，下痢症の母の面倒を見るため，眠れないことが多くなり，疲弊した。通常人（たとえば兄）には逃避や怠慢と映る被告人のこうした態度は，むしろ軽いうつ状態の表現である。こうしたなかで母から「死にたい」または「殺してくれないか」という意味の懇願を繰り返し受け，自閉的な状態のために誰にも相談することなく思い惑い，やはり母の願いどおり，いま母を殺すことが母を楽にしてやる最善のことだと考えたのである。思考の形式的異常は認められないが，

活動範囲の著しく制限された無力な思考というべきであろう。このうつ状態がなかったら犯行もなかったであろうと推定することはできる。その意味で被告人が通常人と同じ状態にあったと措定するのは難しい。しかし一面では、うつ状態は軽症であり、重症うつ病のように合理的行動が全く期待できないような状態ではない。そして、被告人はまったく孤立無援の境遇におかれていたのではなく、相談すべき同胞も身近におり、事実兄たちは入院の手筈を整えつつあったのである。いかに軽症とはいえ、うつ病者にとって、重病の母の世話をすることはきわめて困難なことである。しかし、このことを考慮に入れても、上記の事情に鑑みて、なおかつ他の行動を取ることができたと期待することができるであろう。以上から、被告人の是非善悪を弁別する能力またはこれに従って行動する能力は完全に失われていたわけではないが、著しく制限されていたと考えられる。

なお、公平のために付言すれば、精神科医によっては、被告人のようないわゆる内因性の躁うつ病の場合、たとえ軽症であってもうつ状態にあることが証明されれば、そのことによって責任無能力とすべきであると考える人も少なくない。

つぎに、現在の精神状態はうつ状態を脱しており、いくらか不安定要素を残してはいるが、ほぼ正常な状態の範囲内にある。東京拘置所に移監された後、短期間の躁状態を経過したようであるが、これが被告人の訴訟能力に著しい影響を与えたことはないようである。

最後に、犯罪学的な説明を加えておきたい。「息子による母親殺し」に関する研究は多くないが、比較的新しい英国の論文（Ch M グリーン：Med.Sci.Law, 21；207, 1981）が58名の息子による母親殺害例を報告している。これらの診断をみると、58名中38名が精神分裂病、5名が分裂情動精神病（分裂病症状を併せもつ躁うつ病）、9名がうつ病（うち8名が単極性のうつ病、1名が双極性の躁うつ病）、6名が人格障害であった。大部分の患者が薬物療法などの治療を必要とする精神病的状態にあったが、その83％が犯行の際治療を受けていなかった。大多数の患者が生涯の大部分を母と暮らしていた。母が支配的で、息子は依存的であった。行為に先立って父を失っていた者が71％ある。行為の動機をみると、精神分裂病の場合は38名中被害妄想が26名、利他的動機が2名、不明8名、その他2名であった。これに対して分裂情動精神病の場合は5名中、被害妄想が1名、利他的動機が4名であった。うつ病の場合は9名中利他的動機が8名、不明1名である。分裂情動精神病とうつ病の場合は、動機は主として二つに分けられる。一つは、患者自身が死に瀕していると妄想し、母を寄る辺ないままに残すに忍びないと考える場合であり、もう一つは、母殺害が老年や疾病、あるいは息子に起因する恥辱などの苦痛から母を救う慈悲の行為とみなされる場合である。行為の手段をみると、精神分裂病と分裂情動精神病では、計43名中窒息のみによる殺害が2名で、残る41名は刺傷や殴打などによる殺害であった。これに対して、うつ病では9名中前者が7名で、後者は2名であった。要するに、うつ病者は利他的な動機から母を、比較的柔らかな手段で殺害するのである。ブルガリアのソフィア大学精神科教授シプコベンスキーは犯罪学者でもあるが、彼はこのような行為を憐憫殺人（Pietasmord）と呼んだ。被告人の場合もほぼこれに該当するであろう。父の死後、母との結合はいよいよ密接になり、互いに依存し、うつ状態にあって心理的には母の苦悩を一身に背負うことになり、母の安楽を願って首を絞めた。うつ状態における狭められた思考野から出た行為であって、短絡行為ではない。

鑑定主文

（1）本件犯行時の被告人の精神状態は、依存性人格障害のうえに、躁うつ病の軽いうつ状態にあった。是非善悪を弁別する能力またはこれに従って行動する能力に著しい制限があったと考えられる。

（2）現在、被告人は上記うつ状態を脱して、不安定ながらほぼ寛解した状態にある。自己の利害を判断し、意志を決定し、これを表示する能力に著しい障害はない。

以上のとおり鑑定する。
　　　　　平成4年11月4日

　　　　　　　　　　　　　　　　　　　　　　　　　　　　東京都精神医学総合研究所
　　　　　　　　　　　　　　　　　　　　　　　　　　　　社会精神医学研究部門
　　　　　　　　　　　　　　　　　　　　　　　　　　　　　　西　山　　詮

東京地方裁判所刑事13部
　裁判長　裁判官　○　○　○　○　殿

　なお，本鑑定に要した日数は，平成4年5月22日から同年11月4日までの167日である。

　東京地方裁判所　判　決　書
　平成5年4月某日宣告　裁判所書記官　○○　○平成3年合（わ）第213号

判　　決

　　本籍　東京都豊島区，以下略
　　住居　東京都豊島区，以下略
　　職業　無職

　　　　　　　　　　　　　　　　　　　　　　　　　　　　片　山　　正
　　　　　　　　　　　　　　　　　　　　　　　　　　　　昭和20年7月30日生

　右の者に対する殺人被告事件について，当裁判所は，検察官○○○○出席の上審理し，次のとおり判決する。

主　　文

　被告人を懲役3年6月に処する。
　未決勾留日数中240日を右刑に算入する。

理　　由

（犯行に至る経緯）　略
（罪となるべき事実）　略
（被告人の責任能力について）

　当裁判所は，鑑定の結果等を考慮すると，弁護人主張のとおり，本件犯行当時，被告人は心神耗弱の状態にあったものと認定判断できると考えられるところ，検察官は被告人は犯行当時はうつ期の病相ではなく，本件は短絡行為であるとの捜査段階における精神衛生診断の結果を論拠とするとともに，本件犯行に当たって被告人には殺害をためらう精神的葛藤が認められる上，犯行後には改悛の情もみられることなどを指摘し，本件は完全責任能力のもとで行われた短絡的犯行であると主張する。

　そこで，検討するに，被告人は期間の長短はあるものの長年にわたりうつ期と寛解期をいわば周期的に繰り返していたことが認められるところ，鑑定人作成の前掲鑑定書によれば薬物療法がこの寛解に資するところが大きかったと窺われ，本件犯行時被告人が薬物療法を受けていなかったことも明らかであり，のみならず被告人は当時昼も自室に閉じこもるなど自閉的な行動をとっていたことも優に認められる。

　前掲鑑定書は右のような事情を踏まえつつ，被告人に対し心理検査を初め被告人の病歴等を詳細に調査，検討した上，問診を行うなどした結果として，被告人の犯行時の精神状態は依存性人格障害のうえに躁うつ病の軽いうつ状態にあって，是非善悪を弁別する能力及びこれに従って行動する能力に著しい制限があったと結論付けているのである。

検察官の指摘する前記精神衛生診断は、いわゆる簡易の鑑定であって、本件鑑定人の行った諸検査等をも念頭に置けばその結論も自ずと異なるものと考えられ、そうである以上うつ期の病相ではなかったとする右精神衛生診断結果はにわかに信用することはできないというべきである。

ところで、確かに本件犯行の前後に検察官の指摘する状況が被告人にみられたことは肯認できるが、鑑定書も触れているとおり、被告人には思考の形式的異常は認められず、重症うつ病のように合理的行動が全く期待できない状態ではないものの、ただ活動範囲の著しく制限された無力な思考をとる面があると解される。したがって、検察官の指摘する被告人の状況も是非善悪を弁別する能力を云々する場面においては主として意義のある事態とも考えられるが、行動能力も問題とせざるを得ない本件においてはそのような状況のみをもって直ちに完全責任能力があると考えるのはいささか性急な感がある。

のみならず、母が正に死に直面している状況にはなかったことも明らかであって、判示のとおり被告人は兄の尽力により当日には母を入院させる手筈が整っていたことを承知しながら、身近に居住していた家族に何ら相談することなく本件犯行に及んでいる点理解に苦しむものがある上、被告人の供述によれば殺害後も母に添い寝をしていたというのであり、これまた殺害に及んだ者の措る行動としては異常というべきであろう。

以上の次第で、被告人は本件犯行時軽い躁うつ病に罹患していたことによる心神耗弱の状態にあったと認めるのが相当である。

（法令の適用）

被告人の判示所為は刑法199条に該当するところ、所定刑中有期懲役刑を選択し、右は心神耗弱者の行為であるから同法39条2項、68条3号により法律上の軽減をした刑期の範囲内で被告人を懲役3年6月に処し、同法21条を適用して未決勾留日数中240日を右刑に算入することとし、訴訟費用については刑事訴訟法181条1項ただし書を適用して被告人に負担させないこととする。

（量刑の事情）

躁うつ病に罹患し心神耗弱に陥っていた被告人が、病苦の母親を憐れみ殺害した経緯に照らすと、被告人の精神状態を前提とする限り、本件犯行に酌むべき事情があったと考えられるが、被害者は現に死に直面した状態にあったわけではなく、治療に専念させ、もって余生を全うさせるべきであったことはいうまでもなく、結果は極めて重大である。母親を失った親族の悲しみも大きく、被告人の刑事責任は重い。

しかし、被告人が犯行直後被害者の両手を胸に合わせるなどした点には死者に対するいたわりが感じられること、警察にも実兄と共に進んで出頭していること、被告人には前科がなく、本件を深く反省し、被害者の冥福を祈り、罪の償いをして今後生きていきたいと当公判廷でも述べていることなど被告人にとって酌むべき事情が認められる。

当裁判所は、以上一切の事情を総合考慮し、主文掲記の刑を量定した。

よって、主文のとおり判決する。

平成5年4月19日

東京地方裁判所刑事部

　　　　　　裁判長裁判官　　○○○○

　　　　　　裁判官　　○○○○

裁判官○○○○は差し支えのため署名押印することができない。

　　　　　　裁判長裁判官　　○○○○

【解 説】
躁うつ病の疾病概念と犯罪

　躁うつ病者の犯罪は少なく，その研究も少ない。躁うつ病者の犯罪学的意義が比較的小さいということもあるが，研究者の手持ちの事例数が少なく，系統的な研究ができないのである。それでも司法精神医学の講座（大学）や研究所を持つ欧米諸国では，もともと事例が多い上にその集中度が高いから，研究者は数十例以上の事例を容易に掌中にできる。わが国ではそのような制度を持たないから，研究者はせいぜい数例の事例をもって，文献学的知識に頼りながら，躁うつ病者の犯罪を論ずるしかないのである。

　従来は，内因性精神病の一つとしての躁うつ病（①），脳器質精神病または症状性精神病の一つとしてのうつ状態（②），心因反応（または異常体験反応）の一つとしてのうつ状態（③）があり，①には責任無能力，②には病状に応じて責任無能力または限定責任能力，③には完全責任能力を当てるのを原則（いわゆる疾病学的原則）とし，それぞれにいくらか例外を認めるのがよいと教えられてきた。更年期うつ病や初老期うつ病の大部分は①に属し，産後うつ病の大部分は①または③に属すると考えられていた。

　上記のような躁うつ病，またはうつ状態に対する責任能力の配分は，周知のように H Gruhle[2]や K Schneider[14]によって提案され，わが国では中田修[10]，仲宗根玄吉ら[9]によって積極的に喧伝された。中田は，自分は Gruhle らの立場に立つと宣言しているが，従来とは異なった趨勢にも強い関心を示していた。すなわち，うつ病，とりわけ反応性うつ病にしばしばみられる拡大自殺（extended suicide, erweiterter Selbstmord）または道連れ自殺（Mitnahmeselbstmord）に関連して，責任能力の減免を内因性うつ病に限らず，うつ状態全体に拡大しようという H Witter ら[17]，W Mende[6]に代表される動向である。中田[10]は「ドイツ司法精神医学の動向では，前記のように，精神分裂病に関しては特に欠陥分裂病に関連して責任をより広く肯定しようという方向性が明らかであるのに，うつ病に関しては内因性うつ病以外のうつ状態にも広く責任を免除しようという方向性が示されており，互いに矛盾する方向がみられる。このような矛盾はともかく，かつての疾病学的原則からの脱却という共通性が存在する。われわれも今後のなりゆきに注目したい。」といっている。主として 60 年代から 80 年代にかけて，疾病学的原則（不可知論）に対して可知論者が果敢に討論を挑み，徐々に討論の優位に立つようになった。中田[11]はそのような動向の一端を見ていたわけである。W Mende[6]によれば，内因性うつ病を退行期うつ病，抑うつ反応，器質性気分変調から疾病学的に区別することは，司法上の判定に決定的に重要とはいえないのであって，免責の根拠は一定の診断的決定からではなく，人格の抑うつ的変化の重さと深さから生じるのである。

　さて，その後のうつ病研究によって，うつ状態の分析は精細になったが，司法精神医学が関る範囲では，従来の大綱に大きな変化はないといってよいであろう。例えば ICD-10 を見ると，F 3 に気分（感情）障害，F 06.3 に器質性気分（感情）障害，F 43.2 に適応障害が配置されており，これらが概略上記の①，②，③に該当するからである。最近の司法精神医学上の大きな変化は，責任能力に対する①の特権的な地位がほぼ否定され，従来ともすれば疾病としての地位を与えられなかった③に疾病価値を認めることが多くなったという点にあるであろう。上述した可知論的動向である。

　わが国では可知論的動向はむしろ早くからみられる。三宅鑛一[7,8]がすでに疾病学的原則から脱却していたし，内村祐之[16]も「著明な鬱状態が犯す殺人とその他の犯罪は，むろん責任無能力者の行為と見るべきであるが，程度の軽い鬱状態，ことに寛解に近い状態の責任能力については，分裂病と同様に種々の場合がある。それゆえにやはりその程度に応じ，また精神状態の行為におよぼす影響を考慮して，個々の場合について判定を下すことが必要であると思う。」と述べているが，この個別判断は可知論を前提にしていると見なければならない。一方ではしかし，著明なうつ状態の場合は「むろん責任無

能力者の行為と見るべきである」といっているように，木目の細かい協定（Konvention）は認めているのである。内村の鑑定助手を勤めた広瀬貞雄[3]はかなり特殊な鑑定例を紹介している。それは退行期うつ病者で，うつ病の症状の上に激情による意識障害が加わり，これが被告人を駆って死体の細切れを作らせるに至ったというもので，鑑定および判決において心神喪失が認められた。このような重症例については，協定によっても，個別判断によっても，結論に差は出ないであろう。広瀬自身の鑑定例も挙げられている。事例1は内因性うつ病で，病的懊悩のため不安絶望の極に達し，精神的視野が著しく狭窄し，（中略）寝ぼけ（情動性寝ぼけ）の状態を呈し，意識混濁の加わった一層強い精神障害の状態において犯行を行なったというものである。広瀬の判断は記されていないが，判決では心神耗弱であった。事例2は産後間もなく内因性のうつ病を発した者で，虚無，絶望感に支配されていたところへ，唯一の頼りである夫の無理解に刺激され，不安絶望の極に達し，精神的視野が著しく狭窄した状態にあって，嬰児を殺害した。子供の死を知らされてもまったく無表情で，感情のない人間のように思われたという。W Schulte[15]なら，彼がうつ病体験の核心だという「悲しむことができないこと（Nichttraurigseinkoennen）」を認めたかもしれない。広瀬の鑑定書の内容が採用されて，判決は心神耗弱を認めたという。事例の概要のみから判定するのは難しいところもあるが，中田は言うまでもなく内村も，これらの例を心神喪失と判断したのではなかろうか。少なくとも広瀬は，何ゆえこれらのケースが心神喪失ではなくて心神耗弱相当であるのか，を説明する義務があるであろう。W de Boor[1]が個別事例には基準がないと指摘したように，個別判断（可知論）は判定が恣意的になるという短所をもっているからである。

　三宅鑛一も呉秀三から分かれて個別判断に接近しているが，それでもなお「責任能力又は心神喪失乃至耗弱に関する基準は大体においては精神病学にて定まり居る如きも，そは単に概括的のものにして，到底，一定不変の縄墨ありとは思ひがたきなり。斯く各例多少の伸縮を施しうべしとすることこそ却って至富の言とすべし。」[7]といっている。すなわち，責任能力の基準は「単に概括的のもの」で，恒常的な規則があるとは思えないとはいうものの，なおかつその「基準は大体においては精神病学にて定ま」るようなもので，個別的に「多少の伸縮を施」すことができるようにするのが妥当だというのである。三宅もまた，木目の細かい協定を前提にしていることが分かる。

　上記三宅の一文を引用している松下昌雄[5]も，「病因だけに拘泥せず，犯行時の症状，状態に重きを置き，時には精神病理学的考察を加えて，総合的に判断する鑑定人が増えてきたように思われる。著者もその立場をとる。」といっている。いくら「総合的に」といっても，野放しの個別判断を勧めるわけではなかろう。

　最近風祭元[4]は，うつ病にさまざまな病型や程度があることを認めた上で，うつ病の診断分類，犯行の了解可能性，自殺観念の3標識の組合せによって病状対犯行の4類型を作り，これらを責任能力判定と関連させ，それぞれに症例の要約を提示している。類型だけ挙げれば次のようになる。
（1）双極性うつ病で犯行に了解性が乏しく，自殺観念の強固な者→心神喪失
（2）重症の単極性うつ病で犯行に了解性が乏しく，自殺観念の強固なもの→心神喪失
（3）性格反応性うつ病（単極性うつ病）で，メランコリー親和性格の上に重い葛藤状況が加重して発病し，自殺観念のそれほど強固でないもの→状況により心神喪失または心神耗弱
（4）横断的にはうつ病であるが，犯行前の環境的な葛藤状況がきわめて深刻で「抑うつ反応」の要素が強く，自殺念慮があまりはっきりしないもの→心神耗弱または完全責任能力

　診断分類から言えば，（1）と（2）は要するに精神病的うつ病であり，（3）は性格反応性うつ病または内因性反応性うつ病，（4）は環境反応性うつ病ということになるであろう。その順に人格の健全性が上昇し，責任能力も向上するのである。もちろんこれでうつ病者と犯罪の関係の全部を尽しているわけではないし，論文も紙幅に制約されて著者の企図は素描に終っているのであろうが，責任能力を考

うつ病と家族殺人

　上記風祭の論文はうつ病例として5例を挙げているが，これらはすべて家族殺人で，それもすべてが無理心中である。未遂の行為も含めて勘定すると，最初の症例は類型（3）に属する中年男性で，行為は無理心中，被害者は妻子である。症例Aは類型（1）で，行為は無理心中，被害者は高齢の両親である。これは行為者も高齢（64歳）の男性で，いわゆる老老介護または病老介護の問題を含んでいる。症例Bは類型（2）に該当するが，行為はやはり無理心中で，貧困妄想のある高齢（68歳）の母親が息子を殺害したものである。症例Cは類型（4）に属する若い母親で，行為は無理心中，被害者は重度障害児である。症例Dも類型（4）に属する中年女性で，行為は無理心中，被害者は10歳年下の離婚歴と不倫のある夫である。5例のうち3例が女性，2例が男性である。絞殺または窒息による殺害が3例，刺殺が2例である。

　もちろんうつ病者の犯罪が殺人，それも家族殺人に限られるわけではないが，うつ病者に家族殺人，それも無理心中（拡大自殺）が多いことは確かのようである。

　N Schipkowensky[12]は分裂病者の殺人とうつ病者の殺人を対比している。分裂病者においては人間と世界との社会的結合が枯渇するのに対して，うつ病者ではこの社会的結合が病的に亢進する。分裂病者は殺人によって自分の生命を防衛する（verteidigen）が，うつ病者は殺人によって彼の最愛の者（家族等）を保護する（beschuetzen）。分裂病者の被害者は自分の生命によって患者に対する自分の罪を贖うが，うつ病者は彼の最愛の者を死なせることによって自分自身の罪を贖う。うつ病者は，同情（Mitleid）から，彼の最愛の者を死なせ（拡大自殺 extended suicide, erweiterter Selbstmord），また同情から，家族のうちのもっとも無力な者やもっとも苦しんでいる者を殺害する（憐憫殺人 pity murder, Pietasmord）。避けがたい死に当面している患者は，同情から妻を，彼女が苦悩と貧困の中に取り残されないように殺す（死後を恐怖する余りの殺人 thanatophobischer Mord）[13]というのである。いくらか図式化されているように見えるかもしれないが，真理の一面をよく衝いている。なお，この際 Schipkowensky がうつ病というのは伝統的な疾病概念において内因性精神病に属するもので，風祭の類型の疾病診断では（1）と（2）を主とし，せいぜい（3）までが含まれる。

　著者の刑事精神鑑定は約80例あるが，他の精神障害から二次的に発展したうつ状態を除けば，うつ病またはうつ状態は4例である。本書に掲げた症例4は疾病診断では風祭の類型（1）に属するが，了解可能性はかなりあり，自殺観念はまったくない点でこの類型から外れる。しかし判決理由も示すように了解し難いところもある。弁識能力ではなく制御能力に重点をおいてみれば，うつ状態のためにこれに著しい障害があったと考えられよう。つまり類型（1）から外れるが，これに準じて考えることができるのである。筆者のもう1例は風祭の類型（3）に該当する初老の女性で，深い罪責感と絶望感を伴う重いうつ状態において，母親（85歳，痴呆あり）を殺害したものである。精神病症状はなく，メランコリー親和型性格やうつ病による罪責感を前提にすれば，犯行はかなりの程度に了解可能である。自殺観念は強固であった。表立っては問題にしていないが，ここにも老老介護および病病介護の問題がある。鑑定人としては責任無能力と判断し，検察庁はこれを不起訴にした。第3例は風祭の類型（4）にほぼ該当する中年女性で，激しい家庭内暴力を続ける娘をめぐって深刻な葛藤状況に陥り，この娘を殺害したものである。犯行の動機には，異常としか思えない娘の将来を憂える憐憫の情もないではないが，この娘に家庭を破壊されてはならないという家庭防衛の意思が強かった。自殺念慮も欠いていた。鑑定人としては限定責任能力と完全責任能力の間で迷ったが，その通り鑑定書に書き，検察官は起訴した。裁判の結果は不明である。第4例も類型（4）に該当する中年男性で，職場の葛藤から抑うつ状態に陥り，焦燥と苦悶からしばしば幼児（第2子，新生児）を虐待していたが，ある日突然苦悶発作の中

でこれを殺害したものである。自殺念慮はない。鑑定人としては迷いながら責任無能力と判断して，検察庁も起訴しなかった。これには異論がありうるであろう。類型（4）にほぼ該当しながらその最終判断がこれに沿っていないからである。今日振り返って見ると，犯行時の病状（苦悶発作）を過大評価した可能性がないではない。なお，4例中2例が男性で，2例が女性である。すべて絞殺であった。

文 献

1) Boor W de : Ueber motivisch unklare Delikte. Springer, Berlin, 1959
2) Gruhle H. : Gutachtentechnik. Springer, Berlin, 1955. 中田修訳：精神鑑定. 文光堂, 東京, 1957.
3) 広瀬貞雄：躁うつ病. 現代精神医学大系 第24巻 司法精神医学（懸田克躬, 武村信義, 中田修編）. p.187-195, 中山書店, 東京, 1976.
4) 風祭元：司法精神鑑定をめぐる問題－特にうつ病の責任能力をめぐって－. 最新精神医学, 3；521-526, 1998.
5) 松下昌雄：躁うつ病者の責任能力. 精神障害者の責任能力（中谷陽二編）. p.139-158 金剛出版, 東京, 1993.
6) Mende W. : Zur Kriminologie depressiver Verstimmungen. Nervenarzt, 38；546-553, 1976.
7) 三宅鑛一：責任能力－精神病学より見たる－. 岩波書店, 東京, 1930.
8) 三宅鑛一：精神鑑定例. 南江堂, 東京, 1937.
9) 仲宗根玄吉：責任能力に関する基礎的諸問題. 現代精神医学大系 第24巻 司法精神医学（懸田克躬, 武村信義, 中田修編）. p.26-45, 中山書店, 東京, 1976.
10) 中田 修：責任能力の判定に関する実際的諸問題. 現代精神医学大系 第24巻 司法精神医学（懸田克躬, 武村信義, 中田修編）. p.46-78, 中山書店, 東京, 1976.
11) 中田 修：犯罪精神医学からみた躁うつ病. 躁うつ病の精神病理2（宮本忠雄編）p.281-320, 弘文堂, 東京, 1977.
12) Schipkowensky N. : Psychose und Mord. Wien Med Wschr, Nr 2；54-57, 1957.
13) Schipkowensky N. : Mitgehen und Mitnehmen in den Tod. Psychiat Neurol Med Psychol, 15；226-234, 1963
14) Schneider K. : Die Beurteilung der Zurechnungsfaehigkeit. Thieme, Stuttgart, 1948. 第3版（初版から内容の変更はない。）の翻訳であるが，平井静也, 鹿子木敏範訳：責任能力の判定. 今日の精神医学 第2版, 文光堂, 東京, 1961.
15) Schulte W. : Nichttraurigseinkoennen im Kern melancholischen Erlebens. Nervenarzt, 32；314-320, 1961.
16) 内村祐之：精神鑑定. 創元社, 東京, 1952.
17) Witter H. & Luthe R. : Die strafrechtliche Verantwortlichkeit beim erweiterten Suicid. Mschr Krim, 49；97-113, 1966.

症例8 （F 43-F 22） 心因反応（内的葛藤反応）－白日夢－妄想性障害

殺人未遂被告事件
横浜地方裁判所　平成11年（わ）第499号

序

　壮年男性である被告人が，日々積もる職場での不満を愚痴として妻に聞いて欲しいと思っていたところ，妻もまた神経症（摂食障害，人格障害等）を病んでいたようで気持ちに余裕がなかった。そこへ重症身体障害を持った子供が生まれ，数年後に第2子も生まれた。妻の心はいよいよ被告人から離れ，子供の世話に追われていった。夫婦間の葛藤が生じたが，被告人はひたすら自分の欲求を抑圧した。

　第2子が生まれたころから，被告人は毎日のように，夜または休日のくつろいでいるとき，白日夢に耽るようになり，そこに妻の中から優しい「内の妻」が現れた。内の妻は被告人には姿が見え，強い実在性格をもっていた（視野外幻視または実体的意識性）。それが被告人を慰め，いっときロマンチックな桃源郷（情景体験）に遊ぶことができた。

　白日夢から覚めた後にも内の妻の実在を信じ（残遺妄想），内の妻を押さえ込んでいる「外の妻」を壊して，内の妻を自分の中に取り込もうと考え，妻を殺害しようとした。

　K Schneider のいわゆる内的葛藤反応から，白日夢の残遺妄想を経て妄想性障害に至った，珍しい例である。

被告人　橋本喜一　精神状態鑑定書

I　緒　言

　私は平成12年3月19日，横浜地方裁判所受命裁判官※※※※より殺人未遂被告事件被告人橋本喜一に関し，下記の鑑定事項につき鑑定をして，その結果を書面をもって報告することを命じられ，宣誓の上これを拝受した。

鑑定事項
1　本件犯行時の被告人の精神状態
2　本件犯行時の被告人の責任能力の有無及びその程度
3　その他関連する事項

　よって鑑定人は同日より鑑定に従事し，一件書類を精読するとともに，福井記念病院（神奈川県三浦市初声町高円坊1040-2所在）医師北川年一を鑑定補助者として，被告人につき諸検査を行った。鑑定人は平成12年4月9日，同月15日，同月22日，5月4日，同月13日，7月7日の6回，鑑定補助者は同年4月15日，同月29日，5月12日の3回，横浜拘置支所に被告人を尋ねて，問診を行った。さらに同年5月14日から19日まで上記病院に被告人を入院させ，鑑定補助者が行動観察をするかたわら，心身の検査を行ない，心理検査については臨床心理士※※※がこれを行った。同月18日には同上病院において，鑑定人が被告人の姉金沢郁子と，鑑定補助者が被告人の母橋本祐子とそれぞれ別個に面接し，事情を聴取した。

　なお，鑑定人は鑑定に際し，これが裁判所の命令による心身の状態の検査であって，通常の診療とは異なること，鑑定補助者についても同様であることを断り，被告人の納得をえた。

公訴事実

横浜地方検察庁検察官※※※作成の起訴状によれば以下のとおりである。

　　本　　籍　　静岡県※※市　以下略
　　住　　所　　神奈川県※※市山下町1丁目1番1号　メゾン石川4号室
　　職　　業　　工　員

　　　　　　　　　　　　　　　　　　　　　　　　　　　　　橋　本　喜　一
　　　　　　　　　　　　　　　　　　　　　　　　　　　　　昭和36年2月28日生

　被告人は，妻エリ子（当35年）を殺害しようと企て，平成11年6月1日午前8時ころ，神奈川県※※市山下町1丁目1番1号メゾン石川4号室の被告人方において，同女に対し，鉄製の角材（重さ1.6キログラム）でその頭部を多数回殴打するなどしたが，同女が逃げ出したため，同女に全治約10日間を要する見込みの頭部挫創の傷害を負わせたにとどまり，殺害の目的を遂げなかったものである。

　　罪名及び罰条
　　　殺人未遂　　　　　　刑　法　第203条，第199条

II　家族歴

　家族歴については被告人，母祐子，姉郁子の陳述および一件記録を参考にした。

　被告人の父方祖父橋本歓次は昭和19年に戦死した。父方祖母たかは脳梗塞により平成5年12月15日に死亡した。被告人の父橋本高明は同胞4人の第1子で，昭和8年8月2日に生れた。下に妹が1人と弟が2人あるが，詳細は不明である。高明はテーラーハシタカを経営して，紳士服の仕立，販売を行っていた。高明は短気で，厳しく，被告人も姉も子供のころ叩かれたことがある。昭和53年ころ，交通事故（追突）に遭っていわゆる鞭打ち症になり，爾来針をもって仕事をすることができなくなった。気力を失った高明は昭和60年ころテーラーハシタカを閉店し，その後は食肉業者の事務所に勤め，営業に携わった。昭和63年に鉄筋3階建ての自宅を新築した。年来高血圧症を患っていたところ，平成5年7月31日59歳のとき脳梗塞で倒れ，※※町の※※病院に長く入院した。晩年は郁子一家と同居して，平成9年1月，64歳で死亡した。

　母方祖父信介は脳溢血で死亡した。母方祖母は老衰により死亡した。被告人の母祐子は同胞6人の第5子，四女で，昭和12年9月21日の生れである。長姉は健在であるが，長兄と次姉は夭折し，第3姉も死亡した。下に弟があるが，弟も死亡した。祐子は夫の仕事を手伝っていたが，昭和51年ころからホテル錦野で非常勤職員として働くようになった。物静かで，優しい人柄のようである。※※市に暮らしている。

　高明と祐子との間に長女郁子と長男である被告人の2子がある。郁子は昭和33年9月17日生れ，静岡県立※※高等学校を卒業して東京で3年間就業し，昭和60年9月に金沢淳三と結婚した。両人の間には長女佐知（昭和62年2月1日生），長男一夫（昭和63年10月31日生），次女緑（平成3年6月1日生）の3子がある。郁子は結婚後，夫の仕事（レストラン勤務）の関係で，その転勤に伴い※※市に約2年，※※市に1，2年，※※市に約3年と転居した。上述のように平成5年7月に父が倒れ，同年12月にたかが死亡した。父が弱ってくるとその介護が母1人では無理となり，淳三がレストランを退職し，平成8年4月から金沢一家が父母と同居して，父の面倒を見た。郁子は小太り，丸顔で，表情に富み，活発で，質問にはためらわずはきはきと答えて，弁舌も滑らかである。何事も根に持たない性格だという。被告人によれば，郁子は気性が激しく，勝気で，高飛車なところがあり，口では敵わないという。

　被告人については次章で述べる。被告人は平成2年7月31日榊原エリ子と結婚し，同年10月から両

親と同居した。平成6年8月1日長男則夫が生れ，同11年2月9日に長女時子が生れた。則夫は心臓に奇形があり，身体障害者1種1級を認定された。余命は8年から10年，新治療の開発があれば15年とのことである。5歳の今日でも数歩歩くのがやっとのことで，言語も限られた単語を並べる程度であり，自分の要求を表現することができない。時子は満期安産で，健康である。

以上，簡単な家族歴ではあるが，調査し得た限りでは，血族に精神障害者，知的障害者はいない。

III　本人歴

被告人は昭和36年2月28日，本籍地である静岡県※※市に生れた。周産期に異常はなかった。2年間幼稚園（※※市立※※園）に通い，昭和42年4月※※市立※※小学校に入学した。幼稚園年長組から吃音が目立つようになったが，小学校1年生の終りには自然に治っていた。小学校5年生までは真面目に通学したが，6年生になってからは，一旦学校に行ってから学校を抜け出し，数人で街に遊びに出たり，友人の家に行ってテレビを見たり，悪戯に煙草をふかしたり，ゲームをして遊んでいた。近くの岡に登って遊んだこともある。週に2，3度そのようなことをしていたが，格別注意されることもなかった。学業成績は中の下であった。なお，被告人は，中学生のころまで父方祖母たかのところに遊びに行き，可愛がられた。自分はおばあちゃん子であったという。郁子によれば，祖母の家は隣にあり，母屋と共通の玄関でつながっていた。郁子と被告人は交替で祖母の家に行っては寝て来たり，親に叱られると祖母方に行って泣いたりした。テレビなども自由に見ることができて，そこは子供の避難場所になっていた。しかし，祖母は高血圧症で，50歳代から寝たり起きたりの状態であったし，なにより子供が好きなタイプでなかった。祖母が親代わりに面倒を見てくれたというようなことは全くないから，郁子についても被告人についてもおばあちゃん子というのは当らないという。

郁子によれば，父は短気で，典型的な昔風の父親であった。自営業主であったので，空いた時間には子供達をドライブに連れていったり，客の寸法を取りに行く時に子供を乗用車に乗せてくれた。父は近所の少年を集めて，少年野球をやらせていたこともある。被告人は内向的で，父を怖がり，父に逆らうということができなかった。父に叱られると，口惜しさが顔に現れるが，口に出して言うことができず，内に込めてしまう性質であった。父は子供に手を上げたが，郁子の方が口に出して意見を言うので，被告人よりもしばしば叱られ，叩かれた。母祐子は子供の躾については高明に同調していたようである。人好きのする朗らかな性格の持ち主で，被告人との会話は漫才のようになることがあったという。

昭和48年4月に被告人は※※市立※※中学校に入学した。部活（放課後）は野球を3年間続けた。クラブ活動（授業）では吹奏楽を好み，フルートを吹いていた。何のために学校に行っているのか分からず，時々学校が嫌になった。中学では煙草を吸い込むようになり，1年生の末ころから酒（ビールが主，時にワンカップ）を自動販売機から買って飲むようになった。2年生のころ，学校に行くのが嫌で，何かいいことはないかと思って友人1人と家出した。その日は熱海の港をぶらぶら歩き，猟師小屋に1泊した。親の知人に発見され，両親が迎えに来た。3年生になってからはクラスの親しい友人2，3人で授業を抜け出し，裏山のテニスコートで昼寝をしたり，漫画の本を読んだりしていた。友人と3人でリコーダーアンサンブルを作り，縦笛を吹いて楽しんだ。学業成績は下の上くらいに落ちた。

昭和51年4月静岡県立※※高等学校に入学した。営業科を選び，珠算，簿記，マーケティングなどを学んだ。授業は面白く，3年間きちんと通学した。吹奏楽が好きで，1年生から部活でチューバを始めた。3年生のときはブラスバンド部の部長を務めた。夏にはコンクールに備えて強化合宿がある。合宿中3年生が1年生に説教をし，某生徒の頭をスリッパで叩いたところ，その生徒の親から「子どもの歯が抜けた。部屋に閉じ籠り，登校拒否になった。」との抗議があり，調査の結果，3年生の3人が暴行を働いたことが明らかになった。被告人は手を下してはいなかったが，部長としての責任を問われ，

計4人が3日間の停学処分を受けた。この暴力事件のために，ブラスバンド部はコンクール出場を辞退した。

高等学校では男女の交際は自由であった。被告人には3年間いつも女友達がいた。結局3人の女生徒と交際し，高校2年生の時はかなり親密な付き合いもしたが，性交渉はなかった。祐子によれば，「喜一は高校のときが1番よかった。先生の家で部員と一緒に食事をしたし，女子部員も自宅に遊びに来た。」という。

昭和54年3月高等学校を卒業した。父親が交通事故により鞭打ち症になって思うように仕事ができなくなっており，吹奏楽では生計が立ちそうもないので，被告人は父親の仕事を手伝うことにした。外職人のところに通って1年半修業した。その後は父親の仕事を手伝い，ズボンの仕立をした。この間給料はなく，被告人は小遣として月に2，3万円貰っていた。被告人はものを作るのが好きだったし，店には固定客もあったので，家業を継いでもよいと思っていたが，父親は気力を失い，注文も減って，昭和60年ころ店を閉めた。家業を手伝っていたころは，被告人の酒代も月に3，4万円で済んでいた。祖母から5,000円か1万円くらいの無心をすることができた。このころ高校時代の1年後輩の女性と比較的長い交際があり，性交渉もあったが，2人の間で結婚が話題になることはなかった。また，被告人は飲み屋で知り合った女性と性交渉を持ったことがある。彼女は離婚した子持ちの人で，被告人は彼女から結婚を迫られて交際を止めた。

昭和61年ころ，被告人は父親の知人を介して富士光器（プリズム製造工場）の部長を紹介され，同工場に勤めた。就業時間は午前8時から午後5時までで，残業が大抵1，2時間あった。日曜のほか隔週土曜が休日で，給料は月20ないし22万円程度であった。休日は伊豆半島をドライブしたり，以前アルバイトをしたことがある喫茶店で漫画を読んだりして過ごした。

被告人が内気で，陰にこもる性向があることについては既述したが，郁子によれば，被告人は見栄を張るところがあるという。家を建てたのは父であるのに，あたかも自分が建てたみたいなもの言い方をした。「俺に相談しないで壁の色を決めた。」等と不満を郁子に漏らしたこともある。

富士光器に入社してから俄然飲酒量が増加した。もともとアルコールに強く，18歳から飲み始めて，20歳代には1升酒をしばしば飲んでも平気で，清酒2升またはウィスキーをボトル2本飲んで初めて宿酔いになった。富士光器には飲み友達が多く，酒が好きで飲むという面もあったが，殆ど毎日のように，大体は職場のことで胸にわだかまるものがあって，その憂さ晴らしに飲んでいた。本来自分の職分でない仕事が自分に回ってくる。上司や先輩が不快な仕事を回してくるのである。黙ってこれに従っていると仕事の量が増え，まったく異質な仕事をしなくてはならない。苦労が多く，不満が溜まった。職場の話をすると却ってむかむかする。不平不満を言い出したら際限がない。むしろ忘れた方がよかった。飲んでバカ話をしておればこれを考えないで済んだし，その日のわだかまりがひとまず解消した。金があればあるにまかせて飲むという風で，給料の殆どが飲み料に費やされた。小遣いが足りなくなると祖母から無心した。主としてスナックで飲み，3軒から5軒を梯子し，梯子すると合計3万円にもなった。月の前半は現金で，後半は付けで飲むようになった。ある時1ヵ月分の給料の入った財布を紛失したことがあり，このとき初めてプロミス（サラ金）を利用したが，意外に簡単なものだと感じて，爾来サラ金を気安く利用するようになった。結婚した時にはサラ金2社で140万円から150万円の借金があり，そのうちプロミスの借金100万円ほどを支払った。

最初は上記部長グループの傘下にいて，同グループは員数が多いので工場内に広く融通が利き，事務員も気を利かしてくれて，仕事のこつを覚えるのに都合がよかった。ところが数年のうちに，円高のため輸出関係の仕事の利益が減少し，上記部長が引責退職させられた。専務グループが工場に進出し，元部長グループは，ある者は退職し，ある者は寝返るなどして，散り散りになったが，寝返った者の一人が課長になった。被告人は格別嫌がらせをされたわけではなく，検査成績表に押印してもらいに行くと

課長は追従をいいさえしたが，課長の顔を見るだけでも嫌だった。被告人の直接の上司である職長は優柔不断で，いい加減な男であった。上の者に向かって言う時と下の者に向かっていう時とでは，いうことが全く違い，指示することがでたらめだった。例えば，以下のようなことである。有機溶剤で手が荒れるので，若い人達が次々に退職して行く。そこでTotal Quality Controlの活動の中で，手をアセトンの中に浸さないで済む器械を作成する設計を被告人が引受けていた。職長に繰り返し懇望され，予算を落として工夫した。3度も工夫を重ねた後，実は予算はないと職長にいい渡された。部長が工場に回って来て，「例の器械は君が作っているのだろう。」と被告人に尋ねた時，職長が「いや，あれはできていません。」と答えた。被告人は無責任な職長に責任を転化されて腹が立ち，爾来職長と口を利かなくなった。累積した不快事は山ほどあったが，これが切っ掛けになって被告人は会社を退職した。

　話は戻るが，平成元年4月に先輩の結婚式があり，二次会の受付を新郎側の被告人と新婦側の榊原エリ子が勤めた。新郎が新婦の友人でよい娘がいるがどうだといって，被告人にエリ子を勧めた。被告人とエリ子は会場でいくらか話をし，互いに電話番号を教え合った。エリ子は※※市※※区のマンションに一人で暮らして，デパートの店員をしていた。1ヵ月ほど経ってから，両人はデートをするようになった。被告人にとって，エリ子は話も合うし，全面的に自分の方を向いてくれていて，感じがよかった。エリ子は好き嫌いがはっきりしていた。とりわけ人に対して好き嫌いが激しかった。知人であれ，たまたま入った店の従業員であれ，嫌いとなるとあからさまに態度に出してしまう。被告人にはそういうところが好ましくないと思われた。エリ子は被告人に対しても強い態度に出ることがあり，そういう時は言葉が激しくなった。気が強い人のようでいて，一面脆いところがあり，背伸びして気を強くしていると見受けられた。結婚直前，乗用車でドライブしていて，いい合いになったことがある。被告人も怒ったが，エリ子がさらに強くいい返してきた。エリ子の興奮が高まって，ものがいえなくなり，息苦しそうになった。軽い過呼吸発作のようであった。エリ子は「しばらくすれば治るから。」といった。被告人は，エリ子が精神科クリニックに通院したことがあり，過換気症候群と診断されたこと，処方薬を2，3回服薬したが眠くなるので服用を中止していることを聞かされた。被告人によると，エリ子は約束事にやかましく，物事に几帳面である。優しくて，よく気がつく反面，負けず嫌いで，怒りっぽいところがある。いい合いになると被告人のほうが譲った。エリ子の母貴子は「エリ子は難しいです。喜一さんだから貰っていただけた。」と祐子に漏らしたことがある。

　1年余り交際した後，エリ子は平成2年7月に仕事を辞め，※※市の被告人の家にやって来た。二人はそのままずるずると同居状態になり，7月7日に結婚（入籍）し，10月に結婚式を挙げた。父親が建てた鉄筋コンクリートの家屋は3階建てで，1階を内科医院に賃貸し，2階に両親，3階に被告人夫妻が住んだ。交際していた間，特に初期は，二人が互いに意見を出し合って物事を決めていた。しかし徐々に被告人が自分の意見を主張しなくなり，あるいは主張してもいい負かされるようになった。結婚してからは専ら妻が唱えて夫が従っていた。被告人の小遣も「3，4万でいいわね。」のエリ子の一言で決った。

　エリ子と祐子の仲は，最初はうまく行っていた。エリ子は発熱したり，嘔吐したりすることがあった。1階の内村医師に診てもらったところ，同医師は祐子に「我儘病です。離婚させたらどうです。」といったという。エリ子は拒食と過食を繰り返していたようである。また，ある時は，玄関のドアが開きにくいことがあり，エリ子が狼狽してガタガタさせているところを高明に見咎められた。エリ子は「あの人を父とは思わない。」といって大変な剣幕であった。爾来エリ子は高明と口を利いていない。祐子は好きだが高明は嫌いだと祐子に告げたこともある。

　当時郁子一家が近所に住んでおり，郁子がしょっちゅう母親を尋ねてきては，まるで自分の家のように振舞った。エリ子は自分の居場所がなくなったみたいで嫌だと被告人に嘆いていた。新妻には身近に知り合いがいない。被告人の母親を頼りにして来たのに，その母親と郁子が密着している。お茶も二人

だけでやっている。このようにエリ子は被告人にこぼし，郁子の悪口（「親離れしていない。毎日来る。」）をいい，ついには母親の悪口まで口にし，その勢いに乗って被告人に強く当るようになった。被告人は愚痴を聞いてほしかったが，エリ子は被告人から見ても人の愚痴を聞くような精神的余裕のある人ではなく，「そんなに厭なら仕事辞めたらいいじゃない。」といい放つ始末で，爾来被告人は愚痴の一つもいえなくなった。

　平成3年ころのある休日の昼間のことであるが，エリ子が郁子を来させないでほしい，どうにかしてくれ，と被告人にいったことがある。被告人が「じゃ，行って一言いってこようか。」というと，「やめて。私がいわせたみたいなことになる。」とエリ子がいい，二人の間でいい争いになった。エリ子は激しくいい募り，声も大きくなり，一方的に喋った。被告人はひたすら相槌を打っていたが，エリ子は怒りながらますます興奮した。呼吸が荒くなり，見る見る苦しそうになり，座位から後ろに倒れ，口も利けなくなった。救急車が呼ばれ，エリ子は紙袋を口に当てて呼吸をしながら病院に運ばれた。過呼吸症候群の診断で，以後は近所の精神科クリニックに通院した。安定剤を処方されたが，服用すると頭がぽーっとして無気力になるのを嫌って，間もなく通院を中止した。エリ子は被告人を自分の味方にしたいのに，被告人の態度が煮え切らないと感じ，結局何もしてくれないと不満を持ったようであった。

　郁子によれば，エリ子は気難しく，はっきりものをいう人である。郁子が子供を連れて実家に遊びに行くと，エリ子は窓の戸やトイレのドアをバタン，バシッと開けたり閉めたりして嫌がらせをするので，できるだけ行かないようにしていた。そういうわけで，郁子は平成3年5月に次女緑のお産の時も実家に帰ることができなかった。エリ子は被告人の父母に対しても，気に入らないことがあるとわざとドアを開けたり閉めたりした。祐子の方から，被告人ら二人だけで暮らしたらどうかと勧めたことがある。エリ子が気難しく，自分から他人に馴染んでいけない性格であり，いいにくいことをずばりといい，いい出したら聞かず，あくまで自説を曲げない人であることについては被告人も同意している。

　ある年のこと，郁子がエリ子の実家に年賀状を出し忘れたことがあった。たまたま郁子が自分の実家に行ったところ，エリ子が「自分の実家からは年賀状を出しているのに，こちらから年賀状が来ていない。失礼だ。」といって怒り，郁子と口喧嘩になったことがある。その時もエリ子は過呼吸になって倒れた。急ぎ救急車を呼び病院に運んだが，病院では我儘病であると説明された。郁子の知る限りで，エリ子が救急車で運ばれたことが2，3度ある。爾来，エリ子には逆らわないように気をつけていたという。被告人によれば，病院では自律神経がどうのこうのという説明を受けたが，「我儘病」という話は聞いていない。しかし，自分で自分を抑えることができないのであるから，やはり我儘病であろうと考えていたという。

　被告人が酒に強く，独身時代は外で飲み歩いていたことはすでに述べた。結婚後，被告人が深酒して帰宅したところ，エリ子が怒鳴って家を飛び出したことがあり，以来これに懲りて，被告人は外での飲酒はエリ子にさとられない程度に抑えるようになった。自宅での晩酌は咎められなかったので，これは続けた。結婚してからというもの，被告人はエリ子の許可なしには何事もできなくなり，従来の交友関係も失われていった。郁子によると，エリ子は，被告人が会社に電話をしてくれるなと頼んでも電話を掛けてきた。祐子によれば，被告人が一人で高明を見舞いに来た時，皆で会食していたところ，ひっきりなしにエリ子から電話が入って，被告人が落ち着いて食事ができないほどであった。しかしこれらにつき，被告人はいずれもさほどではなかったと否定する。

　平成8年ころと思われるが父の具合が悪くなり，必要があって被告人に乗用車で来てもらったことがある。その日は実家に泊まって行くかと思われたが，被告人は「羽目を外したい。」といって飲みに出掛け，朝まで帰ってこなかった。被告人はそれまで殆ど父の見舞いに来たことがなかった。被告人が結婚後初めて一人で自由になれた時の行動であろうと郁子は見ている。また，被告人は夫婦喧嘩を1度もしたことがないということを，祐子はエリ子から，郁子は被告人から聞いた。被告人は妻の悪口めいた

ことをいったことがない。郁子が「こういう風にしなさいよ。」等と，少しでもエリ子に関して批判めいたことをいうと，被告人は立腹した。

　既述のような事情から，被告人は平成4年3月ころ富士光器を退職した。※※市や※※市には観光資源が主で，被告人が望むような製造業はなかった。※※市の職業安定所で下条機械を勧められ，面接を受けて同年4月に採用された。同年9月ころに※※市のアパートに引越しをした。新居はいくらか手狭になったが，広さはさほど変わらず，妻も喜んだ。

　下条機械でも仕事には真面目に取り組んだ。代表取締役下条太吉もこの点を高く評価している。被告人も慣れない仕事に一所懸命努力したと述べている。しかし，ここにも問題はいろいろあった。この会社の部長は10分もすると指示が変わる人で，自分に都合が悪くなると「そんなことはいっていない。」と逃げるのが口癖であった。組立機械ではオートメーション機械を作っていた。何かあると部長は社長に報告し，被告人が社長に叱られる。被告人も自分は会社で評価されていると思っていた。しかし，なまじ仕事ができると，仕事量がますます増えた。組立機械は部長の指示で仕事をし，旋盤の仕事は社長の指示であった。その他に，鉄板または鉄塊を四角に切ったり削ったり，湾曲をつけたりするNCフライスという仕事もあり，これは自力でしていた。組立機械と旋盤の仕事には納期というものがある。仕事の納期が重なることがあり，中には早まるものもある。旋盤の納期があって組立機械は今無理だといっても，部長は「そんなのは感知したことじゃない。」と一蹴した。社長の方がむしろ融通が利き，指示を変えたりしない人であった。部長は他人に厳しく自分に甘い人で，一寸体調が悪いといっては帰宅してしまうことがあった。台風が近づいた時，社長が「早く帰った方がいいぞ。」といってくれたので，被告人が部長に早退を断りに行くと，部長は「お前，帰れると思っているのか。」と厭味をいった。結局，被告人は翌日の午前3時まで仕事をしなければならなかった。

　会社の同僚と愚痴をこぼし合うことはあった。飲み屋はもちろん，仕事の最中にも愚痴をいった。しかし，愚痴をいえばいうほどだんだん腹が立ってくるので，なるべくいわないように我慢していた。一人で飲みに行くことが多かった。被告人には家族とともに夕食を摂るという習慣がない。夜も12時までには帰宅するようにしていたが，帰宅してから飲み直した。妻に愚痴を聞いてほしかったが，殆ど聞いてもらえなかった。

　平成5年ころ，被告人当てに差出人が女姓名の封書が送られてきて，サラ金からの金額50万円ほどの請求書であることが判明した。被告人は，結婚前に車をぶつけたときの修理代である，といい逃れをしたが，エリ子に「50万の貯金もないの？」と侮蔑された。借金はエリ子が貯金から支払った。同年7月31日には高明が脳梗塞で倒れ，同年12月15日，たかが死亡した。

　平成6年8月1日，長男則夫が生まれた。心臓に異常があることが分かり，生後9日目に東京の某医科大学病院に入院させた。被告人は8月の1ヵ月間は下条機械を休職し，同上病院近くの簡易宿泊所に宿を取って，則夫に付き添った。9月からはエリ子が被告人に替わった。3回の手術により寿命が延び，病状も落ちついてきた。余命も長くないから，2，3ヵ月でも親子で過ごしなさいと説明され，平成7年7月に退院させた。それが意外に具合がよく，則夫はその後自宅で療養していた。なお，則夫を病院から引き取るために，同年同月現住所に転居した。被告人もエリ子も則夫に懸命に尽した。同年10月には，またしても被告人がプロミスに50万円の借金をしていることが発覚した。エリ子は，貯金から支払をしたものの夫を信用することができず，離婚しようと強く主張したが，被告人が離婚を拒んで，沙汰止みとなった。しかし，被告人は今度借金したら離婚だといい渡された。則夫が誕生してからエリ子が望んで第2子を生むと決めるまで，長期にわたって夫婦の間に性交渉がなかった。

　平成8年4月から郁子一家が両親と同居して，祐子と郁子が高明の面倒を見た。既述のように，郁子が被告人を呼んだのもこのころのことである。その夜，被告人は飲みに出掛け，朝まで帰ってこなかった。翌9年1月には高明が死亡した。

平成11年2月9日長女時子が生れた。この出産の時，祐子が1ヵ月ほど被告人宅に手伝いに来た。エリ子は節約家で，2サークルの蛍光灯も1サークルしか点灯しない。人がいないところの電灯はすべて消していたので，家全体が暗かった。風呂の水も少なく，浴槽に入っても，上半身が湯に浸からなかった。被告人は全く笑わなくなっており，人間が暗くなっていた。

結婚後の家庭における被告人の生活状況を問診から垣間見ておこう。

6月1日に保険証等の手続を始めたのでは，また何日も掛るのですか ── 1ヵ月くらいですね。
実はしていなかったと謝って，うまくやって行こうとは考えられなかったのですか ── はい。
相当に怒るでしょうね，奥さんは ── はい。
しかし，借金をした場合ほどには怒らないんじゃないの ── 変わらないと思います。
確信があるようだけど，過去にも何かあったんですか ── 興奮すると自分でもどうにも手が付けられなくなるんですよ。それがどんなに些細なことであっても，興奮させてしまってはもうどうにもならない。自分で自分が抑えられないようですから。
過換気は結婚してその後，長らくなかったのでしょう ── はい。
過換気にはならないけれども，その1歩手前のような興奮はしょっちゅうあったのですか ── しょっちゅうというほどではないけれど，なるべくそのようにならないように注意していました。
過換気でない興奮とは，例えばどういうの ── 訳がわからないこと，昔のことを引っ張り出してまた怒っている。元の些細なことはもうどこかに行っている。借金のこと，姉たちのこと，あの時あなたは何もしてくれなかったといって責める。もう手が付けられないんですから。
原因は些細なことで，出て来る過去のことというのは借金のことと姉さんのことが主ですか ── はい。
結局あなたを責めてくる ── 単に責めるだけでなく，だんだん激しくなってくる。過換気になるのではないか，と心配するほどですから。
そういう時あなたはどうするの ── ひたすら逆らわず，謝って御機嫌をとる。
嵐の過ぎるのを待つようなものですか ── はい。
それは不快なものですか，怖いのですか ── 不愉快の方ですね。
怒る，興奮する，あなたを責める奥さんは，「側の妻」でしょう ── はい。

過換気発作に至りかねないエリ子の激しい興奮は，ごく些細なことを契機にして起こり，被告人をいわば雁字搦めにしている。がんらい内向的で気弱な被告人は，職場での葛藤を内攻させており，自分こそエリ子に愚痴を聞いて欲しかったのである。被告人の愚痴は，結婚後早い時期にエリ子によって一蹴され，その後はむしろ過換気発作と度重なる興奮によってエリ子が被告人を捕捉して行ったのである。

後日，次のような問診をした。

こういう奥さんじゃ困るという考えはなかったのですか ── 自分さえうまくやってれば……9年間うまくやってきた。
しかし，自分を抑えているでしょう ── はい。
相当自分を抑えないとやっていけない ── はい。
自分を抑えられなくなりそうになったことはありませんか ── …………何というか抑えてましたね。1，2度爆発したことがあったかもしれないですけど。
その爆発した場合を覚えていないですか ── ※※（実家）にいたころのことは覚えている。
奥さんと争っていて自分の方が爆発した。どういうのそれは ── いいたいことをバーッといって，

すぐに家を出てしまう。居るといい負かされる。

　そういう時，後はどうするの——2時間置いて帰宅してみた。かみさんが煙草を食べた。2，3本だった。煙草の箱が空いていた。

　そして——指突っ込んで吐かせた。大分出てきた。

　何のために食べたのですか——自殺するためだったのではないですか。本人も一寸びっくりした。自分が怒って出て行ったものだから。

　そういうことが2，3回——自分が覚えているのはそれ1回。それいらい怖くてそういうこともできなくなった。

　帰ってみると胸に包丁が刺さっていたとかいうことも——ガス臭かったとか。

　そういう感じですか——はい。

　要するにあなたが自主規制で雁字搦めになっていたということじゃない——雁字搦めという感じではない。

　相手は何でもいう。あなたはひたすら抑えている。網をかけられているようなものでしょう——そういう話だけしていると，そういう風に見えるかもしれないけど，年がら年中そういうことが起こっているわけでもないし，………いい合いさえしなければ，普通に生活できますから。

　これは窮屈でたまらんと時々感じた——それは，そう思うことあります。

　時子さんが生れる前ですかよかったのは——則夫が生れる前ですね，よかったのは。

-中　略-

　則夫君が生れてからは2人とも必死だったけど，夫婦の交流が乏しくなる——そうですね，はい。

　時子さんが生れて，かみさんはますます忙しくなる——はい。

　奥さんは子供に掛りっきりで，あなたが放って置かれている感じ——そうですね，はい。

　淋しい，ものたりない——自分の存在がないというか。

　奥さんはあなたのことを全然構っちゃいない——旦那はベビーシッター代りになった（笑う）

　それについて不満をいったことはありますか——ないです。そんなこといったら子供2人抱えて，ひっくり返ってしまって，大変ですから。

　我慢に我慢ということ——それしかないですね。（後略）

　これが夫婦喧嘩を1度もしたことがないという被告人夫婦の実態である。エリ子はがんらいはっきりものをいい，いい出したら聞かない人である。被告人は内向的，弱気で，言論能力に乏しく，いい返すことのできない人であった。エリ子は些細なことから激しく怒って興奮し，過換気発作を起こし，自殺企図も辞さない。被告人はなす術もなく，ひたすら自己抑制する。しかも，自己抑制していること自体を抑制しているから，自己抑制をしていることが十分に意識できないのである。「9年間うまくやってきた。」と辛うじていうが，これは被告人の長年にわたる自己抑制の累積に過ぎない。自己抑制にたまりかねて被告人が「爆発」すると，エリ子は自殺企図でこれに応える。爾来，被告人は抑制の上に抑制を重ねざるをえなくなった。

　時子が生れる前後から，外側の妻から内側の妻が出てきて被告人を慰めるようになるが，これは犯行に繋がるので，次章で述べる。被告人は前者を「側の妻」，後者を「出て来た妻」と呼ぶことが多いが，以下にはそれぞれを「側の妻」と「内の妻」と呼び分けることにする。

IV　犯行時の精神状態

　平成11年2月9日に時子が誕生した。そのころから被告人はエリ子の気持ちが時子に取られ，自分の方に向いていないと感じるようになった。妊娠まではいくらかあった性交渉も，時子の妊娠および出

産以降全くなくなり，求めても拒否されるようになった。もともとエリ子は性生活に淡白で，なければない方がよいという風であったので，被告人に不満はあったが仕方がないと諦めていた。こうして，被告人はエリ子が自分の方に向いていない，自分に全く無関心だという感じを強く持つようになった。出産一時金（約30万円）と乳児保険証（有効期限1年，医療費無料）の手続を市役所でするようエリ子から依頼されていたが，これを実行したくなかった。エリ子には手続をしたと嘘をいい，実際にはこれを1日伸ばしにしていた。

　内の妻が現れるようになったのは時子誕生前後からである。最初それは被告人が自宅にいた時に現れた。もう夜になっていた。妻は2階で子供らを寝かしつけていたようだった。食事が終り，入浴もして，あとは寝るばかりのゆったりしたころであった。その日は外では飲酒せず，晩酌にビール4缶と焼酎割を中ジョッキ3杯を飲んでいた。気持ちのほぐれた感じはあったが，酩酊感はなかった。1階の居間の凭れ椅子に一人坐って，テレビを見るともなく見ていた。ふと気付くと，右隣にそれがいた。床にべたっと座っていた。かみさんがいると感じた。話をしたり，一緒にテレビを見たりした。そのころは妻が隣に来てゆったりするというようなことは久しくなかった。その時，妻がトイレか何かの用で2階から降りて来た。右を振り返って見ると，それは雲か霞のように，モアモアと消えて行った。二人が入れ替わったというか，それが妻の中に帰っていったのかな，という感じであった。はっと吾に返るということもなかった。妻が降りてきてからは，被告人はテレビの洋画を見ていた。

　内の妻がいた時は，少しぼーっとしていたが，終始自分は同一であった。疑問も恐怖も感じなかった。内の妻がいなくなると，物足りない感じがする。内の妻と交わす話は，側の妻との話に比べて内容も雰囲気も異なる。内の妻は人に指示したり，怒ったり，人を責めたりしない。子供の話やその他家庭の実務について話すこともない。テレビの話をしたり，どこに遊びに行こうかとか，楽しい雰囲気で語るばかりである。内の妻にはロマンチックな雰囲気があって，優しく，全部が被告人に向かっている。それは結婚する前のエリ子に似ている。

　その後それは出現の頻度を増し，殆ど毎日のように，休日には日に2，3回も現れるようになった。それは最初とほぼ同じ態様で現れた。週日は夜であるが，休日には昼間でも現れる。いつも，被告人が一人で自宅1階の居間の凭れ椅子に寛いで座って，いくらかボーっとしている時である。意図的に呼び出すわけではないし，呼び出そうとしたこともない。しかし，今晩そろそろ来てくれるかなとか，もう来るだろうと思うと，出て来ることがある。居間の凭れ椅子の左手は壁と大窓に接しており，人の入る余地がない。前方にはテレビがあり，その手前にテーブルが置いてある。内の妻は決って被告人の右隣に現れ，左側，前方，背後に現れたことはない。姿は見えるが，触れたことはない。

　内の妻とデパートや遊園地に出かけることもある。どこかへ行こうと思うと，もうそこにいて，二人で歩いたり，ジェットコースターに乗ったりしている。出かけるのはいつも二人だけで，第三者が加わることはない。内の妻といる時はいつも楽しく，あっという間に過ぎてしまう。

　さて，同年4月には則夫を保育園に通わせるようになった。プロミスとアイフルに借金が計120万円ほどあったが，発覚の心配はしていなかった。主要な心配は上記出産一時金と乳児保険証の手続の嘘がばれ，それによってエリ子が甚だしく興奮し，被告人を決定的に嫌うようになるということであった。エリ子に嫌われると内の妻が現れなくなるから，その前にこれを自分のものにしたいと考えた。同年5月に入ると間もなく，内の妻を抑え込んでいる側の妻を壊せば，内の妻を自分の中に取り込めると考えるようになった。5月31日にはエリ子から職場にいる被告人に電話が掛かってきた。一時金も保険証も届かないから自分で市役所に行ってみようか，というものである。進退谷まった被告人は，翌日自分が市役所に行くと返事をした。同日夜は眠れず，6月1日の朝方まで考え事をした。結局嫌われる前に側の妻を壊そうと決心をし，朝方少し眠った。6月1日はいつものように午前7時40分ころバイクに乗って家を出た。しばらく走ってバイクを止め，思い悩んだ。側の妻を壊すことはもしかすると妻を殺

すことになるのかなとの迷いが生じたが，結局は側を壊して中を取り出すわけだから殺すことにはならないと考えた。来た道をひき返したが，途中でまたバイクを止めた。もう1度同じ悩みをくり返し，同じ結論をえた。そこから自宅までは1分もかからなかった。

　鉄製角材（以下は鉄棒と略す。）の入った鞄を持って玄関に入った。市役所の書類を取ってくれというと，エリ子は封筒を持って来たが，やはり面と向かっては鉄棒を振りかざすことができなかった。エリ子は居間に戻り，テーブルに向かってソファーに座った。後ろに回って後頭部を殴ろうと思い，「フロッピー，フロッピー」といいながらサイドボードからフロッピーを取り出し，これを鞄に入れ，鞄から鉄棒を取り出し，エリ子の後頭部を力一杯殴った。「何するの。やめて。」等と叫びながら，振り向いて抵抗するエリ子の頭部を繰り返し鉄棒で殴った。鉄棒をエリ子に摑まれてからは傍にあった空き缶でエリ子の頭部を殴った。這いずって逃げるエリ子に馬乗りになり，バスタオルで口を塞ぎ，鉄棒で数回殴った。いつまでも大声で叫ぶので，「エリ子ちゃんは俺と一つになるんだよ。」等と説明してやった。思ってもいなかった血がいっぱい出ており，エリ子が「病院に連れて行って。」というので，病院につれて行こうかという考えが一瞬頭をよぎった。しかしすぐに，最後まで壊さなければいけないという気持ちがよみがえり，エリ子を階段の下に引きずって行き，階段に頭部を打ち付け，鉄棒で数回頭部を殴った。エリ子が「救急車を呼んで。階段から落ちたことにするから。私を殺したら子供はどうなるの。」等というので，「殺すんじゃない。一緒になるんだ。」といい聞かせた。エリ子が「赤ちゃんが見たい。」というので，長女を抱いて連れて来ると，「抱っこしたい。」といった。エリ子の手が血で汚れていたので，「後でね。」といって，長女を元のところへ戻しに行った。その間にエリ子は玄関を抜けて道路の方へ走り，「助けてー。殺されるー。」と叫んでいた。被告人は道路際でエリ子を捕まえ，「階段から落ちたんだよね。」と繰り返しいい聞かせた。乗用車が通りかかったので，救急車を呼んでもらい，隣人に注意されて血のついた洋服を着替えに自宅に帰り，鉄棒を居間の棚の後に隠して救急車に乗った。病院に掛けつけた祐子が，医者から事情を聞いて，「エリ子さんを殴っていないでしょうね。」と尋ねてきたので，いずれ嘘がばれると思い，警察に自首した。

　留置場に離婚届を郁子が持って来た。離婚したくはなかったが，殴ったりしてエリ子に嫌われたのであれば致し方ないと考えて，署名した。

　被告人の横浜地方検察庁における平成11年10月6日付の供述調書によると，概略以下のようである。自首後，妻を殺そうとしたのだから悪いことをしたという気持ちと，妻の側をなくして妻を自分の中に取り込もうとしただけであるから悪いことはしていないという気持ちとが，半々くらいになった。さらにその後の精神鑑定において，さまざまな質問を受けて考えるうちに，妻が側から抜け出して被告人に会いに来ていたと思う気持ちが3割，残り7割は錯覚だったという気持ちになった。妻の側をなくすことに関しては犯行前から迷いがあって，実行をためらっていたが，その後，妻の側をなくすことは人殺しであり，本当にやってはいけなかったと後悔している。

　平成12年2月9日付の被告人の公判調書には，側の妻および内の妻につき，精神病理学的にも重要な問答が記録されており，鑑定人にとっても貴重である。鑑定人はこれらを考慮して問診を行なったので，重複を避けるため，ここには公判調書の要約を敢えて行なわず，次章に鑑定人の所見を記すことにした。ここには若干の問診を提示する。前章の問診の続きである。

　我慢に我慢ということ ―― それしかないですね。かみさんは妊娠すればイライラするだろうし，生れたら生れたでイライラするだろうし。
　実際イライラしていましたか ―― 多少増えたんじゃないでしょうか。
　あなたにとってはますます触らぬ神に祟りなしになる ―― そうですね。
　やむをえないことといいながら，あなたが自分をどんどん抑え込んでいくということじゃないですか

──それしかないですものね。

　市役所に手続きを頼まれて，したくなかったと──なんとなくしたくなかった。

　それは奥さんに対する反抗というか，挑戦というか，密かな最後通牒というか──よくわからない。

　私のいうことがよく分からないということ──いえ，自分で何でそんなことをしたのか。そんなことをすれば，9年間続けてきたことをわざわざ自分で崩したことになる。絶対しちゃいけないこと。

　普通はやらないことだね，あなたとしては──はい。

　どうしてそんなことをしたか今でも分からない──そうです，はい。

　こんなこと，つまり我慢は，いつまでもやっていられないという意思表示──ではないです。

　するとどんなことが考えられますか──検事さんが嫉妬という言葉を使ったんですが。

　当たっていますか──子供にかみさんを取られた。でも自分の子供ですからね。

　嫉妬して，あの子のことなんかやってやるものかと──それも少し変ですよね。

　手続きしなければとんでもないことになる，只では済まないと思っていた──はい。

　当時そのことは分かっていて，なおかつ手続きに行かない──そうですね，はい。考えていることとやっていることが違う。

　何を考えていたの──行かなきゃいけない。カミサンの性格ですから。それが自分の考えなんですね。ま，しかし，則夫を連れて，時子を抱えて，市役所行けというのは不可能なことだ。

　「やっていることが違う」の「やっていること」というのは──行動しなかった，やらなかった。

　手続きをしないというのも一つの行動だから，それには元があるはずだね──うーん。

　そこが分からない──はい。

　別の日の問診では，時子に関する嫉妬について，「そう言われればそうですね。」といくらか肯定的な返事をしている。いずれにしても，9年間我慢に我慢を重ねてきた自分と，その9年間の抑圧を突き破ろうとする自分とがここに存在する。従来の自我は市役所に行かなきゃいけないというが，自我の他の一面は行きたくないと考えている。従来の自我は自分の存在がないと感じており，限度にきている。自我の他方はこの時点では積極的な行動にこそ出ていないが，被告人が否定するにもかかわらず，明らかに反逆への第一歩を踏み出している。

　被告人は自分の意思で市役所に行かなかったのであるが，このことがやはり被告人を窮地に追い込んだ。上述の従来の自我とはエリ子に捕捉された自我であり，自我の他方とはエリ子に反逆し，これを攻撃する自我である。これら自我の両面は抑圧されているから，明らかな形では被告人の意識に昇らない。一方では，被告人は，エリ子に捕捉されたのではなく，エリ子をかわいいと思い，エリ子を愛していると意識しており，他方では，エリ子を攻撃するのではなく，側の妻を壊して内の妻を自分の中に取り込むのであると意識している。被告人が今日述べることは如上の意識内容であるが，被告人の本人歴はエリ子による被告人の捕捉の歴史であり，被告人による自己の攻撃性抑制の歴史であることを明らかに示している。

　しかし，攻撃性（端的に言えば，エリ子殺害の意思）を完全に意識の外に追い出すことには成功していない。犯行前夜もほとんど眠らず考え続け，犯行当日も，犯行直前2度にわたり，一方で内の妻を取り込むために側の妻を壊すだけだと考えながら，他方でそれが妻を殺すことになると考えて迷っている。犯行に移ってからも，「病院に連れて行こうかという考えが一瞬頭をよぎった。」というように，ともすれば現実に引き戻される。「階段から落ちたんだよね。」といい聞かせるのも，元はエリ子の示唆によるとはいえ，犯行隠蔽の意図が透けて見える。いずれ嘘がばれると思って警察に自首したのも，自己の行為の現実社会における意味を理解したためと考えられる。

　断るまでもなく，被告人は犯行時，例外状態（これについてはV-2-aで説明する。）にあったわけ

ではなく，内の妻が現れていたのでもない．つまり，白日夢に見られるような意識水準の僅少の低下も認められない．また，脳の疾患に基づく意識障害は，基礎疾患の不存在，記憶の確かさ，行動の一貫性等から否定される．そこにあるのは残遺妄想のみである．「内の妻が側の妻に出たり入ったりするのは大変で可哀想だ」とか「側の妻を壊せば内の妻を自分の中に取り込める」というのは，それ自体は体験ではなく，理屈に過ぎない．理屈ではあるが残遺妄想の発展であるという意味で，これらが妄想建築を構成しているのである．

V 現在症

V-1 身体的現在症

結論を先にいえば，高血圧症と軽度の肝機能障害のほかに異常は認められない．

中肉中背の壮年男性である．入院初日の5月14日の検査で，脈拍は毎分92，体温は37.8°C，血圧は162-108 mmHg の所見が得られたので，感冒薬を3日間処方した．隔離室で，夜間はよく眠り，食欲もふつうで，日中は読書をして過ごした．同月16日には脈拍は毎分84，体温は36.8°C，血圧は163-93 mmHg であった．心音に異常なく，心雑音もない．肺野の聴診にも異常はない．腹部は平坦，柔軟で，圧痛はない．

血算では白血球数 7400/μl，赤血球数 472万/μl，ヘモグロビン量 14.9 g/dl，ヘマトクリット値 47.2%，血小板数 22.1万/μl であり，正常範囲である．

血液生化学検査では，TP 7.1 g/dl，GOT 40 u/l，GPT 64 u/l，LDH 337 u/l，γ-GTP 52 u/l，血糖 107 mg/dl，T-cho 153 mg/dl，UA 6.2 mg/dl，BUN 10.7 mg/dl，CREA 0.9 mg/dl，Na 144 mEq/l，K 4.2 mEq/l，Cl 104 mEq/l，CRP 0.17 mg/dl である．TPHA法定性は（−），HBs抗原定量/PAは8未満である．

神経学的検査では，瞳孔は直径3 mm で，左右差はない．対光反射，輻輳反射とも迅速，十分である．眼球運動に制限なく，眼振もない．手指，眼瞼，舌に振戦はなく，その他の不随運動もない．粗大力は保たれ，深部腱反射にも異常はない．病的反射はない．

脳波検査において，安静覚醒時の基礎律動は，周波数 12 Hz，振幅 30 ないし 50 μV の α 波で，やや広汎性に中等量出現する．α 抑制は良好である．突発波は見られず，速波，徐波は目立たない．左右差はない．光刺激および過呼吸賦活にも異常はない．脳波は正常である．

頭部CTでは，左右差なく，脳萎縮も異常吸収域も認められない．正常範囲の所見である．

V-2 精神的現在症

V-2-a 観察と問診

いくらか緊張があるせいか，表情にこわばりがあり，話し方にもギクシャクしたところがあるが，そのほか不自然なところはない．礼容は保たれている．記憶，見当識に問題なく，理解もよい．鑑定の趣旨を理解して，これに協力的である．たいていは抑制の利いた単調な話し方であるが，質問によっては回答が遅れたり，回答しあぐねたりする．一般に返事が短くて，無愛想またはぶっきらぼうな印象を与えるが，時には熱中して早口になり，語調を強めることもある．思考の纏まりはよく，思路に異常はない．つねに相手に対し心的距離を保ち，打ち解けない．自ら話掛けたり，質問をしてくることがない．よく正視し，稀に笑う．笑いはたいてい自嘲的である．気分に変調はなく，いつも平静な感情状態にある．

いわゆる内の妻については，前章において，最初に現れた時の態様につき詳細に記した．その態様はいつも同様であるので，ここではその性格について若干問診により補い，被告人の現在の態度，考えを尋ねることにする．

側の奥さんの側とは，端的にいうと ── 身体じゃないですか。
　肉体のことね ── はい。
　側から出て来た奥さんには体がない ── 体はあるけど…いますから…消えちゃうから…
　体があることになるの，ないの ── 隣にいて，見えているから，存在しているわけですよね。なければ見ることはできませんから。
　なくても見えることはあるよ ── ないものは見ることはない。
　実際に存在するものが消えることがありますか ── ……というか…
　側から出て来た奥さんがまさにそうだというわけですか ── はい。
－中　略－
　側から出て来た奥さんには触れないといっていたね ── はい，触ったことがない。
　触ったことがないの，触れないの ── 触ったことがない。
　二人で出掛けると ── はい。
　二人だけで出掛けるんでしょう ── はい。
　二人以外にも，誰か人が加わることがありますか ── いえ，ないです。
　思ったらデパートとか遊園地にもう行っていると ── はい。
　存在の仕方としてはどうですか，それは ── うん？
　人間はある地点から他の地点に行くには歩くとか乗物に乗るとかして，手間と時間が掛かる。思ったとたんに他の場所にいるということはない ── ないですね。でも，行ってからはデパートの中を歩いています。
　それは行ってからね。行くまではどうなんですか ── なんか分からない。
　不思議な感じはしませんか ── ……
　行ってからはジェットコースターに乗れるし，歩けるし，電車に乗り，いろんなものを見，話もできる ── はい。
　でも，そこへ行くまでが分からない ── …覚えていない。
－中　略－
　肉体から出て来た奥さんも肉体を持っているの ── かみさんがいるから，見えているのだから…
　しかしそれは一方の奥さんが来ると搔き消える ── はい。
　それは普通の肉体とは違う，側の奥さんの肉体とは違うのでは ── はい，そう思います。
　一寸違う肉体なんだね ── こういう（自分の両手をすり合わせて見せる）肉体とは違うと思いますけど。
　どういう肉体ですか ── 入れ物じゃない体。

　説明は次章の仕事で，ここでは観察したことだけを記述するのが原則であるが，若干の重複をいとわず簡単な説明を加えることにする。
　前章でも述べたように，内の妻は1階居間の，人の入る余地のない被告人の左側およびテレビと机のある前方を避けて，被告人の右隣にのみ現れる。こうした陳述は，それが一見現実空間に現れたかのような印象を与えるが，実はそうでない。内の妻はどこからともなく現れ，エリ子が登場する（場面が現実化される）と同時に消えるのである。内の妻が現れた時の「居間」は既に表象空間である。つまり現実の居間を書割とする表象空間なのである。「行こうと思ったらもうそこにいる」というのも表象空間の特徴で，居間と同様にスーパーも遊園地も表象空間である。そこは被告人と内の妻との二人だけの世界であり，実は被告人だけの世界であることも明らかである。被告人は内の妻に触れたことはないが，

これが見えるというので，ひとまず幻視と称してよかろうが，それは正面（視野内）に現れたことがない。われわれは自分の右側や左側に近接して並んでいる人を詳細に観察することはできないが，ありありとその者の存在を感じることはできる。幻覚も多様であるが，仮性幻覚と呼ばれるものの中に域外幻覚というものがある。被告人の場合，内の妻は被告人の右に接しているから，これを正面に捉えることはできない。視野外幻視またはそれに近い現象といえよう。対象の大部分が視野外にあるから，その大部分を見ることはできず，しかもその存在をありありと感じる。通常の身体性を備えていないにもかかわらず強い実在判断を伴うのである。

　側から出て来た奥さんがいたという確信は3割くらいになったと ── いくらかおかしいと思う気もありますけど，いたというのも確かな感じで，実際にも会っているわけだから。
　10割だったのは時子さんが生れてからしばらくのこと ── はい，おかしいと思ったことがないですから。
　かみさんは子供のこと等で忙しい。あなたのことに気が回らない。あなたのために中から出て来てあなたの相手をしている ── はい。
　それはあなたがそうしてほしいと願ったり，頼んだりしたわけでもないのに，先方がやったことですか ── はい，そうですね。出て来てくれたことですね。引っ張ってきたこともない。
　出て来て欲しいと心の中で思ったことはないですか ── それはないですけど。家でテレビ見ている時に，今晩そろそろ出て来てくれないかなとか，来るころだと思うことはある。すると出て来ることがあります。
　二人で行ったのは知っている所ばかりですか ── はい。
　オーストラリアのゴールドコーストに行ってみたいと思って，気が付いたら来ていたというようなことは ── ないです。
　だいたい日常的な所ですか ── はい。
　いつも楽しい ── はい。
　行った先で喧嘩になって不快な思いをしたり ── それはないです。
　楽しいというか，気持ちがいいというか ── あっという間に過ぎてしまいます。
　多い時は毎日，あるいは1日に何回も ── 毎日，毎晩ですね。休みの時，ぼーっとしているとなりますね。かみさんがトイレか何かで下に降りてくると中断して，かみさんがまた上に上がって行くと，また始まりますね。
　繋がるわけですか ── はい。
　そうなって不快な思い，厭な思い，怖い思いをしたことはないですか ── はい，ないですね。
　確信が3割といっていた ── いたのはいたんです。行く途中とか，消えちゃうなど，7割くらいは変かなと思う。かみさんがいたことは確実なことで，変わらないのです。ただ，説明できない変なことがいくつか出てきたということです。
　確信は変わらなくても，説明のつかないことがそれにくっついていると困るでしょう ── それは前の先生に尋ねられた時に説明できなかっただけで，別に困らない。世の中には自分に分からない，説明のつかないことは一杯あるから，これだけじゃないですから，いいのじゃないか。強いて問題にしないのです。

　前章でも，内の妻はロマンチックで，優しく，全面的にこちらを向いていると被告人はいっていたが，この世界は楽しく，あっという間に過ぎるのである。これらも表象世界の特徴である。出かける所は日常的な場所で，格別すばらしい所に行くわけではない。しかも，内の妻の出現は被告人の意思によ

らず，先方からやって来るのである。この点は，有機溶剤による酩酊時にしばしば生ずる夢想症（例えば，海水浴をしたいと思うと，すばらしい海岸，輝く太陽，泡立つ波が眼前に展開し，自分がそこにいると感じる。）と異なる点である。しかし，思ったらもうスーパーや遊園地にいるというのは夢想症に酷似している。内の妻が現れる時の被告人の意識状態（便宜上これを例外状態と呼んでいる。）についても注目しておくと，それは常に一人でテレビを見るともなく見ているような，ボーっとした状態である。ごくわずかに意識水準が低下しているのであるが，エリ子が階下に降りて来るとすぐにこれを知覚し，テレビを見るともなく見ていた状態から洋画を見ている状態に戻ることができる。内の妻の現れ方も，ふと気が付くと右側にいたというものである。いずれにしても出現の仕方が柔らかく，消失の仕方もモアモアと形容されるように漸減的である。すなわち現実の意識状態から例外状態への移行も，例外状態から現実に戻るのも極めてなだらかに行われ，その間に違和感も驚きもなく，はっと我に返るという体験さえ欠いている。これは例外状態にほとんど意識混濁がなく，現実意識と例外状態との間にいわば段差がほとんどないことを示している。一種の白日夢であろう。被告人は，内の妻という現象につき，今日いくらか（7割）はおかしいとも思うが，それがいた，その者に会ったというのも確かで，「かみさんがいたことは確実なことで，変わらないのです。」と断言し，世の中には説明の付かないことが沢山あるから，強いてこれを問題にしないといっている。精神医学では，意識障害のときにあった幻覚を，意識障害が消失した後にも信じている場合，これを残遺妄想と呼んでいる。これに習っていえば，例外状態における幻視を例外状態のない今日でも信じているという意味で，被告人の現在の確信は一種の残遺妄想といえるであろう。

　内の奥さんは現れる前はどうなっていたのですか ── 別に出て来る必要がなかった。
　現れてはいないけど，存在はしていたのですか ── 出て来たことがない。その辺はよく分からない。
　側と内はあなた自身にもあるといっていた ── はい。何かきっかけがないと出ることができないかもしれない。かみさんについては妊娠出産がたまたま切っ掛けになった。
　側と内は人間一般にあるということですか ── それはもう，はい。
　内の奥さんはいつも1階の居間に ── 居間です。
　ほかでも出て来たことがありますか ── いえ，ないです。
　夜や休日のゆったりしている時が多い ── はい。
　多少ボーっとしているときに右側に現れると ── はい。
　そういう時あなたは自分の体を動かすことができますか ── 一緒に出かけたりしますから。
　そうじゃなくて，そういう時，タバコを吸うとか，コーヒーを淹れるとかできますか ── 金縛りというわけじゃないから，できるのじゃないですか。
　実際にやったことがあるの ── トイレに行ったことがある。帰って見ると，いなくなっていますけどね。
　スーパーや遊園地に行くわけでしょう ── はい。
　その時動いているのは内のあなたじゃないの ── ……内が側から出たことないですから。
　遊園地に行っているけど，側のあなたは居間にいるのと違いますか ── そう思います。
　あなたの側は居間に残っているのじゃないですか ── ………自分で出た覚えないし，出られないし。
　遊園地に行っている間に，居間は留守になるのですか ── ……………考えたこともなかったけど，そういうことになりますね。
　でも，側の奥さんが2階から降りて来るとあなたはいるんだ ── はい。
　留守のところにたまたま奥さんが降りて来るとあなたがいるというのはおかしい ── ………………
　無理しなくていいですよ。考えたことなかった ── （頷く。）

要するに，側と内とは人間一般にあるというのが被告人の考えである。被告人自身にも側と内があることは承知している。しかし，内の妻に相対しているのは内の自分であることに被告人は気付いていない。身体的にも寛ぎ，精神的に多少ボーっとしているとき，被告人の中から内の自分が出てくるのであり（被告人が内の自分になると言い換えてもよい。），同時に内の妻が現れるのである。被告人がトイレに行くというような現実的な行為をとる時は，側と内は統一されて，醒めた人になるから，内の妻も「いなくなっています」ということになる。内の妻と内の自分との交流は被告人の想像（表象世界）であるのに，被告人にはこの自覚がなく，とりわけ内の妻に強い実在判断を付与している。内の妻は自己の意識変容によって現れたものであるに過ぎないのに，エリ子の妊娠出産がたまたま切っ掛けになって現れたというのもこの実在判断による。自己の意識変容によって生ずる現象を，対象の現実的事象によって説明しようとする機制がここにも見られる。

被告人の場合は精神医学的にも珍しい例であるので，問診をもう一歩進めておこう。

あなたは精神と肉体との関係について，考えたことはありますか。昔のギリシャで，精神というか霊魂は肉体という檻の中に閉じ込められている，と考えた人もあるようですが——アメリカの黒人霊歌では，もっと単純なものだけど，死んで（人は）自由になれるなどというが，それは信じられない。

宗教や哲学を持ち出すと面倒なことになるが，日本に雨月物語というのがあって，その中に「菊花の契」という一編がある。二人の武士が何月何日に必ず会おうと約束した。ところが事故があって，そのうちの一人が捕らえられて牢獄に入れられた。いよいよ約束の日に間に合うように牢を出られないと分かって，その武士は死んで亡霊となって相手の武士に会いに行ったという話ですが——それはある。おそらく切腹したのでしょうが，切腹という形で側をなくして，内側の武士というか魂が相手と会うというのはありうる。

奥さんの場合も同じですか——かみさんの場合は壊していないから分からないけど。

奥さんを壊せば同じことが起こる？同じ原理で——そうですね，はい。

6月1日のことだけど，血が出てきたのは少し壊したということですか——と思います。

側の奥さんは傷ついて，血を流して生きていて，なおかつ壊せることがあるのですか——そういうつもりだったのだけど，血が流れるのは予想外というか，考えていなかった。

繰り返すけど，側の奥さんは傷ついて，血を流して生きていて，それでいて壊せることがあるのですか——側をなくしちゃおうと思ったんだから，側を壊さないと奥さんが戻っちゃう。

通常の生きている形では壊したことにならないのですか——側が壊れるだけであって，かみさんが死んでしまうわけではないから。

側の奥さんがなくなるというのは存在しなくなるということですか——よく分からない。考えていなかったから。壊すととにかく使い物にはならなくなる。側としての役割を果たせなくなる。

鑑定人が「死んで亡霊となって」といったのに対し，これを受けて被告人は「切腹という形で側をなくして，内側の武士というか魂が相手と会うというのはありうる。」と述べている。切腹つまり自殺することにより側をなくしても，内の武士つまり魂が実在することを被告人は信ずることができる。しかも，同じ原理は妻にも適用可能なのである。犯行の際，出血させたのは，壊しそこなってはいるが，「少し壊した」ことを意味する。壊すということは，殴打し，出血させ，死亡させることを意味するが，それは側の妻に対してのみ該当するのであって，内の妻が実在する限り，妻が死んだことにならないと主張するのである。こうした主張は被告人が考え出した理屈（一種の妄想建築）であって，それ自体は病的体験ではない。

切腹という形で側をなくして，内なる武士または魂が生きて友人に会うことができるとか，自分が自殺して内の自分がエリ子の中に生きることができるとか，同様にエリ子の身体を壊して内の妻が被告人の中に生き続けることができると信ずるほどに，被告人は退行した状態にある。しかし，その退行の病理性は浅く，側（身体）を壊すことは殺すことになるのではないかと犯行直前まで迷い，壊す過程でも相手を病院に連れて行くべきかと躊躇し，階段から落ちたことにし，鉄棒を隠匿するような犯行の隠蔽を試みることができるほどに健康なのである。

V-2-b　心理検査

5月15日にWAIS-R，翌16日にロールシャッハテストを施行した。

1）WAIS-R（ウェクスラー成人知能検査改訂版）

この検査は16歳から74歳までの成人を対象に一般的に行われる知能検査で，下位検査として，言語性検査6と動作性検査5から構成されている。検査結果は以下のとおりで，知能は平均的である。

言語性検査	祖点	評価点	動作性検査	祖点	評価点
一般的知識	7	4	絵画完成	12	9
数唱問題	15	10	絵画配列	22	15
単語問題	45	12	積木模様	49	13
算数問題	15	10	組合せ問題	39	14
一般的理解	24	14	符号問題	56	8
類似問題	24	14			

言語性評価点合計	64	言語性IQ	105
動作性評価点合計	59	動作性IQ	111
全検査評価点合計	123	全検査IQ	108

全体的に見て，検査項目間の得点差は大きくはないが，一般的知識は低い。もっとも，芸術や地理的な知識が弱い反面，言葉の理解としては「葉脈」「画餅」などの一般的でない言葉もよく知っている。計算力もあり，時間は掛かるが暗算で難しい計算も正確にできる。他方で，動作性の能力の方が比較的高いという結果が出ている。絵画配列，積木模様，組合せは時間は掛かっても完璧にできる。

検査時の表情，態度も落ち着いていて，質問には1回で的確に応答がある。

2）ロールシャッハテスト

これは投影法といわれる心理テストで，10枚の図版は，黒および有色彩のインクで偶然にできたしみ（インクブロット）から成っている。被検者は1枚ずつ提示される図版を見て，何に見えるかを自由に答える。各図版に対する反応をスコアして，被検者の精神状態を明らかにするのである。

反応数は32で，平均的な値である。反応時間は平均8.8秒で，比較的速い。反応の速さ，反応数の多さから被検者が抑うつ的な状態にあるとは考えにくい。21秒も掛かったもっとも反応時間の遅い図版IVでは，反応も一つしか出ていないことから，何からの反応を抑圧していることが考えられる。

反応領域はW：D＝20：8で，圧倒的にW反応が多い。このW反応の多さから見て，知的能力は比較的高いとしても，競争心が強く野心的であり，対人的な緊張感や要求水準の高すぎる人柄が考えられる。ただ，中には「ここに目があるから顔」とか，「角があるから鬼」「耳があるから豚」のように，DW（作話的全体反応）傾向と受け取ることのできる反応もある。また，何らかの意味での反抗的な傾向を示すといわれるS反応もいくつかある。

反応決定因はF反応が多く，M反応が少ない。C反応優位の外拡的体験型である。想像力，他人への共感や感情表出に乏しいが，社会的事態の現実的な要請に対しては適切な情緒反応を示すものと考え

られる。

　全体として，単純反応が多く，WAIS-Rの結果と比較すると水準の低い反応が多い。同じ内容の繰り返しも多い。人間としての豊かな情緒に欠ける面が窺える。いくつかの反応の中には，衝動性や行動化の現われが認められる。

　病態像としては，精神病圏と神経症圏のうち，どちらかといえば精神病圏に偏倚している。

VI　説明と考察
VI-1　精神医学的診断
VI-1-a　知能と性格

　被告人の知能は正常範囲に属する。IQにして108である。

　性格は内向的，気弱で，不満や葛藤を言語化して自己を主張しつつ社会適応を図ることができない。このような言論能力や葛藤解決能力の乏しさは，少年時代は父に対して，長じては二つの職場の上司に対して，結婚しては妻に対して，一貫して認められる。これと同時に認められるのは逃避傾向である。中学・高校時代の家出や学校抜け出し，職場に関しては愚痴への強い傾斜と借金をも辞さない飲酒とがその現れである。妻に職場の愚痴を聞いてほしいと切望していたが，この逃避手段は結婚後早期に妻によって一蹴された。他人からは真面目で大人しいと認められ，自分でもそう思い，相応の努力をしてはいる。しかし，真面目に努力するほど他人に利用され，他人の不当な要求にも否といえず，不満を累積させてきたのが実相である。鑑定時にも，職場の上司に対する憤懣とエリ子に対する悲嘆とを，語調を強めて露にしたほどである。被告人は夫婦喧嘩を1度もしたことがないというが，それは夫婦の調和の故でなく，被告人が妻を興奮させることをひたすら避けようとして，自己の欲求を制圧してきた結果に過ぎない。妻に対して不条理，不愉快を覚えるのに，その妻に依存し，妻に籠絡されていたのである。他方で，妻に対する反逆または攻撃性が蓄積されたことを示唆する証拠もある。人の好き嫌いが激しい妻に対する嫌悪，些細なことから激しい興奮や過換気発作に至る妻に対する恐怖と嫌悪，2度の発覚と離婚の警告にもかかわらず継続し，拡大したサラ金の借金，時子の出産一時金等手続きの意識的な不履行である。

　以上から，被告人の性格としては気弱な内向性，依存を含む逃避傾向，攻撃性の内攻が主な特徴として挙げられる。これらはかなり顕著なものであるから，性格障害または人格障害と認めてよかろう。しかし，被告人の人格障害は，ICD-10（国際疾病分類第10版：これについては「ICD-10　精神および行動の障害」［融道男ほか監訳，医学書院］を参照）が具体的に挙げるどの類型にも当てはまらず，世界に広がったDSM-IV（精神疾患の診断統計マニュアル第IV版：これについては「DSM-IV　精神疾患の診断・統計マニュアル」［高橋三郎ほか訳，医学書院］を参照）についても同様である。強いて分類するとすれば，ICD-10では「F60.9　人格障害，特定不能のもの」，DSM-IVでは「301.9　特定不能の人格障害」とするしかない。

　なお，鑑定受託者（起訴前鑑定人）※※※は，被告人の人格特徴が「『DSM-IV』における『分裂病質人格障害』の診断基準を満たすと思われる。」といっているので，これにつき検討する。

　DSM-IVにおける分裂病質人格障害の診断基準は以下のとおりである。

　A　社会的関係からの遊離，対人関係状況での感情表現の範囲の限定などの広範な様式で，成人期早期に始まり，種々の状況で明らかになる。以下のうち四つ（またはそれ以上）によって示される。
（1）家族の一員であることを含めて，親密な関係を持ちたいと思わない，またはそれを楽しく感じない。
（2）ほとんどいつも孤立した行動を選択する。

（3）他人と性体験を持つことに対する興味が，もしあったとしても，少ししかない。
（4）喜びを感じられるような活動が，もしあったとしても，少ししかない。
（5）親兄弟以外には，親しい友人または信頼できる友人がいない。
（6）他人の賞賛や批判に対して無関心にみえる。
（7）情緒的な冷たさ，よそよそしさ，または平板な感情。
　B　省略（上記の性格特徴が他の疾患によるものでないということ）

　鑑定受託者※※※は以上の7項目のうちどれが被告人に該当するかを示していないが，鑑定人が本人歴から見る限り，該当するかもしれないのは（5）のみで，他はいずれも被告人に該当しない。（5）も被告人の性格に主として由来するとは必ずしもいえない。近年の家庭環境を考慮すべきだからである。

　VI-1-b　病状について
　エリ子は犯行直前まで被告人の異常に気付いていない。被告人の病状は時子の誕生前後から始まるが，それは犯行時まで専ら被告人の意識内で起こって，目に見える行動に現れることがなかったからである。

　内の妻が現れるのは，週日の夜または休日で，被告人が寛いで1階の居間の凭れ椅子に座ってテレビを見るともなく見ており，多少ともボーっとしているような時である。この例外状態には意識混濁はなく，現実逃避的桃源郷ともいうべき意識変容があるのみである。内の妻は人の入る余地のない被告人の左側やテレビや机のある前方ではなく，決まって余地のある右側に現れ，背後に現れることもない。内の妻は優しく，ロマンチックな雰囲気を持っており，全面的に被告人の方を向いている。その時間は楽しく，あっという間に過ぎ去る。内の妻はエリ子が姿を見せただけで消失するのであるから，この例外状態の意識変容はきわめて軽微で，臨床的に検査できるような状態でないことが明らかである。

　精神医学では域外幻覚（この場合は視野外幻視）というものが知られている。「背後に人が見える。」，「ドアや壁の向こうに人が動くのが見える。」等の体験である。被告人の場合，内の妻を見た，内の妻に会ったと述べられるが，内の妻が現れるのは自分に近接した右側であるから，それは殆どが視野外にある。また，実体的意識性というものも知られているが，これは「誰かが自分の傍に，自分の後ろに，自分の上にいる。」という風に，人の気配を身近にありありと（つまり実体的に）感ずるという体験で，健常者にもままあることであり，普通は多少とも感覚的要素がそこに付着している。（因みに，精神分裂病の初期や急性期には，人の実体的な存在が何らの感覚的要素なしに，無媒介的に体験されることがある。）人間にとって前方上方は神々しいものや，希望や理想を表すものが現れる空間であり，背後は脅威を与えるもの，不気味なものが現れる空間であるのに対し，身近な左右は親しいものの現れる空間である。被告人のいう内の妻は，一見したところ現実空間に現れ，右隣にありありと感知されるという点では実体的意識性と性質を共有しており，見えるという感覚的要素が強調される点では視野外幻視または視覚的要素の付着した実体的意識性と考えざるをえない。しかし，居間における内の妻との語らいや遊園地における遊びは，単なる幻視または実態的意識性というよりは全体的な情景体験であり，被告人のいる世界は現実の時空を越え，見るだけでなく行動もする表象空間である。

　このような体験の全体を一語で表現するとすれば，白日夢（または白昼夢）がもっとも適切であろう。精神医学辞典（新福尚武編，講談社）の白日夢の項（p.699。福間悦夫執筆）から引用すると，白日夢とは「睡眠中の夢に対し，覚醒時になかば意識的に展開される夢様の空想体験，ないしその観念内容をいう。生理学的には通常ごく軽度の意識水準の低下を伴う。注意は外界を離れ，心のうちにわく活発で快い空想的情景の中に没入する。夢に似るが鮮明な知覚像は伴わず，内容は自己を中心とする快美

な物語の展開に終始し，あくまでも自分の心に慰めと満足を与えようという意志に裏づけられているところに特徴がある。（中略）少年期から成人期にかけては現実の葛藤から逃れ，愛情や成功の望みを満たす適応機制の一つとして積極的に利用される。とくに欲求不満の状況下にある児童や無力的で現実によく適応しえない青年，自閉性格者，ヒステリー（自己顕示）性格者で著明である。（中略）白日夢は心理学的には一種の退行現象であり，（後略）。」被告人の場合は，幻視とも呼ぶべき鮮明な知覚像を持ち，これに実在判断を伴うのが特異な点である。

なお，被告人はフロイトの著書を読み，心理学の知識をもっているようである。そして，鑑定人が診断を告げたわけでもないのに，内の妻が現れる現象は白昼夢とは異なると主張する。何故なら，白昼夢では当人が夢であることを自覚しており，創作もできるのに，被告人の場合は夢でないし，内の妻は創作ではなく先方から現れるからだというのである。白昼夢が夢に似て夢とは異なることは，上記辞典も述べている。自覚や創作の有無も，白昼夢のある程度の多様性の中でさまざまでありうる。被告人の意識は内の妻の創作や呼出しを否定するが，このような自己の意思（創作または呼出し）を否定する（逃避する）のが被告人の特徴であった。被告人の例外状態を白昼夢から除外する理由はない。

犯行時において，被告人は白日夢の状態にはなかったが，白日夢において体験した知覚像，すなわち内の妻の実在を信じていた。いわゆる残遺妄想である。被告人は現在，内の妻の実在に関しかなりの疑問を感じているが，なお内の妻に会ったことは確かであるといい，残遺妄想を維持している。

診断について，鑑定受託者※※※と異なるところがあるので，以下に簡単に説明しておく。

※※※は「『(側)をなくせば，妻と一緒にいられる』といった妄想的な言動」という一つの所見から，直ちに精神分裂病，意識障害（せん妄），薬物依存，うつ病，詐病，心因反応（適応障害）らが考えられるとし，前5者を順次消去して，心因反応がもっとも妥当と考えられると見なしている。結局Kシュナイダーの異常体験反応（心因反応の一種）を採用し，心因としては妻の精神的不安定と優しい気配りの欠如，育児の負担，家庭内ストレスと飲酒，サラ金からの借金の累積，長女の保険証等の手続を怠ったための嘘がばれる心配を挙げている。しかし心因反応は（異常体験反応も）病状によって分類されておらず，あくまで病状の発生機序に基づく病名である。その病状は神経症レベルから精神病等価の状態までさまざまである。DSM-IVにおいて，これに該当する診断名としては，急性ストレス障害，適応障害，妄想性障害，短期精神病性障害，分裂病様障害などが挙げられる。そしてこの中では適応障害が疾病診断として妥当と思われる。このように考えて※※※は，ここでDSM-IVにおける適応障害の診断基準を提示している。これには（イ）（ロ）（ハ）（ニ）（ホ）の5項目があるが，ここでは（イ）だけ検討すれば十分であろう。それは「はっきりと確認できるストレス因子に反応して，そのストレス因子の始まりから3ヶ月以内に，情緒面または行動面の症状の出現。」というものである。ところが，上に列挙された心因はその始まりが月単位で同定できるようなものでない。例えば，妻の精神的不安定と優しい気配りの欠如を採っても，結婚後からか，第1子誕生後からか，第2子誕生後からか不明である。飲酒や借金に至っては18歳ころからか，富士光器に勤めて酒量が激増してからか，サラ金に手を出してからか，結婚後借金が露顕してこれを厳しく禁止されてからか不明である。また，始まりが漠然としているばかりか，それらははなはだしく長年月にわたっている。確かにDSM-IVは複数のストレス因子，ストレス因子の反復のみかストレス因子の持続（例：犯罪のはびこる場所に住むこと）さえ認めている。しかし，それらはいずれもはっきりと同定できるストレス因子なのである。

※※※が挙げたストレス因子を見ると，嘘がばれる心配のほかは，いずれも長年月にわたり，いつ始まっていつ終わるかも定かでないものが大部分で，いわば慢性的なストレス因子の雑多な集積である。しかもそこには，被告人が蒙ったストレス因子ばかりでなくて，被告人が作り出した因子までもが無造作に並べられている。例えば飲酒にしても，借金にしても，環境から蒙ったストレス因子ばかりでなく，自らが長年月かけて作り出した因子である。長女の保険証等の手続を怠ったのは，エリ子や時子の

せいであるかもしれないが，被告人自身が意識的にとった態度および行動である。「嘘がばれる心配」というのも一面の真実ではあろうが，そのようないわば窮鼠猫を噛む絶体絶命の境地に自らを追いやったのは，ほかならぬ被告人自身である。このようなものを単純にストレス因子と呼ぶには疑問がある。

Kシュナイダーは異常体験反応を二つに分けた。一は環境要因が大きな役割を果たす（つまり環境に比較的大きな責任のある）外的体験反応（狭義の異常体験反応で，ICD-10やDSM-IVのストレス障害にほぼ該当する。）であり，他は個人の人格的要因の関与が大きい（つまり個人に比較的大きな責任のある）内的葛藤反応である。被告人の場合はこの内的葛藤反応の特殊な型に該当することが明らかであるが，ICD-10もDSM-IVもこれに適切な考慮を払っていない。それでもなお強いて分類しようとすれば，白日夢に由来する残遺妄想が1年以上にわたって継続している点に注目して，ICD-10の「F22.8 他の持続性妄想性障害」に入れるほかはない。これには退行性妄想状態も含まれている。DSM-IVには該当する適切な項目がない。

鑑定人の診断をまとめると，被告人においては特徴的な人格の上に内的葛藤反応が発展した結果窮地に陥り，ついには逃避的境地としての白日夢を呈するに至った。白日夢中に体験した幻視が残遺妄想として今日まで持続している。結果の病状からはICD-10の「他の持続性妄想性障害」（退行性妄想状態）に分類することができる。

VI-2 責任能力等について

異常体験反応は環境要因と個体要因との兼ね合いで起こる。被告人の場合は，青少年期の家庭や学校環境，富士光器と下条工機という職場環境，結婚後の家庭環境がストレス因子となっているが，これらはいずれも個人に到底解決することが期待できないような極悪または悲惨な環境ではない。被告人の異常体験反応を外的体験反応ではなく，内的葛藤反応とする所以である。これもまた精神障害の一つではあるが，そこには単に蒙ったものばかりでなく，むしろ被告人自身がつくったもの，自分で意欲したものや実現したものがいたるところに認められるのである。

しかし，この内的葛藤反応は職場の愚痴（精神的苦悶）やアルコール依存症に止まらず，逃避的退行状態である白日夢を生じさせた。被告人はその例外状態において内の妻を生き生きと感じ（幻視または・および実体的意識性），それ自体は夢に似た体験ではあるにしても，例外状態以外の通常時にも残遺妄想としてその実在性を信じている。内の妻が右隣に現れたというのは一種の病的体験であるが，側の妻を壊せば内の妻が自己の中に保持できるというのは，体験ではなくて理屈であり，願望思考の所産である。

犯行時は，いうまでもなく被告人は白日夢の状態にはなかった。犯行直前まで側の妻を壊すことが妻を殺すことになるのではないかと迷い，実行行為中にも，妻に「救急車を呼んで。」等と切願されて，一瞬そうしよう（つまり，現実に必要な行動をとろう）かと考えている。被告人は逃げ出した妻を道路際で捕捉して，「階段から落ちたんだよね。」と繰り返しいい聞かせており，救急車の中でも救急隊に同様の主張を試みている。文言はエリ子から示唆されたものとはいえ，これはやはり犯行隠蔽を意図した言動と考えざるをえない。そして医者から事情を聞いた母親から，「エリ子さんを殴っていないでしょうね。」と確かめられて，殺人未遂（第3回公判における被告人供述調書p.50等）につき自首する気持ちになった。こうした言動は，自己の行為の現実的な意味を理解する能力があったことを示している。

幻覚または妄想とはいっても，葛藤の逃避的対処である白日夢における体験とその随伴現象である。その病理性は浅く，人格は逃避的，依存的傾向は明らかであるものの，特に病的障害を示していない。

最後に治療等につき付言する。起訴前鑑定を契機に，被告人は内の妻の実在性に関しかなりの疑問を感じるに至っている。しかし，内の妻に会うことができたという確信は揺らいでいない。

被告人の場合は，内的葛藤反応として，主として個人（被告人）に責任のある反応であると診断したのであるが，他方でやはり，被告人が当面していた環境的ストレス因子にも容易ならぬものがあったと考えられる。鑑定人はエリ子につき検査はおろか面接もしていないのであるから，エリ子（の病状）につき陳述するのは自重したい。しかしエリ子は被告人の環境のもっとも大きな因子であるから，これをまったく無視するのも公平を欠くであろう。エリ子にかなりの程度の神経症性障害および人格障害が存在した可能性は高い。そうであるとすると，そのようなエリ子に捕捉され，窮地に追い込まれた被告人に深い同情を寄せるのを禁じえないのである。

いずれにしても被告人が，自分はいかなる性格特徴を持っているか，環境との関係でいかなる状況に追い込まれたかにつき，十分な洞察に至ることが重要である。さもなければ今後も同様の葛藤を抱え込み，やがて同様の窮地に立つ可能性があるからである。

Ⅶ 鑑定主文

1 本件犯行時被告人は内的葛藤反応の状態にあった。具体的には，白日夢において幻覚対象を実体的に感じ，これの実在を通常時にも信じるという残遺妄想を保持し，いくらか妄想建築の傾向を示していた。

2 本件犯行時，上記のような葛藤反応と夢に近い断片的な妄想はあるが，被告人の人格はよく保持されており，責任能力に欠けるところはない。

3 内的葛藤反応を呈するに至った原因としては被告人の逃避的な性格が関わるところが大きいが，家庭環境がストレス因子として果たした役割も小さくないと考えられる。この点は格別同情に値する。被告人は自己の性格と生じた病態につき洞察を深めるべく，精神療法またはカウンセリングを受けるのが望ましい。

以上のとおり鑑定する。
　　　平成12年7月1日

東京都墨田区錦糸2-6-10
錦糸町クボタクリニック
院長　西　山　詮

横浜地方裁判所
裁判長裁判官　※　※　※　※　殿

なお，本鑑定に要した日数は平成12年3月19日から同年7月1日までの105日である。

平成13年12月某日宣告　裁判所書記官　※　※　※　※　※
平成12年（わ）第499号　殺人未遂被告事件
判　　　決

本籍　略
住居　略
職業　略

橋　本　喜　一
昭和36年2月28日生

主　　　文

被告人を懲役3年に処する。
未決勾留日数のうち370日を刑に算入する。

この裁判確定の日から5年間刑の執行を猶予し，猶予の期間中被告人を保護観察に付する。

訴訟費用は，被告人に負担させる。

理　　　　由

（犯行に至る経緯）　省略

（犯罪事実）　省略

（証拠）　省略

（補捉説明）　省略

（弁護人の主張に対する判断）

　弁護人は，被告人が，本件犯行当時，是非弁別能力を欠いており，心神喪失の状態にあったものであるから，被告人は無罪であると主張する。裁判所は，関係証拠を総合検討の結果，被告人には，本件犯行当時，完全責任能力があったものと判断したので，以下，その理由を補足的に説明する。

　1　被告人は，捜査段階および公判供述（公判調書中の供述部分を含む。）において，本件犯行に至った動機ないし理由として，長女が生れたころから，現実のエリ子が被告人の目の前にいないところで，常に被告人に優しくしてくれる別のエリ子が被告人の前に現れるようになり，一緒に会話をしたり遊園地へ行ったりするようになったこと，現実のエリ子が被告人の前に現れると，被告人に優しくしてくれる別のエリ子はもやもやと消えてしまうが，またしばらくすると被告人に会いに来てくれること，被告人は，次第に，現実のエリ子に嫌われないうちに，現実のエリ子がいなくなれば，優しいエリ子だけが残るのではないかと考えて，本件犯行を実行したことなどを供述している。そして，被告人は，現実のエリ子の事を「（外）側の妻」と呼び，別のやさしいエリ子の事を「内の妻」と呼んでおり，特に，公判供述においては，本件犯行について，エリ子を「殺す」目的があったことを否定し，「側の妻」を「壊す」ことによって，内の妻が出てくるだけであるから，本件犯行は，エリ子を殺すことにはならないと考えていたなどと供述している。

　このような被告人の供述は，一見すると，被告人の精神状態の異常性をうかがわせる。

　2　しかしながら，前掲の関係各証拠によれば，以下の事実が認められ，これに反する証拠はない。

（1）本件犯行前の状況等

　被告人は，平成5年から本件犯行当時まで，神奈川県※※市内の組立機械製造工場の工員として稼動していたが，その仕事ぶりは真面目で誠実な勤務態度であると雇用主にも評価されており，特に同僚とトラブルを起こすこともなく，職場での様子からは，何ら被告人に精神的な異常性等をうかがわせるものはなく，かえって，それなりの常識を持った正常な人物と思われていた。また，被告人は，その母親を含む周囲の人間からはもちろん，エリ子から見ても，日常生活において異常性をうかがわせる言動をみせたことはなく，飲み代等に金銭を費消して百数十万円の借金をしていたことはあったものの，家庭では子供の世話等の家事もある程度は手伝い，エリ子の事を気遣うなどしており，少なくとも外見的には，通常人と同様の社会生活を送っていた。

（2）本件犯行状況及びその前後の状況等について

　被告人は，本件犯行当日の前日ころ，一旦はエリ子を殺す事を決意したものの，何度かそれを実行するか否か迷っている様子がうかがわれ，殺す方法についても，階段から突き落として殺そうかと思ったり，両手で首を絞めようかと思ったり，自宅にある大きな裁ちバサミで刺して殺そうかと思ったりして，なかなか決断がつかなかった。本件犯行当日においても，朝起きてから，一旦は自宅を出てオートバイで会社へ向かってから，200メートルくらい走ったところで，やっぱりエリ子を殺す事を実行しようと自宅へ引き返している。被告人は，当初，エリ子の首を絞めて殺そうかと思ったが，自宅の玄関に入ってエリ子の顔を見ると，その顔を見ながら殺すことはできないと思い，エリ子が不審に思わないように，「市役所の書類を取ってくれ。」と言った。そして，エリ子が書類を取ってきてまた居間に戻って

椅子に座ったことから，背後から頭を思い切り殴れば，1回で確実にエリ子を殺すことができ，しかもエリ子の顔を見ずにすむなどと考えている。そして，エリ子に不審に思われないように近付こうとして，会社にもっていくフロッピーを忘れた振りをして居間に入っていき，フロッピーを鞄に入れて，その際，被告人がその2日前くらいに，会社から持ち出して鞄に入れてあった鉄製の角材を取り出し，エリ子に気付かれないように第1撃を加えている。そして，被告人は，犯行後，エリ子が道路へ逃げ出したのを追い掛け，集まってきた周囲の人間に対しては，「救急車を呼んでくれ。」というと共に，エリ子に「階段から落ちたんだよね。」などと大声でいい，救急隊員に対しても同様に述べた上，被告人の実家とエリ子の実家へ連絡をする際にも，エリ子が階段から落ちて怪我をしたといって病院へ来てもらっており，何とか自己の犯行が発覚しないように装っている。また，被告人は，犯行後，凶器である鉄製の角材については，居間のサイドボードの裏に投げ入れて発見を遅らせるような行動に出ている。その後，被告人は，母親からエリ子を殴ったのではないかなどといわれ，また，傷の具合から，いずれ犯行が発覚することは確実であるから逃げても無駄だと考えて，自ら警察に出頭し，自首した（なお，犯行状況の詳細については，前記（補足説明）1（2）に記載したとおりである。）。

（3）本件犯行についての被告人の記憶，供述等

被告人は，捜査段階から一貫して，本件犯行状況及びその前後の供述について，明確に記憶して具体的かつ詳細に供述しており，特に不自然な記憶の欠落は全く見られない上，客観的な事実関係についての供述内容は，エリ子の供述内容や他の客観的な証拠とも符合している。

また，被告人は，捜査段階において，「妻を殺すしかないと思いましたが，心のどこかで妻を殺してはいけないという気持ちがあって，殺そうか，止めようかと迷っていたのです。」「妻の背後から頭を思い切り殴れば妻の顔を見ずにすむし，妻も苦しむことなく1発で死ねるだろうと思いました。」（略），「そのとき，私は本気で病院につれて行ったら私が殴ったことがばれて警察に捕まるだろうと思って怖くなったので」「妻が，助けてといいながら外に逃げたので，これでは怪しまれると思い」「いずれ警察につかまることだし自分でやったことだから責任を取ろうと思って」「自首したら処罰されるだろうと思っていましたが，自分がやったことだから仕方がないと思いました。」（略），「一方でそれは人殺しだからやってはいけないことだという気持ちもあり，迷っていました。」「妻を殺すのはわるいことだという気持ちがあって，殺す決断がつかないまま」（略）などと供述している。これらは，被告人にしかわからないはずの犯行前後の心理状況についての供述であるが，その内容は具体的である上，殺人を犯そうとした者の前後の心境としてはごく自然な内容である。

なお，被告人は，前記のとおり，公判供述においては，「側の妻」を「壊す」ことは，「殺す」こととは異なるなどということを供述しているが，他方では，第3回公判調書中の被告人の供述部分によると，弁護人からの質問に対し，「そういうことをしちゃいけないのかな，とも思いました。」「（途中で）たたいたら死んじゃうかな（と思った）。」「悪いことをしたのかなと思ったから，警察に行きました。」などと供述し，検察官からの質問に対して，「人をたたいたり殴ったりするのは，いけないことかなと思いました。」「よくテレビとかで，ドラマかなんかで，頭を打ち付けると死んじゃうから，そうすれば壊れるかなと（思いました）。」などと述べており，客観的に見ると，被告人は，犯行当時，エリ子を「壊す」ことが，エリ子を殺すことになるという意味を理解することができたことがうかがわれる趣旨の供述もしている。

（4）本件犯行の動機について

また，被告人は，平成12年2月に長女が生れたころから，エリ子が専ら子供の世話にかかりきりになり，被告人の方へ注意を向けなくなったことに一層不満を募らせていた。他方，被告人は，エリ子に嫌われることを極度に恐れていたところ，被告人は，過去にいわゆるサラ金からの借金がエリ子にばれて，被告人とエリ子との間で離婚の話が持ち上がったことがあり，それにもかかわらず，本件犯行当時

においても，エリ子に内緒でサラ金から120万円ほどの借金があったこと，被告人は，エリ子から頼まれていた長女の保険申請手続をしていなかったが，エリ子に対してはその手続が既に済んでいるような嘘をついており，本件犯行の前日，エリ子から被告人の職場へ電話がかかってきて，長女の保険証が届かないので，自分で市役所へいってみようと思ったといわれて，被告人の嘘がエリ子にばれそうになって追い詰められていたという経緯がある。

3 以上のように，被告人は，本件犯行に至るまでの間，日常生活においては通常人と全く異ならない生活を送っており，特段，精神の異常性をうかがわせる言動は見られなかった。また，被告人は，何度も犯行を迷っている様子がうかがわれ，犯行の方法についてもより確実な方法を考えて実行しているなどの事実が認められ，本件犯行は必ずしも衝動的・突発的な犯行とはいえない上，犯行方法についても，鉄製の角材等で頭部を殴打するというもので，特段常軌を逸するような方法とはいえない。そして，被告人は，本件犯行後，自己の犯行発覚を恐れ，何とか犯行を隠蔽しようとする行動に出ている上，犯行前後を含め，犯行状況について詳細に記憶していることからすると，本件犯行時の被告人に特段の意識障害があったとは認められない。被告人自身が供述する犯行の心理状況についても，殺人を犯そうとしている者の供述としてそれなりに理解できる内容のものであって，被告人が述べる「壊す」ことは「殺す」ことにならないという点は，単にそのように説明しているだけであって，突き詰めれば被告人の作り出した理屈であると評価することも可能である（後記西山鑑定の要旨を参照。）。加えて，被告人には本件犯行を犯すそれなりの理由があることが認められる。

そうすると，結局，被告人は，本件犯行当時及びその前後において，周囲の状況を正確に認識し，かつ，その状況に的確に対応した行動をとっていたということができ，見当識は保たれており，かつ，その意識は清明であったことが明らかである。

4

（1）ところで，西山詮作成の鑑定書（弁8，以下「西山鑑定」という。）は，本件犯行当時の被告人は，内的葛藤反応と夢に近い断片的な妄想はあるものの，その人格はよく保持されており，責任能力に欠ける状態ではなかった（完全責任能力あり）と判断している。その要旨は，以下のとおりである。

ア 被告人には，脳障害等の脳の基礎疾患はなく，特に精神的な異常をもたらすような身体的な異常は見られない。しかし，その性格としては，気弱な内向性，依存を含む逃避傾向，攻撃性の内攻が主な特徴として挙げられ，これらは顕著なものであるので，性格障害または人格障害と認められる。しかし，その人格障害は，ICD-10（国債疾病分類第10版）やDSM-IV（精神疾患の診断統計マニュアル第IV版）が挙げる具体的な類型には当てはまらず，強いて分類するとすれば，「特定不能の人格障害」とするしかない。なお，分裂病質人格障害等は否定される。

イ 被告人の幻覚または妄想，すなわち，「内の妻」が被告人の目の前に現れるというのは，被告人の特徴的な人格の上に，内的葛藤反応が発展した結果，窮地に陥り，逃避的境地としての「白日夢」を呈するに至ったものであると考えられる。白日夢とは，睡眠中の夢に対し，覚せい時になかば意識的に展開される夢様の空想体験等であるが，通常ごく軽度の意識水準の低下を伴うものである。被告人は，幻覚または妄想を見ている間，特段の意識混濁は見られず，意識の変容は極めて軽微であると考えられるものであるから，これは，一種の白日夢というべきものである。

ウ そして，被告人の場合，白日夢の意識状態が消失した後にも幻覚または妄想の内容を信じているが，それは「残遺妄想」といい，被告人の病状からは，ICD-10の「他の持続性妄想性障害」（退行性妄想状態）に分類することができる。

被告人の幻覚または妄想及び通常時においても残遺妄想としてその実在性を信じているということは，一種の病的体験であるということはできるが，それは，白日夢における体験とその随伴現象であって，その病理性は浅く，特に病的障害を示してはいない。

エ　被告人が,「側の妻」を壊せば「内の妻」を自己の中に保持できるというのは,それ自体は体験ではなく,理屈に過ぎない。すなわち,「壊す」ことは,殴打し,出血させ,死亡させることを意味するところ,被告人は,それは「側の妻」にのみ該当するものであって,「内の妻」が実在する限り,妻が死んだことにはならないと主張するが,それは,被告人が考え出した理屈(一種の妄想建築)であって,被告人の願望思考の所産であるといえ,それ自体は病的体験とはいえない。

　本件犯行当時は,被告人は白日夢の状態にはなく,犯行直前まで「側の妻」を「壊す」ことが妻を殺すことになるのではないかと迷い,犯行後においても,犯行隠蔽を図る言動を行っていることなどからすると,被告人は,本件犯行当時,自己の行為の現実的な意味を理解する能力があったものと思われる。

　(2)　また,※※※作成の鑑定書(甲15,不同意部分を除く。)及び同人の第2回公判調書中の供述部分(以下,双方を総合して「※※鑑定」という。)の要旨は,以下のとおりである。

　ア　被告人には,特段の身体的な異常所見は見られない。

　被告人には,外からの情緒刺激に動かされやすく,そのようなとき,著しく精神状態が不安定になり,現実検討に支障をきたすことがあり,自己愛的な面がある。病態水準としてみると,被告人は,特定の精神病の基準を満たしておらず,精神病とはいえない。精神分裂病圏を疑う部分もあるが,被告人には,妻以外のことでは妄想が認められないことなどの諸事情を考慮すると,すでにその域に至っているとは言い難く,精神的に全く健康な状態と精神病との中間域にあると考えられる。

　イ　精神医学的にいうと,被告人は,もともと「分裂病質人格障害」という心理社会的ストレスに対して脆弱な素因(性格)を持ち,妻との関係,育児の負担や借金の心的負荷により「適応障害」または「心因反応」という疾患を発症したと考えられる。

　ウ　被告人について,本件犯行当時,是非分別能力があったかという点については,被告人が,妄想上の「内の妻」を残すために,「側の妻」をなくそうとして本件犯行を犯したという点や,犯行時,にやけた顔をしていたなど,正常であったとはいえない点はある。他方,被告人は,犯行時の記憶がしっかりしており,当時,意識障害があったとはいえないこと,本件犯行は衝動的犯行ではなく,かえって,被告人は犯行を隠蔽している面があり,犯行後も自己の犯行の隠蔽工作と見られる行為をしていることなどからすると,本件犯行当時,被告人の人格レベルや自我機能は保たれていたといえる。被告人の妄想的言動も,全く訂正がきかないものではなく,矛盾点をつくと自ら妄想の不自然性を認識することができる程度のものであり,被告人は,本件犯行当時,妄想に支配された状態ではなく,自己の行動を制御できない状態ではなかったと考えられる。

　なお,被告人の本件犯行当時の是非善悪の判断能力及びそれに従って自分の行動を制御する能力の程度を,正常な判断能力の状態を100として比較すると,70くらいであったと考えられる。

　(3)　そこで検討するに,西山鑑定は,被告人に対する問診を丁寧に行い,その言い分に十分に耳を傾けた上,異なる判断の可能性を考慮しつつ,医学的あるいは心理学的所見を駆使して行われており,その判断の基礎とした事実関係の認定や判断の過程も,前記2(1)から(4)までに検討した結果ともよく符合していて不合理な点が認められない。判断の過程において,被告人の人格障害,疾患の有無等について,※※鑑定と異なる意見を記載している部分についても,丁寧に※※鑑定の内容を検討した上で,具体的に理由を記載し,自らの意見を説得的に論じていることがうかがわれる。したがって,その判断は基本的に正当として是認できる。

　※※鑑定についても,基本的には,西山鑑定と同様,問診と具体的な被告人の言い分に基づき,被告人について精神病,人格障害等の可能性を考慮して,最終的な精神医学的な判断を下しており,被告人の経歴,本件犯行状況及びその前後の状況等,判断の基礎事実として挙げた点には,特に不合理な点は認められない。

もっとも，※※鑑定は，結論的に，本件犯行当時の被告人の責任能力について，いかなる判断をしたものか必ずしも明確ではない（鑑定書自体は，判断部分が不同意で証拠となっていない上，公判供述においては，結論を断定的には供述していない。）弁護人は※※鑑定は，被告人の本件犯行当時の責任能力について，限定責任能力の状態にあったものと結論付けていると主張しているので，この点について検討すると，※※鑑定は，被告人の妄想が本件犯行の動機に直接影響していることや，犯行時，被告人がにやけた顔をしていたことをもって，被告人が，本件犯行当時，限定責任能力の状態にあったものと結論づけていると考えられる。しかしながら，※※鑑定は，被告人の妄想が，犯行当時の被告人の事物の理非善悪を弁別する能力，行動を制御する能力に，どの程度，いかなる影響を与えたかについては，十分に検討していない感がある。前記2で詳細に検討したとおり，被告人が，本件犯行当時，何度も犯行を躊躇したり，犯行方法を検討していること，犯行後においては，犯行隠蔽工作を行っていること，被告人が犯行状況について明確に記憶していることなどに加えて，被告人自身，「側の妻」を「壊す」ことが，「殺す」ことではないと述べる一方で，それが，客観的にはエリ子を殺害することであることについては，一応理解できたとの供述もしていることなどに照らすと，犯行の動機において被告人の妄想が影響している点等をもって，直ちに，被告人が本件犯行当時，事物の理非善悪を弁別する能力またはその弁別にしたがって行動する能力が著しく減退した状態にあったと結論づけるには，※※鑑定は，その根拠を十分に示しておらず，やや飛躍的である。したがって，※※鑑定については，結論において相当とはいえない。そうすると，結局，被告人の責任能力についての結論は，前記西山鑑定に十分合理的な根拠があり，被告人が本件犯行当時，事物の理非善悪を弁別する能力及びその弁別にしたがって行動する能力が，欠如していたものでもなく，著しく減退した状態にもなかったことは明らかであると認められる。

5　まとめ

以上検討したところによると，被告人は，本件犯行当時，その責任が欠如していたものでもなく，著しく減退していた状態にもなかったことは明らかである。したがって，この点に関する弁護人の主張は採用できない。

（量刑の理由）

本件は，妻である被害者が，子育てに没頭し，自分に対してあまり関心を払ってくれないなどと不満を募らせていた被告人が，被害者を殺害しようとして，凶器を用いて頭部を殴打するなどしたが，被害者が逃走したことからその目的を遂げることができず，結果として，全治まで約10日間を必要とする程度の頭部挫創の傷害を追わせた殺人未遂の事案である。

その犯行態様は，堅固な鉄製の角材を用いて頭部を多数回にわたって殴打し，抵抗する被害者を押さえつけた上，床や階段に後頭部を打ち付けるなど，相当に危険で執拗な態様である。被告人は，犯行後も，自己の犯行の発覚を免れるべく，被害者は階段から落ちて怪我をしたと述べたり，凶器を隠すなど犯行を隠蔽する行動に出ており，犯行後の言動も芳しくない。また，被害者は，母親として子育てに没頭する余り，妻として被告人への関心が薄れていたなどのことはあったとしても，被告人は，父親としてこれを甘受し，むしろ被害者に感謝し協力すべきものというべきで，被害者には，少なくとも被告人に殺害されるほどの落ち度がないことは明らかであって，本件犯行の動機は身勝手で自己中心的なものである。被害者は，本件犯行の結果，頭部に多数の傷を負っており，しかも，夫である被告人からいきなり上記のような仕打ちを受けたことによる衝撃は相当に大きかったものと認められる。被告人と被害者は，本件犯行後，協議離婚しているが，今後は，身体障害者である長男と幼い長女を抱えて生活していかなければならない被害者の心境は察するに余りある。当然ながら被害感情は相当悪い。本件犯行が，白昼にアパートの一室で敢行されたものであるほか，夫が妻を殺害しようとした事件であることから，近隣住民に与えた恐怖感・不安感等の社会的な影響も見逃すことはできない。これらによれば，被

告人の刑事責任は相当重い。

　しかしながら他方，被告人は，本件犯行当時，現実の被害者がいなくなれば被告人に常に優しい妻だけが残るなどと考えており，結婚生活を送る中でのストレス等に追い詰められ，相当精神的に問題のある状態にあったこと自体については，同情の余地がある。また，被告人は，本件犯行後，自ら警察に出頭して自首しており，捜査段階から一貫して大筋で犯行を認め，反省悔悟の情が明らかである。本件犯行は危険な態様であったものの，幸にして被害者が受けた傷の程度は，生命に危険を与える程度には至っておらず，被告人は，犯行後，本件に関して被害者から提起された民事訴訟（本件に関する慰謝料及び治療費等の支払を求めるもの。なお，被害者は，本件後，別居に際して，大半の家財道具や被告人名義の預貯金を持ち出していると認められる。）において裁判上の和解をし，和解金150万円も支払を終了し，被害者との間に実質的に示談が成立している。被告人は，本件の捜査公判供述の手続において長期間身柄を拘束され，すでに相当の社会的な制裁を受けたと評価できる。被告人には，これまで罰金以外前科はなく，本件犯行に至るまでは真面目に稼動して一家を支えて生活してきた実績があること，社会復帰後は，被告人の母親が，当面の間は，被告人と同居して監督すると述べていることなど，全体としては被告人について酌むべき事情もある。

　そこで，以上のような諸事情を総合考慮すると，本件については，被告人の精神状態が不安定であることや，今後の被告人の親族等による監督体制が必ずしも十分なものとまでは言い難いことを考慮して保護観察の手続に付した上で，刑の執行を猶予するのが相当と判断し，被告人の刑を定めた。

　（検察官　※※※　　私選弁護人　※※※［主任］，※※※　各出席）

　（求刑　懲役5年）

　　　　　　平成14年2月1日
　　　　　　　横浜地方裁判所
　　　　　　　　　　裁判長裁判官　　※　※　※　※
　　　　　　　　　　裁判官　　　　　※　※　※　※
　　　　　　　　　　裁判官　　　　　※　※　※　※

【解　説】

判決理由書

　自分の鑑定が採用されたからいうのではないが，この判決理由書は大変立派で，丁寧であると思う。実際，判決文の中には，「証拠」の中に「誰某（作成）の鑑定書」と1行あるだけで，理由の中で鑑定書の内容に触れないものさえあるのである。本判決理由書は，裁判所の事実認定を示すのは当然としても，西山鑑定の要約と※※鑑定の要約を掲げて鑑定書をいかに理解したかを示し，両者を比較しつつ，総合的最終的判断に至った過程を示している。誠実な裁判官が鑑定書の理解に自信を持っていることを現している。

　著者は弁護人申請に基づく裁判所の鑑定人であった。鑑定結果は起訴前鑑定（検察官の嘱託による鑑定）より厳しかったと見られるかもしれない。鑑定人としては被告人に大いに同情したが，責任能力としてはこのように判定するしかなかったと今でも考えている。裁判所は完全責任能力を認めた上で，責任のレベルで考量し，刑の執行を猶予したのであろう。弁護側がどのように考えたかは分からないが，著者は法廷に召喚されることもなく，事件は一審で確定した。弁護人としては執行猶予獲得で満足したのかもしれない。

起訴前鑑定

　鑑定書にも書いたことであるが，起訴前鑑定は「『（側）をなくせば，妻と一緒にいられる』といった

妄想的な言動」という単一の所見から，直ちに精神分裂病，意識障害（せん妄），薬物依存，うつ病，詐病，心因反応（適応障害）らが考えられるとして，順次前5者を消去し，心因反応がもっとも妥当と考えられるという結論にもっていった。具体的には「妄想的言動」という危うい唯一の足場しかないのに，以上のような本来は相当面倒な手続きの要る鑑別診断が一挙にできるということは一驚に値する。最近の診断学はこのようなことを教えているのであろうか。鑑定受託者は心因反応を明確にするためにK Schneider[10]の異常体験反応を持ち出したが，これには外的体験反応（狭義の異常体験反応）と内的葛藤反応の二つがあることを忘れている。被告人の場合は後者と考えねばならないのに，外的体験反応のみを考慮し，これをDSM-IV[1]（ICD-10[11]でも同様）に合わせて適応障害と呼び変えたのである。

　起訴前鑑定の人格障害の判定方法にも問題がある。鑑定受託者は，被告人の人格特徴が「『DSM-VI』における『分裂病質人格障害』の診断基準を満たすと思われる。」といって，DSM-VIの分裂病質人格障害の診断基準をただ引用して提示しているだけで，Aの7項目のどれが被告人に該当するのかを明らかにしていないのである。被告人の生活史を辿って見ると，7項目のどれ一つとして確実に該当するものはない。人格特徴などというものはまず普通の平易な言葉で叙述してみるのがよい。たいていはそれだけで足りる。特に鑑定書ではそうである。第1部でも述べたように，昔 J Zutt[12]が「分裂病質人格」等の言葉を使っても，認識的に何ら獲得するところがないといった。法律家にとっては，これら用語は認識的にむしろマイナスとなる場合もあろう。それにしても，操作的診断によって「分裂病質人格」もその診断基準が明示的かつ具体的に示されるようになったので，その診断が正しいとか，間違っているということがある程度いえるようになったことは多としなければなるまい。

白日夢と残遺妄想

　白日夢は精神医学の教科書にはほとんど載っていない。たとえ載っていても，説明は役に立たないほど僅かである。症候学の詳しい叢書を繰っても満足な説明はえられないことが多い。精神医学用語辞典の方が便利である。それでも足りないときは，白日夢を扱った論文を探索するのである。常日頃から勉強してあれば，辞典で確認するだけでよかろう。

　今回は講談社が発行した辞典の福間[4]の説明が適切であった。

　残遺妄想も最近の教科書から姿を消している。意識障害の際の幻覚を，意識障害が去った後も確信しているとき，これを残遺妄想と呼ぶ。被告人の場合は，白日夢（きわめて軽い意識障害）のときに感じた視野外幻視または感覚的要素の付着した実体的意識性[5)7)8)]が強い実在性格をもつものであったが，これに対する確信が白日夢の消えた後にも継続したのである。残遺妄想というと，いかにも火の消えた炭のような印象を与えるかもしれないが，これがどうして，かなりの産出性をもち，本例のように妄想建築を構築することがある。

　被告人の白日夢のような場合にも，意識障害を認めてよいかが問題になろう。E Bleuler[2]は精神分裂病の初期にせん妄が認められることがあるといい，器質性のせん妄とは2重見当識が保たれる点で鑑別できるとしていた。近年は覚醒剤中毒に意識障害があると見る人の方が多くなった。ドイツでは1975年の刑法改正（責任無能力条項に「深い意識障害」を入れる）に際して，情動行為（例えば激情犯罪）に意識障害を認めてよいかどうかについても論争が戦わ[3]された。H-J Rauch[9]は精神科医としての40年の生涯のうちに，情動行為に意識障害を認めた例は一つもないといったが，今日ではこれに意識障害を認める精神科医やそれに賛成する法律家の方が断然多くなった。この数十年の間に意識障害の概念が変化したのである。被告人の場合は，意識混濁はないと見るべきであろう。夢に似た意識変容が存在するのであるが，現実の妻が現れると，これを直ちに察知して，覚めてしまう。臨床家が観察できるような状態ではない。いわば心因性夢想症である。

　なお，痴呆性高齢者において，せん妄時の情景的体験（通帳や証券等を院長に見せたところ，院長が

これらをもって行った等）が残遺妄想として残ることがある。記憶障害が明らかではあるが，人格的にはしっかりした軽度痴呆老人が，入院中に体験した上記の話を繰り返し家族にするので，痴呆が高度になったと誤解されていた例がある。残遺妄想の概念は重要であり，今後も研究に値する。

被告人の性格特徴

著者は被告人の性格特徴として気弱な内向性，依存を含む逃避傾向，攻撃性の内攻を主なものとして挙げた。一般に弱力性格を強調した格好になっているが，攻撃性のような一種の強力性格もある。幼いころ父に叱られると，口惜しさが顔に現れるが，口に出していうことができなかった。高校生のときブラスバンド部の部長として部員の暴力行為の責任を取らされ，教師から説諭を受けたのはいうまでもなく，先輩からも懲罰を食らった。この話をすると今日でもいい返すことがあるかのように，語調が強くなる。富士光器では職長に裏切られて器機設計の挫折の責任を転嫁され，職長と口を利かなくなった。下條工機では文句もいわずに一所懸命努力して，社長には高く評価された（被告人は事件後も馘首されず，今日でも工員である）が，部長には無理難題を持ちかけられ，いいように使われた。被告人の攻撃性は父，教師，職長，部長等の上位にある者に向けられているのが特徴である。真面目に努力し，誰よりも抜きん出て上司等の評価を受けたいという気持ちが強い。ロールシャッハテストにおいて，「競争心が強く野心的であり，対人的な緊張感や要求水準の高すぎる人柄」と指摘されたものである。被告人の軋轢は同僚との横の関係になく，もっぱら上司との縦の関係に生ずる。家庭においては妻が主となり，被告人は自ら自嘲的に認めるようにベビーシッターに転落している。いまや妻は被告人を評価せず，制縛するばかりで被告人の欲求を理解せず，婚前のエリ子（「内の妻」はこれに似ている）のように自分の方に全面的に向いてくれない。いまや「内の妻」だけが生甲斐である。「内の妻」という幻のバイパスを通して妻を愛しているから離婚する気はない。妻と現実的に対処する方法がない。そうすると「内の妻」を自分に取り込み，「側の妻」を壊す，つまり現実の妻を殺害し，家庭を破壊するしかない。

E Kretschmer[6]は敏感者の性格特徴を見事な比喩で言って見せた。敏感者においては，弱力性格に強力性格が楔のように打ち込まれているというのである。被告人は敏感者ではない。この場合，弱力性格の中に強力性格が爆発物のように貯留されていたとでもいおうか。第2子誕生いらい貯留も限界に達した。「内の妻」という安全弁を作ったが，爆発を止めることはできなかったのである。

文献

1) American Psychiatric Association：Diagnostic and Statistical Manual of Mental Disorders. 4. ed. (DSM-IV), APP, Washington DC, 1994：
2) Bleuler E, umgearbaitet von Bleuler M：Lehrbuch der Psychiatrie. 10. Aufl. Springer, Berlin, 1966
3) Boor W de：Bewusstsein und Bewusstseinsstoerungen. Springer, Berlin, 1966
4) 福間悦夫：白日夢. 精神医学辞典（新福尚武編），699頁，講談社，東京，1984
5) Jaspers K：Ueber leibhaftige Bewusstheiten (Bewusstheitstaeuschungen), ein psychopathologisches Elementarsymptom. Gesammelte Schriften zur Psychopathologie. S.413-420, Springer, Berlin, 1963
6) Kretschmer E：Der sensitive Beziehungswahn. 3. Aufl. Springer, Berlin, 1950. 切替辰哉訳：敏感関係妄想. 文光堂，東京，1961
7) 宮本忠雄：実体的意識性について. 精神経誌, 61；1316, 1959
8) 西山　詮：入（出）眠時における実体的意識性. 精神経誌, 70；1127-1146, 1968
9) Rauch H-J：Situation und Tendenzen der forensischen Psychiatrie. Der Sachverstsendige im Strafrecht：Kriminalverhuetung (Hrsg von Frank C, Harrer G). Springer, Berlin, 1990
10) Schneider K：Klinische Psychopathologie. 6. Aufl. Thieme, Stuttgart, 1962. 平井静也, 鹿子木敏範訳：臨

床精神病理学. 文光堂, 東京, 1965
11) World Health Organization：The ICD-10 Classification of Mental and Behavioural Disorders. WHO, 1992. 融道男, 中根允文, 小見山実監訳：ICD-10 精神および行動の障害. 医学書院, 東京, 1993
12) Zutt J：Ueber den Geltungsbereich und die Bedeutung des psychiatrischen Urteils. Mschr. Psychiat. Neurol., 99；399-410, 1938

症例9 （F 43-F 44）心因反応（内的葛藤反応）－解離性もうろう状態（解離性遁走・健忘）

殺人被告事件
横浜地方裁判所　平成2年（わ）第730号

序

　中年の主婦が解離性もうろう状態において拡大自殺を企図し，次男を殺害した。彼女は自分が私生児であるという劣等感を持ち，22歳ころからいわゆる転換性ヒステリー発作を時に起こし，独特な性格を発展させていた。正常下位または境界域の知能と考えられるが，職業や結婚生活にどうにか適応していたところ，ある日突然知らされた母親の死を転機として，弟夫妻と激しい口論をして異常な興奮状態に陥り，これに次いで夫およびその親族からも孤立感を抱くようになり，ついには次男を連れて遁走（フーグ）し，東北地方の警察および精神科病院に保護され，夫らに連れ帰られて翌々日，自宅で拡大自殺を図ったものである。

　鑑定書では「分別もうろう状態」という言葉を使っているが，これは著者の教養が古いせいである。昔の教科書では「見当識を持った朦朧状態 orientierter Daemmerzustand」とも呼ばれていた。

被告人　柴田加代　精神状態鑑定書

目　次
I　前文
II　家族歴
III　本人歴
IV　犯行時およびその前後の行動と精神状態
V　現在症
　V-1　身体的現在症
　V-2　精神的現在症
　　V-2-a　観察と問診
　　V-2-b　心理検査
VI　考察と説明
　VI-1　現在の精神状態
　VI-2　犯行時の精神状態
　　VI-2-a　他罰的興奮の時期
　　VI-2-b　困惑・恐怖・孤立の時期
　　VI-2-c　分別もうろう状態の時期
　VI-3　刑事責任能力について
　VI-4　精神医療上の治療について
VII　鑑定主文

I　前文

　鑑定人は平成2年10月17日，横浜地方裁判所裁判長裁判官○○○○より，殺人被告事件被告人柴田加代について，下記事項に関し鑑定するよう嘱託され，宣誓の上これを了承した。

鑑定事項
1．本件犯行当時の被告人の責任能力の有無・程度如何
2．現在の被告人に対し精神医療上の治療を行う必要が認められるか，認められるとすればその内容

　よって鑑定人は同日より本鑑定に従事し，一件記録を精読するとともに，被告人を平成2年10月29日より同年11月4日まで千葉県○○市119番地所在の医療法人淡水会潮病院に入院させ，同病院医師○○○○を鑑定助手として，心身の状態を精査した。鑑定助手は同年12月4日および18日には被告人の夫柴田猛に，また同年同月22日には同長男柴田信一に面接して事情を聴取した。なお，鑑定人は平成2年11月2日同上病院において，また平成3年2月15日午前および午後，同年同月20日午後および22日午後横浜拘置支所に赴き，調室において被告人の問診を行った。さらに同年同月20日午前には林田和男に，同年同月23日午前には柴田猛に，それぞれ東京大学医学部附属病院精神神経科において面接し，事情を聴取した。以上をもとにして本鑑定書を作成した。
　なお，被告人の問診に当っては，鑑定人が裁判官の命令により被告人の精神状態の鑑定を行っていること，またよい鑑定をするためには正直に陳述してほしいと願っているが，陳述したくないことを陳述する必要はないことをあらかじめ知らせた。

公訴事実
横浜地方検察庁検察官○○○の平成2年4月17日付の起訴状によれば以下のとおりである。
本籍　横浜市○○区○○5丁目8番
住所　同区○○5丁目8番25号
職業　無職

　　　　　　　　　　　　　　　　　　　　　　　　　　　柴　田　加　代
　　　　　　　　　　　　　　　　　　　　　　　　　　　昭和21年7月31日生
　被告人は，次男柴田浩次（当時8年）を殺害して自らも死のうと決意し，平成2年3月18日午前11時40分ころ，横浜市○○区○○5丁目8番25号の自宅6畳間において，殺意をもって，右浩次の頸部にテレビアンテナコードを巻いて強く絞めつけた上，その腹部を筋引包丁（刃体の長さ約19.8センチメートル）で1回突き刺し，よって，同日午後1時52分ころ，同市○○区○○町5番地5北斗会横川病院において，同人を腎動脈及び静脈の切裁により出血させて殺害したものである。
　　罪　名・罰　条
　　殺　　人　　刑　法　第199条

II　家族歴
　被告人，柴田猛および林田和男の陳述によると，被告人の家族歴は次のとおりである。
　被告人の父についてはいっさい不明である。被告人の母佐川ちせは大正10年8月の生まれである。勝気な人で，私生児を生してから林田龍一郎の妾となった。龍一郎と共に土方をしていたが，龍一郎の病後は生活保護を受けながら，被告人と長男守を育てた。晩年は守一家と暮らしていた。長らく糖尿病を患っていたが，風邪をこじらせて平成元年12月，68歳で死亡した。被告人が物心つく頃にはちせは龍一郎と同棲しており，被告人は長ずるまで龍一郎を実の父親と思っていた。
　元来龍一郎は佐川りんと結婚していて，2人の間には長女咲江があったが，りんを入籍したまま，私生児（被告人）をもつちせを連れて自分の実家（土佐清水市）に帰ったものである。ここには現在守一家が住んでいる。りんは佐川家の跡を絶やさぬため佐川姓を名乗り，ちせを養女にしたという。りんは現在高知県高岡郡に住み，96歳である。

龍一郎の生年月日は不明である。龍一郎は一時は 20 人くらいの人夫に采配を振って，燈台などの工事をしていた。ちせもそのもとで働いていた。龍一郎は優しい性質で，被告人と実子である守とを別け隔てなく育てた。ちせが朝寝をしても囲炉裏でお湯をわかしてから穏かにちせを起こしてやっていたという。被告人が小学校 3 年生頃までは裕富であったが，龍一郎が病気（結核らしい）に罹り，入院をくり返すようになって，たちまち生活に困るようになった。龍一郎は昭和 44 年 2 月，72 歳で死亡した。なお龍一郎にいちという妹があるが，その娘光子は被告人が少女時代もっとも親しくつき合った人物である。

　咲江は龍一郎とりんとの長女で，昭和 9 年 3 月 29 日に生まれた。林田和男（昭和 12 年 2 月 20 日生）との間にそれぞれ 30 歳と 27 歳になる娘が 2 人ある。咲江らは現在茨城県に住み，和男は昨年より平和工業に勤めてクレーンの運転をしている。

　守は龍一郎とちせとの長男で，昭和 23 年 7 月 30 日に生まれた。がんらい優しい性格であった。中学校卒業後いったん大阪に就職したが，郷里に帰って遠洋漁業の漁船の乗組員となった。現在は高知市にある西丸運輸の運転手をしている。昭和 56 年に結婚して，妻和美との間に長女絵美（7 歳）と長男紀夫（4 歳）の 2 子がある。

　被告人については本人歴で述べる。被告人と猛との間には長男信一と次男浩次がある。信一は昭和 51 年 9 月 1 日生まれで，現在横浜市立○○中学校の 2 年生である。勤勉でしっかりしたところのある子である。平生は無口だが応答ははきはきしている。犯行の日，苦しんでいる被告人を見て，父を呼ぶ前にただちに救急車の手配をした。横浜市中学校生徒指導要録によれば，第 1 学年は，教科の評定は 3 と 4 がほぼ相半ばしている。所見欄には「真摯な学習態度である。」，「元来，冷静であり温厚，真面目な性格である。」と記入されている。平生から信一は母親である被告人の相談役を果していたようである。

　浩次は昭和 57 年 3 月 2 日に生まれ，被害当時 8 歳で，横浜市立○○小学校の 2 年生であった。大人しいが，明るく人懐こいところがあった。我儘で，食物に好き嫌いがあり，食事に長時間かけて人の半分も食べないという風であった。母親である被告人と遊ぶことが多かったが，休日などは父の後を追うことが多かった。横浜市小学校児童指導要録によると，教科の評定は 1 と 2 がほぼ相半ばしており，所見欄には「基礎学力が正しく身についていない」，「休み時間は（中略）活発であるが，授業中はおとなしい」等と記されている。

　被告人の夫猛は柴田家の同胞 7 人の第 6 子，五男である。

　長兄春明は脳梗塞のため 49 歳で死亡した。その妻が絹子（57 歳）で，両人の間には 2 人の娘がある。

　長女雪子は上田三吉に嫁し，2 女を挙げた。現在 60 歳である。○○区稲田に住んでいる。被告人が「稲田の姉さん」と呼んでいるのはこの人である。

　次男次雄は自動車鋳物株式会社に勤めて，木型を造る工員である。現在 57 歳で，妻さち子との間に 2 女がある。その 1 人が後出の市子である。

　三男忠三は旭硝子の下請会社である大里製作所に勤め，パレットを作る工員である。現在 55 歳で妻美代子との間に 1 女 1 男がある。

　四男勝正は興和化学の社員である。現在 53 歳で，妻芳子との間に 2 人の男子がある。猛とは植木などで話が合うらしく，同胞の中では猛ともっとも親しかった。

　五男猛は一丸工業所に勤めて，配管や製管にたずさわる工員である。昭和 16 年 1 月 5 日生まれで，現在 50 歳である。昭和 50 年 10 月ころ被告人と結婚した。被告人との間に 2 人の男子があることは既に述べた。被告人によれば，几帳面で，飲酒しないときは大人しい人だが，酩酊すると仕事の愚痴や被告人の家事の怠慢を責めて「グジグジ」小言をいい，しばしば暴力を振うことがあった。林田和男によ

ると，猛は細かいことに気を遣う，慎重派でえきらない，絶対大丈夫とわかるまで行動に出ない。日頃言いたいことも言えないで，抑えているという感じがある。酩酊して電話を掛けてくると愚痴が多く，同じことをくり返し話す。和男の見ている前で攻撃的態度に出たことはない。病院の診察室でみると，陽焼けして中背硬肥りの，年齢よりも若く見える男である。人の好さそうな微笑を浮べており，人懐こい応待ではあるが，律儀で遠慮深いところがある。朴訥な話し方で，眼は真直ぐに人を見る。記憶は十分でないし，しばしば不正確であるが，真面目に回答しようと努力しており，実直な人という印象を受ける。一般に表情，身振りなど精神運動が緩慢で，喋り方もゆっくりしている。2時間余にわたる面接の最後の方では打ちとけて，問わず語りに被告人が出所してからの心配（被告人が家族や近隣に適応できるか，離婚しなければならないか等）を述べたりする。

六男護は昭和20年生まれで，現在福島に住み，日本コロンビアに勤めて，フォークリフトの運転手をしている。妻ゆみ子との間に2女，1男がある。

なお，猛らの父寿藏は高血圧症であったが，昭和39年に死亡した。母キノは昭和61年に脳軟化症で死亡した。次雄，忠三，勝正，猛はいずれも○○区○○5丁目に住居をもち，近所には柴田辰郎ら従兄弟達も住んでいる。

以上，狭い範囲ではあるが，調査した限りでは明らかな精神障害者ないし知的障害者は認められない。猛の同胞4家族および従兄弟の家族が互に近隣同士として暮していたことがわかる。

III 本人歴

被告人，猛，和男の陳述を中心にして，適宜一件記録を参照しつつ被告人の本人歴を述べると以下のようになる。

被告人は昭和21年7月31日，高知県高岡郡○○村に生まれた。佐川ちせの私生児であった。周産期障害，幼児期の疾患について特別なことは母から聞かされていない。自らも病気で寝た覚えがない。幼児期，ちせと共に龍一郎にひきとられて，龍一郎の実家で暮すようになった。龍一郎の妹いち一家とは隣り合わせで，風呂と便所は共用であった。

昭和28年4月に土佐清水市の○○小学校に入学した。大人しく目立たない子であった。学業成績は全般に振るわず，国語の教科書も満足に読めない状態で，朗読を指名されると，ものも言わずじぃーとうつむいているのが常であった。休み時間は積極的に遊び，友達にもこと欠かなかった。

小学校の児童指導要領抄本によると，出欠の記録で年間1ないし4日の病欠がある程度で，「病気はかぜ位のもの。」と記されている。教科については6年生の評定しか記録がないが，音楽が3のほかは全て2である。備考として「活気のない学習態度である。注意されたからといって意欲も湧かない。基礎力も不十分である。」と記入されている。行動の記録の所見欄をみると，「生活にしまりがなく，どうでもよいと言う態度で，ぼんやりしている。」とある。標準検査の記録には，昭和32年1月（10歳）に行われた新制田中B1検査の結果が89と記入されている。

昭和34年4月には○○中学校に入学した。学校にはよく通ったが，学科はいずれもほとんど全く理解できなかった。また休み時間にははしゃいで騒ぐため，担任から注意を受けたことが時々あった。放課後は友達とソフトボールやテニスなどに興じ，楽しく過した。和男は昭和34年に咲江と結婚して，中学時代の終り頃の被告人を知っている。被告人は負けん気の強い，強情張りの娘であった。他方で，ひがみっぽいところがあり，人が何か話をすると，自分のことを噂していると取るようなところがあったという。

なお，被告人は児童期を通じて，いちの娘上田光子（昭和19年生）に親しみ，まるで金魚の糞みたいだといちに冷やかされるほど，光子について回った。光子はいくらか姉御肌の娘で，被告人に勉強を教えたり，一緒に風呂を焚いて入浴したりした。いちも実の母のように被告人の面倒をみてくれた。

昭和37年に中学校を卒業すると，母の知人の紹介で名古屋の機織業の工場に就職した。工場には同じ部落の出身者も幾人かいたが，一緒に就職した同級生が辞めた後勤めがいやになり，1年余りで郷里に戻った。しばらく家事手伝いをしていたが，光子が勤めていた大阪の紡績工場を紹介され，ここに就職した。最初は光子と同じ班に属し，仕事のやり方を光子に教えてもらったが，やがて互に別の班となり，自然に疎遠になった。間もなく本田美津夫と交際するようになった。待ち合わせをして肩を並べて歩くのが無上の楽しみであったが，結婚までは考えなかった。大阪の工場には5，6年勤めた。残業が多く，労働時間が長いことと2交代制を強いられて，労務課長と口論をしたのが辞職のきっかけとなった。その後，被告人は和歌山の日進紡績の工員になった。丁度その頃和男も和歌山の下田運送に勤めていて，休日に遊びに尋ねてきた被告人をドライブや釣りに連れて行った。被告人は和歌山には1年弱しかいなかった。

　その前後のころ昭和44年2月に龍一郎が死亡した。被告人は半年弱ほど郷里に帰り，家事手伝いをした。そのころのことと思われるが，被告人は母親と激しい言い合いをしたあと，「ひきつけ」を起こしたことがある。「喧嘩の後，あーだこーだと考えているうちになった。」というもので，全身にしびれがきて，両手を強く握りしめ，呼吸困難をきたした。意識混濁はなかったようである。見ていた母も弟も驚いて，医者を呼んだ。発作は間もなくおさまり，後遺症もなかったが，その後も何回か感情興奮に際して同様の発作が起こった。こうした事情は弟もよく知っており，平成元年12月18日母の葬儀の日，言い争いに際しても弟は，「姉はひきつけを起こすからいうないな。」といって和美を抑えていたという。

　被告人は23歳ころ勤め口を求めて龍一郎の関係の林田一宏を訪ね，一宏に青山順一郎を紹介され，これを通じて横浜市○○区の南北製函に就職した。この会社に数年勤めた後，被告人は上田章一（光子の兄）の紹介により，彼が勤めていた○○区の六行産業に移り，結婚するまで約2年間ここに勤めた。被告人はここでガラスの紙巻きの仕事をしていたが，仕事の用事で同業である大里製作所にしばしば出入りしていた。ある日大里製作所に勤める知り合いの婦人に，同製作所でフォークリフトの運転をしていた猛をすすめられ，同製作所の課長が仲に入り，被告人と猛とを引き合わせた。2人は1年ほど交際を重ね，昭和50年10月ころに結婚した。交際中はドライブに出かけることが多く，猛の酩酊状態については知ることがなかった。猛については，おっとりとして優しく，自分にはもったいない人だと感じた。結婚式を挙げるという程のこともせず，猛の母親と同胞等を招いて，簡単な披露を行った。新婚旅行にも行かなかった。横浜市○○町にアパートを借りて住んだ。猛は一丸工業所に勤めることになり，工員として真面目に働き，給料は全て被告人に渡していた。

　結婚して一緒に暮らしてみると，猛の飲酒が相当なものであることがわかった。毎晩御飯も食べないでウイスキーを飲み，日曜日は朝から飲んで1日でウイスキー1瓶（通称ダルマ）を飲んだこともある。酩酊すると話がくどくなり，掃除，洗濯，冷蔵庫内の片付け等につき小言を並べ，ときに被告人を叩いたり，蹴ったりすることがあった。たまりかねた被告人が渚公園に逃げると，夫が追いかけてきたこともある。

　昭和51年9月1日に長男信一が生まれた。信一が1歳のころ，横浜市○○区○○の借家に転居した。転居して最初のうちは子供中心の生活で，猛もよく信一の面倒をみてくれた。しかし猛の飲酒は続いており，転居後2，3年すると酒量がふえ，酩酊した猛が被告人や長男に当ることが多くなった。被告人は夫の小言は黙って聞いていたが，我慢ができないときは長男を連れて近所の公園に逃れたり，しばらく徘徊して街はずれに出たりして，気を鎮めてから帰宅した。

　猛は勤勉で，特に熱中する遊びもない。毎日1時間早めに出勤して，作業服の洗濯をしたり，仕事の段取りをつけたりしていた。夕方には外で飲酒することなく帰宅する。楽しみは休日のドライブ，庭木の手入れ，日曜大工などで生来の器用さも手伝って，自宅家屋の修繕は自力で足りていた。猛の酒量は

徐々にふえたが被告人は小言もいわず，日々の献立を削っても酒を欠かさないようにしていた。

昭和56年には弟守が結婚した。被告人は妊娠中であったため，猛と信一が結婚式に参列した。昭和57年3月2日には次男浩次が生まれた。

猛が遺産相続で得た土地に自宅を建てることになり，土地を担保に銀行から500万円借用し，ローンを組んで返済することにした。一家は自宅新築を機に，昭和60年6月○○区○○の現住所に転居した。その前後のころ，被告人は電話で母親に対し，猛が酒を飲んで暴力を振うと訴え，離婚の相談をしたことがある。新居に移ってからも猛の小言と暴力は続いた。平成2年3月18日付の信一の供述調書には，父母は週に2回くらい喧嘩する。最近は手を挙げなくなったが，以前は父がよく母を殴ったりすることがあったと記されている。

昭和63年に入った頃から，被告人はパートタイムで清掃婦として働いた。まず関東美装にしばらく勤め，同年4月から小河商会に勤めたが，平成元年9月ころ酒席で社長に辞めなさいといわれ，すぐに辞職した。同年10月には山下ビル美化で働くようになったが，平成2年3月ここを辞めた。

最後に，被告人の性格についてこれまでになされた供述調書から摘録しておく。

平成2年4月16日付の猛の供述調書によると，被告人は何でもずけずけいえる方で，どちらかというと気が強く，細かいことをいうわりに自分はだらしがない，とある。同年同月15日付の林田守の供述調書によると，被告人は小さいときから勝気で，守と喧嘩しても後に引かず，負けず嫌いな性格であった。同年3月18日付の柴田美代子の供述調書によれば，被告人は気が強い，細かいことを気にすると記されている。同日付の柴田さち子の供述調書によると，被告人の性格として，真面目，勝気，猜疑心が強い，考え込みやすい等が挙げられている。同年4月23日付の小河商会社長の供述調書によると，被告人の性格について次のように記されている。仕事は几帳面で真面目な人だが，その程度が過ぎる感じで，しばしば同僚と口論をした。被告人より仕事の能率の悪い人がいると激昂して罵る。それも急にいい出し，いい出すと止まらなくなるようだった。だんだん興奮して来て顔色も変った。興奮後は反省して，1，2ヵ月静かになっているが，また始まる。他人とうまくやって行けないので友達もできず，会社で孤立していた。次男をすごく可愛がっていた。同年同月13日付の山下ビル美化社長の供述調書によると，被告人の人柄について，次のように記されている。仕事は真面目だが，対人関係をうまくやって行けない。物事を考える場合視野の狭い見方しかできない。また，被害妄想的で，他人が別のところで話をしていると，自分の悪口をいっていると感じていた。午前6時ころ社長に電話を掛けてきて，そういうことにつき相談することが何度もあった。

IV 犯行時およびその前後の行動と精神状態

被告人の犯行時の精神状態を把握しようと思えば，被告人が母に死別した時点まで遡る必要がある。本章では被告人の鑑定人および鑑定助手に対する陳述を中心とし，猛，和男，信一の鑑定人らに対する陳述ならびに一件記録を参考にした。

平成元年12月某日被告人らが買物のため外出している間に，母ちせが死亡したとの知らせがあった。被告人は帰宅して信一からこの知らせを聞いた。当日は日曜日で，銀行の預金も下ろせない。ただちに守に電話をして，葬儀（埋葬）を2，3日延ばすよう頼みこんだが，「泣いてたって仕方ないだろう。長いこと帰って来なくて。」といい返され，ガチャンと電話を切られたことに強い衝撃を受けた。さらに京子（光子の姉）にも同様のことをいわれたという。

さち子に事情を話して15万円ほど借用した。さち子の娘婿が飛行機を電話で予約してくれた。翌日は一家4人が朝一番の飛行機で高知に向った。守の家に着いた時は午後2時ころであった。到着してまず守の妻和美に会った。被告人は初対面であったので，「こういうところで会うことになって……，別の機会に会いたかった。」と一通りの挨拶を述べたが，和美は黙って坐っていて，「まあよく帰った。」

でもなければ「さあお母さんのところに行ってくれ。」でもなかった。被告人は祭壇に赴き，線香をあげ，母の遺体にも対面した。その日の午後4時ころには長い棺を土の穴におろし，土地の習わしに従って石を投げ入れた。

その後，被告人は「母のものを勝手に整理した。」とか，「風邪をひいて具合が悪かったのになんで知らせなかったのか。」などといって守を責めていた。決定的な争いはその日の夜に起こった。隣人が1人仕事を終えてから焼香に来て，経をあげてくれた。被告人も付添って合掌していた。ところが守は知らぬ顔で，炬燵にあたって酒を飲んでいる。和美もその脇にいた。堪忍袋の緒を切った被告人が守の態度を咎め，ついには「母に対する面倒見が悪かった。」とか「お前達は母が死ぬのを待っていたのか。」という意味のことまでいった。また守の供述調書によると，被告人は足の具合の悪い和美に関して，「わざと足を大げさに引きずっている。」といったとある。守が和美に「おまえも何かいえ。」と促していた。隣人が「もうそれだけいえたらいい。」と被告人を抑えながら仲裁に入り，猛も被告人を止めにかかった。いい合いをしているうちに，守が「位牌を持って帰れ。」といい，いよいよ興奮した被告人は「私もお母ちゃん掘り出して，火葬にして持って帰るだけの覚悟はあるよ。」と返した。あとで守が「悪かった，いいすぎた。」と謝った。ところが今度は和美の母が「帰る。」といい出し，守がこれを止めて「ねえ（姉）謝れ。」というので被告人が謝まった。その夜は被告人一家と守一家と和美の母が雑居寝した。皆が寝静まったころ，被告人はあえぐような呼吸となり，しばらくふーふー唸っていた。隣りに寝ていた猛が「大丈夫か。」と声を掛けたが返事はなかった。数分後には眠ったようだった。

翌々日は朝皆で墓参をした。その日改めて口論することはなかったが，被告人は「お墓には来ても実家には寄らない。」と猛に語った。被告人と子供2人は初七日まで滞在する予定であったが，予定を切りあげて一家4人で守宅を辞し，高知駅に着いてから昼食をとり，浩次が夜行列車に乗ったことがないというのでブルートレインで横浜に帰った。

被告人はこれまで和美と電話で話をする機会がたびたびあった。和美はおっとりとした対応で，とてもよい人だと思われた。こういう嫁ならちせも幸わせだと思い，被告人は母が愚痴をいっても，むしろ母を宥めていた。ところが帰省してみると，和美は挨拶をしてもものもいわない。被告人が葬儀の後片付けを申し出ても，「まあいいですから。」といってこれをさせない。守の態度も悪かった。とうていこの2人に母が大切にされたとは思えなかった。

被告人らが横浜に帰ってきてからも，双方から電話をしては激しいいい合いをくり返していた。守が被告人に，和美に対して謝れといってきたが，被告人には謝る理由が何ひとつ見出せなかった。被告人と和美が電話ですさまじいいい合いをしているとき，猛が受話器を取って聞いたことがあるが，和美は激しく興奮しており，強い方言のため内容は聞きとれなかった。被告人によると，和美はこのとき泣いてわめいていた。結局，猛が「お前が謝らないなら俺が謝りに行く。」というので仕方なく被告人が謝った。しかし，電話による口論はその後も長く続いた。

平成2年2月ころには，猛にすすめられて，被告人は守の長女の小学校入学祝いにランドセル，鉛筆削り，クレヨンなど学用品一式を送った。猛が守に電話を掛けて「ランドセルを送った。」と知らせたところ守は「そんな鞄は要らない。送り返す。」と凄い見幕で怒鳴った。間もなくランドセルの包はそっくりそのまま返送されてきた。被告人は名状し難い衝撃を受けた。恐ろしくなり，夫にも知らせなかった。居合わせた信一に相談して，包を押入れの中に隠した。

このころから被告人はいつもびくびくしていた。猛が会社から帰ってくるころから恐くて仕方がなかった。夫に声を掛けられるとびくっとして肩がひきつった。夫が会社からいろんなものを持ち帰っていた（脱臭剤の不良品，丸印ソーダの名入りのビニールなど）。それが大っぴらに使ってよいものでなくて，夫が「黙ってろ。」とか，「ネームの所が見えないように使えよ。」とか，「俺が造ってきた。」などとくり返しいうので，いよいよ恐い思いをしていた。

同年2月9日の夜，被告人は夕食後テレビを見ていた。猛と浩次が就床し，信一はテレビゲームをしていた。9時から10時にかけてのころ，突然台所で大きなもの音がした。被告人が行って見ると，ビールのジョッキ（猛がウイスキーの水割りを飲んでいたもの）が壊れ，弁当箱も散乱していた。猛の顔は真蒼で，血の気がなかった。なおも猛がサントリーレッドの瓶を窓に向けて投げようとしていたので，被告人は「許して。」と謝りながら猛を抑えた。信一も泣きながら，散乱したものを片付けようとしていた。ステンレスの流しの一部が凹んでいた。こんなことは初めてだった。被告人は雪子に電話した。雪子が「猛に代って。」というので，猛が電話に出たが，猛は「なんでもないよ。」と答えて電話を切った。被告人にはどうして猛が突然暴れ出したか，一向に訳がわからなかった。しばらく台所に呆然として坐っていたが，信一を寝かせて自分も寝た。台所の片付けもしないでいたところ，翌朝猛が散らかったものを纏めていた。被告人もこれを手伝い，掃除機をかけた。その日たまたま和男から電話が掛かってきたが，被告人の声が普段と変っていたらしく，「どうしたんだ。」と和男に尋ねられたのを被告人は覚えている。

　そういうことがあって1両日後，被告人から雪子に電話を掛けた。猛が会社からものを持ち帰るけれども，そういうことをしないよう姉から注意してほしい，と頼んだ。雪子には「私にどうしろというの。」と問い返され，「あなたは性質が暗い。」と指摘された。このとき被告人は鳥肌が立ち，冷汗をかく感じがした。猛の兄弟の妻達が被告人の悪口を雪子にいっているのではないかと取れた。

　同年3月13日午前5時ころ被告人が「狼がきた。」といって猛を起こし，次いで同じようにして子供達を起こし，再び猛のもとにきて「狼がきた。本当だよ。」とくり返しいい立てた。まだ早いよという子供達を追い立てるようにして学校にやった。猛に対しては「今日は会社を休んで謝りに行ってくれ。」といい，猛がわけを尋ねても説明しようとはしなかった。被告人が猛の会社の社長に猛を休ませるための断わりの電話を掛けた。しばらくして社長から猛に電話が掛かり，「声がおかしかったが，何かあったのか。」と尋ねられた。被告人の興奮した様子が電話で先方に通じたのである。

　それから被告人は猛と連れ立って出かけた。○○駅で切符を買って改札口を入ってから，被告人は行き先を猛に告げた。自宅で告げると同道を断わられるのではないかと心配したのである。電車を降りて雪子宅に向う途中，スーパーマーケットに寄って苺を買った。そこで数人の男達が輪になってジャンケンをしていた。被告人が「なんですか大人がジャンケンして。」と尋ねた。明るい返事が返ってきたので，被告人はいい光景を見たと思った。「いい光景だ。」とか「輪がいい。」と猛にも告げた。雪子宅に着いてみると留守だった。近所の人が近くの美容院でアルバイトをしている雪子を呼びに行ってくれた。雪子がひとまず2人をお勝手に通しておいて，仕事中断の断わりのために美容院にひき返した。その日の雪子宅の台所はいつになく乱雑だった。「どこも同じだね。」と猛がいった。見ると流しに茶碗が水に漬けたままになっていた。一見して子供のものとわかる模様のついた茶碗だけが真黒で，他の茶碗は白かった。あのきれい好きな姉さんがどうしてこんなことをしているのかと被告人には不思議に思われた。2月に「あなたは暗い。」といわれてから一途に謝らなくてはと思っていたが，被告人は雪子に会ってみると特別急いで謝るべきこともなかった。「お姉さんも白髪がふえた。」とか，「お姉さんも上田家と柴田家の両方を背負って大変だろうから上田雪子に帰ったら。」とか，途中で見た「いい光景」の話をした。「柴田家もこうなるといい。」ともいった。一言くらいは詫びの口上を述べたかも知れないが，結局謝ったというほどのこともないまま，雪子宅を辞した。その際，雪子が外国煙草などをお土産に猛に持たせようとしたが，被告人は「絶対もらっちゃいけない。」と強くいい張って猛に受取らせなかった。

　横浜駅に着いたら丁度昼だったので2人で蕎麦屋に入った。ところが，被告人は「この蕎麦はからいね，からくて食べられない。皆よく食べるね。」などといって，ほとんど食べなかった。その日は被告人が職場の苦労をこぼした。自分ばかり楽でないところに回される，喉のアレルギーのことは告げてあ

るのに剝離剤のような激しい薬を使う仕事をさせられるので喉が痛む，というような話であった．猛はさっそく山下ビル美化に電話をして被告人を辞めさせた．

　翌14日は次雄の家に市子を尋ねた．猛の弟の柴田護が福島県に住んでいるが，その一家が家と土地を買うという話があった．被告人としては護が家を建てるというのに知らぬ顔もできない．さりとて自分のうちには金がない．このことがとても気に懸っていた．市子にひそかに会って，「額が額だから保証人になるのは考えた方がよい．」と誰からともなく知らせず次雄に告げるよう依頼した．さらに被告人は「稲田のお姉さん（雪子）はおかしいみたいよ．」とも言った．市子は「子供を病院に連れて行かねばならない．」といって，すぐにも出かけたい風で，「悪いけど忙しいから．」と言い残して出かけた．被告人は「悪かったね．」といって帰ったが，先方にはなにかしら聞きたくないという様子が見えて，ひどくがっかりした．

　翌15日の朝，猛が便所に入って用を足しているところへ被告人がやってきて，「ずい分長いね．」とか「紙をずい分使うね．」などといい，「お父さんどうしたの．」と尋ねるので猛は「どうもしないよ．」と答えた．被告人が便所を点検してみると，便所用のクレンザーを割箸でつついて悪戯がしてあった．猛に尋ねたら「俺がやった．」と答えた．使用したチリ紙を丸めたものが便所の床に置いてあった．夫の様子がおかしいと感じられた．

　午前8時ころ，信一が学校に行ってすぐ，被告人は浩次を連れて家を出た．被告人は勤めに行くときと同じ普段着で，セーターの上にコートを着，小さなバッグをもっていた．浩次はフード付きの綿のジャンパーにGパンだった．2，3日来浩次が朝食を摂らないので医者に見せた方がよいと思っていた．寺尾クリニックの前の角まできたとき，右手からタクシーがきたのでこれに乗った．後から誰かが追けてくる感じがあった．後を振り向き，振り向き駅に向かった．○○駅近くでタクシーを降り，○○信用金庫から35万円を下ろした．上野駅まで切符を買い，上野から新幹線で盛岡まで切符を買った．人が追けてくる感じはもうなかった．上野から浩次の小学校に電話を掛けた．平成2年4月3日付川崎佳子の供述調書によれば，午前9時半ころ電話が掛かり，被告人と思われる人の声が「柴田浩次です．」と言って泣いていた．「風邪気味ですから休ませます．」，「仲良くなりたかったですよね．輪に入りたかったんですよね．」といって切れたという．浩次は新幹線に乗って喜んでいたが，ふと「今学校で何やってるかな．」といった．被告人は盛岡で浩次に玩具を買ってやり，雨が降っていたので傘も買った．川崎佳子の同上調書によると，午後2時ころ再び電話がかかり「今東北にいる．信一をよろしく．」といって切れたとある．被告人らは盛岡で夕食をとり，18時すぎの列車で北海道に向かった．平成2年3月18日付の信一の供述調書によると，15日午後3〜4時ころ被告人から電話があり，「学校にはお前のことを頼んでおいた．天から見守っている．」といったとある．その後も2度被告人から電話があった．

　函館に着いたのは真夜中だった．浩次が「電車に乗るのもう厭きた．」というので函館で宿を捜したが，普段着だったのでホテルには行けなかった．民宿があったが，浩次が恐がったので，結局また電車に乗ることになった．大阪に向う気持になってデラックス号の切符を買い，2番ホームで待つ間自宅に電話を掛けた．発車のベルが鳴ったのであわてて飛び乗った．車掌に切符を見せたところ，列車の乗り間違えを指摘された．車掌が証明書のようなものを書いてくれた．後で車掌がそれを返せといったところ，被告人が返さないのでもめた．結局2人は一戸で下車した．途方に暮れて，そのあたりで交番を尋ねたところ，1キロ先だと教えられた．自宅に電話して「イチド（一戸）にいる．」と信一に伝えた．同上信一の調書によると，3月16日午前7時半ころ被告人から電話があり，被告人は「お父さんと仲良くやって．電車を間違えて二戸で降されて，そこまでの料金を払えといわれて困っている．」と告げたとある．滑る道に用心しながらあっちに往ったりこっちに来たりしている時，警察官がやってきた．16日午前8時50分ころ，被告人らは一戸駅前において発見保護された（○○警察署の平成2年3月18

日作成の電話通信紙による）。被告人は警察官がきたことに驚きもしたが，また不思議な気持もあった。このときは自分でも興奮していることがわかった。内容は覚えていないが警察官に向って「何だかんだいった。」という。車に乗せられる時にも抵抗した。警察署でも興奮していた。警察が浩次を引き離そうとしているように思われ，引き離されないように一所懸命浩次を抱いていた。間もなく連れて行かれたところが北陸病院だった。被告人はここでも興奮し，病院の職員が大勢出てきた。病院の玄関に浩次と坐りこんで中に入ろうとしなかった。しばらくじっとしているうちに落ちついてきたので病院に入った。そこは精神病院であった。入院者の家族らしい人と話をしているうちに，更に気持が落ちついた。

　午後になって猛と信一が迎えにきた。被告人らは午後4時45分ころ猛に引き取られた。被告人は夫の顔を見て恐くなり，夫がタクシーを呼んでいる間に浩次を連れて逃げ出したが，すぐに夫と信一に連れ戻された。二戸駅から電車に乗った。猛が被告人に夕食をすすめたが，被告人はこれを断わった。「お父さんの顔色がおかしい。」，「どうしたの。」と電車の中で再三にわたり尋ねた。夜遅く○○駅で下車し，4人で深夜バスに乗ったが，被告人が途中のバス停で浩次を連れて下車してしまった。猛が「どこへ行くんだ。」といいつつ肩に手を伸ばしたところ，「また暴力を振う。」と被告人が叫んだ。一緒に帰ろうとしたが，被告人が反対の方向に歩いて行くので，猛が○○署に電話を掛けて助けを求めた。警察官に北陸病院発行の紹介状を見せて，入院を依頼したが断わられた。タクシーに乗って深夜帰宅し，皆ですぐに寝た。

　翌17日，被告人は朝早く起きることができず，朝食の仕度は猛がした。午前中和男が○○駅から電話を掛けてきた。猛がこれを迎えがてら駅に切符の払い戻しを受けに行き，和男と連れ立って帰ってきた。午前9時半か10時ころで朝食前だった。被告人は食事をしなかった。和男の見るところ，被告人はまだ落ちついていなかった。恐がっておろおろしていた。「警察から尋ねてきやしないか。岩手の病院に警察のことを悪くいったから。」などといっていた。心配のないことをいい聞かせると，「あ，そうか，それじゃ安心だ。」といって少し落ちつくかに見えるが，間もなく「しょんぼりとし，恐がり，あれこれ心配し出す」という風であった。被告人はその日の夕方になってようやく落ちついてきた。信一に即席食品を買いにやらせ，和男を入れて皆で夕御飯を食べた。大人達はビールで乾杯し，和男が「皆で出直そう。」と声を掛けると，被告人もその気になったように見えた。

　平成2年3月18日は日曜日であった。和男は朝早く目覚めた。被告人も6時前には起きて朝食の仕度をした。和男から見て，朝食時の被告人は普段と変りがなく，前日のように考えこんだり，おどおどすることもなかった。この日は柴田家の墓参りが予定されていた。「お墓参りに兄さん行って。」と被告人がいうので，和男が「加代は？」と尋ねると，被告人は「お姉さん達に会うの気まずいし，洗濯でもしているわ。」と答えた。被告人自身はまだ疲れを感じていた。墓参りに行く気がなかったのか，夫が声を掛けてくれなかったので行かなかったのか，夫に「疲れているから寝とけ。」といわれたのか，今はもう確かにはわからない。

　和男の印象に残っているのは，その日猛が背広を着たのを見て，被告人がこれをひどく気にしたことである。被告人は猛に「背広を着て行くな。」とくり返しいい，いつものGパンで墓参りに行くよう執拗に指示した。猛は「いいじゃないか何着て行ったって。」といい返して，背広を着て家を出た。猛によれば墓参りに行くよう声を掛けたが，被告人は「お腹が痛いから家で洗濯している。」と答えた。浩次にも声を掛けたが，被告人が引き止めるようなことをいった。結局，猛，信一，和男の3人で家を出た。そこへ次雄が呼びにきて，午前11時頃皆が車で出発した。

　猛らが家を出るとすぐ，被告人は玄関のドアをロックし鎖も掛けた。浩次はテレビゲームをしていた。「浩君おいで。」と手を引いて浩次を6畳間に連れて行った。食器棚のところのワゴンからガムテープをもってきて，立っている浩次の口を封じるようにテープを千切って3枚ほど貼りつけた。そのあたりにころがっていたテレビのアンテナコードも一緒にもってきたような気がする。浩次を寝かせ，コー

ドを首に巻きつけ「浩君一人じゃないからね。お母さんも一緒に行くからね。」といいつつ両端を引っ張って締めた。浩次は終始大人しく逃げようともテープをはがそうともせず，されるがままになっていた。首を締めたときも大きな体動もなくじっとしていた。浩次は死んだと思ったので，時計を見て時間を書いた。そのほかの書き置きは覚えていない。浩次の口からテープをはがしタオルで口の周りを拭いてやり，タオルを浩次の顔の上にかけた。台所から刺身包丁をもってきて浩次の枕元に坐り，自分の腹部を刺した。浩次の身体が動いたので，浩次の腹部をひと突きし，もう1度自分の腹部を突いた。自分の喉を突いたのは覚えていない。この間台所にあったウイスキーを飲んだのは覚えているが，どの時点でどんな風に飲んだかは覚えていない。上記の犯行の順序についても確かな記憶はない。その後被告人が気がついたのは病院の集中治療室（ICU）の寝台の上だった。

　墓参の一行は11時45分ころに帰ってきた。猛が信一に家の様子をみてこいと命じた。信一が行ってみると，6畳間に被告人が横たわって苦しんでいた。被告人は信一を認め「お兄ちゃんごめんね。」と詫び，「お水をちょうだい。」というので信一はコップに水を入れて手渡した。信一はただちに119番を掛け，そして猛らに異変を告げた。和男がすぐに駆けつけると，被告人は「兄さん済まん。痛いよ。水ちょうだい。」と訴えた。間もなく救急車が到着した。

　横川病院のICUに見舞いにきたのは猛，信一，和男夫妻だけだった。被告人が通常病室に移ってからは，病室の入口に警察官の見張りがつき，家族の付添も要るというので，柴田家の嫁達が交代でやってきた。義姉達は仕事があるとか，忙しいとか，疲れるなどといっていた。明らかに付添をいやがっているととれた。ある者は，被告人がときどき押しかけてきては3ないし4時間も子供の話をしたことがあるとか，またある者は「自分一人生き残るつもりで云々」などと被告人の悪口を刑事に話しているのが，室内の被告人にもよく聞こえた。被告人が「馬鹿なことをして済みません。」と詫びたときも，姉達は黙ったままだった。猛の兄弟達はそれぞれの妻の送り迎えにくるだけで，被告人に声を掛けにくる者はなかった。被告人の入院に際して，柴田家には保証人になる者がいなかったので，和男が保証人になった。

　同上病院医師空井司発行の診断書によると，被告人の傷病名は腹部刺創，下大静脈刺創，肝刺創2ヵ所，胆嚢刺創，胃刺創，下顎部創（刺創）である。

　被告人は平成2年4月2日逮捕され，同年同月5日に横浜拘置支所に入所した。同年5月ころから事件のことを考えこんだり，入院中に聞いた自分の悪口を想い出したりしては「ひきつけ」をときどき起こすようになった。同年6月ころからは自分の担当者に恋愛感情を抱き，担当者が他の入所者に親切にする（被告人にそのように感じられる）と，強く嫉妬して「ひきつけ」を起こした。治療状況等照会に対する同上支所長〇〇〇〇の回答によれば，被告人には5月15日壁に頭を何度もぶっつける行動，5月27日には突然に脱力，呼名に無反応の状態，6月8日には房内で倒れ，手を握りしめ，手足のしびれ，速迫呼吸を伴い，身体をよじらせる苦悶状態がみられたとある。こうしたいわゆるひきつけは，同年7月ころにはほとんど消失したようである。ただし平成3年2月13日ころ，同様の軽い発作が生じたことがある。夫が面会にきて，信一の骨折や風邪の話をして行った後，被告人が事件のことなどを想い出し考えこんでいたときに，ポーとなり，身体の浮揚感が生じたが，しびれはなく，すぐにおさまった。

　最後に，被告人の月経周期について付加しておく。被告人の平成2年の月経で明らかなものは3月15日から19日まで，4月16日から20日まで，5月は欠如，6月15日から18日まで（出血少なし），7月15日から18日まで（出血少なし），8月7日から10日までと21日から23日まで，9月16日から19日までと9月29日から10月2日まで，10月17日から20日までである。やゝ不規則な傾向がある。本件犯行は3月の月経時に当るが，従来月経に関連して特別な精神変調をきたしたことはなかった。

以下には数点につき問診の実際から明らかにする。

1）いわゆるひきつけについて
ひきつけは最近はどう ── ここ（拘置所）にきて最初のうちはあったけど今はない。
潮病院でも少しあった ── 右手の方が腫れぼったい感じで，握りにくいことがあった。
ひきつけほどではなかった？ ── そうじゃなかった。
最初のうちというのは？ ── ここ（拘置所）に去年の4月きた。いつごろからひきつけたかわからない。なにしろ，きて，ここで迷惑の掛けっ放しだったから。
どんな迷惑を掛けたの ── どんなといわれても。なんか焼き餅焼くという感じなんですね。
── 中　略 ──
ここではどんな焼き餅を ── 運動に行っても，他の人と話をしたりするとすぐに「柴田！」と注意される。好きな担当の先生がいる。その先生が他の人に親切にすると，差別されたと思う。先生はそうじゃないのだろうけど，自分はそう取ってしまう。そういうときにひきつけを起こしたことがある。
ひきつけは両手？ ── 体全体がしびれがきたようになる。横になってしまう。叱られて坐るけど横になる。皆がきて騒ぐとひきつけがひどくなる。恐くなる。そっとしておいてくれるとすぐよくなる。
── 中　略 ──
最初のころは ── 鼻がつまる，呼吸がしにくくなる，手の指先がしびれて握ったようになる。頭は全部わかっている。「あなたはわかってやっているんだ。」といわれる。体はだらーんとして，横になりたくなる。最初は体全体がしびれをきらしたときみたいになる。そして鼻がつまって，呼吸が苦しくなって，手を握る。
しばらくすると ── ほんのすぐだけど，皆が騒ぐと長くなる。
一番最初 ── あれは田舎で起こった。
お母さんと喧嘩したんだっけ ── お母さんか弟かと喧嘩してなった。
喧嘩の最中に？ ── 喧嘩の後，あーだこーだと考えているうちになった。全身にしびれがきて，息苦しくなって，手を握った。母が医者を呼んだ。弟も知っている。（平成元年12月18日にも）姉はひきつけ起こすからいうなと和美を抑えていた。

古くからヒステリー発作の一つとして知られているこのひきつけは，被告人の場合22歳ころから起こるようになった。これまでに母や異父弟守や猛との喧嘩の後に，あるいは横浜拘置支所において自分の犯行を想い出したり，担当者に嫉妬感情を刺激された後に，軽重さまざまではあるが，同様の発作が生じている。意識混濁はない。痙攣（手の強直）と麻痺（弛緩としびれ）を主症状とするいわゆる転換ヒステリーの発作である。比較的軽い危機状況で起こる傾向が認められる。

2）悲哀反応の欠如
お母さんに亡くなられて淋しかった？ ── 淋しいというよりも喧嘩がごちゃごちゃして，そっちの方が解決していなかった。淋しいという気分じゃなかった。
怒っていたのかな ── 自分自身は怒っていない。（それよりも）なんで謝れというのかわからなかった。納得がいかなかった。
しかし無理やり ── だけどお父さんが（高知まで）謝りに行くというので（私もとうとう）謝った。
その後も解決しない？ ── そう。それでランドセルを突き帰された。ショックだった。そっくりそのままだった。
腹が立った？ ── というよりも，どういっていいかわからない。

びっくりですか――びっくりしたというか．
　それとも恐かった？――恐いということはないけど，お父さんに見せちゃ申し訳ない，恐いという感じ．また飲んで何かいわれる，何か起きるのじゃないか．
　世の中に一人ぽっちになったという感じは――そういう風には思わない．でもお父さんに叩かれたとき，弱りめに祟りめ，なんでそんなに叩くの，といったことがある．
　それはいつのこと――（平成2年）1月ころ．
　　　　　　　　　　　　　　―中　略―
　お母さんに死なれて，そのことばかり考えて，うちのことが疎かに……――母のことばかし考えていることはなかった．むしろ，ただ謝れ，謝れというのが尾を引いていた．
　　　　　　　　　　　　　　―日を改めて―
　和美さんは足が悪いんですか――全然わかんなかった．近所の人が次々とやってきて，いろんな話を聞いた．
　どんな話――私が全然帰らないでいた．
　責められたわけ？――極端ではないけど，そんないい方された．
　弟もそう言った？――私が言うまでは何もいわなかった．
　近所の人は久しぶりで懐しい感じで話をしたの？　それとも親不孝者めという感じなの？――どういうのかわからない．羽織を突きつけられた．近所の人から，（母から）加代に渡してくれといわれた，ということだった．
　　　　　　　　　　　　　　―中　略―
　近所の人に会って懐しいとか――懐しいというより，早く帰れ，早く帰れと言っていた．
　誰が――揉めたときに拝みにきていた人．羽織を渡してくれた人は，どうして帰るのと聞いてくれた．
　はじめから懐しい感じというのは――そんな雰囲気ではなかった．でも近所の人同士で，よく帰ってきたな，間に合ってよかったなどといっていた．
　別の話し声も？――いや，それ以上のことはいってないですけど．
　どんな感じだったのだろう――どういって……
　親不孝者めという感じはなかった？――そういうのは……電話ではいわれた．10年も帰ってこないで，泣いて我侭いって，なにいってんのよ，と，ガチャンと切られた．光子の姉にもそういわれた．
　自分ではどう感じていたの――母のお参りする前にお嫁さんに挨拶した．別の形でお目にかかりたかったって．嫁さんはウンでもスンでもない．
　自分が親不孝者かなと感じていた？――そういう気持はない．自分のすべきことはしてきた．後悔することはない．お父さんの法事のとき，石碑を建てるとき，私がお金を出した．弟は出していない．弟は大阪にいたが，帰阪のとき切符や土産は母が面倒みていた．ショックが重なっていいようがない．

　被告人は母死亡の知らせを受けて，帰郷前に既に弟といい争いをしたが，帰省して決定的に守夫妻と闘争状態に入った．状況認知が不良で，個々の場面の知覚には印象的なものがあるが，それらの統合が著しく悪い．意識野の狭窄を窺わせる所見である．適度の中間的な感情（情緒）が欠如しており，思考や判断の働きが著しく阻害された，激しい興奮状態である．強い自負心をもち，他者に対する攻撃的態度が著しい．母に死なれた後の悲哀，孤独，母に繋りある人々の懐しさ，故人に関するしみじみとした回想，人の死に対する感慨等は自覚的にも，言動面からも認めることができない．

3）被害念慮

そういうこと（焼き餅）は初めて？ —— そんなことなかったですね。猛の兄弟との間ではあったけど。私は先頭に立つ方ではない。お姉さんのとこ集まっても，目立ったことはできない。お姉さんのいうとおりに追いてやってた感じ。

お姉さんに差別された？ —— というより，護夫妻が行くと御馳走するのに，自分達だけで行ったときは御馳走してくれない。それで私は行くのをいやがった。しかし行かなくちゃいけない。行っても御馳走が出ない。お父さんは仲々帰らない。（仕方がないので）子供を連れて（義姉のうちから出て）行って，蕎麦を食べさせたこともある。すごく引け目があった。

よく集まるといえば次雄さんのところ？ —— 最初は長男の家だった。

そのときはどうだったの —— そのときも差別があった。かおり（絹子の次女）さんが信一にお握り作ってくれたことがあるだけ。

－日を変えて－

（あなたの性格は）負けず嫌い？ —— そういうところあるかもしれないですね。信一が大学へ行きたいという。

お兄さん達のところに負けたくない？ —— 自分が教養がないというのが，私生児というレッテルと同時に強くあった。教養がないので相手にされない。

柴田家のお嫁さん達は教養のある人ばかり？ —— そうとも思わないですけど。私は仕事にも全部つてできている。試験受けて難しい仕事についたのじゃないというのがあった。

幼いときから？ —— 小学校や中学校のときは思わなかった。仕事するようになってから。いつも人を頼っていた。

－中　略－

話は変るけれど2月9日電話したとき「暗い。」といわれたんだっけ —— そのときでなくて，1日か2日後に私が電話して，「性質が暗い。」といわれて鳥肌が立って，ビクッとして，冷汗をかくような感じがした。それからです，謝りに行ってとお父さんにいい出したのは。その言葉を聞いてからですね。

これまで誰かにそんなこといわれたことないの —— 今までないですね。私は会えば挨拶もするし，自分自身は（自分のことを）ものもいえない，引っ込み思案（な人間）だとは思わない。

何か用があって電話をしたの？ —— お父さんに会社からものを持ってこないように（お姉さんから）いってほしいと頼んだ。私にどうしろというの，といわれた。

性質が暗いというのはどういうこと —— よくわからない。

どう感じたの —— 恐かった。鳥肌が立つほどだった。

自分の痛いところを突かれた感じ —— 自分に痛いところがあるとは思わないけど，何かいわれたと感じた。周りの人が私のことをあまりよくいっていない。お嫁さん達が姉さん（雪子）に私の悪口をいっているのじゃないかと取れた。姉さんには普段愚痴をこぼしたこともない。それで不思議だった。（嫁さん達が）告げ口していると感じた。

そして恐いと？ —— そうです。私の知らないところで言葉が一人歩きしている感じと取った。

　どのような差別の事実があったかについて調査する能力は鑑定人にないが，被告人が長らく柴田家の人々，とりわけその嫁達に被差別感と劣等感を持っていたことがわかる。ここでも「自分に痛いところがあるとは思わない。」という強い自負心が確かめられるが，同時に被害的な関係念慮もあったのである。

4）夫の冷却について
　お父さんの態度が変ったんですか──冷たくなったです。お父さんに叩かれた。1月に入ってたように思う。
　お父さんが先方に謝りに行くというのは敵方に回ったということ？──そこまでは解釈しなかった。しかし謝る理由がわからなかった。

　　　　　　　　　　－中　略－

　お父さんが冷たくなったのは，どんなことでわかるの──叩かれたこととか，叩いたときは夜機嫌取りに求めてくる。私の方は受け入れるときもありますし，拒否することもありますけど。それがなくなって冷たくなったと思った。2月9日の暴れ方が凄かった。

　　　　　　　　　　－日を変えて－

　小学校や中学校のころ，お父さんがいないというので同級生なんかに何かいわれたことは──いじめはない。お父さんがいるのにお父さんの名前で呼ばれないのはどうしてかと感じていた。働くようになってから母に聞いた。会社に行っても家族構成書くのが恥ずかしかった。私生児ということでいやな思いをしてきた。
　お父さん（夫）は気にしなかった？──しないですね。お酒飲んでからもいわないですね。

　　　　　　　　　　－中　略－

　お父さんは飲んだときにもいわなかった？──いわない！1度もいっていない。おそらく柴田家の兄弟も知っていなかったと思う。母が死んでからです。お父さんが冷たくなったのは。（葬儀後の挨拶の）葉書がきて（柴田家の兄弟達に）わかったんじゃないか。姓が違うので。母は佐川ちせだし，弟は林田姓だ。さち子さんが，普通なら佐川という姓は入れないのにどうして入っているんだろうねといっていた。

　　　　　　　　　　－中　略－

　さち子さんが気が付いたくらいだから皆に知れたと思ったの？──お父さんが暴れる（2月9日）までは，どうしてかなと思っていたけど，さほどには感じていなかった。私生児というのを凄く気にしていたものだから，やはり気になった。それで子供の足を引張ることにならないか，子供がぐれるのじゃないかと気にしていた。
　あなたが私生児だということについて，柴田家の人達にお父さんが何かいわれたとか──お父さんはいわないです，ひと言も
　そうでなくて，お父さんが何かいわれたとあなたが思ったのじゃないかということ──それはお父さんが暴れたときにそう思った。柴田家からお父さんが何かいわれていたのじゃないかと思った。お父さんが血の気がなくなっていた。どうしてこんなこと（乱暴）をするのか訳がわからなかった。私生児のレッテルは凄くいやだった。
　稲田の姉さん（雪子）に「暗い。」といわれたのは私生児であることと関係があるのかな──憶測だけで判断してはいけないのでしょうけど，そうかもしれないと思う。そのときは凄く冷たいと感じた。ぞおっとした。
　今から思うとですか──関係あるかもしれない。それと，自分のこと，ありもしないことをいい触らしているのじゃないかというのと。

　被告人が母の葬儀のため帰郷して弟夫妻といい争いを起こしたとき，猛は争いの圏外にいたが，どちらかといえば被告人を抑えにかかった人である。その後も激しい諍いが続いた中で，結局被告人を謝らせたのも猛である。ランドセルが送り返されて被告人は衝撃を受けたが，これを送るよう発議したのも猛であった。母の葬儀の後，自分が私生児であることがばれたのではないかと案じていたところに，猛

がこれまでにない暴れ方をした。相談をした雪子からは冷たい返事しかもらえなかった。被告人の目には，猛は自分の側に立ってくれず，姉や嫁達の意を迎えるのに汲々としているように映った。事実は被告人自身が孤立していたのであるが，これを猛の冷却と捉えている。心理学でいう投影の機制である。被告人は市子に対して「稲田の姉さんはおかしいみたいよ」と告げたことがある。これも同様に自己の変調を他者に投影したものである。

5) 狼について
　お兄ちゃんから狼の話を聞いたのはまだお母さんが生きているうちだった —— はいそうです。
　面白いと思ったの？ —— 面白いというより，俺は狼少年じゃないんだという。訳を聞いたけど説明してくれないので，本屋さんを捜した。後で（お兄ちゃんに）聞いたら，狼がきた，狼がきたと嘘をいっていて，本当にきたときに信じてもらえなかったということを聞いた。
　意味はわかっているじゃないの。話はわかるでしょう —— はい。
　それはどういうことをいいたい話 —— だから，どうしてそんな言葉が出たかわからない。
　話自体の意味は？ —— それはわかんない。どうしてお兄ちゃんがそんなことをいったかわからない。お父さんがぐずぐずいうから，恐いから。うちで何かの話をしていて，私が何かいったときに，お兄ちゃんが，俺は狼少年じゃない，といったんです。
　それは嘘をいうなという，子供に聞かせる話ではないの —— そうですね。
　そのことはいつわかったの —— お兄ちゃんが後で説明してくれたときにわかった。
　13日に狼がきたといったのは —— 狼がきた，本当だよといったのだけど。
　どうしてそんなことをいったか —— それがわかんないです。
　大変だ，大変だという気持？ —— 狼がきた，早く学校へ行け，といった。それがわからない。
　今から考えても？ —— わかんない。それともお兄ちゃんに早く学校に行ってもらって，お父さんと二人だけで話がしたかったのかもしれない。
　　　　　　　　　　　　　　　－日を変えて－
　家を乗取られるといったでしょう —— お父さんに話をした。（社長さんが）ここに引起してくるんじゃないの，乗取られるんじゃないのって。
　乗取られるというのは —— お父さんが（会社から）何でもかでも持ってきていたから。トイレの臭取りの不良品をトラックに一杯もってきた。丸印ソーダの名入りのビニールを持ってきた。ネームのところが見えないように使えよ，といわれた。そんなものなぜもってくるのかと思った。そんな面倒なことをなぜさせるのかと思った。余計びくびくした。
　狼は夢でもみたの —— 夢をみたかどうかわからない。
　寝呆けていたのではない？ —— はっきり覚えているし，電話もかけたくらいだから。
　そのころはいつもびくびくしていたの？　そうでもなかった？ —— お父さんが帰ってくると恐いよ，と暴れる（2月9日）前からいっていた。お父さんが会社から帰ってくるころから，恐い恐いだった。お父さんが声を掛けると，びくっとして肩が上った。なんでびくびくしてるんだ，といわれたこともある。もらってきて大ぴらに使っていいものでなく，黙ってろとか，隠せとか，俺が作ってきたとか，（他人に）いうんじゃないよとか，何度もお父さんがいうので恐かった。

　3月13日以前から被告人は雪子や夫の会社の社長に謝らなければならないと感じていた。社長に対する乗取りの心配については，信一に相談すると「なったらなったときに考えればよい。」といわれ，猛には「そんな馬鹿なことはない。」と一蹴された。13日にはとにもかくにも雪子に謝らねばと，一途に思いつめるに至った。当時の被告人にとって，外界の対象がもつ安定した正常な意味が不確かとな

り，他方では被害的な関係念慮が強化されていた。家人にとっては取るに足りないものが，被告人にとっては不安をかきたて，尋常でない力をもって迫ってきたことを示す出来事であろう。「本当に狼がきた。」というのは被告人の心的火急の事態を告げる叫びであったと考えられる。

6）書き置きと親子心中の理由

いずれにしても死ぬときは（浩次と）一緒だと —— そう。

どうして —— 好きだったし，優しかったの一番。（私が）お父さんに叱られて泣いていると，タオルをそっと渡して，隣の部屋に行くという子だった。勉強はできなくても思い遣りがある。

互に気も合ってた？ —— はい。私の御飯を取って食べたり。

それはどういうこと —— 私の帰りを待っていた。私が（仕事から遅く帰宅して）食事をしていると，私のおかずをつまんだりした。（自分が）淋しかったのか，私が淋しい（だろう）と思ったか。

あなたのお相手をしてくれた訳ね —— （頷く）

お父さんに面当てに死ぬということも —— そこまで考えられなかった。

何か考えていたというか，何かの気持があったの —— 気持というか。

もう生きていられないとか —— そんな考えるゆとりはなかった。

ずっと前でも，死にたいと思ったことは —— お父さんが叩いたとき，殺してくれといったことはあるけど，死にたいと思ったことはない。

お母さんはもういないし，お父さんは叩くし，恐いし，死んだ方が，というのは —— そういうのはない。

お父さんを困らせてやろう，反省させてやろう —— そこまで考えてない。

－中 略－

（書き置きは）どういうつもりで —— ただ兄弟に，皆の態度が冷たいから，何かいいたかった。今だからそう思うので，そのときはどういうつもりで書いたのか，さっぱりわからない。

内容の大体のことは？ —— 印象に残っているのは，相手の態度によって自分の行動をとる，というの。警察で写真を見せられたけど，覚えがない。

説明して。どういうことだか —— なんで書いちゃったのか。だからここにきてからも恐くて書けない，今でもノートなどに。

例えば，相手がひどい態度をとったら，自分もひどい態度をとってもよいとか —— そんなこと思ったこともないんだけど，そう書いたんですね。

死ぬつもりで書いた —— そうかもしれない。どうもそうらしいと思う。

－日を改めて－

「相手のたいどで自分の行動をとる」の「相手」というのは —— そうこまかく聞かれるとわかんない。そのときは一つ一つ考えて書いたわけじゃない。

こう書いてあったと聞いて，今ならどう考えられる，「相手」は —— だから，兄弟。

どっちの兄弟 —— どっちということない。

両方のですか —— そういうことだと思う。そのときは考えて書いた訳ではない。馬鹿なこと書いたと思って後悔している。

「11，39分です」と書いたのは —— 刑事さんにはどの時計といわれたけど。写真みせられた。どの時計かと聞かれた。柱時計といったけど，本当はわからない。

「11，39分です」と書いたのは覚えている？ —— 覚えています。

「人の心をもとめる前にかぞくのわをたいせつに」—— そうやって細かく切って問われるとわかんない。

聞かされて今考えると，人の心を求めるというのは ── やっぱりお父さんの愛を求めていたと思う。だってお父さんが恐かったんですもの。

すると「人の心をもとめるまえにかぞくのわをたいせつに」というのは ── お父さんの優しさが欲しいのだけど，家族のわを大切に。

「かぞくのわ」というのは兄弟のこと？ ── それは違う。

あなたの家族のこと ── と思うんですけど。

「人の心をもとめるまえにかぞくのわをたいせつに」というのは，お父さんの心を求めるのは諦めて，自分の家族を大切にするということ？ ── そういう風に区切られて聞かれるとわからない。

「こうちょうせんせいごめんなさい」は ── 覚えていない。

校長先生はどっちだろう ── 浩君の方の校長先生だと思う。前に電話したことがあるから。

― 中　略 ―

「きんこのお金はあなたのものです」 ── わかんない。

今考えても？ ── わかんない。

ここの「あなた」というのは ── わかんない。

覚えているかどうかではなくて今の考え ── お兄ちゃんかもしれない。お兄ちゃんが貯めていたお金を使ってしまったから。名儀はお兄ちゃんじゃないけど，お兄ちゃんのために貯めて，心配しないで勉強してといっておいたお金。

何に使ったの ── 浩君と北海道に行くとき下ろしたもの。

そんなに使った？ ── 幾らも使っていなかったように思う。5，6万かな。10万までは使ってないと思う。

「きんこ」は？ ── 金庫というよりもお父さんが（会社で）溶接して作ってきた。鍵が掛けられるようになっている。

　被告人と鑑定人とが共に納得の行くような明らかな母子心中の理由は見出し難い。また心中に当り，どのような感情状態にあったかも確かめることができない。憤怒，絶望，悲哀，抑うつ，厭世等の情動や気分の記憶もなく，そうした感情状態が存在したという他の証拠も確実には把握できない。

　書き置きは概略3点に要約できる。その1は，自分が世話になった人（校長や院長）に対する感謝と詫びである。その2は，自分亡き後の信一に対する配慮である。その3は，兄弟に対する怨恨と釈明である。兄弟の態度が冷たいから自分らは心中するのだ，と読むことができる。一種の遺書と考えてよかろうが，顕著なことは夫に対するメッセージが欠けていることである。夫に対して両価感情があるためであろう。書き置きの内容は3日前の家出のときの心的状況との緊密な繋りを示している。家出のときも小学校や自宅にしきりに電話を掛けた。家出は死への旅であると共に，よりよい生を求めるアピールでもあったことを窺わせる。書き置きにもなお同様のアピール性格を認めることができよう。

7）妄想の端緒的形態
（平成2年3月13日被告人夫妻が雪子を訪れたときのことを尋ねて）

お姉さんは上田雪子と柴田雪子をしょっている？ ── なんだかしらないけど（私が）そういった。大変なのじゃないかと。

何が大変なのだろう ── 何かわからない。

稲田のお姉さんも苦労しているという意味？ ── そうとったんですけどね。白髪もふえたんじゃない，とお父さんにいった。駅から降りてお姉さんのうちに行く途中，八百屋さんで大の男がジャンケンしている。私達は苺を買った。何ですか大人がジャンケンして，と聞いた。明るく答えてくれたので，

いい光景を見たと思った。稲田の姉さんにも話をした。いいとこ見てきたね，といわれた。稲田の姉さんに，上田と柴田の２つをしょって大変だろうから，上田雪子に還ったら，といった。姉さんは，兄弟だからいいんだよ，といった。

同じ場面を猛に問診すると次のようになる。

（３月13日被告人は）結局，何を謝ったんですか ―― 全然気にしていなかったから（自分にはよくわからない）。

あなたが一緒に行って，一緒に居たんでしょう ―― お姉さんも白髪がふえたねとか，お姉さんもお嫁に行ったんだから上田家の方に力を入れた方がいい，両方は大変だから，柴田家の方はあんまり……

謝るより，むしろ心配して忠告してあげている ―― なんか，そんなようなね……ことが多かったですね。あ，それから，姉さんの家に行く間にスーパーがあって，そこで人が輪になってジャンケンしていた。それをみて，いい光景だとか，輪になっていいとかいった。何を決めているのと加代が尋ねたら，掃除とか答えたのだなあ。輪がいいとか何とかと褒めていた。柴田家もこうなるといいと話をし，姉さんのところでもそれを話した。

被告人は３月13日，スーパーマーケットの野菜売場で，男達が輪になってジャンケンをしている光景をみて，異常な感動を覚えた。これは当時被告人が弟といい争いをし，夫の同情を求めながら満たされず，柴田家からは差別され，悪口をいい触らされていると感じていた被告人の心的状況を考慮に入れると，かなりの程度に理解できる感動である。これをただちに意味妄想と呼ぶには躊躇を覚える。しかし，既述のように，同日その後，雪子宅の台所で，子供の茶碗だけが真黒であるのを見出して不思議だと思い，帰途立ち寄った蕎麦屋の蕎麦が妙に辛いと感じて食べないでいる。こうした異常体験（異常意味体験），とりわけその頻発は，意味妄想と呼ぶことができよう。ただしいずれもごく一過性で，妄想性発展の傾向は認められない。

同月15日には被告人が家を出たとき，誰かが後を追けてくるという感じをもった。これを一種の追跡妄想と呼ぶことも不可能ではないが，ごく一過性の感覚である。総じて被告人には，時により一過性の妄想の端緒的形態を認めることができるが，明らかな妄想気分や妄想知覚を認めることはできない。

V　現在症
V-1　身体的現在症

結論から先に述べると，被告人の身体的現在症には，精神状態に影響を与えるような特別な病的所見は認められない。

体型は肥満型に属し，皮下脂肪がよく発達している。身長151.2 cm，体重54.5 kgである。皮膚は白く，頭髪は豊富である。右上眼瞼に母斑がある。頤部には下顎頂点から約３cm下方に長さ１cmのケロイド状の皮膚隆起がある。切創痕と思われる。また，右下顎部および右上腕内側にいずれも直径５mmの非隆起性母斑が存在する。

両手背にはほぼ中央部に約１cmの弾性軟の隆起がある。腹部正中線に沿って心窩部から臍部にかけて約22 cmにわたり手術瘢痕が隆起している。正中線より6.5 cm右方，第12肋骨の高さに1.5 cmの切創痕があり，同じ高さで正中線より3.5 cm左方に１cmの切創痕がある。腹部触診により異常腫瘤などは認めなかったが，右季肋部および右鼠径部周辺に圧痛を認めた。右膝部に直径約１cmの切創痕が隆起して存在する。両足背には胼胝がある。肛門部には外痔核が肛門周囲に隆起している。

血圧は104-76 mmHgで正常である。脈拍は毎分80で，整調である。心音，肺野の聴診に異常なく，胸部単純Ｘ線写真にも異常がない。そのほか血算，白血球分画に異常はない。一般生化学検査にも異常がない。甲状腺機能検査に異常なく，梅毒血清反応も陰性であった。血清銅にも異常がなかった。尿所

見にも異常がない。

　神経学的には理学的所見に異常を認めなかった。ただ上方視野にわずかな制限があり，視力は両眼とも 0.1 で，近視である。眼底にも異常がない。頭部単純X線写真に異常なく，頭部コンピューター断層撮影にも異常低吸収域，異常高吸収域を認めず，脳室系も正常で，脳溝の開大もなく，正中線の偏位もない。

　脳波をみると，安静覚醒時には，基礎律動は 9-11 Hz，40-60 μV の不規則な α 波がやや び慢性，後頭部優位に中等量出現する。左右差はない。開眼による α 波の抑制は良好である。徐波は 4-6 Hz，20 μV のランダムな θ 波が中心・頭頂部優位に，少量ないし中等量混入するが，左右差はない。速波は 14-16 Hz，20 μV の不規則な中間速波が，中心・頭頂・後頭部優位に少量混入する。また，20-25 Hz，10 μV の不規則な β2 波がび慢性に少量混入する。いずれにも左右差はみられない。そのほか，4 Hz，30 μV の不規則な θ トレインが後頭部優位に散発する。左右差はない。光刺激では，刺激初期に α 波が抑制される。9 Hz および 10 Hz では，基礎ドライビング陽性であった。過換気賦活は 4 分間施行し，換気は良好であった。開始後 2 分 30 秒ころより，4-6 Hz，30-40 μV の不規則な θ トレインが中心頭頂部優位に散発し，賦活中止後の回復がやや不良であった。睡眠賦活はトリクロリールシロップ 30 ml にて誘発して行い，瘤波紡錘波段階まで記録した。瘤波は 200 msec，70 μV の鈍な波形で，中心・頭頂部優位に出現して，左右差はない。紡錘波は 14 Hz，30 μV で，不規則かつ持続 1 sec 程度に，中心頭頂部優位に出現した。脳波を総合的に判断すると，正常と異常の境界ないし軽度異常脳波で，脳の軽い機能低下を示唆する。しかし特別な疾病（たとえばてんかん）を示唆する病的所見はない。

V-2　精神的現在症

V-2-a　観察と問診

　平成 2 年 10 月 29 日を初めとして，被告人に対しくり返し面接と検査を行い，行動を観察した。

　潮病院に入院した当初は緊張しており，顔面にチックがしばしば見られた。表情の動きも乏しく，不安のため動悸が生じ，両側手指が硬直するとくり返し訴えていた。病室は 6 人部屋の 1 人となったが，適応はスムースであった。意識は清明で，日常の理解は良好であった。面接に当たっては椅子に行儀よく坐り，少し伏しめがちではあるが警戒的な様子はなかった。具体的な行動や身近かな事柄に関する質問に対しては回答が比較的容易であるが，統合的思考を要する質問は苦手のようであった。仮定法の質問に現実の行動を内容とする回答をしたり，ある日の猛の行動について尋ねるのに，猛の習慣を回答するとか，犯行の時間を尋ねているのに，その時見た時計はどれかわからないと答えるようなずれがしばしば認められた。主語や客語を省略して語り，過去と現在を混同することがしばしばであった。質問に即して答えるよりも，自分の印象に強い主題に沿って答えることが多かった。思考が自己中心的に営まれていることを示す所見である。

　回答を吟味して返事することが少なく，隠蔽傾向はない。むしろ真面目，熱心に答える。問診中，若い刑務官が陪席していてもさほど気にとめる風もなく，直接そのことを問われたわけでもないのに夫婦の性生活にまであからさまに言及し，ためらいや羞恥がない。無礼な態度はないが，隔てない語り口，ときに無防備とも言うべき熱中したおしゃべりなどから，親しくない人間同士の間に普通は保たれるべき距離が欠けていると感じられる。

　一般に記憶力も弱い。鑑定人の法廷における後姿は憶えていたが，潮病院入院初日に鑑定人と面談したことは，平成 3 年 2 月 15 日の拘置所における面接のときにはすっかり忘却していた。時間観念については「昨年」までは確実であるが「一昨年」になるとすでに時間観念は不確実である。自己の生活史や事件前後の出来事を年代記的ないし歴史的に述べることが難かしい。印象に残った出来事や場面がば

らばらに報告され，ときには無時間的に述べられることもあった。

　昔懐しい話（光子や和男との交流など）では，表情も輝き，声も朗らかになるが，犯行については抑制された声になり，回答にも躊躇が生じた。しかし犯行について説明しながら涙を流し，熱弁になることもあった。

　潮病院入院中のことである。平成2年11月20日夫の面会があったとき，被告人は翌々日には拘置所に戻るので余分な荷物を夫に持ち帰ってもらおうとした。これに先立ち被告人は，函館で買った浩次想い出のテレホンカードを，看護婦に特に頼んで保管してもらっていた。預かった看護婦はこれを重要物として，通常の保管場所とは異なった所に置いた。20日に被告人からテレホンカードを返してほしいといわれた看護婦は別人で，通常の保管場所を捜したがこれが見当らなかった。被告人は色をなし，「なんで無いのか。」，「あなたがなくした。」と激しい口調でこの看護婦を責め，預った看護婦に聞けばわかるからと説明しても，容易に納得しなかった。いったんは病室に戻ってからも，被告人は再三にわたり看護室にやってきて，「どうしても捜して下さい。」とくり返しいったという。

　被告人は拘置所の中で大学ノートと書簡箋に日記風の記録を残している。事件に対する悔み，自分に対する励ましのほか，拘置所における出来事が書きとめられている。猛や和男やその他の人達に出した書簡の下書きないし書き写しも含まれている。単語集や漢字書取り練習のほか，国語辞典や読んだ書物からの抜き書きもあれば，私製カレンダーもあり，信書発信の日付けや費やした切手代などが一覧表のように書き込まれているところもある。大学ノートの日記風の記録から一部を摘録すると次のとおりである。

　平成2年5月7日「今日忙しい所美知子さんが面会に来てくれました。本当にうれしかったです。（中略）外で話をした美知子さんとちがって冷静さを成くし(ママ)はげしい態度で私を注意しているような複雑な気持でした。（中略）でも最後に私の耳には意地悪い口調の言葉に一ツ一ツ思ってならなかった。」同年同月17日「43年間シセイジと言うレッテルをいつも心のすみに置き消したくとも消す事の出来ない自分に明るさが成く(ママ)自分を見る人達には暗い自分の悪い所しか見てくれなかった。その人達の心のせまさが人間の温かい心のぬくもりをいつも求めていた自分の弱さが警察の世話に成るとは夢にも思っていなかった。」同年同月23日「それぞれの家族がいいえ柴田家の皆んなが己れの胸に手をあて考えて行く義務があると思う。」翌24日「柴田家も自分にどんなに抗議をしたいのが(ママ)知りたいような知りたくないような複雑な気持である。」同年6月11日「病院のベットの上では兄嫁が入れかわり立ちかわり私の悪口をいっている時はイジでも生きてやる生きて見返してやりたい気持で一杯でした。」同年同月18日「兄嫁達もここまで足を運んでくれる人は誰一人いないのだ。一人でも自分の気持わかってくれる人がいるようでしたら自殺という事件も起きていなかった事だろうなあ……主人自身も浩次をみちづれの自殺したことに怒っている事が今なお心のおくでは……見栄を張る主人ですものね……私の気持少しも理解出来ないでいるんでしょうね。自分より兄嫁の方ですからね。」

　被告人から猛宛に送られた手紙をみると，同年5月7日の消印のある手紙には，信一に宛てたものも含まれている。ここに書物からの抜き書きをしているが，これが公然とカンニングを薦める文章である。和男宛に送られた同年5月21日消印のある手紙には，「兄姉達は誰一人面会に来てくれません。」「その人達が私の心に傷つけたその人々すべて不幸であれと願う。」などの文面がある。

　次に面接による問診から若干を提示する。

　事件のことは思い出さない？——……
　ときどき？——いつも思っている。浩君がテープを剝ぐとか，何かしてくれればよかったとか，自分一人が生き残っているのが辛い。浩君のところに行きたいと思う。しかし，自分以上にお父さんもお兄ちゃんも辛い思いをしていると思う。二度とこんな馬鹿なことはしちゃいけないと思う。いつも

ぼーっとしている。（係官は）本を読むように言うのだけど，いつも思い出してしまう。

　自分がしたとは思えないというところもあるの？——自分が悪いことをしたという感覚がない。夢にでも（浩次が）出てくれればよいのだけど，それもない。お父さんに謝る気にならない。（お父さんの）顔をみると素直な気持になれない。（お父さんが帰った）後で反省する。なんで，どうして，もっと素直に，と思うのだけど。

　夫婦の話ができないの？——（お父さんは）飲まないときは話をしない。飲むと小言ばかりだ。（中略）今のうちに素直にならなければ，素直さがない，頑固だと自分でも思うけど。お父さんが受け入れてくれるかどうか。（私たち）夫婦の間をよく知っているのはお兄ちゃんだ。男二人になって，今一番いい時じゃないかと思う。

　　　　　　　　　　　－日を変えて－

　（面会にきた方で）美知子さんという人があるでしょう——あ，柴田家の本家のお嫁さん。

　よく知っていた人？——声を掛けてくれたり，お父さんが駐車場を借りていたので，お金を払いに行って一寸話をしたくらい。お巡りさんをしていて，停年になってやめた人。あなたは明るかったのにどうしてそんなことをしたんですか，といわれちゃった。怒っている口調だった。いつもと違っていた。

　叱られた感じ？——そう思った。部長先生はそうじゃないといわれた。私の思いすごしだと。

　今ではどう思っているの——今ではなんとも思っていない。

　叱られたと思うか，思い過ごしだと思うか——柴田家を代表して自分に忠告にきたように思う。

　他にはどんなことを——どんなことかな。

　びっくりするような話はなかった？——いいえ，そういうことじゃない。美知子さんのところにも子供がいたけど，子供が小さいとき夫が死んだけども，一所懸命やってきたという話だった。

　それはあなたも頑張りなさいという意味ですか——そうだと思うんですね。

　それとも私たちは頑張ってきたのに，あなたは馬鹿なことをしたというのかな——ともとれるし。

　どっちだろう——よくわかんない。

　聞いたときは責められたと思ったの？——いつもと口調が違っていたので，そういう風に思えた。病院でも付添を（兄嫁たちが）いやがったので，そうとれた。

　精神的現在症を要約する。

　意識は清明で，日常的理解もほぼ良好である。抑うつ等の明らかな気分変調はない。無遠慮というのではないが，隔てない話し方，幼い人懐こさ，無防備な熱中などが幼稚な印象を与える。調査には協力的で隠蔽傾向はない。認知に著しい歪みはないが，全体との関連が乏しく，木を見て森を見ない傾向がある。思考は具体的，自己中心的で，印象的な知覚に強く影響される。そのため質問と回答との間にしばしばずれが生ずる。一見理解が悪いと思わせるのはこのせいである。思考の統合力が弱い。仮定法で思考することが苦手である。判断力も薄弱で，しばしば判断を停止する。あるいは書物からカンニングの薦めを真に受けて，長男に抜き書きしてやったりする。ヒステリー発作のときは例外として，被影響性は著しくない。一般に記憶はあいまいで，時間的ないし歴史的整序に欠けることが多い。いくつかの場面は鮮明に覚えている反面，その前後の想起が著しく乏しいことが多い。また，幼稚な表現の中に稀ながらかなり高度な言い回しが混在して，意想外の感銘を与えることがある。知的には，全体として正常知の下ないし限界知と考えられる。

　感情の統制はきわめて弱い。拘置所からにわかに病院に移されて，ヒステリーの不全発作（両手の強張り）を呈し，大切なテレホンカードを紛失されたと思い込み，興奮して看護婦を責め，しかも自分が興奮したとの自覚がない。柴田家に対する怨恨感情は今日でも激しく深い。それを日記や手紙にあから

さまに書き，面会人（美知子）に体験している。美知子に感じた攻撃性（自分が責められている）のかなりの部分はおそらく被告人自身の柴田家に対する攻撃性（怨恨）の投影であろう。夫に対しては両価的で，柴田家の一員ないし延長としての夫を責めたい気持と，夫に許しと愛を求める気持とが同居している。犯行に対しては「馬鹿なことをした。」と悩んではいるが，深い罪責感を欠いていて，むしろ罪責感を持てないことを悩みとしているようである。

V-2-b　心理検査

検査の主要なもの（WAIS，TAT，ロールシャッハテスト等）は潮病院臨床心理士○○○○が実施し，その他は鑑定助手と心理検査助手が施行した。

1）WAIS（ウェクスラー法知能検査）

検査に多大の時間を要したので2日に分けて実施した。被告人は検査に当り緊張した様子で，発汗がみられた。問題の意味がよくわからないと訴えることが度々であった。検査結果は次のとおりである。

言語性検査	評価点	動作性検査	評価点
一般的知識	5	符号問題	8
一般的理解	7	絵画完成	5
算数問題	4	積木模様	5
類似問題	7	絵画配列	6
数唱問題	5	組合せ問題	9
単語問題	2		

以上より言語性IQ＝66，動作性IQ＝78，全検査IQ＝67であった。全検査IQは軽度精神発達遅滞（軽愚）のそれに相当する。

一般的理解の問題で「宛名が書いて封がしてあり，新しい切手の貼ってある手紙を路上で拾ったとき，どうすべきか。」という問いに対して「いやあ拾いません。」と答えた。すでにV-2-aでも指摘したように被告人には仮定法の思考が難しい。仮の状況や他人の立場に身を置いて考えるということが難しいのである。

さらに「映画館で火事の第1発見者となった場合，どうすべきか。」の問に対しては「逃げます。」と答えた。さらに逃げるときどうするかと問うと「近くに防犯ベルがあれば押します。」と答える。全体を考慮しない自己中心的な態度と短絡的な行動姿勢を示唆する所見である。

2）精神機能検査

脳研式記銘力テスト

　　正答数　有関係対語　3－6－8　無関係対語　1－3－4

成績は著しく不良である。脳器質疾患は存在しない故知的発達遅滞にもとづくと考えられる。

ベントン視覚記銘力検査

　　正確数　6　誤謬数　4

これらは限界級ないし正常低知に相当する結果である。脳研式記銘力が言語を介する抽象的な記銘力を調査するのに対し，これは視覚（図形）を介する具体的な記銘力を調査する。被告人は記憶においても，抽象的能力に弱く，具体的能力に比較的に優れていることがわかる。

ベンダーゲシュタルトテスト

　　得点　4

ボツ点や小円の数はすべて正確であり，その他の誤謬もきわめて軽微である。自我機能の歪みを示唆

する所見はない。

　3）ロールシャッハテスト
　被告人の典型的な反応パターンは，図版を手渡されて短時間（5秒位）凝視し，第1反応を答えて終るというものであるが，時に図版ⅠおよびⅤのように第1反応に類似した反応をくり返すことがある。このパターンが崩れるのは図版ⅡおよびⅥである。前者は色彩ショックに起因し，後者は統合の失敗に起因する拒否である。総反応数（14）は少なく，図版の回転も全くみられない。
　把握型については，全体（W）反応と部分（D）反応との比率は21％：75％であるから，D型優位である。これはものごとを抽象的，統合的に把握するよりも，これを具体的，即事的に把握して課題に対処しようとする行動パターンが強固にあることを示す。知的発達ないし精神活動の水準は高くない。
　体験型は人間運動因子と色彩因子の総和の比率によって決定される。被告人の場合はM：ΣC＝2：3で，色彩反応優位の外拡的体験型と判定される。人間運動反応の内容を検討すると，図版ⅢおよびⅦのいずれにおいても「人間が互に向き合っているように見えます。」と述べているが，これらは運動（M）反応とはいいながら形態反応に近い静止的なM反応である。一般に3以上のM反応は統合性，創造性，共感性などといった高い知的能力と安定して豊かな情緒性とに高い相関をもつと考えられているが，被告人の場合二つのM反応はいずれも消極的で貧弱である。知的にも情緒的にも著しい限界があると考えられる。一方，色彩という外的な刺激には敏感に反応する能力をもっているが，それらの刺激を内的に統御し，一般に容認される反応として表出することが困難である。すなわち図版Ⅱで通常は回避される「肛門」を第1反応として出したり，第2反応は形態説明の乏しい，色彩優位の「花」としているのがそれである。また図版Ⅸでも同様にあいまいな形態の「炎」を答えており，明細化が不完全である。質問段階で緑領域に「鍋」を追加しているが，「炎」と「鍋」の統合には失敗している。外的な刺激に対しては，知的な対処の過程が抜け落ちており，直接的，原始的に反応しやすい傾向が窺われる。
　さらに，被告人の情緒的な基底をなすものの一つは衝動性と攻撃性であり，もう一つは内的空虚性と抑うつ性である。前者はすでに述べたように「肛門」，「炎」に現われており，後者は陰影反応と図版ⅤおよびⅥにおける反応の失敗として現われている。陰影反応は陰影ショックというほどに強いものではないが，図版Ⅰで「蝙蝠の黒」，図版Ⅱで「電気の周りの黒」（闇），図版Ⅶで「白っぽくて子供を裸にしたよう」と述べている（質問段階で）。これらは漠然とした不安感，抑うつ感を示唆する。また，内的空虚感を特徴的に現わしているのは図版Ⅴで平凡（P）反応の欠如である。これを代償するかのようにブロットの先端部分領域に反応し，「鳥の足」，「人間の足」と述べている。ブロットの中心領域を堅固な塊りとして把えることが困難で，周辺の部分領域にこだわり，形態水準の低い動物・人間部分反応を出している。図版Ⅶでも中心領域が回避されており，図版Ⅲにおいても2人の人間を繋ぐ中心領域について何の言及もない。これらの反応様式は，被告人のもつ内的空虚感を反映していると考えられる。これらの感情は，幼児期の母子関係から派生したものか，母親ないし子供の喪失から生じたものかは判断が難しい。しかし希薄とはいえM反応が対人関係の可能性を示唆していることと，刺激への反応性を考え合わせると後者を考えるのが妥当であろう。
　最後に，反応内容について触れる。反応内容の広がりは7で，豊富かつ多彩とはいえないが，平均的な水準を保っており，精神病的な崩れや奇異な内容は認められない。平凡反応は5で，全反応に占める比率は36％であるから，ストレスの強い状況でなければ，社会的に容認される常識的な行動をとることができると考えられる。

　4）TAT（主題統覚検査）
　32枚の図版を使用した結果は以下のとおりである。

認知面での歪みや特異な言語表現はない。活動性が著しく低く基底気分は暗く，不安が強い。思考も内閉的である。図版の刺激特性を大まかに捉えて，絵画の雰囲気をつかむことができるし，把握も適切である。しかし把握したものを統合する能力に乏しく，図版の単なる描写以上に物語が展開しない。ともすれば図版を自分に関連させてしまう。基本的信頼は獲得しており，他者との情緒的交流の基盤はあるが，年齢に比して著しく未熟で，分化した情緒を欠いている。通常の生活を送る上では大きな支障はないが，対人状況における十分な意思疎通は困難である。

特徴的なことは，攻撃性を刺激する図版を呈示されると，強い攻撃性を捉えてショック（パニック）を起し，構成度を著しく低下させることである。自他の境界が薄く，外界に感知した脅威が直ちに自己の内界に侵入する傾向が著しい。危機的状況で適切な対処をすることは難しいと考えられる。

5）P-Fスタディ

常識的適応に明らかな障害をかかえている。GCR（集団一致度）は46％で女子の平均からは明らかに低い。一般に社会適応のためには適度の攻撃性が必要とされるが，被告人にあっては，これが著しく障害されている。そのため明らかに不当と感知される場面や欲求不満が高じる場面に際しても，相手を適切に非難し，自己の正当性を主張することがない。他方ではしかし責任を引き受ける訳でもなく，いわば「誰にも罪はなく，ただ不可避の事態であった」と無罰的な姿勢をとる傾向がある。

注意すべきは，相手に事態の責任を追及する一方で，相手が自分にもたらした不満を適切に表出しないままに抑圧を強めるという矛盾した動きの高まる傾向が僅かながら検出されたことである。こうした矛盾，すなわち葛藤が高まると，状況に適合した対処をとることができず，自我が破綻する可能性がある。

VI　考察と説明

VI-1　現在の精神状態

被告人の意識は正明であり，病的な気分変調はなく，精神病を示唆するような症状も認められない。現在問題になるとすれば主として知能と性格である。

日常的な単純な談話では理解は比較的よい。仮定的思考に自己の具体的体験で答えることからもわかるように，思考は具体的，印象的，自己中心的で，抽象的，分析的，統合的思考が不得手である。分析的ないし統合的思考を早々に放棄して「わからない。」ということが多い。ロールシャッハテストで指摘された「統合的失敗に起因する拒否」と同質の反応である。しかしこのような場合に補助的質問を加えると回答可能になることもある。また，犯行時間を尋ねられているのに，どの時計を見たかわからないと答えるような，質問と回答との間に明らかなずれがしばしばあって，一見したところ理解力が低いと思わせることも多かったが，これも質問をくり返したり，問い方を変えることによって適正な回答がえられることが多かった。上記の例は質問者の質問の事態に即して思考することができないで，過去の印象的な体験（警察における尋問）に思考が支配されたものである。

判断力にもかなりの問題がある。ある事態に当面して採るべき選択肢をいくつか用意して，その利害得失を考量するという習慣がない。行動は即行的で全体に対する配慮を欠くことが多い。数概念や時間概念の発達も不良である。このため自己の生活史を年代や年齢に沿って系統的に記憶することが難しい。被告人の語る経歴は，大阪に5年，名古屋に1年というように，あたかも生活の印象深い断片を数珠繋ぎにしたようなもので，著しく体験的，印象的である。自己とはいわば自己の歴史であるが，被告人の場合この歴史形成が難しいのである。

被告人の知能については，標準化された知能検査によってその水準の見当をつけることができる。WAISによれば言語性IQ 66，動作性IQ 78，全検査IQは67である。全検査IQはすでに述べたよう

に軽度精神発達遅滞（軽愚）のそれに相当する。検査成績は全般に低いが，言語性IQよりも動作性IQの方が明らかに高いこと，単語問題の評価点が特に低いこと，これに比して一般的理解や類似問題の評価点が比較的よいことを考え合わせると，被告人のIQの低さは後天的，環境的条件によるところが少なくないと考えられる。実際10歳のときに受けた新制田中B1検査ではIQ 89で正常知に属していた。後の加齢にもかかわらず，知的開発がなされなかったために今日の低いIQにとどまっているのであろう。

しかし人の知能をIQのみによって測ることは戒められねばならない。アメリカ精神薄弱協会が1961年に発表して，世界保健機構も採用している規準によれば，軽度精神遅滞とは日常生活には差し支えない程度に自律的であるが，社会的適応には特別な介助を時として必要とする者を言い，ウエクスラー式検査でIQ 55ないし69程度に相当するとしている。すなわち社会的適応を重視しているのである。被告人の場合は日常生活の自律はもとより，女工として働き生計を立てるに特別な介助を必要とせず，結婚して2子をもうけ，苦心しながらも夫をたすけて家庭を運営していた。社会的適応に破綻が生じたのは知的障害のためというよりは，後述するように主として性格に関連する反応性の障害による。

次に，被告人の性格については，被告人と多少とも親しい交際のあった人々の供述や鑑定人らの観察を統合して纏めることにする。まず，性格特徴を標語風に列挙すると，以下のように3群に分けられる。

1) 隔てない，人懐こい，あけすけ，警戒心が薄い
   依存的，退行的，逃避的
2) 勝気，負けず嫌い，自負心が強い，仕事は真面目・几帳面
   劣等感，気を回す，猜疑心が強い，ひがみっぽい
3) 感情が荒削り，中間的感情（情緒）の発達が悪い
   攻撃的，衝動的，感情の統制が弱い

1) については従来指摘されることが少なかったが，被告人の一つの目立った特徴で，一言でいえば依存性と要約することができよう。態度としては，隔てなさ，人懐こさ，あけすけ，無防備として表われる。心理としては人の庇護や温情を希求する傾向である。また退行しやすさも依存性の一表現であろう。拘置所に入所して間もなく担当者に強い恋愛感情を抱き，嫉妬のあまりヒステリー発作を頻発する状態が2ヵ月ほど続いた。拘禁状況下における退行反応と考えられる。これはまた逃避傾向と見ることもできる。郷里で母と喧嘩した後や守夫妻と口論した後にもヒステリー発作が生じている。これらヒステリー発作はいずれも合理的対処が困難になった状況で起こり，周囲の人々の優しさや援助を求める性格（アピール性格）を備えている。

2) については，勝気な面（強力性格）と気を回すような弱気な面（弱力性格）の両面が特徴である。これを一語で言えば敏感性であろう。Eクレッチマーは敏感性格者の矛盾的構造を，弱力性格に強力性格の棘が刺さっているという比喩で見事に言い表わした。被告人の場合は典型的な敏感者に比して強力性格の占める割合が大きいであろう。被告人の敏感性については和男，美代子，さち子の供述が共に上記両面性を指摘している。猛と守は勝気な面のみに注目している。小河商会社長も被告人の強力性格と3) の特徴に印象づけられている。

3) を一語で表わせば原始性である。被告人には知的発達の滞りと不調和ばかりでなく，感情生活の洗練においても顕著な遅滞と不調和がみられる。こうした原始性についてはロールシャッハテストやTAT等でも確かめられている。他人を責めていきり立つ被告人の傾向性については，IV章で述べたところである。V章にも記したように程度こそ軽いがこの他罰的興奮は潮病院入院中にも認められた。早くから（つまり被告人の母の死亡前に）同様の興奮をくり返す被告人の傾向を小河商会社長が供述している。

敏感性は既述のようにそれ自身の中に矛盾を内包している。また，依存性と原始性は共通するところもあるが，逃避性と攻撃性のような矛盾を含んでいる。いずれも内的葛藤の温床である。

被告人には上述のような顕著な性格特徴が認められるが，それらはいずれもそれ自体で異常な人格障害を形成することはない。通常の生活状況のもとでは，稀にヒステリー発作のような不適応症状を呈したことがあるとはいえ，職業にも家庭にもほぼ適応できたのである。アメリカ精神医学会が作成して世界に普及しつつあるDSM-III-R（精神障害の診断統計マニュアル第3版改訂版，1987年）には主な人格（性格）障害として11類型が挙げられている。その中には依存性人格障害や受動攻撃性人格障害が含まれており，一見したところ被告人の場合が，それらに該当するのではないかとの疑いが起こる。しかし，被告人はいずれの診断基準も満たさない。

以上，被告人は現在知的には正常知の下ないし限界知の水準にあり，性格的には依存性，敏感性，原始性において顕著な特徴をもつが，それ自体では，ときにヒステリー発作を呈するほか，特別に常規を逸するほどの人格障害を呈してはいない。

なお，平成2年11月29日付の横浜拘置支所長○○○○の回答書によると，病名は「神経症（ヒステリー）」である。被告人は同支所において，とくに同年5月から7月にかけてヒステリー発作を頻発し，たびたび生活の支障をきたした。この点に注目するとそれはヒステリー発作を伴う一種の神経症とみなすことができる。その後鑑定時には同発作も軽度かつ稀になり，そのために生活上の支障をきたすこともなくなっていた。ヒステリー症状は被告人の性格特徴のうち依存性の発露と考えられる。以上によって横浜拘置支所における診断と鑑定人の診断との間に矛盾は存在しない。

最後に被告人の最近の心境について述べる。被告人は現在犯行については馬鹿なことをしたと悔み，わが子をわが手にかけたことをくり返し思い出す。そして夫や信一がもっと辛い思いをしているであろうと述べ，とりわけ今度の事件が信一の将来に影響を与えることを深く憂慮している。しかし一方では柴田家に対する強い怨恨感情が残っており，同家に対する呪いの言葉を和男に吐露する程である。柴田兄弟が面会にこないといって責め，面会にきた美知子には敵意を感知する。

被告人は「自分が悪いことをしたという感覚がない。」と述べている。これは居直りや弁解ではなくて，心の底から苦悩し悲しむことができないことを悩みとしているように思われる。罪責感が薄いのは，ひとつには犯行時のもうろう状態（従って半ばは本来の自分でなかった）に基因するであろうし，さらには上記の怨恨感情にも関連があると推定される。また被告人は猛に対しても素直な気持になって謝ることができないことを悩んでいる。書き置きの中にも夫に対するメッセージが欠けていた。夫が自分の側に立ちうる人間であるか，柴田家の人間であるかの見究めがつかないのである。夫に対してはこうした迷いもあり，両価的な感情もあって被告人は態度を決しかねている。

母を失い，わが子を殺し，夫に十分な信頼を寄せることができないでいる被告人の現在の不安と空虚感は，面接からも察せられるところであるが，これについてはロールシャッハテストでもかなりの程度に確かめられた。

VI-2　犯行時の精神状態

被告人の精神状態に明らかな変調が起こったのは平成元年12月17日母の死を聞き知った時からであり，さらに一段と著しい異常な行動が見られたのは平成2年3月13日から同年同月18日にかけての間である。重複のきらいはあるが精神状態を要約しつつ解説を加える。

VI-2-a　他罰的興奮の時期

平成元年12月17日，母の死の知らせを聞いた被告人の第1の反応と行動は，当日が日曜日で預金から旅費等の資金が下ろせないという当惑であり，葬儀を2，3日延期するよう弟に泣いて頼むというも

のであった。これは一見理に適っているように見えて実は自己中心的で異常な反応である。土地の風習に従って葬儀を行うのであれば、それに従って旅費等は夫やその他の親しい人に相談して都合しようと考えるのが通常の感覚であろう。（実際、結局は被告人もさち子に事情を話して借金をすることができた。）

さらにこの反応の異常性を裏付けるのは、従来大切に思っていた母の死の知らせを聞いて、通常は起るべき悲哀・抑うつ反応（死者を悼む感情）が全く欠如しているということである。病人を看取ってくれた人々に対する感謝も思い遣りもない。やむをえぬ事情があったとはいえ、長らく母に会わず、その死に目にも会えなかったことからくる後悔や自責の念もない。そして被告人の身勝手を諭す（または責める）弟の電話に、言葉にならない強い衝撃を受けたのである。翌18日帰郷して和美に会うや、「挨拶も返さない。」、「冷たい。」と感じ、ことごとに守夫妻の態度が悪いと感じて夫妻をなじり、弟の応酬にますます猛り立ち、「母を掘り出して骨にして持って帰る覚悟がある。」とまでいい返した。激しい攻撃性の展開である。被告人は守らが興奮していたと認知しているが、自分自身の興奮に自覚を欠くのが特徴である。自分のいったことがいかに相手を傷つけたかには思いが行かない。自分には全く謝るべきところはないと断言している。

葬儀の後始末の手伝いを申し出たのに対し、和美が「まあいいですから。」といったのを、被告人は遠来の客に対する配慮とはとらず、自分がことさらに断わられたと感じた。相手の敵意を感じたのであるが、一種の被害念慮である。また、被告人の母から羽織を預っていた近所の婦人が、これを被告人に渡したが、被告人はこれを「羽織が突き出された。」と感じた。いくらか理解できるところもあるが、異常意味体験に近いであろう。

被告人には印象深い情景がいくつか記憶に残っているが、それらの脈絡が十分につけられない。従って全体の意味もわからない。意識野の狭窄が考えられる。このため、さなきだに低い統合がさらに低下している。記憶もそれに相応して鮮明な部分と脱落した部分が混在している。部分健忘である。

平成元年12月17日を画して、被告人の精神状態はあたかも地殻変動が起こったかのように深部から変化し、その後長期にわたって異常な興奮が維持されるのである。その中で上記17日より翌年1月ころまでを他罰的興奮の時期と特徴づけることができる。

VI-2-b　困惑・恐怖・孤立の時期

平成2年2月には、守の長女の小学校入学祝いに送ったランドセル等が、包みも改められないまま返送されてきた。被告人はこれにもいいようのない衝撃を受けた。これに前後して同年同月9日には、台所のあと片付けもしないでテレビを見ている被告人に対して、癇癪を起こした猛が夜遅く突然ジョッキを台所に投げつけるという出来事が起こった。被告人にとっては未曾有のことで、事態の理解もできないまま強い衝撃を受けた。自らはこれに対して何らの対処もできず雪子に電話で援助を求めたが、無益であった。被告人は一両日後再び雪子に相談の電話を掛けたが、かえって「性質が暗い。」と指摘されて鳥肌の立つ思いをした。自分が私生児であることが知れ、柴田家の嫁達が自分の悪口をいい、それが雪子にまで伝わったと感じられた。ますます孤立無援となった。母に死なれていらい被告人は猛が自分に対して冷淡になったと感じていたが、この出来事を境にこの感情が決定的となり、加えて猛に対して強い恐怖心を抱くようになった。夕方になって猛が帰宅すると思うと恐怖心がつのり、猛に声を掛けられるだけでビクッと体が震えた。以前から猛は会社から脱臭剤の不良品やビニール製品等を持ち帰ったり、休日に会社に出かけては溶接を使って、たとえば金庫を造ってきたりしていたが、これらが被告人の不安をかき立てるようになった。ついには会社社長に自分の家が乗取られるのではないかと案ずるようになった。

以上からわかるように従前からの興奮は相変らず続いているが、このころ従来の攻撃性主導の状態か

ら守勢の状態に転じたといえるであろう。平成2年2月から同年3月初旬ころにかけての被告人の精神状態には次のような特徴がある。

　ランドセルが返送されたり，夫がジョッキを投げつけたり，雪子に「性質が暗い。」と指摘されるといった出来事が被告人にある程度の衝撃を与えるのは理解できないことではない。しかし，この時期の被告人にとって，それらは生理にまで響く，「いいようもないショック」であり，鳥肌が立つほどの体験である。いわば出来事が言葉（理性）をバイパスして，生命層を直撃するのである。日常的な夫の声が被告人の体を震えさせる。そして出来事の「訳のわからない」ままに困惑するのである。

　もう一つは，これと分かち難く結びついているが，著しい恐怖感である。「性質が暗い。」という指摘は，自分の悪口がいい触らされているという直観に結びついた。同時に自分が私生児であることが柴田家に知れわたったであろうという疑心がほぼ確信となった。夫が会社からもち帰るほとんど無害といってよいようなものに，被告人は強い恐怖を覚え，社長に自分の家が乗っ取られるとさえ感じている。被害妄想に近い被害念慮である。

　こうして，被告人がいよいよ孤立し，孤立感を深めていたことが明らかである。援助を求めた雪子からはむしろ自分の欠点を指摘された。柴田家では自分の悪口が行きわたり，猛も決定的に自分に冷たくなったと感じられた。

VI-2-c　分別もうろう状態の時期

　3月13日の早朝，被告人は「狼がきた」といって夫や子供を起こした。子供達を追い立てるようにして学校へやり，夫に仕事を休ませ，夫を連れて雪子に謝るために出かけた。途中，スーパーマーケットで男達が輪になってジャンケンをしている姿を見た。猛にとってはなんの変哲もないこの光景が，被告人に異常な感動を与えた。この日の雪子宅の台所は乱雑であったが，猛にとっては「どこでも同じだね」という以上の感慨はなかった。被告人は流しの水の中に浸してある茶碗を見て不思議に思った。幼児用の茶碗だけが真黒で，他の茶碗は白かったのである。その帰途，被告人夫婦は蕎麦屋に入ったが，被告人は蕎麦がからくて食べられないとか，皆よく食べるね，といっている。ここにも不思議・体験がある。

　マーケットにおける常軌を逸した感動，台所における異常意味体験，蕎麦屋における味覚の異常はいずれも知覚と知覚に含まれている通常の意味とが解離しつつあることを示している。常人には何でもない知覚が，被告人にとっては常でない印象，不思議な感銘を与えている。マーケットにおける「いい光景」は被告人の孤立と迫害の主観的な心的状況を前提にすれば，まだかなり了解可能であるが，台所での異常意味体験や蕎麦屋の味覚異常は一段と了解が困難である。これらは精神病理学的には妄想の端緒的形態と呼ぶことができよう。たとえば台所での不思議・体験は妄想知覚を予想させる現象である。ただ，妄想と呼ぶにはあまりにも一過性で，発展性，強固性がなく，自己関係づけを欠いているのである。

　被告人はこの日早朝から大騒ぎをして，一途に謝らなくてはと思って雪子を訪れたのであったが，結局謝るというほどのこともなく，むしろ雪子に柴田家を離脱して上田雪子に還るように勧めたり，雪子が猛にもたせようとした外国製煙草を強く断わったりしている。行動面でも著しく纏りを欠いている。

　3月14日被告人はひそかに市子に会って，義弟の護が土地・家屋を購入するにつけ，「額が額だから保証人になるのは考えた方がよい。」と誰からとも知らせず次雄に告げるよう依頼した。またその際，「稲田の姉（雪子）はおかしいみたいよ。」と市子に言った。前日とほぼ同様の精神状態が続いていることがわかる。

　3月15日，被告人は朝夫が使用した便所を気に懸け，これを点検して，便所用クレンザーに割箸で悪戯がしてあるとか，使用したチリ紙が床に置いてあるなどといい，夫の様子がおかしいと感じた。13

日と同様の異常意味体験である。

　同日午前8時ころ被告人は浩次を石田クリニックに受診させるつもりで家を出た。同上クリニック前の交叉点にさしかかったところ，たまたま通りかかったタクシーがあったのでこれに乗った。このとき誰かに追尾される感じがして，たびたび振り返って見た。○○駅近くでタクシーを降りて，銀行で35万円を下ろした。上野駅へ行き，新幹線に乗って盛岡まで行った。北海道へ行く気になり深夜函館に着いた。浩次が宿屋を恐がったので，今度は大阪に向うつもりで電車に乗った。車掌の説明で間違った電車に乗ったことがわかり，16日朝一戸駅で下車し，滑って歩きにくい道を右往左往した。間もなく警察官に発見され保護されたが，保護に際し警察官らが被告人と浩次を引き離そうとしていると信じ，浩次を抱いて離さなかった。警察の自動車に乗るのに強く抵抗し，警察署でも激しく捲し立てた。全体として纏りがなく，目的意識の薄弱な行動である。やがて北陸病院に収容された。病棟に入ろうとしないので大勢の職員が駆けつけたとか，玄関にうずくまっているうちに気持が落ちついてようやく病棟に入ったなどは覚えているが，記憶は断片的で前後関係や脈絡がしばしば不確かである。連絡を受けて迎えにきた猛を恐がり，帰途車中でも夕食を摂らず，「お父さんの顔色がおかしい。」と何度かくり返していった。○○駅に着いてからも，まだ夫を恐がり隙あらば逃げようとしていた。それでいて帰宅するとすぐに眠ってしまった。なお，被告人はこの間15日午前9時半ころ上野から，同日午後2時ころ盛岡から○○小学校に電話を掛け，さらに同日午後数回自宅に，また16日午前2時半ころ函館から，同日7時半ころ一戸駅前からそれぞれ自宅に電話を掛けている。校長には自分の所在を知らせ，「仲よくなりたかった。」，「信一をよろしく。」などといい，信一にはやはり所在を知らせたり，「お父さんと仲よくやって。」とか「二戸で下ろされて困っている。」などと話をしている。

　以上，15日から16日にかけての行動をみると次のような特徴がある。第1に，被告人の個々の行動（切符を買って電車に乗る，夜になって宿を捜すなど）は一見正常で合理的に見え，粗大な誤りもないが，全体としては著しく纏りに欠けているということである。行動が僅かな契機で変り，思いつきに翻弄されて衝動的に行動に出る。それぞれの行動は明瞭な目的を欠くか，またはこれがきわめて稀薄である。そして一連の行動全体に一貫した目的意識というものが欠けている。

　第2に，便所における異常意味体験，家を出た直後の追尾感，迎えにきた夫の顔色がおかしいという恐怖感と異常感は，13日の体験について述べたと同様に，やはり妄想の端緒的形態と呼ぶべきである。それぞれ妄想知覚，追跡妄想，家族否認妄想の前駆的形態を思わせるものがある。しかしいずれもごく一過性で，発展傾向や自己関係づけを欠いている。

　第3に，被告人の記憶にはいくつかの印象的場面が比較的鮮明に保持されているのに，その余については記憶が乏しい（部分健忘がある）。このため残された記憶同志の意味的繋がりも著しく稀薄である。また興奮時（車掌との悶着，警察官の保護，入院等のとき）は別として，理解はほぼ良好で，見当識もよく，粗大な知覚の歪みもない。以上から意識の溷濁はないが，意識野の狭窄を認めることができる。

　第4に，この家出の間被告人の情緒的生活をほとんど窺うことができないということも重要である。躊躇や迷い，後悔や反省，悲哀や淋しさ，旅による解放と幸福感，旅の感懐，心細さと元気づけ等のいわゆる中間的感情生活が欠けており，興奮と恐怖が目立つばかりである。

　第5に，被告人が家出中しきりに電話をしているのは注目に値する。談話内容には小学校長に対し「信一をよろしく。」とか信一に対して「お父さんと仲良くやって。」というような母子心中をほのめかすと取れるものもあるが，他方では自分の所在をくり返し報告し，あるいは途中下車させられて困っていると苦境を訴える（アピール性格をもった）内容もある。家出はおそらく心中の意図を含んだ逃避行であろうが，なお死を決しかねており，くり返し救助の信号を送っていたものと考えられる。

　このような状態を精神医学的に一語でいい表わせば，それは分別もうろう状態である。通常は上記第1と第3の特徴によって知られている。

3月17日は和男によると，被告人はまだ落ちついていなかった。「岩手の警察から尋ねてきやしないか。」などといって恐がり，おろおろしていた。和男が心配ない旨を丁寧にいい聞かせると，被告人は納得するかにみえるが，間もなくまたおびえが現われて，あれやこれやを心配していた。興奮は家出によって解消してはいなかった。家出は問題をいささかも解決せず，むしろそのことが被告人をますます窮地に追いやったと見てよいであろう。

3月18日は柴田家の墓参りの日であった。被告人は墓参りに加わることに気乗りしなかったようである。また猛が広背を着て行くことに強いこだわりを見せ，通常のGパンで行くようにくり返しいった。しかし，猛はこれを聞き入れず，背広で出かけた。猛，信一，和男の3人が家を出るや，被告人はただちに玄関の戸を締め，チェーンロックも掛けた。テレビゲームをしていた浩次の手を引いて6畳間に連れてくると，立ったままの浩次の口にガムテープを千切って3枚ほど貼りつけた。次に浩次を寝かせてテレビのアンテナコードを浩次の頸部に巻きつけ，「お母さんも一緒に行くからね。」と言いつつ浩次の首を絞めた。浩次が死んだと見るや被告人は台所から筋引包丁をもち出し，浩次の枕元に坐って自分の腹部を2度突き刺した。浩次の体が動いたように見えたので浩次の腹部にひと刺し加え，更に自分の喉を突いた。

被告人には自分の喉を突いた覚えがない。また，この間台所にあったウイスキーを飲んだが，いつどんな風に飲んだか覚えていない。

苦痛に苦悶しているとき駆けつけた信一を認め，詫びをいって飲み水を要求し，さらに和男を同様に認知して水を要求したが，これらについてはいっさい記憶がない。またこの間被告人は6畳の壁面および廊下にサインペンで書き置きをしている。「11.39分です」と書いたのは覚えているが，その他は記憶にない。すなわちかなり高度の部分健忘である。書き置きの内容は，世話になった人に対する感謝と詫び，信一に対する配慮，兄弟に対する怨恨に纏められる。夫に対するメッセージを欠いているのも特徴である。被告人には夫に対する両価値態度があることが推定される。書き置き全体は被告人の3月中旬ころの心的状態をほぼ集約的に表現しているとみてよいであろう。

書き置きから母子心中の動機を推定することが許されるならば，書かれたものの中で重要なのは「きょうだいゆるしてくれません」と「相手のたいどで自分の行動をとる」の2つであろう。被告人によれば「相手」とは「きょうだい」を意味する。被告人の弟夫妻と猛の兄弟とその妻たちから迫害（悪口，冷淡，攻撃と被告人が感じたもの）を受け，孤立した「自分」は心中という行動をとることによってこの窮状から逃れるか，または兄弟達に反撃するしかないといっているように思われる。その際知的な遅れがあり，酩酊時の夫の乱暴の被害者である点で共通する，優しいところのある浩次が被告人の同一視の心理機制を助長したのであろう。被告人と浩次との間に自他の区別が稀薄になる。そうすると自分が死ぬときは浩次の死ぬときと同じでなければならないであろう。

行為の直前まで死ぬことは考えていなかったと被告人はいう。いずれにしても玄関の戸を締めてからの行動は無雑作で，躊躇の跡がなく，まっしぐらである。行動の唐突さ，かなり広範な健忘から数日来のもうろう状態が続いていたことがわかる。

診断学的には全体として，すなわち平成元年12月17日より平成2年3月18日まで，異常体験反応の状態にあったと考えられる。

Kシュナイダーは曖昧な「神経症」概念を廃し，「心因反応」を整理して，これを体験反応と呼び換えた。体験反応とは意味ある動機に基づく，ある体験に対する感情性の応答である。何かについての悲しみ，何かについての後悔，何かに対する激怒などが，そのような体験反応である。異常体験反応は，その強さの異常，持続時間の異常，外観の異常，態度の異常等によって，正常な体験反応から偏っている。

異常体験反応は次の二つに分けられる。すなわち一つは外的体験に対する異常反応であり，これが狭

義の異常体験反応である。もう一つは内的葛藤反応である。狭義の異常体験反応は外的体験に対する多少とも超性格的，一般人間的な異常反応であり，その激しい場合の典型は原始反応とか驚愕反応と呼ばれるものがこれに相当する。しかし日常診療でもっとも多いのは反応性抑うつ状態である。因みに，国際疾病分類第10版（ICD-10, 1990年）では，その激しい場合を急性ストレス反応と呼び，やや穏かなものを適応障害と呼んでいるようである。

これに対して内的葛藤反応は内的体験に対する反応であり，内的不均衡，緊張，特に欲動状況に対する苦悶の態度を言う。この反応は特徴的な人格，しかもほとんど常に敏感人格，自信欠如人格に結びついている。ICD-10にこれを求めれば，一部は適応障害に入るであろうが，全体としては必ずしもこれに合致しない。「他の重度ストレス反応」等も用いなければならない。反応の持続はストレスの持続によって数週から数年にわたる。

被告人の場合はこの内的葛藤反応（ICD-10では，主として行為の障害を伴う適応障害）に相当する。正常知の下ないし限界級の知能をもち，敏感性，依存性，原始性を特徴とする性格者において，母の死とこれに次ぐ兄弟らとの闘争によって内的均衡の決定的な変化を蒙むったものである。平成元年12月17日より平成2年1月ころまでは他罰的興奮を主徴とする状態であったが，同年2月から3月初旬にかけて興奮は守勢の色彩を帯び，恐怖と孤立の状態に陥った。同年同月13日ころより18日にかけて，妄想の前駆的形態を伴った分別もうろう状態に陥った。本件犯行はこのような精神状態の下で行われたと考えられる。この間，解離性遁走（フーグ）と健忘が認められる。

なお，もうろう状態にはてんかん性のものもあるが，現病歴および脳波所見からこれを否定することができる。そのほかに鑑別診断はほとんど不要と思われるが，これまでに提示された診断につき整理しておく必要があるであろう。横川病院医師○○○の平成2年4月12日付の書面によると，病名は「心因反応」である。また，倉石病院医師○○○○の平成2年4月20日付の精神診断書によると，病名はやはり「心因反応」である。これらは鑑定人の診断（異常体験反応）とほぼ同じである。北陸病院医師○○○○の平成2年3月16日付の紹介状によれば，病名は「精神分裂病の疑い（反応的なものかもしれません）」である。同医師の○○警察署の照会に対する回答書によると，診断は「母親の死亡を誘因とした分裂性反応の疑い。ただし精神分裂病を否定できない。」とある。つまり同医師も反応性の異常を考慮してはいるが，精神分裂病も否定できないというのである。

精神分裂病は15歳から40歳までに大部分が発病し，原因となる体験（心因）のない，慢性化の著しい疾病である。妄想，幻覚，自我障害，思路弛緩等の特徴的な症状のほか，感情の平板化，意欲・発動性欠如，自閉性等の症状が後遺症状として長く残る傾向があり，しかもしばしば再発をくり返すことが多い。この疾病に関する詳しい説明は省略するが，被告人には上記の如き症状や経過は認められない。前節に説明した一過性の妄想の前駆形態は特徴的な病的症状としては採用できない。また，念のためDSM-III-Rの分裂病の診断規準を検討したが，被告人の場合はこれを満たさない。以上によって，精神分裂病はこれを明白に除外することができる。

VI-3　刑事責任能力について

刑事責任能力に関する法律判断は最終的には裁判官の仕事であるが，鑑定事項に含まれていることなので，鑑定人もいくらか参考意見を述べてみる。

被告人において刑事責任能力に関して問題となるのは，知能と異常体験反応との2つであろう。

まず知能について検討する。内村祐之は「一般に白痴または重い痴愚を責任無能力とし，軽度の痴愚は限定無能力とすることに多くの法律家及び医家の意見は一致している」（1952年）と述べている。軽度の精神薄弱（軽愚）の場合は完全責任能力とするか限定責任能力とするかにつき意見が分かれることがあるであろう。行為が複雑で，その是非善悪の弁別が容易でない，たとえば紙幣偽造のような犯罪の

場合に，軽愚者の完全責任能力に疑問が生ずることがあると西ドイツや本邦で論じられてきた。殺人や窃盗のように理解に格別な困難のない犯罪において，正常知の下ないし限界級の知能をもつ人の責任能力は完全とするのが通例であろう。

次に，異常体験反応が法的に重要な意味をもつのは，それが著しい気分変調（たとえば反応性うつ状態）を呈したり，あるいは意識障害ないし人格交替（二重または多重人格）のために奇異な行動をとったり（たとえばもうろう状態），あるいはまたいわゆる激情行為に走るといった場合であろう。

被告人の場合は犯行の日（3月18日）を含む平成2年3月13日から18日にかけて分別もうろう状態にあったことはすでに述べたとおりである。この状態の特徴は理解や見当識は比較的良好で，個々の行動は一見正常に見える（もうろう状態に「分別」を冠する所以である。）にもかかわらず，外的刺激と行動との間または自己の思いつきと行動との間にあるべき思考，判断がしばしば欠落し，行動が衝動化し，全体として纏まりを欠く点にある。また，多少とも意識野の狭窄と意識変容を伴うため，いわゆる精神的視野が狭まり，のみならず知覚の正常な意味が不安定となって異常意味体験が生ずる。被告人にも不思議感，恐怖感，関係念慮等が生じている。以上よりすれば，是非善悪の弁別に支障が生ずるとともに，とりわけこの弁別に従って行動する能力が著しく侵害されることは推定するに難くない。

しかし，他方より見れば，このもうろう状態にあっても家出中の電話や犯行時の書き置きに見られるように被告人は身近かな人々に対して援助を求め，後事を託し，あるいはまた弁明することが可能であったし，異常体験（たとえば異常意味体験）は妄想にまで発展することはなく，意識混濁のために理解等が全般的に侵されることもなかった。

以上を総合すると，被告人の犯行時の刑事責任能力は異常体験反応（分別もうろう状態）のために著しく侵害されてはいるが，全くこれを欠く程度ではなかったと考えられる。

VI-4 精神医療上の治療について

現在の被告人の精神状態についてはすでにVI-1に記した。被告人の知能については精神医療上なしうる特別なことはない。被告人は拘置所でも自らよく勉強している。勝気で，真面目な性格であるから，今後もおそらく向上に努めるであろう。

性格の可変性について過度に悲観的な態度をとるのは薦められないが，他方ではまた人の性格を変えることが如何に難しいかは誰もがよく知っているところである。性格を抽象的にとり出して，これに対して精神医療上の治療を加えるというのは適応も効果も限られている。被告人の場合，原始性の中に包括しておいた衝動性に関しては，向精神薬がその制御にいくらか貢献できるかもしれない，という程度にとどまる。

治療上の重点は，被告人が現在抱えている問題に具体的な解決策を考える，広い意味での心理療法やカウンセリングに置くべきであろう。それは被告人の性格を基盤として起こった異常体験反応の後遺症の治療と反応の予防と言い換えることもできる。被告人は自分の罪責が実感できないことを苦にしており，被害者が夢に出てこないことを悲しんでさえいる。被告人のこの苦悩できない悩みと内的空虚感の解決がまず重要であろう。もう一つは怨恨感情の解消である。これらのためにはまず理解者が必要となる。そしてこれらの解決の鍵となるべき中心人物は夫である猛であろう。しかし，すでに明らかなように猛は素面では無口な上に酩酊しては小言をいう人であるから，治療的役割を果すのが難しい。被告人と猛との間を媒介するカウンセラーが必要となる。母の死いらい被告人の身の上に起こったことを被告人自身が家族との関係の中でもう一度考えてみることができるように，その言語化に力を貸すことがカウンセラーの仕事となるであろう。

VII 鑑定主文

1　被告人柴田加代の犯行当時の精神状態は，異常体験反応による分別もうろう状態である。このため犯行当時の刑事責任能力は限定責任能力に相当すると考えられる。

2　現在の被告人にとって必要なのは，広い意味での心理療法ないしカウンセリングである。

以上のとおり鑑定する。

　　　　平成3年3月2日

　　　　　　　　　　　　　　　　　　　　　　　　東京都文京区本郷7-3-1
　　　　　　　　　　　　　　　　　　　　　　　　東京大学医学部精神医学教室
　　　　　　　　　　　　　　　　　　　　　　　　助教授　医師　西　山　　詮

横浜地方裁判所
裁判長裁判官　○　○　○　○　殿

本鑑定に要した日数は平成2年10月17日から平成3年3月2日までの137日である。

【解　説】

心因反応（異常体験反応）

K Schneider[3]は異常体験反応を１．外的体験に対する異常反応（狭義の異常体験反応）と２．内的葛藤反応に分けた。彼は両者の間に流動的移行があることを認めるが，扱うのはほとんどもっぱら「多少とも超性格的な外的体験に対する異常反応」である。外的体験反応は「無意識の欲動葛藤のように，簡単にでっち上げることはできない」からであり，「外的体験は内的なものより，はるかに明白に表面に現われていることが多いからである。」おそらく同様の精神からであろう，ICD-10[5]もDSM-IV[1]も急性ストレス障害，外傷後ストレス障害および適応障害で扱っているのは外的体験反応であり，内的葛藤反応には適切な考慮がない。

DSM-IV[1]は「その反応が愛する者の死に対して起こるべきものである場合は，一般に，適応障害にかわって，死別反応と診断される。」といい，適応障害からわざわざ死別反応を除外している（基準D）。被告人の場合は，平成元年12月のある日，突然母親の死を知らされてから起こった異常体験反応であるが，それは喪失反応や悲哀反応の性格を持っていない。母親の死を聞いてまず生じたのは異常な動転である。その日は日曜日で銀行から金（旅費等）が下ろせない。ただちに弟に電話して，葬儀を2，3日延ばすよう泣いて頼んだが，すげなく断られた上，「長いこと帰って来なくて。」と非難された。これが被告人にとってその後の興奮の鍵体験になった可能性がある。これに続くのは弟およびその妻に対する猛烈な攻撃（憤怒）である。もちろん相手も激しく怒ったが，最初に無茶をいったのは被告人のほうである。年が明けて2月，姪の入学祝に贈ったランドセルが弟から送り返されてきたのを見て，被告人は名状し難い衝撃を受け，恐ろしくなり，つねに怯えていた。そして3月中旬には解離性もうろう状態に入るのである。このようなものはもはや死別反応とはいえない。むしろ悲哀・抑うつ反応（死者を悼む感情）が欠如しているのが特徴である。W Schulte[4]はかつて，うつ病体験の核心に，悲しむことができないこと（Nichttraurigseinkoennen）があるといったが，著者の経験では悲哀感情の欠如はうつ病に限らないように思われる。被告人の場合もそうである。母親の死をきっかけに，いわば祭祀権をめぐって，やや大袈裟にいえば権力闘争を展開し，憤懣の限りをぶちまけてきたが，ランドセル返却を契機に守勢に回った。夫の同胞からの孤立，葬儀後の挨拶状から自分が私生児であることが露見したのではないかという疑心暗鬼，自宅が夫の会社の社長によって乗っ取られるという被害念慮まで生じた。このあたりからactionとreactionの区別がつけ難くなるが，それが内的葛藤反応の特徴でもある。

いずれにしても被告人の反応は，母親との死別というような特定の，客観的にも明かな出来事に対する，多少とも超性格的，一般人間的な反応（悲哀・抑うつ反応）でないという意味で，死別反応から遠いのみならず，特定可能な外的体験に対する反応でもなく，むしろ「人格反応」と呼ばれるものに属するという点で，「適応障害」にもぴたりと収まらないのである。

知能と人格

Schneider[3]は E Kretschmer[2]の「鍵体験」を引合いに出して，次のように言っている。「このことから，体験反応の際に人格の演ずる役割が問題となってくる。人格というものは，その反応によってのみ認めることができ，反応によってのみ判断され，反応によって記述されるよりほかないものではあるが，反応を起こす主体はいつも人格なのである。」これに次いで，興味ある点として彼は，「内的葛藤反応は全く特定の人格，しかもほとんど常に敏感人格，自信欠如人格に結びついていることである。」と付け加えている。著者は鑑定書において，被告人の人格特徴として依存性，敏感性，原始性を挙げているが，これもまた解離性遁走を含む内的葛藤反応を起こしやすい人格特徴といってよかろう。

被告人の知能は正常知の下ないし境界域であるが，知的にも情緒的にも発達遅滞があることが明らかである。Schneider によれば，知的障害者の多少とも特徴的な精神病として，挿間性興奮状態（episodische Erregungszustaende）がたびたび挙げられるが，それが知的障害者の異常体験反応を意味するのか，または知的障害の身体的基礎の構成とはるかに関連しやすい精神病を意味するのか，という点についてはまだ明確に述べられたことはない。しかし，この興奮は大体において，ときに異常な外観を呈する「体験反応」だというのが Schneider の意見である。その場合，しばしば体験がはっきり把握されないのは，知的障害者が言語による表現能力に乏しいことから容易に理解できる。なおまた，その原因と動機とは，正常者より客観化される程度も少ないし，見抜くことも一層難しい。こうしてほんらいは反応性とすべきものに，しばしば挿間性という修飾語が冠せられることになるのである。

被告人の場合は，母親の死という客観的な出来事があるので，挿間性興奮状態と考えられることはまずないであろうが，その実，被告人の興奮は母親の死に対する体験反応ではない。平生からいくらか準備されていた葛藤に，弟の言動（鍵体験）が点火し，燃え上がった葛藤に対する感情的，行動的反応，それが被告人の内的葛藤反応である。

文 献

1) American Psychiatric Association：Diagnostic and Statistical Manual of Mental Disorders, 4 ed American Psychiatric Association, Washington DC, 1994. 高橋三郎, 大野 裕, 染矢俊幸訳：DSM-IV精神疾患の診断・統計マニュアル. 医学書院, 東京, 1996
2) Kretschmer E：Der sensitive Beziehungswahn. 3. Aufl. Springer, Berlin, 1950. 切替辰哉訳；敏感関係妄想. 文光堂, 東京, 1961
3) Schneider K：Klinische Psychopathologie. 6. Aufl. Thieme, Stuttgart, 1962. 平井静也, 鹿子木敏範訳：臨床精神病理学. 文光堂, 東京, 1965
4) Schulte W：Nichttraurigseinkoennen im Kern melancholischen Erlebens. Nervenarzt, 32；314-320, 1961
5) World Health Organization：The ICD-10 Classification of Mental and Behavioural Disorders：Clinical descriptions and diagnostic guidelines. WHO, 1992 融 道男, 中根允文, 小見山実監訳：ICD-10 精神および行動の障害. 医学書院, 東京, 1993

症例 10（F 44.9）情動行為（他の特定の解離性障害）

傷害被告事件
東京地方裁判所　平成 4 年刑（わ）第 1798 号

序

　中年男性である被告人は，犯行の 1 年あまり前から木下ゆき（被害者）と親しくなり，半年前から同棲を始めた。爾来二人の間に葛藤が絶えず，飲酒しては被告人が罵るほか暴力沙汰に及ぶことも多く，木下から別れ話が出たのも再三に止まらない。

　ある日，早朝まで木下および雪下佐知子（被害者）と被告人の三人で飲酒し帰宅するのであるが，その際木下が雪下を伴って帰った。明らかに木下は被告人と二人きりになることを嫌ったのである。就寝するに際し，女性二人が寝室のダブルベッドを使用し，被告人にはダイニングルームに臨時の蒲団が敷かれた。二人が同性愛の関係を自分に見せつけ，結婚後もその関係を認めさせようとしている，と直感して嫌悪を感じた被告人は，木下の家を出て行った。間もなく，被告人は仕事上重要な書類を残してきたことに気付き，木下の家に引き返した。女性二人はダイニングルームのテーブルに向かって腰掛けていた。書類はそのテーブルの下にある。被告人は土足のまま上がりこみ，書類を鞄につめ始めた。二人の女性に繰返し罵倒されるうちに，被告人は「頭の中が真白になって」台所にいき，包丁を逆手に持って夢中で二人に切り掛り，突き刺した。気が付いた時は雪下が大声で叫びながら逃げて行くところであった。見ると木下が倒れており，あたりに大量の血が落ちていた。巡査部長が現場に到着した時，被告人は 110 番に電話しているところであった。被告人は巡査部長の問いに「こいつらレズ関係で頭に来て，台所にあった包丁でやった。」と答えた。

　最近では情動行為（激情犯罪）に意識障害（ドイツ刑法にいわゆる深い意識障害 tiefgreifende Bewusstseinsstoerung）を比較的容易に認める傾向があるが，これに反対する説も有力である。はたして憎悪や攻撃的興奮をなにか病的なものと認めてよいか（それは責任能力ではなくて責任の問題ではないか）という論争である。この事例では僅かな健忘を島状に残すに過ぎない。動機はよく理解できるし，行為も合目的的に行なわれている。

　なお，裁判官から鑑定書は数頁で纏めてほしいという要請があった。略式にして，かなり縮めたつもりであったが，読み返して見ると結構繰返しのあることに気付く。

被告人　金村　茂　精神状態鑑定書

　　鑑定事項
　本件犯行時及び現在の被告人の精神状況
　　　公訴事実　平成 4 年 10 月 30 日付の東京地方検察庁検察官○○○○の起訴状によれば，被告人の犯罪事実は次のとおりである
被告人　　金　村　　茂
　　　　昭和 23 年 5 月 1 日生
本　籍　　−略−
住　所　　−略−
職　業　　会社員
　被告人は，平成 4 年 X 月 Y 日午前 5 時 20 分ころ，東京都○○区○○ 2 丁目 3 番 3 号数寄屋こたけ

212号室木下ゆき（当42年）方において
第一　雪下佐知子（当41年）に対し，その顔面，左前腕，前胸部を，前記木下方にあった文化包丁で切りつけ，よって，同人に加療約3週間を要する顔面・左前腕・前胸部切創の傷害を負わせ
第二　前記木下に対し，その頸部を前記包丁で突き刺し，よって，同人に全治不能の頸髄損傷の傷害を負わせたものである。

　　　　罪名及び罰条
　傷　害　　　　刑　法　第204条

第1章　家族歴

　被告人は父金村信三，母敏の次男で，同胞4人の末子である。
　父信三は被告人の誕生後，敏が不義の子を孕み，人工流産を行なった後から，被告人も自分の子ではないと繰り返しいっていたという。敏とは晩年になって離婚した。信三と被告人との間は疎遠であった。信三は女癖が悪かったらしい。昭和45年ころ，被告人が同棲していた女友達に姦淫を行なったこともある。
　敏は被告人が小学生のころから，女教師と長年同性愛の関係にあり，被告人にも不審の感覚を与えていた。
　長姉夏子，次姉糸子，兄一宏はいずれも健康に恵まれている。長崎県雲仙に石村元という父方のいとこがいる。かつて内務省に勤務していたころ，突然上司を殴打して馘首された。この者は「頭がおかしかったらしい。」という。詳細は不明である。
　以上，父母にはそれぞれに性的な問題がある。被告人にとって父親は幼時から疎遠な存在であり，女友達を犯されてからは絶交状態となった。母親もまた同性愛者で，被告人に漠然とではあるが異様な感覚を与えていた。父方のいとこに一人奇矯な行動で目立った者があるが，詳細が分からない。そのほかには精神病，精神遅滞などの者はいないようである。

第2章　本人歴

　被告人は昭和23年5月1日，長崎県下県郡〇〇町20番地に生まれた。父は南方郵船の客室係をしていたため，家を空けることが多かった。被告人には父親にかわいがられた記憶がない。母親には甘やかされて育った。被告人は小学校の成績は中の下である。友人たちとよく遊んだ。中学校では，2年生の時より怠学がちとなり，成績も低下した。
　中学校卒業後，高校受験に失敗し，数カ月後山口県下関市の家具屋に住み込みで就職した。しかし，寂しさに耐えられず，1年程で実家に逃げるようにして帰った。その後も呉服屋，玩具店に勤めたが，いずれも1年余りで辞めている。やがて対馬で酒場の調理手伝いとなり，間もなく江里子（姓不詳）と同棲した。昭和43年4月1日に傷害事件を起こし，懲役10カ月，執行猶予2年の判決をいい渡された。右上腕に文身を入れ，非行グループと付き合うようになった。江里子と別れ，酒場の手伝いや，民宿の手伝いなどをしていた。昭和45年ころ，同棲していた内原芳子に信三が姦淫するという事件がもちあがり，被告人は父親に「もう顔も見たくない。」といい残して上京した。被告人は赤羽の印刷会社で2年程働き，ついで当時一宏が勤務していた消火栓標識株式会社に移ったが，ここも半年ほどで辞めた。
　その後被告人はキャバレーのボーイ，スナックのバーテンをそれぞれ半年ほどした後，昭和49年頃より一宏の紹介で浮島久子と同棲し，スグレ消毒という会社で害虫駆除の仕事に就いた。健康に対する

不安を感じて，同社を2年半ほどで退社し，その後は，スナックのバーテンや調理見習いなどをしていた。昭和53年頃には浮島と別れ，間もなくスナックで葉子と知り合い，内縁関係に入った。昭和55年には同女と結婚して，埼玉県○○市にあるタイル屋に勤めた。昭和57年頃には同市にある「ミラクル現像所」に転職した。同年，長男が誕生し，昭和59年には次男が誕生した。この頃が一番充実して幸せな時期であった。被告人は昭和61年11月より夏子の紹介で東京建設株式会社に就職し，外回りの営業に従事した。平成3年5月には出張が多すぎることを不満として，同社を退社した。平成3年6月より関東不動産管理株式会社の委託社員となり，本件事件当時までこれを続けていた。上司八木の供述によると，被告人は「いった事はちゃんとやり，真面目な方」で，酒乱の傾向はないという。

　被告人は平成3年5月頃，夏子に誘われて，本件の被害者の一人である木下ゆきの勤めるスナックを初めて訪れた。徐々に通う頻度が増え，12月の末頃から木下と情交を重ね，平成4年3月末頃には，木下のアパートの合鍵を持つ仲になり，自宅よりも木下のアパートで過ごすほうが多くなった。

　飲酒歴について纏めておく。

　被告人が飲酒を始めたのは19歳の頃である。この頃は週に1度ほど仲間とビールを飲んでいたが，ビール1本が適量であった。体調のよい時でもビール5，6本も飲むと酔いつぶれた。昭和50年頃が最も多く飲酒した時期であるが，飲むのは週に2，3回で，1回にウイスキーをボトルに半分も飲めなかった。葉子によると，昔一緒にスナックに行った帰り，路上で些細なことから通行人と喧嘩をしたこともあったが，概して陽気な楽しい酒であった。週に2，3回，晩酌にビールを1缶弱飲む程度で，飲酒の上での問題行動はなかった。平成4年，木下と親密になってからは飲酒の頻度が増した。平日は寝酒にビール1本程度を飲むようになり，休日は，木下と近所の小料理屋などに行った。2人で焼酎をボトル3分の2も空けると口論になることが多く，被告人が木下に対して暴行を加えることも何度かあった。

　被告人は酩酊の上興奮して健忘を残したことが3度ある。

　最初は今から十数年前，一宏と飲酒していて口論となり，被告人は立ち上がった途端，白目をむいて倒れた。呼んでも返事がなかった。救急車で医院に運び込まれたが，特別な病気はなく，10分もすると何事もなかったように歩いて帰った。被告人はその間のことについて全く記憶がない。2度目は平成4年3月某日，○○駅近くのスナック「港」で木下と飲酒していた時のことである。右隣りにいた木下が，さらにその右隣に座った男と話を始め，取り残された被告人は「なんであちらとばかり話をしているのかな。ちょうどいいや。店に稼がせて上げなくちゃ。」と思い，木下がこちらを向くのを待つという感じで焼酎の中瓶を1本がぶ飲みし，2本目にさしかかっていた。この時いくらかの不愉快は感じていたかもしれないが，嫉妬や怒りはないという。「港」のママの話によると，被告人は突然立ち上がって木下に殴りかかろうとし，前述の男に制止され，後ろに倒れて店のドアのガラスを割り，尻餅をついてわれに返った。およそ数分間と思われるこの間の記憶が全くない。木下のアパートの鍵をママに投げ付けるようにして渡し，店を出た。近くのスナック「小町」に赴き，翌日の午前3時ころまでカウンターで眠り，木下のアパートに行った。木下は不在で，鍵もないので裏のガラス戸を蹴破り，侵入して待っていると無性に腹が立ち，手近にあったフライパンで茶箪笥や蛍光灯を破壊した。3度目は本件犯行の時であるから，これについては後述する。

第3章　現在症

第1節　身体的現在症

　一般臨床検査では，ごく軽度の肝障害と高脂血症があるほか異常がない。脳波検査では，浅睡眠期において，右側頭部優位に20マイクロボルト程の小さな鋭波が散見された。軽度異常と判定される。

第2節　精神的現在症

やや弱々しい印象を受ける。精神鑑定の意味を理解して，これに協力的である。初回から慣れ慣れしいところがあり，緊張がない。意識は清明で，見当識や理解力に障害はなく，知能は正常範囲にある。異常な気分変調はなく，精神病を疑わせる所見もない。

第3節　心理検査所見

WAIS 知能検査では，言語性検査 IQ＝91，動作性検査 IQ＝101，全検査 IQ＝95 で，普通知である。ロールシャッハ検査によれば，反応形式は外拡的体験型である。情緒的には不安定で，行動化が起こりやすい。反応内容の分析によると，情緒的コントロールが不十分で，社会性に乏しく，自己中心的な反応を呈しやすいことが示唆される。図版のインクブロットは漠然とした不安や性的リビドーを刺激するが，被告人はこれを情緒的にコントロールするのが難しい。

TAT（主題統覚検査）によると，慎重さと想像力の欠如，葛藤に対する防衛機能の脆弱が窺われる。不安と葛藤により，容易に混乱して行動化しやすいと考えられる。

第4節　飲酒試験

自由飲酒試験を行ない，終了後脳波検査（結果は正常）を行った。試験開始後約1時間で抑制が取れ，饒舌，多幸的となった。著しい興奮はなく麻痺期に移行した。血中アルコール濃度は飲酒量に比例して直線的に上昇し，飲酒中止後は下降した。検査につき健忘はない。すなわち軽度の普通酩酊である。

第4章　犯行当時の精神状態

被告人は平成4年3月頃より木下ゆきとアパートの合鍵を持つ仲となったが，被告人と木下の共同生活は多難であった。とくに酒の上での口論や暴力沙汰が頻繁に起こった。このため半年間に5回の110番通報がなされている。

平成4年3月某日，本人歴で述べたスナック「港」での出来事の後，木下のアパートが被告人によって破壊され，木下が110番した。両人は翌日仲直りした。同年4月，両人飲酒の上喧嘩となり，路上で被告人に足蹴にされた木下がポールに顎を打ち，下顎骨骨折のため2カ月弱入院治療した。被告人は仕事を休んで木下に付き添い，これによって双方の愛情が深まったという。6月某日には，飲酒の上別れ話から喧嘩となった。110番通報により駆けつけた警察官の仲裁で両人とも落ち着いた。X-1月1日，飲酒の上口論となり，被告人は灰皿を投げて木下に負傷させ，木下も被告人の胸部や背部に嚙み付いた。木下が110番したが，双方とも被害届の意思がなく，捜査打ち切りとなった。同月4日には飲酒の上，路上で木下と口論をして，通行人が110番した。同日顔面などを殴打され，足蹴りされた木下が自宅から再度110番した。これも木下が被害の診断書を提出せず，以後の捜査は保留となった。被告人によると，木下は飲酒すると，別れた夫や過去の男性遍歴を語るのが癖だった。被告人は自分が木下の過去の男達と同列にみなされているような気持ちになり，喧嘩となることが多かった。

X月Y-1日は職場の慰労会があり，午後6時半から9時までの間に被告人はビール大瓶1本と焼酎のウーロン茶割りを酎ハイ用グラスに3杯飲んだ。この後，八木，三島の両名と共に中野のスナック「のみた屋」に行き，10時半頃から翌Y日午前2時までに焼酎の水割りないしウーロン茶割をコップに4，5杯飲んだ。八木によると，被告人は機嫌よさそうにカラオケで歌ったり，話をしたりしていた。被告人は午前2時になるのを待って「のみた屋」を出た。千鳥足や構音障害などの麻痺症状は気づ

かれていない。木下宅までタクシーで帰り，木下のメモを見て近所のスナック「小町」へ行き，午前2時半頃到着した。木下と雪下佐知子の供述によると，店に到着した時点で被告人はいくらか千鳥足であったが，言語ははっきりしていた。被告人はここでビール2本と焼酎の水割り（量は不明）および日本酒を猪口に2杯程飲んだ。5時頃店を出ることになったが，この時木下は雪下に自分のアパートに泊まるよう頼んだ。被告人は，木下から雪下が一緒だと聞き，これを訝しんだ。

　被告人，木下，雪下の3人は，同日午前5時頃木下宅に帰り，ダイニングルームで立ち話をした後，就寝することになった。木下と雪下が寝室の方へ行き，静かになったので，被告人がふとそちらを見ると，二人が向き合って立っていた。ふざけてキスをしていると思った。二人はダイニングルームに一人分の布団を敷き，木下が被告人に「あなたはここで寝るのよ。」といった。被告人は信じ難い気持ちでこれを聞いたが，木下が枕を投げ，布団を叩いて再度同じことをいったとき，被告人は「なんで俺がここで寝なきゃいけないのか。」と激昂した。この時，以前に木下と雪下が戯れのようにキスをしていたことが思い出され，先刻の光景と思い合わせて，「ああ，この二人はレズビアンだったのか。」と合点した。同時に二人が同性愛の関係を自分に見せつけ，結婚後もその異常な関係を認めさせようとしていると直感した。侮辱と嫌悪を感じた被告人は，「お前たちは変態か！俺にはそんな趣味は理解できない。」といい捨てて出て行った。木下はこの際被告人と別れる決心をし，合鍵を取り戻すためにあとを追ったが，顔面を殴打されて自宅に戻った。被告人はアパートを出て十数メートル歩いたところで，仕事上重要な書類を残してきたことに気づき，これを取りに引き返した。被告人が木下の部屋に戻った時，木下と雪下はダイニングルームのテーブルに向かって腰掛けていた。書類はそのテーブルの下にあった。被告人は書類を取ってすぐに出ていくつもりで，土足のままあがり込み，テーブルの下の書類を鞄に詰め始めた。二人が口々に「靴を脱ぎなさいよ。」などと言いたて，被告人が手間取っているうちに，口調は激しく，やくざになり，「土足であがんじゃねぇよ。」と繰り返し罵るようになった。見上げると大柄な雪下が右脇に立っており，これが重圧感を与えた。二人の方がよほど悪事（同性愛の見せつけ）をしているのに，逆に自分の方が悪いみたいに責められ，侮辱されている感じであった。「そのうちカーとなって，頭の中が真っ白になって」台所に行き，右手で包丁を逆手に握った。引き返すと雪下が右側に立っていた。何かが自分の顔に方に来たように感じて，右手でこれを振り払った。次いで雪下と揉み合ったような感じがするが，そこから記憶が途絶え，気が付いたときは雪下が大声で「人殺し！」というようなことを叫びながら玄関を出て行くところであった。見ると木下が倒れて，大量の血液が布団や廊下に落ちており，自分は右手に包丁を握っていた。大変なことをしたと悟って110番に連絡した。木下および雪下の警察調書から補足すると，被告人は包丁を手にして雪下に近づき，その顔面に切りつけ，ついで木下の後頭部を押さえ付けてその頸部を刺し，逃げる雪下を寝室まで追跡してその左腕に切りつけ，さらにうずくまっていた木下の背部を刺した。ここで雪下が大声を挙げながら玄関から飛び出したのである。○○巡査部長が現場に到着したとき，被告人は110番に通話の最中であった。被告人は巡査部長の「なぜやったのか。」の問に対し，「こいつらレズ関係で頭に来て台所にあった包丁でやった。」と答えた。

第5章　考察と説明

第1節　精神医学的診断

　被告人はいわゆる崩壊家庭で成長し，中学2年からぐれ始め，高校受験に失敗した後は職と女を転々としてきた。右腕に文身を入れ，19歳で傷害事件を起こしてから非行グループと付き合い，父親に女友達を犯され，父母と別れて上京した。傷つきやすい自負心をもった，平生はおとなしい人物のようである。32歳ころ葉子と結婚し，2子をもうけてしばらくは安定した生活が続いた。平成3年5月木下

と知り合い，間もなく親密な関係となり，翌4年3月ころからは自宅よりも木下のアパートで過ごすことが多くなった。飲酒は19歳ころに始めたが，酒量はさほど多くない。普段は陽気な酒で，葉子や職場の上司は被告人の酒乱を知らない。葛藤があるとき酒量が上がり，口論や暴力沙汰に至ることがあった。

被告人には酩酊のうえ興奮し，健忘を残したことが3度ある。

1度は十数年前，一宏と飲酒していて口論となり，立ち上がったとたんに倒れ，救急車で医院に運ばれた。異常はなく，10分もすると何事もなかったように歩いて帰った。古い話で，このときの状況は詳らかにできない。

2度目は平成4年3月，スナック「港」で木下と飲んでいた時のことである。木下が隣の男と話をして被告人を放置していた間，被告人は焼酎をがぶ飲みし，やにわに立ち上がって木下を殴ろうとし，制止されて尻餅をつき，我に返った。この間数分間の記憶がない。この場合，攻撃行動の記憶欠損と並んで，行動の動機の否定が特徴的である。客観的状況は被告人に嫉妬と怒りがあったことを指し示しているが，被告人は若干の不快感のほかは「なんであちらとばかり話をしているのかな。」という軽い疑問と「木下がこちらを向くのを待つという感じ」しかなかったという。攻撃性を抑圧するメカニズムが働いていたことが示唆される。酩酊自体は普通酩酊である。この酩酊のうえに欲求不満に直接して起こった一種の激情行為とみるべきであろう。短時間のこの健忘は心因性健忘である。

3度目は本件犯行の時である。被告人と木下との間には数カ月来の心的葛藤があり，飲酒しては口論のほか暴力沙汰に及ぶことも多く，別れ話が出たのも再三に止まらない。そのような経緯の中で，被告人は平成4年X月Y-1日職場の慰労会とその2次会で酒を飲み，ついでY日未明「小町」に赴いた。この時点で軽い千鳥足が認められているが，その後は木下らと何事もなく酒を飲み，異常な興奮もなければ，目立った麻痺症状もなかった。店を出る際に木下が雪下を泊めるといい出し，被告人はこれに不審を感じた。木下宅に帰ってから，被告人は二人がキスするのを見たと思った。客用に臨時に設けられたベッドに自分が寝るのだと木下にいい渡された時，二人が同性愛関係を自分に見せつけ，今後とも異常な関係を認めさせようとしていると直感した。侮辱と嫌悪を感じた被告人は怒ってアパートを出た。間もなく書類を取りに引き返して土足で上がり，書類を鞄に詰めている間，被告人は二人から激しい口調で罵られた。被告人が感じたのは「何で自分が責められなければならないか，逆ではないか。」という疑問と重圧感と侮辱である。「そのうちカーとなって，頭の中が真っ白になって」台所に行き，包丁を右手に握って雪下に切りかかった。そこで記憶が途絶え，われに返った時は雪下が叫びながら玄関を出るところであった。辺りを見回して自分のしたことを悟り，110番に通報した。激しい動転（抑うつ性変調や絶望，自殺企図など）はない。「これで俺の人生も終わりだ。」という意味のことを木下に言い，駆けつけた警察官に「こいつらレズ関係で頭に来てやった。」と述べた。

ここでも特徴的なことは，最も攻撃的な行動が選択的に記憶から脱落し，今日記憶にある動機は被害感情（疑問と重圧感と侮辱）である。しかし犯行直後には，「レズ関係で頭に来てやった。」と述べている。攻撃的動機が犯行後時を経るにつれて加工されることを示している。注意すべきは，動機や犯行に関する健忘は犯行の時にあった症状ではないということである。それは犯行の後で，犯行が想起できないことを意味するにすぎない。犯行の動機や犯行時の体験はその後様々な加工を受けるが，健忘はその結果の一つにすぎない。

あえて比喩を用いるならば，「夫婦」のベッドから追い落とされた被告人の怒りが，あたかもコップに盛り上がった水のように極点に達していたところ，最後の一滴（「土足であがんじゃねえよ」）の添加によって溢れ出たのである。「頭の中が真っ白になった」とは，激情に身を委ねた瞬間を比喩的に言い表したものであろう。軽度ないし中等度の普通酩酊のうえに，憤怒による短時間の意識の解離が起こった可能性もある。被告人の場合，犯行時の行動は刺激（侮辱）に対する直接的反応であり，刺激適合的

で，無意味な逸脱や見当識障害の徴候は認められない。我に返った後の思考と行動も正常である。行為後の反動の乏しさは，行為時の激情がさほど強度でなかったことを推定させる。

　以上，被告人はアルコール濫用者ではあるが，離脱症状，耐性獲得徴候，心理依存徴候，アルコール性臓器障害のいずれも顕著でないところから，アルコール依存症とはいえない。被告人がこれまでに経験した酩酊は飲酒試験のそれを含めてすべて普通酩酊である。興奮を伴い，健忘を残す，一見したところ異常な酩酊は，普通酩酊のうえに激情行為が重畳したものである。激情により意識の解離が起こった可能性もあるが，健忘に妨げられてその解明は難しい。しかし，前述のように，実行行為およびその前後の状況から，深い意識障害はなかったことが推定される。健忘は抑圧ないし否認メカニズムによる心因性健忘である。

　鑑別診断としては，2点考慮する必要がある。一つは，上記の異常な酩酊はやはり異常酩酊の一種，すなわち複雑酩酊ではないかという疑問である。複雑酩酊にも心的葛藤が布置因子としてしばしば認められ，平生は抑圧されていた葛藤が，異常な酩酊の際に暴力的な言動となって現われるのがむしろ普通である。しかし，被告人の場合は，複雑酩酊に特徴的な，長時間にわたる激しい生気的興奮を欠いており，刺激と興奮および暴力的行動との間に乖離がなく，むしろ刺激と暴力的行動との間に時間的にも内容的にも容易に了解できる適合的な関係がある。以上により，複雑酩酊の診断は採用し難い。もう一つは，さらに可能性が乏しいが，上記の異常な酩酊とみえるのは，実は一種のてんかんの発作（いわゆるもうろう発作）ではないかという疑問である。これに反対する証拠としては，被告人の行動は纏まっており，その間見当識障害などの確かな意識混濁の徴候もなく，行動には相応の動機があり，行動直後に「頭に来てやった。」と反省もできること，既往歴にひきつけ，痙攣，その他のてんかん症状がみられないこと，初回脳波に認められた鋭波は小振幅で，この程度の鋭波がてんかん発作の焦点になる可能性は極めて少ないこと，飲酒試験後の脳波検査において全く異常が認められなかったことが挙げられる。これらにより，てんかんを否定することができる。

第2節　責任能力などの判断について

　責任能力などの判断は法律判断であるから，こうした判断を下すのは裁判官の仕事であるが，精神医学的診断と法律判断とを架橋するため，鑑定人の意見を参考のために述べてみる。

　被告人は現在，意識は清明で，気分に特別な変調がなく，精神病の徴候を一切示さず，知能は普通知の範囲にある。したがって，いわゆる訴訟能力に支障はない。

　犯行時は，軽度ないし中等度の普通酩酊に激情行為が重畳した状態にあった。軽度ないし中等度の普通酩酊は，通常責任能力に影響がないと考えられている。激情行為については，ドイツでもわが国でも，対立する2つの考え方がある。第1は，これを責任能力に影響を与えるような病的現象（ドイツ刑法にいわゆる「深い意識障害」）とみて，稀ではあるが場合によっては責任無能力にもなしうるとする立場である。第2は，恐怖や憤怒のような激情は情動というような中立的な単なるエネルギー量ではなくて，どこまでもその人の生活史的な意味をもち，その意識状態は脳病の意識混濁には比すべくもない。それは責任能力の問題ではなくて責任の問題であるとする立場である。

　第1の立場では，心的葛藤や酩酊は激情行為の布置因子となり，その上で，激情またはそれに基づく意識障害が，どの程度行動に影響を及ぼすべきものであったかを計測することが課題となる。被告人の場合は，健忘に妨げられて，行為時の意識状態に体験面から直接アプローチすることができない。確定できることは，重圧感と侮辱を感じて包丁を手にしたこと，動機となったと考えられる憤怒（「頭に来てやった。」）を犯行直後に告白していること，行動はこの動機に適合的で，無意味，無縁ないし了解不能の逸脱がないこと，われに返った後の動転に欠けることである。以上から，犯行は俗に言う「カッとなってわれを忘れて」行った行為ではあるが，そこに深い意識障害を証明することはできない。なお，

公平のために付け加えておくと，酩酊という生物学的な布置因子を重視して，普通酩酊に激情行為が加わった場合を複雑酩酊相当（原則として限定責任能力が考慮される。）とし，複雑酩酊に激情行為が加わった場合を病的酩酊相当（原則として責任無能力が考慮される。）とする学説もある。私見を付加するならば，その場合にも，単に公式どおり形式的に判断するのではなく，それぞれの酩酊状態に激情行為の加わった状態が，はたして複雑酩酊または病的酩酊に相当するかを検討すべきであろうから，結局われわれの分析と異なるところはないであろう。被告人の犯行時の行動は，上に列挙した所見から，複雑酩酊相当の行動とはなし難い。

　第2の立場は激情による病的な意識障害というものを認めないから，結局，数カ月来愛人と心的葛藤状態にあった人が，軽度ないし中等度の普通酩酊の状態にあって，当該愛人から侮辱を受けたとき，いかなる行動を期待すべきかという問題に帰せられるであろう。

鑑定主文
1　被告人の現在の精神状態にはとくに異常が認められない。
2　犯行時は，軽度ないし中等度の普通酩酊の上に，軽い激情行為を伴った状態である。

以上のとおり鑑定する。

　　　平成5年6月10日

　　　　　　　　　　　　　　　　　　　　鑑定人　　東京都精神医学総合研究所
　　　　　　　　　　　　　　　　　　　　専門参事　医師　西山　詮

東京地方裁判所
裁判官　○　○　　　○　殿

　なお，本鑑定に要した日数は，平成5年2月19日より同年6月10日までの112日間である。

【解説】
判決と判決理由
　判決は懲役5年を言い渡した。判決理由も厳しい。木下に対する傷害の故意はなかったという弁護人の主張を，多数の事実を挙げて論駁している。雪下の検察調書から「金村は，…木下さんの背後から木下さんの後頭部を左手で押さえ，額をテーブルに押し付けるようにして，右手に持った包丁を振り上げて，木下さんめがけて振り下ろしました。包丁は，木下さんの首のあたりにブスッという感じで突き刺さりました。」との供述を引用し，司法警察員作成の刺切創部位聴取報告書を紹介して，頸髄の深部に到達する創傷を明らかにし，まずは「被告人の木下に対する文化包丁による攻撃は，外形的には，人の意図的行為と見られるものである」とした。次いで，被告人の主観的面について考察している。木下の検察調書によれば，犯行直前に被告人は被害者2名に対して，「お前らレズか。そういう趣味は理解できない。」，「殺してやる」などといっているところから，この時，被告人に自己の言動に対する意識があったことは明らかであるとし，さらに同調書によれば，被告人は，本件犯行直後，木下に対して「これでお前との仲も終りだな。」と述べているが，これは，その時までの木下との関係を認識した上で，自己の行為の意味を認識した行為といわざるをえないとした。弁護側は責任能力については問題にしなかったようで，判決理由もこれに言及していない。ということは鑑定は裁判官の職権によるということであろうか。

量刑についての項では、「特に、木下に対する犯行は、その態様において殺人行為に匹敵し、」その結果も重大であると断じた。「木下の部屋に戻って土足で上がり込んだところ、そのことをなじられ、屈辱感を味わって本件犯行に及んだものであり、このようなことは、被告人が被害者両名に本件のような危害を加えるべき事情とはなり得ず、云々」というのはいわゆる有責激情と考えたということであろう。「動機において酌量の余地がない。」といい、「犯情は極めて悪質であり、被告人の責任が重いこともまた当然というべきである。」と結んでいる。

情動行為または深い意識障害

ドイツでは長い論争のすえ、改正刑法（1975年）の第21条（限定責任能力規定）のみならず、第20条（責任無能力規定）にも、「深い意識障害」（tiefgreifende Bewusstseinsstoerung）を含めることを決定した。脳病による意識の病態（意識混濁が基本）は「病的な心的障害」（krankhafte seelische Stoerung）に含まれるから、深い意識障害とはいわゆる心因性の意識障害（意識内容の狭窄が基本）を意味することになる。こうして脳器質的意識障害のみならず、心因性の意識障害にも、それが深い意識障害であると認定されれば、責任無能力が認められる余地が確保されたのである。なお、ドイツ旧刑法第51条1項にはBewusstseinsstoerungが含まれていた。

ドイツ連邦共和国では、1950年4月25日イギリス地区最高裁判所が出した判決が、指導的な判例として広く引用されてきた。判決の要点は次のようになる。①病的でない激情に基づく意識障害は、原則として責任能力減免の事由とならない。これをみだりに認めると、刑法の基礎が崩壊する。法によって規制される社会は、むしろ各人に対して自己の激情や衝動の制御を要求するものである。ただし、②例外的に、社会共同体の保護に支障のない場合には、責任能力の減免の規定の適用を認めても差し支えない場合がある。その例外の場合として認めることができるのは、行為者に特に非難すべき事情（有責事情）がないのに、長期にわたる刺激の鬱積から感情爆発もやむをえない状態に至ったような場合である。本件はこの例外事例に該当しない。

上記判決の元になった事例は、植松[15]が指摘するように、戦後の食糧事情の窮迫下における事件である点、長期にわたる葛藤の存在する点、有責事情のない点、正常な人の激情行為である点など、その主要な特質において内村[16]の鑑定例に共通している。植松によれば次のようになる。正常人において激情が絶対に責任能力に影響を及ぼすものでないとするならば、5人もの人命を奪った本件に対する量刑として、「無期懲役」は軽すぎる。しかし、それが責任能力を減免するに値するものならば、本件こそはその適例となるべき場合であるから、この量刑は明らかに重過ぎることになる。「一時の酩酊でも、行為時の精神状態が著しく異常であるときは、責任無能力または限定責任能力の規定の適用を受けるべきことは、一般に定説化していることなのであるから、激情下の行動もまたその線に沿って評価されるのが合理的であると言わなければならない。しかし、このことがわが学界および実際界において十分の関心を持たれていないのは、遺憾である。」しかし、一般の法感情はまだそのような評価に同感しないであろうから、その方向への啓蒙が行なわれなければならない。そして、さしあたっては有責激情であるかどうかという点により、減免を考慮する余地があるかどうかを決めるのがよいとし、その理論的根拠は「そのような行動場面に追い詰められたことが自己の責めに帰すべき事情によらなかったということに対する同情の価値に求めるべきであろう。」というのである。

「激情行動のなによりも大きな特質は、意識の清明であるということである」との「説に対し十分に同感の意を表する」植松にして上記のごとくである。今日、H Gruhle[5]のように、「正常な人間であれば、たとえもっとも強い熱情が認められても、限定責任能力まして責任無能力を容認することは許されない」というような主張をする人は稀なのではなかろうか。札幌地方裁判所[12]も次のような判決理由を示している。「平生、格別の病的ないし著しく異常な素質、負因を有しない行為者としては（中略）不

断に共同社会の規律に従って自己の情動を統御すべき努力をするよう義務づけられていること，社会の大多数のものが些細な刺激に身を委ねて勝手な衝動行為に出てもこれを処罰しえないこととなれば社会秩序は崩壊してしまうことなどを考えると，正常人の衝動行為については原則として責任能力の減免の余地はないと解すべきであり，…（中略）ただ右の意味において正常人といえるものであっても，例えば被害者から過度の虐待，侮辱などをうけたとか，或いは行為者の責に帰しえない事由で極度の不眠，疲労などの状態にあって甚だしく情動的刺激をうけ易い状況下にあったなどの例外的な事情がある場合には，責任能力の減免が認められる余地があるとしても，本件においては，このような例外的な行為状況が存在したことも認めることができない。」ドイツの判例を彷彿とさせる理由であるが，日本の裁判所も例外的な場合に，情動行為に責任能力の減免を認める余地を残しているようである。

　このような考慮は責任能力というよりも広く責任にかかわる問題と見える。「身体に基礎をもつ精神病が高度の情動よりも行動を決定する効果が強いというには十分な手がかりがない。」と刑法学者 H-L Schreiber[14]が主張するのに対して，PH Bresser[2]の返答は次のようになる。例えば憎悪はそのような情動の一つであろう。すると，それはもはや責任に本質的な関連のある要因ではなくて，責任能力判断という迂回路を取って免責をする精神的構成要素となる。憎悪や憤怒ばかりではない。行為者をある行為へと決定する確信（主義）もまた強く「行動を決定する」力をもっており，これは高度の情動の決定力よりもさらに強力でさえある。とりわけ人間の利己心は絶対的に優勢かつ唯一決定的な行動の決定要因であることが稀でない。しかし，重要なことは，いかなる決定力ないし動機付けの力が強いか弱いかではなくて，どの決定構造（Determinationsgefuege）なら行為者に責任を帰するが，どれなら帰責しないかの点にある。長年の法的伝統に従って「身体に基礎をもつ疾患」という決定構造は人間に責任を帰属させない。これに対し，精神の健康な人間に対しては，あらゆる確信，あらゆる利己心のみならず，攻撃性現象や情動現象の内的構造もまたその責任を帰属させるのである。結局，帰責可能な情動と帰責不可能な情動との間を区別する，十分に定義可能な基準があるかというと，これは非常に疑わしいであろう。Bresser のこの主張は広範な納得を獲得している。

　Bresser[1~4]は，一方における疾病過程（精神病）と他方における生活の状態性障害，不安定状態，変異（非精神病）との間の簡潔明瞭な鑑別が必要だとする。人格障害とか神経症と呼ばれているものは，すべて生活遂行，生活形成，体験加工の変異である。これらの場合は個人的評価に依拠する。それは非難可能性の考量，すなわち責任判断に際し法的裁量に従って顧慮されるが，「診断的」確定をもって責任能力に拘束力ある本質関連をもつようなものではない。彼によれば，疾患概念のインフレ，非特種的治療形態の拡大普及，鑑別診断学的良心の麻痺，病的・精神病的なものの精神力動的心理学化，人間的・神経症的なものの散漫かつ症候群中心の病理化，こうした動向が疾病概念の破壊的混乱を生み出した。こうして専門家証拠（鑑定）の危機[4]が生れるのである。

　しかし，覆水盆に返らずというが，いったん心理学化された疾病概念は容易には元に戻せない。最近では情動行為について，やはり責任能力の問題として，その減免の基準を明確にしようとする方向で努力が進められている[6,9~11,13,17]。

情動行為と酩酊

　言うまでもなく純粋な情動行為（激情犯罪）は多いが，酩酊の上に情動行為が重畳することも少なくない。被告人の場合もそうである。この問題を主題的に考察しているのは影山[8]である。彼は3事例を挙げている。事例1は殺人（息子殺し）被告人であるが，高度の複雑酩酊（限定責任能力相当）の上に「情動もうろう状態という著明な意識障害が加わっているので，責任無能力が妥当であると考えられる。しかし，本人は従来から酒癖が悪く，器物破壊，暴行などの行為を酩酊時に繰返している点を考慮して，結局，限定責任能力が最も妥当であるという，鑑定結果が出された。」という。鑑定結果は裁判所

によって採用された．事例2も殺人（母親殺し）被告人であるが，これについては単純酩酊（完全責任能力を示唆）の上に「情動状態が付加しており，情動状態の性状が真に病的といえないので，限定責任能力が肯定されるべきである．」という．鑑定結果は裁判所によって採用された．事例3もまた殺人被告人で，弁護側の私的鑑定である．単純酩酊（完全責任能力を示唆）に情動反応が付加したと認めてよいとし，情動によって複雑酩酊が誘発されたということも考えられないことはないが，興奮性の持続が非常に短いので，そのような考えは否定すべきであろうと考察している．裁判所の鑑定人は，犯行当時は複雑酩酊の状態にあり，限定責任能力が妥当であると判断し，裁判所はそれを採用したという．

　影山の主張を纏めると，複雑酩酊（限定責任能力）＋情動状態＝責任無能力，単純酩酊（完全責任能力）＋情動状態＝限定責任能力，という二つの公式を提示しているように見える．事柄を明確にするための単純化された指針としては有用であろう．しかし，いうまでもないが，この公式がいつも成立するとは影山も主張していないと思われる．最終的には，それぞれの酩酊に情動状態が重畳してどのような病的状態が現出したかを鑑定人は具体的に確認しなければならない．

　被告人金村の場合は，犯行の半年前から木下との間に，酩酊しては喧嘩（暴行等）と仲直りを繰返すような，嫌悪と愛着からなる葛藤（いわゆる準備段階：Vorfeld）が続いていた．犯行は被告人の性格傾向（抑圧と爆発）からも，直前の情動刺激からもよく了解できる．行動面で度を過ごしているが，どこにも飛躍はなく，唐突，無関係な逸脱，運動暴発等もない．なお影山は，情動状態で著しい意識障害があることを示す標識として，健忘のほかに，「はっと気がついた」という「覚醒体験」が3事例に共通して見出されたとして，これを重視している．しかし，この体験は確かに深い意識障害の後に認められることが多いであろうが，被告人金村のようにあまり深くない意識障害の場合にも生ずるので，注意を要する．

　情動行為は強力性情動（憎悪，憤怒等）に由来することが多いが，無力性情動（不安，狼狽等）に基づく情動行為[7]にも注目すべきであろう．

文　献

1) Bresser PH：Probleme bei der Schuldfaehigkeits- und Schuldbeurteilung. NJW, 31；1188-1192, 1978
2) Bresser PH：Schuldfaehigkeit und Schuld – Die Ambivalenzen ihrer Beurteilung. Kriminologie -Psychiatrie-Strafrecht (Hrsg von H-J Kerner, H Goeppinger, F Streng). S 429-440, Mueller, Heidelberg, 1983
3) Bresser PH：Der nosologische Ansatz in der forensischen Psychiatrie. Der psychiatrische Sachverstaendige im Strafrecht (Hrsg von H Witter). S 80-93, Springer, Berlin, 1987
4) Bresser PH：Krise des Sachverstaendigenbeweises. Der Sachverstaendige im Strafrecht. Kriminalitaetsverhuetung (Hrsg von C Franke, G Harrer). Springer, Berlin, 1990
5) Gruhle HW：Gutactentechnik. Springer, Berlin, 1955. 中田修訳：精神鑑定, 文光堂, 1961
6) 林美月子：情動行為と責任能力. 弘文堂, 東京, 1991
7) Hirschmann J：Fahrerflucht：Schreck- und Panikreaktionen. Kriminalbiologische Gegenwartsfragen. Ht 4, S 44-56, Enke, Stuttgart, 1960
8) 影山任佐：アルコール酩酊下における情動行為－事例と考察－. 犯罪誌 41；206-216, 1975
9) Rasch W：Toetung des Intimpartners. Beitraege zur Sexualforschung. Ht 31, S 1-101, Enke, Stuttgart, 1964
10) Rasch W：Die psychologisch-psychiatrische Beurteilung von Affektdelikten. NJW, 33；1309-1315, 1980
11) Rasch W：Zweifelhafte Kriteriologien fuer die Beurteilung der tiefgreifenden Bewusstseinsstoerung. NJW, 46；757-761, 1993
12) 札幌地方裁判所昭和47年7月11日判決；正常人の衝動行為と責任能力との関係. 判例タイムズ, 282；

310-314, 1972
13) Sass H：Affektdelikte. Springer, Berlin, 1993
14) Schreiber H-L：Bedeutung und Auswirkung der neugefassten Bestimmungen ueber die Schuldfaehigkeit. N St Z, 1；46-51, 1981
15) 植松　正：激情行為と責任能力. 犯罪と刑罰（上）. 422-437頁, 有斐閣, 東京, 1968
16) 内村祐之：激情の所産－片岡仁左衛門殺しの場合－精神鑑定. 151-167頁, 創元社, 東京, 1952. これは「日本の精神鑑定」（福島　章, 中田　修, 小木貞孝編, 177-192頁, みすず書房, 東京, 1973）に「俳優仁左衛門殺し事件」として収められている.
17) Witter H：Die Beurteilung der Schuldfaehigkeit bei Belastungsreaktionen, Neurosen und Persoenlichkeitsstoerungen am Beispiel der Affektdelikte. Der psychiatrische Sachverstaendige im Strafrecht (Hrsg von H Witter). S 175-200, Springer, Berlin, 1987

症例11（F 63.0）病的賭博
－多重人格障害（F 44.81）か正常な自我の分極か－

強盗殺人被告事件
新潟地方裁判所　昭和6x年（わ）第9号

序

　第1鑑定人によれば以下のようになる。被告人（47歳）は過保護に育てられ，中学に入って勉学に挫折し，自分が養子であることを知り，強い性欲と自慰に悩み，ヒステリー性朦朧状態や遁走を出現させていた。東大を目指して挫折し，転職を重ねたのち運送会社の運転手となった。34歳で結婚して嫁姑の葛藤に悩まされ，猛烈運転で稼いで家を新築したが，夢見た家族の和は得られず，家族を怨み，競艇に熱中した。家を抵当に入れ，サラ金を重ね，妻の実家を頼って，夜逃同然に新潟へ逃げた。犯行2ヵ月前から「神経衰弱様の状態」になり，仕事をやめ，再び競艇に熱中した。サラ金等に借金をした挙句，万策尽きて義父と実母に借金を申し込んで拒絶され，実母には痛罵さえされた。窮地に陥った被告人は「自殺」と「盗み」との葛藤に支配された。たまたまこのころ目にした被害者の笑い顔に「悪魔」の「嘲笑」を認めた瞬間，被告人の意識に大変化が生じ，葛藤は解消され，悪魔を葬るという妄想に支配されるようになった。妄想が被告人を唆し，理性を麻痺させ，犯行を実行させた。第1鑑定人は，「その時彼は，自分の理性では制御できない別の人格に交代していたのである。これを精神医学では，二重人格と呼ぶ。」といい，限定責任能力を示唆している。

被告人　山藤一朗　精神状態鑑定書（第1鑑定書）

目　次
はじめに
家族歴と生育歴
生活歴
本件犯行の経緯について
本鑑定の経過について
診　断
　（1）精神医学的所見
　（2）脳波所見
　（3）心理検査の所見
　（4）診　断
説明と考察
鑑定主文

はじめに

　新潟地方裁判所は，昭和6x年10月8日，私に『強盗殺人被告事件』被告人山藤一朗の，精神鑑定をさせるように決定した。
　この事件は，検察官の冒頭陳述によれば，「被告人は，昭和6x年1月23日午後6時15分頃，被害者である川又スギを，その経営する質店舗に訪ねて，被害者が寝ていたのを起こし，以前に質入れして

あった指輪を，受け出して行くと言ってから，同店舗内の便所に入り，そこを出てから，被害者の背後に近付き，予て携えていた肉叩きで，被害者を滅多打ちにし，昏倒した被害者に対して，更に所携のタオルや自分の手で，その首を締めたりした後，これも携行した果物ナイフで，被害者の右頚部を突刺して絶命せしめ，その後指輪，現金，帳簿，防寒コートなどを奪い逃走した」と言うものである。

その後被告人は，警察の捜査により，同年2月1日に逮捕され，4月1日に起訴されたわけである。

今回の精神鑑定の決定に至る経緯については，既に4月1日の時点で，弁護人から「被告人は，本件犯行当時躁鬱病の疑いがあった」とする，陳述があり，更に9月30日付けで，「被告人が，本件犯行当時鬱病であったことを立証するため」とする内容の，精神鑑定請求書が，弁護人から提出され，これを受けて精神鑑定の決定がなされたわけである。

そこで鑑定人である私に対して，「本件犯行当時の被告人の，精神状態」が，鑑定事項とされたのであるが，これは極めて妥当な内容であったと考えられる。

被告人は，公判廷において，本人の生育歴・生活歴における，異常性を述べるようになったのであるが，その異常性については，主として精神医学的に詳細な吟味を必要とするものである。また本件犯行当時にあっても，被告人の精神状態は，やはり精神医学的に十分な検討を必要とするものである，と考えられるのである。

そこで鑑定人は，上記決定に従い，昭和6x年11月10日から5回に渡り，被告人を※※拘置所に訪ねて，面接して問診すると共に，国立※※病院の心理判定員である※※※に依頼して，心理検査などを施行させ，更に鑑定の経過の中で必要と考えられた脳波検査を同病院において施行した。

本鑑定書は，上記の問診と諸検査とを総合的に判断して，鑑定人自身が記述したものである。

家族歴と生育歴

これらについては，既に新潟地方裁判所より借用した，被告人の記録に詳述されている。そこで本鑑定で注目された諸点について，触れてみよう。

被告人は，当時の某北方領土で昭和14年8月1日に出生したが，※※庁に勤務していた父の死去により，実母の妹の養子として養育された。実母はその後再婚するが，被告人は，養子の事実を知らされないままに，中学2年生頃まで，養父母の一人息子として，成長する。

実母や実兄・姉が，被告人と同じ神奈川県A市に居住していた関係から，被告人は，幼少(ママ)児期にこれらの実の肉親と，絶えず交際していた。実母もその後夫も共に教職にあり，養父は会社員で，養母は専業の主婦であった。

こうした状況・環境にあって被告人は，物質的にも情緒的にも，特に不足することなく成長した。トンボ採りに夢中になったり，夏休みには養母と共にその殆ど一夏を養父の会社海の家で過ごしたことの愉快さを，今でもありありと思出すのである。小学校では，被告人は，学業成績も優等であり，その知的資質を配慮した担任の教師の勧めで，養父母は被告人を，東京都内の有名な中学校へ入れる。被告人は，知的にも極めて恵まれていたものと考えられる。

ただここで注意しておかなくてはならないことに，このように知・情・意・物質の全てに，一見並外れて恵まれていたかのように見える被告人には，実はその後の彼を苦闘に追いやる，重大な欠陥が，何の手立てもされぬままに，見過ごされていたという事実があったのである。

確かに被告人は，その幼少(ママ)児期を語る時，幸せと慈愛に満たされた雰囲気に，浸るのであるが，意外に被告人の心には，満たされぬ虚ろさも漂うらしいのである。養父も養母も申し分なく優しかったと言いつつも，被告人の心を捉えて離さないような，強烈な思い出は，何一つとして存在していないのである。被告人のこの心の虚ろさは，詮ずるところ彼が，養母にとっては姉からの預り物であって，養父母と深く感情で結付いていなかったことの証であろう。要するに被告人は，過保護の状態で，

甘やかされて育てられ，心の試練を体験する機会がなかったわけである。養父母は，被告人と感情の強い絆で結ばれることがなかったのである。

　被告人は，実の父母を語る時，常に養父母を比較の対象に置いているらしい。実父は，自分で本を書いたりしたこともある人物であり，実母は，勝気ではあるが頭が良く，養母の手紙の代筆してやっていたし，いまだにそうした優れた姉とそれを頼る妹という図式が被告人の脳裏に宿されている。優れた実父母への思い入れと，平凡な養父母に対する失望と落胆とが，被告人の心を微妙に揺らし続けている。

　被告人の述べるところでは，彼の肉親，親戚，縁者には，はっきりとした精神障害者は見当たらない。ただ実の兄が，少し深刻に物事を考えたり，気持ちが塞いだりすることがあるようだと言う。

　被告人は，都内の有名中学校に入学した。周囲では，このことを喜び，被告人を誉めたり，祝ったりしてくれたらしい。しかし被告人の述べるところでは，この頃から彼は，めっきり陰鬱で虚ろな感情に，支配されるようになったと言う。神奈川県Ａ市から，約一時間かけて都内の中学校に通学することになったのであるが，心を打明けるような友人はなく，クラブ活動にも参加せず，クラスの委員のようなことも，したことがなかったと言う。

　特に中学２年生の時，偶然に自分が養子であったことを知ってからは，勉強にも身が入らなくなり，しばしば登校するつもりで家を出るのに，電車から降りるべき駅を素通りして，神田の街を当てどもなく彷徨ったり，上野や浅草を歩き回ることがあったらしい。また大した考えもなく，三回程も浜松などに，遠出してしまい，その度に養父に迎えに来てもらったりしたことがあったと言う。この頃被告人の養子の事実の露顕と共に，養父の持っていたポルノ記事の載っている新聞を見ているところを咎められたり，オナニーをしているところを養父に見付けられたりしたこともあったらしい。

　神田や上野や浅草を彷徨したり，浜松に家出したりした時に，被告人は呆然自失していて，気付いたらそうした場所に自分がいた，といった状態であったと言う。学校が嫌で嫌で仕方がなく，登校することが苦痛であったとさえ言う。被告人はこの頃，自分のこのような気持ちを，両親はもとより誰にも告げることがなかったと言う。

　高校では殆ど勉強をしなかったらしい。そしてこの頃から，被告人ははっきりと，気持ちの虚ろさと，不安の混じった焦りの感情とを，自覚するようになり，教会に通ってみたり，柔道をしてみたりしたこともあったと言う。勿論この間にも，こうした心の苦しみについて，誰にも相談することがなかったようである。こうした気持ちになることが，悪いことで，恥ずかしいことであると思っていたのだと言う。そのため驚くべきことに，今日に至るまで，ただひたすらそうした自分の気持ちの露顕を恐れて，ひた隠しにしてきたのだと言う。

　被告人の通った高校は，東京大学などへの進学率の高い，いわゆる名門高校である。そこでは先生は，生徒は全て頭が良い，と無条件に認めていて，被告人の学業成績は，殆ど最下位に近いものであったにも拘らず，先生は「やれば出来るのに，どうして勉強しないのか」と言うばかりであったと言う。

　こんな状態の被告人ではあったが，彼は誰に勧められたわけでもなく，ただ皆がそうするからという理由だけで，東京大学を受験する。勿論準備らしいことは，一切していなかったと言う。それでも被告人は，その当時の一次試験には合格する。しかし二次試験には失敗する。受験の時被告人は，「こんな答えは，間違いだ」と分っていながらも，それを訂正する意志が働かなかったと言う。

　被告人は，浪人をして再度東京大学を受験するが，この時にも満足な勉強はしなかったらしい。こうして誰の目にも被告人のスランプがはっきりしていたし，彼自身もただ机に向かっているだけで，少しも勉強になっていないことに気付いていながら，だらだらとした浪人生活が続いていた。

　以上被告人の家族歴・生育歴を通して，被告人には，１）幼児期に実母の妹の養子になり，生育された，２）幼少(ママ)児期を通じて，被告人は知的に優れていたが，過保護に育てられて，精神的な試練を体験することがなかった，３）私立の有名中学に進んでからの被告人は，孤独，性的欲動の抑圧，学

校への不適応，出生の秘密の露顕などが続き，無気力感や憂鬱気分に支配されるようになった，4）養父母は，被告人との感情的な絆での結付きが稀薄であったため，被告人の心の葛藤を察知することが出来なかった，5）中学2年生頃から，それまでも被告人は意志的に葛藤を処理することがなかったのであるが，しばしば遁走（不登校，家出，目的の不明瞭な彷徨など）を思わせる行動が，出現するようになった，などのいくつかの注目される問題が認められる．

生活歴

東京大学の受験に二回失敗した後も，被告人は暫く浪人生活を続けていたが，少しも勉強に身が入っていなかった．さすがにこれを見兼ねた養父が，「もう働いたほうが，いいのじゃあないか，気分転換にもなるし」と言いだすに及んで，やっと被告人は，無為な浪人生活に，終止符を打つことになった．

この時にも被告人は，確たる意志もなく，勧められるままに，百貨店に就職した．

以後の人生において，このように自分の意志によらずに，進路を決定するという，被告人の性格・行動上の特徴が，益々如実にされていく．特に受験勉強の挫折が，彼自身の意志によるものでなかったことは，彼の人生を根底から歪めることになった．

百貨店勤務は，被告人の精神状態に対して，ある程度の意図したような効果をもたらした．彼はそこで心機一転，かなり一生懸命に働いたらしい．柔順に言われるままに，一通り何でもしたと言う．しかし一年位したところで，たまたま支店長から，「お前，酒飲んでいるのか」と言われ，それだけのことでカッとなり，至極あっさり辞職してしまった．

被告人には，赤面恐怖症的なところがあり，そのことを気にしていたこともあったが，彼のストレスに対する「耐性」の低さが，このような短絡的な行動のもとになっている．自分の意志で物事を始めていないため，葛藤に遭遇すると，常識では考えられない程簡単に，葛藤から身を引いてしまう．執着しないため，深くは傷つかないが，結果的に彼の人生は，切れ切れのその場限りのものになってしまう．

家人も特に被告人の短慮を咎めるわけでもなく，適切な助言をするわけでもなかった．以後被告人は，職業を転々とするようになっていった．パチンコ店に勤めたり，バキューム・カーの運転をしてみたりで，殆ど思付くまま，気の向くままの生活で，あいだに数ヶ月ぶらぶらして過ごすことさえあった．

このような生活が，結婚するまで持続した．またその頃から被告人は，冬になると心身共に不調になり，夏には好調に変わるという，周期的な繰返しがはっきりしてくるようになっていた．調子が悪化すると，仕事が手に付かず，こそこそと人目を避け，自分が仕事をするに値しない，小さな人間のように思われて，逃げるようにして仕事を辞めてしまっていたと言う．

被告人は34歳で，実姉の夫の兄弟の子供に当たる女性と，見合いをして結婚した．昭和49年4月のことである．この時妻は，27歳であった．

この頃被告人は，運送会社の運転手をしていたが，この仕事が被告人を一番安定させたらしい．事実以後彼は，運転の仕事を中心にして，人生を構成するようになっていった．運転をしていると，雑念に囚われずに，集中することが出来た，と彼は述べている．

結婚が被告人にもたらしたものは，必ずしも安定と安心ではなかった．

被告人は自分の葛藤を，結婚で解消出来なかったばかりでなく，新たな葛藤と軋轢とに悩まされることになった．嫁と姑の問題に，直面させられたのである．こうした問題は至極ありふれたものではあったが，被告人にとっては，始末に負えない最も苦手な問題であった．養母が専ら台所を占領したことに，問題の端が発していた．それには当然それ相当の事情があったのだが，彼はそのことを的確に察知出来なかった．養母は，料理が唯一の自慢であった．被告人の妻は，幼稚園の先生をしていたこともあって，料理には余り自信がなかった．

被告人には，そのようなことは，取るに足らない些細なことにしか思われなかったのだが，妻の口からは，絶えず台所を巡る姑とのいさかいのことが，彼に告げられるようになっていた。勤めから帰ると妻は，「お義母さんが，料理をさせてくれない」とか，「台所に入ったら，あっちへ行っていなさいと言われた」などと，涙ながらに彼に訴えるのであった。

被告人の妻は両親の感化で，生れながらのカソリックの信者であった。しかし彼女には男性的なところがあり，感情の起伏にも強いところがあったらしい。もっと明確に言うなら，彼女にはヒステリックな傾向があったようである。彼女は憤懣を，姑に直接ぶつけたりはしなかったが，被告人に対しては，かなり感情的になって，不満を漏らし続けたようである。ある時には被告人の目の前で，喉に刃物を押し当てて，姑の仕打ちの惨さを恨んだりしたこともあったらしい。

結婚当初には，被告人一家の居住する家屋は，極めて手狭であり，襖一つを隔てて，被告人夫婦とその養父母とが，床をとるといった有様であった。

このあたりが被告人の何とも鈍感というか，気弱というのか意志薄弱さの面目躍如たるところであろう。彼は家庭内のちょっとしたいさかいにも耐えられない程に，感受性の強い性格でありながら，妻と養母との確執に対しては，ただおろおろするばかりで，何の解決策も取り得なかったのである。妻とのささやかな散歩にまで，養母が付添って来たりすることが，しばしばであったと言う。

二人の女の顔を，どちらも同じように立てなくてはならないと思っていたのであろう。このあたりを被告人は，「余りに，八方美人すぎた」と言うのだが，正しくその通りであろう。

こうした妻と養母との確執の解決策として選んだのが，家の新築であった。被告人は確執の一因に家屋の手狭さがあると考えたらしい。確かにそれは確執を助長する原因にはなっていたが，所詮は枝葉末節なことであり，事の本質は被告人を巡っての，妻と養母との心理的な綱引きだったのである。

結婚が被告人にとっては，養母からの自立の時でもあったのだが，彼にも養母にもそのことに対する積極的な気持ちがなかったらしい。被告人の，本来は他人である養母に対しての遠慮もあったろうが，妻も養母も傷付けないで，自分の気持ちも乱されないで済むような状況の到来を，ただ手をこ招（ママ）いて待ち望んでいたのである。

これは実に被告人の家庭に対する態度の象徴であり，この後も彼はこうした無為無策なことなかれと祈るだけの，家庭対応に終始して，遂にはそれが不幸な結末を招来することになったのである。

しかしここでひとまず被告人は，家の新築という明確な目的を得て，彼の中に潜む並外れた逞しさ，したたかさを十二分に発揮する。被告人はしゃにむに仕事に勤しむようになっていった。

昼間は運送会社で働き，仕事が終わって夜になってからは，特別の依頼を受けて，モグリの荷物運搬を請負ったりしていたようである。彼は東京から大阪まで，ノン・ストップで真夜中に荷物を運び，途中でオシッコがしたくなると，傍らの牛乳瓶に放尿して，窓から捨てたりしながら，突っ走ったりしていたと言う。剰さえその帰りにも，大阪からまた荷物を積込んで走ったりしたことも，しばしばであったと言う。被告人は半ば懐かしそうにこの頃のことを，「他人の三倍は働いていた」と繰返し述べたりした。

被告人は一方でこうしてがむしゃらに働きながら，他方ではこの頃から，競艇に夢中になっていった。始めは会社の同僚に連れられて出掛けていたのだが，次第に自分からのめり込むようになっていったらしい。それは被告人がモグリの運送を手掛けて，法外な収入を一度に得るようになったことと関連している。いくらでも収入が上げられるような，不遜な気持ちに陥って，金銭感覚が次第に麻痺していったものであろう。正しく「悪銭身に付かず」の，譬え通りである。これが一種の「狂気」に支配された，被告人の異質な一面でもあった。

しかし被告人が，競艇に狂奔するまでは，家の新築に向けて，家族全員が団結して協力し，嫁と姑との確執も影を潜め，この家庭は束の間の平和に満たされていた。この頃被告人は，彼の人生で最も愉快

で充実した時期を過ごしていたことであろう。家族は不満がありながらもともかく協力し合っていたし，被告人は予期せぬ収入で有頂天になり，家族を満足させ，頼りになる夫，期待にそぐわぬ(ママ)息子としての地位を，不動のものにしていたからであった。

被告人にとって家の新築は，正しく彼の人生における一大エポックであった。彼はこの大事業のために，寝食を忘れて狂奔したのであった。その甲斐あって被告人は，家の新築を首尾よく成就した。彼が42歳の時のことである。

家の新築は，家族全員の夢であり，これによって和気藹々とした，一家団欒が実現するであろうことを，夫々が夫々の思惑を込めて待望していたのであった。被告人の期待もまた，並々ならぬものであった。家の新築によって，家族の調和と彼自身の長年の夢とが，一遍に達成されるものと，素朴に信じていたようである。彼は新築した家で，ゆったりと寛ぎ，あの挫折した東京大学受験の夢を，いま一度取戻すべく勉強に勤しもうと目論んでいたのである。

被告人だけが，この家族にあって一人非現実的であったわけではない。多かれ少なかれ全員の家族が，この家庭の現実にそぐわない思惑を抱いていたものであろう。この家庭の特徴は，意志の疎通に著しく欠けることである。家族のばらばらな希望が，一つの家庭の中で，統合されなかったのである。

被告人は息を詰めるようにして，がむしゃらに働き続けたのであったが，それは家の新築が，焦眉の目的として存在していたことは否めないにしても，彼の本当の目的は，家族にも伺い(ママ)知れぬものであった。被告人は安らぎとゆとりとを懇願していた。「学問」をしながら平和の内に仕事をし，家庭生活も送りたいと念じていたのである。彼の「頑張り」は，彼の人生を構築するための，中心となる柱ではなく，「願望」の実現を性急に求めての，束の間のものであったのである。

被告人の行動を規定している特徴に，「頑張り」と「逃避」とが上げられるが，この根底には，「学問」を自分の生活の拠り所に据えたいという，拭い去り難い確固たる思惑を成立させているところの，彼自身の無意識的な特殊事情が存在しているのである。

被告人が，波状的に「頑張り」と「逃避」とを繰返すのは，「頑張り」によって手にした結果を，更なる目標に向かって高めていくのではなくして，そこでそれまでとは全く異質な方向に，自分を向けようとする，秘められた願望が存在しているからである。被告人の真の願望は，誰に対しても伏せられていて，察知することは不可能なものである。多分被告人自身にとっても，それは十分には自覚されていなかったであろう。

このような事情のもとでなされる，並外れた「頑張り」は，彼の性格の中では，「陰」の部分に属していて，彼の人生を自然のうちに特徴付けるものではなかったのである。無理にそうした自分を束の間出現させるためには，何らかの心理的な作用が必要であったろう。現実の家庭生活にあって，被告人に求められるものは，不自然で馴染めない自分の方であり，理想とする「学究的」な自分ではないのである。だからいつでも被告人の「頑張り」は頓挫し，真の夢の実現に到達せず，挫折感の中で空しさに打ちひしがれて，逃避を繰返さざるを得なくなるのである。

ともあれ家が新築されて，家庭には平和がもたらされた。しかし程なく家庭は，またしても殺伐としたものになっていった。無理からぬことに，家族夫々の意識は，少しも変化していなかったからである。嫁と姑との軋轢がまたぞろ頭を擡げてきた。被告人の養父もこのことには，殆ど何の力にもならなかったらしい。もとより被告人の頑張りも，所詮は永続するような性質のものではなくして，当然のことに家の新築だけを，ゴールに見立てての線香花火のようなものであったからである。

家の新築を契機にしてこの家庭に，協力と調和と意見の率直な交換の必要性に対する認識が芽生えていたなら，この家庭は以後において安泰の道を辿ったであろう。しかし現実はそうではなかった。その結果被告人は，仕事を成し遂げた満足感に浸る間もなく，空虚な喪失感だけを味わい，振出のいらだちに突戻されてしまったのである。

多少はこうした確執はどこの家庭でも避けられないものであり，家族は不満の鬱積を現実の枠の中で適当に処理しながら，適応していくものであるが，被告人一人だけが，そうした手段を持たなかった。その上彼は並外れて，家族同士の和に敏感であった。些細な不満も嫉妬も，無視出来なかった。殊に妻と養母との軋轢は，二人が表面上では波風立てぬように振舞いながら，心では激しく相反しあっていることが，許し難い悪徳・虚偽として写っていたらしい。

被告人は程なく家庭に失望し，自分の頑張りを台無しにした家族を恨むようにさえなっていった。それが被告人の競艇を，段々と異常なものに導いていった。

被告人は仕事に注いだ情熱を，そのまま競艇に向けていったのである。彼は直ぐに百万円単位の賭けを，意図(ママ)も易々とするようになった。勿論結果のままならぬギャンブルのことであるから，たまには偶然に幾莫かの利益を手にすることもあったのだが，それが反って仇になるばかりで，彼は益々抜き刺しならない泥沼に嵌まり込んでいった。仕事そっちのけで，新築の家も何時しか抵当に入れ，サラ金からの借金を重ねていった。

修復不能な破産が，被告人を冷静にした時には，彼のサラ金からの借金は実に，四千万円近くにまで膨脹していた。刹那的な快楽に溺れて，彼は「狂気」の中で，理性を失っていたのである。ここから被告人の孤独な苦闘が開始された。莫大な借金を家族に隠蔽し，それを一挙に回復しようとして，遂に彼は再起不能の深みで，頓挫したのである。

ここで被告人のとった無益な抵抗が，結果的に彼にも家族にも最悪の事態を招来した。彼は家が三海商事というサラ金業者に渡ってしまうのを快しとせず，むしろその業者を逆恨みして，暴力団の係わる金融業者に，又貸ししたのである。そのため本来なら，借金を返済して，まだ多少の余裕さえあった筈の家屋は，完全に人手に渡り，その上被告人の家族は，夜逃同然に父祖の地を離れなくてはならなかったのである。

この降って湧いたような緊迫した状況が，被告人には幸いしたらしい。何故なら事態の異常さが，その原因を冷静に追及(ママ)するゆとりを誰にも与えなかったからである。家族は，この異常事態の到来に，右往左往して取るものも取りあえず，被告人の妻の実家の好意に縋ったのであった。被告人は，自分の不始末を咎められる間もなく，彼の一家は揚げて(ママ)新潟県のB市に移住した。

この時さすがに被告人は責任を感じて，パン屋の運転手をしながら，東京に止どまっていた。しかしそれには，サラ金からの借金返済の追及を逃れて，身を隠している必要があったためでもある。いまだにこの借金のケリがついていないのだ，と被告人は鑑定の時述べている。彼はこの時離婚を考えたのであったが，カソリックの妻が「別居はしても，離婚は出来ない」，と言うのでやむなくこうした手段を取ったのであると言う。

昭和57年に養父が亡くなり，被告人も翌58年にB市にやって来ることになった。これを契機に被告人の一家は，同県C市に移住するのだが，ここは被告人の妻の実家のある場所でもあった。被告人はそこで一年近くぶらぶらした後，義父の紹介もあって地元の染物会社に就職した。初めは染め付けの仕事をしていたが，終いにはまた運転に従事することになっていった。

C市の生活は，初め被告人にも緊張があり，懸命になったが，日を経るに従って無味乾燥でつまらないものに変わっていった。収入が10万円程度に過ぎぬことも不満であったが，地域社会にも一向に馴染めなかったらしい。

元来が被告人は，家族・親戚との交渉は出来ても，隣近所との付合いは至極苦手であった。些細なことが傷になるという彼の敏感さのためであるが，自我の弱い甘えた性格のためでもある。そして言葉の理解が，C市では必ずしも万全ではなかったようである。

被告人の気の緩み，収入や仕事の魅力のなさ，妻の実家に世話になっているという肩身の狭さ，養母の年金をあてにしているうしろめたさ，それに加えてここに至っても妻と養母とが，必ずしもしっくり

いかないという気持ちの鬱積などが，徐々に被告人の心を，屈託したものにさせていったようである。

被告人には，部落会や子供会への参加が事のほか苦痛になったようである。彼は独りで読書をすることは好むが，飲酒の習慣や他人と打解けて談笑するような裁量(ママ)はなかった。その上彼には，屈託した気持ちを，孤独の内にかなり激しい方法で，解消しなくてはいられないという，おぞましさがあった。彼のような人物は，常識的で日常的な対人折衝が苦手で煩わしく感ずるものである。ありきたりのことでは満足出来ない，激しさがソフトな物腰の裏に巣くっているのである。

C市のこの辺りでは，地域社会の繋がりが強く，被告人にも地域での役割が嫌でも与えられる仕組みになっていたようである。特に昭和6x年の春から，彼には子供会の会長の役が当たっていて，このことが随分彼を不安にしていたらしい。それが苦手で嫌いでもあったが，うしろめたい彼の過去が暴かれることを，必要以上に気に病んでもいたので，地域の人々にちょっとした嘘をつくことの避けられないのを，彼は性格上，大層疎ましく思えて，苦痛になるのであった。

被告人は如才なく振舞ってはいたものの，本心では地域の集りで，子供の頃からの友人知己の人々が，てんでに酒を汲み交わしては，わいわいがやがやと土地の言葉で談笑しているのを，脇でつくねんと見ていることが，苦痛であると共に，惨めにさえさせられるものであったらしい。

こうして被告人は，次第に心を屈託させ，昭和6x-1年の11月頃になると，またもや仕事に熱中出来なくなり，会社を無断で欠勤するようになっていた。

以上被告人の生活歴からは，1）被告人は，職業生活において適応性が悪く，仕事を通して自分の人生を秩序立ったものにしていけなかった，2）被告人の家族は，必ずしも基本的な協調関係を達成しておらず，特に妻と養母との確執には，被告人は奔弄されるばかりであり，進んで仲介の労を取ったり，指導性を発揮することが出来なかった，3）結婚が結果的に被告人の心の葛藤を助長し，彼は益々家庭内で，意志の疎通性を欠くようになっていった，4）被告人には，頓挫した東京大学受験への，見果てぬ夢があり，「学問」を自分の生活の中心に据えた上での，人生の構築に対する密やかな願望があった，5）被告人の葛藤処理の方法には，際立った二つの方向性が認められる。その一つはがむしゃらな「頑張り」であり，もう一つは「逃避」的行動である。この両者は共に姑息な一時凌ぎであり，それによって彼の全人生を全う出来るものではなかった，6）家の新築とそれに引き続いての，家が人手に渡ってしまう状況の中でさえ，被告人もその家族も家庭の在り方についての本質的な洞察を持つことが出来なかった，7）C市での生活が，被告人を段々と惨めで屈託した気持ちに変えていった，8）被告人には，「逃避」に当たっての，人知れない激しい自己破壊性と，実生活・対人関係における，小心，小児性，意志薄弱，優柔不断などの面とが共存していた，9）このような被告人の性格のため，被告人の家庭には，定まった方向性がなく，常にうわべの安定に執着し，物事を綺麗ごとで片付けてしまい，重大な欠陥を是正出来ない脆さがあった，などの多くの問題点を指摘出来る。

本件犯行の経緯について

被告人は昭和6x-1年11月20日頃から，会社に出勤しなくなった。被告人の述べるところでは，気持ちが塞いで，人に会うことが出来なくなり，何か済まないようなうしろめたい気持ちで，出勤できなくなってしまったのだと言う。勿論後先を考えるような余裕はなく，ただ逃げるように会社を辞めてしまったのらしい。正式の辞職は，12月某日であったと言う。

この場合にも何とも奇妙なことに，被告人はこの重大な決定を，いつものように家族の誰にも告げることさえなかったのである。このような対処のやり方に被告人の持つ問題性が，凝縮されている。

それは先ず被告人の精神状態に，挿間性の変調が生ずるという事実である。更には彼の家族に対する姿勢に，責任感が稀薄なことが上げられる。そして彼の家族についても，被告人の常日頃の状態に対しての，何ともやりきれない無関心さが存在している。

被告人には，自分のだらしなさを隠しておくことが，家族を不安にさせないための思いやりであるかのように，勘違いしていた節もある。また気持ちが塞いでそれどころではなかったと言うことかも知れない。しかしこうした対処の仕方が，彼自身や家族を，過去何回も悲哀の憂き目に遭わせて来たのである。そのことを考えると，被告人にも彼の家族にも，単なる不注意では済まされないような，根本的な欠陥が想定されるのである。そしてそれは日常の家庭生活の中では，到底修正出来ないような，その人間を本質的に規定している，無意識や性格の中に根差した欠陥であることを予測させるのである。

　被告人の苦し紛れの行動が，彼自身の自責の念を増強し，取返しのつかない結末に繋がっていったのである。彼は停滞した気持ちを，またしても競艇で，紛らわせることになった。会社へ出勤するような様子を装って，毎朝定時に家を出ては，Ｂ市内をブラブラしたり，パチンコをしてみたり，時には新幹線でかつて散々に通い馴れた競艇場へも，しばしば足を伸ばしていたのであった。

　被告人はそうこうするうちに，直ぐに毎日の小遣い銭にも困窮するようになった。その凌ぎ方の一つが，例のごとくサラ金からの借金であったが，それとは別に彼はＢ市内の質屋から，ダイヤモンドの指輪などを質草にして，５，６万円を借り出すようになっていた。この質屋が本件犯行で被害者になった，川又スギの経営する質店舗である。被告人はこの質屋を，３，４年前に一度だけ利用したことがあった。

　昭和６x年の正月までには，被告人は競艇で，500万円程使込み，借金は約80万円に達していた。

　質屋との関係では，被告人の述べるところでは，質屋のお婆ちゃんは彼を信頼して，世間話しはもとより家族構成から，以前に強盗に押入られた体験まで話してくれたと言う。この時彼は質屋の女主人の財布に，30万円の現金が常に用意されていることを知ったのであった。それは全くの偶然であり，彼はお婆ちゃんの身の上に同情して，彼女の話を親身になって聞いていたのだと言う。

　被告人は窮地に追詰められていた。サラ金への借金返済の期限日が迫って来ていたのである。ここで注目すべきことは，被告人のとった窮余の対応策が，それまでの方法とは明らかに異質であったことであろう。それまでの彼は，逃回って問題をうやむやにしてしまい，結果的に何等責任を問われないことになってしまうか，場合によっては同情さえされるという事の顛末を繰返して来ていた。もっとも「責任」といった考え方は，被告人にもその家族にも，無縁なものであったようだ。彼等は殆どあるがままを甘受して，運命のままに不運を嘆き，幸運を喜ぶと言った生活を続けて来たのであるから。

　そのような流儀に従うなら，被告人も家族も共々に，真に「不運」であったわけであろう。被告人は先ず借金の返済のため，妻の父親にお金の工面を申出てみた。彼にはかなりの成算があったらしい。それというのも既にこの義父からは，妻を介して何回か幾莫かのお金を用立ててもらっていたし，その底無しの優しさは，正しく折紙付きのものであり，お陰で何回も窮地を救われていたからである。

　被告人はこの時のことを，「自分が行って頼むのは初めてであったから，私が行けばきっと義父は，相談に乗ってくれるだろう」と思っていたし，「お義父さんが，（お金を）持っていなくても，長い間Ｃ市に住んでいるのだから，金持ちの人も知っているのだろうし，百万円やそこら何とかして貰えるだろう」と思って，十分過ぎる程の期待を込めて義父に，借金を依頼したのだと言う。

　被告人には自分の不始末を，頭を下げて解決するという習慣がない。義父にお金の工面を依頼した時にも，多分に安易な甘えが前面に立っていた。優しさを超越した義父の甘さが，彼の自尊心を傷付けないであろうことを熟知していたのである。土台彼には不始末をしでかしたという，しっかりとした認識がなかったであろう，この男はそういう人物なのだ。テレて少しばかり済まなさそうな表情をしただけであったろう。「責任」というものについての意識が稀薄なのであるから，悪戯をした子供が，それでも恐る恐る失敗を自白し，しかも相手が飛切りの優しい小父さんである，といった物語でも想定してみたら，この時の情景が理解できるだろう。

　しかし結果は散々なものであった。義父は「けんもほろろ」に，被告人の安易な申出を撥付けてし

まったのである。少しばかりの「おこごと」は，彼にしても覚悟はしていたであろうが，断られることは夢想もしていなかったのである。彼はすっかりうろたえてしまい，直ぐ様実母に同じ依頼を持掛けたのだった。実母の存在が，彼にとっての最後の切札であった。一大事を報告する孝行息子のような気持ちが彼にはあったかも知れない。少なくとも無条件の庇護者の姿を，実母に対して抱いていたであろう。彼は自立した一人の男にはなっていなかったのである。

　被告人の期待も甘えも，無残に打砕かれた。実母は被告人からの依頼を，耳にすると直ぐ様，痛烈に彼を叱責し，被告人の妻にまで事の詳細を報告し，苦情を付加えることまでしたのであった。実母にしてみれば，被告人からの借金の依頼は，正しく晴天の霹靂であった。彼女は被告人が失敗から立直って，順調な暮らしをしているものとばかり思っていたのである。

　被告人としては，事態のこのような展開を全く予想していなかった。自分で頭を下げれば，誉められないまでも大して咎められることなく，多分に同情されて皆が献身的に心配してくれるものとばかり思っていたのである。はっきりとそうした筋書きが，彼の心に出来上がっていたとまでは考えられないにしても，それまでの彼の人生の軌跡を辿れば，彼の「不始末」による失敗は，周囲のはからいで解決され，彼にはその付けが全く投げ返されることがなかったのである。卑近な例を引くなら，被告人は「僕困らせる人，家族始末する人」といった図式の中で生活して来たのであった。

　被告人の受けた衝撃は，計り知れない。彼は急転直下危機に晒されたのである。サラ金からの借金や失職の事実が一遍に露顕し，しかもその始末までが彼一人の肩に押掛かってきたのである。

　被告人は何の成算もないのに，「もういいから，もうその問題は済んだんだから」と家族に告げて，しかも家族は彼のそんな言葉をまにうけてしまったのである。このことが本件犯行に一番直接的な係わりを持っていたと言っても過言ではあるまい。

　被告人は失職していた，その上80万円もの借金を負っていた，そしてなによりも彼には問題解決の主体的な努力の経験がない。何故このような深刻な事態を，簡単に看過出来たのであろうか。「呆れて物が言えない」といった気持ちが，家族の本心であったろう。この気持ちは良く理解出来る。それにしても被告人の性格を考えると，完全な放置は余りに性急に過ぎたのではあるまいか。

　被告人は家族の前では精一杯の虚勢を張っていたのである。彼はいつでも人前では，ソフトに振舞う男なのだ。だからと言って彼が深刻になっていないわけではないのだ。不幸なことに彼は人前で自然な感情さえ抑制してしまうような男なのである。

　被告人は，見捨てられた寂しさと，面目を失った恥辱とで，狼狽し混乱していた筈である。実生活において無能で未熟で小児的な被告人が，一人で問題を抱えこまされたのであった。彼は度重なる失敗と，家族に対する主としての立場を全う出来そうにないことと，屈託して塞いだ気持ちと，庇護者からの拒絶と，社会的信用の失墜などの複雑多彩な事態を前にして，深刻な絶望に瀕していたのである。

　被告人に残された最後の手段は，自殺であった。究極の逃避の手段である。

　ここで被告人と自殺との関連性について，触れておかなくてはならないだろう。被告人は過去において，何回も自殺を考えたことがあった。漠然としたものでは，既に中学生の頃にまで遡って，自殺の気持ちが存在したことを指摘出来る。社会人になってからも，塞いで鬱積した気持ちが暫く続くと，決まって自殺の気持ちに襲われていたようである。

　具体的には，サラ金に追われて逃回っていた頃，彼は横浜市の公園で予て購入しておいた睡眠薬を，ジュースと一緒に飲下そうとしたことがあったらしい。この時には，「何千万円か知らないが，そんなもので人一人の命が失われるなんて，つまらないものだ」と考えて，思い止どまったのだと言う。

　昭和6x-1年11月頃から始まっていた今回の不調に際しても，その当初から彼には自殺の気持ちが芽生えていたらしい。競艇に出掛けた先から，「俺これから，もう死ぬから」と実に無造作に，妻に電話を掛けたりしたようである。この時には長男が電話口で，ワンワンと泣出して，「おとうちゃん，死

なないで」と言うものだから，止むを得ず断念したのだと言う。

　鬱屈した気持ちでいる時，彼という男は周囲からすれば，殆ど口癖のようにあっさりと「自殺」を，仄めかすもののようである。先にも記載したように，被告人は感情の表出を人前で極端に抑制する性癖がある。譬えそれが真実に根差した，自然な感情の表出であっても，それが彼の心に傷を付けるらしい。ましてそれが彼自身の不始末に原因があれば，彼の感情表出は，常にも増してか細いものにならざるを得ない。

　彼が自殺を口にする時には，それは冗談や家族を驚かせるための狂言ではなく，もう頑張ることが出来ないという，降伏のサインであり，無意識にある甘えと依存に対する縋るような気持ちの表現なのである。大体が彼には，冗談半分なことが出来ない。無茶に「頑張る」か，その結果のもたらす葛藤から「逃避」するかの，二つに一つといった単純な両極性の傾向で，性格も行動も規定されているのだから。

　被告人は自分の存在が，家族にとって負担になるばかりであることに気付いていた。永続する目的を，人生の柱として持っていないのだから止むを得ない。その上破滅に繋がるような，逃避を必要としていたのだから尚更のことである。

　自殺が家族を安楽にするだろうという考えは，ここでは必然的な結論であった。彼の死によって，妻子は保険金を手にする，養母は自分の年金を自由に遣うことが出来る。そして被告人は惨めな敗北の人生を清算出来ると考えたのである。これを短慮と呼ぶことは出来ないだろう。そもそも被告人には，こうした短絡的な発想しか出来ないのだ。そして彼は彼なりに苦闘の人生を送ってきたのだ。家族がありながら，殆ど常に感情的には孤独を託ってきた男の結末が，自殺による救いにあったとしても不思議ではない。

　被告人の自殺の気持ちは，義父と実母への借金の工面が，不首尾に帰した時，殆ど瞬間的に止め様もなく膨張したようである。彼は自殺の手段としては，疾走してくるトラックに身を投げる方法が，一番無難であろうと判断していた。そして失意の数日間に，何回か「もう一歩」というところまでの経験を重ねていたらしい。被告人の自殺の気持ちは，確固としたものであったと判断出来る。

　しかし結論的には，被告人は遂に自殺を実行出来なかった。これは主として彼の人柄に起因しているだろう。彼は自分の気持ちの中に，不安や不快の感情を呼び起こすような，意志決定を理性的な意識状態ではなし得ない男である。そんな時彼は，全てを投出して周囲に後始末をさせるか，ただおろおろと逃回って救いの手が差延べられるのを待つか，無意識の作用で人格を交代させるか，このうちのいずれかが可能になる時を，「待つ」しかなかったのである。従ってこの時被告人には自殺を可能ならしめるような，理性の麻痺した瞬間が訪れなかったと結論出来よう。

　自殺に追詰められる前に，被告人は上記のうち，二つの方法を試みている。突然に「失職」と「借金」の事実を告げる。そして自ら，お金の借用を依頼する。これらはいずれも冷静の内に実行されていた。主体的な意志行動が関与していた。本来彼には理性的に冷静に自分の不始末を吐露する，精神的な構造が完成していない。常にはない意志の力が働いている。庇護的な人物が相手であったとはいえ，これは一種の異常な行動である。逆説的であるが，そもそも彼は逆説的な人物なのである。彼には主体性を持った自我が育まれていなかった。彼の人生は，自分のものにさえなっていなかったのである。

　被告人は，不安や怯えや恥の感情を抑制して，しかも逃避の手段を選択せずに，お金の工面を依頼したのである。常識的には，当然な行動としか言えないのだが，被告人の精神構造を勘案すると，それは実に危険な賭けのようなものだったのである。彼はそこで「逃避」すべきであったろう。それが彼にとっては，自然に逆らわない当然の手段であったのである。「逃避」して身の不運を嘆いていれば，誰にも不幸を及ぼさないで済んでいたのである。

　不運を嘆きつつ彼は自殺によって，「逃避」にも最後の決着をつけようとしていたのだが，自殺にまで自分の意識からの「逃避」が必要であったというのが，被告人の並外れた異常性であろう。

被告人は孤独に凍えた理性の中で，自殺だけを考えていたようである。ただ意識の片隅に，質屋の女主人の財布の中の30万円の現金があったことは否定出来そうにない。一時の激情がもたらした自殺の気持ちの昂まりは，ぐずぐずと躊躇しているうちに，灰が崩れるように不鮮明になっていった。そして遂には彼の心の中で，「自殺」と「盗み」との志向が，相半ばする拮抗した状態になった。

　「盗み」の気持ちは，何時の時点で彼の心に兆したのであろうか。被告人は鑑定に際して，二通りの回答をした。彼は多分このことを十分に意識していないだろう。彼は一度目には，それが「自殺」の気持ちが続いていて，まだ悪魔を殺すという考えによって，彼が自分の意識の外から襲われる前に，意志的に意識に兆したように述べている。そしてその後の供述では，「盗み」の自発的な気持ちは，この一連の流れの中で一度も自覚しなかったというように変化した。

　被告人が，自殺を考えていたであろうことには異存はない。しかし彼は，生きることへの執着もあったと述べている。それは自殺の気持ちが，少しばかり沈静して来ると同時に意識したことになっている。その時彼は，「ええ勿論，お金を盗むという気持ちにもなって来ていたんですよ」というふうに表現している。「盗み」は，彼の自発的な意志的決定の一つであったようである。この供述は，犯行に至るまでの，被告人の行動と心の経緯とを，尋ねている時に得られたものである。

　「盗み」の気持ちを自覚したことがなかったという供述は，犯行に焦点を当てて問診した時に得られたものである。そしてこの二つの供述は，夫々別々の日になされている。時間的には，盗みの気持ちを自覚しなかったというものの方が，後になる。

　初めの方の供述を得た時には，「盗み」の気持ちの兆した時点を，鑑定人は意識的に同定しようと考えていた。後の方の供述は，「殺人」の経緯について専ら注目していた時，偶然に被告人の口から出てきたものである。

　この矛盾についての鑑定人の見解は，以下の通りである。先ず被告人は，問診によって冷静に事件の全貌を想起する。その場合，被告人には殺人の経緯が感情的には，自分の行為としては，認知しにくい。つまり主体的な行動としては，殺人が認識されていないということである。しかしそこへ至る彼の行動は，感情を伴って想起される。その場合には，「盗み」の気持ちの兆しを，自分の過去の意識の中にはっきりと認識出来る。ところが殺人に焦点が当たると，被告人の意識では，「悪魔」を殺すという，異常な認識が優位になり，そこに至るまでの自分の認識が稀薄になる。

　被告人は冷静に見えても，「殺人」を理性的な意識の中で，認識することがまだ不可能なのである。激しい感情の嵐が，被告人を犯行当時の意識状態に戻してしまうらしい。

　被告人の「盗み」の気持ちについての矛盾した供述の原因を辿ると，彼がいかに簡単に意識の分裂した状態になるかを，暗示してくれているように考えられる。要するに矛盾の原因は，被告人が「殺人」の時の意識状態になると，この事件の全体の経緯が，時間的にも事実の認識においても，著しく曖昧にされてしまうことに根差している。

　鑑定人は，被告人にこうした特殊な精神構造を認めるが故に，「盗み」の気持ちは，本件犯行に先立って，自覚されていたものと考えるのである。

　「自殺」には自裁と逃避の意志が込められている。「盗み」はもとより理性の支配する正常な意識状態では，是認出来ない犯罪である。しかしここでは「盗み」が，被告人にとって，「自殺」からの救済になっていたことに注目しなくてはならない。

　被告人の意志的行動は，「逃避」を中心テーマとして回転している。今まで述べたように，「自殺」は彼の選べる最後の「逃避」である。意識的には是認されないが，「盗み」は「自殺」からの「逃避」の手段として彼の意識の中に登場してきたものである。

　被告人は，「自殺」と「盗み」との葛藤に支配されたのである。それは被告人の立場からすれば，「死ぬべきか」「生きるべきか」の存在の根底に係わる葛藤であった。

運命的な瞬間との遭遇は，被告人が高速バスに乗って，Ｂ市にやって来た時，被害者の質店舗前で偶然バスの窓越しに，被害者の姿を認めた時であった。被告人はその瞬間，質屋のお婆さんの笑った表情をはっきりと認めたらしい。しかもその顔は被告人に向けられていて，そこには「悪魔」の「嘲笑」が刻み込まれていたのであった。

　被告人は，「自殺」と「盗み」の葛藤の中にいたのであるが，「盗み」を「自殺」からの逃避の手段にすることが出来なかった。それは彼が被害者の笑顔に，「悪魔」の嘲笑を認めた瞬間，彼の意識に突然大きな変調が起きたからである。

　この意識の変調が，被告人の葛藤を解消した。別の意識に支配された被告人が，悪魔を葬り去るという，異常な目的を得たからである。ここから後の被告人の行動については，法廷や逮捕直後の供述に見られる通りである。

　被告人はむしろ異常に冷静に犯行を遂行している。常に犯行を促す自分によって，唆されるような状態にあり，理性の支配する自分は遙かな背景に退いていて，ただ呆然と傍観しているばかりであった。

　被告人は精神に変調を来していた。そしてそれから意志的に離脱することは，甚だしく困難な状態にあった。しかし被告人は，一度は「殺人」を中止している。このことはその時点では，彼にまだ理性の力が，残存していたことを証明するものであろう。そして意志的行動も完全には，不可能になっていなかったものと考えられる。

　単なる激情殺人であれば，被告人の犯行は，激情を催してからのかなりの時間の経過の中で，頓挫していたかも知れない。しかし被告人は，「悪魔」を葬るという，「妄想」に支配されていた。この妄想は被告人の感情を刺激して，彼を一層異常な精神状態に変えて行くという，精神の悪循環の鍵を担っていたのである。

　これが本件犯行を被告人が一度は，中断しながら結果的に遂行した秘密である。つまり被告人は，時間の経過と共に精神の異常性を益々強めていったのである。犯行が遂行されている時には，被告人は完全に「悪魔」を葬るという妄想によって支配されていたものと考えられる。

　以上が本件犯行を，被告人の立場から見た場合の経緯ということになる。しかし本事件においては，被告人が逮捕されるまでの期間を，一連の「犯行の経緯」として考える必要がある。彼は逮捕までの約一週間，かなり奇妙な振舞いに終始している。先ず一見したところ彼の状態は安定していて，ごく冷静に毎日を送っていたかのように見受けられる。彼が想起する記憶には，この時「自殺」や「逃亡」の考えはなく，「不安」や「怯え」の感情さえも存在していなかったと言う。この冷静さは，只事ではない。そして事実この現実感の薄れた，異界の生活のような状態は，何も彼が供述するだけではなく，客観的な事実であったらしい。

　この犯行から逮捕までの約一週間を，被告人は偶然に恵まれた休暇のようにして過ごしている。新幹線を利用して競艇に出掛けたり，職業安定所に就職運動に通ったりして，のんびりと過ごしていて，少しも悪びれたところがない。

　被告人には，これ程の大胆不敵さはなく，またこのような悠揚迫らざる態度をとることも，理性的な意識の状態では，意志的かつ主体的には不可能である。逮捕の数日前に覆面パトカーが，被告人の家の近くに停車していることを，妻から教えられたり，それが彼の動向の監視らしいことを長男の口から告げられても，彼は少しも狼狽えたり，怯えたり，混乱したりする素振りさえ示さなかったのである。

　被告人はこの時のことをきわめて適確に，「事件の記憶が，遙か遠くに感じられてピンとこなかった」とか，「まるで自分がやったことだという気持ちがしていなかったから，逃げ隠れする必要を感じなかった」のであると言うふうに，表現した。

　被告人は今からすると，傍目にも異常な程冷静に，むしろ幾分か楽しげに逮捕されている。被告人自身が事の重大さを，殆ど認識していなかったのであるから，まして彼の家族が，忌わしい殺人事件の真

犯人を，その彼であるなどと夢露考えなかったにしても当然であったろう。

被告人が述べるには，逮捕の瞬間彼は，「そうですか，そうですか」といった調子で，「気軽で，むしろ何だか浮き浮きして」いて，「楽しいことがある時のような気持ち」さえ感じられて，「にこにこ」していたかも知れなかったと言う。

被告人が事の重大さを明瞭な意識で自覚したのは，逮捕され警察の留置所（ママ）に入り，事件の概要を警察官の口から告げられてからであった。自分の行為でありながら，それを他人から告げられなくては，感情を伴って，明白な現実の事態として認識出来なかったのである。ようやく我に返った被告人は，ここに至ってやっと自分の手首に嚙付いたり，手持ちのカードで体に傷付けたりして，空しく「自殺」の実行をしたのであった。

以上本件犯行の経緯を俯瞰すると，1）被告人は昭和6x-1年11月頃から，塞いで屈託した心理状態になっていた，2）その後程なく被告人は会社に出勤しなくなり，競艇に出掛けたり，B市内をブラついたり，パチンコをしたりで過ごすようになったが，家族に対しては毎日出勤しているように装っていた，3）サラ金から借金したり，質屋に通ったりして，被告人の借金は昭和6x年の正月頃には，約80万円に達していた，4）借金の返済に窮した被告人は，義父と実母とにお金の工面を依頼したが，にべもなく言下に拒絶され，実母には手酷く叱責された，5）それまでにも被告人には自殺の気持ちがあったのであるが，この出来事を契機にそれが急激に強くなった，6）犯行の1，2日前には被告人は，「自殺」の気持ちの他に，「盗み」によって生延びようとする気持ちも兆して来ており，「自殺」と「盗み」の葛藤の中に置かれた，7）被告人にはバスの窓越しに見えた被害者の笑顔が，「悪魔」の「嘲笑」のように感じられた，8）その瞬間被告人は異常な精神状態になった，9）この被告人の精神の異常な状態は，本件犯行の時点までじわじわと増悪し続けた，10）こうした異常な状態で本件犯行が遂行されたが，被告人は殺人の瞬間に，自分の中の悪魔を葬り去っているように感じていた，11）犯行後も被告人は，異常な精神状態を持続させ，一応の理性的な意識の状態に回復したのは，警察の留置所（ママ）に留置されてからであった，などの諸点が本件犯行と被告人の精神状態との関連性の上で重要である。

本鑑定の経過について

本件犯行は，「強盗殺人」という重大犯罪である。しかしここまでの鑑定の経過に関する記載から，ある程度明らかなように，被告人の「本件犯行当時の，精神状態」は，異常であった可能性が強い。

従ってここで本鑑定の客観的妥当性を問直して見る意味で，鑑定の経過について若干触れて置くことにしたい。

先ず鑑定人である私は，日常の精神科医療の経験では約17年になるが，司法精神鑑定は過去に簡易鑑定を含めても，10例程度に過ぎないことをお断りしておきたい。

今回のように私が被告人を拘置所に訪ねて行った鑑定ということでは，実はこれが初めての体験なのである。しかし拘置所へ出向いての鑑定の方が，鑑定人の立場からすると，病院内に鑑定留置した時よりも多少取組み易いように思われた。

これは精神医学的問題が予め予測されていても，まだ治療の対象にすべきか否かが判然としていない犯罪の事実が明白な犯罪人を，本来治療の場所である病院内に留置することに対する抵抗が，治療者側に存在することに由来している。不必要な緊張とか警戒心とかが，被告人を留置した病棟全体に蔓延し，それが被告人にも他の患者にも，更には看護婦などの治療者にも好ましからざる影響を与えることがまま生じてくる。鑑定人としてもこのような雰囲気の支配的な状況での鑑定では，鑑定以外の雑事の処置を余儀なくされることになる。たとえそれが被告人の全体的な情報を豊富にするという利点があっても，メリットとデメリットとを秤に掛ければ，むしろデメリットの方が優勢になるように思われるの

である。
　このような多分に主観的なものではあるが，好ましい印象を持って今回の鑑定は経過した。ゆとりを感じつつ取組むことが出来たものと判断している。
　被告人の印象は，私の感じでは第一印象がほぼ終始継続した。つまり被告人と鑑定人との関係は，常に安定したものであったと考えられる。
　被告人は自分の中にありながらも自分では解明出来ない，犯行の真の原因を知りたいと望んでいたようである。そのため被告人は鑑定人に対して，能う限り率直に真実を語ったのであろうと考えられる。
　昭和6x年11月10日に，最初に被告人に会った時には，彼は優しすぎる程に気遣いをする人物であった。談話については澱みなく流暢であり，語彙も豊かで察しが良かったが，感情が不活発で現実感に乏しい印象が支配的であった。面接を繰返すうちに彼は段々と生き生きしてきて，自分の心の中に潜む秘密を知りたいという，願望に支配されていった。
　彼は常に冷静であるように見えたのであるが，微妙な感情の変化が存在したことを鑑定人は察知している。それは彼が殺人の事実に触れた時のことである。彼はそれまでになく強い口調で喋り出し，しかもその日以外の供述が，鑑定人の問診を待ってからなされていたものが，自発的になりその上時々感情的になって，明らさまではないまでもいら立ち，断固とした調子で鑑定人を時に睥睨するような勢いを示した。勿論彼は態度にまでは，その時の感情の興奮を表すことはなかったのであるが，この被告人の変化は彼のいつもの調子からは到底予測出来ないものであり，一種異様な雰囲気を持つものであった。
　ベールに包まれて感情の底に沈んでいたものが，感情の興奮によって突如として，白日のもとに迸り出たような異常な強靭さに包まれていた。
　これはほんの僅かな時間の出来事である。鑑定人は被告人の変化を，被告人が鑑定によって自分の心の秘密に触れ，むしろ断固とした自我を獲得したものであろうかと考えた程である。しかしどうもそんなことではなくて，この変化こそが被告人の持つ性格の二面性を象徴するものであったことに，直ぐに気付いたのである。この変調についてその次の鑑定の日に被告人に質問してみたのであるが，彼は自分の変化を全く自覚していなかったのである。そしてその日の被告人はいつものように控え目で，如才はないがいかにも自我の稀薄な人物に戻っていたのであった。
　被告人が長期間漠然とした不全感に悩まされてきたことは，否定出来ない事実である。鑑定がこの悩みの本質を，幾分なりとも解明することにはなった筈である。その意味では本鑑定が，被告人にとって言わば精神療法的な意味合いを持っていたものと考えられるのである。
　鑑定人は被告人の悩みの延長線上に，本件犯行に至る秘密が存在していたものと判断している。それはいみじくも被告人が殆ど無意識的に示した，彼の精神構造の二面性によるものである。
　鑑定の終了の日被告人は，犯行に対する後悔の気持ちとは別に，将来の自由な立場での自分の生活に，希望のようなものさえ感じているようであった。無論それが被告人に課せられるであろう，今後の試練を彼が十分には洞察していないことからもたらされる，仮初の夢想ではあっても，中学生の頃から果てしなく続いた苦闘の人生の中に，やっと一条の光明が点ったように感じていたとしても無理からぬことである。
　被告人に作為的な虚偽の供述があり，しかもそれが本鑑定に重大な影響を及ぼすようなものであった可能性は殆ど考えられない。
　尚※※※によって施行された心理テストの場合にも，それが被告人の安定した状態でかつ正当な状況のうちで進められたものであることは，私の鑑定の場合と同様である。
　以上若干抽象的で主観的ではあるが，鑑定人の主観の正当性が信頼されるならば，本鑑定には十分な妥当性があるものと考えられるのである。

診　断

（1）精神医学的所見

　被告人のこれまでの人生を本事件に焦点を当てて勘案すると，そこにはいくつもの精神医学的問題が指摘される。

　先ず被告人が物心つく前に実父の病気のため，母親や幼い同胞と共に遠い当時の某北方領土から，母親の出身地である神奈川県A市まで不安な長旅を強いられたことや，それに引き続く実父の死去，不安定な母子関係などは避け得ない事態ではあったが，被告人のその後の成長にとって大きな傷として影響したであろう。

　更に被告人が同胞から一人離れて実母の妹を養母として成長し，しかも実母や実兄・姉と日常的に交流可能な距離にあって生活していたことは，被告人にも養母にとっても必ずしも好ましい影響ばかりを与えはしなかったであろう。被告人は母親が二人いるような環境で成長したし，養母にしても自分の姉でもある被告人の実母に対して，子供の養育に関する主導権を握られて，不自由さや気兼ねを感じると共に主体性を殺がれ劣等感を味わったことであろう。

　勿論実母の愛情をも同時に享受出来たことの幸運は無視できないにしても，それは不運と裏腹の性質のものであったろう。被告人は過保護に養育されはしたが，心の逞しさを培うような素朴で人間的な愛情に裏付けられた，血の通った情愛を与えられることでは乏しかったであろう。

　このような養育歴からくる事情が被告人を，精神的な虚弱児にした。被告人の優しさや柔順さの背景にある，小児性，小心，過敏，自虐性，意志薄弱，優柔不断，葛藤に対する耐性の低さなどの性格上の特質は，彼が成長過程で身に付けていったものであろう。

　被告人が東京都内の有名な中学校に入学したことは，彼が人並の自我を育んでいさえしたなら，この選択は賢明でありその後の彼の人生を不動のものにしたかも知れない。しかし彼は知的資質の高さとは余りにアン・バランスな，ひ弱な精神構造しか持ち合せていなかった。有名中学への進学は所詮は周囲の人々の自己満足であり，被告人の心は孤独な電車通学でズタズタにされていった。彼には中学校への通学が，苦痛でどうにも嫌で嫌で仕方がなかったのである。その上自分が養子であったことを知らされ，性欲や攻撃性を抑制し，被告人は更に一層複雑な心理状態に置かれることになった。

　この頃発生した被告人の心の問題は，今日に至ってもまだ解決されていない。即ち被告人は満ち足りた己を実感して，社会で生活した体験を持ったことがなかったと言えよう。自我の未熟な中学生の被告人は，過剰な葛藤に直面していたのだが，それからもたらされる不安や苦痛を，「恥ずかしいこと」，「腑甲斐無いこと」，「いけないこと」のように判断して，じっと自分の中で暖め続け誰にも口外しなかったのである。

　この頃から被告人は，傍目には原因不明の「逸脱行動」を，時々出現させるようになった。これは葛藤から逃避するために，無意識的な心理規制が作用したものである。

　被告人はその頃，「優等生で，良い子」であり続けようとする願望と，「性欲や，攻撃性」の萌芽と，「無気力で，虚ろで，屈託した」感情の兆しなどの，多彩で複雑な葛藤を心に抱いていた。更に彼は孤独で，ひ弱で，しかも家族との感情的な絆が脆弱であったため，自分の置かれた状況の中で，これらの葛藤を適応的に解決する手段を完全に阻害されていた。

　被告人の上野，浅草，神田などでの目的のない徘徊や，浜松市辺りまでの度重なる家出は，単なる意図的な逸脱行動ではない。これらは精神医学的に，「遁走（fugue）」と呼ばれる症状である。つまり被告人はこの頃から，自己の精神内界に存在する葛藤が，不快で耐え難い状態になると，無意識的な心理機序により，心因性（ヒステリー性）朦朧状態や遁走の症状を出現させていたものであろう。

　更に被告人に中学生頃から始まった，一定期間持続する精神的不調は一体何であったろうか。これは彼が述べるところでは，高校生の頃には更に悪化し，浪人生活の間殆ど持続し，社会人になってからも

周期的に台頭しては彼を苦しめ，時には彼を絶望的にさえさせた宿痾の業病である。

一般的にはこの年代で始まるこのような状態は，先ず「精神分裂病」が疑われるようである。しかし被告人にはこの時点でも，現在においても精神分裂病を考えさせるような明瞭な所見は全く存在しない。精神分裂病の内の，「破爪型」と呼ばれる病型がこの年齢で発症することが多く，その初期症状の一つに神経衰弱様の状態が上げられている。被告人の上記したような精神的不調は，精神分裂病とは無関係な，「神経衰弱症」または「神経衰弱様状態」であろう。

結婚生活に入るまでの間被告人は，しばしば神経衰弱様の状態になったり，逃避行動として職業を転々と変えたりすることを繰返していた。

結婚が被告人に与えた影響は当然のことながら，功罪両様にまたがっている。家庭の持つ安らぎの場所としての機能は，被告人を「孤独な逃亡者」として準える，彼の心を幾莫か癒すことにはなったであろう。同時にそれは，家庭と家庭に対する被告人の責任感を育み，彼に常識的で適切な社会的行動を選択させるべく，無言の圧力としても作用したであろう。

運転手という適職を得ていたためもあろうが，被告人の職業面での状態は比較的安定していた。しかし一方で彼は，「嫁」と「姑」との確執に奔弄されることになった。この確執の本質は，二人の女の家庭での根源的存在意義に係わる「主導権」争いと，被告人を巡る綱引きとであった。被告人が養子であったことを除けば，これは至極ありふれた問題である。二人の女は表面では何食わぬ顔で穏やかに振舞いながら，陰では半ば公然と不満や不平を口にしていて，妻などは強烈な感情の爆発を被告人に対して投付けたりしている。こうして硬軟両用使い分けることで，妻も養母も葛藤を鬱積させずに上手に処理していたのである。ところが被告人にはそれが出来なかった。彼は女二人の見掛けが派手な確執にすっかり奔弄され，本気で深刻に考えてしまったらしい。妻をとることも出来ずさりとて養母にばかり肩入れするわけにもいかず，そうかと言ってこの両者を引き分けるだけの力量もなかった。彼は未熟な自我と虚弱な精神構造とで，ただおろおろと憔悴し無力な懇願を繰返し，祈るような気持ちで見守ったり徒に葛藤を昂じさせるばかりであった。

被告人は不安な感情を搔立てられる決断を，主体的には選択することが出来ない。そのため家庭における被告人の存在は，あたかも芥子粒のように卑小なものにならざるを得なかった。

被告人のこうして屈託した精神状態を束の間打開したのは，家の新築という大事業であった。

ここで是非とも被告人にとって不本意に挫折した，東京大学受験の結果がもたらした影響を考えてみる必要がある。被告人をして幼少の頃から支えた唯一の確実な精神的拠り所は，知的な利発さであったと断定出来る。本来なら被告人は秀でた知的能力で，人生を悠々と構築していた筈であった。ところが彼は予期せぬ精神的不調のため，当然手にしていた筈の東京大学進学の夢を，中途半端に頓挫させられるという無念を，余儀無くされたのである。この秘められた事情の故に，被告人には現在においても尚，「学問」と「勉強」とを何よりも上位に置くという，「学問コンプレックス」（または「優等生コンプレックス」）が形成されることになった。彼の人生の軌跡を辿ると，何時でも影のようにこのコンプレックスが見え隠れしていることに気付くであろう。

中学生だった頃の被告人を苦しめたものの正体は，彼を秀でた子供として規定した，勉強への傾倒が猥雑な思春期の欲望をコントロール出来ずに，阻害された結果がもたらした葛藤が主体になっている。彼が家の新築に狂奔したのも，同じように落着いて学問がしたいという隠された願望が根底になっていた。

被告人を現実社会の中で一見無能な男として規定したものは，「学問コンプレックス」である。彼には世俗の人生を生抜くしたたかな力があったのであるが，それを彼はあたかも他人事のようにしか感じていないのである。これは彼の精神構造が，「学問コンプレックス」で規制されていることの証拠である。被告人には逞しい自分が，己の持つ別の一面として認識出来ないのである。

被告人は自分の在り方の理想像を,「学究肌」の人物に求めていたらしい。拘置所での面談に際しても，彼はしきりに学問への夢を口にしていた。罪の償いを終えた後で，子供達に勉強の指導をしたり，自分自身でも数学や文学に熱中して，老後の人生を送ることに偽りのない悲しいまでに純真な希望を繋いでいる様子であった。現実社会での世俗の頑張りを被告人は，仮初のものとして忌み嫌う感情が無意識の中に厳として存在している。

　被告人は彼自身にとっては理性的に自分の一側面として認知出来ない，言わば裏側の己のしたたかな頑張りで家を新築した。

　しかし一時的に協調した被告人の家族は，時の経過と共に纏まりを欠き，彼自身も目的を失って虚脱した状態になっていった。被告人の家庭の問題として，意志疎通の不十分なことが指摘される。個々の家族には，とりたてて異存はない。彼等は優しさも社会性も十分に持ち合せている。ただ被告人をこの家庭の中心に据えなくてはならなかったという不幸がある。被告人の家庭をリードする力量の不足，些細な欲求不満に対する耐性の低さ，ひ弱で自我同一性の曖昧な精神構造などが，家族を巻添えにしていたものであろう。

　この後被告人は競艇にのめり込んでいったが，この行きさつを考えてみよう。家の新築は彼にとっては一種のお祭りのような，非日常的なものであった。それは家の新築に当たって発揮した頑張りが，仮初の破廉恥な行動としてしか彼には認識されなかったからである。お祭りの後の虚脱感と，目的の喪失による燃尽きと，家庭に望んでいたような平和の出現がなかったこととで，被告人は一種の欲求不満の状態になった。こうした状態に対する彼の耐性は，極端に低い。そしてその解消のためには，無意識の作用や自己破壊的な強烈な行動が要求される。競艇への惑溺には被告人のこのような，精神内界の特殊構造が作用していた。

　一般にギャンブルを日常生活の枠内で健全に保たせているものは，それを愉快に楽しむという，ゆとりと遊びの気持ちであろう。不満や鬱積，いらだちや葛藤の解消が目的にされると，それはしばしば社会規範から逸脱し，異常な行動として認識されるようになってしまう。

　被告人には元来が,「楽しんで」物事をするという習性に乏しい。趣味や道楽の類いはなきに等しい。極端な言い方をすれば，被告人には人並の日常生活はなかったとさえ言えるであろう。多くの人々が持つ平凡な日常が，彼には無意味で苦痛の種でさえあったようだ。

　こうした性格・行動上の特徴を持つ人達は，言わば常に非日常的な意識で生活していることになる。彼等の行動はしばしば常識の枠を越えて，極端な逸脱を示す。結果的にはそれが好ましい場合もあるが，悲惨な結末を迎えることも少なくない。ここに示される特徴は，彼等が物事を遂行する過程を楽しんでいないということにある。仮にその過程で楽しみを味わうにしても，それは刹那的で自虐の快感であることが多い。被告人もまたこのような特質を持っていたため，傍目には苦痛にしか見えないギャンブルの泥沼に落込んでいったのである。

　本来が日常の生活の中で寛ぎと楽しみの対象であってしかるべきなのに，それが特殊な個人的事情のためむしろ苦痛の源泉に変貌してしまうものとしては，ギャンブルの他にもアルコールの飲用や食事がある。「アルコール依存症」や「神経性食思不振症」と呼ばれるものがそれである。

　被告人の競艇への異常な耽溺は，彼の性格・行動上の二極化現象の結果であった。一方でそれは「頑張り」となり，日常生活で想像を絶する成果を上げるか，もしくは逃避の手段としての「逸脱行動」となり，生活も人生も破壊する。これが方向を異にした，一つの極端な行動である。そしてその対極では，だらだらとした「無為な生活」が挿間性に続けられる。常軌を逸した極端な行動となるか，全く何もしない無為な生活になるかという，悉無律的な二極化傾向である。

　そして被告人の場合には，この両者を根底で規制していたものが，彼の「学問コンプレックス」であったと考えられる。先ず無条件な「学問」への憧れがあり，それに婉曲的に接近しようとしたり，そ

の実現に多少努力してみた後で，実現が困難になった時には，彼の行動は極端な「頑張り」か「逸脱行動」となり，憧れが萎えて彼を刺激する魅力を失うと，ふぬけのように無為の生活を続ける。

　被告人は，慙愧と不安，苦痛と抑鬱の中で，競艇に狂奔していった。結果が「勝ち」になろうが，「負け」になろうが彼の耽溺を阻止することは不可能であったろう。勝った時にはその快感が，負けた時にはその悔しさが，どちらにしても彼の自虐的な悦楽を刺激する。目的が刹那的になりしかもその結果がごく偶然の成行きに任せられていたら，その結末には破滅があるだけである。これがギャンブルの持つ悪魔的な側面なのである。

　被告人もこの軌跡を辿って，異常性を帯びた，「マニア」としての「ギャンブラー」に変身し，その挙句に家を失い，一家離散に近い新潟県への夜逃になったのである。

　ここで被告人の失敗がもたらした影響について考えてみよう。被告人の失敗は彼の精神構造の特殊性に基づいている。しかし生活を共にした者として，彼の家族にも何らかの問題を指摘出来るだろう。被告人の人生の軌跡は，家族にとって納得出来ない性質のものだった筈である。それにも拘らず被告人の心の中の出来事に，彼の家族は余りに無頓着かつ無力だったのではあるまいか。このことは一人被告人の性格上の問題のみに止どまらず，彼の家族にも相互のしっかりとした感情的な繋がりが欠落していたことを想像させるものである。精神的な離散家族であり，被告人共々刹那的な家庭生活を送っていたものと断ぜざるを得ない。

　そしてこれは逆説めくが，被告人の失敗がこの家庭をして束の間の健全な状態に導いたものであろう。被告人のもたらすマイナス効果が，家族の協調という家庭に欠かすことの出来ない健康さを呼戻す原動力になっていたということである。家を失い夜逃をしても，一家離散や一家心中にならなかったのは，救いが家庭の外からもたらされた結果ではなくして，家族の協調の結果であったのである。しかし残念なことにここの家族には，そのことを洞察するだけの見識に欠けていたようである。つまり被告人の失敗は，偶然この家族を協力という形で団結させただけで，何等本質的な変革をもたらすことにならなかったのである。

　C市に再び集まった家族は，外部的な状況を異にした以外には，何等変化していなかったものと言えよう。そして被告人にとっても，制約の多い田舎の暮らしや，妻の実家に近いことが，むしろマイナスに作用していったようである。C市の生活は田園的な安らぎだ日常を約束してはくれたであろうが，被告人を満足させるような非日常的な，「頑張り」や「逃避」は共に困難にされたであろう。被告人がC市に定着するためには，彼の考える「日常」が，実は「非日常」的な物であったということに気付く必要があったのである。彼が日常的であると考えたものは，極端への「頑張り」と，逃避としての「逸脱行動」とであり，平凡な日々の営みは，彼にとっては非日常的なものと考えられていたのである。

　被告人はC市での平凡なしかし平和な日々の生活を，徐々に苦痛として感じるようになっていった。こうして被告人はまたしても，神経衰弱を思わせる状態になっていった。葛藤を鬱積させないような日々の楽しみや，持続する目的を持たなかったからである。

　その後の被告人の行動に見られる軌跡は，過去のそれと寸分の違いもない程によく符号している。彼はいつものように，孤独で激しい逃避を開始した。その手段までが，全く同じであった。競艇，サラ金，借金，その挙句の果てが，家族への甘えと依存とである。

　しかしここから先に，少しばかり異変が生じた。家族が被告人のもたらした，マイナスの付けに挙ってそっぽを向いたのである。もし被告人が並の男であったら，家族のこうした仕打ちが，むしろ彼を自分の欠点に対して目を覚まさせるように作用したであろう。被告人は口では楽観的なことを言いながら何の成算もなく，本当は家族の協力に期待していたのであった。過去の場合には，家族が止むなく介入して，家庭や被告人の破滅を阻止していたのである。

　被告人のこの時の精神状態を考えてみよう。先ず彼は昭和6x-1年11月頃から，神経衰弱様の状態

になっていた。そしてそれを紛わせるために，競艇に夢中になった。それは彼の特殊な，二極化傾向の鮮明な精神構造(ママ)ために，彼を異常な「ギャンブル・マニア」に変身させた。彼は刹那的な快楽を求めて，破滅への道をまっしぐらに走り出したのだが，彼の人間性が多少なりと，成長していたものか，まだ十分に回復可能な状況で，逃避行にブレーキを掛けた。考えようによっては，この中途半端が反って災いしたようである。被告人は苦しい気持ちを感じながら，義父や実母に甘えと依存という形の保護を求めたのであった。

　被告人には自分の失敗が，何時でも家族によって咎められることなく，補償して貰えるという，自己中心的な心理が働いていた。ここで断っておくが，このような気持ちは，正常な成人では，容易に自分が許容出来ない。しかし被告人の場合には，至極当然にこうした考え方になる。彼には，甘えや依存や自己中心的な考え方が，このような状況で選択される，必然的な心の流れになっていたのである。

　お金の工面を拒絶されることは，それまでの経緯から考えて全く当然のことであった。被告人にもこの辺りの自覚はあったのだろうが，無意識に繰入れられた心理的規制に，打勝つことは出来なかった。強烈な欲求不満から発生した葛藤が，彼を自暴自棄にした。それが，「自殺念慮」の昂まりである。彼はこの時点で，自殺することは不可能であったろう。いかに自殺の気持ちが強くとも，覚めた理性の支配する状態では，彼は不安をもたらす決断を意志的には選択出来ない男である。

　「自殺」も「競艇狂い」も「深夜の暴走運転」も，彼にとっては同じ性質のものであった。つまり彼が自殺するためには，何らかの非理性的な力の援助が必要であった。理性的に彼には，神経衰弱からくる鬱気分によっても，家族に対するうしろめたさによっても，社会的無能力の自覚による絶望感によっても，「自殺」による「精算」以外には選択の余地はなかった筈である。しかし彼がこの時自殺出来なかったということは，非理性的な力による支配をまだ受けていなかったということになるだろう。葛藤の中で躊躇している時には，彼は理性的であり，そこから逃避を開始するに当たって，異常な精神現象が作用し始めるのである。この異常な精神状態は，強い不愉快な出来事による感情の興奮を背景に成立する。

　被告人は家族から見捨てられた時，先ず「自殺」を選択しようとした。しかしそれを遂行出来ないでいるうちに，生きることへの執着が生じ，そこで「盗み」による一時的な延命への希望が頭を擡げた。しかしどちらを選択するにしても，被告人には「狂気」による理性の麻痺が必要であった。

　被告人が「自殺」と「盗み」の二つの葛藤の中で立往生していた時，偶然バスの窓から顔見知りの質屋の女主人を目撃した。それが彼の「盗み」の対象になっていた人物であった。

　いかなる精神の作用であったろうか。彼はその時老婆の顔に，悪魔の嘲笑が宿されているのを認めたのである。この異常な認識は，妄想であろう。憂鬱な気分に沈んでいた時，老婆の笑顔が自分を嘲笑う悪魔の顔に変貌したのである。ここには事実の本質的な誤認がある。この妄想が被告人の感情を，痛烈に刺激した。その瞬間彼は遂に葛藤を打開する手段を与えられた。妄想が彼を唆し，しかもそれは時間の経過と共に，彼の理性的な意識を麻痺させていった。殺人も強盗も，彼の犯した犯罪であることには異存はあるまい。しかしその時彼は，自分の理性では制御出来ない別の人格に交代していたのである。これを精神医学では，二重人格と呼ぶ。この状態で被告人は，無感動で異常に冷静に犯行を遂行した。自分の行動だけが一部始終異常な鮮明さで記憶されている。時間の経過や周囲の状況や彼自身の心の動きなどは，茫漠としていて極めて不明瞭である。

　犯行後から逮捕されるまでの間にも，被告人は明らかに別の人格に交代したままであった。

（2）脳波所見
　被告人に遁走（fugue）を考えさせる症状が認められたため，「てんかん」の可能性を除外する目的で，脳波検査を施行した。もし被告人に「てんかん」性の異常があれば，脳波所見にそれが見出だされ

易いようにとの考えで，ラボナという睡眠薬を200 mg服用させて，睡眠賦活脳波を記録した。

脳波記録の所見は，「閉眼した安静状態では，頭蓋の後頭部，中心部で優勢な9〜10ヘルツ（Hz）のα波が出現し，前頭部，側頭部に18〜20 Hzの速波の混入があり，過呼吸や閃光刺激による賦活では，異常は認められない。また途中から睡眠に移行していて，それは瘤波と紡垂波の出現する程度の深さにまで達しているが，左右の非対象や正常に出現する所見の欠落は認められない。棘波や徐波群発などの突発性異常所見は，終始出現しない」というものであり，「正常脳波所見」と判定される。

（3）心理検査の所見
1）WAIS（ウェクスラー式成人知能検査）
本検査は，臨床的に最も有効な知能検査といわれている。言語性検査と動作性検査によって構成され，それぞれがさらに5〜6の下位尺度に分れている。
本人に対して実施したところ，
（1）全検査IQ＝117
　　　言語性IQ＝128
　　　動作性IQ＝106
言語性が動作性を上回ることは，この様な知的レベルの一般的特徴とみられる。
（2）言語性の下部検査，「一般理解」「単語問題」において優れているのに対して，「算数問題」「数唱問題」などの得点はそれほどでない。下(ママ)検査間でのこの成績のひらきは，集中困難からくる記憶力の減退によるものであろう。「一般理解」や「単語問題」の成績からは，本人が一般的知識をもち，社会常識を一応はわきまえていることが分る。

「類似問題」では成績は悪くないものの，〈似ている点を答えてください〉と指示を繰返しても違いを答える場合が目立つ。知能指数のわりに抽象的な概念形成がスムーズに出来にくいことや，主観性へのとらわれがうかがえる。

同様の特徴は，「一般理解」のうち，映画館で火事の第一発見者になった場合にどんな行動をとるかという質問に対する回答にも示されている。本人の回答は「火事だと叫びます」というものであった。〈それからどうしますか？〉「……映画館の関係者に知らせます。…叫ぶと混乱になるだろうけど，やっぱり，そうするだろうな」という答えがみられた。この場合，はじめの自発的な回答で衝動的・短絡的な反応をした後改めて質問されると，比較的容易に，適切な回答を考えつき，はじめの反応の不適切さを自覚できた。本人は，不適切とは感じつつも衝動的・短絡的に行動してしまいがちな自己を認識しているといえよう。

（3）動作性の下位検査の成績は，ほぼ一様であり，目立った特徴はみられない。

以上のことから，本人はいわゆる「優秀知」レベルの知能指数に恵まれている。これは普通以上の知的能力を潜在的にもっているわけであるから，通常であれば環境への知的関心をもち，妥当な状況理解が期待される値である。しかし，軽度の集中低下・概念形成においてスムーズさに欠けること・主観性へのとらわれ・衝動的行動傾向など，いくつかの徴候もうかがうことができる。

2）CMI（コーネル・メディカル・インデックス）
これはアメリカのコーネル大学で作製された，様々な身体的・精神的症状の有無や程度を調査するためのチェック・リストである。我が国においても，スクリーニング等の目的でひろく用いられている。
（1）CIJ＝10, M〜R＝41であり，「領域IV」を示した。
（2）身体的な側面では，心臓の動悸・息苦しさ，汗かき・皮膚の発疹・かゆみ，赤面頭痛，頭部打撲，不眠傾向，下痢・便秘，胸やけ，風邪をひきやすい等。

本人によると，緊張したり場所がかわったりすると下痢・便秘しやすく，映画館の人混みで頭痛がする。現在，皮膚の発赤とかゆみが右脇腹にあるが，不眠はなくよく眠れているという。
(3) 精神的側面では，人見知り・目上のひとや初めての場所で緊張しやすい，神経質でくよくよしやすい，気むづかしい，他人に気を許せない，いらいらしやすい，腹を立てやすい，怯えやすい，死にたくなる事がある，多夢傾向等。

本人は「中学の頃から，ノイローゼになった」という。

3) MMPI（ミネソタ大学式多面的人格目録）

質問紙法の性格検査中，最も代表的なもののひとつである。本検査は合計14の下位尺度から構成されており，それらは大別すると，妥当性尺度と臨床尺度の2種類に分けられる。
(1) プロフィール・コード　067825-なし　2：19：5
(2) 妥当性尺度では，？（どちらでもない）という回答が幾分多いが，検査の信頼性を損なうほどではない。検査に協力的である。悩みや弱点を自己批判的にとらえ，きわめて率直に回答している。
(3) 臨床尺度では，尺度0（社会的内向性）が最も高くTスコア＝69である。また尺度9（軽そう性）がもっとも低いが，Tスコア＝49である。つまり著しい値を示す尺度は，みられない。

以上のような結果から，本検査には際立って病的な徴候は反映されていない。パーソナリティの特徴として，内向的で引込み思案な社会的態度，自信がもてず自己の異常な面に関心を向けていること，悩みや不安を抱えていることなど内的・外的な不適応が，うかがえる。

4) ロールシャッハ・テスト

最も代表的な投影法人格検査である。被検者はインクのしみの印刷された10枚のカードを順次手渡され，思いついたことを述べる。反応結果には，他の検査と比較して，人格のより深層が反映される。
主なデータを述べると，
R＝37　Rej＝0　P＝5
RT＝143″　RIT＝9・8″
W＝8　D＝23　Dd＝6
F＝19　M＝1　FM＝8　FC＝2　CF＝6　FK＝1
H＝3　A＝17　At＝3　Aobj＝1　Sex＝6　Arch＝2
Map＝1　Blood＝1　Fire＝2　Mask＝1
F＋％＝37　ΣF＋％＝50

以上の結果から，

反応数や初発反応時間は平均的範囲の数値であり，それぞれのカードに時間をかけてみており，検査に協力的な態度で応じた。

知識や社会的常識は一応持ってはいるのだが，WAISで示された知能指数に見合った能力が実際の社会的・対人的状況の中で十分発揮されているとは言いがたい。むしろ社会的不適応や精神的動揺を受けやすい傾向がみられる。

情緒的動揺をうけると，内的コントロールがかなり不安定になることがある。例えば，性的な観念内容や処罰恐怖など不安・不快な感情によって圧倒され（color shock, shading shock など），注意力や現実吟味能力の低下が生じやすい（F＋％，ΣF＋％）。そのため，些細な事柄へのこだわりや，社会性・論理性を喪失して現実遊離した主観的な思考があらわれてくる。精神活動が不安定になり，まとまらないまま，イメージが流動してしまって，現実的な対応ができにくくなる。

刺激の程度が弱い場合には，いったん動揺してもコントロールの回復がみられる。他人に恐れや被害感をかんじやすいので，ふだんから深い対人関係を回避して表面的・部分的な関係でやりすごそうとするようである。このことについては検査時に，本人も述べており，自覚している。

相手が子供（のようなイメージ）であれば，対人不安も比較的少なく，親しみや安心感を感じやすいことがうかがえる（eg. カードⅦの反応③「ちっちゃな女の子が顔をむきあわせている」あるいはカードⅡの反応②「おとなじゃなくて，子供の象が鼻をくっつけている」）。また，情緒的刺激の弱いカードでは比較的良好な反応を出すことができる。

このような特徴は生活史にも共通してみられ，本人の配偶者選択（元幼稚園の先生で，本人によると「子供っぽい」という）や，人を避けて独りになろうとすること（家出や転職，運転という職業選択，A市で新築した家で自分だけの部屋にこだわったこと）などに現れている。

いずれにしても，情緒・衝動のコントロールはきわめてもろく，ストレス状況下では思考の合理性を欠いた衝動的な行動があらわれやすい（$\Sigma F+\%$，$\Sigma C > 2M$，$CF+C > FC$）。

（4）診　断

被告人は主としてその養育歴・生育歴の影響のため，小児性，小心，自己中心性，依存性，甘え，意志薄弱，優柔不断，過敏，自虐性，欲求不満に対する耐性の低さ，などの性格特徴を持つ，異常人格者である。

被告人の性格・行動上の特性は，「頑張り」と逃避としての「逸脱行動」と，だらだらとした「無為な生活」とに二分される，際立った二極性である。更にこの両者は被告人の「学問コンプレックス」によって根底で規制されていた。

被告人は現実の日常生活で葛藤を持ち易く，しかもそれを適切に解消する手段を持たなかったため，しばしば葛藤からの逃避を繰返した。この葛藤からの逃避が，「頑張り」と「逸脱行動」とになっていた。そして非現実的な「学問コンプレックス」の形成がなされていたため，被告人の現実生活への適応が阻害され，それがまた葛藤を生むという悪循環が形成されることになっていた。

被告人は葛藤からの逃避に際して，しばしばヒステリー性の意識障害や遁走の症状を出現させていた。この症状の形成には，葛藤の存在と強い不愉快な感情刺激とが必要であった。

競艇を葛藤からの逃避手段としてからは，それが刹那的な快楽を生む性質を有していたため，被告人は自分の生活を破産させるようになっていった。この自己破壊的行動は，常に家族を巻添えにした。

本件犯行当時被告人は，神経衰弱様の状態にあった。そこで甘えと依存とが拒絶され，被告人は強い欲求不満の状態になった。この状態は被告人に先ず，「自殺」の気持ちを抱かせた。しかしそれを実行出来ないでいるうちに，被告人は，「自殺」と「盗み」の衝動が相半ばする葛藤状態に陥った。

この時点で被告人は，憂鬱な感情と，外的刺激に過敏で，しかもそれを本質的に取違えてしまうような，強い印象付けによって支配されやすい，微妙で異常な精神状態になっていた。

ここで被害者の笑顔が，「悪魔」の「嘲笑」となって被告人の感情を痛烈に刺激した。この不愉快な妄想が突然被告人を，心因性意識障害の状態にした。それと同時に被告人は人格の交代現象をおこして二重人格の状態になった。

被告人は妄想の唆しに抗しきれずに，自分の中の悪魔を葬り去るという，異常な目的のために殺人を遂行した。更にこの異常な精神状態は，被告人が逮捕されるまでの間持続していた。

説明と考察

本件犯行は被告人の心因性意識障害をもとにした，二重人格の状態で遂行されたものと考えられる。そこでこの症状を中心に少しばかり説明と考察とを加えたい。

被告人の性格的特徴は，彼自身を規定する，小心，意志薄弱，優柔不断，過敏性と，周囲にまで影響を及ぼす，小児性，自己中心性，欲求不満に対する耐性の低さ，甘え，依存性などとに二分される。

　被告人を特徴づけた日常行動は，上記二つの方向性を持った性格要因により規定されていた。それが実生活では，「頑張り」および「逸脱行動」と「無為な生活」とになって表現されていたものであろう。

　更に被告人には，この鑑定で仮に「学問コンプレックス」と呼んだ，精神構造上の特徴がある。コンプレックスとは，それを持つ人物の無意識内に存在して，一定の情動を中心にまとまった心的内容であり，そこには意識の制御が及ばないとされている。

　被告人の人生の軌跡を見ると，一見平凡な日々が繰返されたり，無為な生活の持続する期間と，目覚ましい頑張りかもしくは常軌を逸した脱線行動のいずれかが続く期間とに，かなり鮮明に色分けされる。被告人は普通の人々が安住するありふれた日常生活を，常に逸脱しようとする無意識的な志向性を有していた。しかし被告人が逸脱や頑張りに一方的に傾斜していかなかったのは，彼が学問に対して無条件の憧れに似た価値観を抱いていたためである。ただ彼の「学問」は，所詮は受験勉強レベルのものであり，学問が究極的には平凡な日常から見れば，逸脱したものにならざるを得ないことまでは洞察していなかったのである。優等生のお勉強を，彼は学問と考えていたわけである。

　被告人の人生が「学問コンプレックス」と呼ぶ，無意識の心的内容を中心に回転していたため，彼には頑張りで人生を構築出来るだけの資質がありながら，そうすることを中断したし，逸脱行動で完全な再起不能の状態にもならなかったのである。家族の存在も逸脱の彼方に彼が消滅してしまうことを許さなかったのであろうが，仮に家族の力がなかったにしても，彼は決定的に破滅することはなかったであろう。被告人は「学問コンプレックス」という，優等生の受験勉強に常に回帰する永久軌道を回転していたのである。そうした意味では，「学問コンプレックス」を「優等生コンプレックス」と呼ぶことも可能であろう。

　被告人に精神的問題が兆した，中学生頃の状態を考えてみよう。彼は知的に優等生であることを認められ，ただ一人都内の中学校に進学したのに，程なく失意に沈んでいった。これには受容されることに馴らされた被告人が，激しい競争に適応できなかったことと，有名進学校の自我の早成を前提とした，主体性尊重の雰囲気が，彼の遅延した自我の成長には峻厳に過ぎたこととが影響しているだろう。彼は過敏で引込み思案な少年でもあったから，丁度子供が独りで大人の集団に紛込んだようなものであり，必然的に孤立していくことになったわけである。

　得意の勉強で傑出した能力を発揮する前に，被告人は学校の持つ雰囲気に圧倒され，おじけづき，奔弄されて，弱々しい劣等生の立場に立たされてしまったのであった。彼はそれまで劣等生であったことがない。彼の背後には，無邪気な受容者が控えている。そして何より彼は，多分この中学校でも優等生であり続けるだけの知的資質を有していた筈でもあり，それが被告人の「学問コンプレックス」を形成したのである。

　思春期の猥雑な欲望に対しても，被告人はごく小児的であった。

　ここで彼は，「欲望」「願望」「衝動」などの，この年齢の少年なら普通に心に兆す，成長の産物に対して，ことごとく「抑制」「失望」「抑圧」を余儀なくされた。これが欲求不満の状態をもたらした。そしてその解消の手段に，意識的，無意識的にストップがかけられ，彼は強い葛藤状況に置かれた。

　「欲求不満」とは，「単一」の「欲望」が何らかの事情で，満たされない時に発生してくる。「葛藤」とは，対立する「二つ以上」の傾向が，その個人に存在する状態を言う。「欲求不満」や「葛藤」を，被告人はそれまで殆ど体験したことがなかった。その状態になる以前に，周囲から摘みとられていたのである。そこで当然彼はこの状況を，主体的に打開出来ない。救いを求めることは，習慣としてもないものであったし，恥ずかしさや罪悪感を感じていて，不可能であった。素朴な受容者である養父母は，被告人の優等生であることだけに目が眩んでいて，援助が必要なことに気付くだけの配慮をしていな

かった。

　この逼迫した状況が彼を「神経衰弱」にした。普通ならここで彼は何らかの処置を受けることになっていただろうと思われる。不思議にもそうならなかったのは, 被告人に恥の露顕に対する強い抑制が働いていたことと, 養父母の感情的接触が稀薄であったこととによる。

　弁護人は被告人に「躁鬱病」の疑いがあると考えたようであるが, その根拠は推察するに以下のような事情によるものであろう。「神経衰弱」と「鬱病」とは, 一見したところかなり類似している。また被告人の人生を特徴付けているものは,「停滞」と「発揚」の周期的な出現である。弁護人がこれを,「躁病」と「鬱病」であるかのように判断したとしても無理からぬことである。

　まず「鬱病」とは,「憂鬱な気分」を中核症状とした, 第一義的に感情の障害された状態である。近年「逃避型鬱病」とか「アパシー神経症」のような, 従来の「鬱病」とは多少概念を異にした病態が注目されるようになっているが, これらはその個人の性格や, 性格と状況との関係を力動的に診断するような, 精神医学における基本姿勢の変化が関与しているものであって, 全く新たな原因によって, 過去には見られなかった新しい「疾病」が登場したわけではない。

　被告人の心と行動に見られる「停滞」を「鬱病」としないのは, この状態がもたらされた背景に, 彼をして「停滞」させるに足る「持続的なストレス」が存在し, しかもその結果が単なる「鬱状態」に止どまらない, 複雑な症状を形成しているからである。

　「神経衰弱」に「鬱状態」を認めることは, むしろ一般的である。また被告人は憂鬱な気分よりも, 疲労感, 焦燥感, 睡眠障害, 頭痛, 便秘, 下痢, などの症状を強く感じている。「自責的感情」や「微少(ママ)念慮」や「意志の抑制」などがあり,「鬱状態」であることには間違いがないにしても, 被告人の特殊な性格の内でも, 対人的過敏さが際立っていることと, 欲求不満と葛藤の持続が彼にとって感情レベルでのストレスとして作用していたこととから, ここでの精神医学的診断は,「神経衰弱症」に伴う「鬱状態」ということになる。

　弁護人の言う「躁病」については, 全く否定的である。この疾患を特徴付ける, 感情の「爽快感」を被告人に認めることが出来ないからである。

　「葛藤」や「欲求不満」に基づく「神経衰弱」の状態で, 被告人はこれとは異質のしかしこの状態をもたらした原因とは密接に関連している, 新たな精神的変調が出現する。それは「逃避」という心理学的現象によって説明される病態である。

　「逃避」とは何も病理学的現象だけに限られたものではない。それは要するにその個人に, 不安, 不快, 苦痛, 恐怖, 恥, などの感情を引起こすような, 外界の事態や場面や対象, もしくは内界の欲動や願望や感情を回避することで, 自己の安定を保とうとする心理的な働きのことであって, 日常多かれ少なかれ誰にでも認められる心の動きである。ただ被告人の場合には, この「逃避」に対しても,「抑圧」や「抑制」が作用していた。「逃げる」ことを主体的に選択すれば, 安全な「適応」が可能になる事態でも, 被告人は意識的に「逃げる」ことが出来ず,「神経衰弱」の中で立往生するしかなかったのである。

　しかしそれでも救いの手は伸びてこないし, ストレスは容赦なく加えられるしで, ここに無意識の心理規制が働くことになった。それが心因性(ヒステリー性)朦朧状態や遁走や二重人格などの多彩な症状として出現したのである。これらは要するに, 膠着した「神経衰弱」から被告人を解放するための, 無意識から差延べられた救いの手であったわけである。こうした心理的機序によって出現する精神変調を,「解離ヒステリー」と呼んでいる。

　一般に「ヒステリー」と呼ばれる疾患は,「心因反応」もしくは「神経症」の一つの特殊な病態と考えられ, 通常様々な身体的症状を呈する「転換ヒステリー」と, この鑑定で問題にされる「解離ヒステリー」とに二分されている。

「ヒステリー」は特徴的には、「ヒステリー性格者」に出現する病態である。この性格は、自己中心性、自己顕示性、虚栄的、派手好き、我がままで未熟、などの言葉で表現される。被告人にもいくつか該当するものがある。ただ被告人の場合には、当然こうした性格特徴によって出現する筈の行動上の変化に、意識的、無意識的に抑制や抑圧が加えられていた。それは彼に「学問コンプレックス」もしくは「優等生コンプレックス」が形成されていたためである。また彼には精神内界に束縛はあったが、外部的環境には殆ど束縛がなかった。このため被告人の「ヒステリー」は、症状的に穏やかであり余り人目に触れることもなかった。

ヒステリーでは意識の中心にあり、しかも意識するに耐えない意識内容が抑圧される。このため意識も人格もそれまでのものとは無関係になり、しかも独立して機能するようになる。こうした無意識的な機序により、二重人格、自動症、遁走、などが心因性意識障害と共に出現する。そしてこれはある一定の性格傾向を持つ人物に、環境や状況からのストレスが加えられた時に出現する「逃避」の一種なのである。

これで被告人の病態を説明するものとして、「神経衰弱」「鬱状態」「ヒステリー」が並列的に羅列されたことになる。ただし「神経衰弱」と「鬱状態」との関連については、既に触れたように、「鬱状態」はここでは「神経衰弱」に包含される病態である。

「ヒステリー」と「神経衰弱」との関連性について、考察しておかなくてはならないだろう。抑制タイプの「鬱状態」では、「ヒステリー」との症状的、病態心理学的関連性が既に論じられている。鑑定人は被告人の「停滞」した状態を、「神経衰弱」としたのであるが、これは既に述べたように「持続する感情的ストレス」に対する心理的反応である。「ヒステリー」も同様に、感情を刺激するような欲求不満の状態で出現する心理的反応である。被告人にはヒステリー性格の傾向が認められている。従って被告人は、ヒステリーの症状を一義的に出現させても不思議ではない。ただ彼には「優等生コンプレックス」があり、表面的に束縛の少ない環境が与えられていたため、ヒステリーの劇的な症状を抑制もしくは抑圧していたのである。近年社会情勢や文化の変化と共に、ヒステリーの症状が疲労感、焦燥感、頭痛、不眠、動悸、発汗、などの自律神経症状を主体とするものに変化してきていると言われている。被告人の場合には、家庭的にも文化的にも当時の一般的レベルからすれば、まさに近年を先取りしたような状況にあったわけで、その意味では彼の「神経衰弱」は「ヒステリー」の代理症状であったとも考えられる。また既に述べたように彼の「神経衰弱」には、「治療」の手が加えられずに放置されていたため、ヒステリーによる無意識的な「治療」が必要であったのである。

被告人の精神変調を総括的には「神経衰弱」としたが、それが特に彼の場合、「ヒステリー」や「鬱状態」と濃厚な関連性を持つことが理解されたことと思う。

最後に本件犯行当時の、被告人の状態に焦点をあてて考えてみよう。被告人はC市での生活で、地域から孤立し、家族との関係では信頼も主導権もなかなか回復されず、仕事と収入には不満があり、田舎の環境が無味乾燥で刺激も魅力もなく、総じて満ち足りない気持ちに覆われていった。この欲求不満が彼を「神経衰弱」の状態に導いた。この状態からの脱出方法が、競艇であった。「競艇場」が、キラキラ輝いて見えるようになる、と被告人は述べている。一度そこに足を踏み入れたが最後、自力では簡単には離脱出来ない。へとへとに疲れて破産したところで、自然にブレーキが掛かる。彼には行為そのものに耽溺してとことんやってしまうか、全くその行為に手を出さないかという悉無律的性格傾向が形成されていた。従って彼にとっての競艇は、最終的には刹那的な快楽をもたらす精神的な依存対象になっていたわけである。日常の生活に潤いを与える、飲酒や道楽や趣味を持つことを抑制した結果（これも結局は、彼の優等生コンプレックスによる）、彼は唯一競艇にだけ捌け口を見出だしたのであるが、全てのストレスをこのこと一つで解消しようとしていたのであるから、必然的にそれは常軌を逸したものになった。また一度失敗していたため、それが競艇に対する罪悪感を形成して、無意識的にブレーキを

掛けていたであろうから、そのブレーキに抗して行為するためには、理性の麻痺が以前にも増して要求されたであろう。彼は異常な「ギャンブル・マニア」になっていたのである。

ところが被告人は依存対象である競艇を、かなりの余力を残して自力で中断した。この時彼は、後悔の気持ちに襲われていただろう。またもともとが甘えの気持ちの強い男でもあり、それを直接的に表現出来ないだけなのだが、彼はいつになく神妙に事情を告白し、お金の工面を依頼したのだった。それが無残に拒絶されて、被告人は表面上では冷静に振舞っていたが、いつものことでそれが反って、感情的ストレスも欲求不満も潜行させることになった。

今回は救いを期待出来そうもなく、彼は自殺の気持ちと、それが遷延したために生じた窃盗の考えとの狭間で、新たな葛藤状況を形成していった。そこに妄想による認識障害が加わり、その不愉快な感情刺激によって、被告人は「解離ヒステリー」の状態になった。

もう一度この妄想について考えてみよう。「妄想」とは強い確信に裏付けられた、「判断の誤り」である。そしてその「誤り」を自らは訂正出来ないばかりか、他人からその誤りであることを指摘されてもなお「訂正不能」な判断の誤謬である。被告人は意志薄弱で優柔不断であるが、むしろそれだからこそ直感的な強い印象によって、感情を支配されやすいという特徴がある。対人的に控え目で敏感であり、心に傷を残しやすい。感情的に傷つくことが多いのである。こうした性格特徴の者は、既に述べたように「神経衰弱」に罹患しやすいが、同時に「敏感関係妄想」も抱きやすいのである。しかもこの妄想は、「神経衰弱状態」にある時には、一層出現しやすいのである。

ここに出現した妄想は、直感的な印象に基づいた「被害的」な「関係妄想」である。質屋の女主人と顔見知りであったが故に、彼女を妄想の対象にしてしまったことについては容易に納得出来る。

意識が狭窄し、人格が交代し、その上妄想が段々と確信に満ちてきて、被告人は悪魔としての隠された自分を成敗するという、むしろ勧善懲悪的な色彩に支配されていった。殺人は被告人の交代した人格が、妄想に支配されて遂行したものである。彼の理性が濁りながらもなんとか彼をコントロールしていたのは、被害者の顔に悪魔の嘲笑を見てから後、一度は殺人を思止まったところまでであったろう。

窃盗については、意識に根差した「盗み」の考えが、交代した人格を殆ど自動的に操った結果であろう。

鑑定主文

1. 被告人は現在も本件犯行当時も共に、小心、小児性、意志薄弱、優柔不断、自己中心性、過敏、自虐性、甘え、依存性、欲求不満に対する耐性の低さ、などを特徴とする異常人格者である。
2. 本件犯行当時被告人は解離ヒステリーの状態にあり、そのため意識が狭窄し人格が交代していた。
3. 本件犯行は被告人の交代した人格が、妄想による異常な判断をして、悪魔を殺すために遂行されたものである。
4. 本件犯行当時被告人は、是非善悪を弁識する能力も、それに従って行為する能力も共に、極めて限定されていた。

以上の通り、鑑定する。

昭和6x+1年2月1日

国立※※病院　精神科医師
鑑定人　※　※　※　※　押印

【解　説】

これは稀有な鑑定書であるが、鑑定書の評価は読者に委ねて、ここでは鑑定書としての叙述上気にな

る点のみ，目に付くままにいくつか挙げるに止める。

1．家族歴と生育歴の章には，単に「遁走（不登校，家出，目的の不明瞭な彷徨など）を思わせる行動」としか書かれていないにもかかわらず，これが後には診断の章の（1）において，「無意識的な心理機序により，心因性（ヒステリー性）朦朧状態や遁走の症状を出現させていた」と見なされている。しかし，中学時代の家出や彷徨が朦朧状態であったとの証明（証拠の提示）はどこにもない。

2．生活歴の章で，家の新築に関連して，「本当の目的」「秘められた願望」「真の願望」「真の夢」あるいは「無意識的な特殊事情」等が挙げられている。本当の＝真の＝秘められた＝無意識のという等式が成立しているようである。しかもこれらは「誰に対しても伏せられていて，察知することは不可能なものである。多分被告人自身にとっても，それは十分には自覚されていなかったのであろう。」という。鑑定人のみがそれを理解しえたといいたいのかもしれない。しかし，別の面から見れば，被告人の依存的，回避的性格のゆえに，いつものように，家の設計や実現にあたり自己の意思を表示し，実現することに失敗したのであり，また家族間の調整を取ることもできなかったに過ぎないのではないか。「本当の」とか「真の」といった形容詞は，鑑定書においては，できるだけ避けたほうがよいであろう。

3．本件犯行の経緯についての章では，鑑定人は「被告人の自殺の気持ちは，確固としたものであったと判断できる。」と断言している。しかし，被告人の自殺念慮の真剣さは疑ってみるに値する。上記文章の前の文章は次の如くである。「被告人の自殺の気持ちは，義父と実母への借金の工面が，不首尾に帰した時，殆ど瞬間的に止め様もなく膨張したようである。彼は自殺の手段としては，疾走してくるトラックに身を投げる方法が，無難であろうと判断していた。そして失意の数日間に，何回か『もう一歩』というところまでの経験を重ねていたらしい。」この文章で「判断していた。」のみ断定的であるが，ほんらいはこれも「判断していたようである。」としかいえないはずのものである。そうすると「…ようである。…ようである。…らしい。」の後に「判断出来る。」という断定的な結論がくることになる。鑑定人が被告人の陳述を心底信用していることはよく分かるが，ほんらいはどこまで信用できるかを吟味すべきところであった。

4．本件犯行の直前の出来事に関する鑑定人の記述も重要である。どういう訳（根拠）があってか分からないが，被告人は「自殺」と「盗み」との葛藤に支配されたと鑑定人はいう。そこへ「運命的な瞬間との遭遇」がやってくる。被告人は，偶然バスの窓越しに，こちらを見て笑っている被害者の顔を見るのであるが，「そこには『悪魔』の『嘲笑』が刻み込まれていたのであった。」その「瞬間，被告人の意識に突然大きな変調が起きた」というのである。そしてこの意識の変調が，被告人の葛藤（自殺するか，盗みによって生き残るか）を解消した。「別の意識に支配された被告人が，悪魔を葬り去るという，異常な目的を得たからである。」という。鑑定人は「犯行が遂行されている時には，被告人は完全に『悪魔』を葬るという『妄想』に支配されていたものと考えられる。」と結んでいる。悪魔の嘲笑を認めたとか，悪魔を葬り去る目的をえたというのは果して妄想であろうか。単なる比喩でなく妄想であるという根拠があるであろうか。

5．本鑑定の経過についての章で，鑑定人は自信に満ちて次のようにいっている。「被告人は自分の中にありながらも自分では解明できない，犯行の真の原因を知りたいと望んでいたようである。そのため被告人は鑑定人に対して，能う限り率直に真実を語ったのであろうと考えられる。」「面接を繰返すうちに彼は段々と生き生きしてきて，自分の心の中に潜む秘密を知りたいという，願望に支配されていった。」「被告人が長期間漠然とした不全感に悩まされていたことは，否定できない事実である。鑑定がこの悩みの本質を，幾分なりとも解明することにはなった筈である。その意味では本鑑定が，被告人にとって言わば精神療法的な意味合いを持っていたものと考えられるのである。」ここでもまた「真の原因」，「潜む秘密」，「悩みの本質」である。通常は容易に到達できないものばかりである。鑑定人はさらに，「被告人に作為的な虚偽の供述があり，しかもそれが本鑑定に重大な影響を及ぼすようなもので

あった可能性は殆ど考えられない。」と請合うが，被告人の虚偽の供述は別としても，被告人の供述に対する鑑定人の過大評価，過剰な思い入れがあった可能性がいたるところに見えると感じられるのである。さらにまた，「鑑定人の主観の正当性が信頼されるならば，本鑑定には十分な妥当性がある」というが，これは同語反復的であるから確かに正しい文章に近いであろう。しかし，鑑定人の主観の正当性は果してどうしたら信頼できるであろうか。鑑定は鑑定人の主観の正当性だけでやって行けるのであろうか。

6．鑑定人によれば，被告人は犯行前2ヵ月，神経衰弱様の状態になっていた。被告人はこれを紛らわせるため，競艇という「破滅への道をまっしぐらに走り出した」のであるが，「甘えや依存や自己中心的な考え方が，このような状況で選択される，必然的な心の流れになっていた」という。義父や実母に借金を申し出て峻拒され，欲求不満から自暴自棄（自殺念慮の高まり）となったが，「盗み」による生への執着も生じた。自殺と盗みとの葛藤の中で立往生していた時，上述のように，たまたま見かけた被害者の顔に悪魔の嘲笑を認めた。「この異常な認識は，妄想であろう。」という。以後は上記4に記したことの繰返しである。説明と考察の章では，「神経衰弱」は「ヒステリー」の代理症状であったとも考えられるとしている。

ドイツの裁判官 W Sarstedt（症例4または第1部の文献に掲げた同氏の論文参照）は，精神科医に対して，「行為の時，行為者の頭の中はどんな風であったか」を記述すればよいといったが，この鑑定書を読むと，行為者の頭の中ではなくて，「鑑定の時，鑑定人の頭の中はどんな風であったか」ばかりが前面に出てくる。読者はそれを通して，ようやく行為者の頭の中をいくらか見たような気がするだけである。

続・症例11（F 63.0）病的賭博（鑑定人　著者）

強盗殺人被告事件
新潟地方裁判所　昭和6x年（わ）第9号

序

第1鑑定人によれば，被告人は「小心，小児性，意志薄弱，優柔不断（中略），依存性，欲求不満に対する耐性の低さ，などを特徴とする異常人格者」であり，「犯行当時被告人は解離性ヒステリーの状態にあり，そのため意識が狭窄し人格が交代していた。」のである。「犯行は被告人の交代した人格が，妄想による異常な判断をして，悪魔を殺すために遂行されたものである。」という。

これに対して第2鑑定人である著者は，被告人を基本的には晩発性病的賭博者と捉えた。病的賭博者は違法な行為に出るとしても，それらは非暴力的な行為であることが多い。古くは銀行強盗などの報告もあるが，やはりそういうのは稀で，強盗殺人などはきわめて稀なことである。そういう意味では例外的であるが，被告人は病的賭博者の特徴をほぼ全て備えており，典型的な病的賭博者である。被告人には解離性遁走もその他の解離性障害（多重人格障害）も認められない。犯行時の記憶も完全に残っている。第1鑑定人が2重人格と考えたものは，これをよく検討してみると，自我（自分，自己）の分極であることが分かる。われわれの自我はたいてい分極して機能している。これはあまりにも普通のことで，常々起こっている事象であるため，誰の注意も引かず，精神医学的にも，心理学的にも，特に検討されたことがないのである。行動する自我とこれを俯瞰的に観察する自我とに分極するのが普通である。これについては以下の鑑定書で詳しく述べた。

被告人　山藤一朗　精神状態鑑定書

目　次
I　緒　言
II　公訴事実
III　家族歴
IV　本人歴
　A　中学校1年生まで
　B　中学校2年生から賭博開始前まで
　C　賭博開始より本件犯行前まで
　D　本件犯行とその前後
V　現在症
　A　身体的現在症
　B　精神的現在症
　C　心理検査
VI　犯行時の精神状態
　A　窮境から犯行まで
　B　犯行とその後
　C　いわゆる二人の自分について
VII　考察と説明
　A　精神医学的診断
　B　責任能力等について
VIII　鑑定主文

I　緒　言

　私は昭和6x+1年6月23日，東京地方裁判所において，新潟地方裁判所受命裁判官※※※※より，強盗殺人被告事件被告人山藤一朗について下記事項を鑑定し，その結果を書面で提出するよう命じられ，宣誓の上これを了承した。

鑑定事項

　被告人の犯行時の精神状態

　よって私は東京大学医学部附属病院（以下東大病院と略す。）精神神経科医師※※※※を鑑定助手とし，被告人に関する裁判記録を精読した上で，昭和6x+1年7月15日，19日，22日，29日，8月5日，12日，30日午前および午後の8回にわたり，東京拘置所に留置中の被告人に面接して，その精神状態を検診した。なお，被告人の問診に当たっては，鑑定人が裁判所の命令により被告人の精神状態の鑑定を行うのであって通常の医療とは異なること，真実の話を聞きたいと願ってはいるが，被告人が供述したくないことは供述する必要がないことをあらかじめ言い聞かせた。

　さらに，病院における諸検査の必要性を認めたので，同年7月26日，8月9日，18日，25日，29日，計5回にわたり，東大病院精神神経科外来診療室において精神的および身体的諸検査を実施した。また，同病院に被告人の実母西本善子および養母山藤市子の来訪を促し，昭和6x+1年8月11日同上外来診察室において，必要事項を聴取した。

II 公訴事実

新潟地方検察庁検察官※※※※検事作成の起訴状によれば，犯罪事実は以下のとおりである．

本　籍　神奈川県A市A区後略
住　居　新潟県C市後略
職　業　無職

山　藤　一　朗
昭和14年8月1日生

　被告人は，競艇に一攫千金の夢を託し，家庭を顧みることなく，競艇場通いを続けていたものであるが，その資金に窮し，川又質店の店主川又スギ（当時71年）を殺害して金品を強奪しようと決意し，昭和6x年1月23日午後6時15分ころ，新潟県B市※※町3丁目3番4号の右川又質店において，右川又スギに対し，質物を請け出す旨申し向けて同女を欺き，その隙に乗じて背後から同女を襲い，殺意をもって，所携の金属製肉たたきを振るって同女の頭部，顔面等を滅多撃ちして同女を昏倒させ，さらに所携の果物ナイフで同女の右側頚部を突き刺し，よって，即時同所において，同女を右側頚部刺創に基づく失血により死亡させて殺害した上，同女が管理する指輪2個，同女が所有する現金31万円在中の札入れ1個，現金約5000円在中のがまぐち1個，質物台帳帳簿等3冊，女物防寒コート1着を強取したものである．

　罪名及び罰条
　強盗殺人　刑　法　第240条後段

III 家庭歴

　被告人ならびにその実母善子および養母市子の陳述によれば，被告人の家族歴はつぎのとおりである．

　父方祖父山川次郎は，福井県で合羽屋を営んでいた．口数は少なく，礼儀正しい人であったが，温厚で，つねに笑顔を絶やすことがなく，「生き仏」といわれていた．老衰により死亡したという．その連れ合いはときといい，しっかり者ではあったが，優しい性格で，人のよいところがあった．40歳ころより胃潰瘍を患い，その後は養生の一生であった．やはり老衰により死亡した．

　次郎とときとの間には1女1男がある．長女美枝は明治34年に生まれて，研究所技師をしていた石坂と結婚し，1子広仁をもうけた．夫の没後は洋裁を習って免状をとり，デパートで洋裁関係の仕事をした．その後調理士の免許を取得して，駅前食堂の主任をした．粘り強く，芯がしっかりしていたが，優しい人であった．78歳のとき胃潰瘍の手術を受け，その後も病院通いをしていたが84歳で死亡した．広仁は小学生までは虚弱であった．織物工場に勤めたこともあるが，たばこ屋をして，現在福井市に住み，60歳くらいである．1男1女がある．性格は温和，真面目，素直の由である．

　次郎の長男良郎は，明治大学を痔疾のため中退したのち，裁判所に勤務した．その後某北方領土※※庁に勤め，善子と結婚した．若くして同庁学務課主任となり，被告人を含む2男1女をもうけた．昭和14年ころより原因不明の発熱に悩まされるようになったが，間もなく肺結核であることが判明し，翌15年春には妻子とともに内地に引揚げ，同年4月より千葉県※※にて療養を続けたが，昭和16年9月，38歳で死亡した．しっかりしたところがあって優しく，世話好きな人柄であった．

　被告人の母方祖父老川三吉は，千葉県夷隅郡※※町の網元で，かなりの株を持ち，農閑期には近所の人を多数雇い入れ，海産物の加工や販売を手広く行っていた．ところがあるとき持船が沈没し，莫大な補償金のため倒産の憂き目を見た．老衰のため70歳で死亡した．器用で，まめな性質の上，優しく柔和な人だった．母方祖母みちは網元老川家の娘で，夫の三吉はいわゆる婿養子である．みちの父親は慈善家で，流れ者の世話もしていた．みちの母親も真面目で，容易にはくじけない人であったが，明朗で

話上手であった。みちは無口，几帳面で，家具調度を大切にし，器用で，とくに針仕事が上手だった。息子たちに死なれた時も，だまって針仕事をして堪えたという。57歳のとき胃拡張により死亡した。

　三吉とみちの間には8人の子供がある。長女よめは三田順太郎に嫁ぎ，女児2人をもうけた。面倒見のよい優しい人であったが，81歳ころ脳溢血にて死亡した。長男一蔵は入営して2年で上等兵になった。退役後は家業を手伝い，しっかりしたところのある働き者であったが，23歳のとき腹膜炎により死亡した。独身であった。次男明郎は東京に出て，紳士服の修業をしていたが，脚気などにより身体をそこねて帰郷し，18歳で死亡した。三男治郎は日本鋼管に勤めていたが，戦後は郷里に戻って養鶏などをした。いわゆる堅物で，無駄口をきかず，仕事一筋で真面目すぎるところはあったが，社交性はあり，優しかった。83歳で死亡した。6，7人の子供がある。四男は正しい名前が不明であるが，愛称を「チョウさん」といった。温和な働き者で，漁船の乗組員だったが，19歳ころ心臓脚気により死亡した。五男克吉はタクシー会社を経営していたが，戦争のため乗用車を徴収され，本人も召集された。間もなく終戦を迎え，東京都羽田で運転手をして，米軍將校の送迎をしていた。長らく頭痛持ちであったが，脳動脈瘤の手術後左半身麻痺となった。現在82歳で，東京都大田区に住み，寝たきりではあるが精神はしっかりしている。がんらい働くことを美徳とし，遊ぶということを知らない真面目人間で，妹たちにもよく勉強をさせた。「庭を掃くにも心をこめて。」などと善子たちは言い聞かされたという。

　次女善子は明治43年4月15日，千葉県夷隅郡に生まれた。※※高等小学校を終えて，神奈川県女子師範学校に進学し，5年間寄宿舎生活をした。師範学校を卒業して教員となり，※※小学校および※※※小学校にそれぞれ2年間勤務して，※※庁勤務の山川良郎と結婚した。被告人を含む2男1女をもうけたことはすでに述べたとおりである。良郎が昭和16年9月に死亡してからは，母子4人でA市の妹市子のもとに身を寄せ，3人の子守りを市子に委ねて，A市立※※小学校に教員として勤めた。ほどなく同校教員西本米助との縁談がまとまり，昭和18年秋，末子の一朗を市子に残し，長男太一郎と長女鈴子を連れて再婚した。米助との間に孝司（昭和19年生）と優（昭和22年生）の2子がある。善子は現在A市※※区※※町に孝司，その妻，その子供2人とともに暮らしている。やゝ肥満して大柄な78歳の婦人である。初対面の挨拶のときから，鑑定人の姓を確認し，「お世話になりながら，何も持って参りませんでしたが」などといって積極的に対応し，対話状況をリードしようとする風さえあった。隣りに坐っている市子が答えあぐねたり，いい淀んでいると横から口を入れる。自信のある話し方で，声もよく響き，表情にも笑顔が多く，態度にも余裕がある。鑑定人は鈴子にもなるべく面接したいという意向を伝えたが，「あの娘は感じ易いところがありまして……」などと，世慣れた口上で，やわらかく不同意をほのめかし，電話番号も知らせたくないという風であった。それでいて「診察の結果はどうなんでしょう。」と積極的に尋ねてくる人である。

　三女市子は明治45年2月17日に生まれた。高等小学校を卒業して，しばらく実家で和裁などを習った。また，被告人によると市子は若いころ香田家（華族らしい。）の賄をしていたことがあるが，このとき帝国ホテルのコック長が料理の指導にきていて，そこで市子は本式の料理を覚えたという。市子の姑山藤かつもやはり華族の多田家に奉公していたが，独り者で子供がなかったところから，市子を養女にし，のちに順二郎を婿養子として迎えた。この夫婦が被告人を養子にするわけであるが，このことについては次章の本人歴で述べる。市子は現在76歳で，A市※※区※※に1人で暮らしている。痩せて小柄な婦人である。万事控えめで，少しおどおどしたところがあり，声も弱々しく，響きに乏しい。椅子にかしこまって坐っているが，悪びれて縮こまっているように見える。自ら進んで語ることはなく，質問に対してもいかにも頼りなげな回答をする。自信なさそうに，右隣りの姉（善子）の方を振り向くこともある。面接の途中で善子と市子を別にし，善子は鑑定助手が，市子は鑑定人がそれぞれ面接して話を聞いたが，その後も実のある回答は乏しかった。土地家屋を奪われて新潟県C市に移らざるをえなかったことに関しても，今に至るまで「何がなんだかちっともわからない。」という。C市に移った際

真紀子（被告人の妻）の父から，「人間は財産などなくてもやって行けるものだ。」と慰められたが，今日でもそれに満足している風がある。あたかも「知らしむべからず，寄らしむべし。」のモットーのもとに育てられてきた人のように思われる。ちなみに，二人の母親に面接したことを翌日被告人に告げたところ，被告人は「生母は気が強いでしょ。昔から市子は姉の陰に隠れて育ってきたようなものですよ。」と答えた。

養父順二郎は千葉県※※市の出身である。半農半漁の家の次男に生まれ，尋常小学校卒業後はA市に在る日本※※に長く勤めた。日中戦争が始まってから兵隊として海南島に駐屯していたが，終戦前に病をえて帰国した。その後ふたたび日本※※に復職し，職長にまでなった。大の競馬好きであったが，自分の小遣いの範囲内で楽しむに止まり，人に迷惑をかけるようなことはいっさいなかった。また一般に活発な人で，社員旅行などのつき合いはもとより，単身でもしばしば旅行に出る方であった。

実兄太一郎は昭和11年に某北方領土で生まれ，被告人らとともに内地に引き揚げ，幼年期は主に市子に育てられた。昭和18年秋，善子の再婚に伴い西本姓となった。神奈川県立A高等学校を卒業したのち，新聞（ローカル紙）発行の手伝いをしていたが，社長が体調を崩すとともに解雇となり，その後は職を転々とした。昭和44年ころからタクシーの運転手として勤めて今日に到っている。52歳で独身である。小心で，大人しい。著しく潔癖症で，手洗いには強迫的傾向が認められるようである。神経質なところがあるので，今回の事件のことも知らせていないという。

実姉鈴子は昭和12年の生まれで，兄と同様昭和15年春家族とともに内地に引き揚げ，幼年時代は主として市子に育てられた。母の再婚に伴い西本姓となった。結婚して1女をもうけたが，夫が心臓病で死亡した。真紀子の父方叔父川藤敏治と長らく同棲していたこともあるが，現在は山川姓を名のり，娘と2人暮らしで，仕事に通っている由である。

被告人にとっては父違いの同胞が2名ある。西本孝司は昭和19年生まれで，妻キミ子との間に1女1男がある。善子はこの一家と同居している。西本優は昭和22年生まれで，独立して生活を営んでいる。

以上，情報源は主として西本善子にある。鑑定人の素直な感想をいえば，善子は親や同胞等の美点についてのみ進んで陳述する傾向がある。家族歴上気に懸る人物である太一郎，鈴子等についてはあまり語りたがらず，とくに彼らに関する具体的な叙述は極力これを避けているという印象があった。

聴取しえた限りでは，精神病者，精神発達遅滞者はいない。被告人は順二郎と市子の養子として育ったこと，順二郎が競馬好きであったことが主な所見である。順二郎の場合は自己の小遣いの範囲で楽しむ程度の競馬であるから，いわゆる社交的ギャンブル（social gambling）の範疇に入るであろう。

IV 本人歴

本人歴については実母善子，養母市子および被告人から聴取し，警察調書，検察調書等を参照した。

A 中学校1年生まで

被告人は某北方領土の※※市において，父山川良郎，母善子の第3子，次男として，昭和14年7月17日に生まれた。分娩は正常で，体重も標準域にあった。その後の発育もすべて順調で，初語（片言）や初歩（立ち歩き）も生後1年ころに始まり，これという病気を知らない。ひきつけもなかった。

被告人が生まれて半年余り経ったころ，良郎の肺結核の症状が明らかとなり，昭和15年の春，被告人らは，神奈川県A市A区※※町の叔母市子を頼って引き揚げてきた。間もなく，良郎の療養のため，姉鈴子を市子のもとに残して，両親，兄太一郎，被告人の4人が千葉県※※に移り住んだ。良郎が1年余り後（昭和16年9月）に死亡したので，母子3人は再び市子宅に戻り，一緒に生活することになった。被告人が3歳頃のことである。市子の夫山藤順二郎は当時兵隊として支那海南島に在ったので，善

子がA市立※※町小学校に教員として勤め，市子が善子の3人の子供の面倒をみることになった．

　間もなく善子の結婚話がもち上り，善子は昭和18年秋，同じく※※小学校に勤めていた教員西本米助と再婚した．連れ子3人では多かろうというので，子供のない市子らは，姑山藤かつの薦めもあって，被告人一朗を養子として引き取った．被告人は手のかからぬよい子で，市子によくなついていた．5歳ころ猩紅熱に罹ったが軽くてすんだ．夜尿は小学校2年生ころまでときにあった．

　当時は近所に幼稚園というものがなかったので，これに通ったことはない．

　養父の順二郎は日中戦争開始以来戦地にあったが，昭和19年に病をえて帰国し，戦地に帰らず終戦を迎えた．日本※※に再就職し，ついには職長になった人で，尋常小学校しか出ていないが，頭がよくて働き者だったという．優しい人で，自分自身が父親に早く死なれたせいか，子供を不憫がり，被告人は養父に叱られた覚えがない．

　被告人は昭和21年4月，A市立※※小学校に入学した．幼いころから恥ずかしがりやであったが，入学式のときも大勢の人を見て気おくれしてしまい，養母の背後に隠れて他の生徒たちの中に入ろうとしなかった．近所に同年輩の子供が少なかったという事情もあるが，独り遊びを好み，近辺は田園であったので蜻蛉をとり，沼や小川でざりがにを取ったり，鮒を釣るのを楽しんだ．釣りは養父が連れて行ってくれたが，小学校に上ってからはときに多摩川に沙魚釣りに行くこともあった．養父が勤めていた日本※※の裏手には海が迫っており，※※町海水浴場が近かったので，夏休みにはしばしばここへ海水浴に行った．本を読むのも好きで，枕元に絵本や漫画が一杯あった．

　引込み思案にもかかわらず，学校にはいやがらず通った．無口，温和で，明るい性質で，成績もよかった（いつもクラスで3位以内）ので先生達にも可愛がられた．弱虫で，喧嘩はしたことがない．口答えや反抗の様子もまったくみられなかった．小学校3年のときの担任教師は，こんなに意気地のないことではいけないと考えて，自分の鞄を職員室に届けさせるなどして，被告人を訓練したことがある．別の担任の女教師は被告人を特別に職員室に呼んで，苦手の算数の勉強をみてやった．

　被告人には神経質なところがあり，机のまわりは几帳面に整頓していたし，銭湯では汚水の流れてくるのを嫌って，いつも1番高いところの蛇口の前に坐った．小学校4年生のころから赤面癖を意識するようになり，人前で話すのを強く嫌った．学芸会に出るとなると，前日は眠れず，当日はあがって，台詞が出なかった．

　運動会などで競走は速かったが，飛び箱は不得手だった．野球はへまをすると怒鳴られるので，友達に誘われてもいやがった．養父は被告人とよく遊んでやり，魚釣り，映画，食堂，温泉などに連れていった．市子は，被告人は自分よりも養父に懐いていたというが，被告人自身はやはり養母の方により多く親しんだという．

　小学校を通じて勉強がよく出来たので，学校からの薦めで私立※※中学に受験した．※※小学校から同校に三人が受験して，被告人一人合格した．昭和27年4月より※※中学に通うことになったが，入ってみると同級生には大学教授などの子弟が多く，これまでとは全く水準が違う感じがした．講義がすいすいと進んで行き，勉強について行くことさえできず，とりわけ数学と英語はさっぱり理解ができなかった．教室でも耳を澄まし，目を大きく開き，自宅でも一所懸命勉強したが，努力の割には成績が上らなかった．小心なため近所の人達の評判が気になり，誰かに事情をうちあけて相談することもできず，小学校時代の先生に相談に行くこともできなかった．親たちは「いいよ，いいよ．」などといって，むしろこれを隠そうとしていたという．それでも最初の1年余りは夢中で勉強した．

　B　中学校2年生から賭博開始前まで

　中学校2年生のころ，両親が実の親でないことを知った．近所に母の友達で高森という人がいたが，このおばさんがある日「一朗ちゃん知ってる？」と話しかけてきて，市子が実母でないことを被告人に

教えた。これまで信じていたものが全てガラガラと崩れて行くような感じがした。

　丁度同じころから，被告人はしばしば陰茎の勃起をもて余すようになった。養父が読み捨てにしていた「内外タイムス」の，裸の女の絵入りの小説が目につくようになった。興味をもってそれらを熱心に読むうちに，自慰を覚えた。最初は射精に当って身体が震えた。それは異常なことであり，一番いけないこと，恥ずかしいこと，自分だけがしている罪深いことだと思った。

　帰宅すると自分を誘惑する読物がある。悪いことだと思いながら自慰をくり返す。自己嫌悪に陥りながら，やめられない。そのころ※※教会にも尋ねて行ったことがある。しかし，何をしてもこれには克てないと思った。こうして隠れてするたのしみを見出してしまった。机に向って勉強しようとすると，気持が自慰に誘われる。だから独りになれない。なんとかして勉強したいという意識はあるが，いつも誘惑に負ける。小学校6年生の頃野口英世やキュリー夫人の伝記を読んで感激した。自分もそのような人物になりたいと思って中学校に入った。それなのに，旺盛な性欲と罪の意識に妨げられて，勉強ができないということが辛かった。

　自慰を覚えて，これに夢中になり，毎日がまるでそのことばかりのようになってしまった。「蒼い顔してうつむいて歩いている。」と近所の人に指摘されたこともある。心の悩みを打ち明けることができるような友達もなく，相談する人もなかった。親も子供の悩みや将来を考えるような人達ではなかった。子供は食べさせておけば育つものだという考えだったようで，そもそも被告人の悩んだような苦しみがあるということを知らないようだった。ある日養父の寝ている枕元に坐って，「助けて下さい。」と泣いて頼んだことがある。養父は疲れていたのであろう，高鼾をかいて眠っていて，目覚めることがなかった。

　学校に行っても悩んでばかりいた。※※町から国電に乗り，尻手駅で南部線に乗り替えてA駅まで行き，さらにそこから京浜東北線に乗り替えて品川駅で降り，都電何番に乗って※※で降りて学校に通った。通学の途中，品川駅で降りないで神田の書店街を歩いたり，上野まで足を伸ばしたりした。浅草もよくぶらぶらした。歩きながら「なんで俺こんなところ歩いているのだろう。」と思っていた。中学校3年生のときは家出をして，浜松かどこかの駅（市子によれば米原駅）で車掌に降され，養父に迎えに来てもらったことがある。これらの場合も，丁度今回の事件と同じで，意識はしっかりしているけれども，止められなかった。

　近所の人達からは「よい学校に入ってよかったね，よい子だね。」などといわれて，被告人は素直に応じていた。親は息子が水準の高い中学校に入ったことを言い触らす。被告人自身もよい体裁を維持しようとする。そのようにいい子振ってはいるけれども実はいやらしい人間なのだという，自己の二面性に悩んだ。1日に5回から10回も自慰をして，勉強ができなくなっていた。そういう自分から逃れようとして家出などしていたのだと今にして思う。家出などから帰ってくると，誰にも親切にしようという優しい気持に返ったが，独りになるとまた罪（自慰）を犯していた。

　その頃からもう一人の自分を造ってしまった。自慰とか，家出して学校を休むというような，とんでもないことをする人間を造って，魂をそっちに移してしまうのである。そういうことを平気で実行するのは別の人間だと思い込むようになった。

　中学を通じて友達ができなかった。1年生のとき柔道クラブに入ったが，投げられていやになったし，自分が異常だと思ったので他人とつき合うことができなくなって，中途で退部した。このときも養父に相談したが，「いやなら，やめなさい。」といわれた。もともと親は手とり足とり被告人の世話をして，危いことはいっさいさせなかった。刃物は使わせず，鋸ももたせなかった。少しでも危険のあることは全て養父がやっていた。もっときびしく躾をしてほしかった。養父には叱られたことがない。こちらからぶつかって行っても，暖簾のように返ってくるものがなかった。被告人自身，自分は鍛えられていないと感じている。ちょっときつい状況に差し掛かると我から逃げ出したし，優柔不断なところがあっ

た。

　昭和30年4月被告人は※※高校に進学した。中学校の成績はおそらく最下位だったのではないかという。高校生になっても自慰は悪いことだという観念をもち，こんなに性欲に悩まされ，自慰をくり返すのは自分1人だと思っていた。中学3年生か高校のころ養母の寝姿を見て欲望をそそられたことがある。

　当時はまだ赤線があった。高校1年生のとき，東京浅草の浅草寺の裏のあたりをぶらぶらしていたとき，女に声をかけられ，連れ込まれたことがある。最初でもあり，驚いたせいもあってか勃起不能だった。間もなく，もう1度試みてみようと思い立って，A市の赤線に出かけた。このときから性交が可能になった。養父の洋服のポケットから500円や1000円を盗んでは，幾度か赤線に通った。当時「ちょいの間」というのが500円だった。高校2年生から3年生のころは浅草にストリップ・ショウを見に行った。浅草の六区にもしばしば通った。映画はいわゆる成人映画を主に見ていた。女友達というものはもったことがない。赤面恐怖症がある上に，自分は自慰をするようないやらしい人間だと思っていたので，人に声を掛けるということができなかった。

　高校に入ってからますます集中力が失せた。このころはもう一人の人間というのが完全に出来上っていた。なんとかして勉強したいという意識だけはあるが，勉強していてももう一人の人間はぽさーとしている。もう一人の人間に逃げ込んで，そうすることによって自分で自分を許していた。自慰をしたり，学校をサボったりする人間，それは本当の自分ではないのだと考えるようになっていた。

　落第点をとり，わざと白紙答案を出していたのに，退学にならなかった。漢文担当の熊沢先生が受持でよく面倒みてくれた。「出来るのになんで勉強しないのか。」と幾度か励まされた。勉強もできていなかったが，試験になると拒否反応のようなものが生じて，わかっている答も書かないことがあった。そのころから心と身体が分離するようになった。

　高校時代はセックス一辺倒だった。それでいて，勉強しなければならないという至上命令があるために，辛い思いをした。自慰と罪の意識ばかりだった。

　まわりが皆（※※高校では半数くらいか）東京大学に受験するので，東京大学，横浜国立大学，早稲田大学に願書を出した。勉強していないから通るはずがないと思っていたので，卒業の年は受験しなかった。

　昭和33年3月※※高校を卒業した。以後4年余り浪人生活を送ったが，少しは勉強できたといえるのは最初の1年くらいなものである。昭和34年春には東京大学の1次試験に合格したが，2次試験は不合格だった。翌年も同大学に願書は出したが，自信がなくて受験しなかった。ほかの大学に行く気はなかった。激しく自慰をしていたし，またそのことに悩んでいた。学校から解放されたためか，浪人中は浅草などにはあまり出かけていない。丁度そのころ赤線が廃止になったように思う。女性との性交渉もなくなった。ただ年を経る毎に勉強しなくなった。最後の1年余りは，勉強に身が入らず，ぼんやり暮らした。

　昭和37年には仕事してはどうかと養父にすすめられ，新聞広告でみつけた竜三ストアに昭和37年11月から勤めた。1年余り一所懸命販売の仕事をして，皆から好意をもたれていたようだが，新任の店長に赤面癖を飲酒と間違えられて叱責をうけた。結局，店長は了解してくれたが，被告人は数日後に辞表を出して退職した。立腹して辞めたという面もあるが，自分の内面（気の弱さ）が他人に知れたことがいやで辞めたところが大きい。

　A郵便局で局員を募集していたので，たまたま応募したら，作文が評価されたらしく採用になった。出勤したところ，保険係の婦人局員に書類に押印する仕事を与えられ，終日押印ばかりしてばかばかしくなり，3日で退職した。

　東京の内藤一水社に1週間ほど勤めたこともある。営業員が外で仕事の注文をとっては本社に電話を

入れる。待機していてそれを聞きとるのが被告人の仕事であったが，「本」の草書体を「東」と間違えていることを指摘されて恥ずかしくなり，翌日から出勤をやめた。そのほか，日産自動車の座間工場で熔接の仕事を2，3ヵ月，豊田自動車の名古屋工場で熔接の仕事を1ヵ月ほどしたことがある。

横浜港で検数員に採用され，船舶による入荷品のチェックを1年ほど続けたことがある。入港した船に乗り込んで積荷をチェックしたり，トラックに積んだ荷物を点検した。トラックの運転手の男っぽい姿に憧れて運転免許をとる気になり，昭和44年に小型トラックの免許をとった。

まず，新城の某運送店に勤め，相棒の運転手と2人で引越しの運送などにたずさわったが，2人で荷物を持つに際して弱力のため荷物が持ち上げられないことがたび重なったため，間もなくやめた。

横浜市の平野運送に運転手として雇われ，ヴァキュウムカーの運転を3年ほど続けた。運転の技量が身につき，自信ができた。昭和47年ころ大型免許をとり，同年春ころ千葉県市川市の三峰運輸に入社し，タンクローリーの運転手となった。すぐに危険物取扱者免状を取得して，6トン車を運転し，10ないし12トンの大型車も運転するようになった。熱心に地理の勉強をして，半年くらいで1人前になった。運転手という仕事は，他人と話をしなくて済む。また運転に熱中しているときは，本来の自分に近づいていた。運転に夢中になっている間は，性欲の悩みからも大方解放されていた。ストリップショウに週1回通ったくらいで，性交渉もなかった。当時は仙台，富山，直江津，大阪，神戸など，方々に走り回った。1年以内に退職した。

昭和48年7月には五交運輸A営業所に入社して，真面目に仕事をしていたが，結婚に当っては上品で，危険のない仕事についていた方がよいと考えて，間もなくこれを退社した。同年11月には親共（乗用車派遣会社）に運転手として入社し，某信託銀行A支店に配属された。この転職により月給が25万円から9万円に減少した。

当時被告人の姉鈴子と川藤真紀子の父方叔父川藤敏冶とが同棲していたが，この両人の紹介で被告人と真紀子は見合いをし，2度ほど交際をして婚約を結び，昭和49年4月29日に結婚式を挙げた。

昭和62年2月6日の真紀子の警察調書によると，被告人は最初，優しそうだが覇気がなく，男らしさを欠き，母親べったりで，依頼心が強いとみえた。陰があり，淋しそうな風情があって，第1印象はよくなかった。気は進まなかったが，つき合っているうちに，実際に優しいし，頭も良さそうで，自分にない面をもった，なかなかよい人だと思うようになった。ただ，勤め先をはっきりいわないのがちょっと変だと思われたという。

被告人からみて真紀子は当時から肥ってころころしており，スタイルはよくなかったが，スポーツはするし，話は上手だし，真面目で純情な田舎の娘という感じで，大いに気に入り，自分にぴったりだと思った。

結婚後若夫婦は被告人の養父母と同居した。夫婦仲もよく，嫁姑の間もうまく行っていた。養母が炊事をして，真紀子はA市の港湾工業に経理係として勤めた。養父も東海運輸に通勤していた。

被告人は真紀子にすっかり満足していた。真紀子はカトリックの信者で，性交は快楽のために行うものではないという信念をもち，正常位以外には応じなかった。昭和50年8月20日に長男秋高が誕生した。真紀子は，この時帝王切開術を受けてから，子供を生むことがこわくなった。出産後はしばしば性交を拒むようになった。被告人はコンドームを面倒臭がり，膣外射精をくり返して，互に面白くなくなって行った。

被告人は同年12月に親共を退職し，五交運輸に再入社したが，そのころから風俗店に通いはじめた。徐々に家庭内において妻が強くなり，被告人に対してしばしば姑に対する不満を漏らすようになったが，揉め事を極度に嫌う被告人にとっては，こうした愚痴を聞くのが苦痛だった。こうして帰宅の前に風俗店に寄ってくることが多くなった。週に2度ほど通っていたが，一時は毎日のように通ったこともある。

C　賭博開始より本件犯行前まで

　五交運輸に再入社して，仕事仲間である戸坂良伸と親しくなった。戸坂は喧嘩早く，気風のよい男で，身体も丈夫で，運転手としての腕もよく，進んで長距離運送を引き受けていた。長距離運送は実入りがよい。月給とボーナスが高い上に，規定外の収入も多い。被告人は戸坂からよいことも悪いことも沢山教えてもらった。戸坂は仕事も一所懸命していたが，相当競艇に凝っていて，独り者の身軽さで，収入は全て競艇に注ぎ込んでいた。競艇で負けてくると，ドアをバタンと閉めたり，階段をドンドンと踏み鳴らして駆け上ったりして，荒れていた。被告人はそういう戸坂に，ギャンブルは儲かるものじゃないからやめた方がよいと言い聞かせていた。

　被告人は当時乗用車で通勤していたが，再入社して半年もしたころのある日，戸坂が「競艇場まで車で送ってくれないか。」というので，乗せて行った。最初は平和島競艇場だったと思う。つまらないなと思いながら競艇を見ていて，少しづつ舟券を買うようになった。被告人の小遣いは月5万円だったので，その範囲内で遊んでいた。

　競艇というものを知ってしばらくして，一人で江戸川競艇場に行った。その日の最終レースで転倒する艇が出て番狂わせが起こり，大穴が当って，一挙に80万円が転がり込んできた。厚い札束をポケットに押し込んで，飛ぶようにして家に帰った。養父母と妻にそれぞれ10万円ずつ分けてやり，競艇による大勝利のことを繰返し語らないではいられないくらい，帰宅してからもなお動悸がしていた。

　この出来事がいわゆる初心者の僥倖（biginner's luck）となり，競艇にのめり込んで行った。徐々に賭金が上昇し，10万円ないし30万円を賭けるのが普通になり，自然にサラ金にも手を出すようになった。サラ金も最初は10万円が限度額であったが，20万円から30万円と借りられるようになり，返金すると信用が増して，50万円借りることができるようになった。借金の総額も50万円から100万円へと進み，賭金も大きくなった。ついには1レースに30万円から50万円賭けていた。当る額も大きくなり，80万円や100万円が当った。そういうときはサラ金を完済して，競艇を続けていた。しかし，負けが続いてやむなく妻に借金の支払いをさせたことが幾度かある。一度は妻に200万円の支払いをさせた。

　当時は仕事も積極的に行っており，工業用ガソリンのほかトルエン，キシロールなどの危険物の長距離輸送を引き受け，睡眠時間を削って働いていた。さらに近道を研究した上，スピードを上げる。その上正規の仕事のほかに余禄があるので，給料の2倍以上稼ぐことができた。月給25万円のうち20万円を家人に渡していたから，30万円以上を遊興費に当てることができた。

　被告人は当時いわば猛烈運転手で，稼ぎは多かったが，浪費もこれに劣らなかった。真紀子が家を新築することを思い立った背景にはこのような事情があったようである。被告人は妻に引っぱられるようにして家を建てたという。真紀子の母方伯父が新潟で大工の棟梁をしていた。費用を少しでも安くしようというので，設計と建設をこの伯父に依頼した。棟梁は「金は要らないよ。」などといい，作業が終るたびに飲んで騒いでいた。真紀子と大工が大威張りで建てていて，建て主の方が小さくなって，いかにも建てていただいているという感じであった。被告人は自分が閉じこもることができる部屋がほしかったので，ドア付きの部屋を注文しておいたが，棟梁に設計を変更されてしまった。自分は逃避場がないと生きて行けないと感じていたが，気の弱い被告人はひと言も抗弁しないで，「それなら仕方ないな。」と同意したという。

　こうして不満の多い設計と建築であったが，家屋が広くなれば嫁姑の関係も改善されて，家庭の揉めごともなくなるだろうと期待していた。ところが，昭和55年9月に新築成ったものの，この点は全然変らなかった。自分が死ぬ思いをして稼いだ金で家を建てたというのに，誰も自分の気持ちを理解していない。誰一人として有難うという者がいない。養父母も妻も，みんなそれぞれ自分が建てたみたいな

気持でいる。被告人にはそのように感じられた。

　妻と親に対する気持がそこで大きく変ってしまった。すなわち冷ややかな気持になり，家人との間に気持の隙間ができてきた。もう何もかもいやだという気持が強くなり，ますます激しく競艇と風俗店にのめり込んで行った。無心で賭けているうちは，儲かることも多かった。競艇に自信がついてきた。全国の競艇場を歩いて回っているプロみたいな人がいるが，さすがに彼らはレースに溺れない。そういう姿をみると，「あれも精神力だ，僕もあんな風になれる。」と思った。

　被告人が半生を振り返って，中学時代以降でもっともよい時期と思われるのが，競艇を始めてから家を新築するまでのこの約5年間である。競艇場では集中力が湧き，自分が1本になることが実感でき，小学生およびそれ以前に蜻蛉を取っていたころの精神状態に近づくことができた。

　家を新築して家族に裏切られたと感じたときから，競艇をするときの気持に変化が生じた。自分が異常なこと，いけないことをしているという意識が影のようにさし始めた。「やってはいけない，わかっているんだろうな。」と，自分で自分に言い聞かせるところがあった。しかしその反面で，賭博に絶大な自信をもつようになった。被告人が平和島競艇場で800万円くらい当てた日，2000万円程の札束を持っている人を見かけたことがある。賭金を大きくすれば億の金も稼げる，という気持にもなった。

　真面目に働く気持はなくなり，昭和56年3月には被告人は五交運輸A営業所を退職した。競艇で食って行けるという自信と，家庭が面白くないのでどうなっても構うものかという捨鉢な気持とがあった。そのため，土地家屋を抵当に入れるに当っても平気だった。右の800万円も競艇に通いつめて1週間で失った。戸坂に競艇を二人でしようともちかけ，会社寮に住んでいた戸坂のためにアパートを借りてやり，戸坂の借金まで返済してやった。80万円程度の当りはしばしばあったし，多摩川競艇で200万円当てたこともあったが，土地家屋を抵当に入れたころから負けがこむようになった。

　競艇をしている最中に，自分は異常なことをしているという思いがふと浮かび，賭けながら他方でそういうことをする自分を責めるようになった。集中が必要な，まさにそのときに気が抜けてしまう。そうなると奇妙なことに，金を持っていることが穢らわしいと感じられ，ともかく無くなればよいという気持に変る。みすみす負けるとわかっているところに賭ける。身体がそのように動いてしまう。そういう自分をもう一人の自分が冷ややかに見ている，というような分裂が生じてきた。

　それからは坂を転がり落ちるように負けて行った。三海商事A支店から土地家屋を担保に1回で2000万円を借入したことがある。賭金が大きくなり，みるみる右借入金も失われ，すぐにまた100万円単位の借金の申し入れをするという始末であった。借入額も3000万円を越え，返済も不能になり，最後の借金で競艇をして「一発当てよう。」と考え，上野駅近くの万世商事に白紙委任状を渡して300万円ほどの融資を受けた。昭和56年の夏には結局これも負けてしまい，急ぎ立退きを迫られるようになった。

　被告人はまず，養母と長男をC市の妻の実家へやり，真紀子が実家に救いを求めた。間もなくB市※※町に借家を見つけて，真紀子と養父もB市に赴き，養父母，真紀子，秋高の4人暮らしがはじまった。被告人は戸坂とも別れ，運送屋に住み込みで勤めたり，東京都小平市のパン屋に勤めたりしていた。それからも1，2度給料をもって多摩川競艇に行ったことがあるが，すっかり落魄れていて，わずかな賭に勝ち目はなかった。

　昭和57年3月に，「俺の目の黒いうちは絶対に一朗を許さない。」といっていた養父順二郎が病死した。被告人は知らせを受けて，葬儀に出席すると返事はしたが，結局出席しなかった。誰にも合わせる顔がなかった。順二郎が死亡して間もなく，被告人がパン屋に勤めていたところに，養母と真紀子の父母が被告人を尋ねて来て，B市で一緒に暮らすよう説得した。被告人は妻と別れるつもりでいたし，落魄れて妻の里に行くのもみじめに思われたが，親たちに薦められてどっちつかずの気持になり，どうしたらいいかわからないまま，やむをえず真紀子の下に戻ってきた。

ここで暮らすようになって，しばらくは夢中で勉強することができた。同年暮れに1ヵ月ほど丸大デパートにアルバイト（倉庫係）をした。翌58年正月に，パチンコで5万円ほど負けてしまい，もっと遊びたくなって川又質店に妻の指輪を質入れした。同年暮れにも，やはり丸大デパートでアルバイトをした。結局，かれこれ2年近く仕事をしないでいたわけである。中学，高校のとき勉強ができなくて，そこがまるで人生の穴のようになって残っており，これを埋めなければ本当の自信がもてないという気持が強く残っていた。当時は競艇にも行かなかったが，性的欲望も全く消え失せていて，妻から心配されたほどだった。さらにもう1年勉強すれば完全になると思っていたが，真紀子がこれを我慢できなかった。真紀子の勤め先がC市にあるという事情もあって，住居をC市に移すことになり，被告人はいつもの優柔不断からいやともいえず，昭和59年5月ころ，しぶしぶC市に引越した。現住地ではひっそり暮らすことができるのに，Cに移れば真紀子の実家がすぐ近くにあり，真紀子のつき合いが一杯ある。そういうところに行くのが被告人には苦痛であった。

転居してみると段取りよく，東田という人の世話で角屋塗装に勤めることになっていた。最初塗装の仕事にたずさわり，1年ほど頑張った。3回ほど塗りむらができて，店長からひどい言葉で叱責された。そういうことがあって，昭和60年春ころ，前々から勧められていた運転の仕事に移った。従来は二人の従業員がしていた仕事を，被告人は一人で実行したので喜ばれた。しかし，それでも仕事は暇だった。午前と午後2時間ずつで仕事が終ってしまい，自宅に車を停めて2階で寝ころんだり，本を読んだりしていた。しかし，いくら暇でも仕事に就いていると勉強はできなかった。そのころのある日午後8時ころ帰宅したところ，家族3人が夕食を終えていたので腹を立て，食膳をひっくり返したことがある。また風呂場から必要なものを持ってくるように声を掛けたのに，持ってこなかったので，風呂から上ってからものを投げたこともあった。「自分は勉強したいのに，お前達のために我慢して仕事をしているのを，人の心もわからんで。」という気持があった。

昭和6x-2年の暮れころから競艇を再開した。暇があるのに勉強はできず，仕事にも収入にも不満があって，もやもやした気持でいた。一方でしてはいけないとわかっていて，競艇場に行くと希望の光が見えるような気がした。またしてもサラ金から借金をして，競艇に通うようになった。その初期にはせいぜい20万円しかもって行かなかったが，昭和6x-1年9月ころから賭けが大きくなり，サラ金への月々の支払いが10万円に達した。給料を家人に手渡すことができなくなり，同年10月ころには真紀子に競艇再開を悟られた。

真紀子は被告人の生命保険を解約するなどして，借金（約80万円）の返済金を工面してくれた。こうして借金はなくなり，もう競艇はしないという約束を真紀子にしたが，競艇をやめる気はなかった。「払い戻せば大きく借りて大きく賭けることができる，いよいよいいぞ。」という気持であった。事実，返済後間もなく1日で90万円以上借入し，それをもって競艇へ出かけた。10月の末ころからは虚偽の理由を付して角屋塗装をしばしば休み，上越新幹線を利用して平和島競艇場に通った。

同年10月から11月末にかけて，かなり儲かった。度重なる欠勤のため解雇を申し渡され，同年12月19日に角屋塗装を退職した。当時は500万近い現金をもっていたので，失職も苦にならず，サラ金の借金も全部返済した。しかし，そのころから負けることが多くなり，ちょうど土地家屋を抵当に入れたときと同じような，自己破壊的な心境になった。心と身体が分離して，心ではだめだとわかっているところに，身体がどうしても賭けてしまう。500万円が1週間のうちに消失し，同年暮れからまたしてもサラ金から借金をするようになった。しかし，失業したことが露見しないように，年末には給料の1部を家人に手渡しておいた。暮れの29日には平和島競艇場で残りの持ち金の大部分（150万円程）を失い，翌30日には残りの十数万円を負けて，ほとんど無一文に近い状態で帰宅した。

昭和6x年の正月休みが終ると，1月7日ころから勤めに出る風を装って定時に自宅を後にし，急行バスに乗ってB駅まで行き，同駅の待合室で暇つぶしをしたり，映画をみたり，パチンコで遊んでは夜

帰宅するようなことをくり返していた。それに先立つ1月6日ころに，養母に5万円ほど無心している。それを費消してしまうと，同月12日に腕時計1個，同じく16日に妻の指輪2個を川又質店に質入れして，合計7万円弱を受け取った。このとき被害者川又スギは，いかにも聞いてくれという風で，被告人にいろんな話をして聞かせた。話し相手になっているうちに，娘は嫁にやって東京で暮らしており，銀行勤めの息子の1家は別居していて，自分は今1人暮らしで淋しいこと，客も少ないことなど，計らずして質店の内情を知ることになった。4年程前に同店に同じ指輪を質入れしたことがあるが，そのときの自分の住所氏名が帳簿に記録されていることも知った。

当時サラ金の借金が80万円位あったし，1月末には約14万円の返済が迫っていたが，どうにかなるだろうという安易な気持もあって，いつもの癖で解決を1日延ばしにしていた。右の7万円弱もパチンコなどの遊興費に当てるつもりであったが，事実そのように費消した。

何十万円も競艇に賭けていた人間にとって，パチンコは玩具による時間潰しにすぎなかった。徐々に気持が落ち込んで，「自分の性格はもう治らない，自分の人生はどこまで行っても同じことのくり返しでしかない，自分で自分に疲れてしまった。」という気持になり，前年末にもあった自殺の考えが一層強まった。それとともに今までとは違った焦りが生じた。

1月20日には被告人は妻の父川藤正純を訪ねて150万円の借金の申し入れをしたが，けんもほろろに断わられた上，叱責まで受けた。2回訪ねて行って，2回とも断わられた。翌21日には実母の善子に電話して，80万円貸してほしいと頼んだが，善子は「またやったか。」というようないい方で，義父のときよりさらにひどい断わり方だった。いよいよ絶望的な気持になった。失業状態で収入がなく，働く気持もなかった。養母や妻にはこれまでさんざん迷惑を掛け，その上昔と違って家庭の財政状態が逼迫していたので，彼らに期待できないことはわかっていた。

D　本件犯行とその前後

1月22日の朝いつものように自宅を出て，B駅行き急行バスに乗った。頭の中は金策で一杯だったが，どのようにして死のうかとも考えていた。バスの中で自殺について考えていたとき，偶然川又質店が目に入った。店の門が開いていて，被害者がごみをもって外に出てきたのが見えた。にやっと笑ったように思われ，被害者が悪魔に見えた。その瞬間「これだ！」と思った。それからは被害者を殺害することで頭が一杯になった。

いつものようにB駅でバスを降りて，駅の待合室でパチンコ屋が開店するまで時間待ちしながら考えた。犯罪を実行しようとする人間とこれを止めようとする人間とが，自分の中で闘っていた。結局，実行するしかないという気持になって，駅前のパチンコ屋に出かけた。ゲーム中も，実行しようとする人間とこれを止める人間との間を，魂がピンポン玉みたいに往ったり来たりしていた。昼ころパチンコ屋を出て，昼食をとってから映画を見に行った。計画を練る場所がほしかったのでポルノ映画を選んだ。昼間はポルノの観客は少ない。映画館の中では悪い方の人間になりきってしまい，推理小説の主人公になったように，殺害の方法ばかり考えていた。2，3日前，ガラス製の灰皿で頭を叩いて人を殺すというテレビドラマを見た。金槌のようなもので頭を強打すれば，人はすぐに死ぬものだと思った。そこでひと通りの殺人計画を立てた。質草を出しに来たといえば被害者は店に出てきて坐る。便所を借りた後，被害者の背後に回り，金槌で頭を打つ。死体を奥の部屋に運び入れ，表の門と玄関に鍵をかける。時計と指輪と現金を奪う。氏名等の記入してある帳簿を持ち去る。指紋を残さないように手袋をして行く，というものである。

映画館を出て千里デパートに行ったが，日曜大工コーナーが見つからないので，松竹デパートの最上階に向った。そこには包丁や金具類が陳列してあるのを知っていた。行ってみると金槌に似たもの（あとで肉たたきとわかった。）があった。手にとって自分の頭を叩いてみたところ痛かったので，金槌の

代用になりうると判断した。買うと足がつくと考えて，これを盗んだ。ふとみると隣りに果物ナイフが掛けてあったので，何かの場合に護身用に必要になるかもしれないと考えてこれも万引きした。

　それからB駅に戻り，奪った帳簿類を運ぶために駅2階のキヨスクで手提紙袋を1つ買った。外はまだ明るかったので，待合室で時間待ちしながら，犯行計画をくり返し検討した。外がうす暗くなってから駅を出て，わざと曲折した道をとって川又質店の方へ歩いて行った。店の前に着いたのが6時ころだったと思う。緊張の余り震えながら，苦労して辿りつき，木製の開戸に手を掛けたが，開かなかった。留守だとわかってほっとした。「ああ，やらないでよかった。」という安心とともに，もう1人の自分に戻った。

　その日は午後7時過ぎに帰宅した。1階の廊下の隅に肉たたきなどを隠して，何食わぬ顔ですごしたが，心の中では，実行するしかない，いやしてはいけないという葛藤が始まっていた。夜寝ながら計画を検討して，場合によっては首を締めた方がよいかもしれないと考えて，タオルを持って行くことにした。

　1月23日の朝もいつものようにうちを出た。B駅行きの急行バスの中でも心の葛藤は続いていたが，結局悪い方の人間になった。終点の手前のバス停で降車して，川又質店へ行った。通行人も少なく，なんの障害もなく店に入った。玄関に入るときは動悸がしていたが，計画通りに身体が動いた。証拠を残さないため質札は持参しないで，これを忘れてきたと告げた。被害者は少し迷ったが，結局店の奥から時計と指輪を出してきて，店先のテーブルの前に坐った。

　そこで店の奥の便所を借りた。便所から出て被害者の背後にまわった。動悸が激しく打っていた。被害者がうつ向いた姿勢でいたので，頚部をタオルで締めるのは無理とみた。そこでズボンの後ポケットに入れてあった肉たたきを右手で掴んだが，その瞬間，自分の中の止める人間が強い力でそれを押えた。エネルギーとエネルギーが衝突して，一瞬時間が止まったようだった。つぎの瞬間足が自然に動いて，玄関に降りていた。指輪を受け出す金の持合わせはなかったので，一瞬困ったが，「指輪はまた後にして，時計だけもらって行きます」といって，9000円余りを支払い，逃げるようにして店を出た。計画を実行しなかったことと，計画が見破られなかったことの両方でほっとした。

　B駅の待合室で時間待ちをしたように思う。それからパチンコ店で昼ころまで遊んだ。気持を落つかせるため映画館に入った。「首都消滅」を筋を追って見た。心の葛藤はあったが，質店襲撃の段取りはすでにきまっていた。映画館を出るときは実行する決意でいた。それから遅い昼食をして，B駅の待合室で夕暮を待った。外が薄暗くなってから，真直ぐに，しかしこれまでとは違った道を通って行った。質店手前のスーパーマーケットの前に停車した車の中にいる人が気になったが，素早く質店の門を入った。玄関で何度も声を掛けたが返事がなかった。テレビの音が聞えていたので，店の8畳間の障子を少しあけて見ると，被害者が居眠りしていた。もう一度呼んだら目を覚まして，渋々出てきた。「思い直して指輪を出しに来ました。」というと，相手は「いま倉庫にしまったばかりなのに。」とぶつぶついいながら，それでも指輪の入った赤い封筒を出してきてくれた。午前と同じように便所を借りて，被害者の背後に回った。

　激しい動悸がしていたが，右手でズボンのポケットから肉たたきを取り出し，被害者の頭部めがけて力一杯打ちおろした。相手が驚いて立ち上ろうとしたので，続けてくり返し頭部を強打した。被害者は唸り声とも叫びともつかぬ声を出し続けていたので，うしろから左手で襟元をつかみ，右手の肉たたきで頭部を乱打しながら，被害者を店先から8畳間の中に引き摺って行った。予想もしなかった出血のため，手はベトベトになり，右手の手袋は脱げていた。被害者は暴れるように身体を動かしていた。奥の3畳間との境あたりに置いてあった電話器の受話器が転がり落ちたので，これを素手で元に戻した。唸り声を挙げていた被害者が静かになった。表の開戸に内鍵を掛けに行き，ついで玄関にも鍵を掛けようとしたが，掛からなかったのですぐ8畳間に引き返した。被害者はまだ生きている様子があったので，

馬乗りになって両手で首を締めようとしたが，疲れて指先はいうことをきかなかった。相手はその両手を摑んで解こうとする。持ってきたタオルを取り出して首を締めようとしたが，やはりタオルに手を掛けて押し戻そうとする。そこで傍らにあった肉たたきを取って，ふたたび相手の頭や顔面を打った。

長い格闘に疲れ果てた被告人は，ふと思いついて果物ナイフを取り出し，これをもって被害者の右頚部に突き刺した。ナイフの刃はまるで果肉を刺すときのようになんの抵抗もなくスーッと入った。手前に力を入れて引いたためか，ナイフは根元から折れた。間もなく被害者は静かになった。

死体から離れて，まず指輪を捜した。店先のテーブル脇にティシュー・ペイパーに包まれた指輪が一つあった。しばらくして，8畳間と奥の3畳間の境に，赤い封筒に入ったもう一つの指輪を見つけ，いずれもズボンのポケットに入れた。8畳間と店先との間の障子戸が外れそうになっていたので，これを両手で摑んで元に戻そうとしたが，戻すことができなかった。血に染まって床の上に落ちていた手袋を拾って，洗面所へ行った。鏡を見ると顔，頭髪，着ていたカストロコートの肩から袖口にかけて血がついていた。水を流して手と髪を洗い，洗面所の下にあったタオルで拭いた後，そのタオルで頭髪を拭いた。手袋は便槽の中で水を流しながら洗い，絞って両手にはめた。

何度か質屋通いをして大体の見当はついていたので，まず奥の3畳間に入った。押入れの中に手提袋を発見し，その中から札入れを取り出し，中の札束を2つに折ってズボンのポケットに入れ，さらに小銭の入ったがま口を取って，店先に置いた紙袋に札入れとがま口を入れた。つぎに書棚から住所録1冊と質物台帳2冊を取り出し，そこにみつけたビニール風呂敷でこれらを包み，やはり店先の紙袋に入れた。また，ビニール袋を取って，カストロコートを血の着いた表面が内側になるように丸めて入れた。8畳間の茶簞笥，仏壇を開いてみたが現金はなさそうだった。

それから店の裏口を出て，母屋の玄関に侵入した。土蔵は内扉が開かなかった。店に戻り，先程手や顔を拭いたタオルを使って，指紋を残さないように電話器や障子戸などを拭いた。果物ナイフの鞘が見つからないので，死体の下に隠れているのではないかと思い，死体の肩のあたりを引っ張ったところ，死体が仰向けに転がった。死人の姿を見るのがこわくなり，鞘の探索は諦めて，座布団で血だらけの顔を隠し，捲った絨毯の端の方でその上を覆った。電灯とテレビを消して8畳間を出た。

母屋の2階に上ってみると寝室があり，そこに洋服簞笥があった。中に黒皮コートがあったので，これを取って母屋の玄関に降り，着てみた。ふとみると，玄関の雨具掛けに女物の防寒コートがあった。これを取って着てみると，こちらの方が目立たないのでよさそうだった。女物のコートを着て店に戻り，今度は2階を物色したが，現金はありそうになかった。店に戻り，用意しておいた紙袋とビニール袋をもって逃げた。すぐ近くの大通りのバス停に着いてみると，午後6時50分発のバスにあと2，3分であった。被告人がCの方に向うバスを待っていると，赤灯をつけたパトカー（実は事故処理車）が目の前を通って，川又質店の前のあたりで止ったようだった。それを見て身体が道路を横断して反対側バス停に渡った。警察の車から少しでも遠ざかりたかった。間もなくやってきたバスに乗った。乗客は全部で3人ほどであったが，被告人は最後尾の席に坐った。バスの運転手が自分の方を見ているような気がした。5分ほどでB駅に着いたときは，ひと仕事してきたという感じで，ひとまず安心した。地下道を抜けるとき，ズボンに血が着いているのがわかったが，ズボンの色が赤茶で，地下道が薄暗かったので，目立ちはしないと思った。タクシー乗場に出て，タクシーに乗って帰った。

用心のためタクシーも自宅の手前で止めて帰った。玄関に入るとき，手にもった荷物や女物コートが気懸りで，しばらく躊躇した。戸を開けて入ったら，真紀子が障子を開けてこちらを見た。素早く荷物を自転車の陰におき，コートを脱いで自転車にかけた。養母も顔を出したが，見咎められることはなかった。2階に上り裸になって驚いた。シャツ，ズボン下，パンツまで血に染っていた。これらを丸めて本箱下の開き戸の奥に押し込んだ。自転車の陰に置いた荷物も2階の物置に隠した。入浴して着替をし，食卓に向った。食欲はなかったが，無理に1膳食べた。早々に2階に上り，奪ってきた現金を数え

てみたら札が31万円，硬貨が約5千円あった。その後はテレビをつけて，見ているふりをしていた。その夜の眠りは浅く，夢をみては覚めるという風だった。しかし犯行の夢は今日までみたことがない。

事後の処理もほぼ計画通り進めた。翌24日は嘘の理由を告げて，午前は休むことにした。女物コートのほか，血のついたカストロコート，ズボン，セーター，ズボン下，シャツ，パンツなどをビニールの袋に入れて四つに分けた。なるべく遠いところに分けて捨てれば足がつかないだろうと考えた。午後これらをもって新潟まで出かけた。列車が新潟駅についたとき，全員が降車するのを待って，コートを座席床下に忘れもののように見せかけて放置し，用意してきたビニール袋の一つを列車備えつけのごみ箱に捨てた。改札口近くの売店脇のごみ篭にビニール袋2つを捨て，駅を出てデパート3階男子便所のごみ箱の缶にカストロコートの包みを捨てた。残った帳簿3冊等は町内のごみ収集日に，定められたごみ集積所に出しておいた。

犯行後はテレビニュースや新聞に気をつけていた。1月24日新潟からB駅に帰ってきたとき，テレビニュースや夕刊で事件の報道を見た。事件については「気にはなるけどオタオタしない。」という感じで，自分が実行したという気持が薄く，野次馬的に新聞などを見ていた。

1月26日にはBに行き，奪ってきた31万円余のうち5万円を北海銀行に振り込み，その足で新幹線に乗って平和島競艇場に赴いた。この日はあまり面白い思いをする間もなく約25万円を負けてしまった。馬鹿なことをしたと悔まれて，生きているのがいやになった。翌27日には，自分でも奇妙なことに，働く気になって職業安定所に行き，失業保険の手続をした。28日は，前述のように，朝のうちに帳簿3冊等をごみ集積所に出し，Bの職業安定所に行った。※※町の仕出し屋を紹介されたが，場所が川又質店に近いので面接にも行けなかった。その日は午後早く帰宅したところ，養母から警察が訪ねてきたと告げられたが，自分が犯行を実行したという現実感がなく，他人の仕業だと思い込んでいるような気持でいた。（同年2月13日付の警察調書では，警察が訪ねてきたと聞いて被告人は「口でいい表わせないほどびっくりしてしまい，腰が抜ける程であった。」とか「生きている心地もなかった。」と述べている。）

なお，被告人は1月27日か28日ころ，真紀子の兄の勤め先に電話を掛け，「月末までに金が要る。工面できないと死ななければならない。」といって，借金の申し入れをした。切羽つまった言い方だったが，義兄はこれを断わったという。8万円くらいのサラ金の返済期日が間近かに迫っていたので，やむなく被告人は25万円ほどの工面を養母に頼み込んだ。養母が自分と被告人の郵便局の簡易保険の証書と印鑑を手渡したので，被告人は自分の保険を解約し，養母の掛金を担保にして，合計44万円を受け取った。それをもってB市内のサラ金3社を訪れ，計7万円余を返済して帰宅した。養母には23万円しか下りなかったと嘘をいった。

1月31日は前日の残金約36万円をもって平和島競艇場に出かけた。大穴を当てようとして失敗し，34万円余を失った。自分自身に愛想をつかし，自殺を考えたが，死ぬ前に家族の顔を見ておこうと思い直して帰宅した。翌2月1日の朝，まだ家人が寝てる間に被告人が新聞を取りに玄関先に出たところ，張込みの警察官に声を掛けられた。警察官を座敷に通してお茶を淹れ，髭を剃った。B署に同行を求められたので，着替えをし，養母らに笑顔で挨拶をして出かけた。署では取調室で2人の刑事と穏かな話をした。間もなく別の部屋に通され，靴下を穿いたままで足跡を採られた。つぎには承諾書に署名してポリグラフの検査を受けた。検査の衝撃は隠しようもなかった。自白しようか，どうしようかと迷いながら，半ば諦めて自白に傾いていたとき，ふたたび取調室に戻された。山田刑事の思い遣りのある語り掛けに心がほぐれて，全てを自白する気持になった。

以上を要約して若干の説明を加えるとつぎのようになる。被告人は，児童期より，小心，引込み思案で，赤面恐怖症であったが，精神的には母子一体，自他未分の楽園状態にあった。

思春期（中学2年生）に至ってこの楽園状態が破られた。被告人は自分が養子であることを知った

が，同時に性欲の爆発的開始により自慰を覚え，罪悪感に苛まれるようになった。学業に挫折し，自我の分極化（身体＝行動する自我と心＝制御する自我との分離）による逃避がたびたび試みられ，これが被告人の人格形成史の隘路になった。大学進学の気概もないままに4年半余を浪人で過ごし，その後さまざまな職業に就いた。いずれの場合も多くは，自己価値感情が傷つけられたり，あるいは傷つけられることが予感されるとすぐに退職することのくり返しであった。赤面恐怖を1徴候とする対人恐怖症者の面目が現われている。職業の中では大型トラックの運転は，収入も多く，対人恐怖症者に孤独な隠れ家を提供するものであった。思春期以降，学業や職業，家庭生活において被告人はしばしば優柔不断で，逃避行動に走り，人格発達の契機を逸してきた。著しく自己中心的で，自己の責任を他に転嫁する傾向が早くから顕著である。

　戸坂との交友から競艇に導かれ，初心者の僥倖を経て賭博にのめり込み，その後は徐々に抑制を失い，病的賭博者のほぼ定型的な経過を辿った。競艇が抗し難い嗜癖となったもので，抑制を失ったアルコール依存者に比すべき状態である。

V　現在症
A　身体的現在症

　被告人の身体については病的所見を認めなかったので，概要のみを記すことにする。

　身長157 cm，体重65 kgで，皮下脂肪がよく発達しており，肥満型の体型をなす。全身の視診ならびに理学的検査（打診，触診，聴診等）に異常を認めない。脈拍は1分間68で，整調であり，緊張もよい。血圧は138-90 mmHgである。

　神経学的検査についても，いちいち記載はしないが，瞳孔に異常なく，四肢の固有反射も正常であり，運動異常（麻痺や不随意運動等）も感覚異常も認められなかった。

　血算，検尿に異常はない。血液により各種生化学検査を実施したところ，グルタミン酸ピルビン酸トランスアミナーゼの軽度上昇と無機燐の軽度低下を認めたが，これらに病的意義は附し難い。梅毒血清反応（凝集法，ガラス板法，カーボン法）も陰性で，そのほかに異常はなかった。

　脳波検査によれば，安静覚醒時に基礎律動に僅かな左右差が認められた。光刺激の間歇時および過呼吸賦活時に，頭頂部と後頭部において，左側優位に，陰性・陽性鋭波に似た突発波を散見した。また，傾眠期において，瀰漫性かつ規則的な徐波の群発が認められた。総合的には，正常脳波と異常脳波との中間に位するという意味で境界脳波と判定されるが，とくに病的意義はない。

B　精神的現在症

　精神的現在症は犯行時の精神状態を考察するためにも重要であるので，これについては少し詳しく述べよう。

　態度，行動等

　被告人は色が白く，いわゆる小肥りの壮年男子である。頭部の形や肩の線などから成る身体の輪郭に角張ったところがなく，全体に滑らかで，丸っこい印象を与える。

　顔面は軽く赤らんでいる。この赤面は初対面のときに顕著であったが，その後も続いてみられた。礼儀正しく挨拶をして，僅かに視線を避ける様子がある。しかし，最初から緊張がなく，悪びれたところもない。両手または両前腕を前の机の上にそっとおき，上体をやや前屈みにしているので，軽く凭れているようにみえる。微笑に近い柔和な表情を絶えず浮べており，適切な表現を見出したときなどに，ころころと笑い出すことはあったが，一般に喜怒哀楽の表現に起伏が乏しい。後述するように，鑑定の処遇の一部に不満があるときなど，やや不機嫌ともみえる表情が短時間みられたのみである。談話中の体

動も少なかった。

　上述のごとく静かに坐って，親しみのある態度で，穏やかに話をする。低い柔らかい声で，少し早口ではあるが，淀みなく語る。短い質問に長い答が返ってくることが多い。鑑定人が黙っていても，「話は少し変りますが」などと断わりを入れて，自ら談話を展開させることもあった。

　慣れるに従っていよいよ遠慮がとれ，昭和6x+1年7月22日の第3回目の面接の際には，調室に入ってくるなり，「頭痛の原因がわかった。酸欠のせいだった。窓を開けて寝たらよくなった。」などと，問われもしないのに報告した。「大変御苦労をかけます。」と世慣れた挨拶もするが，およそ屈託というものがない。

　自分の本当の気持をわかってほしいという様子が窺われた。終始協力的で，質問の内容によって気を悪くしたり，深く考え込んでしまうこともなく，同じような質問をくり返しても，その度に丁寧に説明した。性的な事項に関しては，話すに当って多少憚りがあるかにみえたが，犯行に関してはほとんど全く憚る風がなく，むしろ積極的に説明しようとすることが多かった。その話し方は他人事めいており，被告人自身，「自分がやったように思えない。」，「現実感がない。」と述べていた。犯行の記憶は情感の表出を伴わず，もっぱら知性化されて語られた。

　なお，最近の被告人について，市子はつぎのように述べている。すなわち，被告人は警察署に行くときも「行ってくるよ。」と済ました顔で出て行った。昭和6x年3月末に初めて面会に行ったが，そのときも被告人はごく普通の顔をしていた。にこにこしていて，深刻な風は少しもなかった。面会には何度か行ったが，いつも元気で，笑顔でいて，ずっと同じだった，というのである。

　いうまでもなく意識は清明である。注意，記憶，理解，判断などの諸能力に特別な障害はない。語彙も豊富である。知的には正常知に属するであろう。「自己破壊」とか「意識下」などの心理学的用語をときに用いるが，とくに心理学の勉強をしたことはないという。

　問診から
　（8月5日の面接の日には，冷房のほどこされた調室に入ってくるなり，「あ，今日は暑いからこれでいいです。」といって，質問を待たずに自ら語り始めた。）天気次第で気分が上ったり下ったりする。天気の悪い日はぼさーとして本を広げてもぼんやりしてしまう。今日のようにすかっと晴れると気分もいい。小説を読むほか，「数学Ⅰ」，「代数幾何」，「新々英文解釈研究」を勉強している。いままで気が入らなかったが，今日はじめて身が入るようになった。事件後，※※の拘置所ではよかった。
　よいというのは？──本が読める。「数学Ⅰ」から「微分」，「積分」まで集中して読める。意志と体が一致する。※※拘置支所では官本を一日おきに貸してくれるが，勉強のために貸本を断わることができた。鑑定が済んでBに帰ってきてからよくない。官本を貸してあげようといわれると，借りてしまう。心と身体が一致しない。
　その場合，どっちが心で，どっちが身体？──結局，勉強したいという気持の方が真で，借りて本を読む方が嘘だ。
　勉強したいという方が心？──そういうことです。
　借りて読んでしまう方が身体？──そうです。行動しちゃうのですね。
　（7月26日および8月9日は東大病院精神神経科外来において，いくつかの検査のほかに鑑定助手が問診をした。診察室には刑務官がつねに一人陪席する。そして，8月18日に同上病院にて検査をする予定が立てられていた。同月12日鑑定人が東京拘置所を訪れたところ，被告人は調室に入るなり，つぎのように語り始めた。）調子が悪くて，何をいい出すかわからないような気がする。若い先生の問診が拷問みたいだ。係官がついている。セックスの話などできないし……。悪くとってしまう。警察や検事さんの回し者じゃないかと思ってしまう。自分の恥部を曝け出すような事を他人のいる所では話せな

い。私には何も残すものがないが，こんな人間がいるんだということをせめて知ってほしいし……そのことによって他の人に役立ちたい。正直に申し上げたい。それが，係官がいると言えない。しまいには先生（鑑定人）の方まで疑ってしまう。そんなことを許しているのだから。検事さんの方から出た鑑定だし……。

　念のためにつけ加えておくと，病院における問診の仕方を改めることを約束して，その後も鑑定を支障なく進めることができた。

　（8月30日午前は，両親に関する話に続いて，つぎのような問答をした。）あるいは同じことをくり返してきたというか —— はい，そうです。オナニー症候群というか，全てにあてはまる。やってはいけない，やってはいけないと思いながらやってしまう。そこにもう一人の自分がいる。どうにもならない自分が住みついているという感じだ。

　その当時は —— 悩んでいたんです。そして，東京拘置所にきてからはずっと不安定だ。事件のときの気分に似ている。前の鑑定のとき，事件後の4月ころから気持がよくなった。聖書を読んでから気持が落ちついて，身体と心が1つになって，とてもいい気持になって，※※病院，※※拘置支所に行ってからはなお気分がよくなった。拘置支所の看守さんの態度がいい。言葉も丁寧だし，心が違う。とことん面倒みてあげるという態度だった。すごくいい気分で勉強できたし，いい精神状態で鑑定を受けた。最高の気分だった。自分でもこうしようと思ったことが素直にできる。余計なことを考えずに集中できた。本も読めた。そういう状態を夢のように待ち望んでいた。

　鑑定受けたときが最高？ —— 最高でしたね。

　本当の気持が出ている？ —— そう，心と身体が一致して，ストレートに表現できた。自分でも自信をもって話ができた。うまく説明できた。相手もわかってくれているという感じだった。

　鑑定の先生との間でも心が通じた？ —— そうです，通じ合っている。

　東京拘置所ではよくない —— ※※拘置支所からBに帰ってからは1日交代で上ったり下ったりで，ここにきてからはもっと悪くなって，勉強の本はもう宅急便で返した。いま官本の小説ばかりだ。いま不安なのは，1番悪い精神状態で話している，露悪的というのかな，セックスの変な話をしたり，……先生が悪い印象もっているのじゃないか，いいや，わかってもらえなくてもいいや，なんか投げ遣りというか，どうにでもなれというか，いま何かしようと思っても身体がいうこときかないし……。

-中　略-

　自分をわかってもらう努力をしない？ —— そうですね。オナニーから始まっているから，恥かしいというのが先に立って，口に出していえない。オナニーに限らず何でも恥かしくなった。いつも自分が逃げていって……。

　お母さんにはわかってもらえているわけだ —— 母親も，……今ですか？

　幼いころ —— 小さいときは以心伝心でわかっていた。父親はわかっていたようだった。

　（そして，同日午後最後の問診をした。）キリスト教はいいと思ったのは事件後？ —— その年（昭和6x年）の4月ころ聖書を読みまして，ロマ書にあたって，信じる気になった。聖書の中に自分と同じ悩みの人がいたんだというので，親近感を覚えた。機会があれば洗礼を受けたいと思っている。ただ，いまの状態は一寸違いますね。いまは神も仏もあるものかという気持だ。昔と同じ不安定な状態だ。事件前と同じですね。

　格子がなければ平和島（競艇場）という感じ？ —— そうです。競艇場に行きたいとか，女の子を抱きたいと思うのはそういうときだ。※※拘置所に入ったときは，まるで生理になったときみたいに，全くそういう気がなかった。いまはエロっぽい週刊誌が読みたくなった。それで週刊誌を買った。性欲はおさまった。

　競艇はそうは行かない —— 自分の不安を救うものは，競艇に適うものがない。麻薬みたいなものだ。

予想しているときは集中でき，頭が一つのことに纏っている。未来もある。そっちにピカピカ光っているものがあるような気がする。

そういうとき競艇場は──楽しいですね。子供のときの蜻蛉取りや海水浴のときと同じ。幸福な気持になれる。それだけに没入できる。

自分が一つになっている──はい，そうですね。……だから，この不安感というのは……結局二つの心はカメラのファインダーの二つの像みたいにずれている。そのため不安なんじゃないか。競艇に行くと，焦点が合って，シャッターを押すときのように，それがぴったり合う。

それ自体が快感？──自分の望んでいるものはそれしかない。一致したときにすごい喜びがある。

分離するようになったのが中学のとき？──そうですね。1年生のときはまだ努力していた。……要するに性の欲望知ってからですね。そのとき親が「誰にでもあることだよ。」と教えてくれていたら，こんなことにならなかった。

─中　略─

被害者がキリストというのは？──自分が自殺するつもりでいて，結局自分は生きて，おばあちゃんが死んでいる。本当に身代りになってくれたのだなと思った。

「キリスト」を用いたのは，信仰する気になってから？──そうです。差入れの聖書を読んで信ずる気になっていた。ぴったりだと思った。

自分を救うためにおばあちゃんが現われてくれた？──本当にそう思いましたね。罪を逃れる気持はなくて，償いのない罪だとは思っていましたけど。

自分の身代りになってくれた，人間業ではないということ？──大きな力が働いたという感じがした。大袈裟にいえば，私が現代のパウロになったような気がした。あの人も初めはキリスト教に反対で，キリスト教徒を殺したとかいいますから。私もおばあちゃんを殺すことによって，信仰に目覚めさせた。自分には抗しきれない力が働いて，事件を起こした。すごい力が働いたとしか思えない。

その考えは今でも変らない？──そうですね。変らないですからね。しかし，不安な気持だから不安ですけど……Bに帰ったら聖書を読んで落ちつきたい。

─中　略─

（被告人のほうから話し始める。）今日は勉強などはできないけど，気持は落ちついている。先生と何回か話した中で一番いいのじゃないか。昨日若い先生に優しくしてもらったのもよかった。

いまは二人の人間がずれている？──ずれているけど，心は落ちついている。しかし，金を持たせると競艇に行ってしまいますね。悪い中で諦めというか，落ちついている。

自分で自分の性格……言いたいことが言えないとか──言いたいことをはっきり言う人間になりたい。言わないから，相手が自分を理解できない。すると裏切られたと感じる。一所懸命尽せば，相手はわかってくれると思ってしまっている。真紀子が来るまでは，家庭内ではそれでやれてきた。

以上のような問診と観察によってわかることは，つぎのとおりである。

第1に，気分の変動について述べる。被告人が「気が滅入る」とか「うつ」というのは，自分が行詰まったときの精神状態を指称している。それは多少の抑うつ性気分変調を伴いはするが，その気分変調は生命的な変調でなく，浅いもので，かつ明らかに状況依存的である。大学病院で不快な思いをし，やがてもう一度同様の試練が予定されていると知ったとき，「気が滅入った」のである。これは処遇変更により速やかに回復した。こうした傾向は本人歴の中にも一貫してみられる。思春期の性的誘惑に屈したとき，期末試験や大学受験に当面したとき，職業や社交において困難な対人状況にさしかかったとき，競艇で負けが続いたときなどである。また，被告人がいう「最高の気分」などというのは，自己の理解者または受容者を見出したときであり，少なくとも自分が追いつめられない状況にあるときであ

る。今回の鑑定においても，被告人を受容することは被告人の気持を安定させることが明らかになったが，第1鑑定はこうした事情をもっと明瞭に示している。被告人は第1鑑定人※※※※医師の中に優しい受容者を見出して，近来にない気持の昂揚を覚えたのである。拘置所の職員の受容的態度も被告人の気分を昂揚ないし安定させる。こうした気分昂揚の状況依存的な傾向は，やはり本人歴を通じて確かめられる。競艇賭博で勝ちの多い時期，対人的困難を伴わず，活動しさえすればいくらでも報いられるタンクローリーの運転の時期などがそれである。それらはひいては結局，中学校1年生以前の，夏の蜻蛉取りに象徴されるような，自他未分の，したがって言語を介する必要のない原始的な至福状態に繋がるものである。そこには父母との間に以心伝心の受容的関係があった。

　第2に，被告人は現在でもこの幼児的至福の状態に復帰したい，あるいはこれに代るものを見出したいという，強い願望をもっている。思春期に台頭した性欲動のために，中学および高校時代の精神生活がいわば破壊され，このため被告人の生活史，すなわち人格形成史の挫折点になっており，この「人生の穴」を埋めたい，そうしなければ一人前の人間としての自信をもつことができないという信念が抜き難くあって，機会があれば今日でも当時の勉強を取り返そうと努めている。これは強迫現象に似たところもあるが，精神医学で支配観念と呼ぶものに相当する。

　被告人は今日でも自分の中に二人の人間がいるとか，心と身体が分離するなどというので，第3にはこの点について触れておこう。この現象は犯行時にもっとも典型的にみられるので，次章で詳しく述べることにするが，それは自我の分離体験を指していっている。自我の一種の分裂，あるいはもう少し穏やかな表現を用いれば自我の分極である。現在，犯行に関して，「自分がやったのだけど，自分でやったという気がしない。」とか，「罪悪感というものがまるでない。」と表現するが，行動する自我と認知・記憶する自我との分離が強調される結果，行為と認識との間に疎隔が生ずるのである。こうして犯行は知的に合理化され，一般に他罰的となる。競艇は自己の逃避行為であることを洞察することもできるが，他方では自分の運命を戸坂良伸や妻や養母の所為にする傾向が根深くある。被害者をキリストに譬えるのも知的合理化の試みであろう。

　第4に，被告人の賭博癖は，数年来進行性の経過をとってきたが，被告人が今日この病的賭博から脱却できたという徴候は少しもない。本件犯行の1年ほど前から万引癖も加わった。たとえば売店で菓子を買うとすると，陳列してある菓子類の手近なものを窃取して，密かな喜びを覚えたという。さまざまな欲動の制御が難しいのである。鑑定人としては価値評価的な言辞はできるだけ控えたいが，以上のような欲動の制御喪失，責任転嫁の傾向，罪悪感の欠如等を考え併わせると，病的賭博者に少なからず認められる人格的頽廃の方向に進みつつあると考えざるをえない。

　第5に，被告人の対人恐怖症も続いている。被告人は自分の本当の姿が曝露されるのを極度に恐れる。被告人は自分を無条件に受容してくれる人との間の，究極的には言葉を必要としないような，私的な関係の中では幸福であり，自分もまた同じように人に尽そうとするが，多少とも公的な状況で，言論を介さないでは原則として相互に理解することの困難な他者にたちまじって，自己の意思を表示し，行為や立場の責任を引き受けることが著しく困難である。精神医学的には，これは対人恐怖（社会恐怖）症と呼ぶことができる。児童期から続いている赤面癖もその一環であり，C市で町内の子供会の会長の時期が迫って，逃避心を起こした元もこれである。

　最後に，以上のような諸症状に混じって，あるいはそれらの基盤として，被告人の特徴ある人格障害を認めることができる。未熟，優柔不断，依存的，自己中心的などの諸傾向において目立っているが，類型的にいえば回避性および依存性人格障害である。これは被告人の半生を通じて同一性の保たれた人格障害であるので，本人歴と現在症の双方に依拠して述べた方がよい。重複を避けるため，人格障害についてはⅦ章A　精神医学的診断の節で述べる。

C 心理検査

心理検査は前鑑定の一環として，過去1年以内にWAIS知能検査，CMI，MMPI，ロールシャッハ・テストが行われている。今回はWAIS知能検査，ロールシャッハ・テストを実施した。なお，検査の実施と解釈は臨床心理士※※※※による。

1）WAIS知能検査

本検査はDウエクスラーの開発になる成人用の代表的な知能検査で，もっとも広く用いられている。以下のような11項目の下位尺度から成り，各尺度の評価点は0から19までの段階に分けられ，10点が平均を示す。被告人の成績はつぎのとおりである。

言語性検査		動作性検査	
一般的知識	14点	符号問題	10点
一般的理解	14点	絵画完成	14点
算数問題	7点	積木問題	13点
類似問題	9点	絵画配列	11点
数唱問題	10点	組合せ問題	13点
単語問題	15点	合　計	61点
合　計	69点		

　　　全検査評価点総計　　130点

これによれば被告人の言語性知能指数111，動作性知能指数122，全検査知能指数118である。知能指数80から119を正常知と呼んでいるので，被告人は正常知の上に属する。ただし，下位項目の成績にばらつきがある。他の項目に比して，算数問題や類似問題の得点が低い。具体的な知識技能や実際的理解がよいのに比して，抽象的思考力に劣ることが窺われる。

2）ロールシャッハ・テスト

これはHロールシャッハの創案による投影法人格検査で，この種の検査では代表的なものである。対称的なインクの染みからなる10枚の図版を順次被験者に手渡し，心に思いつくままを報告させ，所見を分析し，解釈を加える。被告人の結果は次のとおりである。

$R=37$，$T/R=16.6''$，iT平均$=6.6''$（non color：$4.2''$，color：$9.0''$）であるから，時間の割に反応数が多い。初発反応では，第Ⅱ図版にショックと考えられる反応の遅延が認められ，第Ⅸ図版では性ショックと考えられる遅延が認められた。

把握型をみると，$W\%=18.9$，$D\%=67.6$，$Dd\%=13.5$（$d=1$，$dr=4$）である。$W\%$がやや低く，DとDdが高い。日常的，実際的に思考するD型に属する。細部に殊更に気を遣い，全体への見通しを欠く傾向が窺われる。

知的水準に関しては，$R+\%=71.4$，$F+\%=50$，WとMがともに少ないことなどからみると，ほぼ平均的水準にある。ただし，$F+\%$がやや低いのは現実吟味力や思考の一貫性に問題があることを示唆する。

体験型は，$M:\Sigma C=3:7$，$FM+\Sigma m:\Sigma C'+\Sigma c=6:1.5$，$Ⅷ+Ⅸ+X/R=46\%$の所見から，外拡傾向を有すると見える。しかし，数少ないMの内容が不良であることを併せ考えると，内的安定性に乏しく，外的刺激に容易に左右されやすい傾向が窺われる。

情緒的側面については，怪獣，人魂，幽霊のほか，勃起した男性性器，女性性器（「爛れた」等の形容もある），歯，噴火，炎，鉾などの回答から，不安と攻撃性が示唆される。また，$FC:CF+C=10:2$にもみられるように，情緒的抑制が強くて内界の表現がきわめて困難であるところから，外的刺激に対して著しい不適応行動に出る傾向を認めることができる。以上の所見に，HとPが乏しく，第Ⅲ図版に人間が明確に登場しない等の所見を加えると，対人関係にかなり深刻な問題があるように思われる。

全体として顕著な性格の偏りがあり，問題行動に出る可能性が認められる。

以上，心理検査の結果は，いずれも臨床的にえられた所見に矛盾するところがなく，むしろこれを支持するところが多い。

Ⅵ　犯行時の精神状態

被告人は現在でも，犯行の行動に関しては自白したとおりであると認めている。そして今日，犯行等に関する時間の前後関係や賭博の金額などが一部不確かになっているところもあるが，それらが警察官面前調書や検察官面前調書に記載してあれば，その方が正しいであろうという。犯行の行動については第Ⅳ章本人歴D節で述べたので，ここではその際の精神状態について述べることにする。

A　窮境から犯行まで

奥さんのお父さんに借金を申し込んだのはいつでしたかね ── 事件の1週間位前かな。それから実母にも申し込んだ。

実の母に申し込んだのが1月21日らしい ── ああ，そうですか。そしたらその前日くらい。

出かけて行ったのでしょう ── わざわざ妻の実家に出かけて行った。それが2回行ったのじゃないかな。1回行って断られて，また行ったように思う。

どんな風な断われれ方？ ── 自分の考えが甘いといえば甘いのでしょうが，お父さんにものを頼んだことがなかった。思い遣りのある人だと信じていた。少なくとも話は聞いてもらえると思っていた。それがけんもほろろという風だった。2回ともそうだった。どんな人でも金の話になるとだめになるのかなと思った。それも無理もないですけどね。仕事もしていなかったし，金に縁のない人だったし。

あなたの方としてもカチンとくるというか ── カチンというより，がっかりでしたね。信頼していたから，裏切られたという感じだった。家を建てたあと真紀子やおばあちゃん（養母）に裏切られたのと同じだった。（妻の兄の私事に関する話を省略。）相手の気持を汲むのが私の性格だ。他人も自分と同じようだと思ってしまうのかな。

── 中　略 ──

お兄さん（義兄）にも借金を申し込んだ ── それは事件後ですね。

事件前はお母さんだね ── はい。同じように母もけんもほろろでしたから，同じように裏切られた感じだった。自分と全然性格が違うんだなと思った。

叱られたわけ ── お袋さんの方はひどかった。またやったか，といういい方だった。真紀子にはいわないでくれといったのに，その場で真紀子に電話している。実の母は性格がきつい。

きついというのは？ ── 相手の感情まで考えないでいってしまう。遠慮がないというか，仕事中の真紀子の迷惑も考えないで電話する。いい時だけのつき合いだなと思い知った。他人より身内の方がひどいなと思った。

がっかりですか，怒りですか ── 怒る気持はなかった。落ちこんでいたから。「絶望」がぴったりかな。人間不信になった。真暗闇になって，自分は独りだとつくづく悟った。家族も親類も全部忘れみたいになって，事件が起きちゃった。善子のことを警察で喋ったけど，あれは今から思うと作文だ。サラ金の期限が迫って，親に借金を申し込んだという風にいったけど，今思うとお金そのものとは違うような気がする。サラ金が恐いというのとは違うと思う。警察に合わせていったところがある。警察が納得するようにいった。死のう，死のうと思っていて，最後の別れに優しい言葉を掛けてほしい，相談にのってほしい。私だったら当然聞くようなことを聞いてくれなかった。「どうしたの。」の一言がなかった。警察調書で違うのは，……本当はわかんないでやっちゃったというのだけど，金がほしくてやったんだよといわれて，そうですねといってしまった。それで，金がほしいからやりましたということに

なった．世間ではそうとるのかなと思って，そのままにしてある．

　最後の話だった？——死ぬ前に親に一言聞くという気持だった．それが裏目に出て，酷い事件になったような気がする．確かに怨みの気持が出てきたと思う．その怨みが川又スギさんを見たときに，重なって，ダブっていたみたいね．

　ますます破壊的な気持になる？——そうだと思いますね．お金を貸さないまでも優しい言葉だったら，素直に自殺できていたと思うけどね．

　怨みというか，徹底的に破壊してやれというか——刹那的になったみたいね．気持がすごく荒れてしまった．ちきしょうという気持が出てきたかもしれない．そのとき川又さんのことは浮んでいなかった．

　川又さんが浮んできたのは？——バスから，川又さんの質屋の門が開いていて，……おばあちゃんを悪魔に見たというのを最初にいわなかったのは，死者を悪くいっても仕方ないと思って，門が開いていたとだけいった．

　本当のところは？——おばあちゃんを見た．

　目が会ったんですか——私は目が会ったと思った．笑ったように思った．馬鹿にされた感じだった．にやっとした感じが悪魔というか，……おばあちゃんはおばあちゃんの姿として見えていた．すごく憎らしい感じに見えた．母や義父に対する怨みが混じっていたように思う．

　悪魔というのはどういう感じ？——自分を苦しめるもの，自分の意志と反対のことをさせるものだ．最初はオナニーとかね．そういうことをさせるもの．

　オナニーをさせたのも悪魔？——そうです．勉強をさせないで，逃避させるのも悪魔だ．大学の受験させないで，逃避させたのも悪魔だ．

　おばあちゃんが悪魔に見えたのはどうして——憎たらしいものが，……あの顔みたらやっつけなくちゃと思った．「これだっ！」と思った．B駅に着いてから，いやそうじゃない，そんなことをしてはいかんと思いだした．

　闘いだしたというか——ええ，そういう時はもう遅いんですね．してはいけないという意識をもった時はもう遅い．むしろ，そのようにしてしまう．自己破壊の方へ進んでしまう．過去がそのくり返しだった．反対のことをやるまでだめだ．

　　　　　　　　－中　略－

　川又さんが憎いというのがわからない——こいつをやっつけなくてはと思った．これをやっつけなくては自分がやっつけられると思った．闘うところに集中してしまった．過去，自分をずっと苦しめてきた根源がこれだと思った．

　それが22日の朝？——そうですね．今から思うと，自殺が恐くて逃避したのかとも思う．おばあちゃんをスケープ・ゴートにして，自殺を回避したのだと思ったりする．

　※※病院の先生にそういわれたのですか——それはいわれなかった．先生には，私のギャンブルはアル中と同じですねといわれた．

　川又スギさんに誘惑される感じは？——高いところから下を見ると引き込まれる感じがある．それと同じ．見た瞬間ぐいぐい引っぱられる感じ．それからは正しい自分と川又スギさんとの闘争になった．やっつける方の自分が勝つというか，やっつける方の自分に乗り移っているというか．世間的には強盗に見せかけたので，殺す方が目的だった．殺人の方が主目的で，それだけだと世間に通らないので，強盗に見せかけたということ．

　おばあちゃんは独り暮しで，いつも20〜30万もっている．自分は窮地にある．おばあちゃんはいい鴨といっては失礼だが，自分を誘惑するもの，自分の悪い心に誘いかけるものということはないですか——そういう面もあるかもしれない．自殺を回避するために，相手を悪魔に見立てた．本能的にね．

意識的でないにしても……。私の場合，借金は働いて返せる程度のものだった。しかし，もう働く気もなかった。同じ事のくり返しだった。80万を返したにしても，同じことをまたくり返す。30万を獲得しても，大して意味がなかった。

　自殺を回避して，人を殺して逮捕してもらって，死刑にしてもらうと解決になるということがあるが――逮捕のことまでは考えてなかった。二人の自分のこと……いつも入れ代っていた。事件を起したあと，本当の自分は事件を起こしていない，あれは別の人間がやったことだとなる。

　（7月15日の面接の終り近くの問答から引くと）おばあちゃんは可哀相だなと思うが，罪悪感がない。自分を苦しめていた意識下のもの，……自分の母親を殺したのではないかと思う。育ての親を殺したのかなあと思う。全然理解してくれなかった親を殺した。両親とも僕によくしてくれた。食べることはとてもよくしてくれた。心の中の問題は全然感じていなかった。

　殺したのは父親じゃない？――注文はありますけどね。父親ではない。結婚してから妻と姑の争いがありましたからね。事件までそのことが一番重荷になっていた。

　（4週間後の面接のとき，この点をもう1度確かめた。）お父さんも小学校までは満足できたのですか――小学生までは100パーセント素晴しかった。

　実の親と比べたりした？――実母は学校のおばさんという感じ。そのころは悩みが強くて，どちらの親にも話せなかった。どおってことないことだけど，今からみれば。

　今度の事件は復讐かな――そう思えますね。とくに母親ですね。真紀子もだけど。

　ほとんど説明を要しないと思われるが，被告人のいう悪魔とは自分を悪へと唆すものである。かつて自慰，受験からの逃避，さまざまな自己破壊的行為を唆し，今回窮地にあるとき，自分に犯行を思いつかせ，自分を犯行へと引っぱるものを被告人は悪魔と称しているのである。被害者を見た瞬間に，天啓のように「これだっ！」と着想が下ったので，一見したところ知覚を切っ掛けとする妄想着想のようにみえ，あるいは知覚に密着して現われたところから妄想知覚とみえるかもしれない。それは，本来自己の内にあったものが対象に投射されているという点でも妄想に似てはいるが，被告人自身がいうように「見立て」であり，比喩に近い性格をもつものである。またこの見立ては本人歴とそのときの状況から充分に了解できる。被告人が悪魔に見立てて，現実に殺したのは川又スギであったが，そこには義父や実母に対する怨恨感情が投射されている。そして，それをさらに遡ると，究極的には，自分を理解しなかった養母に対する復讐に辿りつく，というのである。

　B　犯行とその後
　（犯行当日午後も，午前と同じように便所を借りて，被害者の背後に回った。）今度は違った？――やはり同じでした。ドキドキした。止めるのと，これが最後だやらなくちゃという二つのすごい闘いで，結果的には悪い方の人間が勝って1撃をやった。正しい方の人間は一遍に手を引いて，冷やかに頭のどこかで見ていた。私の方は夢中になって，一つ叩き二つ叩きで，部屋に引っぱり込んで叩き続けた。そのときはおばあちゃんを叩いているというより，中学時代から自分を苦しめてきたものと闘っている，それをやっつけている感じだった。根源的なもの，二人の人間がいて悪い方に引っぱって行くということ，何かといわれても具体性というのはないのだけど，自分で自分が思うようにならないこと，自分の意志が働かないこと，……悪魔ですよね。悪魔と闘っている。

　悪魔と闘っている感じですか――そうなんです。平生は血を見ることができないほど小心なのに，平気でみていた。頭から血が出るとは思っていなかった。1撃で死ぬものだと思っていたのに，こうい

ういい方はよくないけど，なかなか死んでくれない。そのためにあんな惨劇になってしまった。そのときの自分は血を見ても平気で，全然別人みたいだった。顔も能面みたいだった。終って，顔を洗うとき鏡を見たが，まるで能面のように無表情だった。

　自分だということはわかった？——自分だということはわかったが，まるきり普段の自分とは違っていた。あとは考えたとおりに動いた。玄関を締めたり，帳簿を2冊取ったり，指紋を拭いたりした。その前に，おばあちゃんを叩いていたときだけど，なんで死んでくれないのだろうと思っていたとき，ふとナイフに気がついた。まるで蛙でも刺すように平気でスーと刺した。まるっきり感情というものがないみたいだった。その前には首を締めようとしたが，私は疲れていたし，指がいうことを利かなかった。おばあちゃんは唸ってばかりいた。

　唸り声は——唸り声はかなり大きかった。

　外に聞えちゃ困る——テレビがかかっていたから，ごまかせると思っていた。口を押えたこともある。それでもだんだん声が小さくなってきた。なんで死んでくれないのだろうという感じばかりだった。ナイフで刺したらやっと静かになった。（顔や手袋を洗って，金品を物色した話を略す。）そうしているうちにだんだん恐くなってきた。おばあちゃんの死んでいるのを見るのが恐かった。おばあちゃんの顔に座布団を掛けた。顔を洗っているときはまだ恐さはなかった。

　だんだん恐くなってくる。逃げたいという感じに——はい。もう一人の小心な人間になってきたんじゃないですかね。やったことに対する後悔じゃなくて，見つかっちゃいけないという心配だった。やったことは本懐を遂げたということですから。言葉は変ですが。でもだんだん醒めてくると世間の目が恐ろしくなったんですね。

－中　略－

　（犯行後，帰宅して，食事をしたあとすぐに2階に上って，テレビをつけて見ているふりをしていたという。）どうなっていたんだろう——どういう心境だったのですかね。おそらく家族にわからないように，と思っていたんでしょうね。

　犯行直後にばれたかと思ったくらいだから，だんだん追手が迫ってくるという感じはなかったのですか——ニュースは見てたようですね。それ以後もニュースは気をつけて見るようにしていた。

　うちの人にばれないようにする気持で一杯だった？——そうですね。

　そのころは二人の人間はどうなっていたのですか——もう済んでいたからね。オナニーやったあとみたいにぼーっとしていた。やり遂げたという感じでね。奇妙な感じですね。罪の意識はないんですよね。現実に返ると捕まるし，それは困るし，そうかといって悪いことしたという意識はない。闘ったのだ，やり遂げたのだという気持。しかし，それは自分だけの気持で，世間的には捕まっちゃ困るという気持だった。それで一所懸命隠そうとしていた。長年の念願が叶った。あとは見つからないようにすればよいという感じだった。

　快感もあった？——快感じゃないけど，とにかくやっつけたというか，自分の心に篭っていたもの，自分を悩ませ続けたものをやっつけたという感じ。

　警察に同行を求められたのは——2月1日日曜日で，まだ皆寝ていた。僕が新聞取りに出たときに声を掛けられた。警察官をうちに招き入れてお茶を出し，髭を剃った。

　いろんな検査——（警察署に）行ってすぐ刑事さんと話をして，足型とポリグラフを取られた。

　その日に犯人だといわれたのですか——そこは難しいのだけど，……ビクビクしていない。刑事さんが茶呑み話みたいな形で「あんたやったんじゃないですか。」と聞く。「いや，やってないですよ。」といっていた。刑事と話を大分した。刑事さんの優しさというか，「お前がやったんだろう。」というような，決めつけたい方はしない。私の心の方がだんだん溶けてきた。同時に自分がやったんじゃないかという気持になってきた。悪い人間の方が溶け去ったというか。「私やったようです。」というような

言い方したんでしょうね。
　あなたの心の中にも優しさに応えるものが出てきたというわけですか——ほんらいの優しさが出てきた。
　現実感は？——ないですね。それからしばらくして逮捕状が出た。それから改めてやっぱり自分がやったんだと目が覚めたように感じた。えらいことやっちゃったと恐ろしくなった。
　それはいつ——その日の夕方じゃないかな。死ななくちゃという気になった。(中略)死ぬ気になったとき，初めて目が覚めたというか，自分がやったんだなと実感した。一所懸命に自白した。嘘隠しごとせず，全部喋った。

　第1鑑定人が犯行時の精神状態に意識障害を認めているので，ここでは犯行時の意識状態について説明する。精神医学でいう意識障害は，通常これを二つに分ける。一つは意識の明るさの障害（意識混濁）の系列で，舞台の照明が全体としてさまざまな程度に暗くなる場合にたとえられる。理解，注意，見当識，記憶，計算，判断などの諸能力が大なり小なり全般的に侵されることから，この種の障害を証明することができる。もう一つは意識の広がりの障害（意識狭窄）で，暗い舞台の一部にスポット・ライトが当てられた状態にたとえられる。照明された部分についてはかなりの程度に知覚し，注意も働き，限られた判断に従って行動し，記憶も残されるが，他の大部分についてはこれらの機能が全くかあるいはほとんど働かないで，両者の対照が際立つのである。もうろう状態や人格交代の状態は後者の姿をとることが多い。
　被告人の場合は，予め練られた犯行計画を注意深く，ほぼ確実に実行していること，被害者が1撃で死亡しなかったために予期せぬ事態に直面したが，変に応じてナイフを用いて殺害を遂げ，その後も手際よく屋内を物色したこと，犯行後数日をかけて証拠物件となる衣類や質物台帳などを着実に処分して行ったことなどが明らかである。そして，以上のように外部状況の認識に優れ，行動が目的に沿って適確である上に，自己の内界の刻々の変化をよく観察しており，しかもそれら全てをよく記憶しているのである。これらはいずれも清明で狭窄のない意識の徴候であって，意識障害を証明する所見は見出されない。

　C　いわゆる二人の自分について
　これまでにも被告人のいわゆる二人の自分や心と身体の分離について触れてきたが，最後にこの点を検討しておこう。第1鑑定人は，この所見と意識障害とにもとづいて，被告人の犯行時の状態を2重人格と診断しているので，この問題は重要である。
　（A節に挙げた悪魔に関する問答に続いて）検事さんからは警察の車がきたとき逃げたりしているので意識があるといわれる。しかし，二人の人間がいるので，2重人格だといわれるとよくわかる。
　二人の人間がいる。今はどうですか——今もいます。勉強できる人間と，官本借りて読んでしまう人間と。
　事件のとき川又スギさんを叩いていたときは——いましたね。一人は見ていましたからね。直前まではすごく止める力があった。その後は冷やかな目で見ていた。もう一人の自分はこれでもかこれでもかと，おばあちゃんというよりも悪魔をやっつけることばかりだった。冷やかな方の自分の目で見たものを喋って，それが調書になっている。行動は逐一記憶に残っている。冷酷無比，残酷な人間とみえる。しかし，私にいわせれば憶えているだけの人間だ。もう一人の方は夢中になっている。闘っている。
　相手も悪魔だけど，夢中になっている自分も悪魔ですか——そうです。自爆ですね。悪魔が悪魔と闘っている。私の身体という悪魔の方がとうとうやっつけてしまった。なんであんなことがやれたの

か，できたのかと不思議としかいえない。しかし，罪を逃れる気持はない。分身がやったことだから。検察官にも誤解してほしくない。

　（別の日，ひとしきりギャンブルの話をした後に続いて）こんなこといっては叱られるかもしれないですが，自分ではやってないのにやってしまっている。ここがわかってもらえないと思いますね。それを説明しようとすると二人の人間という話になる。意識がこっちの人間に行ったり，あっちの人間に行ったりする。パッパと行き来する。いつも二人が同居している。
　意識が行きっきりになることがあるのですか ── 事件のときは行きっきりになっている。それを片方で見ている。
　完全に行きっきりではない ── そうです。行きっきりなら憶えてもいないでしょうが，憶えている。
　無力にはなっているが，見ている ── そうです。無力になっている。溯って考えると，オナニーやっている人間とやっちゃいけないという人間が見ているのと……そういうオナニーのときの性格が続いている。

　被告人の明快な説明からわかるように，いわゆる二人の自分ないし人間，または心と身体というのは，実は自我の分極を指していっているのである。これについては現在症でも触れたが，少し補足して説明しよう。
　われわれの自我は実は平生からしばしば分極している。誰にもすぐに思い当るのは，道徳的に問題のある行為に出ようとするとき，感じられる動機の葛藤がそれである。快楽を求める自我とこれを禁止する自我の対立である。また，自我の分極は道徳的局面でのみ起こるのではなくて，知的活動のときでも，あるいはスポーツをしているときでも起こっている。例を挙げるとわかりやすい。たとえばわれわれが引越しをして，転居通知に地図を書き入れる場面を考えてみよう。一人は机に向ってペンを動かしている自分であり，もう一人は，机に向っている自分をも含めて，最寄りの駅から新居に至る地区を俯瞰している自分である。前者は行動する自我であり，後者は観察ないし認識する自我である。
　被告人の場合は，肉たたきで1撃を加えるまでは，自我が道徳的に分裂し，抗争していたが，1撃の瞬間から，やっつけようとする自我は行動自我（被告人によれば身体）に，これを禁止しようとしていた自我は観察自我（同じく心）に転化したのである。そして，いずれの場合も二つの自我は，被告人のいうとおり「いつも……同居している。」のである。すなわち，同一人格内で自我が分極して活動しているのであって，ここには人格の交代はみられない。「完全に行きっきり」になると，はじめて人格の交代が生ずることになるが，これも被告人のいうとおり「行きっきりなら憶えてもいない」（大なり小なり健忘，すなわち記憶脱失が生ずる）はずであるのに，「憶えている」のである。
　要するに，いわゆる二人の自分とは，正常な精神状態であり，正常な精神活動を営む際に体験される自我の状態であって，これに病的意義を附することはできない。

VII　考察と説明

　すでに前章までに，かなりの説明を加えてきたので，ここではこれらを要約しながら，いくらかの考察を試みよう。

A　精神医学的診断
　臨床診断というものは，言葉に現わし難い個人の全体の中から，治療その他の目的のために重要な局面を，できるだけ短かい言葉で要約したものである。その意味で被告人の病態は病的賭博と回避的および依存的人格障害に集約することができるであろう。

病的賭博に関しては欧米では今世紀初頭以来よく研究されており，最初は精神分析的研究が主であったが，最近では行動学的あるいは社会学的研究も多くなり，すでに厖大な論文が発表されている。しかし，わが国ではこれに関する研究も外国の研究の翻訳紹介もほとんどなく，僅かにSフロイトのドストエフスキー（彼は病的賭博者であった。）に関する論文が翻訳されているにすぎない。そこでまず病的賭博について説明する。

　最近，アメリカ精神医学会は「国際疾病分類」第9版を参考にしつつ，「精神障害に関する診断と統計のためのマニュアル」第3版（DSM-Ⅲと略す）を発表して，これが広く世界に受け容れられつつある。このDSM-Ⅲの病的賭博の項は，従来の諸研究の成果を広くとり入れながら，それらの理論的，解釈的面は注意深く取り除き，記述的，客観的面を巧みに要約しているので，鑑定のような公的な診断には適合性がある。これに沿って説明しよう。

　解説によれば，病的賭博の本質的特徴をなすのは個人的，家族的，職業的な生活の継続を危うくし，崩壊させ，毀損するような賭博衝動に対する抗拒障害であって，しかもこれは慢性かつ進行性である。患者はストレスのある期間はますます賭博に心奪われ，駆りたてられ，賭博に熱中するようになる。賭博の結果として問題が生ずると，かえってこれが賭博行動を強化する。特徴的な問題としては，①賭博のための欠勤による失業，②債務不履行，③家族関係の崩壊，④不法金融（高利貸）からの借金，⑤文書偽造・詐欺・横領・脱税が含まれる。病的賭博者は，金銭に由来するとともにそうしたあらゆる問題に見合った態度を身につけているのが普通である。賭博が高ずるにつれて，金銭を手に入れ，賭博を継続するために，嘘をつかざるをえなくなるのが通例であり，賭博の規模は隠すものである。金銭の使用配分を考えたり，節約するような真面目な試みはみられない。借入先の事情が切迫してくると，もっと賭博を続けるための金銭を手に入れようとして，反社会的行動に出ることもよくある。犯罪行動は先述のようなもので，典型的にはいずれも非暴力的である。借金を返済しようという意図は失われない。

　通常は思春期に始まり，消長をくり返して，慢性化する傾向がある。併発症としては自殺企図，外れ者や不法集団とのつき合い，非暴力犯罪による逮捕や入獄がみられることがある。また，素因的要因としてつぎの5項目が挙げられている。死亡，別居，離婚，遺棄によって，15歳未満で親を失う。親の不適切な訓育（不在，首尾一貫性欠如，過酷）。思春期に賭博に被曝。家庭において物質的，財政的なシンボルに与えられる高い評価。節約，計画，配分を重んずる気風が家庭に欠けている。

　最後に，つぎのような病的賭博の診断規準が挙げられている。A．賭博衝動に対する抗拒不能が慢性で進行性である。B．賭博が家族的，個人的，職業的生活の継続を危うくし，崩壊させ，毀損するが，その際，その程度が以下の7項目のうち少なくとも3項目によって示される。7項目とは，上に「特徴的な問題」として挙げた5項目のほか，⑥金銭喪失の説明や勝ち金の証明が要請されてもできない，⑦絶望的な財政状況を救済するために金銭を工面する他人が必要となる，の2項目である。C．賭博は反社会的人格障害に由来しない。

　被告人は上の規準の全てを満たしているほか，その他の特徴についても一致するところが多い。被告人の場合は晩発性（30歳代半ばの開始）であり，暴力犯罪に出るなどの点で典型例からいくらか外れるが，診断に支障をきたすものではない。鑑定人の調査した文献によれば，万策尽きた場合に，たとえば高利貸襲撃や銀行強盗が稀ながら報告されている。

　また，これも念のためであるが，病的賭博（pathological gambling）における「病的」には精神病的（psychotic）の意味はない。ドイツの研究者は，今日でもこれを賭博嗜癖（Spielsucht）と呼ぶことが多い。実際に，さまざまな点でアルコール嗜癖（最近ではこれをアルコール依存症と呼びかえている。）に似ている。いわば毒物によらない，従って中毒現象を伴わない，純粋な依存症（嗜癖）と考えるとわかりやすい。

　つぎに，被告人にはこうした病的賭博の基盤に特有の人格障害が認められる。特殊化された症状とは

異なって人格は多少とも全体的なものなので，その特徴を標語のように要約するのは難しい。目立った特徴や傾向に注目して，ある程度の類型化で満足するしかない。

被告人は児童期よりすでに引込み思案，赤面恐怖症の傾向があった。小学校の学芸会で科白を失念するとか，職場で少しでも古参になると同僚を前にして話をする機会が生ずるが，これを恐怖するとか，C市の町内の子供会会長を輪番で引き受けざるをえなかったが，これが甚だしい重荷になった。また，依存的で，あたかも母に対する幼児のように，無言のうちに自己が理解され，受容されることを希求している。意見を異にする相手のみならず，一般に他者に自己の意思を表明することを憚る。意志決定が難しい。優柔不断で決断を1日延ばしにする。状況依存的で，成り行きまかせにする。あるいは意見が異なっていたり，不満があるのに，他人の言うままになる。こうして心中傷ついたり，自己嫌悪に陥ったりしながら，他方では自己の責任を回避する。決断力のみならず，意志の持久力にも欠けている。欲求不満に耐え，衝動を制御する力が発達していない。気分も状況依存的で，著しく不安定である。空想癖ないし願望思考の傾向も顕著である。以上のような諸傾向から，全般に未熟で，自己中心的な印象を受ける。

これらを類型化し，かつ人格評価を少しでも公的にするために，さきのDSM-IIIの診断規準を用いると，被告人は回避性および依存性の人格障害にほぼ該当するであろう。

回避性人格障害の診断規準はつぎのとおりである。A．拒絶に対する過敏性。たとえば面目を失うことに戦戦恐恐としていて，なんでもない出来事を嘲りの徴と解釈する。B．無批判的に受容されるという異常に強固な保証がないと，人間関係を結びたがらない。C．社会からの離脱。たとえば，近しい接触から身を退き，周辺的な社会的役割や職業的役割にたずさわる。D．情愛と受容に対する欲望。E．弱い自尊心。たとえば，自己の達成を低く見積ったり，自分の不行届から意気消沈する。F．この項は当該者が18歳未満のときに限られるので被告人には考慮不要である。

つぎに，依存性人格障害の診断規準を掲げる。A．自分自身でことを進める力がないため，生活の重要な領域の責任を他人が引き受けるままにしておく受動性（たとえば，どんな職業につくべきかを配偶者に決めさせる）。B．自分自身に依って立つしかないような事態にならないように，自分の欲求を二の次にして，自分が頼りにしている人の欲求を通す。C．自信の欠如。たとえば，自分を役立たずで，どうしようもない人間と考える。

いずれの人格障害の場合でも，列挙された特徴は今日に至るまで長期間にわたる機能状態であって，一時的な疾病期間のみに限られず，しかも社会的ないし職業上の機能に重大な損害をもたらすか，または主観的な苦悩をもたらす，という条件が附されている。

改めていちいち検討はしないが，被告人はこれらの規準をよく満たしていると考えられる。

以上によって，被告人の現在の精神状態は回避性ならびに依存性人格障害の上に発展した病的賭博と診断される。知能や意識に障害はない。さらに附加すれば，赤面恐怖を含む対人恐怖症，中学，高校の勉強を完成しなければ完全な人間になれないという支配観念などがみられるが，これらも如上の人格障害に適合的で，かつそれに伴われることの少なくない神経症的症状である。

また，被告人の犯行時の精神状態は，上に述べた現在の精神状態と本質において変るところがない。

B　責任能力等について

断わるまでもなく，被告人の刑事責任能力について最終的な判断を下すのは裁判官の仕事である。しかし，鑑定人もこの問題に無関心ではなかったので，限られた範囲の考察からではあるが，若干の見解を記しておくことにする。

人格障害や神経症は，原則として疾病とは異なった，人のさまざまなあり方（人柄）に外ならず，ただ個人的，家庭的，職業的生活に，あるいはその他の社会的見地から支障をきたしたり，主観的苦痛を

もたらすので，医学的にもこれを特別にとりあげて，治療等の用に供するための見立てとはするのであるが，尋常な人格から質的に差のあるものではない。したがって人格障害それ自体は責任能力になんら影響を与えるものではないと考えられている。ただ，例外的に，たとえば，分裂病質性人格障害が精神分裂病と見まがうほどに高度の異常を呈するとか，ヒステリー傾向のある人格障害の基盤の上に，体験反応等により意識障害を生じた場合のように，人格障害が疾病価値をもつに至ることはあるであろう。あるいはまた，人格障害に精神遅滞を伴う場合もあるのである。このような場合には限定責任能力や責任無能力が問題となりうるであろうが，被告人の場合，このように特別な事情は認められない。犯行時に意識障害や2重人格が認められないことは，すでに述べたとおりである。

つぎに，病的賭博についてみると，これはDSM-Ⅲでも「他の項目に所属させられない衝動制御障害」の一つとして扱われており，この仲間にはほかに窃盗マニア（kleptomania）や放火マニア（pyromania）等が含まれる。因みに，これらに関連する「他の項目」としては「薬物使用障害」（substance use disorders）「精神的性の障害」（psychosexual disorder）がある。

古くは窃盗マニアや放火マニアはそれぞれ独自の精神病（モノマニア）と考えられた時代もあるが，今日ではそうした学説はすたれて久しい。今日の精神医学ではこれらの本質を衝動制御の障害にみるのである。多くはそれぞれ特有の人格障害を基礎にしているが，精神遅滞や内分泌性の精神障害を伴うことも稀ではない。責任能力に関しても，人格障害の程度や併存する精神遅滞の有無，有ればその程度に着目して検討されるであろう。

また，俗に「飲む，打つ，買う」といわれるように，病的賭博はアルコール依存症（酒精嗜癖）や性的倒錯を含む精神的性の障害と近縁関係にあり，精神医学的研究の中でもその共通性が指摘されている。ただ，アルコール等の物質を使用する場合は，依存症（嗜癖）の中でやがて身体器官の中毒性障害が現われ，さらには中毒性精神病にも発展することがあるが，病的賭博はこのような中毒現象を伴わない。すなわち，病的賭博をアルコール使用障害に比較していえば，中毒性精神病を伴わないアルコール依存症に相当する。結局，この方面からの考察も，病的賭博の本質を衝動を含む人格の障害に見出すことになる。そして，中毒性精神障害を伴わないアルコール依存症者に完全責任能力を認めるのが通常であるように，病的賭博者に責任能力の減免を認める理由は通常は（たとえば，躁病や痴呆等の有力な疑いでもないかぎり）見出し難い。

なお，犯行の動機について，被告人はつぎのようにいっている。すなわち，強盗殺人を計画し，これを遂行したと世間的にはみられるであろうし，そのようにいわれれば抗弁できないが，被告人としては，犯行は窮境にある自分を理解しなかった義父や実母や妻に対する復讐であり，さらにもっと溯行すれば，自分に性衝動の本質を悟らせ，さまざまな衝動の暴威（被告人はこれを「悪魔」と呼んでいる）に屈しないように自分を訓育すべきであった養父母，とりわけ養母に対する復讐であるという。これは単なる事後的解釈による合理化ないし責任転嫁とみえるであろうし，また実際そういう一面もあるであろう。しかし，もしも被告人の個人的で完全に私的な見地に立ってみることが許されるならば，犯行にそのような意味付けをすることも可能になろう。被告人は，犯行に対する公的な意味（強盗殺人）のほかに，その私的な意味も理解してほしいと訴えているように思われる。

以上に関連して，被告人の病的賭博とその他の神経症傾向を伴う人格障害は，刑事責任能力に著しい影響を与えるものでないことが明らかになったが，それが直ちに治療の必要性を否定しないことを指摘しておかねばならない。病的賭博等の治療はアルコール依存症の治療と同様，容易でないことが多いが，必ずしも悲観すべき場合ばかりではない。従って，被告人本人の希望があるときは，なんらかの精神療法的接近ないしカウンセリングが試みられることが望ましい。

Ⅷ 鑑定主文

1．被告人の犯行時の精神状態は，回避性および依存性の人格障害の上に病的賭博や対人恐怖症等の神経症症状が発展した状態である。知的には正常知の上に属し，意識障害や2重人格やその他の精神病的状態にあったとは認められない。

2．上のような被告人の犯行時の精神状態は，行為の是非善悪を弁識し，この弁識に従って本犯行を抑制することが期待される状態である。

上のとおり鑑定する。
　　　　昭和6x+1年10月28日

　　　　　　　　　　　　　　　　　　　　　　　　　　鑑定人　住所略
　　　　　　　　　　　　　　　　　　　　　　　　　　東京大学医学部助教授
　　　　　　　　　　　　　　　　　　　　　　　　　　西　山　　詮

新潟地方裁判所
裁判長裁判官　※　※　※　※　殿

本鑑定に要した日数は昭和6x+1年6月23日より同年10月28日までの128日である。

平成元年6月14日宣告　裁判所書記官　※※※※
　昭和6x年（わ）第9号

判　　　決

本　　籍　神奈川県A市後略
住　　居　新潟県C市後略
　　　　　　　　　　　　　　　　　　　　　　　　無　職
　　　　　　　　　　　　　　　　　　　　　　　山　藤　一　朗
　　　　　　　　　　　　　　　　　　　　　　　昭和14年8月1日生

右の者に対する強盗殺人被告事件について，当裁判所は，検察官※※※※，弁護人※※※※（国選）各出席の上審理し，次のとおり判決する。

主　　　文

被告人を無期懲役に処する。
未決勾留日数中700日を右刑に算入する。
（後　略）

理　　　由

（被告人の身上及び経歴）
　　　　－略－
（犯行に至る経緯）
　　　　－略－
（罪となるべき事実）
　　　　－略－
（証拠の標目）
　　　　－略－
（弁護人の主張に対する判断）

弁護人は，被告人は，小心，意思薄弱，依存性などを特徴とする異常人格者であるところ，本件犯行当時解離ヒステリーの状態にあり，そのため意識が狭窄して，人格が交代し，交代した人格が悪魔を殺

すという妄想による異常な判断をした結果本件犯行を惹起したものであるから，本件犯行当時心神耗弱の状態にあった旨主張するので，この点について検討する。

鑑定人※※※※作成の鑑定書及び証人※※※※の当公判廷における供述（以下「※※鑑定」という。）は，被告人は，前記のとおり異常人格者でヒステリー性格であるところ，本件犯行前追いつめられた心境から心理的葛藤状態にあり犯行前日の朝，バスの中から被害者を見たとき，悪魔が笑っているとの妄想にかられ，この時点から意識が狭窄し，人格が徐々に交代し始め，本件犯行時には完全に人格が交代し，交代した人格が朦朧状態となり，悪魔を殺すとの確信された妄想に基づいて本件犯行を犯したものであるから，本件犯行時是非善悪を弁識する能力も，それに従って行為する能力も極めて限定されていたと結論づける。

しかし，判示のとおり，被告人は予め企図した犯行計画に基づき本件犯行を実行し，本件犯行の遂行中，肉たたきで殴打するもなかなか被害者が絶命しないという予想外の出来事に対し，ナイフを用いて殺害の目的を達するなど事態の変化に即応した行動をとっており，被害者殺害後，手際よく室内を物色して金品を強取していること，しかも，関係各証拠によれば，その際，素手で触った電話機，障子戸などをタオルで拭いて指紋を消去し，同所から立ち去るに際しても，血で汚れたカストロコートに替え，一旦は，被害者の黒皮コートを着たものの，これが都会的で人目につきやすいとして，目立たない判示強取にかかる女物防寒コートに着替えて逃走していること，更に，犯行後証拠物件となる質物台帳，犯行時に着用していた衣類などを着実に処分して犯行の発覚を防いでいることなどの諸事実が認められるのであり，右認定事実によれば，本件犯行当時，被告人は，外部の状況を正確に認識し，外部状況の変化に即応し，的確な行動をとっていたというべきであって，本件犯行時の被告人の意識は清明であり，およそ意識の狭窄を窺わせるような事情にない。また，鑑定人西山詮作成の鑑定書及び証人西山詮に対する当裁判所の尋問調書（以下「西山鑑定」という。）によれば，人格の交代という現象にあっては，多かれ少なかれ，元の人格に戻ったときには交代した人格時の記憶が失われているのが通例であるところ，被告人は捜査段階において，本件犯行の態様，のみならず犯行を決意するに至る経緯，犯行後の証拠隠滅行為なども正確に記憶しており，かつ，詳細に供述し，その供述には一貫性があり，客観的証拠とも符号しているのであるから，本件犯行当時，被告人の人格の交代があったとは到底いえない。この点，※※鑑定は，人格が完全に交代すると前人格時の追想は不可能だが，被告人は徐々に人格が交代したのであって，犯行後，犯行時のことを追想できることと，被告人の人格が交代したことが矛盾するものでないとするが，前記のとおり，本件犯行の前後を通じて，被告人の行為は，極めて合目的的であって，意識の狭窄など朦朧状態と認めるべき事情はない上，関係証拠によっても，被告人がこれまでに妄想状態に陥ったことがあったと窺われる事実は認められないこと，被告人が本件犯行を決意するに至った経緯について，それまでの被告人の競艇歴及び借金歴に照らし，判示のとおり，妻に内緒でサラ金から借りた借金の返済が目前に迫ったが，その返済に窮したためと了解するのが自然であること，また，※※鑑定は，被告人が，被害者が悪魔が笑っているように見えたとの妄想を抱いた根拠として，唯一被告人の供述をあげるだけであるが，右供述は，第5回公判で突如としてなされたものであって，捜査段階から第4回公判までなされていた供述との変遷につき合理的説明がなされておらず，その信用性に問題があるだけでなく，その供述内容自体極めて曖昧であり，右供述から直ちに被告人が妄想を抱いたとするのは極めて疑問であり，むしろ関係各証拠（特に西山鑑定）によれば，右供述は一種のひゆ的表現と考えるのが妥当であり，以上の諸点を考慮すると，※※鑑定の前記結論は採用できない。

他方，西山鑑定は，被告人の競艇歴，借金歴及びその返済歴，職業歴，生活歴などに照らし，被告人には，回避的及び依存的人格障害が認められ，競艇への異常な傾注は，右性格の発展上の病的賭博と判断するが，判示のとおりの事実認定のもとに，被告人は，回避性及び依存性人格障害があったとしても，本件犯行当時，行為の是非善悪を弁識しかつこれに従って行動していたのであって，心神耗弱の状

態になかった旨結論づけており，正当というべきである。
　よって，弁護人の前記心神耗弱の主張は採用しない。
　（法令の適用）
　被告人の判示所為は刑法240条後段に該当するところ，所定刑中無期懲役刑を選択して被告人を無期懲役に処し，同法21条を適用して未決勾留日数中700日を右刑に算入することとし，押収してあるタオル1本（昭和6x年押第7号の10）は，判示殺人の用に供したもの，木製の鞘1本（同号の1）は，判示殺人の用に供した果物ナイフの従物，刃体1枚（同号の7）及びプラスチック片1個（同号の9）は，右果物ナイフの構成部分，金属片6個（同号の2ないし6及び同号の8）は，判示殺人の用に供した肉たたきの破片で，いずれも被告人以外の者に属しないから，同法19条1項2号，2項本文を適用してこれを没収し，押収してある指輪2個（同号の13及び14）は，いずれも判示の罪の贓物で被害者に還付すべき理由が明らかであるから，刑事訴訟法347条1項によりこれを被害者川又スギの相続人に還付することとし，訴訟費用は，同法181条1項但書を適用して被告人に負担させないこととする。
　（量刑の理由）
　本件犯行は，判示のとおり，サラ金への借金の返済に窮した被告人が，一人暮らしの老女である質店主を殺害し，金品を強取した事案であって，その動機において，酌量すべき余地は全くない上，犯行態様をみるに，予め企図した犯行計画どおり，背後から被害者に近づくや，アルミニュウム鋳物製で，重量177.5グラムもの肉たたきでいきなり同女の頭部，顔部を力一杯殴打した後，無抵抗の同女を，なおもめった打ちにし，それでもなかなか絶命しないとみるや，扼殺，絞殺を試み，同女が虫の息の中，最後の抵抗をするや，所携の果物ナイフで同女の頸部を一突きにしてその場で殺害したものであって，尊い人命が奪われたという結果の重大性のみならず，犯行方法自体，あまりに執拗でかつ残虐であるから，極めて凶悪な犯罪といわざるをえず，被害者の遺族に対し慰謝の方途が講じられておらず，同遺族が，被告人に対し極刑を望んでいること，本件が近隣社会に与えた影響は重大であったことを考慮すれば，被告人の刑事責任は，極めて重いといわざるをえない。しかも，被告人は，被害者殺害後，室内を物色して同女の現金を強取するや，その際，電話機などに残されている指紋を拭き取り，強取した証拠物件も後日巧みに隠滅するなど，冷静に自己の犯行を隠蔽する一方で，本件犯行の3日後には，強取した現金約31万5000円のうち約5万円を借金の返済に充てただけで，残額を競艇に消費するなど，被告人の罪悪感は相当鈍麻しているといわざるをえないこと，更に，被害者が自分を苦しめている悪魔にみえたことが本件犯行の契機であると供述するなど，本件犯行を真摯に反省しているかは疑わしいことを総合考慮すれば，被告人が，捜査段階から公判段階まで一貫して事実を認め，一応反省の態度を示していること，また，被告人にはこれまで前科がないことなど，被告人にとって有利に斟酌すべき事情を最大限勘案しても，被告人に対し無期懲役刑を科するのが相当と判断した。
　よって，主文のとおり判決する。
　　平成元年6月14日
　　　新潟地方裁判所
　　　　裁判長裁判官　※　　※　　※　　※
　　　　　　裁判官　※　　※　　※　　※
　　　　　　裁判官　※　　※　　※　　※
　（後　略）

【解　説】

自我（自分，自己）の分極

　ここで自我というのは精神分析等でいう自我ではない。われわれがふつう自分，自己，わたくしと称

しているものを指している。おそらくどの精神医学の教科書にも，どの精神医学用語辞典にもこのようなことは書いてないと思われるが，自我が通常の働きをする時，それはしばしば分極するのである。鑑定書には引越しの案内状を書く時を例にとったが，スポーツでもそうである。例えば打席に入った野球の選手も，単にボールにバットを当てることだけに気を取られている（身体＝行動自我）のではなく，相手の野手，とりわけ投手がどのようにボールを投げ，自分がいかにスウィングするかを，いわば天井から見ているもう一人の自分（心＝観察自我）がいるのである。もっとテンポの速いスポーツであるボクシングでも同様である。ここでも手足をしきりに動かしている身体（行動自我）のほかに，天井から全てを，とりわけ自分と相手の動きを瞬間毎に見ている目（観察自我）がある。むしろこのような分極なしには球技や闘技さえできないのである。

くどいようではあるが，文学作品からこうした事情を描写している箇所を引用しておこう。以下は森鷗外の「雁」（新潮文庫，69頁）から取った。文中／は改行を示す。ルビは省略した。

「そしてこの決心と同時に，これまで人にたよることしか知らなかったお玉が，始て独立したような心持になった。／この時からお玉は自分で自分の言ったり為たりする事を窃に観察するようになって，末造が来てもこれまでのように蟠まりのない直情で接せずに，意識してもてなすようになった。その間別に本心があって，体を離れて傍へ退いて見ている。そしてその本心は末造をも，末造の自由になっている自分をも嘲笑っている。お玉はそれに始て気が附いた時ぞっとした。しかし時が立つとともに，お玉は慣れて，自分の心はそうなくてはならぬもののように感じて来た。／それからお玉が末造を遇することはいよいよ厚くなって，お玉の心はいよいよ末造に疎くなった。」

「独立した」人間の意識と行動は，幸か不幸かは別として，たいていこのようになる。「言ったり為たりする」のはお玉の行動自我であり，これを「窃に観察する」のが文字どおり観察自我である。「意識してもてなす」ということは，すなわちこのような自我の分極を意味する。「本心」が「体」を離れて「見ている」のである。しかもその「本心」はあたかも俯瞰するように「末造をも，末造の自由になっている自分をも」見て，あざけっている。それはとんでもないことであるから最初はぞっとしたが，囲い者の「心はそうなくてはならぬもののように感じ」るのである。身体は相手を厚遇するのに，心は疎遠になることがあるというようなことは，読者もよく心得ておられるであろう。心身一如も真理の一面であろうが，平生は心と身体とはこのように分極して働いている。恋人たちも被告人のような病的賭博者も，分極した自我をなんとかして一本にしたいと願い，努力する。しかし独立した人間にとって「蟠まりのない直情」は，長くは続かない。

文　献

病的賭博または嗜癖に関する論文は汗牛充棟というべきであるが，ここでは研究者のために，病的賭博と嗜癖の精神病理に関して読んでおいたほうがよいと思われる重要文献を挙げておいた．残念ながら著者は1990年以降の論文には通じていない．

Bergler E：Zur Psychologie des Hasardspielers. Imago, 22；409-441, 1936

Bergler E：The gambler：A misunderstood neurotic. Crim Psychopathology, 4；379-393, 1943

Bolen DW, Boyd WH：Gambling and the gambler. Arch Gen Psychiatry, 18；617-630, 1968

Freud S：Dostojewski und die Vatertoetung. Gesammelte Werke. Bd. 14, 5. Aufl. S.399-418, Fischer, Frankfurt am Main, 1976. 高橋義孝, 池田紘一訳：ドストエフスキーと父親殺し. 改訂版フロイド選集. 7 芸術論 341-374頁, 日本教文社, 東京, 1970

Gebsattel VFv：Suechtiges Verhalten im Gebiet sexueller Verirrungen. Prolegomena einer medizinischen Anthropologie. S 161-212, Springer, Berlin, 1954

Gebsattel VFv：Zur Psychopathologie der Sucht. Prolegomena einer medizinischen Anthropologie. S 220-233, Springer, Berlin, 1954

Greenberg HR：Psychology of gambling. Comprehensive Textbook of Psychiatry/III 3$_{rd}$ ed (ed by Kaplan HI, Freedman AM, Sadock BJ) Williams & Wilkins, Baltimore, 1980

Greenson RR：On gambling. Yearbook of Psychoanalysis, 4；110-123, 1948

Huebner K：Gluecksspiel, Schuldfaehigkeit und Beschaffungskriminalitaet.—eine Erwiederung— Mschr Krim, 72；236-237, 1989

Kroeber H-L：Pathologisches Gluecksspielen：Definition, Erklaerungsmodelle und forensische Aspekte. Nervenarzt, 56；593-602, 1985

Kroeber H-L："Spielsucht" und Schuldfaehigkeit —Zur Notwendigkeit differenzierter Psychopathologie bei straffaelligen Spielern. Forensia, 8；113-124, 1987

MaGarry AL：Pathological gambling：A New Insanity Defense. Bull Am Acad Psychiatry Law, 11；301-308, 1983

Matussek P：Zur Psychodynamik des Gluecksspielers. Jb Psychol Psychother, 1；232-252, 1953

Matussek P：Zwang und Sucht. Nervenarzt, 29；452-456, 1958

Meyer G：Die Beurteilung der Schuldfaehigkeit bei Abhaengigkeit vom Gluecksspiel. Mschr Krim, 71；213-227, 1988

Meyer G：：Gluecksspiel, Beschaffungskriminalitaet und Schuldfaehigkeit—Anmerkungen zu der Erwiederung von Klaus Huebner in Mschr Krim 1989 S 236 f.—Mschr Krim, 72；295-296, 1989

Moran E：Gambling as a form of dependence. Br J Addict, 64；419-428, 1970

Schumacher W：Die Beurteilung der Schuldfaehigkeit bei nichtstoffgebundenen Abhaengigkeiten (Spielleidenschsft, Fetischismen, Hoerikeit). Festschrift fuer Werner Sarstedt zum 70 Gebutstag. Walter Gruyter, Berlin, 1981

Schumacher W：Untersuchungen zur Psychodynamik des abhaengigen Spielverhaltens. Theorie der Sucht (Hrsg von W Feuerlein). S 165-179, Springer, Berlin, 1986

Zutt J：Ueber das Wesen der Sucht nach den Erfahrungen und vom Standpunkt des Psychiaters. Auf dem Wege zu einer anthropologischen Psychiatrie. S 278-285, Springer, Berlin, 1963

Zutt J：Zur Anthropologie der Sucht. Auf dem Wege zu einer anthropologischen Psychiatrie. S 426-438, Springer, Berlin, 1963

症例 12（G 40）てんかん　挿間性精神病

強盗致傷被疑事件被疑者
東京地方検察庁　平成 11 年検第 27999 号

序

　25 歳で 2 度目の結婚をし，2 女をえて京都で暮らしていたころ，いつからかは不明であるが，被疑者が突然別人のようになり，家族も認識できずに暴力を振るい，家具等を壊すという発作をしばしば起こすようになった。後にほぼ完全な健忘を残した。妻に殺されるという恐怖心から，ある夜妻の首を絞め，あわや殺そうとしてハッと我に返ったこともある。そうした発作の後，気がつくと舌を噛んでいることが多かった。四肢を痙攣させる発作もあったという。記録上確かめられるもっとも早い発作は 36 歳の時に起こった。39 歳ころよりてんかんの治療（投薬）を受け，4 年間ほど禁酒もしたが，この間にも発作は生じた。このころから仕事（運転手）が続かなくなり，発作による暴力が重なったため，42 歳の時離婚となった。43 歳のとき，突然市街地で暴れて警察に保護され，即日措置入院となった。初診時，支離滅裂，暴言，精神運動興奮および妄想が認められ，てんかん性精神障害，アルコール依存症等の診断が下された。平成 11 年春（44 歳）からタクシーの運転手をしていたが，同年 9 月ころから服薬を中断していた。10 月末日を最後に出勤しなくなり，やがて解雇された。11 月 14 日に被疑者に会った兄は被疑者に異常を認めなかった。同月 17 日，幻覚妄想状態の下に強盗致傷の犯行に及んだ。犯行後少なくとも数日は妄想が続いており，犯行後約 1 ヵ月まで不機嫌が認められた。脳波所見は境界域である。

被疑者　浮田春雄　精神状態鑑定書

　目　　次
I　緒　言
II　家族歴
III　本人歴
IV　現在症
　IV-1　身体的現在症
　IV-2　精神的現在症
V　犯行時の精神状態
　V-1　本件犯行の態様
　V-2　意識の状態
VI　考　察
　VI-1　精神医学的診断
　VI-2　いわゆる弁識能力等
VII　鑑定主文

I　緒　言

　私は平成 11 年 12 月 3 日，東京地方検察庁検察官※※※※※検事より，強盗致傷被疑事件被疑者浮田春雄につき，以下の事項について鑑定し，結果を書面で報告するよう求められ，これを了承した。

鑑定事項
一、被疑者の本件犯行時及び現在における精神障害の有無，程度
一、被疑者の本件犯行時における是非善悪を弁識し，同弁識に従い行為する能力の有無，程度
一、その他参考事項

よって鑑定人は，同日より，東京大学医学部附属病院精神神経科医員中島直を鑑定補助者として鑑定に従事し，関係書類を精読するとともに，同年同月 15 日，および平成 12 年 3 月 1 日の 2 回，鑑定補助者は平成 11 年 12 月 22 日，同 12 年 1 月 5 日，および 2 月 2 日の 3 回，東京拘置所に赴き，被疑者の問診を行った。また，同年 1 月 6 日には，鑑定補助者が，東京大学医学部附属病院にて，被疑者の兄光夫より事情を聴取した。さらに，同年同月 19 日および 21 日には，東京大学医学部附属病院にて，臨床心理士※※※※が心理検査を施行するとともに，鑑定補助者が頭部コンピューター断層撮影を含む被疑者の身体諸検査を実施した。

被疑事実
関係書類によれば，被疑事実は以下のとおりである。
被疑者は，平成 11 年 11 月 21 日午後 7 時 19 分ころ，東京都墨田区※※ 1 丁目付近路上において，東都モータース株式会社所属のタクシー運転手坂本幸二（当 51 歳）の運転するタクシー（第※※ 53 け 7000 号）に「フジテレビまで行ってくれ」と言って乗車し，同日午後 7 時 29 分ころ，同都千代田区皇居外苑 1 番に，二重橋前交差点において赤信号で停止したところ，いきなり同人の後から両手で首を羽交い締めしようとしたので車外に退避したが，尚も「殺すぞ」と怒号しながら同人を追い掛け，後方から再度羽交い締めし，首を絞めるなどしてその場に押し倒して反抗を抑圧したうえ，同人が運転していた右タクシーを強取して逃走したが，その際，右暴行により同人に対し全治 1 週間を要する頸部打撲の傷害を負わせたものである。

II　家族歴

家族歴については，主として被疑者の兄光夫から聴取した。
被疑者の父光吉は，大正 9 年 12 月 30 日，沖縄に出生した。漁師をしており，後に土木作業に従事したが，大酒家で仕事を休む日も多かった。頑固な人であったが暴力をふるうことはなかった。昭和 56 年ころ脳溢血を患い，左半身麻痺となって仕事ができなくなり，平成 7 年ころ老衰で死亡した。
被疑者の母春枝は，大正 14 年 10 月 1 日，沖縄に出生した。物静かな性格で，光吉があまり働かないため貧しい家計を機織などで支えた。結核を患い，何度か入院を繰り返したのち，昭和 46 年 8 月に死亡した。
光吉と春枝の間に 4 男がある。
長男一寿は，昭和 23 年 7 月 10 日，沖縄に出生した。農業や土木作業に従事しており，結婚して 3 子をもうけた。現在は※※島に健在である。
次男光夫は，昭和 27 年 10 月 2 日，沖縄に出生した。高校卒業後上京して働き，20 歳で大学に入って，卒業後公立中学校の教諭となった。結婚して 2 子をもうけ，現在は東京都※※区に健在である。
三男春雄は本件被疑者であるので，これについては本人歴の章で述べる。
四男武達は，昭和 35 年 10 月 30 日，※※島に出生した。中学校を卒業したのち光夫を頼って上京した。会社員となり，結婚して 1 子をもうけ，埼玉県に健在である。
被疑者は立野華子と結婚して 2 女をもうけたのち離婚した。
長女ユカリおよび次女里子は現在京都府に健在である。

以上，限られた情報であるが，血族の中に明らかな精神疾患およびてんかんの既往や精神科受診歴を持つ者はいない。

III 本人歴

本人歴は被疑者および光夫から聴取したが，適宜関係書類も参照した。

被疑者は，昭和30年5月3日，光吉および春枝夫妻の三男として，鹿児島県※※郡※※島に出生した。出生時および生育時の疾病等については不明である。幼少期から活発で交友は多かった。

昭和37年4月，※※町立※※小学校に入学し，昭和43年に同校を卒業した。同年※※町立※※中学校に入学し，昭和46年に同校を卒業した。小学校および中学校を通じ，成績は中位であった。

中学校卒業後，岐阜県で西濃運輸に勤めながら，職場の敷地内にある高等技能学校に入った。同年5月に春枝が死亡したためいったん帰郷し，その後岐阜へ戻った。8月に再び帰郷したところ，交通費が不足して岐阜まで戻れなくなった。そこで，光夫とともに福岡へ渡り，運送会社の助手を勤めた。同年末に光夫とともに帰郷してから単身奄美大島へ渡り，その後は東京や京都を転々としながらダンプカーの運転手や土木作業などに従事した。

昭和53年ころ，※※島出身で3歳年上の山岡静子と結婚し，京都で生活したが，2年くらいで離婚した。

昭和55年7月1日，立野華子と結婚し，昭和56年10月1日には長女ユカリが出生した。被疑者は交通違反を繰り返して運転免許証が取り消されたので，昭和59年12月2日に大型一種免許を再取得した。昭和60年1月29日には次女里子が生まれた。1家4人の生活費は主として被疑者が稼いでいた。被疑者は子煩悩な性格で，2人の娘は被疑者に懐いていた。

いつからか不明であるが京都にいた頃，被疑者は，突然別人のようになり，家族も認識できずに暴力をふるい，家具等を壊すという発作をしばしば繰り返すようになった。この発作の間の出来事を後に想起することはほとんどできなかった。華子に殺されるという恐怖心が生じて，ある夜華子の首を絞めてあわや殺すというところで，ハッと我に返ったこともある。そのような発作の後，気がつくと舌を嚙んでいることが多かった。4肢を痙攣させる発作もあったと華子から聞いたこともあるという。※※病院※※※医師の平成10年9月29日付患者紹介状・診療情報提供書によれば，平成4年2月にてんかん発作があり，京都の第二※※病院を受診し，平成7年2月にはアルコール症で※※病院へ入院したが，一晩のみで退院となった。光夫によれば，平成7年ころ発作があり，華子の相談を受けて訪れた光夫が救急車を呼んで，被疑者を同院へ入院させた。その後てんかんの治療のため紹介された※※病院に通院し，服薬もしていた。受診当初よりアルコール飲用は発作を悪化させるおそれがあるので控えるよう医師から指導されて，4年間ほど酒を断った。しかし，断酒していた時期にも発作は生じた。

このころから仕事が続かなくなり，上記のような発作による暴力が重なったため，華子が離婚を希望した。平成10年2月24日，被疑者夫妻は離婚し，ユカリと里子は華子が引き取った。

被疑者は※※島へ戻った。当初は一寿宅で暮らして運転などに従事し，飲酒も控えた。しばらくして近所の寮に移って，飲酒を開始した。同年7月29日，突然市街地で暴れて警察に保護され，即日※※病院に措置入院となった。※※病院※※※院長の平成12年1月5日付回答書によれば，病名はてんかん性精神障害兼アルコール依存症，人格障害，てんかん，肝機能障害である。初診時，支離滅裂な言動，暴言，精神運動興奮および妄想が認められた。

平成10年8月27日に上記病院を退院した後，被疑者が華子宅へ向かった。それを聞いた華子が被疑者を恐れて光夫を呼んだ。光夫は被疑者を京都府の友人宅へ住まわせたが，2週間ほど経って被疑者につき「仕事もせずブラブラしていてどうしようもない。」とその友人から苦情の電話が入ったので，被疑者を東京の自宅へ引き取った。医師から飲酒を止められていたため，光夫は被疑者に酒を飲ませない

ようにした。被疑者は平成10年9月ころから※※医院に通院を開始し、同年12月9日に東京都※※区にて1人暮らしを始めた。

平成11年3月ころから荒川区南千住の生成タクシーに勤め始め、4月21日に普通二種免許を取得してタクシー乗務に従事した。同年の夏ころから、ビールの飲用を開始した。乗務中に、午前2時ころ居眠りをして街灯に衝突する交通事故を起こした。怪我はなかったが車両を大破させ、これを契機に同年8月ころ退職した。このころ生活保護の受給を開始した。同年9月5日、職業安定所で紹介された南千住の明治タクシーに就職し、同9日から乗務を始めた。このころから毎日ビールを飲むようになり、※※医院への通院も途絶え、服薬もしなくなった。10月30日を最後に出勤しなくなり、無断欠勤が続いたため11月15日付で懲戒解雇となった。11月14日ころ、飯代がないと言って光夫宅を訪れた。訪問時には酒臭はなかったが、光夫宅にあったビールを1缶（350ml）無断で飲んだ。光夫はその際、被疑者の言動に異常を認めなかった。

本人歴を要約すると以下のとおりである。被疑者は中学校を中位の成績で卒業した後、岐阜、奄美大島、東京、京都などを転々としながら、運転手や土木作業で生活していた。23歳ころ結婚したが離婚し、25歳時に再婚して2女をもうけ、妻子を養っていた。しかし、突然別人のようになって暴れるという発作がしばしば起こるようになり、てんかんおよびアルコール症の診断で、数ヶ所の病院に入院または通院した。医師から断酒を指示されたがこれを十分に守れず、また断酒していた時期にも発作が生じた。仕事もできなくなって離婚に至った。平成10年7月には突然街中で暴れて措置入院となった。同年10月ころから東京で暮らしている。生成タクシーに就職したが事故を起こして退職し、間もなく明治タクシーに就職したものの、無断欠勤により解雇された。

IV 現在症
IV-1 身体的現在症

身長167.5cm、体重65.5kgの中肉中背の男性である。脈は毎分72回で整、緊張は良好である。血圧は110-66mmHgと正常である。聴診上、心音に雑音を聴取せず、呼吸は清でラ音を認めない。腹部は平坦で柔らかく、腸蠕動音は正常で、腫瘤や圧痛を認めず、肝臓を触知しない。肘窩その他の箇所に注射痕を認めない。

神経学的には、以下のとおりである。瞳孔は正円、左右同大、直径3mmであり、対光反射、輻輳反射ともに迅速かつ十分である。眼球運動に異常を認めず、眼振もない。舌運動にも異常はない。腱反射は左右対称で異常を認めず、病的反射は見られない。ジアドコキネーゼは左右とも良好である。手指に振戦を認めない。筋強剛もない。ロンベルグ徴候は陰性であり、つぎ足歩行も良好である。

検査所見をみると、血算では赤血球数が403万/ml、ヘモグロビンが13.4g/dlとごく軽度の貧血を示している。血液生化学検査にて、ガンマグルタミルトランスフェラーゼ（γ-GTP）が127IU/l、アルカリフォスファターゼ（ALP）が210IU/lと上昇しているが、被疑者が服用している抗てんかん薬の酵素誘導と考えられる。また、総コレステロールが290mg/dlと軽度の高脂血症がみられた。血清カリウムが5.3mEq/lとごく軽度上昇しているがその他の電解質に異常はない。梅毒血清反応は陰性である。尿検査および心電図検査に異常はみられない。

脳波では、9-9.5c/s、40-50μVのα波が広汎に出現しているが、開眼による抑制は良好である。光刺激賦活では大きな変化がみられないが、過呼吸賦活時に5-6c/s、40μVの徐波が少量混入する。浅眠期の初期に5-9c/s、50-80μVの波からなる持続約1.5secの律動波が前頭部優位に散発する。浅眠期までを記録しえたが、明白な突発性異常波を認めない。境界域の脳波である。

頭部コンピューター断層撮影（CT）では、腫瘤や梗塞はみられず、脳室系や脳溝にも異常はみられない。正常CT像である。

以上，身体的には，脳波検査でみられた境界域の所見の他は特記すべき所見がない。

IV-2　精神的現在症
IV-2-a　観察と問診

　服装は整っている。被疑者は鑑定人らに対して一応挨拶を述べるが，最初の面接日である平成11年12月15日の態度はいかにも粗野で，応答もぶっきらぼうであった。鑑定の初期には不機嫌な表情であることが多く，稀に苦笑混じりの笑みを浮かべた。鑑定人らに対して煙草を要求し，早く起訴しろと主張するなど，粗野でわがままな態度が目立った。意識は清明であり，見当識に問題はない。質問に対する応答は比較的速やかである。真意を確かめるため鑑定人らが繰り返し尋ねると，声を荒げることがあるが強い怒りが長く続くことはない。初期の面接では横向きに座り，問診と無関係な発言をすることもあった。強い拒否的態度を示すわけではないが，家族歴や本人歴の聴取には「忘れた。」と繰り返し応え，自らの記憶を喚起する努力をしようとしないなど，明らかに非協力的である。また，初婚の際入籍したか否か，自動車免許を取り消された時期，その間の仕事はどうしていたか，今回上京した時期，発作の初発時期などの質問に答えられず，上記の非協力的な態度を考慮に入れてもなお記憶力が弱いことが窺われた。単純で具象的な質問の理解は可能であるが，抽象的思考や他人の心情への配慮には困難を示す。睡眠は良好で，食欲も普通である。拘置所から投薬を受けているという。鑑定人が平成12年3月1日に面接したとき，被疑者は別人とも見まがうような好々爺であり，打ち解けて懐かしげに語り，いつまでも話をしたがった。少なく見積もっても，平成11年12月半ばまで不機嫌（気分変調）が継続していたと考えられる。

　以下に，若干の問診を提示する。

　被害者に対してはどんなふうに思っていますか —— どんなふうにって。

　どう思っているかということですよ —— 覚えてないんだから何とも思ってないよ。1回も顔会わせてないんだから。会って弁償とか言われたらだけど。

　例えば申し訳ないと思っているとか —— 相手にとっては災難やろな。気違いみたいなのに会ったみたいだから。災難と思って諦めるしかないんちゃうか。だから会いに来ないんちゃうか。俺が被害者だったら行ってるわな。

　あなたが被害者だったら面会に来ますか —— 面会に行く。弁償どうなんのやと聞く。そういうときどうなるんやろね。

　被害者が来て，あなたが弁償のことを聞かれたらどうしますか —— 弁償しますよ。1回では払えないから，ローンでもよければ，と。そういう話になったから刑務所へ入ったん違うの。支払い能力があれば，刑務所へ入んなくてもいいんじゃないの。ここで話しても一緒やわ。

　被害者に謝る気はないですか —— それは悪いことしたんだから覚えてないといっても謝る気はありますよ。でも顔会わしてもいないし，諦めたんちゃうの。

　被害者が面会に来ないから諦めているんじゃないかと思いますか —— うん。おまわりさんに聞いたん違うの。まともな奴違う，と。まともな奴なら来てるん違うの。

　被疑者は事柄の理解はできるが，「覚えてないんだから何とも思ってないよ。」「気違いみたいなのに会ったみたいだから。災難と思って諦めるしかない」などといい，まるで他人事のように語っている。本件犯行を深刻にとらえ，被害者の心情を慮るという高等感情に欠けることはいうまでもなく，自分が知らないうちにとんでもない出来事を引き起こすことがあるという，自己自身に対する危機意識にも欠けている。また「支払い能力があれば，云々」に見られるように，民事的に解決できれば，刑事事件にならないというような間違った理解を示している。

IV-2-b　心理検査

被疑者は「早く終わらせて帰ろう。」「(休憩の勧めに対して) 煙草を吸わせてくれないなら休んでもしょうがない。」などと述べることはあったが，協力的であった。

1）ウェクスラー成人知能検査改訂版（WAIS-R）

この検査は，16歳から74歳までの成人を対象に，ごく普通に行われる知能テストで，言語性検査の6下位検査（一般的知識，数唱問題，単語問題，算数問題，一般的理解，類似問題），動作性検査の5下位検査（絵画完成問題，絵画配列問題，積木模様問題，組合せ問題，符号問題）で構成されている。

検査結果は，言語性検査は評価点27点で言語姓IQ 65，動作性検査は評価点32点で動作性IQ 74，全検査の評価点は59点でIQ 65である。軽度の知能障害が認められる。

言語姓IQ＜動作性IQでその差が9と大きい。これは人格障害および精神遅滞にしばしば見られるパターンである。

下位項目をみると，絵画完成と数唱がほぼ平均で，他の項目は全て平均より下であった。

言語性では，数唱の評価点が9点と平均に近い。順唱は6桁まで，逆唱は5桁までできた。機械的な記憶能力は一定保持されている。最も低いのが理解と類似の評価点2点であった。理解問題での回答をみると，「封がしてあって，あて名が書いてあり，切手も貼ってある封筒が道に落ちているのを見つけたら，どうしますか。」との問いに対しては「拾わない。」，「友人からお金を借りるより，銀行から借りる方がよい点は何でしょうか。」との問いには「別に。」と答え，論理的に考えることができなかった。二つの事物の類似点を述べる類似問題をみると，犬とライオンでは「しっぽ，四つ足，姿が似ている。」，みかんとバナナでは「甘い。」と知覚に左右され，概念による抽象化ができなかった。知識（評価点3点）では「わからない。」と答えることが目立ち，「太陽は，どちらの方角から昇りますか。」に対しては「西から東」と答えた。単語の意味を説明する単語問題（評価点5点）では，「西高東低」を文字通りに「西が高くて東が低い。」と不適切に説明するにとどまるか，あるいは全く説明できなかった。算数（評価点6点）では，簡単な計算なら正答できる程度であった。

動作性では，絵で欠けている部分を答えさせる絵画完成が10点と平均であった。絵画配列と組合せは5点で，組合せ課題の手と象は「わからない。」といって投げ出した。次に積木模様と符合は6点で，積木9個を使って構成することは「難しい。」といってできなかった。積木模様と組合せの失敗は器質的障害が存在する場合に起こることが多い。

以上をまとめると，IQ 65であるから精神遅滞ないし痴呆の水準である。言語性検査では，短期的な記憶能力は保たれているが，抽象化の能力や複雑な計算，言語の意味理解は低く，論理的に思考できない。知的な水準は9歳前後に相当すると考えられる。動作性検査では，単純な絵なら欠所を発見できるが，複雑な絵は難しい。積木模様と組合せ課題の失敗は何らかの器質的障害を強く疑わせる所見である。

		粗点	評価点			粗点	評価点
言語性検査	知識	5	3	動作性検査	絵画完成	14	10
	数唱	13	9		絵画配列	8	5
	単語	12	5		積木模様	27	6
	算数	7	6		組合せ	19	5
	理解	5	2		符合	44	6
	類似	1	2				
言語性評価点合計	27	VIQ	65
動作性評価点合計	32	PIQ	74
全検査評価点合計	59	IQ	65

2）ロールシャッハテスト

投影法といわれる一般的な心理テストで，白黒および多色彩のインク・ブロットでできた各5枚，全部で10枚の図版を使用し，それぞれの図版に対する反応から，被検者の精神内界を判定し，精神医学的診断の一助にするものである。WAIS-Rに引き続いて実施した。

反応数Rは5と極めて少ないため解釈には注意を要する。反応拒否ではなく，反応失敗と考えられる。

自由段階では図版Ⅱ，Ⅳ，Ⅵ，Ⅷ，Ⅸ，Ⅹで「わからない。」とし，質問段階ではどうしてそう見えるのかの問いかけには明細化できなかった。

最も嫌いな図版はⅩで，理由は「別にないけど嫌い。」といい，最も好きな図版はⅦで，理由は「なんとなく。」であった。

W％＝60％，D％＝40％であり，把握型はW型で，インクブロットの部分を組織化し全体にまとめようとしており，知的関心が強いが，自己顕示欲求が強く，能力が伴っていないことも考えられる。

R＝5，ΣF＋％＝60％で，知的生産力も知的能力も共に低く，心的エネルギーの低下した状態であるが，H％＝20％と，人間に対する関心や，知的な感受性はほどよい状態であり，複雑で微妙なニュアンスを知覚することができる。CR＝2と興味の幅は狭く，知的活動が低下している。P＝2，P％＝40％であり，より個人的な見方をしたいという欲求は強いが，常同的な思考が精神生活を圧倒している。

M＝1，FM＝0，ΣF＋％＝60％であり，内的価値観や想像性に欠けており，自我が弱いために衝動性は認知されず，無責任に行動する可能性がある。一般的には未成熟，もしくは，退行した状態であると考えられる。

IntRT（Chr.）-IntRT（Achr.）＞10で，外的環境が変化すると，気分が動揺し，知的機能が容易に混乱しやすい。

体験型は収縮型である。M＝1，ΣC＝0で，杓子定規か，あるいは抑うつ的な気分であり，生活空間も狭い。外的環境に対する感受性は欠如し，自発的ではなく，想像力や感情を表現する能力が萎縮しており，内的生活は空虚である。

F＝4，（FK＋Fc）/F＜0.11，ΣF＋％＝60で，愛情欲求を拒否したり，抑圧したり，あるいは，未発達である可能性が考えられ，適応の上で障害となりやすい。

F％＝80％，F＋％＝60％であり，高度な収縮的統制がみられ，環境に対する反応性，創造性や柔軟性が犠牲にされている。現実吟味力の低さ，情緒不安定，衝動性の高さ，知的機能の低さが存在する蓋然性が高い。

3）ベンダー・ゲシュタルト・テスト

AおよびⅠからⅧまでの9個の図形を被検者に模写させ，一定の基準に従って分析することにより，視覚・運動ゲシュタルト機能の障害や器質的な脳障害の探索を行うものである。

ゲシュタルト機能の障害と関連し脳器質的障害の存在を示唆するパスカル・サッテル法の得点は67点と高値であった。

4）ベントン視覚記銘検査

それぞれ1つ以上の図形からなる10枚の図版を1枚ずつ提示し，記憶をもとに再生させることによって視覚認知，視覚記銘，視覚構成能力を評価するものである。

正確数は7と「下か平均より『劣る』」，誤謬数は3と「平均」であった。誤謬の図形をみると，図形4は前の図形3の重なりを保続しており，図形9および10では図形内部が省略されている。知覚レベル，あるいは注意の問題と考えられる。

V　犯行時の精神状態

V-1　本件犯行の態様

関係書類や問診に基づき，本件犯行の態様をまとめると以下のようになる。

被疑者は，平成11年11月21日午前11時ころ，※※区の自宅で350 ml 入り缶ビールを2本飲んだ。眠くなって寝ようとしたが，入眠したか否かは不明である。戸外でオートバイや自動車が走る音が耳につき，外へ出なければいけないような気持ちになって自宅を出た。オートバイが急に近づいて来るように感じ，また自動車にひかれそうになったこともあった。追われ，狙われているような気持ちになって逃げ，気がついたら秋葉原にいた。隅田川を渡るのが怖かったことを覚えている。その後もあっちに隠れ，こっちに身を潜め，右往左往していた。やがて被疑者は，石原都知事が人を殺して楽しんでおり，その証拠を自分が握っているので，それを暴露するためにテレビ局へ行こうと考えるようになった。

同日午後7時19分ころ，墨田区※※1丁目※※倉庫前車道に車を停めて後部座席で仮眠をとっていた本件被害者のタクシーの運転席に乗り込み，「フジテレビに行ってくれ。俺が運転するから。」といった。被害者は「駄目です。」と答え，被疑者を後部座席に移させた。出発して間もなく，被疑者は「いやTBSに行ってくれ。」と行き先を変更した。被害者に南京袋を見せながら「この中に骨が入っているからニュースになる。」と話した。東京商船大学前付近に来たとき，被疑者は防犯板越しに被害者の両腕を羽交い締めするように摑んだ。被害者は一旦停車し，横に来た別のタクシーの運転手に対して被疑者を指したところ，被疑者は「判った。」と手を離したので，被害者は再びタクシーを走り出させた。被疑者は「ヘリコプターが俺を追いかけている。」「遅れたら殺すぞ。」「遠回りしたら，俺も前タクシーの運転手をしていたからメーターを見れば判る。」などと話していた。午後7時29分ころ，被害者が二重橋前交差点手前10メートルほどの地点で信号待ちのため停車すると，被疑者は無言でまた後から羽交い締めしようとしたので，被害者は危険を感じて車から降りた。被疑者も後部座席から降りてきて，後から被害者の首を羽交い締めにして，「鍵を出せ，殺すぞ。」と脅した。被害者が「鍵は車についている。」と告げたところ，被疑者はタクシーに乗って走り出した。被疑者の運転は通常の速度で，信号でも停車したが，急にUターンをし，一方通行路を逆走したこともあった。他のタクシーやパトカーに追跡され，進路を阻もうとしたタクシーに追突するなどして逃走を図ったが，結局立ち往生し，追いついた警察官らにより，千代田区※※町1丁目2番地先路上で逮捕された。この際，「早く殺せ，馬鹿野郎。」などと叫んでいた。

同日午後8時52分ころの酒酔い・酒気帯び鑑識カードによれば，「殺したるぞ。暴れるぞ。」などと悪口雑言を吐いていたが，酒臭はなく，直立や歩行も正常であり，アルコール反応も陰性であった。

以上のように，犯行は，被害妄想による逃避行動に始まり，石原都知事が人を殺して楽しんでいる，その証拠を押えたという妄想に基づいて起こったものである。

逮捕後4，5日間の被疑者は，大声を上げ，急に立ち上がって怒り出すなど，取調べができない状態であった。検察官に対する29日付供述調書で「おもしろいニュースのネタとは石原都知事がライフル銃で人を殺して遊んでいる，ということです。どうしてこのようなことを私が知っているかというと，私自身，ヘリコプターに乗った石原都知事に追いかけられ，ライフル銃で狙われたことがあったからです。」と述べていることから，このころまでこの妄想が持続していたことがわかる。

その後被疑者は徐々に落ち着いた。我に返ってみると，時計，財布，住所録などを紛失しており，舌を嚙んでいることに気がついた。

V-2　意識の状態

本件犯行の経過についての問診の一部を以下に提示する。

事件の日は ── 覚えてますよ。21日。

その日，朝ビールを飲んだというが ―― 覚えてますよ。朝といっても11時ころ。
缶ビールを2本とか ―― はい。
それから寝たんですか ―― 寝てましたね。
寝たというのは眠ったということですか ―― 覚えていません。
その日起きたのが夕方ですか ―― わかりません。
その日は食事していない ―― わかりません。
夕方バイクの音などが耳についた ―― 忘れました。
怖い感じがした？ 迫ってくる感じとか ―― 忘れました。
事件の日のことを覚えてないですか ―― 覚えてません。

－中　略－

アパートを出てどうなりましたか ―― バイク近づいてきて向こうへ行ったり，車にひかれそうになったり。
怖かったですか ―― うん。
怖いのはうちの中にいるときからありましたか ―― わかんないね。
うちを出てどうしましたか ―― 一人で秋葉原へ逃げてった。追われてる気がして，狙われている気がして。その時点でおかしかったんだろうね。
石原都知事の話が出ていましたね ―― おかしいわな（笑）。その時点でおかしいからそうなった。何ともなければアパートで寝てるん違いますか。
秋葉原へ逃げていったのは何か意味がありましたか ―― わからんね。追い詰められていったんか。
行こうと思って行きましたか ―― どこでもよかったんちゃいますか。気がついたら秋葉原にいた。
何時ころでしょうか ―― 時間なんか全然わからない。時計持ってたけど。
明るかったか暗かったか ―― わかんない。あそこは昼間でも電気ついてるんだもんね。
うちを出たときは明るかったですか ―― わかんないね。
秋葉原まで逃げて一息つけましたか ―― どうやっただろうね。あの辺でウロウロしたと思うけどね。
それから ―― それからわかんない。
タクシーに乗ったのは覚えてますか ―― 覚えてない。刑事さんにいわれて，運転手さん起こした気するな思うて。
このときも逃げようと思ったんですか ―― そのときはフジテレビっていったんでしょ。
覚えてますか ―― うっすら。証拠を持ってる，いうて。
石原都知事のことですね ―― その証拠持ってる，いうて。
どうしてそういったんですか ―― わかんない。
何か特別な意味がありますか ―― 何もないですよ（笑）。
骨を持っているといったそうですね ―― みたいだね。
実際に持っていたんですか ―― わかんない。丸ノ内署で見せてもらったけど，汚いゴミ袋みたいなの持ってましたよ。
貴方のものではない ―― どっかで拾ったんだろうね。
逮捕されたときのことは覚えていますか ―― いや，全然覚えていませんよ。
気がついたら留置場ですか ―― そうですね。何でこんなところいるんだろう，と。
　他日の問診でも，被疑者は犯行時およびその前後の記憶の大部分を否定している。記憶を喚起する努力が不足しているという非協力的な態度を差し引いても，被疑者の犯行およびその前後の経過についての記憶は断片的（島状）であり，明細を欠いている。自らの行動の理由についても説明することができない。犯行時に見られた妄想は今や消失しており，妄想に関連すると思われる行動を指摘されると自ら

失笑を禁じえない。

　被疑者の供述調書を検討してみる。平成11年11月22日付警察調書では，一旦は「きのうの事は全く覚えていません。」とした後に，「首を絞めてタクシーを奪い，運転しました。またあちこちの車にぶつけたような覚えもあります。先程，きのうの事は覚えていませんと話しましたが，少し思い出しましたので話しました。」と述べた。同月28日付警察調書では，タクシーに乗ってテレビ局へ行ってくれといったこと，タクシーから降りた被害者を後ろから羽交い締めにしたことは記憶しているが，タクシーの中で被害者を羽交い締めにしたことは記憶していないとし，「袋の中に骨が入っている。」といったことについては，当初は記憶していないとしたが，後に「今思い出しました。」として「石原都知事が殺した骨が袋に入っているのでテレビ局に行ってニュースにするといったような覚えがあります。」としている。12月4日および12月8日の警察調書でも，タクシーを奪う前にタクシーの中でいったことや，場所についての記憶が明確でない旨を述べている。すなわち，事実を提示されて記憶が喚起されること（再認）により供述に若干の変遷はあるが，犯行時の記憶に著しい障害がある点では一貫している。

VI 考　察
VI-1　精神医学的診断
VI-1-a　総合的診断
1）アルコール依存症

　被疑者は，発作を誘発する可能性があるとして医師からアルコールの飲用を禁止されていたにもかかわらず飲酒した。また明治タクシーに就職したにもかかわらず乗務を怠って飲酒していた。これらにより，被疑者はアルコール依存症に罹患していたと診断される。しかし，被疑者の飲酒経歴については，被疑者の説明が明確でなく，他に適切な情報がえられなかったため，詳細は明らかでない。※※病院入院5日後の平成10年8月3日に施行された血液検査ではγ-GTPが25 IU/lと低値で，本鑑定時のγ-GTPの上昇は抗てんかん薬の酵素誘導によるものと考えられるので，γ-GTPの上昇を示すのが通常であるアルコール性肝障害は証明されない。被疑者も手指の振戦や幻視などの典型的なアルコール離脱症状は経験したことも知らされたこともないと述べている。これらのことから判断するに，慢性的な大量飲酒も離脱症状もなかったようである。

2）てんかん

　被疑者は青少年時代にてんかん発作を知らない。華子と京都で結婚生活を送っていた頃からしばしば「発作」を起こすようになった。記録上確かめられる最初の発作は平成4年2月（36歳）に生じた。平成7年にも発作が認められている。それら発作の詳細は不明であるが，被疑者が突然別人のようになって暴れ出し，家族に暴力をふるい，家具備品等を壊すというものである。後に健忘を残し，気がつくと舌を噛んでいることが多いというのも特徴である。このため京都でいくつかの病院を受診して治療を受けた。※※病院院長※※※※の平成12年1月31日付回答書によれば，平成10年7月29日突然市街で暴れて同院に措置入院した時の精神保健診察の診断書には，「もうろう」の項に丸が付されている。京都にいたとき，華子に殺されるという恐怖心から華子の首を絞めたという発作も，不安や被害妄想を伴っている。従来てんかん性もうろう状態と呼ばれていたものがこれに相当する。

　てんかんとは脳の神経細胞の突発性過剰発射に基づく発作を主症状とする慢性疾患である。被疑者の場合四肢の痙攣発作が認められるところから，全般発作の中のいわゆる大発作があることが分かる。舌を噛むのは大発作でも起こるが，複雑部分発作でも生じうる。そして被疑者の繰返されるもうろう状態は今日挿間性精神病と呼ばれるものに相当するであろう。病歴からは舌を噛むこと，大発作および精神病状態がどのような時間関係に立っているのかを明らかにすることはできなかった。従って発作後精神

病の可能性は残るが，精神病状態に毎度発作が先行する様子はないので，挿間性精神病である蓋然性が高いのである。

　今回の犯行当時の精神病状態は以下のとおりである。犯行当日自宅で午前11時ころに350 mlの缶ビールを2本飲んだ。眠くなって寝ようとしたが，その後記憶がない。気が付いたときは戸外のオートバイや自動車の走る音が耳につき，外へ出なければならないような気持ちに駆られて自宅を出た。オートバイが急に近づいて来るように感じ，また自動車にひかれそうになったこともある。追われ，狙われているような気持ちになって逃げ，気が付いたら秋葉原にいた。隅田川を渡るのが怖かったのを覚えている。その後はあっちに隠れ，こっちに身を潜め，右往左往していた。東京の北方の区から墨田区の南端までさまよい歩いた逃避行であるが，被疑者には時間の見当識もない。そのころは，都知事が人を殺して楽しんでおり，その証拠である人骨を自分が持っているので，それを暴露するためにテレビ局へ行こうと考えるようになったようである。タクシーに押し入るようにして乗り込み，フジテレビやTBSに行ってくれといい，「ヘリコプターが俺を追っかけている。」というような被害的なことを話し，「遅れたら殺すぞ。」といって運転手を脅した。被疑者は後ろから運転手の首を羽交い締めにし，車を止めて逃げ出した運転手を追って後ろから首を羽交い締めにし，タクシーを奪って走り出した。運転は通常の速度で，信号で停車もしたが，急にUターンしたり，一方通行路を逆走したりした。結局立ち往生したところを逮捕された。アルコール反応は陰性であった。顕著な島状健忘を残している。我に返ってみると，時計，財布，住所録等を紛失しており，舌を嚙んでいることに気づいた。上記妄想は，犯行から少なくとも8日後の検察官による取調べのころまで持続しており，不機嫌性気分変調は，犯行から約1ヵ月後，鑑定人が面接をしたころまで続いた。荒唐無稽な被害妄想と知事をテレビで告発しようとしてタクシーを強奪するというような，夢に似た活劇である。

　てんかんの診断において重要なのは脳波検査である。被疑者は本鑑定における脳波検査で，境界域の異常を示したが，明瞭なてんかん性の異常波はみられなかった。挿間性精神病を呈する症例では，発作間欠期に側頭部の棘波や鋭波がみられることがあるが，1回の検査でははっきりした異常を示さない者も多い。抗てんかん薬の治療によって棘波や鋭波が消失することもある。また，精神症状が悪化した時に脳波が正常化することが指摘されたこともある。従って，被疑者の今回の脳波にてんかん性の異常がなくても，てんかんの診断に抵触しない。

　てんかんは，器質性ないし代謝性原因が明らかな症候性てんかんと，病因が不明で素因が関係する特発性てんかんに大別される。被疑者の場合，本人歴，および頭部CTを含む各種検査によっても，病因を見出すことができなかった。よって特発性てんかんと診断すべきである。

　なお，本件被疑者の精神衛生診断を行った医師※※※※は，平成11年12月6日付精神衛生診断書で，被疑者のてんかん発作の型について，欠神発作に当たるとしている。その根拠は，被疑者自身の自らの発作についての「2-3秒気を失う。」との陳述にあると思われる。しかし，本鑑定の問診では，被疑者はこうした発作の存在を否定した。また，欠神発作でも自動症が生じることはあるが，比較的稀である。さらに，欠神発作がある場合は脳波検査で3 c/s棘徐波複合などの異常がみられることが多い。こうした諸点から，被疑者の発作型を欠神発作と考える根拠はない。

　また同上精神衛生診断書において，被疑者に「酒精てんかんの疑」との診断が付されているので，これについても検討しておく。酒精てんかん（アルコールてんかん）の語は現在3つの異なる病態に使用されている。第1は，アルコール大量飲用者の離脱症状の1つとしててんかん様の発作が生じるものである。被疑者の場合，アルコールを長らく断っていたときにも発作があったことからして，この種の酒精てんかんにはあたらない。第2は，アルコールを慢性かつ大量に飲用したために脳に器質的変化が生じ，それによりてんかんが発病するに至った場合である。確かに被疑者のてんかんの病因がアルコールであった可能性を完全に否定することはできない。しかし，被疑者の場合，長期にわたる大量のアル

コール飲用の経歴はないようであるし、明瞭な肝障害も証明されないのであるから、てんかんの病因がアルコールにあると積極的に推定する根拠がない。酒精てんかんの第3の意味は、ある特殊なてんかんの病態を指すのではなく、てんかん一般において飲酒は発作の危険性を高めるというよく知られた見解をもとに、飲酒が関係していたと思われるてんかん発作を総称するものである。被疑者の場合、医師の勧告にもかかわらず飲酒を続けていたのであるから、それによりてんかん発作が誘発された可能性はある。しかし、既述のとおり、被疑者がアルコールを断っていた時期にもてんかん発作が生じているのであるから、あえてこの語を用いる必要はない。

鑑別診断として挙げられるのは、アルコール離脱症候群である。これは、慢性かつ大量の飲酒で身体依存が成立しているときに、急激な断酒によって振戦などの自律神経症状、けいれんやせん妄が起こる場合を指す。しかし、被疑者には急激な断酒の事実がなく、明らかな自律神経症状やけいれんは認められておらず、またアルコール離脱症候群にしばしば認められるせん妄を示唆する症状も確認されていない上、アルコールを使用していない時期にも同型の発作が生じたのであるから、アルコール離脱症候群は否定される。

3）痴呆および器質性性格変化

被疑者は、記憶力が弱く、抽象的思考も苦手であるというように、知的能力に障害を示した。心理検査でも、WAIS-R で IQ 65 と軽度の知能障害を認め、ロールシャッハ・テストで知的活動の低下および現実吟味力の低下が指摘された。ベンダー・ゲシュタルト・テストでパスカル・サッテル法 67 点と高値を示し、ベントン視覚記銘検査では正確数が平均より劣るなど、脳器質性の障害の存在が疑われる。

精神医学では生来性の知能の障害を精神発達遅滞と呼び、一旦正常に発達した知能が低下した場合を痴呆と呼ぶ。被疑者の場合、小学校や中学校の成績が中位とされていること、華子および娘との家庭生活において少なくとも数年間にわたり一家の稼ぎ手としての役割を果たしていたことなどから、現在の知能障害は後天的にもたらされたもの、すなわち痴呆と考えるべきであろう。てんかん患者に痴呆がみられることは古くから知られており、被疑者の痴呆もてんかんによるものと考えられる。

また、被疑者には、自己中心的、独断的な傾向や深刻さの欠如といった性格特徴がみられた。ロールシャッハ・テストでも無責任な行動の可能性が指摘された。これらは器質性疾患による性格変化にしばしばみられる特徴である。この器質性性格変化もてんかんによってもたらされたものと考えられる。

VI-1-b　犯行時の病状

被疑者は、平成 11 年 11 月 17 日午前 11 時ころ ※※ 区の自宅で 350 ml 入りの缶ビールを 2 本のみ、その後戸外の乗り物の音が耳につき、外へ出なければいけないような気持ちになって外へ出たところ、オートバイが急に近づいてきたり、自動車にひかれそうになった。追われ、狙われているような気持ちになり、あっちに隠れ、こっちに身を潜めつつ秋葉原や墨田区までほうほうの体で逃げてきた。被害妄想があり、これに対する回避行動から被疑者の本件犯行に至る行動が始まった。

被疑者が同日午後 7 時 19 分ころ、被害者のタクシーに乗り込んだときには、次のような妄想があった。石原都知事が人を殺しており、被疑者がその証拠を握っている、というものである。これを暴露するためにテレビ局へ行こうとしていた。妄想の内容は夢幻的で移ろいやすく、早くも被害妄想から誇大妄想（都知事弾劾）に転化しつつある様子が窺える。証拠に骨を持っているといった感覚的および夢幻的な体験も伴っている。行動は非常識で荒々しい。また、最初は行き先をフジテレビと指定して間もなく TBS へと変更し、被害者からタクシーを奪った後も真直ぐに目的地へ向かわないなど、いかにもまとまりのない奇異な行動をとっている。そして犯行時およびその前後の被疑者には著しい健忘があり、記憶は島状に僅かしか残っていない。またこの過程で、財布などの貴重品を紛失している。以上から、被疑者は犯行時、特異な意識障害（意識狭窄および意識変容）の状態にあったと考えられる。突如 U

ターンをしたり，一方通行路を逆行するなど，行動が無謀である反面，状況を見て被害者の首を絞めるのを中止し，あるいは普通の速度で自動車の運転をし，信号で停車することができるところから，意識混濁はないか，仮にあったとしてもごく軽度であったと思われる。そして，検察官に対する同月29日付供述調書において，「おもしろいニュースのネタとは石原都知事がライフル銃で人を殺して遊んでいる，ということです。どうしてこのようなことを私が知っているかというと，私自身，ヘリコプターに乗った石原都知事に追いかけられ，ライフル銃で狙われたことがあったからです。」と述べていることから，犯行後8日を経た時点でもなお妄想が持続していることがわかる。さらに，同年12月の半ば頃まで気分変調（不機嫌）が続いていた。

てんかん患者にときおり一過性の精神病的状態がみられることは古くから知られており，もうろう状態，挿間性精神病状態あるいは不機嫌状態などと呼ばれてきた。その症状は多様で，意識障害や精神病症状の有無やその程度もそれぞれ異なり，持続期間にもさまざまな幅がある。被疑者の場合，犯行の時点においてこの精神病状態は，意識変容と被害妄想等を主症状とし，これらが少なくとも数日に渡って持続し，さらに気分変調（不機嫌）は1ヵ月ほど継続した。これは被疑者が京都で暮らしていたころからしばしば呈していた発作とほぼ同型のものである。

1981年に承認された国際抗てんかん連盟（ILAE）のてんかん発作の臨床・脳波分類（文献1，2参照：著者注）は，1．部分（焦点，局所）発作，2．全般発作，3．上記の分類に含まれない分類不能のてんかん発作を分けている。被疑者の場合は，四肢の痙攣にも見られるように上記2の全般発作（いわゆる大発作）を呈するが，挿間性精神病は3に含まれることになろう。挿間性精神病については，症例が稀なこと，観察が難しいこと等の理由があいまって，いまだ十分な研究がなされていない。

被疑者は本件犯行直前，通院と服薬を中断しており，医師から禁止された飲酒も再開していた。一般に断薬と飲酒はてんかん発作を誘発することが知られている。被疑者の場合も，服薬中断と飲酒が犯行時の挿間性精神病状態を誘発したか，または少なくとも部分的にその発現に寄与した可能性がある。

鑑別診断としてはアルコール離脱症候群を挙げねばならない。平成11年11月30日付精神衛生診断書において，※※が，被疑者の犯行時の状態につき，自動車の運転の態様から著しい意識混濁はなかったので，てんかん性の精神病状態が発現していたとは考えられず，禁断期急性酒精精神病であると診断しているからである。確かに，被疑者には犯行時著しい意識混濁（意識の量的な障害）はなかったと考えられる。しかし，上述したとおり，犯行時の言動の奇異さ，行動のまとまりのなさ，犯行後の健忘の著しさを考慮すると，著しい意識変容（意識の質的な障害，すなわち精神的意識野の狭窄，知覚異常，錯覚，妄想等）があったと判断せざるをえない。てんかん患者の挿間性精神病においては，意識混濁はなくても意識変容の著しいことが多いので，運転がある程度できたからといって上記のような特有の意識障害を否定することはできない。また，アルコール離脱症候群においては振戦などの自律神経症状を伴うことが多いが，犯行時の被疑者にはこれが認められないこと，被疑者の犯行前の飲酒状況については慢性的な大量飲酒は証明されないことから，アルコール離脱症候群についてはこれを否定することができる。

なお，被疑者は犯行当日に若干の飲酒をしたが，犯行直後に施行された検査でアルコールは検出されていない。飲酒による異常酩酊も否定してよい。

VI-2　いわゆる弁識能力等

精神分裂病については，司法精神医学において比較的十分な検討を経ている。論者の多くがこれを容易ならぬ疾病であると認めながら，個人がこれに罹患していれば一律に刑事責任無能力であるとする見解には各方面から批判が多い。責任能力の判断が余りに生物学的方法に傾き過ぎており，精神分裂病者の多様な病状経過をひとしなみに扱うので不公平をもたらすからである。病状と障害の程度，犯行との

関連性，社会生活適応性等を検討して，できるだけ個別的に個人の能力を判断するのが近年の原則となっている。てんかん患者においても同様に，個別に考えるべきであろう。

　上記のとおり，被疑者は大発作および挿間性精神病を呈するてんかんに罹患しており，本件犯行は被害妄想に続く夢幻的な妄想と特有の意識障害を伴う挿間性精神病状態において遂行されたものである。犯行およびその前後の行動をみると，突如として被害妄想に基づく逃避行に始まり，間もなく誇大的妄想（いわば都知事弾劾妄想）に転じて犯行に至るが，全体として行為は著しくまとまりに欠けている。被疑者が被害者のタクシーに乗り込んだのは，「石原都知事は人を殺して遊んでおり，自分はその証拠の骨を持っているので，テレビ局へ行ってそれを暴露する。」という荒唐無稽な思考（夢幻的な妄想）に基づいており，その動機は全く了解不能であるばかりでなく，精神病状態から脱した現在の被疑者自身にも苦笑なしには語れないものである。すなわち行為は，てんかんによる特有の挿間性精神病によってもたらされた，元来人格から全く異質な人格状態において行われたものである。本件犯行はこうした精神状態のもとに行われており，是非善悪を弁識する能力は喪失していたと考えられる。是非善悪の弁識に従って行動する能力については，もはや触れる必要がないであろう。

　最後に治療について付言する。上述したとおり，断薬と飲酒は本件犯行時の精神状態の出現に少なくとも部分的には寄与したと考えられるので，今後の治療の継続は重要である。しかるに，被疑者はアルコール依存症に罹患しており，飲酒の害については知らされているがこれまで完全に断酒を遂行することはできていない。加えて本件被疑者には知能の障害があり，また自己中心的，独断的な傾向や深刻さの欠如といった性格変化や認識障害もみられる。これらは治療継続を妨げる要因となる。治療を中断すればまた同様の発作を繰り返して，新たな犯行に至る可能性は高い。釈放時には治療の継続を十分に指導し，保健所などの社会資源との連携をとって治療中断を予防する体制が必要である。

VII 鑑定主文

　一，被疑者は現在，挿間性精神病を繰返すてんかんに罹患しており，てんかんによると考えられる痴呆および性格変化を呈している。また，アルコール依存症を合併している。犯行は，特有の意識障害の下に発展した被害妄想および夢幻的妄想を主徴とする挿間性精神病状態において遂行されたものである。

　一，被疑者は犯行時，挿間性精神病状態のため，是非善悪を判断する能力を喪失していた。

　一，釈放に際しては治療の継続を十分に指導する必要がある。

　以上のとおり鑑定する。

　　　平成12年3月6日

東京都精神医学総合研究所
客員研究員　西　山　詮

東京地方検察庁
検察官検事　※　※　※　※　※　殿

　なお，本鑑定に要した日数は，平成11年12月3日から平成12年3月6日までの95日間である。

【解　説】

てんかんの挿間性精神病

　細川[5]によると，てんかんにみられる挿間性精神症状を，なんらかの基準をもって分類することはできない。古くはてんかん性もうろう状態（epileptischer Daemmerzustand）と呼ばれたものには，「精神運動発作 psychomotor attack，つまり今の複雑部分発作などが遷延したようにみえるもの」，「心因

性の誘発というか，性格的ゆがみなどによる力動的要因などがからみ，一定期間つづくもの」，「てんかん性不機嫌状態 periodical ill-humor」，「性格変化に基づく周期性抑うつとか，刺激性発揚気分など」，「秩序性もうろう状態 orintierter Daemmerzustand」，「悟性もうろう状態 besonnener Daemmerzustand」等が含まれる。しかし，「発症時の症状状態の背景やデータに不足のものが多く，今の時代に十分科学的検討に値する症例は少ない。」というのである。

H Landolt はてんかんにみられる急性・挿間性精神病状態を次のように分類した。

1．psychotische Episoden
   a）Postparoxysmale Daemmerzustaende
   b）Petit-Mal-Status
   c）Daemmertustaende organischer Praegung anderer Art
   d）Produktiv-psychotische Daemmerzustaende (forcierter Normalisierung)
2．Epileptische Verstimmungen (forcierter Normalisierung)

宇野ら[10]の説明によると，1のc）は器質性，脳局在性精神症状，すなわち理解力・記銘力・記憶力の低下，精神機能の緩慢化，衝動性の亢進等を主症状とし，かつ，主として抗てんかん剤の過剰投与によって生ずるものである。1のd）は心的機能の「亢進，先鋭化と狭窄化」を主軸とし，意識混濁ではなく，意識変容の系列上にあるものである。脳波の強制正常化現象と挿間性精神病状態との関係については議論がある。いずれにしてもわれわれの被疑者の場合は，エピソード中の脳波を知らないので強制正常化について論ずることはできないが，臨床症状で見る限り，1のd）および2が観察されたわけである。

大沼[6]によると，挿間性精神病は，てんかん発作が難治で10数年経過すると，発作の出現と時間的に全く関連なしに急激に幻覚妄想状態を示すことがあり，多くは1～2ヵ月で改善するが繰返して起こることが多いという。被疑者の場合は病状について詳しいはずの妻と離別しており，兄からの乏しい情報に頼らざるをえなかったが，てんかん発作の前歴なしに挿間性精神病が始まったようである。従ってそれは抗てんかん剤による治療とは関係なしに現われている。その後の治療にもかかわらず難治性の経過をとり，挿間性精神病状態を繰返した。しかし，今回の犯行時の精神病状態も薬物療法を中断してから生じているので，抗てんかん剤の（過剰）投与による強制正常化とは考えられない。

なお，最近林[4]は自らも「てんかん発作と傷害致死」および「てんかん性格と殺人未遂，放火」の2例を提示して，てんかんと暴力犯罪との結びつきに慎重な考察を加え，さらに Delgado-Escueta ら[3]およびTreiman[7-9]の研究を紹介している。それによれば，彼らの「精力的な研究により，てんかん発作と暴力犯罪の問題には既に1980年代半ばに学問的決着がほぼ付き，迷信に過ぎないことがほとんど明らかにされている。」というのである。しかし，てんかん発作がどうして暴力犯罪に関係がないのかという十分な理由は示されていない。世界にそういう例が見出されないというだけでなく，なぜそうなるかという理由を知らなければ満足できない。果してこのようなてんかん発作と暴力犯罪との関係を完全に否定する学説が今後も批判に耐えられるかどうか，見守るしかない。なお，てんかん発作の国際分類については，文献1および2を参照されたい。

文献

1) Commission on Classification and Terminology of the International League Against Epilepsy : Proposal for revised clinical and electroencephalographic classification of epileptic seisures. Epilepsia, 22 ; 489-501, 1981
2) Commission on Classification and Terminology of the International League Against Epilepsy : Revised classification of epilepsies and epileptic syndromes. Epilepsia, 30 ; 389-399, 1989

3) Delgado-Escueta AV, Mattson RH, King L：The nature of aggression during epileptic seizures. N Engl J Med, 305；711-716, 1991
4) 林　幸司：てんかんと犯罪―発作およびてんかん性格との関連. Act Crim Japon（犯罪誌）66；193-208, 2000
5) 細川　清：挿間性精神症状. 臨床精神医学講座 第9巻 てんかん（鈴木二郎, 山内俊雄編）. 413-421頁, 中山書店, 東京, 1998
6) 大沼悌一：幻覚妄想状態. 臨床精神医学講座 第9巻 てんかん（鈴木二郎, 山内俊雄編）. 443-456頁, 中山書店, 東京, 1998
7) Treiman DM,：Epilepsy and violence：medical and legal issues. Epilepsia, 27 S 2；S 77-104, 1986
8) Treiman DM,：Psychobiology of ictal aggression. Adv Neurol, 55；341-356, 1991
9) Treiman DM：Violence and the epilepsy defense. Neurol Clin, 17；245-255, 1999
10) 宇野正威, 広田伊蘇夫, 丹羽真一：側頭葉てんかん. III. 臨床症状2－非発作性症状. 44-89頁, 星和書店, 東京 1985

症例13（F7）精神遅滞　－訴訟能力の鑑定－

強制わいせつ致死，殺人被告事件
千葉地方裁判所

序

　精神年齢6歳2ヵ月で，小児性愛（pedophilia）の傾向をもつ精神遅滞者に対する上記被告事件である。裁判所から問われているのは現在の精神状態のみであるから，当然にそれが関係するのは訴訟能力であろうと見当はつく。つまり，直接には強制わいせつ致死，殺人という行為に対する弁識能力や制御能力ではなく，当面の「訴訟行為をなすに当り，その行為の意義を理解し，自己の権利を守る能力」（最高裁決定）が問われているのである。

　精神年齢が6歳というのは，知能の各領域の平均的な値に過ぎないから，被告人の知能を分析して，訴訟に本質的に関連する能力を取り出さねばならない。被告人の場合，具体的状況を観取し，これに従って行動する能力は比較的に優れている（9歳相当）が，記憶し，概念的に思考し，言語によって表現する能力に著しい発達遅滞（3－4歳相当）が認められることが明らかになった。鑑定人としては，このような能力布置では，訴訟行為の意義を理解し，弁護人との意思疎通を十分にして，自己の権利を守る能力はないと考えた。これに対して検察官は，実際に訴訟に入らなければ訴訟能力は分からないと主張していた。いろんな事情があったが，結局裁判が進められ，被告人は有罪判決を受けたのである。

　改めて読んでみると，鑑定書は冗長で，衒学的なところがある。その後考えるところがあって，実生活空間に対して訴訟空間というものを対置させ，訴訟空間では実生活空間とは異なった能力が要求されるとして，「訴訟空間における知能の関連分析」を論文にしたので，是非こちらのほうを読んで頂きたい。

被告人　赤阪元　精神状態鑑定書

目　次
第1章　緒　言
第2章　公訴事実
第3章　家族歴
第4章　本人歴
第5章　現在症
　第1節　身体的現在症
　第2節　精神的現在症
　　（1）一般的態度ないし行動
　　（2）知能検査
　　　（a）田中・ビネー式知能検査
　　　（b）ベンダー・ゲシュタルト検査
　　　（c）ベントン視覚記銘検査
　　　（d）コース立方体組合せ検査
　　　（e）ITPA言語学習能力診断検査
　　（3）問診と観察
　　　（a）家族関係

        (b) 記憶
        (c) 数概念
        (d) 時間の遠近法
        (e) 事物と名称
        (f) 自己の境遇
    （4）人格面
        (a) 観察と問診
        (b) ロールシャッハ検査
        (c) 家木人検査
    （5）性的発達
第6章　考察と説明
    第1節　現在の精神状態
    第2節　訴訟能力等
第7章　鑑定主文

第1章　緒　言

　鑑定人は昭和55年5月22日，東京都墨田区江東橋4-23-15東京都立墨東病院精神科において，千葉地方裁判所裁判官※※※※より，強制わいせつ致死，殺人被告事件被告人赤阪元について，下記事項に関して鑑定するよう命じられ，宣誓の上これを了承した。

鑑定事項
被告人赤阪元の現在における精神状態

　よって同日より本鑑定に従事し，一件記録（注）を精読するとともに，昭和55年5月28日より同年6月13日まで東京都立墨東病院精神科病棟に被告人を入院させ，心身の状態を精査し，その間被告人の母赤阪せつ同じく姉赤阪芳子と面接して事情を聴取し，本鑑定書を作成した。
　（注）刑事第1審訴訟事件記録のほかに，赤阪せつ，赤阪芳子，赤阪初枝，赤阪郁夫および被告人それぞれの検察官に対する供述調書および被告人の検察庁における取調状況に関する録音テープ等も参考にした。

第2章　公訴事実

　昭和54年12月15日付の千葉地方検察庁検察官※※※※の起訴状によると，公訴事実はつぎの通りである。
　被告人は，千葉県※※市※※500番地に居住しているものであるが，右自宅脇道路を通って小学校に通っている松本千恵子（昭和48年5月2日生）に対し強いてわいせつの行為をしようと企て，昭和54年8月31日午後2時40分ころ，前記道路を歩いて来た同女の背部に回り，同女の口の辺りを所携の手拭で覆い，同女を自宅裏の同市※※390番地の1の杉林内に連行し，同所において，同女の上衣，スカート，パンツ等の着衣を剥ぎ取って同女を全裸にしたうえ，同女を付近の古井戸（深さ約1.5メートル）に抱え落し，その中でさらに同女にわいせつ行為をしようとしたが，抵抗されたため，同女を殺害することを決意し，その口腔内にハンカチ，パンテー(ママ)などを押しこんだ後，同女の陰部に電池（単3）2本を挿入し，もって強いて満13歳未満の婦女に対しわいせつ行為をなすとともに，そのころ

同所において同女を気道閉塞による窒息により死亡させて殺害したものである。

第3章　家族歴

　赤阪せつおよび赤阪芳子の陳述によると，被告人の家族歴は概略つぎの通りである。
　赤阪家は4代ほど前までは※※の大尽といわれた財産家であったが，戦後の農地改革によって土地を失い，急速に没落した。被告人の父方祖父赤阪月之助は元軍医で医業を営むことを望んでいたがこれを果さず，赤阪家に婿養子として迎えられた。芳子によれば「軍医上りのびしっとした人」であったが，優しい性格で，孫たちにも慕われていた。92歳のとき，老衰で死亡した。父方祖母きわは和裁の師匠をしていたという。
　被告人の父赤阪勇は明治30年3月3日に生まれた。背丈は6尺あったが細長の男で，農家の主であるにもかかわらず鋤や鍬をもつことを嫌い，バイオリンやギターを弾くのが好きであった。某政党に入党して資金を貢ぎ，酒を飲み，女遊びをして働こうとしなかった。結婚後20年近く経て，昭和32年に被告人の母せつを入籍し，その翌年死亡した。心臓や腎臓を悪くして療養していたが，間もなくぽっくり亡くなったという。芳子は写真をみても父を想い出すことができない。おそらく被告人も父を知らないであろうという。
　父方伯父赤阪忠は精神病になり，若い頃（20歳頃か30歳頃）死亡した。詳細は不明である。父方叔父赤阪要は現在埼玉県に住んでいるが，音信はない。
　被告人の母せつは埼玉県の出身で，明治40年10月11日田中宗衛門とみきの間に生まれた。せつが7歳のころ父の宗衛門が死亡したため父の生家にあずけられ，8歳頃から農家に子守りや女中奉公に出された。22歳頃※※市の白井三郎と結婚して喜市（喜一かも知れないという）と増夫の2人の子供を生んだが，三郎はせつが30歳頃に「身体のあちこちが悪くなって」死亡した。33歳頃せつは2人の子供をつれて赤阪家に入り，勇との間に3人の子供をもうけた。せつは現在72歳である。背を丸め，脚が悪いので杖をつき，ゆっくり歩行する。簡単な質問をしてみてもしばしば了解が悪く，語彙が乏しいために十分な説明が得られない。記憶も乏しいかあるいは不正確で，見かねた芳子が代って答えるにまかせている。
　異父兄の白井喜市は現在50歳くらいで横浜市に住み，ボイラーマンとして東京に通勤している。4，5年前に離婚した。子供はない。もう1人の異父兄白井増夫は現在49歳くらいで埼玉県※※に住み，電気関係の会社に勤めている。妻と2人の子供がある。
　つぎに実同胞について述べると，姉の赤阪芳子は昭和19年6月7日生まれで，現在36歳である。中学校を卒業して，家業である農業のほか飲食店の店員等をしていたが，昭和36年に※※市の紅カントリークラブにゴルフ場のキャディとして勤め，昭和39年江戸川温泉ミドリカントリーに就職し，去年までフロントの仕事を続けてきたが，現在は同カントリーで経理事務の仕事に従事している。昭和40年7月頃同カントリーのプレー課でゴルファーをしていた田代年雄と結婚した。年雄はプロ・ゴルファーを目指し，東京や千葉に住込みでゴルフの仕事をしたり練習をしたりしていた。昭和47年夏には離婚となったが，この約7年の間，年雄が赤阪の家に居たのは延べにして2年くらいなものだという。年雄は現在大阪に住んで，港の荷物の運搬を生業としている。芳子と年雄の間には初枝（昭和41年10月1日生，現在中学3年生）と郁夫（昭和45年10月17日生，現在小学4年生）の2人の子供がある。芳子は長身で頭部がやや大きいが，4肢はよく伸びている。表情，話し方はさっぱりとしており，声もよく響き，ゆったりと話す。知的にも優れているのであろう，ひかえめながら過不足のない内容である。勝気，しっかり者という印象を与える。
　兄の亘は昭和20年か同21年の生まれであるが，昭和26年5月（5歳）古井戸に転落して死亡した。

以上，狭い範囲の調査であるが，父の同胞の1人に精神病が疑われる。しかしその詳細は不明である。聴取した範囲内ではそのほかにとくに精神に変調をきたした者や精神遅滞者は認められなかった。

第4章　本人歴

被告人は昭和23年5月31日に千葉県※※郡※※村に生まれた。お産は軽く，満期産で，出産時とくに異常がなかったが，生後半年頃両側側頭部および左臀部の「肉が腐る病気」に罹患し，※※市の安斉医院に1年ほど通院した。この化膿性疾患により両側側頭骨および左大腿骨が侵され，ついには左股関節脱臼にまでたち至ったが，治療費もないままに放置された。

5歳頃になっても立つことができず，這って動きまわっていた。当時は言葉もほとんど発達していなかった。6歳頃にはようやく立って歩けるようになり，小学校（※※第1小学校）には1年遅れて7歳で入学することができた。当時小学校6年生の芳子が被告人を自転車に乗せて通学させた。小学校にはいやがりもせず通ったが，勉強はおろか自分の身のまわりの始末もできず，便意を催すと学校の階段を這うようにして昇り，芳子の教室にたずねて行った。大小便失禁のときは，芳子が被告人を自宅まで連れて帰り，着替えをさせて再び教室に届ける，という風な世話をみている。元は芳子が育てたようなものだとせつも認めている。小学校4年生までは芳子が中学校に通う際に送り迎えし，その後は被告人自身が歩って通学した。高学年になっても勉強はほとんど全くできず，教科書を開いている姿を見たことがないし，勉強をみてやったこともない。弁当を食べるために学校に通っていたようなものだ，と芳子はいう。

中学校には母に連れられて入学式には出たものの，ついに教室に入らず，その後通学もしなかった。被告人は家にいることが多く，友達もないところから外で活発に遊ぶこともなかったが，中学時代に自転車に乗ることをおぼえた。進んで仕事を手伝うという風ではなかったが，頼めば母の野ら仕事を多少手助けすることもあった。鍬で畑を耕したり，種をまいたりする程度のことは，能率は悪いがともかくできてはいた。

17歳頃には，川崎市の皮革製品を作る会社に住込みで働いたこともあるが，勤めはじめて数日後会社の近所で火事が起きたところ，被告人は食事も摂らずに塞ぎ込んでしまい，社長に送られて帰宅した。

そうこうするうち芳子が結婚し，被告人が18歳のとき姪の初枝が生まれ，22歳のときに甥の郁夫が生まれた。被告人は以前はせつをオッカア，芳子をネエとそれぞれ呼んでいたが，芳子に子供ができてからはせつをオバアチャン，芳子をオカアチャンと呼ぶようになった。

被告人はその後も見るべき進歩もなくすごしていたが，数年前から心身の発達が目立ってきたようである。7年ほど前（25歳頃）から少年雑誌の付録をビニールの袋につめる仕事であるとか，プラスティックの裸の動物人形に毛皮を張りつける仕事などを内職にするようになった。芳子の子供たちが成長して一緒に遊んだり話をすることができるようになってから，つまり今から5，6年前（初枝が小学校2，3年生の頃で被告人が26,7歳頃）から被告人の言葉が目にみえて増えてきた。母や姉よりも初枝や郁夫と話をすることが圧倒的に多かった。一緒にテレビを視て話をしたり，3人で野球遊びをしたり，トランプも7並べやババヌキができるようになった。

やはり5，6年前からのことであるが新しい内職をはじめた。口紅用金属ケースの荒削りの製品を機械に当てて，切口を丸くし，内側をなめらかにする仕事である。最初は被告人宅の東前の竹下基子宅で仕事をしていたが，3年ほど前からは機械を借り入れて自宅の玄関に据え，ひとりで仕事をするようになった。そして，ときには朝寝坊したり，ふてくされて仕事を怠ることもあり，その日の気分次第で仕事の出来高にかなりの差が生じたし，時に臨んで仕事の速度を高めるといった器用さはなかったが，総

じてこの仕事に真面目に従事し，しかも喜んで続けていたようである。

　ラジオとテレビが大好きで，農作業をするときもラジオを木の枝に懸けて聞き，内職中も傍らにラジオをおいて聞いていた。テレビは昼休みや夕方以降，茶の間のモノクロテレビのダイヤルを自分の自由にして，「8時だよ全員集合」，「カックラキン大放送」のほか「明日の刑事」，「太陽に吠えろ」といった刑事もの，「オールスター家族対抗歌合戦」等の歌謡番組，「タイムショック」等のクイズ番組を好み，とりわけドリフターズの番組（「8時だよ全員集合」）や漫才等の番組を好んで視ており，家族と一緒に笑っていた。

　母も姉も被告人をわがままに育てたと述懐している。被告人が嘘をいっても叱るという態度をとることができなかった。被告人の欲しがるものであれば夜の雨の中でも母が買いに出かけることがままあった。被告人のきかぬ気もそのためではなかろうかという。小学校で何かの拍子にふてくされてしまい，1日中校庭にいて教室に入ろうとしなかったという挿話もある。最近でも，仕事などについて注意されると，ふくれてしまうことがある。

　反面心優しいところもあり，幼い頃から犬を飼い，事件に至るまで犬，猫，鳩および鶏の面倒をみてきた。脚の悪い母親を楽しませるためだという。被告人が16歳頃，夜遅くなっても帰宅しないことがあった。芳子が捜してみると，自宅から8 kmほど離れた果物屋の前に腰掛けていた。店で用件をいうことができないで困っていたらしい。連れて帰ろうとしても頑としてきかなかった。母が病気で寝ていてバナナを食べたいというので買ってあげたいが，まだ買っていないというのである。芳子はついに被告人を殴りつけて連れ帰った。冒険心は乏しいようで，以上のほかには独りで遠出するようなことはなかった。ジュースとかアイスクリームなどを1品か2品くらいまでなら，近所の店舗に買いに行っていた。

　はにかみ屋ではあるが，慣れると人なつこい。初対面の客があると次の間に逃げてしまうが，懇意にしている人であれば話をする。本人の話はわかりにくいが，親しい人ならそこをわかってくれる。被告人自身もそのことを自覚している。近隣の親しい人がたずねて来ると，お茶を運んできて「お茶のんでけ」と勧めたりする。

　前記のようにふくれたりすることはあるが，これは長続きするものではなく，概して朗らかでさっぱりした方である。怒りっぽいとか癇癪持ち，短気といった傾向はなく，姪や甥を叩いたり，いじめたりしたこともない。ただ彼等の学用品や玩具を無断で失敬して，知らぬ顔をしていることがある。

　被告人の性的な面での発達については，母も姉も注意することが少なかったらしく，ほとんど陳述がえられない。性愛の生活史的な発展に関して，被告人から聴取しうるところもきわめて乏しいので，これらについては現在症の項で述べることにするが，被告人においては数年前から性欲動と性的関心が急速に発達してきたことをあらかじめ記しておこう。

　以上，乳児期の化膿性疾患は，脳を侵すことはなかったが両側側頭骨と左股関節を侵し，左側病的股脱のため歩行が遅れ，今日まで跛行を残すことになった。

　言語の発達の遅れにみられるように，生来性に知的発達の著しい遅れがみられる。その後もしかし緩徐ながら成長がみられた。小学生時代に排便訓練が完了し，中学時代に入ってからは自転車に乗ることをおぼえ，農作業や家事を僅かながら手伝うことができるようになった。しかし読み書き計算はほとんどできないままであった。

　被告人において画期的な発達はこの数年来みられるようになった。すなわち共同に生活している姪の初枝が8歳（甥の郁夫が4歳）前後の頃から，彼等との会話や遊戯を通して被告人の言葉が目立って増大し，またこれとほぼ時を同じうして性欲動と性的関心がにわかに高まってきたのである。

　人格的にはわがままで幼い自己中心性をもっているが，他方で著しいはにかみを示し，母親を大切に思い，他人に気を遣うところも目立つ。気質的には概して陽気で，活動力にも比較的恵まれている。言

語の乏しい発達と低い自己評価にもかかわらず、一種の社交性に富んでいるのは、このような気質的基礎があるからであろう。

幼くして父に死なれ、家計も苦しかったところから、被告人に対する医療や教育は十分になされなかった。現在の被告人の発達遅滞、とりわけ言語に代表されるような精神の発達遅滞は、ただに素質的低格のみならず、適切な教育的配慮の不足によるところも大きいと考えられる。

第5章　現在症

第1節　身体的現在症

色白でずんぐりとした肥満型をなし、栄養は良好である。歩行に際して跛行する。身長は152.0 cm、体重は60.0 kgである。

頭部には両側側頭部の後頭部寄りにほぼ鶏卵大の瘢痕があり、その部分は毛髪を欠いている。頭蓋X線単純撮影によると、上記瘢痕部に一致して両側側頭骨の陰影が濃い。乳幼児期の化膿性骨髄炎による骨侵蝕によると考えられる。

鞍鼻はなく、角膜の混濁も認められない。歯牙についてみると、上顎の左右の第1門歯、右第2門歯、さらに上顎および下顎の左右の大臼歯等が残根状態で歯石沈着が著明である。上顎中切歯が残根状態であるためハッチンソン歯牙を確認することができない（以上の歯科的所見については墨東病院歯科※※※※医師に診察を依頼した）。

心音は純で心雑音はない。打診ならびに聴診によって肺野に異常を認めない。脈搏は1分間88、規則的で緊張もよい。血圧は110-60 mmHgで正常である。腹部には皮下脂肪の沈着が著しい。肝は乳線上2横指触れるが圧痛はない。右下腹部に虫垂炎の手術痕を認める。

上肢に異常はないが左下肢の発達が悪く右下肢に比べて短い（上前腸骨棘から足内顆までの長さを測ると右約72 cmに対して左約65 cmである）。左股関節部に瘻孔の瘢痕が認められる。股関節のX線撮影によると、左大腿骨の上端が消失している。すなわち左側病的股脱であるが、乳幼児期の化膿性股関節炎によるものと考えられる。（整形外科的所見に関しては墨東病院整形外科部長※※※※医師に診察を依頼した。）

入院時の診察によって両下肢に軽度の浮腫が発見されたが、これは退院時に消失していた。

陰茎の形状に異常はなく、包茎もない。視診時強く勃起していたが、これは陰部の視診に先立って股関節部を触診した際に勃起したものである。

神経学的には、瞳孔、眼球運動に異常なく、眼球振盪は認められない。眼瞼、手指、舌尖に振戦はない。腱反射、筋緊張、ディアドコキネーゼに異常なく、運動麻痺、運動失調、錐体外路症状を認めない。粗大力（握力）は右31.5 kg、左25.5 kgである。感覚機能も概ね正常であるが、検査のため注射針を刺入した際、痛みよりもむしろ快感を覚えるというのが特異な所見である。構音障害を認める。50音の復唱を行なわせると、例えばつぎのようになる。マ行マムモモ……、マミュメモ、マメメモモ、カ行カキィクォケコ、カキュキョケコ、ア行アイゥイゥエオ、アウウォ……あれ？……アイゥウオオ。

血液検査によれば白血球数5900、赤血球数452万、ヘモグロビン12.2 g/dlで、若干血色素の値が低い。白血球の百分率に異常はない。血液の生化学検査では総蛋白7.2 g/dl、アルブミン4.6 g/dl、尿素窒素16 mg/dl、アルカリ性リン酸酵素95 mU/ml、GOT 28 mU/ml、GPT 36 mU/ml、総コレステロール220 mg/dl、硫酸亜鉛混濁試験4.7 U、チモール混濁試験1.4 U、空腹時血糖値（朝食前）は101 mg/dl、尿検査では糖（−）、蛋白（−）、ウロビリノゲン（±）、ビリルビン（−）、アセトン（−）、潜血反応（−）で異常がない。梅毒血清反応はRPR法およびTPHA法のいずれによっても陰性であった。

第2部　鑑定例の提示と解説

　脳波検査によると安静時の脳波は毎秒9ないし11サイクル，中等度電圧の α 波が頭頂部ついで後頭部，中心部優位に，比較的連続性よく出現する。徐波，棘波および突発性異常波はなく，左右差も認められない。開眼による α 波の抑制は良好であり，過呼吸賦活および光刺激によってとくに変化が認められない。総合して所見は正常範囲にある。

　最後に，コンピューター断層撮影によって脳の形態学的性状を検査したが，両側脳室系の左右差，偏位，変形，拡大，狭小等の異常形態はなく，脳表面についても脳溝の開大等の変化を認めなかった。すなわち，脳の奇型，萎縮，腫瘍，血管性変化等の徴候は認められない。

　以上により，跛行は左側病的股脱によることが判明した。肝腫と下腿浮腫が証明されたが後者は一過性であり，肝機能に異常もないのでこれらに病的意義は附し難い。構音障害は脳病巣を示唆する症状ではなくて，構音機能の発達障害である。日常的具体的な言葉に関しても構音が拙劣で，いわゆる幼児語を呈することが多いが，50音のような抽象的な語の構音になると，更に拙劣の度を増すのである。注射針の刺入に快感を覚えるのは，身体感覚の未分化のせいであろう。性的に刺激され易く，陰茎は容易に勃起する。

第2節　精神的現在症

（1）一般的態度ないし行動

　被告人は昭和55年5月28日東京都立墨東病院精神科病棟に入院したが，入院に先立ち精神科救急外来の診察室で診察を受けた。鑑定人が被告人を診察室に招じ入れると，初対面であったが人なつこく笑い，同行した刑務官らの方を脇見しては大声で談笑した。黙って立っていて挨拶がなく，姓名を確かめると頷いて，ほやほやと笑っていた。診察の途中，鑑定人が病棟における男子入浴の都合を婦長に訊ねていると，「今日は（拘置所で）風呂には入る日だったんだけど，は入らないできちゃった」と横から口を入れるとか，「こちらでは先生の言うことをよくきくんだぞ」と言いきかせて去る刑務官に，ふり返りながら右手を挙げて「やあやあ」と親しげな挨拶を送るなど，当初から屈託がなかった。問診や検査のために名前を呼んだり手招きしたりすると，「ハイッ」と生きのいい返事をして小踊りしながらついて来た。いかにも面白くおかしくて仕方ないとでもいうように，くっくと笑いながら入室することもしばしばだった。心理テストに対しては反抗や抵抗がなく，むしろ喜んでこれに取組むという風であった。

　最初は病室のベットに横たわっていることが多く，食堂兼デイルームに出てきても隅っこに坐って浮かぬ顔をしていたが，看護者や他の入院者に促されてゲームなどしているうちに，徐々に皆と親しむようになった。自分に働きかけてくる人達とは速やかに親しむが，自ら働きかけて友達をつくることは難しかった。病棟では毎日主治医（鑑定人）や受持看護士が現われるのを首を長くして待ち，ある日などは自己の汚れたスリッパを気にしながら，スリッパを新調したいという用件を看護者に伝えることができず，主治医と受持看護士が居なくてさびしいといって泣き出したこともあった。

　自分の現在の境遇や行く末に対して莫然たる不安を感じてはいるようであったが，一般に気分は快活，楽天的で，日々を概ね好機嫌にすごした。喜怒哀楽の表現は単純で幼く，とりわけ喜びや楽しさの表現は身体運動を伴って表現されるところが多く，手を叩いたり小踊りしたり，うわずった笑い声を挙げたりした。羞恥の表現も大袈裟で，両手，ときには両腕で顔を覆ったり，身体をくねらせたりすることが多かった。問診の時犯行について質問して，気の重そうな表情でむっつりしてしまった時でも，「さあ勉強だ」といって知能検査等にきり換えると，にわかに表情がほころび，ボールペンを右手に持ち直して喜々として質問を待ちうけた。

　他人に対してよく気を遣う方だった。汚れたスリッパ（鑑定人の見るところでは格別汚れてはいなかった）を履いていると皆に迷惑だといい，心理検査の出来が悪いと「先生もいやになっちゃうだろう

よ」と心配し，いつまでも自分が入院していると「こんだ（ど）は入って来るの（人）に困るからよ」と遠慮した。病室を間違えて粗相した患者や，コップの水をこぼして困っている患者があると，目敏く見つけて看護者を呼び，急行した職員に一生懸命事情を説明した。

病院の食事はおいしく食べ，入浴を好み，ピンポンやキャッチボールのほかオセロゲームを楽しみ，病棟の窓から京葉道路を走る自動車を眺めるのも好きだった。他の入院患者も職員も「みーんな優しい」といい，入院生活にはすっかり満足したようで，あたかも移動教室を享受した小学生のように陽気に退院して行った。

(2) 知能検査

心理検査は原則として鑑定人と臨床心理士高畠克子とが共同して施行した。ただし，ベンダー・ゲシュタルト検査は鑑定人が，ベントン視覚記銘検査と家木人検査は臨床心理士がそれぞれ単独で施行した。課題の教示には概して了解が速く，円滑に導入することができた。やさしい課題については「あ分った」，「いってもいいかい」，「びっくりするかな」などと前置きしながら上気嫌で答え，時どき検査者の記録時間に気を配ってゆっくり回答するなどの細やかな配慮を示した。課題に合格したときに誉めると，両腕を頭部に巻きつけて顔を隠し，羞恥の仕草をした。また難問，とくに数詞の記憶などの問題には最初から諦め「参った参った」を連発するが，「間違ってもいい」，「下手でもいい」と励ますと，思い直して取り組む姿勢を示した。

(a) 田中・ビネー式知能検査

まず一般的に知的能力を計測するために田中・ビネー式知能検査を行なった。これはフランスのビネーが学校教育の効果を促進させる目的で児童の素質を鑑別する方法を工夫するよう文部当局より依嘱され，1911年に発表したものを原法に，北米のターマンの知能指数による標示法を考慮しながら，田中が1954年に改訂し，日本で標準化したものである。この検査は課題がその難易度に従って配列されており，2ないし4歳では各年齢級に12問，5ないし14歳では各年齢級に6問が用意されている。4歳までは合格課題毎に1ヶ月を，5歳以上の課題については合格課題毎に2ヶ月を加算してゆき，その総計を精神年齢とし精神年齢と生活年齢との比を知能指数として算出する。被告人においては精神年齢が6歳2ヵ月，知能指数は41であった。

検査結果をもう少し詳細にみると，まず3歳級の問題では12問中11問に合格したが残る1問すなわち「3数詞の復唱」（759など3桁の数詞を検者がいって，これを直ちに被検者に復唱させる）が出来なかった。4歳級では12問中5問に失敗した。すなわち「絵単語」の問題では事物を名称でもって呼ぶことが難しく，「定義」および「材料の質」の問題では，事物の定義が用途によるそれしかできず，しかもそれさえ困難をきわめることが明らかになった。「4数詞の復唱」ができないことはいうまでもなく，「文の記憶」（「鳩がとんできました」等の短文を検者が読んで直ちに被検者に復唱させる）も不合格だった。すなわち記憶は記銘力の段階で著しい障害に遭遇しており，主観的な対応が優勢で，課題に沿って正確に回答するという即事性に乏しいのである。5歳級では6問中5問に合格し「絵単語」の問題に失敗した。6歳級では「13個の碁石の計算」ができなかった。すなわち卓上に並べられた13個の碁石を順次指で触れながら算えるのであるが，これが10個までしか算えることができなかった。7歳級の問題になると6問中3問に不合格であった。「打音計算」に失敗しているが，これは被検者に見えないように机をコッコッと叩打し，これを算えさせる検査である。ここでは5つの打音の勘定において早くも失敗している。視覚や触覚の助けを借りないで，より抽象化された状況下ではごく簡単な計算ができないのである。「文の記憶」および「3数詞の逆唱」もできなかった。最後に，8歳級では「曜日の名」の問題（1週間の曜日を列挙させたり，火曜日の前の曜日等を答えさせる）に失敗し「文の構成」や「図形の記憶」の問題ができなかった。「文の構成」の問題から実例を挙げてみよう。

「馬」と「犬」と「大きい」の3つの言葉を皆使って短いお話にして下さい —— あ，えーと，馬が大きい。

「犬」も使って —— 犬はちっちゃい。

「ちっちゃい」は使わないで「馬」と「犬」と「大きい」で —— あ，じゃ，犬も大きい馬も大きい。

「子供」「足」「ころんで」の三つの言葉を皆使って短いお話にして下さい —— 子供は大きい。

大きい？ —— ちっちゃいのかな。

「子供」と「足」と「ころんで」でお話つくってごらん —— あんまり，わかんねえよ。

間違ってもいいよ —— 足，ころんだ……何ていうかな……

　田中・ビネー式知能検査の結果を通覧してみると，被告人は具体的で親しい状況に関してであれば，了解問題や話の不合理を発見する問題，絵の欠所を補う問題，事物の差異や類似を指摘する問題に合格して8歳級の力を示すが，文章の構成，図形の記憶，曜日の名等の8歳級の問題で失敗するのみならず，計算力は6歳級のそれに到達せず，記憶力に関しては3歳級の問題に失敗し，概念の内包の発達をみる定義問題や事物を名称で以て呼ぶという人間的知性の本質的能力をみる絵単語の問題では4歳級のそれに失敗するのである。

　田中・ビネー式知能検査によって，被告人の知能は一般的に低いばかりでなく，著しい偏りを示すことが明らかになった。この点を各種検査によって確認する必要があろう。

　(b) ベンダーゲシュタルト検査

　これは9枚の幾何図形を提示して被検者にこれを見ながら（visual）見本を摸写させる（motor）検査で，記憶を介しないでゲシュタルト機能を検査することが出来る。

　パスカル法で採点すると34点であった。被告人はいずれの図形も躊躇なく摸写して，しかも形態の著しい崩れはなかった。

　(c) ベントン視覚記銘検査

　本検査は幾何図形を1ないし3個配置した図版を一定時間（10秒）提示したのちこれを伏せてただちに被検者に見本を描写させる検査で，記憶（記銘）を介在させるところがベンダーゲシュタルト検査と異なる。10枚の図版による検査（施行A）の結果は正確数6，誤謬数8であった。

　正確数からみると知能指数70-79に相当する。被告人においては田中・ビネー式知能検査で明らかになったように，素材が聴覚的に与えられた場合（数詞，短文）記憶とりわけ記銘が著しく悪いが，素材が視覚的に与えられた場合（図形）の記銘は比較的良いことがわかる。

　(d) コース立方体組合せ検査

　田中・ビネー式知能検査によって被告人の知的能力には記憶力のほか言語や概念の発達に著しい障害のあることが明らかになった。そこで言語を介することの少ない検査によって，被告人の知的能力を再検討してみる必要があるであろう。本検査は難聴者や聾唖者など言語的に障害のある人のために工夫された動作性知能検査である。課題は色積木を組合せて図版に提示された図柄を構成してゆくもので，この過程では図柄を分析することから始って，結合，比較，熟慮，完成，識別，判断，批判，決定などの精神的機能を総動員することになり，その意味で知的能力を判定することができる。

　被告人の得点は14であるから知能年齢は8歳5ヶ月である。すなわち被告人の場合は言語の介在を少なくして課題を視覚・動作（visual-manual）の領域で与えるとかなりの達成がみられるということである。

　(e) ITPA言語学習能力診断検査

　最後に，被告人の言語の発達を検討しておこう。この検査は通常の知能検査のように個人間差（inter-individual differences）に力点をおくものとは異なって，個人内差（intra-individual differences）に力点をおいた検査である。検査はつぎに記すように10の下位検査に分かたれ，それぞれ測定

された能力は言語学習能力年齢と評価点に換算され，それらのプロフィルを描くことによって，被検者の言語（学習）能力の様相を分析的に把握することが出来る。

受容能力	1	言葉の理解（聴覚受容）	8歳7ヵ月
	2	絵の理解（視覚受容）	9歳10ヵ月
連合能力	3	言葉の類推（聴覚連合）	5歳4ヵ月
	4	絵の類推（視覚連合）	5歳10ヵ月
表現能力	5	言葉の表現（言語表現）	6歳2ヵ月
	6	動作の表現（動作表現）	9歳6ヵ月以上
構成能力	7	文の構成（文法構成）	4歳4ヵ月
	8	絵捜し（視覚構成）	7歳9ヵ月
配列記憶能力	9	数の記憶（聴覚配列記憶）	2歳7ヵ月
	10	絵の記憶（視覚配列記憶）	4歳8ヵ月

　個々の言語学習能力は右に表記した通りであるが，評価点は生活年齢を基準に換算され，9歳未満が対象になっているため，被告人の場合評価点は算出できない。全検査言語学習能力年齢は6歳1ヵ月である。被告人の場合は言語能力のうち受容能力が優れており9歳前後である。しかし提示された事物を，意味をなすように関連づけ，組織し，加工する能力，すなわち連合および構成能力は5歳前後で開発が遅れている。具体的に操作する能力（動作表現）は比較的発達が良好で9歳6ヵ月を越えているが，言語による表現能力は6歳程度である。記憶に関しては2歳ないし4歳相当の能力しかない。

　以上をもう1度まとめ直すと，被告人の言語を中心にすえた知的能力は一般に著しく低いが，その中では視覚的な領域よりも聴覚的な領域において劣り，表現能力にみられるように，動作の領域よりも言語（verbal）の領域において劣り，受容は比較的良いが言語表現力（verbal expression）が弱い等の傾向が顕著であり，さらに記憶力に著しい欠陥のあることが指摘できる。

　各種の知能検査を総覧するならば，被告人の精神年齢はほぼ6歳である。知的活動はもっとも原始的な視覚・動作の領域では比較的優れている（9歳前後に相当する）が，聴覚・言語の領域では低く（6歳前後に相当する），とりわけ聴覚的，言語的領域の記憶力において著しく劣る（3歳前後に相当する）のである。

（3）問診と観察
　知的能力に関しては心理検査によってその基本的な様相が明らかになったが，以下に問診等によってもう少し自由に被告人の知的能力を検討してみよう。
（a）家族関係
　まず被告人が親しい人びととの関係についていかに理解し，何を記憶しているかを調べてみた。
　お母さんいるね ── はいいます。
　お母さんの名前は ── ああいうのは何ていうんだかわからない。
　いつもは何て呼んでいるの ── おかあちゃんていうんだ。
　あなたのうちにはほかに誰がいるの ── うーんとおばあちゃん。
　おばあちゃんは何というの ── 赤阪せつ。
　それがおかあちゃんじゃないの ── ううん（否）おばあちゃん。
　ほかに誰がいるか ── 今うちにいるの？　今は子供2人いる。
　どんな子 ── 学校行ってる。
　男？　女？ ── 男一人女一人。
　どんな学校に行ってるの ── 女は中学校行ってて，男はちっちゃい学校行ってるのかな。

男の子の名前は —— うーんとあれは郁夫ってんだね。
女の子は —— 女の子の名前は何ていうんだか，すっかり忘れちゃったんだ。
忘れちゃった？ —— うーん今考えてんだ……うーんあそうだ初枝ってんだ。
どっちが大きいの —— 女の方が大きいの。
郁夫のおかあちゃんは誰 —— 郁夫のおかあちゃんは……あれだ……名前わかんないんだな。
あなたのおかあちゃんと郁夫のおかあちゃんは同じか —— ……ぼくの方はおばあちゃんのだ。
おばあちゃんがおかあちゃんってこと？ —— ……そうだな……まずった（両手を顔に当てる）。
何がまずいの —— ……何でもない（顔の前で右手を左右にふる）……皆がおかあちゃんおかあちゃんと呼んでいるから，僕もおかあちゃんと呼んでいる
今のおばあちゃんのことを昔は何て呼んでいた —— ……なんていってたかな……昔もおばあちゃんっていってたかな。何だか忘れてしまったな。
おかあちゃんというのはあんたを生んでくれた人だろ —— 僕のは本当のおかあちゃんじゃない。
おばあちゃんが本当のおかあちゃんか —— ちがう……なんていうかな，参ったよ……どういうか。
あなたの本当のおかあちゃんはいる？ —— いるんだよ，おばあちゃん。
あなたの本当のおとうちゃんは —— 本当のおとうちゃんは心臓が悪くなって（聴取不能）いっていなくなった。
どこ行ったって —— 言っちゃいけないけどお墓の中。

以上の問診によって被告人はいわゆるおばあちゃんが実は自分の母であり，いわゆるおかあちゃんは自分の母でないことを了解していることがわかる。他の問診や検査を総合すると，被告人は父母，祖父母との関係までは理解しているが，同胞関係の理解には失敗することが多く，親の同胞や甥，姪との関係は理解出来ないようである。

ここでつけ加えておくと，被告人が名前を告げることができるのは自分と母，甥，姪のみで，ほかには近所の2，3の子供の愛称を挙げることができるにすぎない。姉の名を告げることはついにできなかった。入院中鑑定人の姓を記憶させようとして面接のたびにくり返し教えたが，翌日にはもう忘れており，ついに記憶されることがなかった。

(b) 記　憶

各種知能テストによって被告人の記憶力が著しく薄弱であることが明瞭になったので，ここでは病棟生活の具体的な場における被告人の記憶に関する観察を一つだけ挙げておこう。

6月11日に病棟内のデイルームで顔を会わせたとき，被告人が鑑定人に対して漫画を見せようかというので頷いたところ，病室の自分のロッカーから「あぶさん」5冊，「がんばれ！！　タブチくん！！」1冊および「じゃりン子チエ」1冊を持って来た。「あぶさん」5冊は親しくなった某入院患者に貸したが，これらは間もなく返却された。被告人はこの患者の名前を知らないが，人は憶えていて正しくその人を指でさす。ところが他の2冊がまだ返っていない。実は鑑定人自身がこの2冊を借りて預っているのである。以下は6月12日に行なわれた問答である。

漫画はどうしたの，昨日貸した漫画は返ってきた？ —— うん。
いっぱいあったね —— うん。
5冊ほど紐で縛ってあった —— あれ返ってきた。
ほかのは？ —— ふたつ。
どういうの —— 野球の絵の画いてあるの。
「がんばれ！！　タブチくん！！」というのだろ —— うーん。
もうひとつは —— 女の子の絵があるの。
そういうのあったね，それで誰に貸したの，その漫画 —— うーん，顔を憶えているけど……（自信

なさそうな顔）。

　顔はわかっている？——看護婦さんだった（自信のない小さい声）。
　看護婦さんに貸したの——……うーん……（心配げな顔）。
　誰に貸したか覚えていないの——……
　返ってこないかなあ——返ってくるよ（自分で自分を励ますように言うが萎れている）。

　以上のように，被告人の場合は検査という抽象的場面で記憶力が弱いばかりでなく，生活場面における具体的な出来事に関しても記憶に著しい障害のあることが明らかになる。鑑定人の姓をくり返し教えても記憶しないことは先述した通りである。

　ここでつけ加えて指摘しておくべきことは，記憶していないことをあたかも記憶しているかの如くに答える被告人の傾向である。貸し出した漫画本2冊についてはその種類を概略憶えているが，これらの貸出先が鑑定人であることを忘れており，「顔を憶えている」とか「看護婦さんだった」などと答えている。

　(c) 数概念

　被告人においては数概念の発達が非常に遅れている。田中・ビネー式知能検査で明らかになったように，碁石を指先で触れながら勘定するのは1つ2つと始めて6つまでで放棄し，改めて1，2，3と始めて10までしかできなかったし，見ることも触れることもしないで叩打音を勘定する問題になると，5つの叩打音で早くも混乱してしまった。机の上の積木を5つの中から3つとって鑑定人に手渡すことはできるし，絵を画いて示せば幾度か誤りをくり返した末に，5個のリンゴと4個のリンゴをそれぞれ算え，両者を足すと9個になると答えることができた。しかし数詞による筆算では1＋2は3，2＋2は4と正しく答えることができたが，2－1も3，4－2は5で，3＋5は6であった。

　9個のリンゴを初枝と郁夫とあんたの3人で分けたら，1人がいくつ食べられる？——6個（ヨッコと聞える，1個か4個か6個かを後で確認したところ6個であった）。
　うん？——6コ（ヨッコと聞える）。
　え？——あ，5つだ，残るの。
　ほう——ちがいますか。
　9つのリンゴをあんたと初枝と郁夫の3人で食べる。すると1人がいくつ食べられる？——1個ずつでしょ……ちがいますか。
　もっと食べてもいいんだよ——なんだかわかんなくなっちゃったよ。

　一般に2歳では2まで，3歳では3まで，4歳では4まで算えられ，5歳ないし6歳になると10まで，否ときには50から100までそらで言えるようになるといわれている。ちなみに現代小学校の1年生のうちには「まず100までの数を確実に読んだり書いたりでき，10までの数の組み合わせができ，2位数についての位取りの考え方を知り，各位の数の系列の大小もわかり，1位数の加法，減法はもちろん，ものをまとめて数えたり，等分したりすることを通して，乗法，除法の素地となる経験を与える」ように指導しなければならないとされている。

　被告人の場合は10までの勘定がせいぜいで，視覚や触覚に頼らないでは5つの勘定にも失敗する。加法と減法も1桁の数で早くも行き詰る。9個のリンゴを3人に等分することができない。

　なお，質問をくり返すと容易に回答が変化してしまうという傾向がここでもみられることを指摘しておこう。

　(d) 時間の遠近法

　周知のように，カントは時間という感性的直観の上に数の概念を基礎づけた。しかし，その後の心理学，とりわけ発達心理学の成果によれば，時間というものは原始的に直観できるものではなくて，論理的な思考を前提としていることが明らかになった。時間認識は数認識が出現したのちまたは少なくとも

数認識と同時にでき上るのであって，数認識が時間認識に遅れることはない。被告人の場合も数認識の顕著な遅れに見合って時間認識の著しい遅滞がみられる。

　今日（入院の日すなわち5月28日）ここに一緒にきた人たち誰？ ── わからない。
　でも話をしていたじゃない ── ええ。
　よく知っているんだろ ── うんあそこ（拘置所）にずーっとはいっていたから。
　長くはいってるね ── ええ。
　どれくらい ── わかんないなあ。
　1年？ ── なに，むこうに入ってたの？
　そう ── 1年じゃねえな……もっといたな。
　6ヶ月か ── ……そうなるだろうね，なっただろうね。
　6年か ── みんなよ……みんな書いてあんだよな……弱っちゃうな。
　自分でも少しは憶えていないか ── 憶えていないな。
　1年と1ヶ月とどっちが長いか ── （しばらく考える）わかんない。
　6月2日（入院6日め）の問診
　ここに入ったのいつ ── ……
　いつごろここに入ったんだい ── ……（考えている）……
　ここに来てからどれくらいになる ── わかんない。
　6月9日の問診
　今日は6月9日 ── そう。
　知ってた？ ── 知ってるよ。
　明日は何日 ── 6月の10日かな。
　あさっては ── ……わかんないよ。
　昨日は何日だった ── え？……きのう？
　わかってるじゃない ── 先生にゃ負けた。
　さあ何日 ── 6月の……あれ？……6月の8日か。
　おとといは ── ……
　昨日が6月の8日，おとといは ── -わかりません。
　おとといというのは知らないの ── うん。
　昨日は知ってる ── うん。

　以上からわかるように，被告人には時間の流れをさまざま単位を用いて分節し，時間を奥行きのある構造として把えるということができないのである。昨日と明日まではわかるが一昨日と明後日を知らず，月や年の単位を用いて時の奥行きを測ることができない。田中・ビネー式知能検査でも明らかになったように，曜日を駆使して一週間を分節することができない。被告人はその日になればそれが何月何日で何曜日であるかをカレンダー等で知ることができる。その日の何時にテレビでどんな番組があるかについても，番組のいくつかについては憶えている。しかし時間の遠近法については昨日明日までがほぼ確実にわかる範囲であって，2，3日前や2，3週間前といった時の幅（物指し）が使用できず，2，3ヶ月や2，3年の物指しもなく，自分が何歳の頃といった位置づけもできない。後に（5）で問診の実例を示すように，自慰行為を開始したのが「口紅の仕事をはじめて半分くらい経ってから」だというように，大まかな見当づけの可能な場合があるが，このような場合とてごく稀な例外にすぎない。

　時間認識は小さな単位についても著しい困難に逢着する。自宅から徒歩7，8分のところにある「たばこ屋」には被告人もしばしば行ったことがあるが，「歩いて何分くらいか」「自転車で何分くらいか」の質問に答えることができない。被告人が耕したことのある自宅脇の畑（徒歩1分）についても「うち

から歩いて何分くらいか」の見当をつけることができない。夕御飯は5時一寸前に食べるというが、自分の食事に何分かかるかを計ることができない。

時間の読みについてみよう。時計の文字盤を絵に画いて読ませる。
（8時の絵を示す）──8時だ。
（9時40分の絵を示す）──まだ10時になんねえから9時80分かな……そうかな……へんだな。
9時80分？──ちがうな。
長い針はどれだい──8
9時は過ぎてる？──はい。
（2時10分の絵を示す）えーと2時過ぎて……これもちとわかんないな。
2時どれくらい過ぎてる──2時10分かな。
今度は被告人の腕時計を読ませる。腕時計は3時53分を指している。
今君の時計で何時──4時……あ4時ない。
4時かい──4時になんない。
3時かい──うん3時過ぎた。
もう5時になったかね──（笑って）なんだいいやだよこの先生は……あの先生（臨床心理士）とそっくりだよ。
3時すぎて4時になんない──うんそうだ。
何分くらいだ──わかりません。
もうすぐ4時かい、それともまだとてもとても4時にならないかい──まだならない。
すぐじゃないかい──すぐじゃない。

時刻については時計で8時は容易に読めるが、2時10分の読みがやや困難になり、9時40分の読みはついにできなかった。3時53分を時刻として読むことができないが、そればかりでなく4時までの7分間の時間経過の見当もつかないようである。参考のために挙げておくと、小学校では1年生において時計の文字盤の「何時」「何時半」の読みを指導し、2年生では5分単位の読みを、3年生では1分単位の読みを指導するようにしているとのことである。

時間認識と記憶は密接な関係にあるが、被告人においては右のような時間性の障害により、人生のさまざまな出来事を時間の遠近法の上に位置づけることがほとんどできないのである。被告人の場合は記憶のうちまず記銘力からして甚だしく妨げられていたが、辛うじて記銘された記憶内容も、時間的位置づけの基礎を欠くが故に、自己の生活史として保持されることが少ない。こうして自己の生活史はいよいよ貧しくならざるを得ない。自己とはある意味では自己の歴史であるから、被告人においては自己形成そのものに著しい困難があるといわねばならない。被告人が自己の生活年齢を覚えることに意味を見出さず、これを記憶しようとしないのも、単に数詞の記憶が不得意であるが故というにとどまらず、右のような根本的な困難が存することによると考えられる。

なおここでも指摘しておくと、上記の問診にもわかっていないことをあたかもわかっているかのように答える被告人の性向が現われている。1年と1ヶ月といずれが長いかを理解しないにもかかわらず、被告人は質問次第で、これまでの勾留期間を1年よりは長いと主張したり6ヶ月だと答えたりするのである。

(e) 事物と名称

被告人が事物の名称を告げる問題では4歳級のそれに失敗することはすでに述べた。念のため日常生活からもう1例を挙げてこの点につき検討しておこう。
これ（ボールペン）何か知ってる？──名前はわかっていてもいえねえんだよ。
名前わかっている？──わからないんだよ。

鉛筆かね —— 鉛筆（で）はない。ちがいますね。
消しゴムだ —— （吹き出す）いや。
萬年筆 —— はい，そうです。
萬年筆か —— はい。
ボールペンじゃないか —— （笑いながら）わかんない。

　被告人は自分でもボールペンを所持しており，「さあ勉強だ」と誘うと，いつも「持ってくるよ」と言って，走ってこれを取ってくる程にボールペンを愛用していながら，これに命名することができない。正しい名前を与えてもこれを認知することがないのである。被告人は田中・ビネー式知能検査でも木，家，靴，葉等の図版を見せられて，これらの名を告げることができなかった。また取調べを受けたところは「※※の警察」だと言うが拘置所については「あっち」としかいえず，刑務所も監獄も牢屋も知らなかった。物や事や人の名称に対する被告人の無関心は，単なる記憶の欠陥のみによって説明することはできないように思われる。

　家が燃えている絵を画いてこれは何かと問うと，被告人は「燃えている」と答えた。家が燃えていることを何というかと問うと「火事だあという」と答えるのみで，家が燃えているという事柄を火事と命名することを理解するのが難しかった。家が燃えているのを見て「火事だあ！」と叫ぶのは，もちろん言語を用いて危険と救助の信号を送ることを意味するが，それのみでは動物の叫びとあまり変りがない。それは家が燃えているという事柄を対象化して把えること，ひいては火事というものを当面する事態としてではなく意味的存在として把えることが難しいことを示唆している。

　梯子と階段の異同を説明させようとして，まず被告人に2階建ての家を知っているかと尋ねたところ「知らない」と答えた。2階建ての家を見たことがないかと改めて尋ねると「見た」と言う。結局，被告人は自分の見たことのある2階建ての家が誰の家かを知らない，と言っていることが明らかになった。ここでも被告人は自分が実見（observe）したことのある2階建ての家屋が誰の家であるかわからないというように，自分の直接経験の地平でのみ事を考えようとしているのであって，2階建てというものを理解することが難しい，すなわち2階建て家屋を意味的存在として把えることが難しいことを示している。

　受持看護士は入院の日被告人に入浴を薦めたが，その後いつまで経ってもこの看護士は「お湯に入ろうよという人」であり，鑑定人については「この人」と言って自分の両頬に両手を当てて頬の削げたことを示し，それでもって名前に代えていた。ある時は入浴の介助をし，ある時は採血をする職業的看護者であり，ある時は魚釣りを楽しむ趣味人であり，またある時は1人娘に目のない父親であるという風に，知覚の現前性においてはさまざまに変化するにもかかわらず同一性をもった個人であるが故に，われわれはかの看護士を「お湯に入ろうよという人」と呼ぶことに満足せず，彼をば深い含蓄をこめて固有名詞で呼ぶのである。被告人の場合は人の名前に関する記憶力が特に弱いというよりも，むしろ人を名前で憶えることに関心が薄く，これに対して意欲が湧かないという風がありありと見えた。

　周知のようにフッサールはわれわれの対象認識におけるノエシス（Noesis）的現前性の領域を地平（Horizont）と名づけたが，われわれの直接経験の地平はきわめて限られたものである。従ってわれわれが世界に存在する事物を知るために，それらの事物を一つ一つ自己の地平の中に取り入れることはとうてい不可能である。地平の中に現前するごく限られた対象以外のあらゆる対象は純粋ノエマ（Noema）の世界に存在する。しかもノエマの世界に対象が存在するのは，単なる記憶の働きによるのではない。世界を構成している対象が直接のノエシスの照射を離れてノエマの領域にあるというそのあり方は，対象の意味的存在性である。そしてその存在が意味としての存在であるということは，それが名称を有することと不可分に結びついている。人間が知る限りの対象はすべて名称で呼ばれている。われわれが世界には多数の事物が実在することを知っているのは，それが無数の他人の直接経験の照射に

よって確証されているからである。他人がノエシス的に実見した事物は言語によってわれわれに語られる。このように言語を通じて互に相補いうる多数の直接経験の地平の相関性をフッサールは相互主観性と名づけたが，人間の世界認識はこの相互主観性の作用を通じて，不断にひろめられ深められる。

　被告人において事物の命名がきわめて狭い範囲に限られているということは，人間の共同財としてえられた世界認識を言葉を通じて意味的に学び取る能力に深刻な支障のあることを示唆している。相互主観性の作用を通じて世界認識を意味的に広げ深めることができないが故に，被告人の世界は自分1個の直接経験の地平を時間的にも空間的にもいくらも出ることがないのである。

　(f) 自己の境遇

　被告人においては各種知能テストにおいて理解ないし受容能力が比較的に恵まれていた。具体的状況下での身の処し方，すなわち状況認知と具体的行動の面ではほぼ9歳児相当の能力があると見えたのである。そこで問診によって被告人が自己のおかれた境位をどの程度理解しうるかを調べておく必要がある。

　6月3日の問診

　お巡りさんのほかに検事さんて知ってるかい ── ケンジって知らない。

　悪いことをしたのをつかまえるのは誰 ── お巡りさん。

　つかまえてどうするんだい ── お話するの。

　どんなお話するんだい ── ……（首をかしげる）。

　いろいろお話するんだよね ── うん。

　それからどうするんだい ── わかんなくなっちゃった。

　監獄入れちゃうのか ── ……

　監獄って知ってる？ ── わかんない。

　聞いたことない？ ── はい。

　刑務所って聞いたことない？ ── わからない。

　悪いことした人を入れとくところあるだろ ── うーん知っててもうまくわかんないんだよ。

　君がこれまでいたところは？ ── 長くか？　長くいたところか？

　そう ── あそこはなんだか名前がわからない。

　名前はわからなくても何するところだい ── 悪者を，やっちゃった者を入るの。

　入って何してんだい ── 誰が？

　君が，そこに入っている人たち ── うーん遊んでいる。

　悪いことした人は警察がつかまえて，お話を聞いて，入れとくところに入れるね。それからどうなるんだい ── そこがわかんない。

　裁判て聞いたことないか ── サイバン？　はじめてだ。

　悪いことした人をお巡りさんがつかまえるね。でもお巡りさんだけでは決まらないよ。本当に悪いことしたかどうか，本当にどんなことしたか調べるのが裁判なんだよ ── そんなこと初めて聞いた。言っちゃいけないけど，みんなそんなこと話してくれないんだよ。

　あんたのことを手伝ってくれる人もいるんだよ ── うん……それは名前知らないんだよ。

　顔は知っているかい ── はい。

　弁護士というのかな ── ああ……はい。

　手伝ってくれるのは検事という人じゃないの ── なんだか……

　君のやったことを悪いことだって言うのは誰だい，知ってる？ ── 知ってる，※※の警察じゃないか

　君のことを手伝って援けてくれる人 ── ……わかんない。

第2部　鑑定例の提示と解説

これが検事さんかな ── わかんない。

弁護士さんか ── 名前忘れちゃった。

君のこと手伝って援けてくれる人はお医者さんかな ── ちがいますね。

6月5日の問診

ぼくはどんな仕事していると思う ── わかんない。

ぼくは何だと思う ── わかんない。

お巡りさんかい ── ちがうみてえだな，うまくいえねえんだよ。

わかってる？ ── ほんとは知ってんだよ。

学校の先生か ── ちがう。

銀行かな ── ちがいます（声を張り上げていって，吹き出す）。

お医者さんかね ── そう。

お巡りさんこわいかい ── ええ，ちーとね。

お医者さんこわいかい ── 優しい。

学校の先生こわいかい ── ううん，優しい。

弁護士さんこわいかい ── ベンゴシさんって誰。

裁判のときあなたの手伝いしてくれる人 ── ああ優しい。

6月10日の問診

なんでお巡りさんにつかまったの ── ……わかんない。

女の子を裸にしたからだ ── そうかな……そうだと思うな。

女の子を縛ったからだ ── そうだろ。

女の子に石をぶつけたからだ ── はい。

女の子を死なせちゃったからだ ── わかんないな。

そういうわかんないこと，なんでつかまったかをはっきりさせる人は誰か知ってる？ ── 知らない，わかんない。

先生（鑑定人）か，そういうことするのは ── そうかな。

赤阪君があんなことをした，こんなことをした，しかしあれはやっていない，そういうことをはっきりさせるのは先生かな ── わかんない。

そういうのをはっきりさせるのはお巡りさんかな ── そう。

赤阪君があんな悪いことしたけどこんなことはしてないぞというのをはっきりさせるのはこの先生（鑑定人を指して）かい ── うん，そうだろうね。

6月11日の問診

毎日面白い？ ── 楽しい。

ここは病院かね ── ……なんだろ，ちがうみたい。

どうして ── なんだかわかんないんだよ。

病院じゃないの ── （照れる）あ……そう。

ぼくは何なの ── お医者さん。

ぼくは何してるのかな ── 身体元気だかどうだかみにくる。

あなたの身体元気かどうかみてるのかな ── ちがう。

じゃ何してるのかな ── なにかいろいろ書いている。

書いて何してるんだろう ── わかんない。

調べているのかな ── そうだろ。

何を調べているのかな ── わかんない。

6月12日の問診

うちに帰りたいかい —— まだわかんねえ。

どうして —— おうちに帰ってもあれが困るんだよな。

なんで困るの —— うん？

なんで困る —— うーん。

うちに帰れないかい —— ううん（否）。

うちに帰れる？ —— どこから。

ここから —— ううん（否），いかれない。

うちに帰りたい？ —— 遠いから行かれない。

車で送ってくれるならうちに帰る？ —— うん。

帰りたい？ —— うん。

前は帰りたくないといっていたよ —— うん……何か用があるんだよね。

どんな用があるのかね —— 先生のちーとわかんない。これ（口の前に両人差指で×印をつくる）なの。

うちに帰る前に用があるの？ —— ……まだわかんない。

心配かい —— うんそう。

　前小節において，われわれの世界認識は意味認識であることを確認しておいた。被告人はなるほど，警察が泥棒等をつかまえるものだということを，自分が泥棒になってつかまった経験を通してでなく，おそらく母親等の言葉を通してであろうが，意味的に学んでいる。同様に医師についても身体の具合をみるものだ，優しいものだという理解はある。けれども被告人の理解はそれ以上に及ぶことがない。ものを盗む人がいればそれを捕える警察もいるというような実際の行動レベルの世界については理解が比較的容易であるが，ここから次元を異にして，そうした行為の事実を確認しつつこれを法的に評価する超行動次元の世界があるということについては，あらゆる理解に欠けているようである。

　拘置所は「悪者」が「遊んでいる」ところあるいは運動しているところとしか見えない。物事や制度の目に見えない働きについて理解がないのである。裁判についてもその言葉も初耳であり，その構造や過程はいうに及ばず，法廷の主要人物の役割を知らず，それらの人物と自分との関係についても理解ができない。医師が通常行なうところと異なって，鑑定人は身体の診察をすることが少なく，薬も投与しないで「何かいろいろ書いている」ことが多いので，被告人は鑑定人のことを多少変った医師だと思うところもあるようだが，医師が優しいこととは必ずしもいえない精神鑑定をしうることや現にそれを行なっていること，それが自分にいかなる関係があるかについて理解することができない。

　被告人の乏しい世界認識をもってしては，裁判等の制度の初歩的理解をうることもできず，論敵と味方を区別することも難しいであろう。被告人にとっては，自分に対して現に優しい態度をとる人間や幼稚な常識の中で優しいとされている人が，自分の味方なのである。訴訟においては，優しい態度を見せるか否か，こわそうな顔をしているか否かとは別の次元で，人びとはそれぞれの役割をもっているということを，予感的に察知することさえ被告人には難しいと思われる。

（4）人格面

　被告人の人格的側面については第4章で少し触れたほか，本章第2節（1）および（3）においても述べてきた。これらを補充しつつ被告人の現在の人格面をみておこう。

(a) 観察と問診

　被告人の人格を気質面からみると，気分的基調は陽気，快活にあるといえよう。いつも朗らかで屈託がなく，上機嫌なことが多かった。一言にしていえば児戯的爽快が被告人の気分の基調である。意思の

疎通がつかなくて泣いたり，問診の内容によっては萎れたりしたこともあるが，こうした情緒は深さと持続性に欠けていて，担当看護士の顔を見たり，話題を変えることによって速やかに消失した。病的な気分変調は観察されなかった。活動力にも恵まれており，ゲームをしたりキャッチボールを楽しみ，問診や諸検査にも快よく応じて，疲れを知らなかった。短気，粗暴の傾向はなく，従順で，いい付けはよく守った。

　他人に対する態度をみると，著しいはにかみを示し，引込み思案のところが目立つが，他方で幼い人なつこさをもっていた。少し離れたところで，ものいいたげな顔をして他人を見ているが，自分から社交の申し込みをすることができず，他人からの接近を待ってはじめて交際ができた。その後は他人に対しても，あたかも近親者に対するような慣れ慣れしい態度を示すことがしばしばであった。

　優しいところがあり，よく気を遣う。母や姉に面会に来てもらおうかと訊ねると，母については脚が悪いから気の毒だといい，姉については休日も畑仕事に忙しいから無理だといって遠慮した。入院中の他の患者についても心配してやり，看護室に報告に来てくれたことも幾度かある。

　他人に対して迎合する傾向も著しい。わかっていないことをわかっているかのように答える傾向についてはすでに（3）でくり返し指摘した。質問をくり返すと回答を撤回したり，変更する場合もしばしばみられた。知的障害のために自己の意思の形成にも数々の困難があったが，被影響性が強く，自己の意思を貫徹することができないのである。

　社会適応の面から見ても，たとえば被告人において職業生活が達成されているとはいえないであろう。近年，内職を継続して行なうようになってはいるが，これも母親等にあてがわれたものであり，作業は孤独で，多分に遊戯的であり，出来高が気分次第で著しく動揺する。自分で商取引することができず，内職で得られた収入を自分で計画的に役立てることを知らず，ほとんど全てを母にまかせている。自立への関心や意欲も見られない。被告人においてはこれまで結婚ということも問題にならなかった。職業がないことや著しいはにかみ，幼稚な仕種など外的態度も結婚を困難にするが，母親からの独立への志向がなく，性愛の世界が甚だしく貧困であること等により，結婚は当分真面目な課題とはならないであろう。以下に若干の問診を掲げておく。

　早くうちに帰りたい？ —— はい。
　帰ると困ることあるかな —— 別にないと思うな。
　うちに帰ったら何を一番したい？ —— もう仕事はやらせないでしょう。
　どうして —— え？……1回新聞にのっかっちゃったから。
　新聞にのっかったらいけないかい —— うん。
　仕事したいの？ —— うん。
　なんで —— 楽しいから。
　遊ぶ方が面白いだろ —— 遊ぶのもういやだ。
　なんでかな —— 仕事やると身体が丈夫になるから。
　遊んでも丈夫になるぞ —— いやーだ。
　仕事してどうするの —— ……わかんねえ。
　つぎに心理検査から人格面を窺ってみよう。

（b）ロールシャッハ検査

　全反応数は11で少なく，図版ⅡとⅧに対して拒否となっている。
　初発反応時間は無色彩図版で21.8秒，色彩図版で28.3秒である。色彩図版に反応の遅れがあり，さらに右の拒否はいずれも色彩図版に対する拒否であることを考え合わせると，これは色彩により分化したブロットを統合する能力が低いことを示すのみでなく，色彩という外的刺激に対して情緒的には反応していながら，それを抑圧する防衛機制が働いていることをも現わしていると考えられる。

反応領域に関しては全体反応が73％で圧倒的に多く，これらは形態水準も良好で，幼児の未分化な全体反応とは異なり，部分反応優位の学童期を経て10歳程度の全体統合能力をもっていると考えられる。

　決定因に関しては73％が形態反応，18％が動物運動反応，9％が濃淡反応であって，決定因は著しく限定されている。これは知的にも情緒的にも貧困であることを示唆するが，被告人の場合は，言語による表現能力が未熟であるために，認知したものが十分に表出できない事情も考慮に入れなければならない。

　反応内容は動物反応が82％で著しく多く，人間反応，内臓反応が各1個出ているのみである。動物反応自体は「羽を広げて飛んでいる。甲虫」（図版Ⅰ）「蟷螂」（図版Ⅵ）「蜘蛛」（図版Ⅹ）などの虫類と「怪獣」（図版Ⅳ）「牛の角」（図版Ⅶ）などにみられるように，いずれも攻撃的で激しい内容である。さらに図版Ⅶでは「牛の角」と「ピョンピョン跳ねる（兎）」という対照的な反応内容を同時に出しているが，これは情緒的な不安定を示す所見である。この点は先述の色彩図版に対する反応の仕方にも繋がる。被告人は図版Ⅱで下部の赤い領域に視線をとめながら反応は表出しなかった。情緒的動揺を抑圧したと考えられる。また図版Ⅷは動物反応のもっとも出やすい図版でありながら拒否となっている。多色彩刺激によって情緒的統制を失ったと考えられる。

　以上，まず知的側面を整理すると，$F+\%=75/82$に現われているように現実吟味能力はそれなりに保たれており，全体反応の量と質，平凡反応（5個）から判断して，かなりの知的素質が保持されているといえよう。しかし反応内容に多様性を欠き，人間運動反応が0である点を考慮すると，社会的教育や訓練の機会の欠如と対人場面での引き籠りが知的開花を相当遅滞させていると考えられる。

　情緒的側面では，人間運動反応が全く出ていないことにみられるように，情緒的な創造性や豊かさに欠けている。被告人においては，自己と他者との分化を遂げた上で対象を多角的に判断する能力が孤立した自閉的生活のために開拓されなかったのであろう。さらに，外的な刺激に対する反応性はかなり抑えられ，自己を抑制して現実に適応してはいるが，時々攻撃性が顔を覗かせており，適応にも不安定の様相がまま見られる。

（c）家木人検査

　家の描画にあたっては，立体的に描こうとするが失敗して平面図になっている。和風の家屋のつもりらしく，3角の屋根と壁3面を画いた。屋根と壁面の広さはほぼ同じで，いずれかといえば屋根の方が大きい。屋根は現実や人間関係を避ける人の場合に大きく画かれる傾向があり，壁は自我の統制力が弱い人の場合に小さく画かれると言われている。被告人の場合顕著な所見ではないが現実逃避の傾向が窺われる。窓や扉が画かれていないのも現実的社会的交流が少ないことを現わす。

　木は紙面の左下寄りに描かれている。幹は全体の釣合からみて太く画かれており，生命力や欲動生活の内的素質は十分に認められる。枝は無く，樹冠も小さく，根も不明瞭である。全体として自己評価が低く，消極的で，他人や社会との交わりの少ない人格と考えられる。

　人の描画では頭部が大きく，体軀よりも幅広く画かれている。その大きな頭部の大部分を顔面が占めている。鼻は小さく短い。他者との交通の器官である口は，唇がなく，穴のようにあいていて，やはり小さい。短い手は左右に無邪気に広げられているが，他者への働きかけをする手指が粗雑に画かれている。事物や他者に対する関心や同調性の強いことを示しているが，一面では他者との交通に乏しいことを現わす所見である。

　以上，被告人の人格面を総合すると，被告人は生命力や欲動生活等の素質には恵まれており，実際に陽気，快活な基礎気分，子供っぽい好奇心と疲れをしらぬ活動力をもっている。このような気質的基盤からすると，広く他人と交わりたいという強い社交欲求があっても不思議はない。しかし，知的発達の遅滞によって自己の意思の形成やこれの伝達が著しく妨げられ，生活史の形成にも著しい支障があるた

め，内的な自己の形成にも甚だしい障害がある。

　被告人における社交性と非社交性，無遠慮と遠慮という矛盾した性格的組合せは右のような事情に由来するのであろう。被告人の最近における欲動生活の発達はめざましく，強い内的衝動が人格化ないし社会化されないところから，従来の幼児的道徳による社会適応が危殆に瀕しているのである。被告人の社会適応性は，職業生活の現実や結婚の可能性を検討してみても，決して良好とはいえない。

　（5）性的発達
　先にも述べたように被告人には生活史的な記憶が著しく乏しいので，性愛の発達について詳細に報告することができないが，被告人における性欲動は最近数年の間に急速に発達してきたようである。問診によってこれらをできるだけ明らかにしてみよう。
　今日は血を採ったんじゃない？──うん，そう。
　どっちの手で採ったの──こっちの。
　こっちってどっち──えーと茶碗もつ方の。
　右か左かどっち──わかんない。
　痛かったかい──痛くない……なんだかよ，いい気持だった……なんだか軽くなった。
　何が軽くなったの──何だかわかんない。
　いい気持だったわけ──はい。
　オチンチンいじる話聞いちゃったよ──あ！……誰に！……誰に聞いちゃったの，黙っているっていったのに，もう！
　病院の先生だから話していいと思ったんだよ，きっと──やっとわかった……あの，いやだなもう……ほんとにいやだよ。
　今でもオチンチンさわってるかい？──（笑う）どこでよ。
　ここで──やってねえよ，やったらおかしくなっちゃうよ。
　オチンチンに触わるとおかしくなっちゃうの──うん。
　今はやめてるの──うん。
　何時からやめたんだい──こっち来るときやめちゃった。
　向うではやってた──ちっとね。
　ちっとというのは毎日か──わかんない。
　気持わるくなっちゃうの──うん。
　オチンチンに鉛筆入れるのも聞いたよ──あ，わかった，その人わかった。顔はわかっても名前はわかんないよ。
　鉛筆ってこういうの（ボールペンを示す）？──参ったなもう，眼鏡かけた……
　鉛筆を入れたの？──（首をひねっている）。
　何を入れたの──忘れちゃった。
　これ（ボールペン）とは違う？──似てるかな。
　入れると痛いんじゃないの──うん痛い。
　痛いのになんでするの──……（恥しがる）。
　痛いけれどもいいところもある──うん，ちっとね。
　注射したときにいい気持だといってたね──そう。
　同じような気持──そうだ。
　痛いけどもいい気持なんだ──うん。
　（自慰をすると）へんな気持になるの？──うん。

どんな風かな──わかんない。
オロナミンCを飲むだろ──あれ？　どっかこりゃ載っかってたな新聞に。
そのへんな気持というのはオロナミンCを飲んだときのような気持か，違う？──ちーと似てる。
飴玉なめているときの気持に似てる？──そう。
事故のとき女の子のオチンチン見なかった？──見ない。
見たくないの──うん。
女の子の裸は見たいんだよね──うん。
それとも見たくない──見たい。
けれどもオチンチンは見たくない──うん。
なんでかな──なんだか身体がおかしくなっちゃう。
身体ってどこがどうなるの──わかんない。
このへん（胸を示す）か──うん……そうだな。
それともこのへん（腹を指す）──うーん，わかんない。
それともここ（頭を指す）かな──うーん，違う，胸だ。
ドキドキするの──うん。
こわいの──（うなづく）。
見ると死んじゃう──（うなづく）。
そうかな，見ると死んじゃうかい──なんだかわかんなくなった。

　被告人は注射針の刺入に際して疼痛を感じないでむしろ快感があると告げている。自慰行為のとき尿道に鉛筆を挿入することがあるが，この時にも疼痛とともに快感をえているようである。自慰や女児の裸形を見ること等によって興奮するが，この興奮の中には，快感のみではなくて，動悸を伴う異常体感（セネステジー）が含まれている。女児の性器を見て強く興奮すると，この身体異常感が快感を陵駕してしまうのであろう。いずれにしても疼痛感覚や各種快感や性感が，身体異常感ないし身体感情として，未分化なままに太く通底していることがわかる。被告人の人格はこの身体感情を一種異様で，自我にまだ馴染まないものとして受け取っており，性感の人格化や性愛的感情の発達が遅れている。

オチンチンに手でさわるのは毎日だったの──ちがう。
ときどき？──たまに。
すると気持がいいの──うん。
オチンチンにさわるのは口紅の仕事の前から？──ううん（否）。
小さい学校のときから──ちがう。
大きい学校（中学校）のときから──ちがう。
じゃ口紅の仕事しだしてから──口紅の仕事しだして半分過ぎてから。
鉛筆入れるのも半分過ぎてから？──そう。
誰かに聞いた──ううん（否）。
自分でやったの──うん。
女の子の裸見たいというのは何時から──……
これはずーっと前から？──そうだな。
小さい学校の時から？──誰が。
あんたが小さい学校にいる時から？──ちがう。
大きい学校の時から？──ちがう。
口紅の仕事を始めてから？──うん。
誰かに教えてもらった──ちがう。

テレビに教えてもらった——ううん（否）。

自分で見たくなったんだ——うん, ちっとね。

　被告人は 14 年ほど前, 姪の襁褓を替えてやる際に姪の性器を見たり, これにさわったりしたことがあるが, そのことが特に強い興奮を喚起することはなかったようである。自慰行為は「口紅の仕事をしだして半分過ぎてから」, つまり自宅に機械を据えて内職をするようになった頃からはじまったと言うところをみれば, 今から 3 年ほど前から始まったものであろう。女児の裸形をみたいという欲望も口紅の仕事を始めてからである。被告人の性的欲動はたかだか数年のうちに強力な運動を開始したと考えられる。

ちっちゃい女の子が好きなんだろう——うん。

ちっちゃい男の子は——かわいい。

ちっちゃい女の子とちっちゃい男の子とどっちがいい？——両方。

ちっちゃい男の子はかわいい？——誰が言ったんだろ, 参ったなもう。

ちっちゃい男の子の裸もみたい？——うんちっとね。

かわいいんだな——うん。

さわって見たいかい——うん。

いじめてみたくなるわけ？——いじめない。

さわるといいかな——うん。

なんで——かわいいから。

　被告人は性対象として女児を好むが, ほぼ同じ程度に男児をも好むといっている。幼少の子供に限られるのであって「おっきい学校」（中学校）の生徒は男女ともにすでに対象外である。小児性愛（pedophilia）と呼んでもよかろうが, 被告人の場合, これは発達期の未熟で未分化な性愛を代表しているのであろう。

　被告人は男女の児童の裸形を見たい, これに触れたい, 性器を見たい, これにさわりたい等の欲望があるが, 性器を見ることを畏れているところもある。性目標としての男女の性器的結合については明確な観念を持っていない。

　以上, 被告人の性欲動は最近数年間に急速に発達し, 興奮し易い陰茎やくり返し行なわれる自慰行為の中に旺盛な排出欲動をみることが出来る。しかし性的興奮は未分化な身体異常感ないし身体感情にとどまっており, 人格によってとり入れられてはいない。性対象としては幼児期の男女をともに好み, 性目標としては児童の裸体を見たり性器に触れる段階にとどまっている。性器的結合の観念はないようである。

第 6 章　考察と説明

第 1 節　現在の精神状態

　これまでの論述を総合すると, 被告人の現在の精神状態は中等度（あるいは痴愚級）の精神遅滞と認められる。精神遅滞をもたらした原因は不明であるが, 特別な疾病徴候を認めないところから, 知性における素質的賦与の偏倚と考えるのが適当であろう。そのほかの精神病等の徴候は認められない。

　一連の知能検査を行なったが, 田中・ビネー式知能検査によると精神年齢は 6 歳 2 ヵ月で, これを知能指数に換算すると 41 である。これは ITPA 言語学習能力診断検査における全検査言語学習能力年齢 6 歳 1 ヵ月ときわめてよく一致している。

　全検査精神年齢ないし知能指数というものは, 個人内の知的諸能力のいわば平均値にすぎないから, これのみに個人の知能を代表させるのが適当でない場合がある。そこで被告人の知性の諸側面をもう少

し詳しく検討して，被告人の知性をば布置的に理解しておく必要があるであろう。

被告人は慣れ親しんだ状況に関する限り，了解問題や話の不合理を発見する問題，事物の差異や類似を指摘する問題等に合格して8歳ないし9歳級の機知を発揮し，さらに言語の介在の少ない検査によって，思考力よりも知覚行動領域の知能を検査すると，ここでは10歳級の能力をもっていることがわかる。すなわち，被告人は具体的状況を観取して，これに従って行動する能力において比較的優れているのである。

しかしながら他方で被告人の記憶力は著しく低く，左右概念，数概念，時間概念の発達に甚だしい遅滞を示しており，言語一般，とりわけ言語表現に重大な障害を示している。記憶力に関しては3歳級の問題に失敗し，概念の内包の発達を調査する定義問題や事物に名称を与える絵単語の問題には4歳級の問題に失敗する。計算力も6歳級のそれに到達していない。言葉の類推，文章の構成等に関しても深刻な欠陥があるため言葉による表現能力も低く，6歳程度である。すなわち被告人には記憶し，概念的に思考し，言語によって表現する能力に著しい発達遅滞が認められる。

以上は被告人の知的能力を心理学的に分析してきたのであるが，これを人間の世界認識の発達という観点から見るならば，被告人は直接経験の地平における対象認識の面ではかなりの発達を示しているが，いまだこのような具体的な状況に強く縛られており，対象を，つまり世界を意味的に認識する面で甚だしい遅れをとっているということができる。こうして被告人の認識は目で見，手で触れることのできる事物に縛られており，現に実見し得ない事物，非可視的な事柄，制度および物事の論理等に対しては関心が薄く，理解も乏しいのである。そして，個人的世界をいくらも出ることができないというこうした事情こそ，被告人の社会性の著しい発達遅滞をもたらす主な原因である。

以上に，論述の都合から主として知的な面をとり上げたが，精神遅滞は人間の全体的発達の障害であって，単に知能の水準が低いことのみを示すとは限らないから，つぎに人格面をみておこう。

被告人は旺盛な生命力と欲動生活を賦与されている。気質的には陽気，快活，楽天的な根本気分をもっており，感情表現は著しく稚拙であるが，活発で生き生きしている。時にふてくされたり，ふくれたりすることはあるが，これらはごく一過性の表面的な変化にすぎず，深い気分変調を示すことはない。持久力や固執性の傾向はないが，一般に活動的，同調的で，疲れを知らず，いつも目先のものに気を惹かれていて，瞑想を好む性質はない。今日を楽しむことが多く，明日を思い煩うことは少ない。

被告人は他人の言表が比較的よく理解できるのに比して，自分のいうことが他人に理解されないことを知っており，他人に迷惑をかけるのではないかと気を遣い，しばしば遠慮する。著しく引込み思案で，自己評価は低く，自尊心の発達は乏しい。親しい家族に対しては我儘で，いい出したらきかないといわれているが，社会的には自己の意思を形成し，貫徹するということができない。被影響性が強く，批判的態度が乏しいため，質問の意味を理解しないにもかかわらず理解したかのように回答したり，同趣旨の質問に矛盾した回答をして平気であったりする。

被告人の人格には無遠慮と遠慮，社交性と非社交性の混合を見るわけであるが，これは気質的には社交性の基礎を与えられながら，知的，性格的には社会性発展の基盤に乏しいという素質と発達における矛盾を反映しているのであろう。著しく低い知的水準に加うるに，幼稚な仕草，顕著なはにかみ，児戯的爽快の基礎気分，自立への関心と意欲の欠如等が，被告人の社会性の発達を妨げており，これが職業生活や結婚を困難にしている。被告人の社会適応には多大の困難がある。

つぎに性的面の発達をみると，被告人には最近数年内に性欲動の顕著な発達がみられる。3年ほど前に開始された自慰と現在の興奮しやすい陰茎にもみられるように，排出欲動の開始は性における思春期の到来を思わせる。しかし性対象の分化発達が遅れており，小児性愛の特徴を示している。性目標に関しても見るないし触れるの段階にとどまっていて，男女の性器的結合の明確な観念はない。性的興奮そのものもいまだ未分化な身体感覚ないし身体感情にとどまっており，被告人の自我にとって異質な興奮

という面が大きく，性的興奮の人格化が進んでいない。

　最後に精神遅滞とは発達の障害であるという点に注意を促しておかねばならない。被告人は知的，性格的，性的に，つまり全般的に現在著しい低水準を示しているが，被告人には数年前から顕著な発達が見られるようになったのである。知的には初枝（姪）や郁夫（甥）らとの交渉を通して言語の発達が見られ，同じくこの数年来性的面の発達が顕著となったことは先に述べた通りである。

　現在の被告人は，このように近年にはじまった急速な発達の過程の中にいるのであって，当然今後にも発達の余地が残されていると考えねばならない。一方で被告人の対人接触における積極性の一面と活発な好奇心等に期待し，他方で問診や行動観察や各種知能検査等の所見を参考にするならば，精神年齢にして9歳前後に至る発達を将来に予想しても大きな不合理はないであろう。

　以上が被告人の現在における精神状態の要約であるが，精神遅滞の程度を判断する時にその規準が問題になりうるであろう。古くはクレペリンの分類がドイツはもちろんわが国でも有力であった。これによるといかに教育を施しても7歳未満の能力に止まるものを白痴といい，同様に14歳以下に止まるものを痴愚と称し，前者に責任無能力が，後者に責任能力の軽減がそれぞれ対応するのを通例としていた。三宅（「責任能力」昭和5年　岩波書店）もほぼこれに従って鑑定しており，最近でも村松（「精神鑑定と裁判判断」昭和50年　金原出版株式会社）がこれに従うと述べている。

　内村（「精神鑑定」昭和27年　創元社）もいう通り，精神遅滞の責任能力等の判断にあたっては，知能の発育のみならず性格的発育不全を重視しなければならない。アメリカ精神薄弱協会も精神薄弱の程度を分けるにあたって，知的水準の低さとともに社会適応の障害を考慮に入れており，わが国の文部省も精神薄弱を定義して「種々の原因により，精神発達が恒久的に遅滞し，このため知的能力が劣り，自己の身辺処理および社会生活への適応が困難なもの」（昭和38年）といっている。

　昭和40年に発表された文部省の規準はつぎの通りである。白痴とは知能指数が20ないし25以下で，言語がほとんどなく，他と意志交換および環境への適応が困難であり，日常生活に介助を要する者である。痴愚は知能指数が25以上50以下の範囲にあって，新しい事態の変化に適応する能力が乏しく，介助によりどうやら身辺処理が出来る程度の者を指していう。魯鈍（軽愚）は知能指数が50以上75以下の間にあって身辺処理は可能であるが，抽象的思考推理は困難であり，単純反復的作業は可能な者である。

　アメリカ精神薄弱協会の示す規準もほぼ同様である。同協会が1934年（昭和9年）に発表した規準によると，白痴は精神年齢3歳未満，知能指数25以下の者，痴愚は精神年齢3歳以上7歳以下，知能指数25以上50以下の者，魯鈍は精神年齢8歳以上12歳以下，知能指数50以上の者をそれぞれ指すとしていた。同協会が1961年（昭和36年）に発表して世界保健機構も採用している規準は，精神薄弱を4段階に分けている。すなわち最重度，重度，中度，軽度の4段階である。最重度精神薄弱とは，言語はまったくないかほとんど有せず，常時他の介助なしでは生命の維持も困難な程度のものをいい，スタンフォード・ビネーテストで知能指数19以下，ウェクスラー式テストで24以下程度に相当する。重度精神薄弱とは，言語能力もきわめて限定されていて常時他人の介助なしでは日常生活も全く自律不能な程度のものであり，スタンフォード・ビネーテストで知能指数20ないし35，ウェクスラー式テストで知能指数25ないし39程度に相当する。中度精神薄弱とは，かなりの他人の介助がなければ日常生活もときに自律できず，社会生活にも困難な程度のものであり，スタンフォード・ビネーテストで知能指数36ないし51，ウェクスラー式テストで知能指数40ないし54程度に相当する。軽度精神薄弱とは，日常生活には差し支えない程度に自律的であるが，社会的適応には特別な介助をときとして必要とする者をいい，スタンフォード・ビネーテストで知能指数52ないし67，ウェクスラー式テストで知能指数55ないし69程度に相当する。以上から明らかなように，最重度精神薄弱が白痴に，重度および中度精神薄弱が痴愚に，軽度精神薄弱が軽愚にそれぞれ相当するわけである。

ドイツ連邦共和国のヴィッター（司法心理学および司法精神医学綱要　1970年　シュプリンガー）も精神薄弱を軽愚（知能指数50ないし70），痴愚（知能指数30ないし50），白痴（知能指数30以下）の3段階に分けている。

以上から見られるように，クレペリンは精神薄弱の範囲を相当広くとっていたのであるが，最近では日，米，独いずれにおいてもほぼ同様の規準に従っていることがわかる。

被告人の場合は，記憶力，事物の命名，概念の発達等において白痴に相当し，知覚行動領域において軽愚に相当するが，平均的には痴愚級に位置する精神薄弱といえよう。社会適応を考慮に入れても右の位置は動かない。

第2節　訴訟能力等

被告人における現在の精神状態が主としてかかわるのは訴訟能力であろう。現在の精神状態が犯行時の精神状態に等しければ，責任能力にも関連することになるが，公判によって犯罪の事実が確定されていない今日，責任能力について具体的に判断することは差し控えるべきであろう。

訴訟能力の実質的内容が意思的能力であるとすれば，これは責任能力と相通ずるところが大きいと思われる。しかし両者の一致しないことはむしろしばしばである。責任無能力ないし限定責任能力と判断された者は多いが，そのような者についてもその訴訟行為が無効とされた場合をあまり耳にしないからである。

ある個人について訴訟能力と責任能力とが一致しないのは，ひとつには一方が現在の精神状態に依存し，他方が犯行時の精神状態に依存するところから，精神状態そのものが両時点で異なることがあるからであろう。しかし，両能力の判断が分かれるのは右のような場合に限られない。仮りに両時点の精神状態が等しいと仮定しても，訴訟能力と責任能力の判断が互に一致しないこともあるであろう。それは団藤（新刑事訴訟法綱要7訂版　昭和54年　創文社）もいうように，たとえば心神喪失の概念は刑法上の責任能力に対して用いられる場合と，刑事訴訟法上の訴訟能力に対して用いられる場合とでは，「別に目的論的に構成されなければならない」からであろう。

以上のように，訴訟能力と責任能力とは，同じく意思的能力とはいっても異なったところがあるのであるが，精神薄弱者の責任能力についていかに考えられてきたかを見ておくことは，訴訟能力の判断に対しても参考になるであろう。

三宅は精神薄弱をクレペリンに従って3分したことは先述した通りであるが，三宅によると白痴は無責任者，痴愚の重きは心神耗弱者，魯鈍についてはその甚だ重きものならざる限り無責任者とはせられず，と述べている。しかし，クレペリンや三宅の精神薄弱の範囲は広いので，その白痴の中には今日痴愚と呼ばれる人々の一部が含まれており，クレペリン等が痴愚とする人々の中には今日われわれが軽愚と呼ぶであろう人々が含まれることに注意しなければならない。内村も「一般に白痴または重い痴愚を責任無能力とし，軽度の痴愚は限定責任能力とすることに，多くの法律家及び医家の意見は一致している」といっている。

ヴィッター（「司法精神医学全書」第2巻，1972年　シュプリンガー）によると，限界級（すなわち正常低知と軽愚との中間）の知能の者は完全責任能力ないし限定責任能力，軽症軽愚の者は限定責任能力とそれぞれ判断される。限界級や軽症軽愚の場合には犯行の分析も重視され，犯行が熟慮と計画に基づいて行われたときは完全責任能力，犯行が短絡的，衝動的に行なわれたときは限定責任能力とされる。重症軽愚であれば少なくとも限定責任能力とされ，責任無能力となる場合も少なくない。痴愚者になると刑事裁判で鑑定になることはごく稀であるが，実際上つねに責任無能力とされるという。中田（「司法精神医学」，現代精神医学大系　昭和51年　中山書店）もこれを紹介している。

クレペリンや三宅の精神薄弱の分類と今日のそれとの間にはかなりのずれがあるように見えたのであ

るが，責任能力の判断との組合せとしてみれば両者の間に大きな食違いは生じない。たとえばヴィッターによれば痴愚者は責任無能力であるのにクレペリンに従うと痴愚者は限定責任能力であるから，一見したところ顕著な差があるように思われるかも知れないが，クレペリンのいう痴愚者の中には今日でいう軽愚ないし限界級の知能の者が多数含まれており，逆に今日でいう痴愚者のかなりの者がクレペリンの白痴（責任無能力者）の中に含まれるのであるから，結局精神薄弱者の責任能力の判断としては，今も昔も大差がないのである。

最高裁判所の決定（昭和29年7月30日）によると，訴訟能力とは「一定の訴訟行為をなすに当り，その行為の意義を理解し，自己の権利を守る能力」である。そして意思的能力とは自己の利害を把握し，自己の意思を形成し，かつこれを表現する能力というほどの意味であろう。訴訟能力をそのような意思的能力として理解するならば，被告人が訴訟を活用するためには，起訴状を理解し，弁護人と交通し，法廷における訊問に耐え，自己の記憶や思想を発表するとともに，相手の意味するところを洞察することがある程度できなければならないであろう。実際に裁判が行われて判決が下れば，判決を理解し，控訴すべきか否かを，そのことが自己の利害にいかに影響するかを理解しつつ，自分で決定しなければならない。

さて自然人のうち訴訟能力が問題となるのは精神障害者と児童である。児童の場合は，刑法が14歳未満を未成年者としてこれを保護しており，また内村も指摘するように，知的判断力の発達後までなお意志感情方面の完成は延ばされうるという，発達心理学的知見にもとづくからこそ，少年法が相当高い年齢まで適用されるのであろう。精神薄弱者にもその程度に応じて適切な保護が加えられなければならない。現に刑法と判例が責任能力の規定によってこれを行っている。

判断の規準についていえば，責任能力に関しても訴訟能力に関しても，痴愚および痴愚以下（精神年齢にして7歳以下，また知能指数に換算すれば50以下）の精神遅滞者に心神喪失を認めるのが適切ではなかろうか。いうまでもなく訴訟は被告人が単独で行うのではないから，軽愚級の知能と社会適応能力とを持つ成人には弁護人等の助力を得て訴訟を活用することが可能であろう。しかし，右に見た通り，たとえば訴訟の総括たる判決を理解して控訴するか否かを決定するような意思的行為は他人の代行に任せられる種類の行為ではなく，このような行為が有効に行われるためには相当の知能と人格的成熟を必要とするのである。

被告人の知能は精神年齢にして6歳2ヶ月（知能指数に換算して41）であり，人格的にも著しく未熟で，社会適応も不良である。さらに知的には記憶，事物の命名，概念上の発達において最も甚だしい遅滞を示しているのであるから，訴訟上とくに有利な事情が附加されるわけではない。従って右に設定した規準に照らせば訴訟無能力と判断される。

ただ，被告人は最近数年来顕著な知的発達を遂げており，現在もなお発達途上にあると考えられるので，仮に右のような規準を認めたとしても，なお微妙な問題が残される。というのは，今後数年後に精神年齢にして8歳ないしそれ以上の程度に至る発達をみる可能性を現時点で排除することができないからである。

第7章　鑑定主文

被告人の現在における精神状態は痴愚級の精神薄弱である。
田中・ビネー式知能検査によれば精神年齢6歳2ヶ月，知能指数にして41に相当する。
知能の諸領域を見ると，知覚運動（ないし行動）領域では9歳前後の能力を持つが，言語能力，とりわけ言語的表出能力は6歳前後に相当し，記憶，事物の命名，諸概念の発達等において3歳前後の能力を示す。社会性の発達も遅れており，社会適応能力も著しく低い。

性欲動は活発であるが，性的興奮は未分化な身体感情をなしており，性目標も未発達で性器的結合の観念を持たず，性対象に関しては児性愛の段階にある。

右のような精神状態にあるので，被告人の場合は訴訟無能力を認めるのが適当と考える。

　　昭和55年9月30日

　　　　　　　　　　　　　　　　　　　　　　　　　　住所　省略
　　　　　　　　　　　　　　　　　　　　　　　　　　鑑定人　医師　西山　詮

千葉地方裁判所
　裁判長裁判官　※　※　※　※　殿

本鑑定に要した日数は昭和55年5月22日より同年9月30日迄の132日である。

【解　説】

　赤阪元の訴訟能力を判断することの難しさは，起訴前の段階から明らかであった。赤阪の発達遅滞が微妙な位置にあるという事情もあったが，わが国の刑事訴訟の実際がどの程度当事者主義を採用しているかが明らかでないという事情が，訴訟能力の判断を困難にしていた。

　中田修鑑定（起訴前鑑定　昭和54年12月7日）より抄録すると，次のようになる。赤阪は重症痴愚（IQ＝36）で，児性愛の傾向を示す。弁別能力と抑制能力に著しい障害を示しているが，それらの能力が全く欠如していたかどうかについては，法家の判断に委ねたい。訴訟能力に著しい欠陥はあるが，適当な配慮がなされるならば，訴訟無能力とも断定できない。中田はまた，1審の証人として概略次のように述べた。職権主義をとる大陸系の立場においては，被告人は訴訟の受動的な対象であるという考え方が一般的であるが，当事者主義の立場においては，被告人は十分に訴訟能力を持っていなければ裁判はできない。わが国の刑事訴訟法上いずれをとるかが鑑定人にはよく分からないから，訴訟能力の判断に迷わざるをえない。「弁護人として被告人に有利な方向に進めるにはどうしたらいいかという判断のもとに，ある程度代って行動するとか，被告人の意向を察知し訴訟内容を把握すればできるのではないか」という意見を述べた。すなわち中田は，責任能力については限定責任能力を，訴訟能力については有能力を示唆したのである。

　すでに述べたように著者は鑑定事項として現在の精神状態のみを問われたので，訴訟無能力と回答した（昭和55年9月30日）。

　著者の鑑定に対して検察官は意見書で次のようにいっている。「訴訟能力の有無につき十分な鑑定をするには捜査時の証拠を鑑定人に閲覧させる必要があるが，証拠調べの済んでいない段階での裁判所の命ずる鑑定である以上，鑑定人の証拠の閲覧は不可能に近く，結局形式だけの鑑定に終ってしまう。したがって実質審理に入り，その証拠を下に判断すべきである。」というのである。ところが，訴訟能力を判断するのに「捜査時の証拠」は殆ど必要がないし，当事者主義をとる国ではむしろ，訴訟能力の判定に際して捜査時の証拠を用いることを禁じているのである（例えばヴァージニア州：文献の佐伯論文参照）。訴訟をする能力に強い疑いがあるのに，訴訟をしてみようというのである。水泳能力がはなはだ疑わしい人間を，いきなり海や河に投げ入れてみようというようなものである。訴訟能力は訴訟中や訴訟後ではなく，訴訟前に判定しなければならない。

　弁護人は，公訴事実について被告人と防御上必要なコミュニケーションをとるができなければ被告人を弁護することができないとして，公訴の棄却を請求すべきであると考えていた。しかし，弁護人のこの方針に対しては，被告人を救援する人々から異議があり，むしろ被告人の無実を証明すべく実質審理に入るべきであるという救援者の主張に弁護人も同調したこと，また裁判官も二つの鑑定のみから訴訟能力を判断することに難色を示し，実情を踏まえて判断するため実質審理に入りたいと主張したことに

より，公訴棄却の請求は撤回された。

裁判所は訴訟能力の判断を保留したまま実質審理に入り，昭和59年11月9日に犯行時の精神状態を問う鑑定を命じた。逸見武光鑑定（昭和60年10月12日）の主文は次のとおりである。「1．被告人赤阪元は中等度精神遅滞者である。本人の知能水準は知覚・行動（運動）能力では比較的高いが，言語，概念把握の能力の開発は著しく遅れている。2．上に述べた本人の特長は精神遅滞者の適応行動の面で『個人的自立』の面では比較的開発されているのに対して『社会的責任』の面では開発が幼児の段階で留まっていることを意味する。3．本人の暦年齢，精神的エネルギー，性格等を勘案すると未だかなり教育による発達の可能性を残しているものと考えられる。」

地方裁判所は殺人罪に対しいったんは無期懲役刑を選択し，心神耗弱を考慮して懲役12年の判決を言い渡した。判決理由の中に訴訟能力に関する説明はなかった。弁護側は控訴した。控訴の趣意は，被告人の訴訟能力，責任能力等について争うものであった。高等裁判所は控訴棄却の判決を言い渡した。訴訟能力については「被告人にそのような能力がないとは考えられないことは，上述したところより明らかである。」と言う。「上述したところ」とは責任能力の説明で，「それが全くないとは考えられない」とか，「テレビの刑事ものなどを好んで視聴していたこと（中略）等に徴すると，『警察につかまった悪いことをした人を刑務所に入れる手続である』という程度のことは，漠然と理解していると見るべき余地が大きい」等といったことである。「テレビの刑事もの」（活劇）は視覚・運動領域の能力で楽しめる。被告人はテレビの裁判ものを理解できないことが問題なのである。被告側は上告したが，結局有罪となった。裁判所が訴訟能力について十分な検討をしたという跡がないように感じられる。

文　献

訴訟能力に関する文献はアメリカ合衆国だけでも山ほどあるが，今後も増えつづけるであろう。以下にはそのうち手頃なもの数編とわが国の文献を挙げておく。

Ciccone JR：Competence to stand trial：Clinical and legal considerations. In：Clinical Court Consultation（ed. By Rosner R, Harman RB）. p.173-188, Plenum, New York, 1989

Felthaus AR：Competency to waive councel：A step beyond competency to stand trial. J Psychiatry Law 7；471-477, 1979

Halleck SL：The role of the psychiatrist in the criminal justice system. In：Psychiatry 1982 Annual Review（ed. by Grinspoon L）. p.384-396, American Psychiatric Press, Washington DC, 1982

McGarry L et al：Competency to stand trial and mental illness：Assessment instrument（Natl Inst Mental Health, 1973）. In：Law, psychiatry and the mental health system（ed. by Brooks AD）. Little, Brown, Boston, 1974

中島　直, 篠原睦治：Aさんの裁判における精神鑑定批判. 臨床心理学研究 27（2）；28-55, 1989

中田　修：訴訟能力, 弁論能力. 現代精神医学大系 第24巻 司法精神医学（懸田克躬, 武村信義, 中田　修編）. 97-105頁, 中山書店, 東京, 1976

西山　詮：精神遅滞者の訴訟能力－訴訟空間における知能の関連分析－. 精神経誌 90；111-124, 1988

西山　詮：日本の刑事訴訟における当事者主義と訴訟能力. 精神経誌 94；268-278, 1992

西山　詮：精神障害者の訴訟をする権利と能力. 精神医学 35；875-882, 1993

西山　詮：知的障害者と刑事手続－適正手続の保障のために何が必要か. 自由と正義 51；26-35, 2000

佐伯仁志：アメリカにおける精神鑑定制度－ヴァージニア州を中心として. 法と精神医療 5；63-78, 1991

Slovenko R：Competency to stand trial. In：Psychiatry and Law. p.92-113, Little, Brown, Boston, 1973

山上　皓：パラノイアの法的能力. 精神医学 20；1333-1338, 1978

和文索引

あ

青木紀博　26,27,30,196
浅田和茂　26,27,31,196
アメリカ司法科学協会　7
アメリカ精神医学会　6,20
アメリカ法と精神医学協会　7
アメリカ法律家協会　6,21
アメリカ法律協会　19,21
アルコール依存症　63
アレインメント　40

い

異常人格　79
異常人格概念　79
異常性格　185
異常酩酊　105,108
稲田輝明　34
井上正治　32,34
飲酒試験　70,75,77,96,103,106

う

ヴィッター　448,449
ウエクスラー D　392
上野正吉　32
植松 正　28,339
臼井滋夫　34
内村祐之　9,214,260,327,339,447,448,449
宇野正威　421
梅謙次郎　34

お

大谷 実　25
大沼悌一　421
小田 晋　173
小野清一郎　24,26,28

か

覚醒剤精神病　90
覚醒剤中毒　87,111,163,164,165,166,167,170,171,172,173,181,189,191,192,195,197,203
覚醒剤中毒性精神病　111

拡大自殺　260,262
影山任佐　340,341
風祭 元　172,194,261,262
片口安夫　250
可知論　44,213,214,261
可知論者　5,27,28,36,37,195,214,260
簡易鑑定　10,11,12,31,239
完全責任能力　47,77,107,147,153,196,258,259,260,262,287,289,292,327,328,341,400
監置精神医学　3,51
鑑定受託者　11
鑑定嘱託者　12
鑑定人　3,4,5,6,9,11,12,13,14,15,16,29,30,31,32,33,34,35,36,37,38,39,40,41,42,43,44,45,46,47,185

き

木川統一郎　13
危険性予測　238
起訴便宜主義　10,31
起訴法定主義　31
起訴前鑑定　4,10,11,12,14
規範的責任論　24
客観性　41,42
急性酒精中毒　75
協定　5,28,29,38,213,214,260,261
虚偽鑑定罪　12

く

グリーン Ch M　257
グルーレ H　148
呉 秀三　214,261
クレッチマー E　144,321
クレペリン　448

け

警察官通報　10
刑事責任能力　18,24,36,40,188,191,192,193,327,400
刑法第 39 条　25,27
激情行為　26,328,336,337,338,339

激情犯罪　109,195,293,331,340
刑事責任能力　19
検察官通報　10
限定責任能力　25,31,80,107,108,147,151,234,260,262,291,327,329,338,339,340,341,343,400,448,450

こ

小沼十寸穂　14,214
小宮山德太郎　105
混合的方法　25,28

さ

最三小判昭和 23 年 7 月 6 日　30
最三小決昭和 33 年 2 月 11 日　32
最三小決昭和 58 年 9 月 13 日　27,33
最大判昭和 23 年 11 月 17 日　30
最二小判昭和 23 年 12 月 11 日　31
最二小判昭和 25 年 1 月 13 日　31
佐伯千仭　29
残遺妄想　264,279,284,289,293
参審制　17

し

事実誤認　160
事実認定　5,18,30,32,33,40
事実認定者　18,23,40
私的な鑑定　11
シプコベンスキー N　257
司法精神医学　3,4,6,7,8,9,15,35,44,45,47,50,177,194,197,215,256,260,419
清水將之　31
修正不可知論　214
シュナイダー K　284,285,326
守秘義務　5,15,46
証拠能力　12,13,27
情動行為　212,293,331,340
情動性寝ぼけ　261
小児性愛　423,445,446
職権主義　5,450
人格障害　79
進行麻痺　63,69,74,76,77,78,80
心神喪失　18,19,21,22,23,25,

27, 28, 29, 30, 31, 32, 33, 40, 150, 153, 159, 160, 165, 170, 172, 176, 177, 184, 185, 187, 188, 191, 193, 194, 261, 287, 448, 449
心神喪失抗弁　18, 20, 21, 22, 23, 24, 40, 41
心神耗弱　25, 27, 28, 29, 30, 32, 33, 150, 153, 159, 160, 170, 172, 184, 185, 186, 188, 191, 192, 193, 194, 195, 236, 258, 259, 261, 403, 404, 451
心神耗弱者　448
心理学的要件　36
心理学的要素　6, 21, 25, 26, 27, 28, 29, 33, 35, 37, 38, 39, 45, 153, 193, 194, 195, 196, 233

せ

制御能力　21, 23, 25, 26, 28, 36, 182, 195, 213, 214, 238, 262, 422
精神衛生診断　213, 239, 259, 417
精神病質　79, 185
精神病質概念　63, 79
精神病質者　77
精神保健鑑定　10, 213
生物学的方法　20, 25, 28, 214, 419
生物学的要件　36
生物学的要素　5, 21, 24, 25, 26, 27, 28, 29, 33, 35, 37, 39, 153, 193, 195, 196
責任主義　18
責任能力　4, 5, 6, 9, 11, 12, 18, 22, 24, 25, 26, 28, 29, 30, 32, 33, 34, 35, 36, 37, 38, 39, 43, 77, 78, 80, 107, 111, 147, 151, 152, 153, 160, 189, 197, 214, 235, 236, 238, 256, 260, 261, 289, 291, 292, 337, 338, 339, 400, 401, 419, 447, 448, 449, 450, 451
責任無能力　11, 18, 25, 28, 31, 38, 78, 80, 107, 108, 147, 148, 151, 152, 214, 216, 233, 237, 257, 260, 262, 327, 338, 339, 340, 341, 401, 419, 447, 448, 449
精神衛生診断　258
前提事実　13, 35
専門家証人　9, 16, 40
専門調査事実　13, 35, 194

そ

訴訟空間　423

訴訟能力　40, 41, 107, 147, 234, 235, 257, 337, 423, 448, 449, 450, 451
訴訟無能力　40, 449, 450

た

大審院判決昭和6年12月3日　25, 28
武村信義　12, 30
タラソフ判決　46
ダラムルール　20
単純酩酊　98, 105, 107, 108, 141, 147, 341
団藤重光　448

ち

中立性　41, 42, 50
治療精神医学　3, 50

つ

通常酩酊　122

て

抵抗不能の衝動テスト　20, 25
寺尾正二　26

と

当事者主義　4, 6, 14, 450
当事者対立システム　41, 42
当事者対立主義　5, 11, 17, 40, 41, 42, 43, 47
党派性　41, 42
当番弁護士制度　4
答弁取引　40
賭博嗜癖　400

な

仲宗根玄吉　32, 213, 260
中田 修　9, 28, 35, 213, 260, 448, 451
中村秀次　24, 30, 33

に

西村克彦　26, 28
2重機能　15, 50, 51
2重代理　49

2重代理性　49
2重代理人　46
庭山英雄　30, 33

の

脳梅毒　74, 76, 77, 78

は

陪審　40
陪審裁判　13
陪審制　17, 18
母親殺し　239, 257
林 暲　9, 77
林 幸司　421
反社会性人格障害　79

ひ

被疑者　4, 10, 11, 13, 14, 15, 39, 50
被告人　4, 5, 11, 12, 14, 45, 50
非社会性人格障害　79
非党派性　41, 42, 50
非難可能性　18, 19, 20, 24
評決　40
病的賭博　391, 399, 400, 401, 402
病的賭博者　372, 387, 392, 402
病的酩酊　70, 75, 77, 78, 79, 105, 106, 107, 108, 109, 111, 122, 141, 144, 147, 148, 151, 338
平野龍一　26, 28
広瀬貞雄　261
ビンダー H　105, 107, 141, 144, 149

ふ

不可知論　23, 35, 38, 213, 260
不可知論者　5, 27, 28, 29, 35, 36, 37, 194, 213, 214
複雑酩酊　79, 99, 101, 105, 106, 107, 108, 109, 122, 141, 147, 338, 340, 341
福島 章　172, 194, 213
福間悦夫　293
普通酩酊　73, 75, 79, 98, 338
部分責任能力　9
部分責任無能力　24
フロイト S　399

和文索引

へ
弁護士派遣制度　4
弁識能力　21, 23, 24, 25, 36, 182, 213, 214, 238, 262, 423, 450
逸見武光　451

ほ
保安処分制度　23
法廷の友　41, 44
法的精神医学　3, 6, 8
法と精神医学　3, 6, 8
保崎秀夫　173
細川　清　420

ま
マクノートンルール　19
松岡正章　30, 32
松下昌雄　261
丸田　隆　40
慢性酒精中毒　75, 76, 77

み
道連れ自殺　260
三宅鑛一　9, 214, 260, 261, 447, 449
宮崎礼壹　27
ミランダ警告　12, 14, 15, 47

む
村松常雄　447

め
メトアンフェタミン　104, 142, 143, 145, 149

も
模範刑法典テスト　19, 21, 23

や
野獣類比テスト　17, 19, 20, 21
山上　皓　13, 233
山下　格　179

ヤンツァリク W　233

ゆ
有機溶剤依存症　87, 104

よ
抑制能力　450

ら
ライヒ裁判所　4, 34, 36

り
留置を伴う鑑定　10, 11
留置を伴う起訴前鑑定　12

れ
憐憫殺人　239, 257, 262
連邦通常裁判所　4, 35, 36, 37, 38

ろ
ロールシャッハ H　392

欧文索引

A

AAFS 7
AAPL 7,8
ABA 6,7,21,23,43,44,48
admissibility 12
adversarial system 40
Agnostiker 5
Ake 判決 41,42
Ake v Oklahoma 40
Allen FA 24
amicus curiae 41
Angeschuldigter 4
Anknuepfungstatsache 13,35
Anschlusstatsache 13
APA 6,7,8,21,22,26,29,41,43,44,46
Appelbaum PS 8,42,43,44,45,47,48
Aschaffenburg G 50

B

Baeyer W v 36
Barbey I 15,51
Barefoot 判決 43,44
Bazelon DL 20,21,45
Befundtatsache 13,35,194
Beschuldigter 4
Binder H 108,109
blameworthiness 18
Bleuler E 293
Bohne G 34
Bonnie RJ 23
Boor W de 29,35,238,261
Bracton 18
Bresser PH 26,28,35,45,213,340
Bundesgerichtshof 4,35

C

Carpenter WT Jr 22
Ciccone JR 5,44,50
Clements CD 43,44,50
Confidentiality 46
Conrad K 38,211,212
convention 23
Crump DS 40
Curran WJ 15,16,42

D

defendant 4
Delgado-Escueta 421
Diamond BL 41,42
Doppelfunktion 15,50
double agency 15,50
double agent 46
Durham rule 19,20,21,25,29

E

Ehrhardt HE 6,9,36,213
Ernst K 36
Erskine 19
erweiterter Selbstmord 260,262
expert witness 3,40
extended suicide 260,262

F

fact-finder 40
Finzen A 51
Foerster K 6,45
forensic psychiatry 3

G

Gardner MR 41
Gerchow J 28,36
Glatzel J 48
Gnostiker 5
Goeppinger H 15,16,35,51
Gruhle H 9,29,260,339
Gurran WJ 14
Gutheil TG 8,16,17,42

H

Haddenbrock 36
Hadfield 判決 19
Halleck SL 45,47,50
Hawaii 宣言 15
Helmchen H 49
Hinckley JW Jr 21,22
Hinckley 裁判 29,42,47
Hinckley 事件 3,21,22,23
Hinckley 評決 6,7
Huber G 213,214

I

insanity defense 18,40
irresistible impulse test 20
Isaac Ray 20,29

J

Janzarik W 213,214
Jaspers K 108
jury 40

K

Kaufmann A 28,49
Keller T 37
Kohlhaas M 37
Konvention 5,28,29,38,213,260
Kraepelin E 79
Kretschmer E 79,212,238,294,330
Kuechenhoff J 51

L

Landolt H 421
Langelueddeke A 12,16,45
law and psychiatry 3
Leferenz H 35
legal psychiatry 3
Lenckner T 37
"like-a-wild-beast"-test 19
Luthe R 45

M

M'Naghten rule 19,20,21,25
Matricide 239
McGarry AL 42
Mende W 36,37,260
Menninger K 21,29
mens rea 18
Miranda-type-warning 12

Mitnahmeselbstmord 260
Mueller-Suur H 36

N

Nedopil R 15, 51
New Hampshire rule 20

P

pathological gambling 400
pedophilia 423, 445
Peters K 34
Pietasmord 239, 257, 262
pity murder 239, 262
Privatbegutachtung 11
psychiatry and law 3

R

Rachlin S 42
Rada RT 42
Rappeport JR 45
Rasch W 51
Rauch H-J 26, 27, 35, 37, 293
Reed BC 40
Reichsgericht 4, 34
Rosner R 7, 8

S

Sarstedt W 27, 37, 371
Sass H 31, 213
Schewe G 37
Schipkowensky N 262
Schmidt E 34, 37
Schneider K 5, 9, 26, 28, 29, 35, 36, 44, 45, 79, 195, 213, 214, 260, 264, 293, 329, 330
Schorsch E 15, 50, 51
Schreiber H-L 36, 37, 38, 340
Schulte W 261, 329
Shuman DW 8
Simon RI 8
Slovenko R 8, 41, 42
Spielsucht 400
Stone A 5, 8, 20, 29, 42, 43, 44, 46, 47, 48, 50, 51
Szasz TS 15, 45
Szasz派 50

T

Tarasoff 46
the accused 4
Tracy 18
Traver R 40
Treiman DM 421
Tuckman AJ 16

U

Ulsenheimer K 39

V

Venzlaff U 5, 6, 14, 15, 27, 28, 29, 36, 37, 38, 214

W

Watson AS 43
Witter H 6, 16, 35, 36, 38, 44, 213, 260

Z

Zutt J 16, 293

著者略歴

西山　詮（にしやま　あきら）

昭和42年３月　東京大学医学系大学院卒業。
　　　　　　　関東医療少年院，都立松沢病院を経て，
昭和45年４月　都立墨東病院精神科。精神科救急病棟開設・運営に携わる。
昭和60年４月　東京大学医学部助教授。
平成３年４月　東京都精神医学総合研究所参事研究員。
平成８年７月　同上研究所非常勤研究員。
平成８年11月　錦糸町クボタクリニック院長として今日に至る。

主な論文・著書

「心因説の社会的意義とその基礎」（1976年）
「自殺と精神科外来－自殺の小社会学－」（1979）
「堅い精神科救急（緊急鑑定）の実態と改革」（1984年）
「精神遅滞者の訴訟能力－訴訟空間における知能の関連分析－」（1988）
　　以上，精神神経学雑誌
「精神保健法の鑑定と審査」（新興医学出版社　改訂版1991年）
「精神分裂病者の責任能力－精神科医と法曹との対話」（新興医学出版社　1996）
「民事精神鑑定の実際」（新興医学出版社　追補改訂版　1998年）

Ⓒ 2004　　　　　　　　　　　　発行　第１版　2004年２月10日

刑事精神鑑定の実際　　定価はカバーに表示してあります

検印省略	著　者　　西　山　　　詮
	発行所　㈱新興医学出版社
	発行者　服　部　秀　夫
	〒113-0033 東京都文京区本郷6-26-8
	電話　03（3816）2853
	FAX　03（3816）2895

印刷　株式会社 春恒社　　ISBN 4-88002-626-3　　郵便振替　00120-8-191625

・本書の複製権・翻訳権・譲渡権・公衆送信権（送信可能化権を含む）は株式会社新興医学出版社が所有します。
・JCLS ＜㈱日本著作出版権管理システム委託出版物＞
　本書の無断複写は著作権法上での例外を除き禁じられています。複写される場合は，その都度事前に㈱日本著作出版権管理システム（電話 03-3817-5670, FAX 03-3815-8199）の許諾を得て下さい。